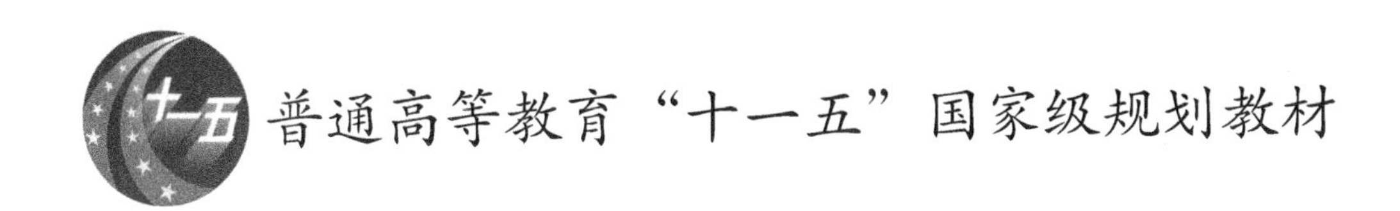

放射肿瘤学

（第三版）

主　编　朱广迎

副主编　肖绍文　吴敬波　郁志龙
谭榜宪　章龙珍　余忠华
罗京伟　石安辉

主　审　殷蔚伯

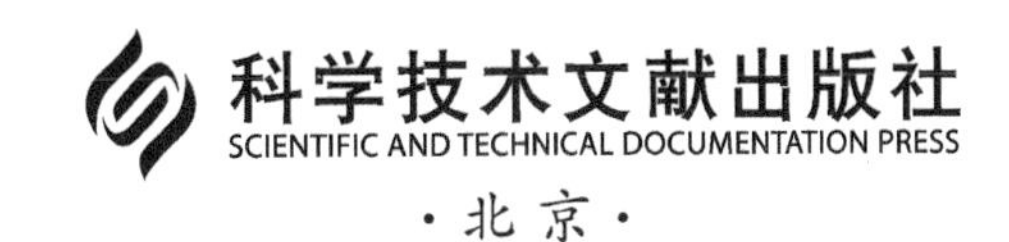

·北京·

图书在版编目（CIP）数据

放射肿瘤学 / 朱广迎主编. —3版. —北京：科学技术文献出版社，2015. 8（2024.7重印）
ISBN 978-7-5189-0644-4

Ⅰ. ①放… Ⅱ. ①朱… Ⅲ. ①肿瘤—放射治疗学 Ⅳ. ①R730.55

中国版本图书馆 CIP 数据核字（2015）第 194728 号

放射肿瘤学（第三版）

策划编辑：薛士滨　　责任编辑：薛士滨　　责任校对：赵　瑗　　责任出版：张志平

出 版 者　科学技术文献出版社
地　　址　北京市复兴路15号　　邮编　100038
编 务 部　（010）58882938，58882087（传真）
发 行 部　（010）58882868，58882874（传真）
邮 购 部　（010）58882873
官方网址　www.stdp.com.cn
发 行 者　科学技术文献出版社发行　全国各地新华书店经销
印 刷 者　北京虎彩文化传播有限公司
版　　次　2015 年 8 月第 3 版　2024 年 7 月第15次印刷
开　　本　889×1194　1/16
字　　数　815千
印　　张　30.5
书　　号　ISBN 978-7-5189-0644-4
定　　价　78.00元

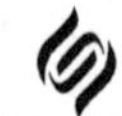

编者名单

（以姓氏笔画为序）

Chi Lin （University of Nebraska Medical Center，Nebraska，USA）

Yishun Lin （Temple University Health System，Philadelphia，USA）

马学真 青岛大学第二附属医院

马惠民 北京大学肿瘤医院

亓　昕 北京大学第一医院

王忠超 苏州大学附属第四医院

王俊杰 北京大学第三医院

王　晖 湖南省肿瘤医院

王　惠 华北煤炭医学院附属医院

王颖杰 中国人民解放军空军总医院

王　霞 江苏徐州医学院

傅　深 复旦大学附属肿瘤医院上海市质子重粒子医院

冉　立 贵阳医学院附属医院

包永星 新疆医科大学附属第一医院

田　野 苏州大学附属第二医院

石安辉 北京大学肿瘤医院

乔天奎 复旦大学附属金山医院

刘长青 北京大学肿瘤医院

刘　凌 东南大学医学院附属徐州医院

吕长兴 上海交通大学附属胸科医院

孙　艳 北京大学肿瘤医院

曲宝林 中国人民解放军三〇一医院

朱小东 广西医科大学肿瘤医院

朱广迎 北京大学肿瘤医院

朱丽红 北京大学第三医院

朱京丽 北京中日友好医院

邢月明 山西医科大学第二医院

余忠华 广东医学院附属医院

吴　刚 苏州大学附属第四医院

吴君心 福建省肿瘤医院

吴　昊 北京大学肿瘤医院

吴敬波 四川泸州医学院附属医院

张　天 首都医科大学附属朝阳医院

张艺宝 北京大学肿瘤医院

张临泉 江苏徐州医学院附属第二医院

张珊文 北京大学肿瘤医院

张晓军 苏州大学附属第四医院

张福泉 中国协和医科大学协和医院

折　虹　宁夏医学院附属医院
苏　星　北京大学肿瘤医院
李先明　暨南大学医学院第二附属医院
李　光　中国医科大学第一附属医院
李洪振　北京大学第一医院
李晔雄　中国协和医科大学肿瘤医院
李永恒　北京大学肿瘤医院
杜秀平　江苏徐州医学院附属医院
杨　立　湖南南华大学附属医院
杨　林　安徽医科大学第一附属医院
肖建平　中国协和医科大学肿瘤医院
肖绍文　北京大学肿瘤医院
邱晓光　北京天坛医院
邱素芳　福建省肿瘤医院
陈龙华　南方医科大学南方医院
陈亚林　北京大学人民医院
武建军　山西长治医学院附属医院
罗京伟　中国协和医科大学肿瘤医院
郁志龙　内蒙古医学院附属医院
姜　平　江苏徐州医学院
姜雪松　中国协和医科大学肿瘤医院
赵　丹　北京大学肿瘤医院
祝淑钗　河北医科大学肿瘤医院
唐劲天　清华大学
夏廷毅　中国人民解放军空军总医院
夏启胜　清华大学
徐　博　北京大学肿瘤医院
贾晓晶　吉林大学
铁　剑　北京大学肿瘤医院
高献书　北京大学第一医院
康红兵　湖南南华大学附属医院
章龙珍　江苏徐州医学院
彭开桂　安徽蚌埠医学院附属医院
耿建昊　北京大学肿瘤医院
惠周光　中国协和医科大学肿瘤医院
程玉峰　山东大学齐鲁医院
隋　鑫　北京大学肿瘤医院
楚建军　苏州大学附属第四医院
蔡　勇　北京大学肿瘤医院
谭榜宪　四川川北医学院附属医院
潘建基　福建省肿瘤医院
穆向魁　山东万杰医学院

学术秘书　耿建昊　（北京大学）

季加孚序

放射治疗是肿瘤治疗的三大主要手段之一，大约70%的肿瘤患者在病程的不同阶段需要接受放射治疗，以达到治愈肿瘤或缓解症状、改善生活质量的目的。随着计算机技术、影像技术、分子生物学等相关学科技术的发展，放疗的精准度和靶向性越来越高。在疗效提高的同时，不良反应在减少。近年来，放疗和手术、化疗等多学科综合治疗的理念已经深入人心，精确放疗技术在提高肿瘤患者长期生存率和改善患者生活质量方面显示出了令人瞩目的前景。

北京大学肿瘤医院是国家肿瘤学重点学科和肿瘤放疗专科医师规范化培训基地，历年来十分重视教学和教材建设工作。我院放射治疗科朱广迎主任及科室多位专家多年来倾心北京大学本科生教学、研究生教学、进修医生教学、住院医师规范化培训工作，主编的《放射肿瘤学》第一版、第二版，每年加印1～2次，被列为国家教育部“十一五”规划教材，在国内有一定的影响力。近年来，肿瘤治疗的各领域都取得了长足进步和最新进展，放射治疗技术也得到迅速发展，新版的《放射肿瘤学》应运而生。新版教材主要立足于放射治疗领域的最新进展，联合了国内外一批年富力强、在临床一线长期工作的临床专家，在第二版的基础上进行了更新和调整，集先进性、实用性和规范性为一体，重点阐述了常见恶性肿瘤放疗决策的循证医学依据、放疗靶区的勾画规范、临床科学研究方法以及美国住院医师培训等，内容丰富翔实，讲解深入浅出，为放射治疗学本科生及研究生教学、住院医师及进修医师的规范化培训提供了规范化教材。

热烈祝贺朱广迎教授主编的《放射肿瘤学》第三版出版。

北京大学肿瘤医院院长

中国抗癌协会副理事长

2015年8月

于金明序

放射肿瘤学是一门重要的临床学科，放射治疗在提高常见恶性肿瘤治愈率和生活质量方面发挥着不可替代的作用，更是精准医学的代表，今后发展前景美好。

多年来，北京大学肿瘤医院朱广迎教授致力于放射肿瘤学的基础教学工作，并领导北京大学放射肿瘤学系同道在北京大学八年制本科教学中开设《放射肿瘤学》课程，播撒了放疗的种子，其重要作用必将在今后逐步显现。朱广迎教授主编的《放射肿瘤学》2001年出版，每年加印，2006年再版，加印11次，已经在国内肿瘤学界产生了广泛的影响和较高的声誉。这次邀请全国放疗领域的一线临床专家和著名教授编写的第三版，内容既涵盖放射生物、放射物理和不同部位肿瘤的放射治疗等专业方面的内容，同时介绍了放射治疗临床试验及住院医师规范化培训内容。这一版更新了放射肿瘤学领域最新的研究成果及常见肿瘤放疗的循证医学依据，包括IMRT、IGRT、立体消融放疗（SABR）及近距离治疗等放疗新技术，以及常见肿瘤的最新版分期、放疗联合其他治疗的最新依据。新版教材内容与时俱进，既能满足本科生教学需求，又可以让放射肿瘤学专业研究生和住院医师了解国内外放射肿瘤学的进展与动向，规范临床肿瘤放疗，提高专业理论与临床实践水平，推动我国放射肿瘤学科的发展。

中国工程院院士
山东肿瘤医院院长

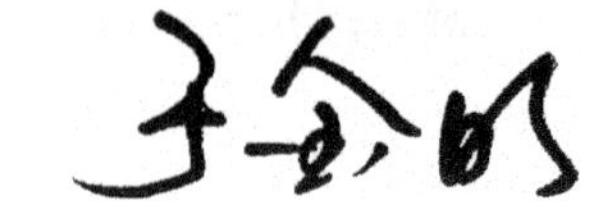

2015年8月

第三版前言

自 2006 年底本教材第二版出版以来已经印刷 12 次，充分说明其在国内的影响。实际上，放射肿瘤学（或放射治疗）在肿瘤治疗中的作用超过人们的想象，第二版教材已经不能反映放射肿瘤学的快速发展；放射肿瘤学也是最精准的医学，而且是精确决策、精确定位、精确计划、精准实施的四精医学，符合精确医学发展的大方向；今年起中国正式实施放射肿瘤科住院医师规范化培训，本人也是国家卫生和计划生育委员会的住院医师规范化培训教材主编之一，该培训教材由中国放疗界精英编写，属于专业教材，但它和目前大学教学之间跨度较大，迫切需要一座桥梁，基于上述几方面的考虑，修订出版本教材第三版。

第三版教材继承前两版概念明确、临床实用、治疗规范、重视证据、反映前沿的特点。初学者应牢记肿瘤治疗的根本目的是提高五年生存率和患者生活质量，如果能以此标准衡量是否给患者做与不做某项检查、某种治疗，善莫大焉。

本教材编写者主要为北京地区和国内具有本科放射肿瘤学教学经验的一些大学附属医院的放射肿瘤科医生，目的是立足临床和密切结合大学本科的教学工作。

第三版编写过程中肖绍文副教授、石安辉副教授、耿建昊博士、王晓航研究生、吴建伟研究生、王洋老师、田凤华老师等承担了大量的编务工作；第二版的使用过程中同行、作者提出了许多宝贵意见，在此一并特别致谢。

欢迎国内外同行在第三版使用过程中给予批评指正，联系电话：88196120（O）、13717999977

E-mail：zgypu@aliyun. com

北京大学肿瘤医院放疗科

朱广迎

2015 年 8 月

目　录

第一篇　绪　论

第二篇 临床放射物理学

第三篇　临床放射生物学

第四篇　临床肿瘤放射治疗

第一篇
绪　论

第一章　放射肿瘤学总论

放射肿瘤学（radiation oncology）又称放射治疗学，是主要研究放射线单独或结合其他方法治疗肿瘤的临床医学，是放射学和肿瘤学的交叉科学。放射治疗是恶性肿瘤最重要治疗手段之一，其根本目的是治病救人，最大限度地消灭肿瘤，同时最大限度地保存正常组织的结构与功能，提高患者的长期生存率和生活质量。1992年世界卫生组织报告，45%的恶性肿瘤可治愈，其中手术、放疗和药物的贡献分别为22%、18%和5%，充分说明放疗在现代肿瘤治疗中的地位和作用。近年来随着分子生物学、计算机、电子技术的进步，放射肿瘤学已进入精确放疗的新阶段，早期非小细胞肺癌立体定向放疗3年生存率高于手术的临床随机对照研究必将进一步推动放疗的快速发展，改变肺癌的治疗理念；肺癌免疫治疗与放疗结合产生的远端效应（abscopal effect）也将改变晚期肺癌、黑色素瘤的治疗决策。可以预言，放疗将成为实体瘤的最主要手段。

与其他临床医学一样，放疗医生服务的对象也是人，在诊疗中注意患者的心理变化，加强沟通，是十分重要而又容易被初学者忽略的问题。

第一节　肿瘤是严重危害人类生命的疾病之一

根据世界卫生组织下属的国际癌症研究机构于2013年12月公布的全球184个国家和地区、28种癌症的发病率、死亡率、患病率等方面的相关数据——2012年全球肿瘤流行病统计数据（GLOBOCAN2012）显示：2012年全球新增约1410万例癌症病例，癌症死亡人数达820万，与之相比，2008年的数据分别为1270万和760万。世界范围内诊断的最常见癌症依次为肺癌（180万，13%）、乳腺癌（170万，11.9%）和结直肠癌（140万，9.7%），最主要致死癌症为肺癌（160万，19.4%）、肝癌（80万，9.1%）和胃癌（70万，8.8%）。

我国恶性肿瘤的记载已有2000—3000年的历史，100年前还是罕见病，50年前已成为少见病，近几年已成为常见病。2005年我国农村居民前三位的死因分别是呼吸系统疾病、脑血管病、恶性肿瘤；我国城市中恶性肿瘤已经成为第一位的死因。而到了2012年，中国农村居民主要死因构成为（卫生部网站2013）：①恶性肿瘤151.47/10万（22.96%）；②脑血管病135.95/10万（20.61%）；③心脏病119.50/10万（18.11%）。（表1-1-1）；2012年中国城市居民主要死因构成为（卫生部网站2013）：①恶性肿瘤164.51/10万（26.81%）；②心脏病131.64/10万（21.45%）；③脑血管病120.33/10万（19.61%）。（表1-1-2）

WHO和我国政府已将恶性肿瘤列为急需解决的重点问题之一。2012年的调查表明我国城市地区癌症死亡第1位的是肺癌，死亡率为49.73/10万，占全部癌症死亡病例的30.23%，其次是肝癌、胃癌、结直肠癌和食管癌，前5位合计占全部恶性肿瘤死亡构成的69.63%。农村地区死亡第1位的也是肺癌，死亡率为38.78/10万，占全部癌症死亡病例的25.60%，其次为肝癌、胃癌、食管癌和结直肠癌，前5位合计占全部恶性肿瘤死亡构成的75.39%。（图1-1-1）

表1-1-1　2012年中国农村居民主要死因（卫生部网站2013）

		死亡率（1/10万）	构成（%）
1	恶性肿瘤	151.47	22.96
2	脑血管病	135.95	20.61

续表

		死亡率（1/10万）	构成（%）
3	心脏病	119.50	18.11
4	呼吸系统疾病	103.90	15.75
5	损伤和中毒外部原因	58.86	8.92
6	其他疾病	29.34	4.45
7	消化系统疾病	16.79	2.54
8	内分泌、营养和代谢疾病	10.66	1.62
9	泌尿生殖系统疾病	6.62	1.00
10	神经系统疾病	6.26	0.95

表 1-1-2　2008 年中国城市居民主要死因（卫生部网站 2009）

		死亡率（1/10万）	构成（%）
1	恶性肿瘤	164.51	26.81
2	心脏病	131.64	21.45
3	脑血管病	120.33	19.61
4	呼吸系统疾病	75.59	12.32
5	损伤和中毒外部原因	34.79	5.67
6	其他疾病	23.82	3.88
7	内分泌、营养和代谢疾病	17.32	2.82
8	消化系统疾病	15.25	2.48
9	神经系统疾病	6.86	1.12
10	泌尿生殖系统疾病	6.30	1.03

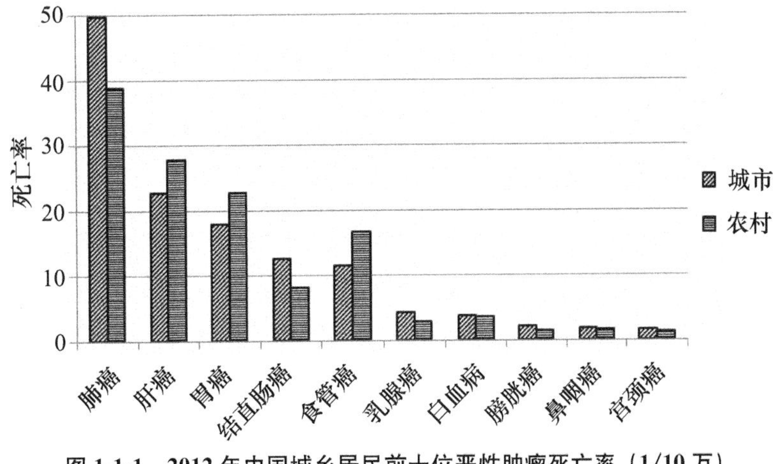

图 1-1-1　2012 年中国城乡居民前十位恶性肿瘤死亡率（1/10 万）

资料来源：卫生部网站《2013 中国卫生统计年鉴》

第二节　放射肿瘤学发展简史

1895 年德国伟大的物理学家伦琴发现了 X 线，1896 年居里夫人、贝克勒尔发现了镭，这两种射线源的发现为人类诊治肿瘤奠定了基础。镭被发现后不久，人们就认识到放射线的生物学效应，1898 年则治愈了第一例患者。1906 年 Bergorine 和 Tribondeau 在研究射线对睾丸的效应时提出了有关细胞、组织放射敏感性的一条定律（简称 B-T 定律），即细胞和组织的放射敏感性与其分裂活动成正比，而与其分化程度成反比。由于受当时科学水平的制约，放射生物学的发展严重滞后于临床，经过了长达 20 多年漫长而痛苦的探索过程，直到 1922 年 Coutard 和 Hautant 用 X 线治愈了晚期喉癌，并且没有并发症，才确立了放射治疗的临床地位。1928 年第二届国际放射学会议明确规定了放射剂量单位——伦琴，使放射治疗进一步科学化、规范化。1930 年，英国 Paterson 和 Parker 建立了 Manchesster 系统，描述了组织间插植的剂量分布规律，推动了后装放疗的发展。1934 年 Coutard 报告了沿用至今的外照射剂量分割方式，至今仍认为分次照射剂量、每次照射之间的时间间隔和总治疗时间是影响放疗疗效的关键因素。1953 年，Gray 对氧效应的描述，阐明了乏氧具有增加细胞放射抵抗力的作用。20 世纪 50 年代初 Johns 成功研制了 ^{60}Co 治疗机，它标志着“千伏时代”的结束和“兆伏时代”的开始，成倍提高了肿瘤放射治疗的疗效（表 1-1-3）。1955 年 Kaplan 在斯坦福大学安装了直线加速器，此后直线加速器逐渐成为放疗设备的主流。与 ^{60}Co 机相比，直线加速器虽然对疗效提高不大，但明显减轻了放疗不良反应。70 年代至 80 年代，Withers HR 等学者系统提出了放射治疗中需要考虑的生物因素（4“R”）即细胞放射损伤的再修复、肿瘤组织的再增殖、肿瘤乏氧细胞的再氧合和肿瘤细胞的再分布。4“R”理论指导着临床治疗实践，至今仍是放射生物学研究的基础，并已被赋予了许多新的内容。1968 年，瑞典神经外科医生 Leksell 发明的头部 γ 刀应用于临床，带来十分重要的放射聚焦的新起点。1980 年多叶光栅的应用奠定了现代精确放疗的基础，以及在此基础上发展起来的调强放射治疗（intensity modulated radiotherapy，IMRT）、图像引导的放射治疗（image guided radiotherapy，IGRT），进一步提高了疗效。美国 M. D. Anderson 肿瘤中心的张玉蛟教授报道了 58 例Ⅰ期非小细胞肺癌接受精确放疗与手术治疗的结果，前者的 3 年总生存率高达 95%，而后者为 79%，有统计学差异（$P=0.037$），表明放疗超过了手术的疗效。另外有纵隔淋巴结转移的非小细胞肺癌诱导化疗后手术和同时性放化疗的患者生存率也没有显著性差异，表明精确放疗达到外科治疗疗效的肿瘤越来越多。我国学者利用立体定向精确放疗、伽马刀治疗早期肺癌也取得了较好疗效。

表 1-1-3　国内外 X 线和超高压治疗 5 年生存率（%）的比较

病种	X 线	超高压
食管癌	6～12	8～16
宫颈癌	34～45	55～65
鼻咽癌	20～25	40～50
上颌窦癌	0	22
扁桃体癌	20～30	40～50
精原细胞瘤	65～70	90～95
睾丸胚胎癌	20～25	55～70

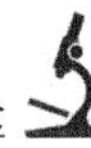

续表

病种	X线	超高压
霍奇金病	30～35	70～75
前列腺癌	5～15	55～60
膀胱癌	0～15	25～35
卵巢癌	15～20	50～60
视网膜母细胞瘤	30～40	50～95

我国放疗事业发展迅速，并已形成一定的特色。解放前我国仅有3～4家放射治疗单位，到1986年为264家，1997年为453家。2011年殷蔚伯等调查了我国31个省、市。这些省市拥有放射肿瘤学单位已经达到1162家，增长速度非常快。我国已能制造^{60}Co机、直线加速器、后装机、模拟定位机、X刀、γ刀等先进设备，特别值得一提的是我国傲华公司生产的具有独立知识产权的旋转式γ刀系统受到国际医疗界的重视。2004年末，中国山东淄博万杰肿瘤医院引进的质子治疗设备开始投入使用。中国学者在美国放射肿瘤年会和国际放射肿瘤、物理、生物杂志上发表的文章数量和质量都在逐步提高。在管理方面，卫生部颁发了要求直线加速器、^{60}钴治疗机的从业人员上岗考试的文件，该考试的对象包括放射肿瘤学医师、物理师及技师。虽然这还不是专科医师考试，但已有了一个标准，而且，全国放疗住院医师规范化培训也已开始，我国放疗事业正逐步规范并与国际接轨。

第三节　主要内容及学习方法

放射治疗学所涉及的内容十分广泛，肿瘤可以累及人体各脏器组织，同时某一部位肿瘤的发生、发展、诊断、治疗必然涉及胚胎学、解剖学、组织学、病理学、病理生理学、诊断学、药理学、内科学、外科学等科学，所以几乎医学院校所有基础课、临床课都与放射肿瘤学有密切关系。但就放射肿瘤学本身来讲主要包含三方面的内容：

（一）放射物理学

研究放疗设备的结构、性能以及各种射线在人体内的分布规律，探讨提高肿瘤剂量、降低正常组织受量的物理方法。它是放射肿瘤学的重要支柱，是学习放射生物学、临床肿瘤放疗等知识的基础，相当于内科学中的药理学，指导我们正确选择放射源和治疗方式。近二十年来放射物理学发展迅速。这一部分内容相对抽象，应重视实习课，以常用治疗机特点、外照射剂量学、电子线剂量学、治疗计划设计原理为重点，以临床应用为目的，全面理解、融会贯通、牢固掌握。

（二）临床放射生物学

研究射线对肿瘤和正常组织的作用的生物学机制，探讨预测和提高肿瘤放射敏感性，减少正常组织损伤的生物学途径。这门知识对我们日常工作中每次制订正确的治疗方案有潜在的影响，随着分子生物学的发展，它与临床的关系日益密切，21世纪放射肿瘤学的突破必将依赖临床放射生物学。学生在学习中应以照射后细胞存活曲线、细胞放射损伤机理、4“R”理论、LQ模型为重点，以理解、改进临床剂量分割方式，提高肿瘤放疗疗效为目的认真学习。

（三）放射肿瘤学临床知识

放射肿瘤学作为一门临床医学，其实践性是不言而喻的，许多影响放疗疗效的因素及提高疗效的方法还有待我们去探索，并不断总结经验教训，上升到理论高度，指导临床，在实践—理论—再实践的无限循环中，逐步提高肿瘤治疗的疗效，达到攻克肿瘤的目的。目前和今后若干年肿瘤治疗应以综合治疗为主要方法，放疗是综合治疗的主要手段之一。因此，本部分内容的学习中学生应重点掌握常见肿瘤的生物学特点、（淋巴）

扩散规律、诊断要点、（综合）治疗原则、放疗原理、方法。同时体会综合治疗和治疗方案个体化的精神以及肿瘤学和放射肿瘤学的发展趋势。

第四节 肿瘤诊断、分期、治疗的基本原则与循证医学

肿瘤诊断的基本原则是：①资料齐全：肿瘤的诊断同其他疾病诊断一样，要依据完整的病史、体征及必要的辅助检查资料。②强调病理：因为就目前的医学科学水平而言，肿瘤诊断一旦确立，会给患者的精神与肉体、患者及家庭带来一定的影响，肿瘤治疗特点又是周期长、创伤大、经费高，多数肿瘤治疗方案的确立不但要求明确肿瘤、非肿瘤的诊断，而且要明确病理类型、分期。所以肿瘤诊断应尽可能取得病理诊断，同时应注意，强调病理并非完全依赖病理，应该看到病理也只是最重要的辅助手段之一，现代影像技术诊断准确率日益提高，特殊部位难以取得病理材料时（如脑干病变）诊断可以在影像资料完备的基础上，由多学科专家会诊确立。另外，特殊病变病理难以明确诊断（如坏死肉芽肿与非霍奇金淋巴瘤），亦应先会诊，同时在治疗过程中密切观察疗效。

为了反映肿瘤诊断质量和可靠程度，《中国常见恶性肿瘤诊治规范》把肿瘤的诊断划分为四级，详见表 1-1-4。

表 1-1-4　恶性肿瘤诊断级别的划分标准

诊断级别		诊断依据	诊断方法
Ⅰ级	A	病理学诊断	实体肿瘤：手术或尸检解剖所得肿瘤组织切片和活组织穿刺涂片的病理检查 血液系统肿瘤：骨髓片检查
	B	细胞学诊断	实体肿瘤：各种分泌物的脱落细胞检查 血液系统肿瘤：周围血片检查
Ⅱ级	A	手术诊断	通过各种手术，内镜直视检查看到实体肿瘤的外形，侵及范围，但没有进行病理组织学检查
	B	影像诊断	经过特异性高的专门检查，见到病变的影像，如 X 线检查，CT 检查，超声波探查，核素扫描，血管造影等
Ⅲ级		临床诊断	根据症状，体征，病程发展规律和特异性高的生化，免疫学检查等，排除其他疾病可能性所作的诊断
Ⅳ		死后推断	患者死亡后由家属提供的信息及濒死前的表现所作的推断

肿瘤分期为便于国际交流原则上应按照国际抗癌联盟（UICC）制定的肿瘤（T）、淋巴结（N），远地转移（M）系统执行，根据分期依据的不同，TNM 分期分为：

临床 TNM 分期（clinical TNM，cTNM），主要依据是体格检查和影象检查资料，病变范围的确定未经手术或组织学证实。

病理 TNM 分期（pathological TNM，pT-NM），指根据手术标本及病理检查所作分期。

各种肿瘤的 TNM 分期并非一成不变，UICC 的 TNM 分期系统每五年再版一次，每次再版的分期都会有所改进，日常工作中应详细记录病变位置、周围浸润情况、淋巴结转移部位等，便于更换分期，及时总结交流经验。此外许多国际著名的肿瘤研究机构对一些常见肿瘤提出了与 UICC 不同的分期方案，供工作中参考。

肿瘤治疗方案的确定依据有：①肿瘤的性质与范围，即上述的病理诊断与 TNM 分期。多数情况下，早期肿瘤以局部治疗手段为主；中晚期肿瘤以全身治疗手段为主。②肿瘤的发展趋势，根

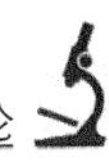

据发展趋势常见肿瘤可以分为：局限性肿瘤，如皮肤癌、子宫颈癌、舌癌等；以局限为主的肿瘤，如大肠癌、食管癌等；既局限又播散的肿瘤：肝癌、卵巢癌、非小细胞肺癌等；以播散为主的肿瘤：胃癌、恶性淋巴瘤、小细胞肺癌、乳腺癌等；播散性肿瘤：白血病、多发性骨髓瘤、绒癌等。一般说来，局限性或以局限为主肿瘤的治疗应采取手术或放疗为主的综合治疗；以播散为主的肿瘤应采取化疗为主的综合治疗。③患者的全身状况。全身状况较好者可采取积极的抗肿瘤治疗，全身情况差者应首先改善全身状况。特别应强调患者一般状况的估计，目前常用的是 Karnofsky 记分法（表 1-1-5）。

表 1-1-5　Karnofsky 体力状况分级

患者情况	记分
一切正常，无不适或体征	100
能进行正常活动，有轻微病征	90
勉强可以进行正常活动，有一些症状或体征	80
生活可以自理，但不能维持正常活动或重的工作	70
生活大部分自理，但偶尔需要别人帮助	60
需要别人更多的帮助，并经常需要医疗护理	50
失去生活能力，需要特别照顾和帮助	40
严重失去生活能力，需住院，但暂时无死亡威胁	30
病重，需要住院和积极的支持治疗	20
垂危	10
死亡	0

肿瘤治疗的原则也就是综合治疗的原则：①目的明确，首先要明确治疗的目的是根治还是姑息，其次要明确采用某种治疗手段能给患者解决什么问题，解决问题的可能性有多大。②手段合理，每种治疗手段都有利有弊，确定治疗方案时，应合理地利用每种治疗手段的优势，同时避免不良反应的相加。③安排有序，对于增殖过快的肿瘤如炎性乳癌应先放、化疗再手术；增殖但仍限于局部但浸润较广，手术切除估计有一定困难者宜术前放疗然后手术。④因人而宜，临床患者的肿瘤性质、病理类型、分期、身体状况、经济水平等千差万别，临床工作中应当为每一位患者选择适当的治疗方案。

循证医学（evidence-based medicine）的定义是：是以现有的可靠研究结果为依据，结合自己的临床经验，和患者一起制订治疗方案的医学。根据美国国家医学图书馆的 Medline 数据库统计，每年有关肿瘤治疗的文章多达几十万篇甚至上百万篇，每位医生只可能阅读其中的部分文献，难免犯盲人摸象的错误，因而有必要对这些研究可靠性予以分类，使读者在有限时间内尽可能阅读可靠性强的研究论文。从循证医学角度临床研究结论可以分为五个级别，这 5 个级别为：级别Ⅰ：研究结论来自基于标准临床随机对照试验所做的系统评估或 Meta 分析或大样本的临床随机对照试验。级别Ⅱ：研究结论来自自样本量较少的标准随机对照临床试验；级别Ⅲ：研究结论来设有对照组但未用随机方法分组的研究；级别Ⅳ：无对照的系列病例观察；级别Ⅴ：病例报告和临床总结，详见表 1-1-6。

循证医学的三要素是最佳临床研究依据、最佳临床专业知识技能和患者的选择。它和传统医学的区别见（表 1-1-7）。

表 1-1-6　临床决策证据分类

Ⅰ	荟萃分析：多项设计好的随机对照研究，随机研究假阳性及假阴性误差小
Ⅱ	至少一项设计好的随机对照研究，随机研究假阳性及假阴性误差较高
Ⅲ	设计好的非随机对照研究
Ⅳ	设计好的非实验研究，回顾性分析
Ⅴ	个案报道或临床经验

表 1-1-7　循证医学与传统医学的区别

	循证医学	传统医学
判断疗效的指标	最终指标（死亡、生存）	中间指标（仪器检查）
制订治疗方案的依据	目前最佳研究依据	基础研究、理论推导、个人经验
患者是否参与治疗方案的制订	参与	不参与

第四节　肿瘤治疗大趋势——综合治疗

综合治疗即根据患者的机体状况、肿瘤的病理类型、侵犯范围和发展趋势，合理地、有计划地综合应用现有治疗手段以期较大幅度地提高治愈率，目前肿瘤致死原因中局部因素、远地转移、二种因素同时存在者各约占 1/3，常见肿瘤局部致死率见（表 1-1-8）。

表 1-1-8　常见肿瘤的局部致死率

肿　　瘤	局部致死率（%）
中枢神经系统肿瘤	90
卵巢癌	90
肝癌	80
皮肤癌	70
食管癌	60
宫颈癌	60
宫体癌	60
前列腺癌	60
胃及大肠癌	50
头颈部癌	40
乳腺癌	15
肺癌	10
淋巴癌	10

手术、放射治疗均是一种有效的局部治疗手段，在肿瘤治疗中有着十分重要的作用，手术切除仍是局限性实体瘤的主要根治手段。放疗是肿瘤治疗中应用广泛、疗效确切的治疗方法，据统计约 70%的肿瘤患者在病程中需要放疗，部分肿瘤可通过放疗得以根治，如鼻咽癌、喉癌、恶性淋巴瘤、宫颈癌、皮肤癌等，大部分肿瘤通过放疗提高疗效、减少复发，如食管癌、肺癌、直肠

癌、上颌窦癌、乳腺癌、脑瘤等，部分肿瘤可以通过放疗减轻痛苦、提高生存质量，如脑、骨、椎体转移瘤等。随着新药不断出现，化学治疗的疗效已取得长足的进步，对部分肿瘤的根治起到了重要的作用。

但是，应当看到目前现有的肿瘤治疗方法均有一定限度。如手术的限度主要有肿瘤侵犯大血管时难以切除，镜下残存难以完全避免、医源性扩散，而且创伤大、风险高、出血等；放疗的限度主要有乏氧细胞抗拒射线、难以杀死全部肿瘤细胞、周围正常组织受量有限、治疗精度不尽人意等；化疗的限度主要有天然及获得性耐药、全身毒性大等，生物免疫治疗目前只能杀伤低数量级的肿瘤细胞。上述因素决定了目前单纯依靠任何单一手段都很难根治全部肿瘤，在今后若干时间内必须充分发挥各种手段的优势，按照上述目的明确、手段合理、安排有序的原则实事求是地实施综合治疗。

现将与放射治疗有关的综合治疗介绍如下：

一、与手术综合

1. 手术前放疗 意义其在于①缩小肿瘤体积提高手术切除率；②缩小手术范围，提高器官功能保全率；③消灭显微病灶，减少局部复发率；④降低肿瘤细胞活力，降低远地转移率。

适当剂量的术前放疗可以做到不耽搁手术时间、不影响手术切口愈合、不损害机体免疫功能。

目前术前放疗多用于头颈部肿瘤和术前估计切除困难的食管癌、直肠癌、子宫体瘤等。

2. 术中放疗 在手术直视下放置限光筒，避开正常组织，单次大剂量准确照射肿瘤瘤床及淋巴引流区以提高疗效。

目前主要用于胃癌、胰腺癌、直肠癌等，由于操作复杂、疗效提高幅度不大等原因，国内开展不多。

3. 术后放疗 对于手术后肿瘤残存或复发危险性大的患者术后放疗可以提高疗效。一般宜在术后2～4周进行，避免肿瘤细胞再增值、肿瘤生长、乏氧细胞增多、纤维疤痕过多等因素降低疗效。由于疗效肯定，临床广泛应用于脑瘤、头颈部肿瘤、肺癌、食管癌、胸腺癌、软组织肿瘤、直肠癌、乳腺癌、睾丸精原细胞瘤等。

二、与药物的综合

1. 化疗药物，其意义在于 ①提高肿瘤的放射敏感性，如顺铂提高食管癌的放射敏感性。②与放疗协同消灭肿瘤细胞，以期根治，如小细胞肺癌的“夹心治疗”，即化疗＋放疗＋化疗等。庆幸的是第三代化疗药物（紫杉醇、诺维本、健择等）、靶向治疗药物（依瑞沙、C-225等）都有一定的放射增敏作用。

2. 放射增敏剂 本身无细胞毒作用但能提高肿瘤的放射敏感性，主要为硝基咪唑类，由于神经系统毒性大，临床应用受限，目前正在进行改进药物结构的研究。中国学者的研究证明：第二军医大学郑秀龙研究、广州莱泰制药有限公司生产的注射用甘氨双唑钠对各种实体瘤，如头颈部肿瘤、食管癌和肺癌的放射治疗有较好的放射增敏作用。

3. 中医中药 针灸及活血化瘀中药均可增加肿瘤放射敏感性，减少放射反应和损伤，运用先进科学技术研究中医、中药提高放疗疗效的作用是摆在我们面前的任务。

三、与热疗的综合

放射治疗与加热疗法综合的生物学基础在于：①加热可抑制肿瘤细胞照射后亚致死性损伤的修复；②加热可以杀死对放射线不敏感的S期肿瘤细胞；③乏氧细胞与有氧细胞一样对加热敏感；④肿瘤组织血循环差，加热时瘤内温度高于周围组织。

临床应用证明放射与加热综合可以提高软组织肉瘤、浅表淋巴结转移癌、胸腹壁转移癌等病变的疗效。

第五节 放射肿瘤学工作者的基本任务

放射肿瘤学工作者首先是一位医务工作者，救死扶伤为患者服务是每位医生的天职。放射肿瘤学工作者作为肿瘤防治队伍中的一员，担负着肿瘤预防、诊断、治疗等多方面的任务，就其日常工作而言包括肿瘤诊断、治疗的完整过程。

1. 肿瘤性质及范围的确定　详细询问病史、全面体检、必要的辅助检查（特别是病理学和影像学检查）均为肿瘤诊断、分期、治疗的重要依据。

2. 治疗决策　根据上述资料决定治疗方案。即决定治疗的目的是根治还是姑息，采用手术、放疗、化疗还是综合治疗，应当提出目前的医学科学尚难以准确预测各种治疗方案的确切疗效，故治疗决策并非一成不变，而应在治疗中随时观察，及时调整。选择放疗时医生还要继续下列工作。

3. 计划设计　选择合适的射线种类、射野、剂量分割方式、总剂量等，良好的放疗计划应做到剂量准确，靶区内剂量均匀，正常组织得以保护，关键组织、器官不超限量。复杂放疗计划（如肾癌术后的香蕉野照射）应使用治疗计划系统显示各部位剂量，选择最佳射野大小、角度、楔形板角度等。从循证医学和医学法学的角度来看，每一个接受放疗的患者都应具备放疗剂量分布图。

4. 计划验证　简单射野（如两野对穿照射）可直接在模拟机上验证其可行性，经放疗计划系统设计的放射治疗计划亦必须先经模拟机检验其可行性后方可执行。

5. 计划执行　通常在医生指导下由技术员具体实施。放射治疗计划首次执行时医师应参加摆位，并向技术员交代有关事项。

6. 定期随访　在放疗过程中应密切观察患者肿瘤情况和可能出现的并发症，特别注意观察野内皮肤反应、放射性肺炎、食管穿孔的症状、体征，及时处理。同时注意观察肿瘤消退状况，调整治疗方案。放疗后若干时间内应定期随访，及时处理可能出现的复发及远期并发症，不断总结经验，提高治疗水平，力求从量变到质变，攻克癌症难关。

第六节　放射治疗适应证、禁忌证的大体原则

随着放射物理、放射生物及相关学科的进展，放疗在肿瘤治疗中的作用日益提高，目前的统计表明，约70%的肿瘤患者在病程中需要放疗，但对于一个具体的患者来讲，是否采用放疗则应具体问题具体分析，按照肿瘤治疗的原则，以及肿瘤治愈的可能性、放射性损伤发生概率及患者的全身情况，制订正确治疗方案，临床上适合放疗的肿瘤主要有：

1. 首选放疗　鼻咽癌、喉癌、扁桃体癌、舌癌、恶性淋巴瘤、阴茎癌、宫颈癌、皮肤癌、上段食管癌等，这类肿瘤通常对射线较敏感，多以局部侵犯为主，早、中期患者经根治性放疗后多能达到治愈肿瘤、保存器官功能的目的。

2. 次选放疗或配合手术进行放疗　颅内肿瘤、上颌窦癌、下咽癌、肺癌、下段食管癌、胸腺瘤、直肠癌、乳腺癌、膀胱癌等。这类肿瘤放疗疗效逊于手术，故首选手术，但对于临床上大多数中、晚期肿瘤来说，手术难以切净或术后复发的危险性较大或因为内科原因不能手术，可次选放疗或在手术前、手术后进行放疗以提高疗效。

3. 姑息性放疗　①止痛：各种肿瘤溶骨性转移所导致的疼痛均可采用放射治疗止痛，有效率约为80%；②止血：头颈部癌、宫颈癌出血时，在局部止血措施的基础上，大剂量外照射或近距离治疗均可有效止血。③解除梗阻或压迫：脊柱转移肿瘤一旦确诊应尽早放疗，截瘫发生前放疗多能有效防止截瘫，截瘫发生后应争取在2周内照射，以利恢复，同时并用皮质激素或脱水剂以暂时减轻脊髓压迫。上腔静脉压迫综合征或大范围肺不张时均可先局部放疗，解除梗阻、缓解症状。

放射治疗的禁忌证很少，主要有脏器穿孔、恶液质、血象过低等。

第七节　放射治疗的基本形式

一、按放射源与病变的距离分

1. 远距离治疗（teletherapy）　又称外照射，是治疗时放射源距人体有一定距离的照射，主要特点是治疗计划设计合理时受照射靶区内剂量相对均匀，深部X线机、^{60}Co机、加速器等均为外照射的工具。

2. 近距离治疗（brachytherapy） 又称内照射，近距离治疗亦称为内照射，是指放射源与肿瘤距离很近的放射治疗，可以通过人体自然管道把放射源置于肿瘤附件，也可以通过穿刺直接把放射源置于肿瘤组织内，故也称为腔内和组织间放射治疗。其特点是各部位剂量大小与距放射源距离的平方成反比，故受照靶区内剂量不均匀，容易出现剂量冷点、热点，临床上多用作外照射的补充，单独使用主要限于前列腺癌。

利用器官、组织选择性吸收某种同位素的特点经口服或静脉使用放射性核素进行治疗是一种特殊的内照射，放射源是开放性的，不同于近距离治疗所用的封闭性放射源，防护要求更为严格，剂量计算、生物效应均有较大区别，属核医学范畴。

二、按治疗目的分

1. 根治性放疗 是旨在治愈肿瘤的放疗。包括两种情况：①放疗为主：通常用于对放射线敏感同时有希望获得长期生存的患者（如霍奇金患者病1期），特点是照射范围大（照射野内包括部分正常组织做预防照射），剂量高，要有一个良好、全面的放疗计划，以达到治愈肿瘤、提高生存质量的目的。②放疗为辅：作为综合治疗一部分，同时旨在治愈肿瘤的放射治疗，如上颌窦癌的术前放疗，脑瘤、直肠癌的术后放疗等。这类放疗的特点是剂量通常较根治性放疗略低，患者获长期生存希望较大，制订治疗计划时亦应全面考虑。

2. 姑息性放疗 是旨在减轻患者痛苦，尽量延长患者生存时间的放疗，主要用于晚期患者的止血、止痛、解除梗阻、抑制肿瘤生长，放疗技术相对简单，但因目前的医学水平难以准确判断此类患者的生存期，姑息性放疗也应同样认真对待，防止放疗并发症。

应当指出，治疗目的的区分是相对的，应随着疗程中病情的变化及时更改。如原定姑息性放疗的食管癌经一定剂量照射后，患者的全身情况和病变局部都有较大改善，应及时改为根治性放疗；相反，如原定根治性放疗的肺癌，疗中出现骨转移等远地转移，应及时改为姑息性效疗或化疗等。

第八节 影响肿瘤放疗疗效的因素

肿瘤放射敏感性是指肿瘤局部对放射线的敏感程度，临床上表现为治疗后肿瘤体积变化情况，有完全消退（complete remission，CR）、部分消退（partial remission，PR）、无变化（no change，NC）、增大（progressive disease，PD）等几种，前两种情况多提示肿瘤放射敏感性较高。肿瘤放射治愈性是指肿瘤经放射治疗后治愈的可能性。肿瘤的放射敏感性和放射治愈性既有区别又有联系，一方面某些肿瘤放射敏感性高但治愈性低，如弥漫性高度恶性淋巴瘤经几次放疗后就可能完全消退但却很难治愈，另一方面某些肿瘤的放射敏感性影响着放射治愈性，如食管癌放疗后CR、PR、NC、PD的5年生存率分别约17.5%、10%、7.5%、2%。

影响肿瘤放射敏感性的因素很多，有的较为清楚，有的尚未明确。现就已知因素介绍如下：

1. 肿瘤的组织起源 是影响放疗疗效最重要的因素之一，对射线较为敏感的肿瘤有：鼻咽癌、喉癌、食管癌、淋巴瘤、宫颈癌、小细胞肺癌等，不敏感的肿瘤有：骨肉瘤、软骨肉瘤、畸胎瘤等。应当指出：敏感与不敏感是相对的，随着放疗技术的改进也是可变的，原来常规放疗不敏感的黑色素瘤经低分割放疗亦显示一定的敏感性，X-刀治疗体积小的脑膜瘤、听神经瘤的疗效已接近手术。

2. 肿瘤的病理形态 肿瘤的大体形态对放射敏感性有影响，外生菜花型比溃疡型、浸润型、龟裂型敏感；放射敏感性与分化程度成反比，同一种肿瘤分化程度越低（病理分级越高）放射敏感性越高；间质含血管成分多的肿瘤亦相对敏感。

3. 肿瘤细胞增殖动力学 繁殖力强的肿瘤对放射线更敏感。目前临床上采用的反映细胞增殖动力学的指标为潜在倍增时间、DNA含量、DNA合成期细胞所占的比例等。

4. 分期 是影响肿瘤放射敏感性的重要因素

之一，早期肿瘤体积小，氧供良好，乏氧细胞少，故对射线敏感，同时小肿瘤周围正常组织容易保护，故总体疗效好。晚期肿瘤体积大，血供差，乏氧细胞多，对射线抗拒，较难根治。

5. 生长部位 血供丰富部位肿瘤所含乏氧细胞少，周围正常组织的放射损伤容易修复，故疗效好，如头颈部鳞癌比小腿鳞癌敏感。

6. 并发症 皮肤、内脏肿瘤局部合并感染都将降低肿瘤的放射敏感性及周围正常组织的修复能力、从而降低疗效。合并感染的皮肤鳞癌、头颈部肿瘤放疗前及放疗中均应及时处理局部感染，以期提高疗效。肿瘤患者如合并贫血、肺结核、甲亢、糖尿病等全身性疾病时也应当及时调整，以降低乏氧细胞含量、提高正常组织的修复能力，否则患者很难接受全程放疗，而延长疗程或减少剂量都将直接影响疗效。健康指数是迄今为止与放疗远期疗效关系最为密切的指标。

7. 医疗水平 统计资料表明宫颈癌Ⅱ期正规治疗后 5 年生存率约 83 %，不正规治疗相应数字约为 40%，因此放射肿瘤科医生应有全面的基础、临床知识，不断钻研新技术，提高业务水平。

第九节 放疗疗效、并发症的评估，放射反应与放射损伤

肿瘤治疗的疗效可分为近期疗效和远期疗效，如前所述，前者通常以治疗结束时患者的情况作为判定依据，分为 CR、PR、NC、PD 四个级别，后者通常以治疗后患者的 1 年、3 年、5 年、10 年生存率为判定依据。由于放疗的疗效相对较好，一般认为应以远期疗效为最终标准，国际通用的是卡-迈曲线，但考虑到：①部分肿瘤的近期疗效与远期疗效有一定的相关性；②临床实际工作中判定近期疗效远比远期疗效快捷、容易，所以介绍放疗近期疗效判定标准介绍如表 1-1-9。

表 1-1-9 实体肿瘤近期疗效的分级标准

分级	标准
CR	所见肿瘤病变完全消失并至少维持 4 周
PR	肿瘤病灶的最大直径及其最大垂直径（两径）的乘积减少 50%以上，维持 4 周以上，无新病灶出现
NC	肿瘤病灶的两径乘积缩小 50%以下或增大 25%以下，无新病灶出现
PD	肿瘤病灶的两径乘积增大 25%以上或出现新病灶（包括转移）

上述标准自 1979 年 WHO 提出以来，得到了广泛应用，但也发现了其弊端，1998 年欧洲癌症研究与治疗协会（EORTC）、美国国立癌症研究所（NCI）及加拿大国立癌症研究所（NCIC）提出抗肿瘤药对实体肿瘤客观疗效评定新标准（response evaluation criteria in solid tumors，RECIST），它与 WHO 标准的比较见表 1-1-10，主要修改在于：①以最大单径测量肿瘤大小。②明确界定了可测量和不可测量病灶 能够测量的病灶是指能够正确测量肿瘤长轴的病灶，通常要>20mm；除此之外为不可测量的病灶，骨转移、脑脊膜转移、各种浆膜腔积液、炎性乳腺癌、癌性淋巴管炎、明显钙化或囊性/坏死性病灶和放射野内的病灶均被规定为不可测量的病灶。③增加了

表 1-1-10 WHO 和 RECIST 实体肿瘤近期疗效评价标准的比较

	WHO 标准	RECIST 标准
测量对象	肿瘤两个最大垂直径	肿瘤最长径的总和
疗效定义		
完全缓解 CR	肿瘤完全消失	可测量肿瘤得完全消失
部分缓解 PR	肿瘤缩小超过 50%	测量径线缩小超过 30%

续表

	WHO 标准	RECIST 标准
稳定或无效 SD/NC	肿瘤缩小不足 50% 或增多未超过 25%	非 PR/PD
进展 PD	肿瘤增大 25% 或出现新病灶（包括转移）	肿瘤增大超过 20% 或出现新病灶

规定以上变化需经 4 周后确定

靶病变（target lesions）和非靶病变的概念 例如，在肺癌脑转移的情况下，肺癌病灶和脑转移灶都是可测量的，化疗药物能对肺的病灶起作用，脑转移灶由于存在血脑屏障则可能无效，不能根据用药后脑病灶的大小变化来判定药物的效果。因此肺癌病灶属于靶病变，脑病灶属于非靶病变。骨转移通常属于非靶病变。药物对非靶病变的效果可以评价，但只分为 CR、非 CR 和 PD 三种。CR 为所有病变均消失，且肿瘤标记物滴度转为正常；非 CR 为持续存在一个或一个以上病变，或各种肿瘤标记物滴度持续上升；PD 为有一个或一个以上的新病变出现。④规定了应测量肿瘤病灶的数目：靶病灶在一个器官中可以多达 5 个，如果有几个脏器同时受累，应选择至少 2 个至多 10 个作为评价对象。在选择评价对象时，应优先选择大的病变或能够反复测量的病变。⑤对测量肿瘤大小的手段给出了具体的建议。CT 或 MRI 是评价病灶变化大小最有用的方法，但应注意有照片，检查条件要一致，测量应在同一个窗口。用 CT 检查时，病灶不能少于两张层厚。CT 机的类型对结果判断很重要，至少应该为螺旋 CT；超声检查易受检查者的经验等主观因素影响，可重复性差，即使有照片一般也不作为评价手段。但是如果有可以触及的病变，例如浅表淋巴结和甲状腺、乳腺的肿瘤，超声检查可作为触诊的补充；口服钡剂 X 线摄片可用于胃肠道肿瘤病灶的测量；内镜及病理检查也容易受制于检查者的主观感觉，对药物抗肿瘤效果的评价意义不大，但它们可用以证明肿瘤完全缓解；PET 等判定抗肿瘤效果的价值还没有十分明确。

任何治疗措施都是有利有弊的，放射治疗亦不例外，但总体来讲放射治疗的不良反应较小，比手术、化疗易接受。放射线作用于肿瘤患者的正常组织后总有一定的生物效应，人为地将效应分为两部分，一部分为允许范围内的，称为放射反应，如咳嗽、轻度腹泻等，另一部分后果比改严重，甚至危及患者生命，称为放射性损伤，如放射性脊髓炎、放射性脑炎等等。放射肿瘤科医生对放射反应、放射损伤要有正确的认识：①这两部分的区别是相对的，无严格界限，是否允许应视临床具体情况而定，对于放疗后出现放射性损伤可能性较大而又不得不采取放疗时，关键是医生对放射性损伤要有充分的估计，向患者家属正确交待病情、晓之利弊，避免纠纷，同时应精确设野，争取较高疗效的同时把放射性损伤降低到最低限度。②有些放射性损伤是个体差异所致，难以预测。如常现分割脊髓受量在 40Gy 以内时绝大多数不会出现放射性损伤，个别患者低至 20Gy 时亦出现截瘫。

放疗后并发症按照出现时间的长短，可分为近期并发症和远期并发症，前者的评价标准可参照美国国立癌症研究所（national cancer institute，NCI）和美国放射治疗肿瘤协作组（radiotherapy oncology group，RTOG）联合制定的常用毒性标准（current toxicity criteria）3.0 版，对全身各器官系统的不良反应进行分级，0 级：无毒性；1 级：轻度毒性；2 级：中度毒性；3 级：重度毒性；4 级：危及生命或致残的毒性；5 级：死亡。详见 NCI/CTEP（cancer therapy evaluation program）网站。

减少放射性反应、放射损伤等放疗并发症的关键在于预防，主要措施包括：①放疗野内局部做好准备，如拔除严重龋齿，控制病灶局部感染等等。②注意可能增加正常组织放射因感性的因素，如曾接受化疗、糖尿病、动脉硬化等。③精心设计放疗计划是关键，特别应注意相邻野间热点问题及各种正常组织的耐受剂量。④放疗期间应密切观察病情变化，及时处理放射反应，避免放射损伤。

放射损伤的主要治疗原则是：①大剂量激素，放射损伤病理上多为无菌性炎症，皮质激素可以减少渗出，防止炎症进一步扩散。②抗生素，对于开放部位（如肺）的放射损伤，多伴有细菌感染，而细菌感染又会促进病变扩散，抗菌有助于控制放射损伤。③大量维生素以促进代谢。④对症处理，如放射性肺炎的止咳、化痰等。

美国的流行病学调查发现近 30 年来心血管病的死亡率已大幅度下降，而癌症死亡率变化不大，说明 30 年来癌症研究并没有取得实质性突破，如果不能治愈癌症，我们至少可以防治并发症。

第十节　放射肿瘤学新进展与发展趋势

随着相当学科的进步。近年来放射肿瘤学发展很快，主要表现在：

1. 放射物理学　①磁共振放疗一体机，在放疗的过程中直接显示癌瘤的位置和大小，这种看得见的放疗将是今后的趋势。②图像引导的放射治疗（image guided radiotherapy，IGRT），加速器的高能 X 射线球管与 CT 扫描球管同机相互垂直安装，放疗前先行 CT 扫描校准位置，最大限度地消除摆位误差，提高治疗精度。③高线性能量传递（high linear energy transmitter）射线应用于临床，提高了腮腺肿瘤、软组织肿瘤、脊索瘤等肿瘤的疗效，国内质子加速器投入临床将进一步提高肿瘤疗效。

2. 放射生物学　①放射敏感性预测，分子生物学的发展为放射敏感性预测提供了新途径，在分子水平研究射线与基因表达、信号传递的关系，但尚未发现可靠的标志基因。②基因治疗 利用转基因方法把能够提高肿瘤放射敏感性的基因转移到肿瘤细胞内，从而提高肿瘤的放疗疗效，探索新的放射增敏途径。

3. 临床放射肿瘤学　除了吸收放射物理、放射生物学成果外，主要侧重于研究：①时间、剂量因子，这是一项具有重要临床意义的工作。放射手术（radiosurgery）、超分割、后程加速超分割提高了部分肿瘤的疗效，如前所述随机对照研究证明早期非小细胞肺癌精确放疗的 3 年生存率超过手术，可以和手术相媲美。②综合治疗，研究放射治疗与手术、化疗、中医中药、生物治疗、免疫治疗热疗相结合的综合治疗，探索各种常见肿瘤的综合治疗方法，以期进一步提高疗效。③循证医学，对临床决策依据的可靠性进行分类，使得临床医生的决策更加科学、合理。

（朱广迎　耿建昊）

第二章　美国癌症临床研究简介

第一节　癌症临床研究的重要性

现今，人类比以往任何时候都更迫切需要，也更具备条件进行癌症临床研究。科学发现使我们对癌症的发生发展的理解不断深入。这些成绩中许多还仅限于实验室阶段，有待于转化为对癌症患者的诊治。

研究（Research）指以扩展和丰富有普遍意义的知识为目的，有系统的调查，比如收集和分析资料，* 并将分析结果以某种形式公之于众。

* 这个定义列在美国联邦条例第 45 款第 46 部分的第 102（d）分段即 [45 CFR 46.102（d）]

临床研究的方法主要有两大类：介入（intervention）与交流（interaction）。介入指直接侵入人体或改变人体内外环境，例如给药、注射、抽液、手术等。交流指研究人员与受试者之间通过语言和其他方式交换资讯，例如心理学调查、采访病史等。

临床研究有别于临床实践。临床实践的目的是完全为了改善患者的健康或者预防疾病。临床研究则不尽然，比如对一新疗法的测验，该疗法有治疗作用，但又含有许多未知因素。假如该测验经过设计，有系统地收集和分析资料，并有计划发表结果，这就是研究。既然是研究，就必须经过事先审查。

以往，临床试验常常被作为最后手段用于那些没有别的治疗选择的患者。但这种态度不正确，因为现时有很多临床试验（clinical trial）适用于癌变尚未扩散的患者。

参加癌症临床试验的癌症患者，有机会得到标准治疗方案以外的新治疗方案。虽然不能保证正在试验的新治疗方案的效果，但一旦被证明有效，参加的患者将是最先等到好处的。

癌症临床试验，加深我们对癌症的知识。目前许多正在应用的标准治疗方案，就是根据临床研究的结果而制定的。

第二节　临床试验的过程

临床试验是涉及人体的研究工作，目的是解答某一特定的问题，以便找出较好的方法预防、检测及治疗疾病，并改善对患者的护理。临床试验有种类和阶段之分。每个临床试验都要遵循一套严格的科学指南，称为方案或计划（protocol）。

1. 临床试验的种类　癌症临床试验有多种，每种因解决不同问题而设计成：

- 治疗试验
- 预防试验
- 早期检测/普查试验
- 诊断试验
- 生活质量/支持护理试验

2. 临床试验的期别

期别	受试人数	目的
Ⅰ期	15～30	找出安全剂量 决定给予方式 观察测试物对人体的影响
Ⅱ期	少于 100 人	探讨是否测试物或被试的疗法对某种特定疾病有效 观察测试物或被试疗法对人体的影响
Ⅲ期	一般而言，100 至数千	将新测试物或新疗法同现有标准比较
Ⅳ期	数百至数千	进一步评价新疗法的长期安全性和有效性

第Ⅲ期试验是随机分组试验。某些第Ⅱ期试验也是随机分组的。不同于非癌症研究，在癌症治疗临床试验中，几乎不使用安慰剂。

美国国立癌症研究院的计算机互联网网站（www. cancer. gov）含有最新的关于标准癌症治疗、普查、预防、遗传、支持疗护、补充和替代药物，甚至癌症临床试验课题的资料。大多数癌症资讯的概要都有两种版本：为专业卫生人员写的技术性版和为公众写的非技术性版。

3. 临床试验计划（protocol） 临床试验遵循严格的科学性的计划。这些计划清楚地说明试验的设计以及哪些人可以参加试验。每个试验都有一人负责，通常是一位医师。这个负责人，又称主要研究者（principal investigator）。

癌症研究计划解释试验将做些什么，怎样实施试验，以及试验的必要性等，包含：

- 进行试验的理由；
- 试验需要多少受试者；
- 谁有条件参加受试（条件可能包括肿瘤类型、一般身体状况、年龄）；
- 受试者所要用的受试物及其剂量、时间间隔；
- 受试者需做哪些医学试验及其时间间隔；
- 收集哪些关于受试者的资料；
- 终点指标。

4. 终点指标 终点指标（endpoint）指研究人员为了评价临床试验中的新疗法的测试结果，试验开始前就定了的测量指标。临床试验类别和期别有异，终点指标也不同。下列为终点指标的一些例子：

- 毒性反应：测试物（药物）的有害作用是哪些？
- 肿瘤反应：癌症如何对治疗产生反应？
- 生存：受试者存活多长

虽然有些人在决定参加之前会选择阅读整个试验计划，但法律要求受试者至少通过称为“知情同意”的步骤来了解研究计划。如此得到的信息有助于个人决定是否参加。

研究计划书除了提出需要解决的问题，还清楚地说明什么人合格、什么人不合格参加成为受试者。为了受试者的安全并获得准确又有意义的研究结果，应当预设受试者纳入和排除条件。某些人存在别的健康状况，试验中的所测试的治疗可能使建康状况恶化。同时要让愿意参加受试的人确信带有特殊危险性的人不会被纳入试验。有些试验不吸收那些已经得到过某一种治疗的人，否则研究人员不能肯定从受试者得到的结果是出于本次被测的疗法还是出自既往的疗法。

其他一些常作为加入试验成为受试者的条件包括：

- 某特定类型或期别癌症
- 以前得到过某种治疗
- 某年龄组

设立这些标准使得受试者情况尽可能相似，因此研究人员才有理由相信从试验中得到的结果乃被测物所致而非别的因素所致。

第三节　通过临床试验改进癌症治疗

一旦某新药在临床试验中被证明安全有效，它就可能在临床实践中成为标准治疗方案的一部分。

1. 对临床试验结果的评价 一个临床试验项目结束时，研究人员认真地分析数据，然后才能决定是否需要进一步试验以及研究结果所具有的意义。

Ⅰ期试验结束时，研究人员决定是否：

- 有足够数据支持，开展第Ⅱ期试验来深入研究
- 或因为被试物不安全而停止进一步研究

Ⅱ期试验结束后，研究人员决定是否：

- 有足够数据支持，开展第Ⅲ期试验来深入研究
- 或因为被试物不安全或无效而停止进一步研究

第Ⅲ期试验结束时，研究人员必须评价数据，决定结果在医学上是否有重要意义。当分析结束时，研究人员将试验结果公之于医学界和公众。在绝大多数情况下，研究成果首先发表在经同专业专家审阅的那类科学期刊上。

法律规定，食品和药品管理局（FDA）作为

美国健康及人类服务部（HHS）中机构之一，必须审查新药的所有试验结果，以保证产品是安全的并且有特定的效用。

一旦某被试物在实验室里被证明有前途，药物公司或者研究资助者，比如国立癌症研究院（NCI），以试验性药物申请的方式（IND application）向FDA申请。资助者获得FDA批准后，临床试验可以开始。

当资助者认为试验结果已经足够证明药物具有某种疗效，就可向FDA申请新药应用（new drug application）或者生物制品应有（biologics license application）。

药物开发和审批周期

	临床前期试验		临床试验			临床后期试验		药物获批总年数
	第1步	第2步	第3步	第4步	第5步	第6步	第7步	↓
	实验室/临床前期试验	向FDA[1]申请IND[2]	Ⅰ期	Ⅱ期	Ⅲ期	向FDA申请NDA[3]或BLA[4]	FDA批准	
目的	用实验室条件或动物分析安全性及生物活性	一旦某被试物在实验室里被证明有前途，从FDA取得在人体进行临床试验的许可	决定安全的剂量及给药途径	评价有效性，观察副作用	决定新疗法或者某疗法的新应用是否优于现行治疗	如果Ⅲ期试验的数据支持药物的安全性并且其表现优越于标准治疗，将结果报告FDA	审查/批准	
所有抗癌药（平均年数）	4.4年		8.6年				1.4年	14.4年
所有药物*（平均年数）	3.8年		10.4年				1.5年	15.7年

[1] FDA=Food and Drug Administration 美国食品和药物管理局

[2] IND=Investigational New Drug 正在研究的新药

[3] NDA=New Drug Application 新药申请

[4] BLA=Biologics License Application 生物制品许可证申请

* 指列为“新化学物”者，不包括诊断试剂、疫苗和其他生物制剂。

2. FDA如何作决定 FDA审查收到的所有数据以及本身从审查得到的结果时，它要回答两个关键问题：

（1）从具良好对照的研究中得到的结果是否证明实在的有效性？

（2）建议的条件之下，研究结果是否表明产品是安全的？（此处“安全”指潜在的益处大于危险性。）

3. 公众可能怎样影响药物研发过程？ 如上表所示，一个实验性药物从实验室到达美国消费者，平均需要15年。通常其中最费时的阶段是找到受试者参加每期临床试验。随着公众对临床试验的进一部了解，更多的人愿意参加，而且更多的专业人员会介绍他人参加合适的试验。因此新药发展成标准治疗的速度将会加快。

4. 治疗进展 现今我们对癌症的疗法，大多数是由总结以往临床试验的结果而形成的。患者已经从近来临床试验中得到好处，如慢性髓性白血病（chronic myelogenous leukemia），宫颈癌、乳腺癌和黑色素癌。

5. 慢性髓性白血病（CML）一新疗法 2001年FDA批准的酪氨酸激酶抑制剂imatinib（格列卫Gleevec），给许多慢性髓性白血病患者提供了一个新的治疗选择。以前，骨髓移植是CML慢性初期唯一的有效疗法。然而，不是所有慢性髓性白血病患者都可以接受骨髓移植，而且骨髓移植可能造成严重不良反应甚至死亡。另一种治疗，用α-干扰素，可以使很多人缓解症状。但如果药物无效或在患者身上不起反应，预后则往往不佳。

从3个使用Gleevec的短期、初期临床试验中，研究人员发现CML患者症状缓解率高于预期，受试者不良反应少。Gleevec针对一种几乎出现在所有CML患者体内的异常蛋白。这种异常的细胞内蛋白比正常的更有活性，可能是病因。通过阻止这个称为BCR-ABL的异常蛋白，Gleevec消灭白血病细胞。

筛选出更有特异性的药物：虽然酪氨酸激酶抑制剂格列卫（Gleevec）有效，但为了达到最佳治疗效果，先用哪类酪氨酸激酶抑制剂尚不明确。作为最先被发现的酪氨酸激酶抑制剂，格列卫常作为首选的药物，但其他酪氨酸激酶抑制剂，例如dasatinib（Sprycel）和nilotinib（Tasigna）作为首选药时，疗效不逊于格列卫。

另一种方案是，合用2至3种酪氨酸激酶抑制剂。这方面的临床研究正在进行。

6. 黑色素瘤-改善生存率 根据一个大组随机临床试验，大剂量α-2b干扰素（Intron-A）治疗比之低剂量干扰素或无干扰素治疗，使黑色素易复发人群的无病生存期显著延长。

国际合作多中心、随机分组试验表明，对不可切除或转移性黑色素瘤，使用检验点抑制剂易普利姆玛（Ipilimumab），无进展生存期及总生存期均有明显改善。

一个研究PD-1抑制剂nivolumab的三期临床试验，因明显改善总生存期而提早结束，获得美国药监局的药物快速审批通道。

7. 查找临床试验结果 可以上网查找临床试验的正式名称和结果，例如PDQ（www. cancer. gov）或国立医学书库（www. nlm. nih. gov）的PubMed上的资料。

第四节 临床试验中对受试者的保护

因为过去在研究中受试者被滥用，现在很多人认为在临床研究中受试者的权益不受保障。当前，美国联邦政府法规有助于临床试验以有伦理的方式进行。

通过以下途径保护受试者的权益和安全：

● 知情同意这是一个过程，志愿的受试者通过这个过程了解某一临床试验的目的、危险性及好处等，然后决定是否参加。

● 临床试验计划（protocol）得到两个审查委员会批准后方可进行：

● 科学审查委员会

● 伦理委员会（IRB即institutional review board）

● 监督——这项工作贯穿整个研究过程，包括：

● IRB，监督受试者的安全保障

● 数据及安全监督委员会（DSMB即data and safety monitoring board）——在第Ⅲ期临床试验中，这类委员会定期审查试验的操作和受试者的安全情况。

● 必须向管理临床试验的联邦政府机构报告

1. 背景 现今我们对参加临床试验的个人采取有力的安全保护措施，正是因为历史上有过臭名昭著的破坏人权的事件。第一个关于保护参加研究的受试者的正式声明是于德国进行的纽伦堡审判（Nuremberg trials）中产生的。曾经在第二次世界大战集中营进行过人体试验的纳粹科学工作者和医师被判有罪。纽伦堡法则（The Nuremberg Code）就保护人类受试者提出了广泛的概念并成为现今进行研究工作的国际伦理法则的基础。

在美国发生的不少引起争议的研究项目，使得人们认识到对临床试验中的受试者进行保护是非常重要的。

1932至1972间在美国进行的Tuskegee梅毒研究，跟踪低收入的黑人梅毒患者但未治疗他们的梅毒。1943年，青霉素被证明是有效的治疗，已在军队使用。第二次世界大战正在进行。但为了不让他们得到治疗，这些梅毒患者被禁止入伍，理由是要观察梅毒的自然病程。

1960年代，还有两个研究得到公众的严重关注。其一是在智障儿童身上进行的一系列试验；其二则涉及老弱者。

针对这些悲剧，美国联邦政府制定了法规和政策，以确保志愿者参加之前了解所要参加的研究的益处、危险及目的。

1976年，保护生物医学及行为科学研究中受试者的全国委员会，为管理所有涉及人类受试者的研究制定了三大原则，内容发表在贝尔曼特报告（the Belmont Report）中。这些今天成为美国对人类受试者保护管理基础的原则，指：

（1）尊重个人（Respect for persons）——个体应被作为有自主权的个体对待。自主能力有限的个体也应受到保护，比如儿童、孕妇、囚犯。

（2）善行（Beneficence）——为了有伦理地对待个体，不但要尊重他们的决定，保护他们免受伤害，还要做出努力保证他们的健康福利。

（3）公正合理（Justice）——问题是谁该从研究中获得利益同时承担风险。我们应力争达到受试者选择的合理性，使每个受试者在研究中的获得与承担，与他的个人需要、个人努力、在社会上的分布特点等相对称，达到合理化。例如，仅仅在成年人中进行某一种药物的试验，但所测试的该药物适应证，在儿童中也很多见。这时把儿童排除在该试验之外便不合理，反之亦然。

2. 知情同意是个持续过程 知情同意是研究中保证参加者安全的关键一步。知情同意是个持续过程，在此过程参加者了解与研究有关的重要资讯，帮助作出参加与否的决定。

首先，研究组向潜在的受试者，以明了的语言讲解试验。讲解内容：

- 目的
- 程序
- 利弊
- 参加者的权利，包括这些权利
- 独立自主决定是否参加
- 任何时候不因脱离研究而使以后的治疗受累

人们在同意参加一项试验之前，有权利做到：

- 了解所有可供选择的治疗方案
- 了解试验所涉及的所有方面——包括治疗及测试的细节、可能的危害和利益
- 同试验组主要领导者及其他成员讨论
- 听和读到的材料都是以他们可理解的语言形成的

3. 知情同意书 同可能的参加者讨论关于研究的各方面之后，研究组将一份知情同意书交给该志愿者，让他（她）读。知情同意书包含写就的已讨论过的详细资讯，还有有关对参加者资料的保密措施。如果此人同意参加该项研究，他（她）在知情同意书上签名。

虽然知情同意书的长度和复杂程度各异，它们都应包含如下信息：*

- 告诉受试者，这是个试验（研究）
- 本临床试验的特征、目的、时间跨度；施行步骤；哪些措施属试验性
- 合理、可预见的危险及不适
- 解释从该试验中，受试者或他人可能得到的利益
- 除该试验外，有哪些替代措施或治疗
- 对纪录的保密措施
- 当试验涉及超过最小危害（minimal risks）时，所采取的措施（如经济补偿，是否有医疗措施）。这种危害发生时，受试者从何渠道可以得到进一步的资讯；有伤害或有疑问时联系何人
- 关于参加的自愿性——可不参加试验或退出试验而不失去本来可以得到的利益

* 这些知情同意的要求列在美国联邦条例第二45款第46部分的第一分段（Title 45 CFR Part 46，Sub part A）

明白易懂的知情同意书

只有当知情同意书写成易使应邀参加者读懂时，它才有用处。近年来，参加者和研究人员都表示临床试验中的知情同意书越来越被写成太长、太复杂、难理解。

美国国立癌症研究院（NCI）已出版建议书，旨在帮助研究机构和临床单位写成易懂的知情同意文件。*

* www. cancer. org 网站的临床试验部分

4. 儿科知情同意书 通常认为未成年人没有能力提供知情同意。必须以适合他们年龄的语言甚至借助图像来解释所要做的试验。父母或监护人为他们的未达到法定成年年龄的孩子是否参加试验提供知情的许可。必须从7岁或以上的儿童那里得到同意书，除非：

- 孩子没有能力提供同意
- 根据理解，临床试验提供的治疗或操作对该孩子的健康提供直接而且重要益处。这种益处只能从该试验中获得（换言之，或者研究能提供比现有治疗更佳效果或者是唯一能取代现有治疗

的）。

即使孩子能够提供同意书，研究者仍需要获得父母或监护人的许可。

5. 科学审查委员会 审查形式以保护受试者为目的而设计；大多数临床试验都必须经过某种形式的审查。NCI资助的临床试验（无论是单项发放的研究基金，还是通过协作组织，还是由一个癌症中心执行）都须经过审查组织评审，例如科学专家组审查研究设计。许多药物公司资助的临床试验，也寻求专家提供对试验计划的科学技术意见。此外，所有联邦政府资助的临床试验都必须经过 institutional review board（IRB）审查。

6. 机构内审查委员会（Institutional Review Board，IRB，相当于伦理委员会） Institutional Review Board，简称IRB（相当于中国各地目前已存在的的“伦理委员会”），由一些在科学、法律和伦理方面有资格的人组成，评价新设立的和正在进行的临床试验。各个大学的、或独立私营的IRB审查，决定一项临床试验中涉及的危害较之可能的益处是否合理。IRB并且监察试验的整个过程，自始至终。联邦政府规定，每个IRB由至少五个人组成，其中必有一个来自本机构之外。IRB通常由医学专家和非专家组成。许多IRB包括成员来自不同的职业和背景。大多数情况是，IRB设在进行研究的机构内。许多有临床试验进行的机构设有本身IRB。

联邦法律规定下列临床试验必须获得IRB批准：

- 联邦资助的研究
- 评价涉及受FDA管理的新药、试剂或医疗器械

很多机构要求IRB审查本机构所有临床试验，不论谁是资助者。

7. 在临床试验过程中IRB的监察工作 IRB批准一个试验时，还必须决定在该试验进行期间多经常复审。复审频率通常取决于试验的危险程度和复杂性。

IRB至少每年审查一次由负责试验的研究人员提供的进度报告。进度报告内容包括已进入试验的受试者人数，多少人撤退，描述参加者的经历比如受益情况，不良反应，试验的最新进度状况。

依据这些信息，IRB决定是否允许试验按原先计划所述继续进行，必要时需要修改什么。如果研究人员不遵守规定，如果试验表现看来会对受试者造成意想不到的伤害，IRB可随时中断临床试验。

8. 数据及安全监督委员会（DSMB即data and safety monitoring board） 为了保证第Ⅲ期试验中受试者的安全，成立数据及安全监督委员会。有时第Ⅰ期或第Ⅱ期临床试验也需要数据及安全监督委员会。

数据及安全监督委员会是由统计专家、医生和其他方面的专家组成的独立委员会。

数据及安全监督委员会必须做到：

- 保证由于参加试验而引致的危险达到尽可能的最小化
- 避免使受试者暴露于过度伤害
- 保证数据的完整性
- 一旦有安全顾虑发生或者研究目的已达到时，停止试验

数据及安全监督委员会也监督所有试验结果。如果早期结果清楚表明某新药的优越性，资助者可以选择提早结束试验，而在获准上市前建立更广范围的试用的计划，譬如本文中提到的有关nivolumab的临床试验及其提早结束的情况。如果某药表现出强烈的负面效果，则立即终止试验。

9. 政府规范及政府部门责任 所有联邦资助的试验都要受制于两套相似规范之一：健康与人类服务部（HHS）中的人类研究保护办公室（OHRP）和FDA的规范，以保证使人类受试者得到保护。如果某个试验由联邦政府资助并且涉及FDA管理的药物或器械，这个试验就应该同时受到两套规范的管制。

10. OHRP管理 OHRP向参加研究的受试者提供保护，同时领导所有涉及人类研究（以人类为对象）的联邦部门。

OHRP实行重要规则以保护临床研究中的受试者，这套重要规则称为“通则”（the Common Rule）。* 这套通则为下列三方面设立标准：

- 知情同意过程
- IRB形成及功能

● 研究中涉及的狱囚、儿童和易受伤害的人群

*参见美国联邦条例第45款第46部分的第一分段（Title 45 CFR Part 46，Sub part A）

11. FDA管理 FDA实行另一套重要规则以保护临床研究中的受试者。这套规则管理那些受FDA管理的药物或器械的研究，不论这些试验是否得到联邦资助。FDA定期检查IRB记录和运行以确认它们有着合适的审批程序、对受试者的保护及工作规范。

12. 加强政府监督 虽然严重违反对参与人保护的事件极少发生，近来已有发现对受试者的保护不够充分。自2000年起，为下列目的，健康和人类服务部开始采取额外步骤：

● 在对受试者的保护方面强化条例

● 政府对医学研究加强监督

● 强调临床研究人员遵循联邦研究条例的责任感

第五节 保密原则

2003年4月14日生效的美国联邦政府的一项新法律，称为HIPAA（Health Insurance Portability and Accountability Act Privacy Regulations），*使得侵犯患者隐私权的行为成为可能受到联邦法制裁的罪过。归根到底，问题是谁是患者健康资料的主人，当然不是医务工作者或医疗机构，也不是患者的亲友，更不是外人，而是患者自己。

*这些要求列在美国联邦条例第二45款第160，164部分（Title 45 CFR Part 160，164）

这项法规明确了哪些团体和机构可以使用受保护的个人健康资料。这些受HIPAA涵盖的团体和机构，在使用受保护的个人健康资料前（包括用于研究），必须事先得到患者的书面许可。HIPAA并具体规定了患者授权书的必含内容。

第六节 谁执行临床研究

协作组织、癌症中心、医院及地方医师开展临床研究。国立癌症研究院（NCI）、药物公司和其他团体可提供资助。

1. 每个临床试验工作团队的构成及分工 首要研究人员（Principal Investigator）在涉及临床治疗的试验中，Principal Investigator（都是临床医生）指导试验，保护受试者的安全、权利和福祉。属下工作人员的职责由Principal Investigator分配，具体分工包括：

研究协调员（study coordinator）：负责特定的试验计划书规定的日常工作，包括筛选自愿受试者，安排测试、随访，记录试验过程、意外反应，保证受试者的安全和利益等。如果协调员是个护士，她（他）的工作还可能包括与试验有关的医药操作。

临床数据管理员（clinical data manager）：负责试验计划书中规定的收集并管理资料，如患者健康资料、临床记录、保证数据的真实和完整等等。

一个试验中，如果没有研究协调员或临床数据管理员，有关工作便有首要研究人员自己完成。

更多分工及职责，详见美国国立癌症研究所（NCI）网站的有关部分。

2. NCI资助的临床试验 NCI资助遍布全国各地的下列四种不同的研究项目：

（1）临床试验协作组织（Clinical Trials Co-operative Program）

（2）社区临床肿瘤项目（Community Clinical Oncology Program）和少数民族社区临床肿瘤项目（Minority-Based Community Clinical Oncology Program）

（3）癌症中心（Cancer Centers Program）

（4）临床研究基金（Clinical Grants Program）

所有NCI资助的试验都必须符合FDA和OHRP有关对临床试验中受试者保护的规定。

3. 临床试验协作组织 临床试验经常通过NCI的临床试验协作组织来开展。这些协作组织由许多单位联合形成，使用相同方案共同开展大组试验。参与成员有大学医院、癌症中心、社区医师及社区医院等。

协作组织按照美国国内癌症研究优先情况开发并进行临床试验。它们进行第Ⅱ期和第Ⅲ期试验。

协作有按癌症种类分的，也有按治疗方法分的，还有按受试者年龄分的。另一些是地区性组织或者进行多种癌症的研究。

临床试验协作组织中有 12 个组织*：

（1）美国肿瘤外科学院（ACOSOG）

（2）癌症及急性白血病乙组（CALBG）

（3）儿童癌症研究组（CCSG）

（4）东部癌症协作组（ECOG）

（5）妇科肿瘤协作组（GOG）

（6）横纹肌肉瘤组间合作（IRSG）

（7）外科辅助治疗乳癌和大肠癌全国性研究（NSABP）

（8）全国 Wilms 瘤研究组（NWTSG）

（9）中北癌症治疗组（NCCTG）

（10）儿科肿瘤组（POG）

（11）放射治疗肿瘤组（RTOG）

（12）西南肿瘤组（SWOG）

* http：//ctep. info. nih. gov

需要一个反应更灵敏，更高效的协作系统

2014 年 3 月 1 日，经过数年、众多有关单位广泛磋商和协调，美国国立癌症研究所（NCI）将其临床试验协作组织转变成新的国家临床试验网（NCTN）。

来自美国医学研究所（The Institute of Medicine）和其他机构的建议和反馈意见强调，需要一个更加高效和简化的系统，使之更迅速地应付科学机遇。美国医学研究所的有关报告支持 NCI 早前关于集中某些共有功能，比如该研究所的癌症临床试验监管和患者登记任务功能，临床试验支持单位，并由 NCI 的单一伦理委员会（CIRB）审查多中心式的临床试验。

4. 社区临床肿瘤项目（CCOP）和少数民族社区临床肿瘤项目（MBCCOP） 这些项目让临床医师同科研人员一起进行由 NCI 资助的临床研究。CCOP 合作形式不但使研究人员而且使普通人群和社区医务工作者受益。

MBCCOP 使少数民族人民可以接触到最先进的癌症治疗、预防和控制技术。

5. 癌症中心 癌症中心按 NCI 批准的审查监督机制进行临床试验。

癌症中心项目由 50 多所 NCI 指定的癌症中心组成，它们承担多种癌症研究工作。癌症中心也参加至少一个协作组织。

6. 临床研究基金 许多临床研究计划是在 NCI 的同行审阅的基金的直接支持下进行的。

7. 企业资助的试验 药物和生物技术公司在当地及全国进行它们自己的试验。它们也同大学、医院、NCI 及地方医师合作。这些试验受到公司自身审查委员会审查的同时，受到本地或全国性的 IRB 审查。

第七节　教育与培训

美国健康与人类服务部人类研究办公室，对于医学和行为学研究中复杂的伦理及规则问题，为各地伦理委员会的成员和工作人员以及科学家们乃至研究管理人员提供指导。该办公室同其他联邦政府部门和有关组织合作，开展全国性的教育课程。该办公室还对接受卫生部资助的研究机构提供现场指导。此外，该办公室还帮助研究机构评估并改善保护人类受试者的体系。

国际医学杂志编辑委员会中来自 12 个不同杂志的编辑合署了一篇文章，发表于 2004 年 9 月新英格兰医学杂志上，呼吁建立一个公开的数据库。[N Engl J Med 2004；351（12）：1250-1] 所有在 2005 年 7 月 1 日后开始的临床研究在开始录用受试者当时或之前，将研究项目登录在公开的数据库（如 www. clinicaltrials. gov）。在这之前开展的临床研究，也应于 2005 年 9 月 13 日之前登录。

（林义顺　林　琦）

Third Chapter Radiation Oncology Residency Training in the US

Residency training is one of the most important steps if you want to be a qualified radiation oncologist both in US and China. The objective of the residency program is to educate and train physicians to be skillful in the practice of radiation oncology, and to be caring and compassionate in the treatment of patients.

Section 1 Eligibility

1) All applicants must hold a MD or equivalent degree.

2) All applicants must have successfully completed all United States Medical Licensing Examination (USMLE) requirements. The USMLE contains 3 steps. Applicants must pass step 1 and 2 prior to entering the clinical internship and pass step 3 prior to entering the residency training in Radiation Oncology. For foreign medical graduates, they must meet all the Educational Commission for Foreign Medical Graduates (ECFMG) requirements including passing the ECFMG English test, the clinical skill test and obtaining an ECFMG certificate.

3) All applicants must have successfully completed a one-year clinical internship in an institution, approved by the Accreditation Council for Graduate Medical Education (ACGME) prior to entering the residency training in Radiation Oncology. The first year must be spent in one of the following programs: internal medicine, family practice, obstetrics/gynecology, surgery, pediatrics or a transitional program. The transitional program is a one year program in which residents have rotations in more than one specialty mentioned before. The first year residents must have at least 9 months of direct patient care in the mentioned specialties other than radiation oncology. Certain specialties such as pathology and psychiatry do not satisfy the first year training requirements.

Section 2 Application

Approximately 15～20 applicants per residency slot available are selected for personal interviews. For most medium size programs, 1～2 new residents meeting all the program requirements are accepted each year.

Positions are offered through the National Resident Matching Program (NRMP), and applications must be submitted using the Electronic Residency Application Service (ERAS) system.

Table 1-3-1 National Resident Matching Program-Radiation Oncology Match Data (1, 2, 3, 4)

Year	93	94	95	96	97	98	99	00	01	02
number of training programs	60	58	65	61	61	52	51	50	48	47
positions offered	129	117	127	99	99	90	93	85	81	83
total number of applicants	150	142	168	117	100	96	124	161	214	188
percentage of positions filled (%)	80	86	91	72	58	70	80	88	98	98
ratio of applicants to positions	1.16	1.21	1.32	1.18	1.0	1.06	1.33	1.89	2.64	2.26

Year	03	04	05	06	07	08	09	10	11	12
number of training programs	51	63	69	69	66	69	69	72	75	78
positions offered	107	117	128	128	142	144	156	157	171	171
total number of applicants	209	200	225	185	202	196	200	213	225	257
percentage of positions filled (%)	100	98	98	98	94	94	92	96	96	99
ratio of applicants to positions	1.95	1.71	1.76	1.5	1.4	1.4	1.3	1.4	1.3	1.5

Both the percentage of positions filled and the ratio of applicants to positions have been increasing in the past decade, suggesting that the field of radiation oncology has become increasingly competitive. The increase in the applicants' interest and enhanced degree of competitiveness may have had a positive impact on the improvement in candidate quality.

Section 3　Requirements

Residents are to have 4 years of ACGME accredited training in Radiation Oncology after finishing a one-year clinical internship. Residents must spend at least three-fourths of their four-year training in clinical radiation oncology. In the remaining time, they are required to spend 2 months in medical oncology, 1 month in oncologic pathology and 1 month in diagnostic imaging. The remaining months should allow for in-depth experience in individually selected areas applicable to clinical radiation oncology. A research component, either clinical or basic laboratory research, is desirable.

The residents not only have rotations in the primary institution, where ultimate responsibility for the program is assumed, but also have rotations at integrated institutions without limitations in duration. The integrated institution refers to the institution where the program director in the primary institution is responsible for the education of residents. In the four years of radiation oncology training, rotations away from the primary and the integrated institutions may not exceed a total of six months.

In the program, there must be a minimum of four full-time faculty radiation oncologists, one full-time, on-site, radiation biologist and one full-time, on-site, radiation physicist, who devote their professional time to the teaching of clinical radiation oncology, radiation biology and radiation physics.

There must be 2 or more megavoltage machines, a machine with a broad range of electron beam capabilities, a dedicated therapy simulator, a three-dimensional conformal computerized treatment planning system, a system for the construction of treatment aids, and equipment for performing interstitial and intracavitary brachytherapy.

The Residency Review Committee (RRC), based on the adequacy of resources for resident education, approves the number of residents in a program. Each program must be structured to have a minimum of 4 residents. The faculty to resident ratio must be a minimum of 2: 3. The residency program must require its residents to obtain ACGME competencies in patient care and procedural skills, medical knowledge, practice-based learning and improvement, interpersonal and communication skills, professionalism and systems-based practice. Residents must participate in conferences and teaching rounds progressively. The clinical and basic sciences must be taught through regularly scheduled lectures, case presentations, conferences, and discussions. The curriculum in medical physics must include didactic lectures and laboratory demonstrations of radiation safety procedures, calibration of radiation therapy machines, the use of the computer for treatment planning, the construction of treatment aids, and the safe handling of sealed and unsealed radionuclides. The radiation and cancer biology curriculum must include didactic lectures on all aspects of radiation effects on normal and neoplastic tissues, as well as the fundamental biology of the causes, prevention, and treatment of cancer. Medical statistics, oncologic pathology and diagnostic imaging must also be taught through an organized program of lectures or conferences. There must be multidisciplinary and departmental conferences for teaching other oncologic disciplines, such as medical oncology, surgical oncology, gynecologic oncology and pediatric oncology. There must be intradepartmental clinical oncology conferences, including new patient conferences, weekly chart reviews, problem case conferences, continuous quality improvement, morbidity and mortality, physics, dosimetry, radiation and cancer biology, and journal review.

In 2013, ACGME started the radiation oncology milestone project. The milestones provide a framework for assessment of the development of the resident physician in key dimensions of the elements of physician competency in a specialty or subspecialty. Milestones are arranged into 5 levels (level 1to level 5) moving from novice to expert. Level 1 is expected of an incoming resident, level 4 is designed as the graduation target and level 5 is beyond performance targets. (Appendix 1) (6)

Section 4 A Resident's Day

The day starts with one-hour conferences. It may be a quality assurance conference or a didactic lecture or a journal study conference. In a quality assurance conference, residents present new cases, propose the options of management and review background-supporting studies under the guidance of attending physicians. Portal films are reviewed and approved in the conference. The didactic lectures on each subject of radiation oncology are given by attending physicians or senior residents. Radiation biologists and radiation physicists are responsible for didactic lectures on the related subjects. Both new articles and old landmark studies are discussed in details in the journal study conference.

The remainder of the resident's day is spent following their attending physician's schedule. Each resident follows one attending for 2 to 3 months before he/she rotates to the next service. The first year radiation oncology residents see patients with the attending physicians. After one year training, residents are allowed to see patients and design the treatment planning first, then report to an attending physician. The attending physician will then see the patient with the resident and finalize the treatment planning. Residents in second year and above are allowed to do simulation and treatment position set-up first, which will then be approved by an attending physician. Residents are responsible for contouring target volumes that will then be reviewed and approved by an attending physician. In any situation that attending physicians are needed, the therapists, nurses and other staff will page the residents first and expect them to solve the problems with or without the help of attending physicians.

The multidisciplinary tumor board conferences are usually carried out over the lunch hour; each subspecialty has its own conference in different days of the week. Medical oncologists, surgical oncologists, radiation oncologists, and at least one pathologist and one radiologist are present in the conference. Physicians specialized in each subspecialty must be present in the subspecialty cancer conference. It can be a working conference or a more academic learning conference. The goal of a working conference is to evaluate and develop solutions to some of the particular management problems in some difficult cases.

On a typical on-treatment-visit day, the resident and the attending physician see their patients who are currently receiving radiation treatment. For follow-up patients, a minimum of a 15-minute time slot is given to each patient. Each new patient has at least a one-hour time slot. After the nursing assessment of the new patient, residents are responsible for collecting information for the initial history and physical (H & P) record. Attending physicians will then explain the diagnosis including laboratory results, imaging studies and pathology reports; address the options of management, the rational for treatment, the benefits and risks of radiation therapy; and obtain an informed consent. The outpatient clinic is usually finished by 4: 30 pm to 5 pm. After 5 pm, physicians complete dictations, plan treatments and visit inpatients.

Residents are responsible for dictating new patients' initial H & P, the on-treatment-visit notes, and the procedure notes including simulation notes. Attending physicians have to dictate the focus history and physical notes for new patients and the notes for all follow-up patients. The initial H & P is a comprehensive note including diagnosis, chief complaint, present illness, past medical history, past surgical history, family history, social history, allergy, medications, review of systems, physical examination, laboratory reports, assessment and planning. The on-treatment-visit note and the follow-up note are simply a SOAP note. (S stands for subject. It refers to patients' complaints. O stands for object and refers to physical finding. A and P refer to assessment and planning.)

In the afternoon, a learning conference of radiology, pathology, or other sub-specialties may be carried out. In the evening, residents try to study subjects in radiation biology, physics and clinical oncology, especially those related to the cases seen during the day. When a resident is on-call, he/she has the responsibility to visit the inpatients within 24 hours when he/she is paged.

Section 5 Logbook

Residents are responsible for the completion of their training logbook. In order to achieve it, they are introduced to all the elements of the logbook at the beginning of their training and are taught to record daily clinical activity. At the end of each training year, residents are required to submit a cumulative log of their experience to the residency review committee. Residents are instructed to count only irradiated cases for which he/she is the primary resident responsible for treatment planning. They are not allowed to count cases that are counted by another resident. (Appendix 2)

Section 6 Evaluation

At the end of each rotation, the supervising physician faculty evaluates the resident. The assessment includes judgment, initiative, patient relations, ability to evolve a meaningful plan for patient management, record keeping, ability to present cases, general clinical management of patients, knowledge of radiobiology, physics, dosimetry and radiation oncology. Each year, residents are required to take a written examination in which they are tested for the knowledge of radiation oncology, biology and physics. The test is called the in-service examination. This examination is designed to assess the strengths and weaknesses of residency programs and to improve the residency education. Residency program directors may utilize the examination to assess the progress of residents in training. More and more residents feel that the in-service examination has a strong or moderate impact on their annual evaluation. The program director will provide a final evaluation for each resident who completes the program. The final evaluation will be a part of the resident's permanent record maintained by the institution. The residency program will issue a completion certificate to each resident upon graduation.

Section 7 Certification

The American Board of Radiology will issue a ten-year time-limited certificate to each resident who has finished an approved period of training and has passed both written and oral examinations. Each resident who is recognized by his/her peers to have high moral and ethical standards in his/her profession is allowed to take written board examination after completion of training in Radiation Oncology. Only those who pass the written examination are permitted to take the oral board examination. In order to continue practice, all radiation oncologists are required to be re-certified every 10 years. Recently, American Board of Medical Specialties (ABMS) has decided that all medical specialties should develop Maintenance of Certification programs to replace the current re-certification initiatives. The Maintenance of Certification (MOC) Program is to be broader in scope than the re-certification program in that it will involve an assessment of a wide variety of parameters, not just cognitive knowledge and clinical skills. The American Board of Medical Specialties (ABMS) has defined four components of Maintenance of Certification including cognitive expertise, lifelong learning, professional standing and practice performance.

Section 8 Survey

The Association of Residents in Radiation Oncology (ARRO) has conducted annual resident surveys for over two decades and has published its results from 1986 (7), 1989 (8), 1992 (9), 1993 (10), 2000-2002 (11), and 2003 (12) .

Table 1-3-2 Factors with Influence upon Respondents' Decisions to Enter Radiation Oncology (11, 12)

year	2000 %	2001 %	2002 %	2003 %
Interest developed from exposure as a medical student	97	62	60	83
Interest developed from other prior experience	33	71	65	33
Interest in oncology	66	87	93	95
Interest in physics	6	59	57	52
Interest in radiobiology	30	35	34	33
Interest in research	33	60	54	54
perceived job market in private practice	50	44	54	47
perceived job market in academic practice	80	44	42	40
lifestyle during residency	77	65	73	70
lifestyle after residency	56	83	87	82
Earning potential	34	68	73	67

The most important factors influencing residents in selecting the field are prior exposure and interest in oncology. Number of residents interested in physics, radiobiology and research has not changed in the past decade. It is interesting to know that lifestyle is one of the determining factors upon residents' choice of radiation oncology as a career. There are increased numbers of residents choosing radiation oncology because of their underlying interests and values instead of inability of entering other medical fields of their choice.

Table 1-3-3 Educational Experience Reported by Residents (11, 12)

Year	2000—2002	2003
claim having adequate training	56% (2000), 64% (2001), 80% (2002)	82%
Medium work hours	53 hours/week	50～54 hours/week
medium hours for non-educational tasks	2. 5～30 hours/week	9～11 hours/week
medium hours of private study	10 hours/week	6～8 hours/week

It appears that the number of residents that feel that they have had adequate training is increasing. Median work hours reported by residents remained unchanged in the past decade. Time spent on non-educational tasks has been stable and continues to be approximately one-fifth of residents' work hours. Interestingly, the female residents are more likely report excessively long hours devoted to administrative and other non-physician duties with no educational value. The majority of residents reported working 60 or fewer hours per week on required clinical duties and 15 or fewer hours on tasks with little or no educational value in the 2005 to 2008 ARRO survey of chief residents. (13)

Table 1-3-4 Adequate Experience in Major Disease Sites Reported by Chief Residents (12, 13)

	2003 %	2005—2006 %	2006—2007 %	2007—2008 %
Breast	99	96	98	99
genitourinary	91	96	95	99
gastrointestinal	92	96	98	90
neurologic oncology	97	96	100	97
Lung	92	96	98	93
Sarcoma	80	91	83	86
Gynecologic oncology	81	89	92	96
Lymphoma	78	85	83	78
Pediatrics	66	80	86	86
Head and Neck		94	92	96

Although resident satisfaction with training overall was high, certain programs were reported to have inadequate exposure in certain areas, such as sarcoma, lymphoma and pediatrics. In order to provide adequate clinical experience in certain areas to residents in those programs, inter-program collaboration and exchange clerkships are needed. Fortunately, clinical exposure in gynecologic oncology has increased from 81% in 2003 to 96% in 2008. Inadequate exposure in lymphoma could be the result of more patients receiving chemotherapy only in the recent years.

Table 1-3-5 Experience in Major Disease Sites Reported by Chief Residents (12, 13)

	2003 %	2005—2006 %	2006—2007 %	2007—2008 %
3D treatment planning	99	100	100	99
Intensity modulated radiotherapy		100	98	99
Low-dose-rate brachytherapy	92	93	88	89
High-dose-rate brachytherapy	91	98	98	96
Unsealed Sources		91	97	91
Endovascular brachytherapy	88	42	33	18
Total body irradiation	86	91	88	87
Intraoperative radiotherapy	34	35	27	28
Hyperthermia	24	17	22	12
Particle	6	14	17	20
Stereotactic radiosurgery (SRS)	96			
Cranial SRS/Gamma-Knife		96	100	99
Extracranial SRS		62	72	87

During 2005—2008, residents were generally satisfied with basic technique training including 3D treatment planning, IMRT, cranial stereotactic radiosurgery, low-dose-rate and high-dose-rate brachytherapy and unsealed source radiotherapy. However, intraoperative radiotherapy, hyperthermia and particle therapy remained limited to a minority of institutions. While clinical experience in endovascular brachytherapy has decreased (potentially re? ecting the wider use of drug-eluting stents to prevent in-stent re-stenosis), extracranial SRS has increased (likely re? ecting the wider applicability and further development of stereotactic body radiotherapy during this time period) .

Table 1-3-6 Factors with Influence upon Those Choosing an Academic Career (11, 12)

Year	2000 %	2001 %	2002 %	2003 %
interest in laboratory research	50	37	41	43
interest in clinical research	80	83	87	88
enjoyment of teaching	76	90	93	91
prestige of an academic career	56	57	58	59
administrative opportunities	34	29	44	25
leadership opportunities in national organizations	43	47	50	41
financial remuneration	42	26	30	52
job market	60	54	61	56
academic environment (generally)	83	78	92	94

Career plans after residency are influenced by a number of factors. Factors that were most important to a majority of those who chose an academic career included attraction to the general academic environment, enjoyment of teaching and interest in clinical research. Residents who chose private practice as their career path viewed lifestyle as a more important factor.

Section 9 Comparison between the residency training of the US and China and Some Thoughts about Residency Training in China

Differences between the residency training of the US and China do exist, as the table 1-3-7.

Table 1-3-7 Differences between Programs in the US and Programs in China

	US	China
radiation patients	mostly outpatients	mostly inpatients
radiation oncology inpatients	radiation oncologist is a consultant only	radiation oncology is a primary service
follow-up	by the same physician	by different physicians
clinical visits	per appointment	walk in
	Patients are brought into the examine room and assessed by nurses before physicians come in	Physicians sit in the room waiting for patients.
chemotherapy	by medical oncologists only	by both radiation and medical oncologists
ratio of attending physicians to nursing and non-medical staff	Low	high
minimal required medical degreeto practice medicine	graduate degree (8 years of education)	undergraduate degree (5-6 years of education)
residents who graduate from a residency program	have to leave the program upon graduation. They have to apply for the position in the department if they wish to stay.	Stay and to be promoted
salary	Attending physician's salary is at least 3 times of resident's	Attending physician's salary is slightly more than resident's
clinical ranking	attending only	attending and higher rankings
medical record	dictated by a physician and typed by a transcriptionist	written by a physician
secretary of department	non-medical staff	medical personal
manager of department	non-medical business personal	medical personal
lunch time	one hour	2 to 3 hours of rest
multidiscipline conferences	usually atlunch time	morning or afternoon

The medical education system in China is different from that in the US. However, 5～6 years of medical school education in China is adequate and is equivalent to the US medical school education, although only the degree of Bachelor of Medicine is awarded in China. In order to match the American system, some medical schools in China have now opened an 8-year medical program offering the degree of Doctorate in Medicine. In the meantime, only a few medical school graduates with the degree of Bachelor of Medicine will have a chance to receive more structured higher education to receive the degree of Doctorate in Medicine. To improve the quality of patient care nationwide, China must provide residency training for these medical school graduates in an environment that stresses a higher standard of patient care. They should continue their at least 2～3 year post-graduate residency training in medicine and surgery at their alma maters or equivalent university affiliated hospitals. Upon graduation, they should be awarded a degree of Doctorate in Medicine. Furthermore, 3～4 years of residency/fellow training in the subspecialties of medicine should also be given in the university-affiliated hospitals. Graduates should pass a specialty exam and be certified by the national medical education committee when they complete their training. Only physicians certified in this way should be permitted to practice medicine in the real world.

References:

1. Wilson, LD etc. Evaluation of the National Resident Matching Program Radiation Oncology Data (1993—2003) Int J Radiat Oncol Biol Phys, 2003; 57: 1033-1037.

2. Wilson, LD etc. National Residency Matching Program Results for Radiation Oncology, 2005 Update Int J Radiat Oncol Biol Phys, 2005; 63: 3-4.

3. Wilson, LD etc. National Residency Matching Program Results for Radiation Oncology, 2007 Update Int J Radiat Oncol Biol Phys, 2007; 69: 326-327.

4. Aneja, S, etc. National Residency Matching Program Results for Radiation Oncology, 2012 Update Int J Radiat Oncol Biol Phys, 2013; 86: 402-404.

5. The Accreditation Council for Graduate Medical Education (ACGME) Program Requirements for Residency Education in Radiation Oncology.

6. https: //www. acgme. org.

7. Meredith RF, etc. 1986 Association of Residents in Radiation Oncology Survey Int J Radiat Oncol Biol Phys, 1987; 13: 1893-1895.

8. Corn BW, etc. Results of 1989 Association of Residents in Radiation Oncology Survey Int J Radiat Oncol Biol Phys, 1991; 20: 1361-1367.

9. Schilling PJ, etc. Results of 1992 Association of Residents in Radiation Oncology Survey Int J Radiat Oncol Biol Phys, 1994; 28: 1267-1270.

10. Ling SM, etc. Results of the 1993 Association of Residents in Radiation Oncology Survey Int J Radiat Oncol Biol Phys, 1996; 34: 221-226.

11. Jagsi R, etc. Results of the 2000—2002 Association of Residents in Radiation Oncology Survey Int J Radiat Oncol Biol Phys, 2004; 59: 313-318.

12. Jagsi R, etc. Results of the 2003 Association of Residents in Radiation Oncology Surveys of Residents and Chief Residents in the United States Int J Radiat Oncol Biol Phys, 2005; 61: 642-648.

13. Gondi, V, etc. Results of the 2005—2008 Association of Residents in Radiation Oncology Surveys of Residents and Chief Residents in the United States: Clinical Training and Resident Working Conditions Int J Radiat Oncol Biol Phys, 2011; 81: 1120-1127.

Appendix 1　Radiation Oncology Milestones, ACGME Report Worksheet

Gastrointestinal (GI) -Patlent Care				
Level 1	Level 2	Level 3	Level 4	Level 5
● Acquires accurate and relevant history and performs a general physical examination ● Identifies relevant anatomy ● Recognizes situations with a need for urgent or emergent medical care, including life-threatening conditions	● Performs a detailed directed physical examination, integrates pathology and imaging reports; accurately stages a patient and designates prognostic factors ● Lists organs at risk; understands proper patient positioning and immobilization ● Recognizes toxicities/symptoms seen in GI cancer patients treated with radiotherapy	● Explains the main treatment options ● Contours target (s) / normal tissues and delineates field borders with minimal inaccuracies; states appropriate dose planning objectives for normal tissues and target (s) ● With supervision, manages patients with toxicities/symptoms seen in GI cancer patients treated with radiotherapy while	● Makes a comprehensive treatment recommendation that is appropriate; describes evidence that supports the treatment plan ● Contours target (s) / normal tissues and delineates field borders accurately; critically evaluates treatment plan options ● Independently manages patients with toxicities/symptoms seen in GI cancer patients treated with radiotherapy	● Conducts clinical research ● Develops special expertise to treat and manage the most complex cases ● Develops protocols to minimize toxicities/symptoms or has an exceptional understanding of management of toxicities/symptoms

○　○　○　○　○　○　○　○　○

Comments:　　　　　　　　　　　　　　　　Not yet rotated ○

Appendix 2　Radiation Oncology Resident Experience Log

The completed form should be given to the Program Director by July 1, year.

To be completed by the Program Director:

Program #______ Institution Name ________________ City/State ________________

Program Director Signature ____

To be completed by the Resident:

Resident Name: ________________ Signature: ________________________

Time period covered by log: from ________________ to ________________________

List institutions used for outside rotations:　　　Dates: From—To

1. ________________________________　________________

2. ________________________________　________________

3. ________________________________　________________

1. Adult Irradiated: Primary Site (Non-Metastatic Disease):

Cases

______ Breast: Intact　　　　　　______ Gynecologic: Cervix Intact

______ Breast: Post-Mastectomy　　　______ Gynecologic: Cervix Post-Hysterectomy

______ Bone/Soft Tissue Sarcoma　　　______ Gynecologic: Uterus

______ Central Nervous System
______ Head/Neck: Intact
______ Head/Neck: Post-operative
______ Gastrointestinal: esophagus
______ Gastrointestinal: Colorectal
______ Gastrointestinal: Other
______ Genitourinary: Prostate
______ Genitourinary: Bladder
______ Genitourinary: Testes
______ Genitourinary: Other
____
____

______ Gynecologic: Other
______ Lymphoreticular: Hdgkin's Lymphoma
______ Lymphoreticular: Non-Hdgkin's Lymphoma
______ Lymphoreticular: Other
______ Skin
______ Thorax: Small cell Lung Cancer
______ Thorax: Non-small cell Lung Cancer
______ Thorax: Other
______ All Others (Give Examples)
____

a) ______ Total Primary Site Adult Irradiated (total of both columns above)
b) ______ Total Secondary (Metastatic) Adult Irradiated
Not Covered Above Under Primary Site
c) ______ Total Adult Irradiated Cases (Primary Plus Secondary)
(c equals total cases q plus b)

2. Pediatric Irradiated:	# Cases: Primary Institution	# Cases: Outside Institution
Leukemia	______	______
Medulloblastoma	______	______
CNS (Non-Medulloblastoma)	______	______
Hodgkin's Lymphoma	______	______
Non-Hodgkin's Lymphoma	______	______
Rhabdomyosarcoma/STS	______	______
Ewings Sarcoma/Bone Tumor	______	______
Neuroblastoma	______	______
Retinoblastoma	______	______
Wilms' Tumor	______	______

Other: Describer case (s) for Primary or other institution

Other Cases-Primary Institution	Other Cases-Outside Institution
______	______
______	______
______	______
______	______

3. Brachytherapy

	Primary Institution		Outside Institution	
	# Cases Performed	# Cases Observed	# Cases Performed	# Cases Observed
Surface Applications (moulds, plaque, Sr-90)	____	____	____	____
LDR Intracavitary				
Number patients	____	____	____	____
Number insertions	____	____	____	____
LDR Interstitial (including seeds)				
Number patients	____	____	____	____
Number insertions	____	____	____	____
HDR Intracavitary				
Number patients	____	____	____	____
Number insertions	____	____	____	____
HDR Interstitial (including seeds)				
Number patients	____	____	____	____
Number insertions	____	____	____	____
Unsealed Sources (e.g. I-131 oral, P-32 colloid, Strontrum 89)	____	____	____	____

4. Specific Radiotherapy Techniques: Cases As Primary Resident in Treatment Planning # Cases Performed

	# Cases Performed
Mantle	____
Craniospinal	____

Qi Lin Yishun Lin

第二篇
临床放射物理学

第一章　常用放疗设备

第一节　X射线治疗机

X射线治疗机是指利用X线球管产生千伏级X射线治疗肿瘤的装置。

（一）基本原理

高速运动的电子作用于钨等重金属靶，发生特征辐射、韧致辐射，产生X线。

（二）基本结构（图2-1-1、图2-1-2）

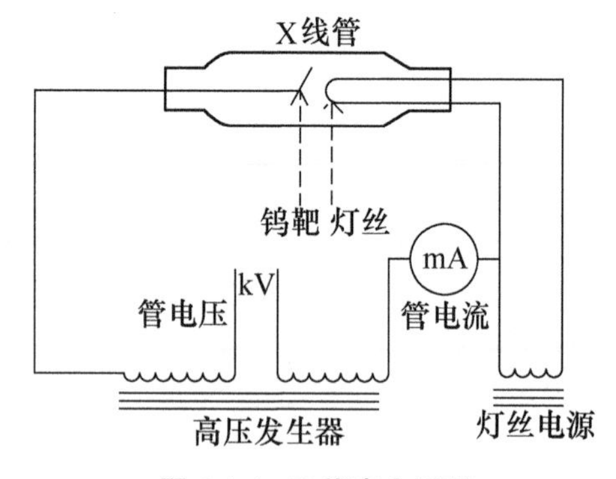

图2-1-1　X线产生原理

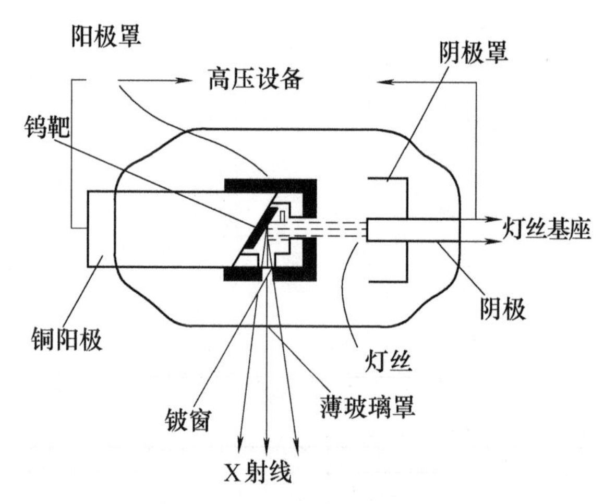

图2-1-2　X线球管的基本结构

1. X线球管　是X线机的关键构件，由钨做成的阴极灯丝以及阳极靶和真空系统构成。接通高压电源后阴极灯丝发射电子束，通过真空系统避免了能量损失，射向高熔点的阳极靶，产生X射线。调节电压可以改变X线的能量，调节电流可改变X线的强度。

2. 其他构件　主要包括调整X线球管高度及方向的机械系统、靶冷却系统、治疗床、控制系统、电源系统等。

（三）临床应用特点

500kV以下的X射线治疗机主要用于体表肿瘤或浅表淋巴结转移性肿瘤的治疗或预防性照射。

第二节　^{60}钴治疗机

（一）基本原理

利用放射性同位素^{60}钴衰变产生γ射线治疗肿瘤。

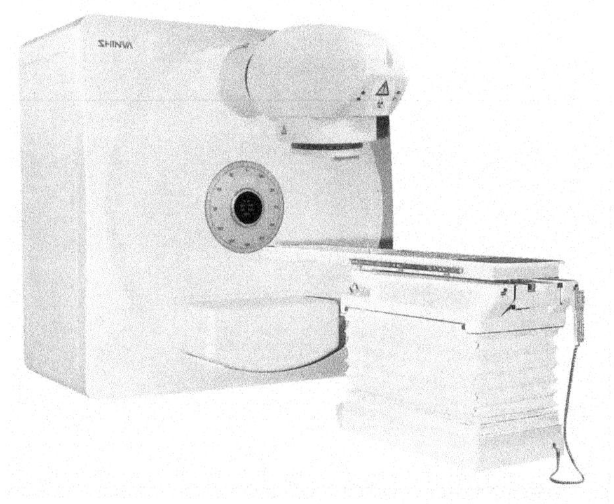

图2-1-3　山东新华医疗器械股份有限公司生产的^{60}钴治疗机

（二）基本结构（图2-1-3）

1. ^{60}钴机头　是钴机治疗的关键结构

（1）钴源：通常将直径为 2～3cm，高 2cm 的放射性同位素钴-60 封装在柱状不锈钢源套内。钴源通常置于长 6～8cm 的钢柱中心，底面裸露。其目的是便于使用、防护和更换。

（2）遮线器装置：其作用是治疗状态时，保证射线正常发出，非治疗状态时射线束被截断，

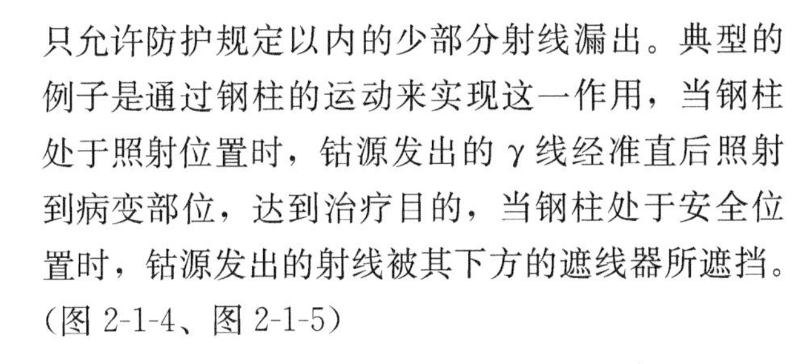

只允许防护规定以内的少部分射线漏出。典型的例子是通过钢柱的运动来实现这一作用，当钢柱处于照射位置时，钴源发出的 γ 线经准直后照射到病变部位，达到治疗目的，当钢柱处于安全位置时，钴源发出的射线被其下方的遮线器所遮挡。（图 2-1-4、图 2-1-5）

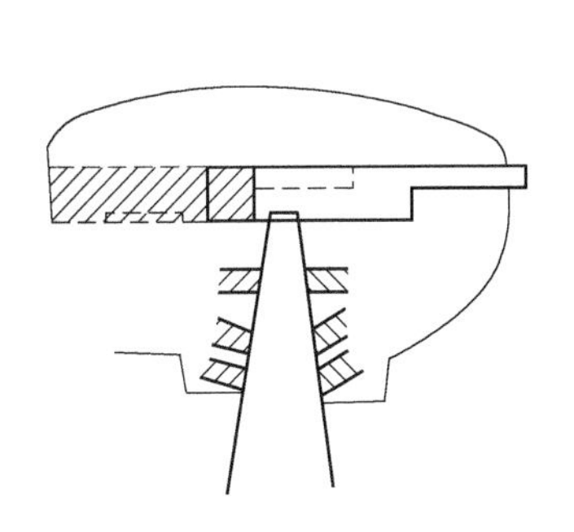

图 2-1-4　^{60}钴机遮线示意图

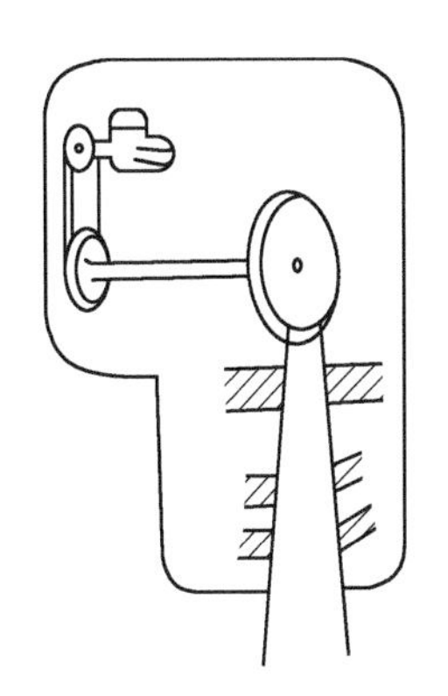

图 2-1-5　G、E（美国）1000C$_1$ ^{60}钴机遮线器示意

（3）准直器系统：其作用是形成满足治疗要求大小的照射野。根据国际射线防护与测量委员会（ICRP）推荐，准直器厚度应使漏射线量不超过有用照射量的 5%，也就是要求准直器厚度不小于 4.5 个半价层，对^{60}钴射线来说，铅半价层为 1.27cm，故用铅做成的准直器应不低于 4.5×1.27=5.7cm，一般取 6cm。

2. 其他结构　机架、平衡锤、治疗床、控制台等。

3. ^{60}钴半影问题　照射野边缘的剂量随离开中心轴距离的增加而发生急剧的变化，这种变化的范围即为半影（penumbra）。临床上有三种原因造成^{60}钴半影（图 2-1-6）。

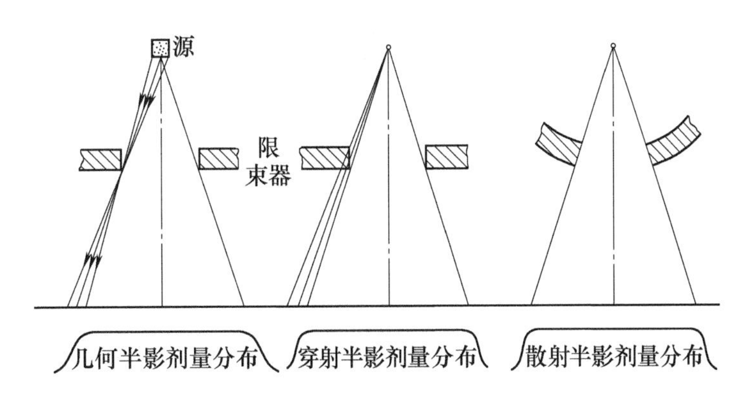

图 2-1-6　^{60}钴机半影

（1）几何半影：由于^{60}钴放射源具有一定的尺寸，射线被准直器限束后，照射野边缘诸点受到剂量不均等的照射，造成剂量渐变分布。这种半影可以通过减小源的尺寸、延长源到准直器的距离来消除。应当注意当源减少至一定尺寸时源的活度受到影响。

（2）穿射半影：是由于放射源线束穿过准直器端面厚度不等而造成的剂量渐变分布。这种半影消除的方法是采用球面限光筒。

（3）散射半影：即或是点状源和球面限光筒消除了几何半影和穿射半影，组织内照射野边缘仍存在剂量分布的渐变，这是由于组织中的散射

线造成的。这种散射线随能量的增高而减少。但这种散射半影无法消除。

由于上述三种原因造成照射野边缘剂量的不均匀性，临床上应设法尽量减少半影。因为半影对于靶区剂量均匀性及周围正常组织的保护都不利。另外，半影还与射线能量、照射野面积及深度有关。

（三）临床应用特点

与X线治疗机相比^{60}钴治疗机的特点是：①射线穿透力强，提高了深部肿瘤疗效；②皮肤反应轻，这主要是因为^{60}钴射线的最大吸收剂量点位于皮下5mm处，皮肤剂量相对少；③与物质的作用以康普顿效应为主，骨吸收类似于软组织吸收，适用于骨后病变治疗；④旁向散射少，放射反应轻；⑤经济可靠、维修方便；⑥缺点是需换源，不治疗时亦有放射线。

第三节　医用电子直线加速器

电子直线加速器（图2-1-7）是利用微波沿直线加速电子到一较高的能量，然后产生满足临床使用条件的电子线或X线，用于治疗肿瘤的装置。

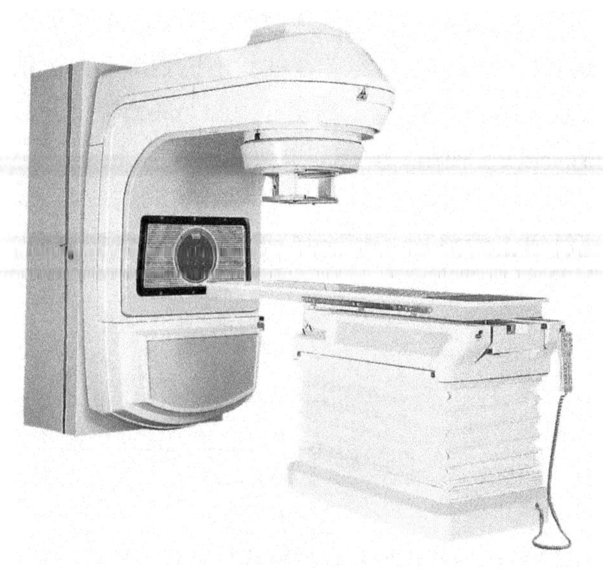

图2-1-7　山东新华医疗器械股份有限公司生产的直线加速器

（一）基本原理（图2-1-8A）

在真空加速管的一端安置电子源和微波输入装置，另一端安置可移动的靶。微波束由交变的正负电位峰构成，并以光速沿加速管移动，进入加速管的电子被正电位峰吸引并被负电位峰排斥得以加速，加速后的电子可以直接被引出治疗病变，也可以先打靶产X线来治疗病变（图2-1-8B）。

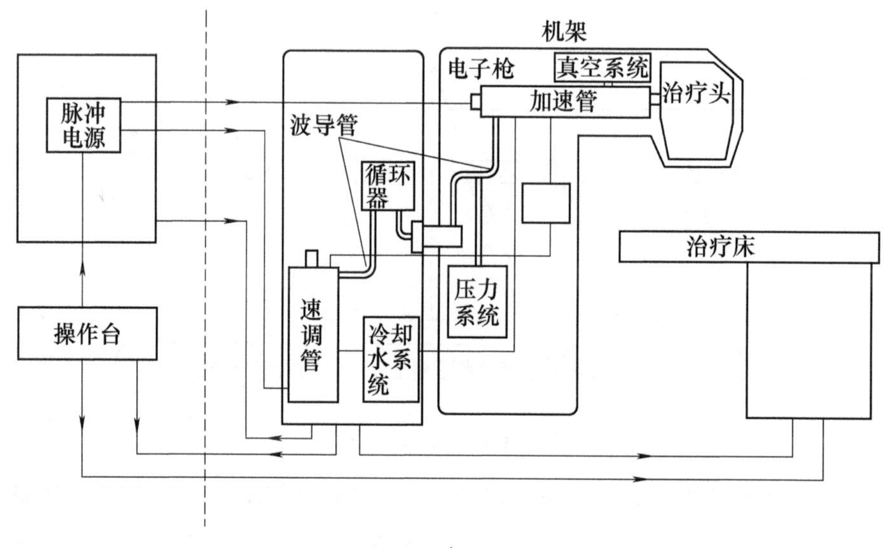

A

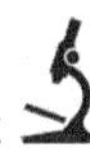

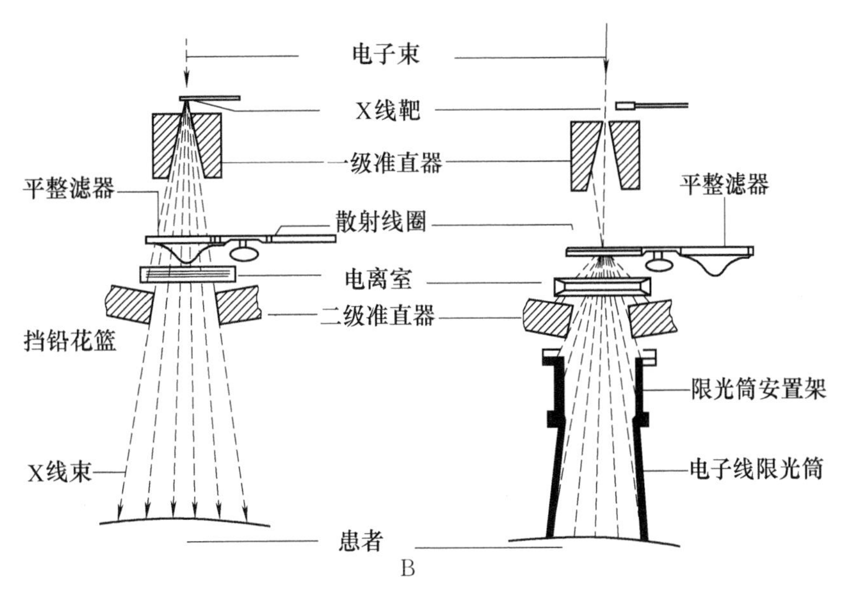

图 2-1-8　加速器基本原理

（二）基本结构

主要由加速管、微波系统、电子枪、束流系统、真空系统、恒温冷却系统、治疗床、控制系统等构成。

（三）临床应用特点

与⁶⁰钴治疗机相比，直线加速器的特点是：①能产生不同能量的电子线，便于治疗浅表部位病变，同时有效保护深部组织，如用于乳腺术后胸壁照射不致于损伤肺。②可根据病变深度选择一定能量的X线，对于体部病变亦能达到较理想的剂量分布。③布野方便，照射野均匀性好。④便于改装成X一刀，进一步提高疗效。⑤缺点是维修相对复杂。

第四节　近距离后装治疗机

近距离治疗（图 2-1-9）是与远距离治疗相对而言的，它主要包括腔内、管内照射、组织间插植、术中置管术后照射和敷贴照射，近距离照射已有很长历史，1898年居里夫人发现镭以后，在1905年即进行了第一例镭针插植，20世纪30年代Paterson和Parker建立了镭针插植规则以及剂量计算方法，使组织间照射成为有效的治疗手段之一，至50～60年代，近距离治疗发展缓慢，70年代以后铱源逐步代替了镭，80年代现代近距离治疗技术以其安全、准确、可靠、操作简便、便于防护的优势取代了传统的近距离治疗。现代近距离治疗时工作人员隔室操作，避免受照射；计算机基础上发展起来的治疗计划保证了精度。

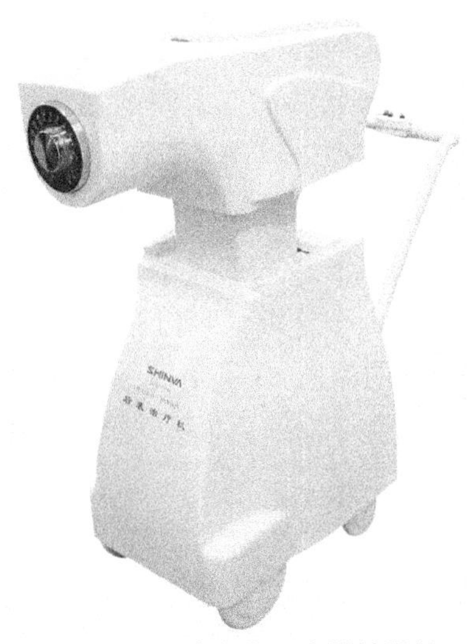

图 2-1-9　山东新华医疗器械股份有限公司生产的后装机

现代近距离治疗的特点：(1）放射源微型化和程控步进电机驱动：源微型化实现操作的微创性、损伤小。程控步进电机驱动可任意控制源的贮留位置及贮留时间，以实现理想的剂量分布。(2）高活度放射源形成高剂量率治疗：这样既缩短了患者照射时间，又可减轻医护人员的负担。(3）微机治疗计划设计：可提高治疗的质量，同时微机还能提供更好的优化方案。现代后装治疗机主要包括治疗计划系统和治疗系统两部分。

第五节 PET-CT

PET-CT 是由正电子发射计算机体层摄影（positron emission computed tomography，PET）和 X 线计算机体层摄影（computed tomography，CT）两部分组成的一体化影像学设备，简称为 PET-CT。也就是说，PET-CT 集 PET 的功能信息与 CT 的解剖信息于一体，是目前最先进的分子影像学设备。

（一）基本原理

PET-CT 技术是把微量的正电子示踪剂（如 ^{18}F-FDG、15O-$H^{2}O$、^{13}N-NH^{3}、^{11}C-Raclopride、^{18}F-FDOPA、^{18}F-FLT、^{18}F-FES、18F-FMISO、^{18}F-FCH 和受体的配体等）注射到人体内，正电子衰变时产生伽玛射线，用特殊的体外探测仪（PET）探测这些伽玛射线，清楚地显示了正电子核素在人体组织器官的分布情况，再结合 CT 的精确定位，以解剖图象的形式，从分子水平准确地显示出人体各组织器官和病变组织的血流、代谢、功能、细胞增殖、受体以及基因分布等情况和解剖结构的变化，为临床提供更多的病理生理方面诊断信息。PET 具有极高的灵敏度和特异性，但其空间和密度分辨率不够，难以精确地显示病变部位和周围组织的关系。CT 恰好弥补其不足，能够精确地显示病变部位以及与周围组织器官的关系。

（二）基本结构

PET-CT 是由 PET、螺旋 CT、检查床、影像工作站、回旋加速器和正电子药物合成系统组成。PET 是探测正电子发射出伽玛射线的装置，能够显示正电子药物在体内的分布情况，但其分辨率有限。螺旋 CT 是用来纠正 PET 的不足，在 PET 采集伽玛射线数据的同时进行全身快速扫描，以获得即时细致的人体解剖结构。检查床是承载和运送患者的装置，被 CT 和 PET 共同使用。影像工作站是图像重建和图像融合的工作平台，能够将模糊的 PET 图像与解剖结构清晰的 CT 图像完美地融合在一起，产生清晰的 PET-CT 同机融合图像（图 2-1-10）。回旋加速器是用来生产短寿命核素的设备，为正电子药物合成系统制造正电子药物提供核素原料。

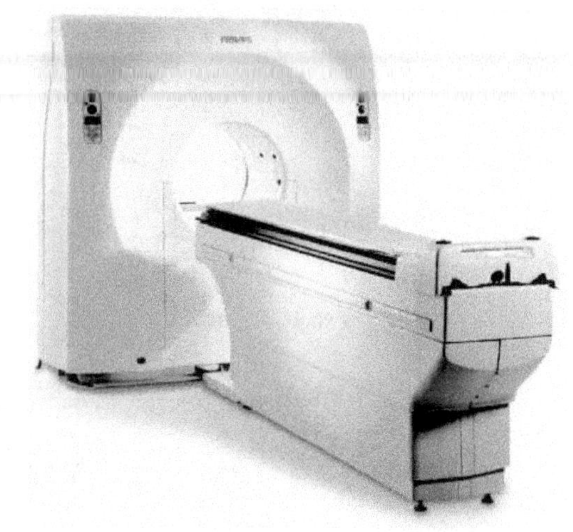

图 2-1-10 PHILIPS 公司生产的 PET-CT

（三）临床应用特点

PET-CT 在肿瘤方面的应用主要有：①良、恶性肿瘤的定位、诊断、鉴别诊断；②寻找不明来源转移性肿瘤的原发灶；③准确判断肿瘤范围、指导放射治疗靶区勾画；④评估肿瘤治疗疗效；⑤区分肿瘤残留、复发与放射性纤维化、坏死。

PET-CT 适合于孕妇以外任何人群，PET-CT 检查安全、舒适、无创伤、无痛苦。所注射的显像剂通常几十分钟到几小时内就完全从体内消失，对人体不构成任何伤害。

第六节 模拟定位机

X 线模拟定位机（simulator）是用来模拟加速器或 ^{60}钴治疗机机械性能的专用 X 线诊断机。

（一）基本原理

人体不同组织对 X 线吸收的差别是 X 线成象的基础。这种差别经影像增强器处理后可以得到更为清晰的图像。

（二）基本结构（图 2-1-11）

主要由大功率 X 线球管、影像增强器、高清晰度显示系统、特制机架、诊断床、控制台等

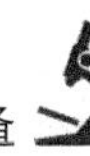

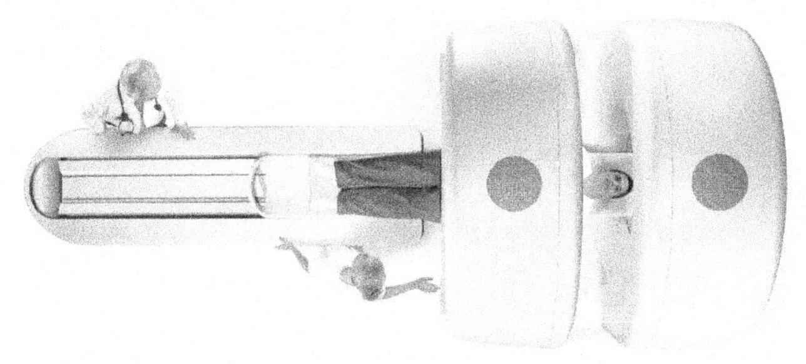

图 2-1-11　Philips PET-CT 准备扫描

组成。

模拟定位机的机架、诊查床等机械部件在物理几何参数及精度要求与治疗机一致，如：机架旋转角度、源轴距离、准直器角度、射野大小、床面角度及位置等都等同于治疗设备。机架可作正反向的 360 度的旋转，模拟治疗机的等中心旋转功能，X 线管的焦点与中心轴能够在 60cm 到 130cm 之间任选，以满足各种治疗机的需要。X 线管下面要有准确而灵活的准直器，它包括模拟 X 线的灯光，限制照射野范围的光栏及光学测距等。

诊断床的构造与一般检查床也有不同，模拟定位床的运动方向和范围与治疗机的要求一致。其承重和刚性要求与治疗床完全一样并且要求床面面板必须是 X 线的透明体。

控制系统采用模拟电路、数字电路等电子技术，保证操作灵敏、准确。

X 线模拟定位机应具有操作安全可靠、图像清晰、噪音低的特点，它的主要任务是模拟各类治疗机治疗时照射部位、范围，因此准确性特别是等中心旋转时具有良好的稳定性和重复性是关键。

（三）数字化模拟定位机

近年来随着数字化技术在普通 X 线诊断机上的应用，放疗模拟定位机也逐步实现了数字化。目前许多厂家的模拟定位机都具有数字影像处理功能。数字化模拟定位机大多采用标准的 DICOM3 影像接口、符合 DICOM RT 传输协议，使模拟定位机与网络系统、计划设计系统及治疗机之间实现无缝连接，图像、治疗计划参数等能直接传输到遵从上述标准接口的所有放射治疗系统中，大大方便了定位图像与计划系统的数字重建图像的比较、与加速器的电子射野影像系统（EPID，Electronic Portal Image Device）获取的治疗摆位图像的验证等。

第七节　CT 模拟机

CT 模拟机（CT simulator）是利用 CT 获取患者图像并进行三维重建，进而对肿瘤实现精确定位的专用 CT 系统。

一、基本原理

在为放射治疗定位所专门设计的大孔径 CT 上配以三维激光定位系统，并在 CT 扫描软件上附加专用虚拟模拟部分用来进行患者定位。

二、基本结构（图 2-1-12）

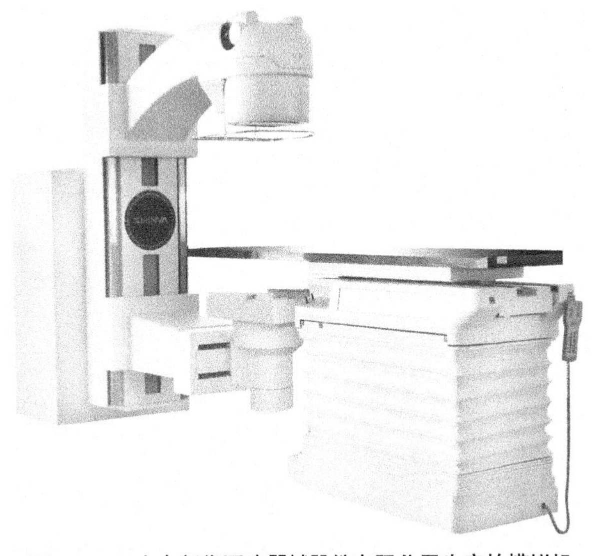

图 2-1-12　山东新华医疗器械股份有限公司生产的模拟机

（1）硬件部分：大孔径 CT（孔径大于 70cm），与治疗机近似或相同的平板床，三维激光定位系统、图像工作站。

（2）软件部分：CT 基本组成软件、虚拟模拟软件（包括：数字重建 X 光片（digitally reconstructed radiographs，DRR）及射野方向观（beam's eye view，BEV）。

三、临床应用特点

CT 模拟机主要用于获取患者的图像信息，并利用相关的图像信息进行靶区的精确定位，同时可以将图像传给放射治疗计划系统用于治疗计划的设计。CT 模拟机也能接受治疗计划系统输出数据用来进行靶区复位及验证。

目前核磁模拟机（MRIsim）也已经开始用于临床（北京大学肿瘤医院 2012 年在国内首先使用），与 CT 模拟机比较，核磁模拟机对软组织肿瘤、中枢神经系统肿瘤、骨转移瘤等肿瘤的定位优于 CT，但目前 MRI 定位图片仍然需要与 CT 定位图片融合，不能单独用于制定治疗计划。

第八节　治疗计划系统

治疗计划系统（Treatment Planning system）是指在计算机平台上利用患者三维图像信息设计射野方向、形状并计算剂量分布，经评估和验证生成实际治疗计划的系统。

（一）基本原理

在计算机上由专用的治疗计划软件将患者的 CT、MR 等图像信息重建生成对应解剖部位及肿瘤的三维信息，在此基础上对肿瘤及危及器官进行勾画，然后设计治疗计划，通过各种相应工具进行计划评估，生成用于实际患者治疗的治疗计划。

（二）基本结构

治疗计划系统由硬件和软件两大部分构成。

硬件主要包括：高性能计算机系统、数字化仪、专用扫描仪、激光彩色打印机、大容量存储设备、与图像系统和治疗系统连接的相关网络设备、不间断电源等。

软件主要包括：（1）计算算法、射野设计、非均匀校正、图像处理部分。（2）治疗机机械数据与射束数据获取及存储部分、患者数据获取与存储部分。（3）计划评估验证部分

治疗计划系统是实现精确放疗的必须设备，由于其涵盖多个学科且系统较为复杂，因此放射治疗物理师应对整个系统进行验收及质量保证，放疗医生进行靶区和危及器官的勾画需要经过培训，治疗计划的设计则需要由经过系统培训的剂量师来进行，这样才能降低误差提高计划的精度。

（吴　昊　张艺宝　王　霞　郁志龙）

第二章　电离辐射的剂量测量

第一节　辐射量和单位

X 或 γ 射线和高能电子束进入某种介质如人体组织后，和人体组织中的原子相互作用同时传递电离辐射的部分或全部能量，人体组织吸收电离辐射的能量，为了描述这一过程，及其概念，我们引入了有关的名词：

1. 吸收剂量（absorbed dose，D）　吸收剂量 D 是 dE 除以 dm 所得的商，其中 dE 是致电离辐射给与质量为 dm 的物质的平均能量。

$$D=dE/dm$$

单位：焦耳/千克（J/kg）。吸收剂量单位的专名是戈瑞（Gy），1Gy＝1J/kg，吸收剂量的原用单位是拉德（rad）。

$$1\ \text{rad}=10^{-2}\ \text{J/kg}=1\text{cGy}$$

2. 照射量（exposure，X）　照射量是 dQ 除以 dm 所得的商，其中 dQ 的值是在质量为 dm 的空气中，由光子释放的全部电子（负电子和正电子）在空气中完全被阻止时，在空气中产生一种符号的离子总电荷的绝对值。

$$X=dQ/dm$$

单位：库伦/千克（C/kg）。照射量的原用单位是伦琴（R）。

$$1R=2.58\times10^{-4}\ \text{c/kg}$$

测量照射量时必须在满足电子平衡条件下进行。即进入体积元的次级电子总能量等于离开该体积元的全部次级电子的总能量。目前照射量不再用于临床测量。

3. 比释动能（Kerma，K）　K 等于 dEtr 除以 dm 所得的商。即 K＝ dEtr/dm，其中：dEtr 是非带电致电离粒子在质量为 dm 的物质中释放的所有带电致电离粒子的初始功能之和。

单位是 J/kg，其专名是戈瑞（Gy），1Gy＝1J/kg，比释动能原用的单位是拉德，现已废除，与原用单位的换算关系：1Gy ＝ 100rad

说明：dEtr 应包括带电电离粒子在韧致辐射中辐射的能量和在 dm 介质中产生的所有带电粒子的能量，当达到电子平衡及韧致辐射可以忽略时，比释动能与吸收剂量近似相等。

4. 放射性活度（activity，A）　放射性活度等于 dN 除以 dt 的商。即在一定的时间间隔 dt 内，一特定能态的放射性核素自发核跃迁数的期望值 dN。

$$A=dN/dt$$

单位：秒$^{-1}$，专用单位贝可勒尔（Bq），与原用单位居里（Ci）的数值关系 1 Ci＝3.7×10^{10} Bq

第二节　吸收剂量测量的常用方法

临床上用于日常监测组织内吸收剂量最常用的方法是电离室法，其次是热释光、半导体及胶片剂量测定等方法。

一、电离室法

1. 基本结构　电离室的结构如图 2-2-1 所示，主要有电离室壁、中心电极、气体腔、绝缘体及外电极等部分组成。指型空腔电离室的壁材料一般用石墨或导电塑料压制而成，其壁材料的有效原子序数及电子密度尽量接近空气；其内表面涂有一层导电材料，形成一个电极。另一个为低原子序数材料如铝做成的收集电极，两极间加有一定电压。根据所要测量的照射量率的范围及光子能量来确定电离的空腔体积及室壁厚度。

2. 基本原理　当电离室处于 X 线或 γ 射线的辐射场中时，入射的 X 或 γ 射线与电离室内的空气发生 相互作用，产生次级电子，这些电子在其运动轨迹上使空气被电离，产生正负离子。在电

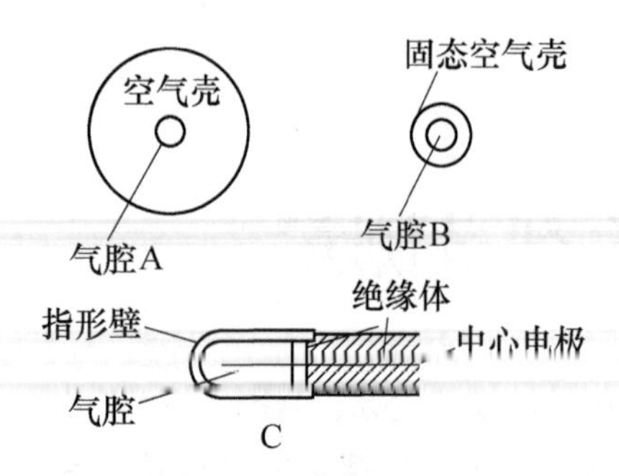

图 2-2-1　电离室的结构

离室电场作用下，产生电离电流，经电离室的收集极送至静电计测量，通过计算而得出吸收剂量。见图 2-2-2。

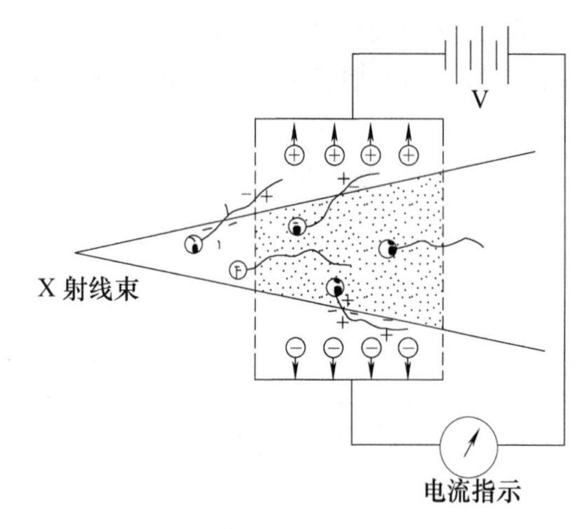

图 2-2-2　电离室基本原理

3. 测量设备及方法　用电离室法测量光子束及电子束的吸收剂量，比较简便，易行，且灵敏度较高。为了确保电离室测量的精度，所使用的电离室及静电计每年必须送国家计量部门标准实验室校准。

测量时除电离室和静电计外，还需要有水模体，一般为有机玻璃或聚苯乙烯制作。大小为 30cm × 30cm × 30cm 或 40cm ×40cm × 40cm。一般使用时在照射野边缘至少要有 5cm 的富余。水箱应备有电离室插孔，孔与电离室要密合，不能有空隙。

另外还有些必要的仪器：温度计、气压计，计时器以及测距米尺等，亦应定期经计量部门校准。

4. 测量方法

（1）校准点吸收剂量的测定

校准点吸收剂量的测量是其他部位测量的基础，亦即通过校准点吸收剂量的测量，可以计算出其他各点的吸收剂量值。

将带有防水套的电离室放在水模体中心轴的校准深度处（dC 处），校准深度见表 2-2-1。

表 2-2-1　X 和 γ 射线在水中的校准深度 dc

射线		校准深度 dc（cm）
137Cs、－60	γ 射线	5
150KV～10MV	X 射线	5
11MV～25MV	X 射线	7
26MV～50MV	X 射线	10

如水箱备有电离室插孔，就将电离室插入孔内固定好。测量前，电离室在水箱中至少放置 15 分钟，以保证温度平衡。选择被测照射野大小，一般 10cm×10cm，源皮距离一般为 100cm 以及被测能量，测量水箱内温度、大气压以备计算温度气压修正因子（Ktp）。开机出射线，至少读取 3～5 个读数，并取其平均读数 M。最好计数用累积方法进行。此时较准点处的吸收剂量计算公式如下：

Ddc— M · Ktp · Nc · F　对 X 或 γ 射线

Ddc＝ M · KtP · Nc · C_E　对电子束

式中，Ddc 为校准点处水箱中的吸收剂量，单位为 cGy；M 为剂量仪表读数，单位为伦琴；NC 为剂量仪的校准因子；Ktp 为温度气压修正因子。

$$Ktp=\frac{273+t}{273+20}\times\frac{P_0}{P}$$

其中 t、P 为测量时的水温（℃）和大气压，P_0 为标准大气压，与 P 的单位一致。仪表校准时以 20t，1013KPa 为标准条件。F 为伦琴—拉德转换因子，它与辐射质有关，X 射线的伦琴—拉德转换因子如表 2-2-2 所示。高能电子线的转换因子 C_E（cGy/r）如表 2-2-3。

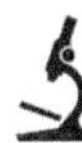

表 2-2-2　校准深度及伦琴—拉德转换因子

射线质（HVL 或核素）		F (cGy/R)	射线质		F (cGy/R)
0. 5mmAL	X 射线	0. 89	2MV	X 射线	0. 95
1 mmAL	X 射线	0. 88	4MV	X 射线	0. 94
2 mmAL	X 射线	0. 87	6MV	X 射线	0. 94
4 mmAL	X 射线	0. 87	8MV	X 射线	0. 93
6 mmAL	X 射线	0. 88	10MV	X 射线	0. 93
8 mmAL	X 射线	0. 89	12MV	X 射线	0. 92
0. 5 mmCu	X 射线	0. 89	14MV	X 射线	0. 92
1 mmCu	X 射线	0. 91	16MV	X 射线	0. 91
1. 5 mmCu	X 射线	0. 93	18MV	X 射线	0. 91
2 mmCu	X 射线	0. 94	20MV	X 射线	0. 90
3 mmCu	X 射线	0. 95	25MV	X 射线	0. 90
4 mmCu	X 射线	0. 96	30MV	X 射线	0. 89
^{137}Cs, ^{60}钴	γ 射线	0. 95	35MV	X 射线	0. 88

（2）参考点吸收剂量的计算

在确定的照射野、源皮距离条件下，参考点的吸收剂量 Ddo 可由校准点吸收剂量 Ddc 和校准点的百分深度剂量 Pdc 得出

$$Ddo=\frac{Ddc}{PDD\ (dc)}$$

表 2-2-3　高能电子线的转换因子 C_E（cGy/r）

水深（cm） \ 初始能量（MeV）	4	5	6	8	10	12	14	15	16	18	20	23	25	28	30	32	35
0. 5	0. 91	0. 90	0. 89	0. 88	0. 87												
0. 7	0. 91	0. 90	0. 89	0. 88	0. 87												
1. 0	0. 92	0. 91	0. 90	0. 89	0. 87	0. 86	0. 85	0. 85	0. 84	0. 84	0. 83	0. 83	0. 82	0. 82	0. 81	0. 81	0. 81
1. 5	0. 90	0. 92	0. 91	0. 89	0. 88	0. 87	0. 86	0. 85	0. 85	0. 84	0. 84	0. 83	0. 82	0. 82	0. 82	0. 81	0. 81
2. 0		0. 90	0. 92	0. 90	0. 89	0. 87	0. 86	0. 86	0. 85	0. 84	0. 84	0. 83	0. 83	0. 82	0. 82	0. 81	0. 81
3. 0				0. 92	0. 90	0. 89	0. 87	0. 87	0. 86	0. 85	0. 84	0. 84	0. 83	0. 82	0. 82	0. 82	0. 81
4. 0					0. 92	0. 90	0. 89	0. 88	0. 87	0. 86	0. 85	0. 84	0. 84	0. 83	0. 82	0. 82	0. 82
5. 0							0. 90	0. 89	0. 89	0. 87	0. 86	0. 85	0. 84	0. 83	0. 83	0. 82	0. 82
6. 0							0. 92	0. 91	0. 90	0. 89	0. 87	0. 86	0. 85	0. 84	0. 83	0. 83	0. 82
7. 0								0. 92	0. 92	0. 90	0. 88	0. 87	0. 86	0. 84	0. 84	0. 83	0. 82
8. 0										0. 92	0. 90	0. 88	0. 87	0. 85	0. 84	0. 84	0. 83
9. 0											0. 92	0. 89	0. 88	0. 86	0. 85	0. 84	0. 84
10. 0												0. 91	0. 89	0. 87	0. 86	0. 85	0. 84

续表

初始能量（MeV） 水深（cm）	4	5	6	8	10	12	14	15	16	18	20	23	25	28	30	32	35
11.0												0.92	0.91	0.88	0.87	0.86	0.85
12.0													0.92	0.90	0.88	0.87	0.86
13.0														0.92	0.90	0.88	0.85
14.0															0.92	0.90	0.87
15.0																0.91	0.89
16.0																	0.90
17.0																	0.92

注：本表适用于轴和电子束入射方向垂直的圆柱形电离室，电离室内径约6cm。

二、热释光剂量仪

1. 基本原理 许多具有晶格结构的固体因含有杂质，造成晶格缺陷，称为“陷阱”，这种陷阱能吸引或束缚异性电荷。当固体受到电离辐射时，正常运动（处于价带上）的电子获得能量，跳到导带上运动，由于其不稳定而最终被掉入“陷阱”。如对该固体加热到一定温度，电子会重新回到价带上，并将电离辐射给予的能量以可见光的形式辐射出来。发光的强度与陷阱所释放的电子数成正比，而电子数又与物质吸收辐射能量有关，因此通过测量发光量的强弱，经过标定，可测知热释光元件中的收剂量。

2. 基本结构与特性

热释光剂量计属于固体剂量计的一种，具有体积小、灵敏度高、量限宽、响应稳定、使用方便等特点，目前广泛地应用于辐射防护监测、体外照射和体内照射的临床剂量监测，还可以用以吸收剂量的邮寄比对。

热释光剂量仪由热释光元件和热释光读出仪表两部分组成。

元件必须具有较高的灵敏度，易于成型，且物理化学性能稳定。在使用前必须经过退火；它的剂量响应一般在10Gy以前呈线性变化，大于10Gy出现超线性；它的能量响应是指元件的灵敏度随光子的能量而改变的特性，对于低原子序数的材料（如LIF）能量响应较平坦，对于原子序数高的材料，能量响应比可较高；剂量率响应指元件的灵敏度随辐射剂量率的不同而变化的特性。一般热释光元件对剂量率的依赖性较小。常用的热释光元件的材料为氟化锂、硼酸锂，其特点是原子序数较低，与软组织的材料等效。

热释光的读出仪表的性能直接影响测量结果，主要由加热部分，光探测和转换部分以及输出信号和接收部分等组成。

三、胶片剂量测定法

1. 基本原理 当射线穿过感光胶片时，胶片中的灵敏物质如溴化银便形成潜影，经过化学处理（显影、定影）后。其光学黑度发生变化，黑度变化的程度与胶片吸收辐射能量的多少有关，这种关系在一定的剂量范围内呈线性。在实际应用中，选择特定胶片，控制剂量水平在感光曲线的线性范围内，即可用光学黑度曲线来表示相对的剂量曲线。

2. 影响因素

临床上主要用慢感光胶片和胶片剂量仪来获得一组完整的剂量曲线或复杂照射技术的等剂量曲线。这种方法比较方便和快速，它已广泛地应用于高能光子束的测量中。

在实际应用中，手工冲洗要注意冲洗温度及方法，因为高温、高湿环境会使潜影有一定的变化，而且这种冲洗变化还会影响黑度值所对应的剂量值；自动冲洗最好采用专用自动洗片机冲洗胶片。对于辐射质不同，感光胶片黑度与剂量值的响应也不同。常用慢感光胶片多为单独封装，实际操作中应注意排出胶片袋内空气并使之与体模之间尽量没有间隙，以免黑度曲线发生畸变。

四、半导体剂量仪

根据半导体理论，在两型材料之间形成一个空间电荷区，它的作用犹如两个电极之间的绝缘层，很类似于空气电离室气腔中的空气，即所谓的“固体电离室”。可直接用于电离辐射的测量。

半导体探头一般用硅材料制成，由于它的密度远远高于空气密度，故和空气电离室相比较，半导体剂量仪的有极高的灵敏度，探头可以做得很小，相同体积半导体剂量仪要比空气电离室灵敏上万倍。

目前半导体剂量仪广泛应用于患者治疗过程中的剂量监测以及用于测量剂量梯度变化比较大的区域，如剂量建成区及半影区。

同其它剂量仪一样，半导体使用过程中也受到许多因素的影响，如环境温度、照射野大小、能量以及脉冲式辐射场中剂量率的影响。

第三节　射线质的测定

射线质的测定是临床剂量的一个重要内容。

一、400kV 以下 X 射线质的测定

X 射线能谱是连续的，对治疗来讲，并不需要了解能谱的分布。临床上关心的是射线的穿透能力。一般用半价层来表示射线的质，即射线穿透能力。所谓半价层是使原射线量减弱一半所需要的某种吸收材料的厚度，半价层的值越大，射线的穿透本领越强。

根据半价层的定义，我们可以用实验方法来测定 X 射线的半价层。测量时，将不同厚度的吸收片（铝片或铜片）一片一片的叠加，同时测出射线穿透不同厚度的吸收片后的射线量，然后作出厚度对射线量的坐标曲线。最后从曲线上查出使射线量减少一半的吸收片厚度，此厚度即为被测 X 射线的半价层。

测定半价层应注意：测定的半价层必须针对直接用于治疗的 X 射线，也就是说要明确所使用的管电压、滤过板条件。尽管管电压相同，滤过板不同，半价层也不一样。

二、高能 X 射线能量的确定

通常采用最大剂量点处剂量一半的深度（HVD）水深法，即用水摸体中射线中心轴上 f 剂量深度来确定 X 射线的质。或者用测定 10cm 和 20cm 两个深度处的电离比 J10/20 确定射线质。半值深度与高能射线的平均能量的关系如表 2-2-4。

表 2-2-4　高能 X 线能量与水 HVD 的关系

射线能量（MV）	最大剂量深度（cm）	50%剂量深度（cm）
4	1	13.8
6	1.5	15.5
8	2	17.1
10	2.5	18.1
12	2.5	18.8
15	3	20.0
18	3	21.3
20	3	21.8
22	4	22.7
24	4	23.5

注：该表使用的测量条件是：SSD=100cm，A=10×10cm

半值深度法方便易行，大部分医院都采用。但X射线中存在的电子污染使剂量曲线。

值吸收剂量增加，造成R_{50}不准或精度较差。

日常射线能量的监测用一个简易监测能量的体模进行。如果每次校正测量均为50%，就说明能量没有变化，如误差超过5%，就应对机器进行调整。

三、高能电子束能量的测定

测量方法：用电离室测出不同治疗距离上10cm×10cm或12cm×12cm射线中心轴上百分深度剂量曲线。从曲线上最大斜率点切线的延长线与曲线尾部切线的交点所对应的深度Rp为电子在水中的实际射程，并将Rp代入下式可估算出人射的电子束能量：Eo=（Rp+0.38）/52

式中Eo为入射的电子能量（MeV），Rp为电子在水中的射程，如图2-2-3。

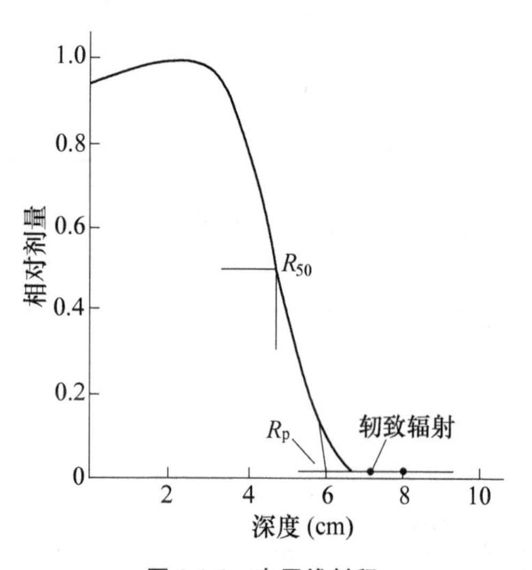

图 2-2-3　电子线射程

电子射程法确定电子束能量的准确性受许多因素的影响，一般要求用很小直径的柱形电离室，照射野的直径要大于电子的实际射程。

四、加速器能量的常规监测

为监督加速器产生的电子束和高能X射线的能量有无变化，应每月监测一次。第一深度一般定在参考深度，第二深度对电子束应定值附近，对高能X射线应定在参考深度之下10cm左右。深度一旦确定，每次测量应保持相同。

（王　霞　吴　昊　张艺宝）

第三章　X（γ）线剂量学

第一节　辐射源种类和照射方法

一、辐射源种类

放射治疗所用的放射源和辐射源大致有三类，①各种放射性同位素放出的 α 和 γ 射线。如^{60}钴、^{137}铯 γ 射线已广泛用于肿瘤的远距离治疗，^{226}Ra 和^{192}Ir 也已广泛用于肿瘤的近距离治疗。②常压 X 线治疗机和各类加速器产生的不同能量的 X 射线。③各类加速器产生的电子束、质子束、中子束和其他一些重粒子束。

二、照射方法

各类放射源在临床应用中有两种基本照射方法：①体外照射：亦称远距离照射，是指放射源位于体外一定的距离的照射。放射线经过皮肤和部分正常组织集中照射身体内的某一部位，是目前临床中使用的主要照射方法。它又可分为三种照射技术：固定源一皮距技术、固定源一轴距和旋转照射技术。②体内照射：亦称近距离照射，它与体外照射的区别是将密封放射源直接放入被治疗的组织内或放入人体的天然腔内如鼻咽、食管、气管、宫腔等部位进行照射。内照射技术有五大类：腔内、管内、组织间插入、术中和敷贴治疗。

第二节　放射物理学有关的名词

1. 射线质　指的是射线能量，主要表示射线穿透物质的能力。它的表示方法主要分三种情况，对于中低能 X 射线，射线质通常用半价层来表示。对于高能 X 射线，通常用兆伏（megavoltage，MV）数来表示如 6MV-X 线，对于放射性同位素，通常用其核素名和辐射类型表示如^{60}钴 γ 射线。

2. 射线源　在没有特别说明的情况下，一般指放射源前表面的中心，或产生射线的靶面中心，对电子束取在出射窗或其散射箔所在的位置。

3. 射线中心轴　表示射线束的中心对称轴线。临床上一般用放射源与最后一个限束器中心的连线作为射线中心轴。

4. 照射野（area，A）　表示射线中心轴垂直于模体时射线束通过模体的范围，它与模体表面的截面积即为照射野的面积。对于旋转治疗或对固定 SAD 照射，截面取在旋转中心的深度处。临床剂量学中规定模体内 50%同等剂量曲线的延长线交于模体表面的区域为照射野的大小。

5. 参考点　一般情况下，为剂量计算或测量参考点。规定模体表面下射线中心轴上的一点。模体表面到参考点的深度为参考深度（do）。如 400kV 以下 X 线，参考点取在模体表面（do=0）。对高能 X 线或 γ 射线参考点取在模体表面下最大剂量点位置，其位置随能量而定（do=dm）。

6. 校准点　指的是在射线中心轴上指定的测量点。模体表面到校准点的深度为校准深度。

7. 源—皮距（source skin distance，SSD）　表示沿射线中心轴从射线源到模体表面的距离。对于高能加速器，临床习惯用 SSD=100cm，对于^{60}钴治疗机，SSD=75cm 或 80cm。

8. 源—瘤距（source tumor distance，STD）　表示射线源沿射线中心轴到靶区中心的距离。

9. 源—轴距（soruce axial distance，SAD）　表示射线源到机架旋转中心的距离。

10. 人体体模　当 X（γ）线以及高能电子束入射到人体时，会发生散射和吸收，能量和强度逐渐损失。研究这些变化，不可能在人体内直接进行，往往用一种组织等效材料做成的模型代替人的身体，简称体模。最常用的体模材料是水、水等效材料、聚苯乙烯、有机玻璃、石蜡等。

第三节　X（γ）线的特性和临床应用

目前，X射线和γ射线主要用于远距离照射，X射线和γ射线的放射物理性质基本相同，区别主要在于前者是由X射线机或加速器产生的，后者是由放射性核素衰变时释放的。通常将电压小于400kV的X射线称为常压或常规X射线；电压大于400kV小于1 MV的X射线称为高压X线，大于2 MV的X线称为高能X射线（2～50MV）。

一、低能和中能X射线的特性及临床应用

由于X射线的穿透力反映X射线的质，主要取决于X射线机球管的电压（kV），管电压越高穿透力越强，射线硬度越大，深部剂量也越大。与高能X射线相比，中低能X射线具有深度剂量低，易于散射，剂量分布差等特点。且由于X射线机中产生的X线有从零到峰值的系列能量。而低能部分对治疗毫无用处且产生高的皮肤剂量。为了适应治疗的需要，必须对X线的能谱进行改进，设法去掉低能部分，而保留较高能量的X射线。滤过板可以起到这样的作用，临床最常用滤过板有三种范围，接触治疗10～50kV：0～1.0mmAL过滤片；浅层治疗80～120kV：1～4.0mm AL过滤片；深层治疗：50～400kV 0.5mmCu复合过滤片。显然，经过这种改进后的X线比原来的平均能量要高，对于中低能X射线，临床上主要用于治疗表浅部位的肿瘤。

二、高能X射线和γ射线的特性和临床应用

（一）X（γ）射线与物质的相互作用特点

射线与物质的相互作用，是探讨电离辐射生物学作用的基础知识，是对其采取防护措施的理论依据，也是对射线探测和剂量测量的理论基础。

X（γ）射线与物质的相互作用主要有三种效应。

1. 光电效应　入射光子与原子中的束缚电子发生相互作用，光子把全部能量转移给束缚电子，使其从原子中发射出去，而入射光子本身消失。光电效应中发射出来的电子称为光电子。

2. 康普顿效应　入射光子与核外电子发生非弹性碰撞，光子的一部分能量转移给电子使它反冲出来，而散射光子的能量和运动方向发生变化。

3. 电子对效应　入射光子与原子核的库仑场作用，光子转化为一个正电子和一个负电子，这种过程称为电子对效应。根据能量守恒定律，只有当入射光子能量大于$2m_0c^2=1.02MeV$时，才能发生电子对效应。

这三种效应发生情况依赖于X（γ）线能量和吸收介质的原子序数。图2-3-1表示了不同能量的X（γ）射线在脂肪、肌肉和骨骼中的吸收情况。低于200keV能量的X射线，由于以光电吸收为主，故骨吸收高于肌肉和脂肪；在200keV～7MeV能量范围内的X射线，以康普顿吸收为主，骨路、肌肉、脂肪三种组织对射线的吸收程度相近；高于7MeV能量的X射线（平均能量为7MeV的X射线约相当于管电压为24MV的X射线），开始出现电子对效应，使骨组织对射线的吸收有所增加，但若在25MV以下，增加并不明显。除骨吸收这一因素之外，当能量大于25MV时，经过人体射出的剂量将增大，不利于肿瘤下面的组织和皮肤的保护。这一因素与人体的受照射部位的厚度有关，一般说来，人体厚度均在30cm之内，大于25MV的X射线反而不利。另外，能量过高易于发生电子、中子及其他带电粒子的污染。因此用于肿瘤放射治疗最适用的能量：^{60}钴γ射线和4～25MV的加速器产生X射线。

（二）中心轴上深度剂量分布

射线进入人体或模体后，人体或模体内的吸收剂量随深度的增加而不断变比，这种变化随射线能量、组织深度、照射野面积以及源皮距离等改变而有不同的变化。

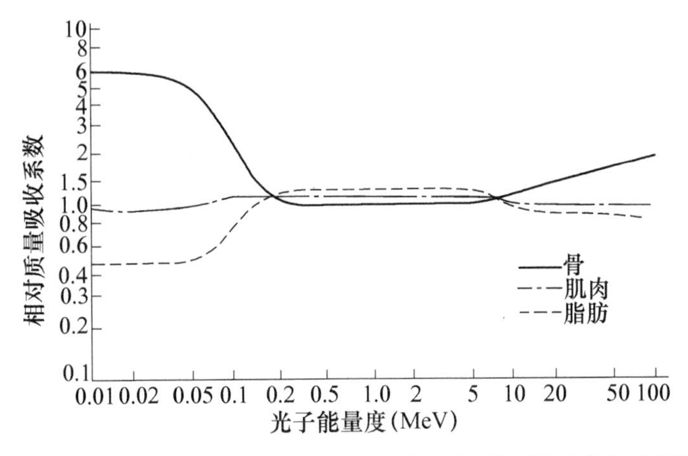

图 2-3-1 不同能量的 X（γ）射线在脂肪、肌肉和骨骼中的吸收情况

1. 百分深度剂量

百分深度剂量的定义：模体内照射野中心轴上任一深度 d 处的吸收剂量 Dd 与参考点深度 Dd_0 之比的百分数：（如图 2-3-2 所示）

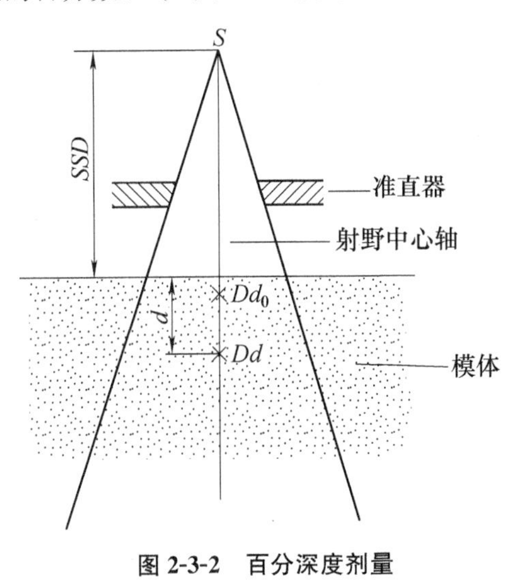

图 2-3-2 百分深度剂量

$$PDD=\frac{Dd}{Dd_0}\times 100\%$$

HVL＝2.0mmCuX 线，FSD＝ 50cm，照射野 20cm×20cm，在 0，1，2mm 深度处，百分深度量分别为 100，102.4，99.0。产生这种情况不是由于电子建成效应，而是由于大照射野造成的过量散射。原则上讲，应该按最大剂量点作为参考点，但实际工作中，为了方便并非这样，小于 400kV 的 X 射线，参考点仍然选在表面上。

2. 影响百分深度剂量的因素

（1）组织深度的影响：由于高能 X（γ）线的强度随组织深度的增加而按指数和反平方定律减少，在同一照射条件下，百分深度剂量在最大剂量深度前随深度的增加而增加。在最大剂量点之后，随深度的增加，百分深度量则逐渐减小，如 8MV X 线，SSD＝100cm，照射野 10cm×10cm，在 0.5cm，1.0cm，2.0cm，5.0cm 及 10.0cm 时，PDD 分别为 75.0，93.0，100.0，89.5，71.0。

（2）深度剂量随射线能量变化：同一深度，百分深度剂量随射线能量的增加而增大。如在 SSD＝100cm；照射野 10cm×10cm 时，用 6MVX 线在 10cm 深度时，深度量可达 67.6%，而用 15MVX 线时，深度量可达 76.7%。另外，能量越低，百分深度剂量随深度变化越快，能量较高时，深度量随深度变化较慢，如在 SSD＝100cm 时，照射野用 10cm×10cm 时，用^{60}钴时，5cm 处百分深度剂量为 80.1%，而 10cm 处深度量为 57.8%，衰减 22.3%；而用 10MVX 射线时，5cm 和 10cm 深处百分深度量分别为 91.7% 和 73.2%，衰减 17.5%。

（3）照射面积对深度剂量的影响：总的说来，照射面积增大，同一深度的百分深度量随之加大。当照射面积很小时，由于达到体模下某一点的散射体积小，表面下某一点的剂量基本上是原射线造成的；当照射面积增大时，到达某一点的散射线增多；其深度量也随之增大。开始时，随面积增加快，以后逐渐变慢。深度剂量随面积改变的程度决定于射线的能量，低能时，如（200kV X 线），由于各个方向的散射线几乎是同等的，所以深度量随照射野面积改变较大。高能时，由于散射线主要向前，所以深度量随照射野面积改变的程度较小。对 22MV 高能 X 线，深度量几乎不随照射野面积而变化。图 2-3-3 给出了三种不同能量射线的比较。

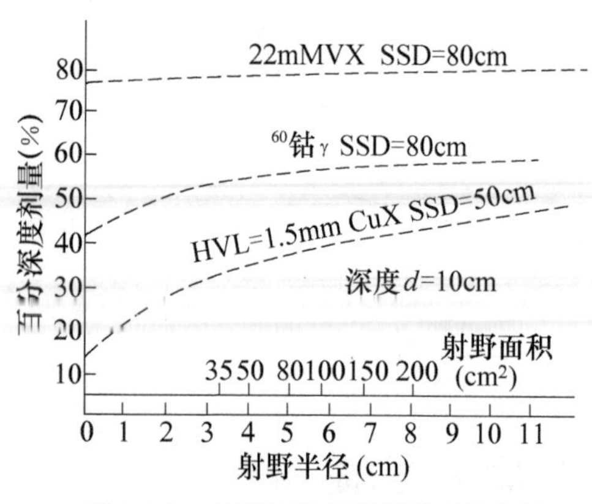

图 2-3-3　三种不同能量射线深度剂量随射野面积改变

放射治疗中百分深度剂量均是从表中查得的。但表中的照射野均是方形野，平时最常见的（放疗中）是矩形野和不规则野。对于这些野的百分深度剂量如何查得，我们引入了等效方野的概念。所谓等效方野，其物理意义是如果使用的矩形野或不规则野在其照射野中心轴上的百分深度剂量与某一方形野的百分深度剂量相同时，该方形野叫做所使用的矩形或不规则照射野的等效照射野。最精确的计算方法是用原、散射线分别计算（见大面积不规则野节）。但临床上经常使用近似的几何计算方法或者简便的面积/周长比法，即如果使用的矩形野和某一方形野的面积/周长比值相同，则认为这两种照射野等效，即百分深度剂量相同（中心轴上）。设矩形野的长、宽分别为 W 和 H，方形野的边长为 L，根据面积/周长比相同的方法有：

$$\frac{W \times H}{2(W+H)}=\frac{L^2}{4L}$$

即 $L=2 \cdot W \cdot H/(W+H)$

例如：对 8cm×10cm 矩形野，按上式计算，方边长 L＝8.9cm；对 10cm×15cm 的矩形野，方边长 L＝12cm，表 2-3-1 给出了边长为 1～30cm 的等效边长。

表 2-3-1　矩形野的等效方野边长

长轴（cm）	2	4	6	8	10	12	14	16	18	20	22	24	26	28	30
2	2.0														
4	2.7	4.0													
6	3.1	4.8	6.0												
8	3.4	5.4	6.9	8.0											
10	3.6	5.8	7.5	8.9	10.0										
12	3.7	6.1	8.0	9.6	10.9	12.0									
14	3.8	6.3	8.4	10.1	11.6	12.9	14.0								
16	3.9	6.5	8.6	10.5	12.2	13.7	14.9	16.0							
18	4.0	6.6	8.9	10.8	12.7	14.3	15.7	16.9	18.0						
20	4.0	6.7	9.0	11.1	13.0	14.7	16.3	17.1	18.9	20.0					
22	4.0	6.8	9.1	11.3	13.3	15.1	16.8	18.3	19.7	20.9	22.0				
24	4.1	6.8	9.2	11.5	13.5	15.4	17.2	18.8	20.3	21.7	22.9	24.0			
26	4.1	6.9	9.3	11.6	13.7	15.7	17.5	19.2	20.9	22.4	23.7	24.9	26.0		
28	4.1	6.9	9.4	11.7	13.8	15.9	17.8	19.6	21.3	22.9	24.4	25.7	27.0	28.0	
30	4.1	6.9	9.4	11.7	13.9	16.0	18.0	19.9	21.7	23.3	24.9	26.4	27.7	29.0	30.0

（4）源皮距对百分深度剂量的影响：在同一深度下，射线能量、照射面积不变的情况下，源皮距离越小，百分深度剂量越小；且随深度变化越快。源皮距越大，百分深度量也越高。

在实际应用当中，如果在提供的深度量表上查不到所使用的源皮距的百分深度剂量时，可根据下式换算成所使用的（非标准 SSD）百分深度剂量。

$PDD_2 = PDD_0 \cdot [(f_2+dm)/(f_2+d)]^2 \times [(f_0+d)/(f_0+dm)]^2$

式中，f_2 和 f_0 分别为非标准和标准源皮距；PDD_2 和 PDD_0 分别为非标准源皮距和标准源皮距的百分深度量，d 为某一深度，dm 为该能量的最大剂量深度。

举例：假设^{60}钴治疗机，SSD＝75cm，d＝10cm，12cm× 12cm 照射野，其百分深度量 PDD＝56.4%。求当源皮距拉长到 100cm 时，相同照射野、相同深度时的百分深度剂量。

$$PDD_{SSD=100cm} = 56.4\% \times [(100+0.5)/(100+10)]^2 \times [(75+10)/(75+0.5)]^2$$
$$= 56.4\% \times 0.8347 \times 1.2675$$
$$= 56.4\% \times 1.0579$$
$$= 59.7\%$$

3. 建成效应　许多实验及实测结果表明：治疗机上限光筒端离开人体表面 15～20cm 时，大多数散射电子可以消除，皮肤表面的剂量明显减少。例如 8MVX 射线，表面深度量为 15%（10cm×10cm 照射野）到 5mm 时，深度量增到 75.0%；到 2cm 时，深度量达到 100%。随深度进一步增加，变化比较慢，当限光筒端离开人体表面小于 15cm 时，表面剂量明显增加。如果想避免电子建成效应来保护皮肤，最好不用这种限光筒。从表面到最大剂量深度区域称为剂量建成区（build up region）。一般来讲，对于高能 X 射线，都有建成区存在，能量上升时，表面剂量减少，最大剂量深度随能量增加而增加。能量较低时，对于低能 X 射线，建成区较窄或无建成区。

4. 百分深度剂量表的应用

百分深度剂量表是在一定条件下，在模体（一般为水）中经实测后而制成的。为使用方便，制成各种照射条件下（能量、照射野、深度及源皮距）的百分深度量表供选择使用。临床上不论用单野或多野结合照射，均由医师设计定野，进行剂量分配。对每一照照射野应给予的最大参考点剂量 Dm，可根据分配到的肿瘤量，经查百分深度量（PDD）后计算得出：Dm＝DT/PDD。

由上述可知，高能 X（γ）线由于具有穿透力强、深度剂量高，横向散射少等优点，临床上主要用于体内深部位肿瘤的放射治疗。

第四节　等剂量曲线

上节叙述的是模体内射线束轴上某一点的剂量。在临床制定治疗计划时，有时需要知道整个照射野内的剂量分布，甚至照射野邻近区域的剂量分布，等剂量曲线可解决这些问题。将体模内剂量相同的点连接起来的线即为等剂量曲线。由图 2-3-4 可以看出。在同一照射平面上，中心轴上的剂量最高，然后向照射野边缘区逐渐减小，但在加速器治疗机中，为了使在较大深度处剂量分布较平坦，均整器设计有意使体模表面处中心轴两侧的剂量分布偏高一些；在照射野边缘附近，剂量随离轴距离急剧减少，这种减少是由于半影引起的。影响等剂量分布的因素如下：

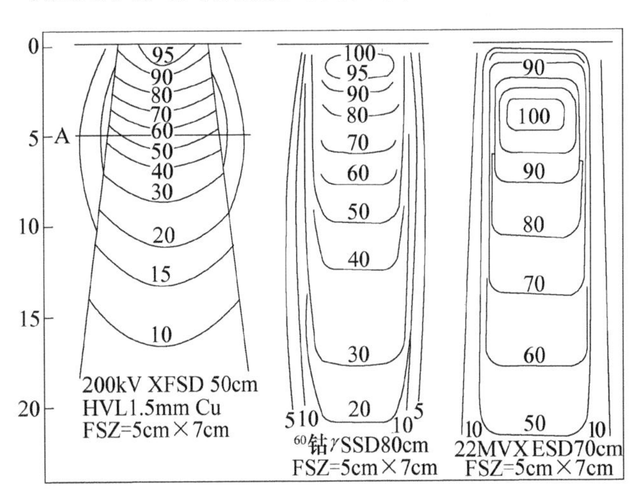

图 2-3-4　等剂量曲线

1. 射线能量对等剂量分布的影响　由图可以看出，低能 X 线的横向散射多，并随照射野的增大而增多。而高能 X 线及^{60}钴 γ 线横向散射少，并随照射野增大，横向散射增加不大。随着能量增高，等剂量线由弯曲逐渐平直，这主要是由于高能射线的散射主要向前，而低能 X 线的散射各个方向都有的缘故。

2. 几何半影的影响　^{60}钴治疗机的钴源有一定尺寸，造成照射野边缘几何半影的形成，使等剂量曲线呈一定曲度，使线束边缘不清晰。而高能X线，由于其靶体积小，几乎无几何半影，使线束边缘比较清晰，但因准直器的漏射及少量的侧向散射，仍然有物理半影。

3. 斜入射野的影响 由于人体表面及轮廓有一定曲度，垂直照射时，有的体表并不与中心轴垂直而与中心轴之间有一定的夹角即斜入射照射。由于斜入射野上下两端离源的距离不等，又因电子平衡建成区是根据能量恒定在皮下某一深度的，因此斜向入射时，接近放射源的深度量高，使等剂量曲线呈一倾斜度分布。

等剂量曲线是由体模实测测得的数据绘制的，机器生产厂家亦提供不同照射条件下的成套等剂量曲线图。

第五节　楔形板照射技术

楔形板亦称楔形滤过板，是为了适应临床治疗的需要，安置于射线束的途径上，对射线束进行修整，以获得某种特定形状的剂量分布。它是一种射线束剂量分布的修整装置，通常由高密度材料如铜或铅做成的楔形挡块。目前几乎所有的^{60}钴治疗机和直线加速器均带有各种规格的楔形滤过板。它广泛应用于两野或多野联合照射中，能使治疗区域内获得均匀的剂量分布而无重叠区域或高量区。如图2-3-5上颌窦癌的治疗中。两野垂直夹角90°照射，加入45°楔形板后，在两野的交叉重叠区内获得均匀的剂量分布。

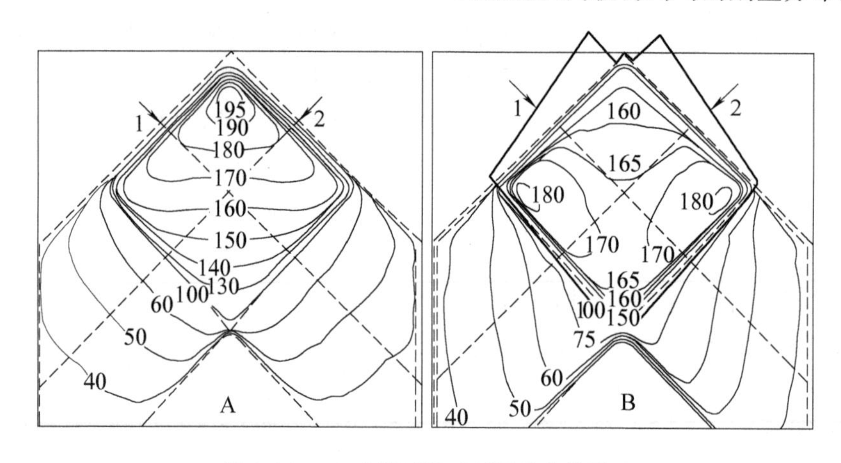

图2-3-5　45度楔形板对剂量分布的影响

一、楔形角定义

对于高能X（γ）线，都可以用楔形板来修整其平野的剂量分布。按国际辐射单位委员会（ICRU）统一规定，这种修正作用，用楔形角α表示，并且定义在某一参考深度处。关于这一参考深度的选取目前没有统一的规定，有人根据照射野大小来选取参考深度，如等于照射野的宽度或为其1/2、2/3等。有人根据50%等剂量线曲线与照射野中心轴垂直线的夹角来表示楔形角，如图2-3-6所示。由于临床治疗中，楔形板的使用主要用于治疗肿瘤深度小于10cm或偏心部位的肿瘤，所以ICUR第24号报告中推荐参考深度取10cm。必须注意的是使用楔形板治疗中，楔形角与楔板角相区别，如图2-3-7中楔形角为α，它与楔板角σ有一定的比例关系。W为楔形板的宽度，L为其长度。目前许多^{60}钴治疗机和直线加速器都带有各自的楔形板，一般配置有4种角度楔形板：15°、30°、45°、60°。

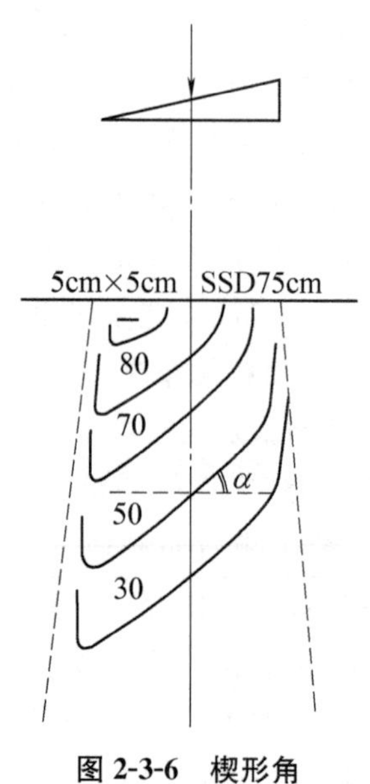

图2-3-6　楔形角

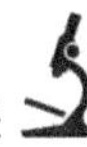

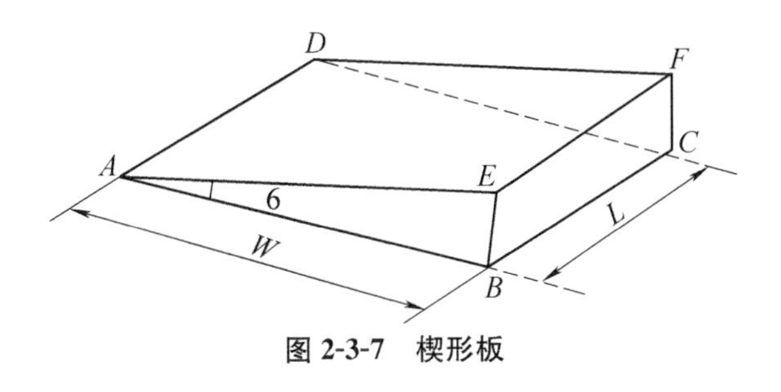

图 2-3-7 楔形板

楔形野的等剂量分布与平野等剂量分布定义一样，亦是模体内剂量相同的点连接起来。只是楔形野等剂量曲线是一组倾斜某一角度的等剂量曲线。这种曲线可以逐点测量获得，也可用扫描仪自动描绘，或用胶片剂量学的方法获得。楔形等剂量曲线通常有两种。归一化的和未归一化的楔形野等剂量分布。归一化的等剂量曲线即是令通过楔形野中心轴上的最大剂量深度处的那一条楔形等剂量线的值为100%，楔形野其余各条等剂量线按此同一比例归一化，因此归一化后楔形野的一侧将出现高于100%的曲线如110%、120%等。归一化后使用较方便，束轴百分深度剂量将与未加楔形板时一样，只要知道楔形角及楔形因素，就可知道楔形野的等剂量分布的情况。未归一化的等剂量曲线束轴上的百分深度剂量值与无楔形板等剂量曲线百分深度剂量值不一样，它的峰值深度上的百分深度剂量值不是100%，这样使用起来不方便，如图2-3-8。

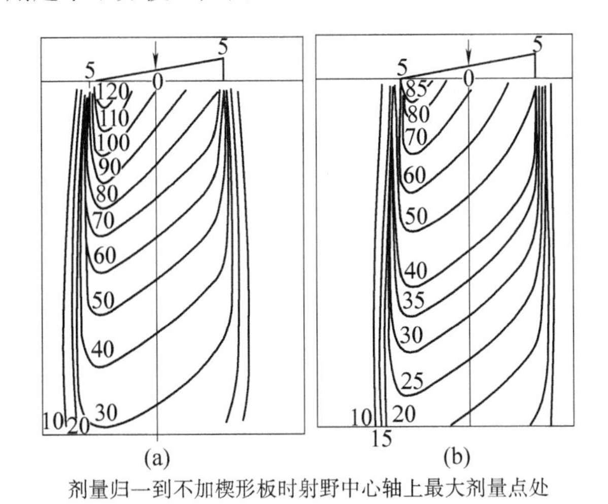

剂量归一到不加楔形板时射野中心轴上最大剂量点处

图 2-3-8 楔形野的等剂量分布的情况

二、楔形因子

使用楔形板后，不仅改变了平野的剂量分布，而且也使照射野的输出剂量减少。这种减少的程度，用楔形因素Fw来描述，它定义为射线中心轴上加和不加楔形板时某点剂量率之比

$$Fw=\frac{Ddw}{Dd}$$

显然Fw<1，用楔形滤过板后某一深度的百分深度量为：PDDdw=Fw·PDDd

楔形因子一般实际测量求得。加入楔形板后，当射线在低能时；使其射线变硬：^{60}钴γ线，不受影响；高能X线影响亦很小。楔形照射野的百分深度剂量亦与射线能量。照射野面积、源皮距和深度有关。

三、楔形板的选择及应用注意

临床上为了得到均匀的剂量分布，两野交角照射，交角θ与楔形角α有如下关系：

$$\alpha=90°-(\theta/2)$$

例：胸腺肿瘤两前斜野交角照射时θ=120，需用的楔形板角度α=90−120÷2=30，但在实际应用中，应灵活掌握。根据病变大小，部位不同而适当调整角度。

在临床应用中，楔形板一般位于限束器的下方，楔板应当尽可能地运离患者皮肤，至少距离15cm，以免次级射线增加皮肤剂量。摆位操作必须严格谨慎，楔形方向不能错放。治疗机上的楔形插入装置应保证不能反向插入。操作者不能搞错角度。治疗机应当有安全联锁装置，一旦操作有误，联锁装置即中断治疗机输出射线束。待纠正错误后，才允许输出射线束。

第六节 组织空气比与组织最大比

在固定照射野治疗时，根据照射野面积和源皮距离，野内任一点的剂量可以直接从相应的等剂量曲线求得。而临床上有时以野的旋转代替野的固定，从各个方向照射体内的肿瘤部位。这时照射源到肿瘤中心的距离以及在肿瘤水平的面积是固定的。源皮距、入射野面积及皮肤的剂量是在不断改变的，故无法用计算固定野肿瘤剂量的办法来计算旋转治疗或等中心照射治疗的剂量，需用组织空气比或组织最大剂量比。所谓组织空气比是模体内射线中心轴上某一点的吸收剂量率 Dt 与移去模体后空间同一点在自由空气中的小体积组织内的吸收剂量率 Dta 之比。即

$$TAR=Dt/Dta$$

而组织最大剂量比是模体内射线中心轴上任一点吸收剂量率 D 与模体中最大剂量点处的吸收剂量率 Ddm 之比。即 TMR=D/Ddm

上述两个概念是比较两种不同散射条件在空间或模体内同一点的剂量之比，与源皮距离无关，而放射源能量，深度及照射野面积对 TAR 及 TMR 的影响类似于对百分深度剂量的影响。

第七节　人体曲面和组织不均性修正

上述所谈到的数据都是通过均匀的模体和标准水箱所测得的，而实际患者在大小、形状、组织结构的成分以及密度等不同于模体。将测量数据应用到具体患者时，必须进行校正。对患者体表曲面或组织不均匀性作修正时必须在单野照射情况下进行。对各照射野修正之后，方可进行多野照射时剂量分布的叠加。

一、人体曲面的修正

患者体表有时并不象模体那样垂直于射束，往往是倾斜或弯曲的。可以采用加填充物或使用组织补偿器的办法予以弥补。加填充物是指用组织等效物如石蜡、聚乙烯、小米袋等将患者表面填平，这多适用于低能 X 射线。对于高能 X 射线，使用填充物时将失去其保护皮肤的优点。这时应使用组织补偿器，可保留保护患者皮肤的作用，但补偿器一定要距离人体表面至少 15cm。另一种修正方法即是对剂量分布进行修正，求得需要的校正因子，这种方法主要有以下三种：

1. 组织空气比法　校正因子 Cf 为　Cf＝T（d－h，wd）/T（d，wd）

式中 Wd 为深度 d 处的照射野宽度如图 2-3-9 中的 B 点。

例如：对^{60}钴 γ 射线，d＝7cm，h＝3cm，深度的照射野截面尺寸为 10cm × 10cm，查表计算得：

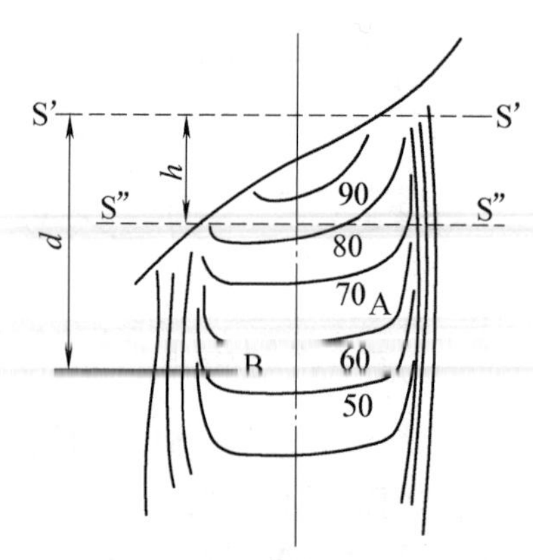

图 2-3-9　体曲面的修正

$$CF=\frac{T（4，10）}{T（7，10）}=\frac{0.938}{0.825}=1.137$$

对 B 点未修正时百分深度剂量为 68%，而修正表面倾斜后的百分深度剂量为 PDDB' ＝ PDDB · CF＝68%×1.137＝77.3%。

2. 有效源皮距法　如图 2-3-9，若将体模表面由 S' -S' 向下移至 S" -S"，即向下平移 hcm。假设未推移时源皮距为 f，则推移后 B 点的百分深度剂量：

$$PDD_B=PDD_B \cdot \left(\frac{f+dm}{f+h+dm}\right)^2$$

3. 等剂量曲线推移法　由于 hcm 的空气代替了组织，致使 B 点剂量升高，即等剂量线下移，下移距离 t 等于：

$$t=kh$$

式中 k 为移动系数，它与射线能量大小，研究点的深度以及源皮距值都有关。表 2-3-2 列出了 ICUR24 号报告给出的 k 值，适合于几种射线质和通常的使用条件。

表 2-3-2　不同能量射线的等剂量线推移系数

射线能量	k 值
150kV～1MV X 线	0.8
1～5MV X 线（包括^{137}铯、^{60}钴）	0.7
5～15MV X 线	0.6
15～30MV X 线	0.5
>30MV X 线	0.4

上述三种方法，组织空气比法最精确，后两

种方法适用于电子计算机计算剂量分布情况。

二、组织不均性的修正

人体组织主要是由肌肉、脂肪、骨及气腔等组成。而均匀模体的密度是均匀的，其剂量分布应用到实际人体时，对不同的组织要有不同的校正。一般脂肪组织密度为 $0.91g/cm^3$。而肺的密度为 $0.26\sim0.4g/cm^3$，而水密度为 $1g/cm^3$。肺为低密度组织，在实际照射治疗时，对不均匀组织亦有三种修正方法：

1. 组织空气比法

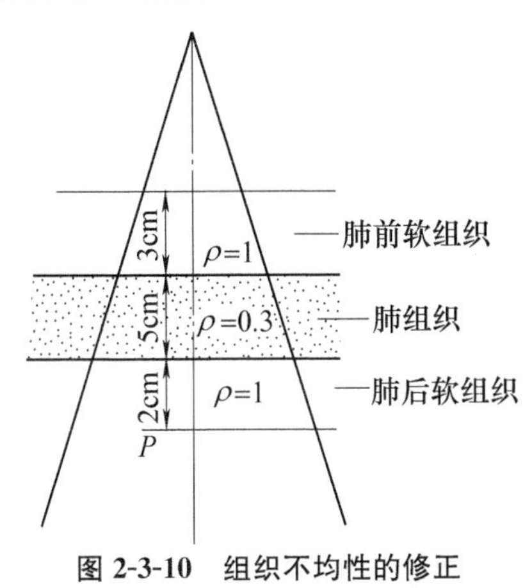

图 2-3-10　组织不均性的修正

如图 2-3-10 所示，对肺组织后某一点的剂量，由于肺组织的存在，比计算的量高，校正因数 C_F 为：

$$C_F=\frac{T\ (d',\ Wd)}{T\ (d,\ Wd)}$$

式中 d 为实际深度，d′为等效的软组织厚度。$d=3\times1+5\times0.3+2\times1=6.5cm$，Wd 为 P 点射束穿过横截面尺寸；$d=3+5+2=10cm$，如 $Wd=10cm$，查组织空气比表得：

$$Cf=\frac{T\ (6.5,\ 10)}{T\ (10,\ 10)}=\frac{0.845}{0.707}1.20$$

2. 等剂量曲线推移法　由于不均匀组织的存在，致使等剂量曲线移动，对于低密度组织，等剂量曲线应当下移，而高密度组织应当等剂量曲线上移。幅度 $t=n\cdot x$，其中 n 是修正系数，x 是不均匀组织厚度．对不同的组织，n 值不同。如表 2-3-3 所示，正号表示曲线上移，负号表示曲线下移。

表 2-3-3　不同组织的 n 值

不均匀组织	n 值
气腔	－0.6
肺	－0.4
硬质骨	0.5
海绵骨	0.25

3. 组织空气比的指数校正

由图 2-3-10 得 P 点修正因子：

$$C_F=\left\{\frac{T\ (d_2+d_1,\ Wd)}{T\ (d_1,\ Wd)}\right\}\rho_0^{-1}$$

式中的 ρ_0 为有均匀组织的电子密度与软组织电子密度之比。对肺组织 $\rho_0=0.3$，脂肪组织内 $\rho_0=0.92$，骨 $\rho_0=1.2\sim1.8$。

上述三种方法修正比较精确，但计算比较困难，临床医生可灵活运用。

第八节　不规则形状照射野的剂量计算

临床上除了方形野、矩形野及圆形野之外的不规则形状的照射野并不少见，如治疗霍奇金病时用大面积的不规则“斗篷”照射野和“倒 Y”照射野，这种照射野是通过加挡块引起的，计算剂量采用等效方野的办法比较困难，一般采用 Clarkson 散射积分的方法计算，对高能 X 线可用组织最大剂量比和散射最大剂量比代替组织空气比和散射空气比。

一、散射空气比

对不规则形状的照射野中某一点的吸收剂量，可以看作是原射线和散射线两部分剂量贡献的总和。而组织中散射剂量的计算需要有散射空气比。原射线剂量即零野的组织空气比。所谓散射空气比是体模内某一点的散射剂量与该点空气中的吸收剂量之比，它与组织空气比的性质一样，依赖于射线束能量、照射野大小及深度，与源皮距无关。

体模内任一点的散射剂量亦等于该点的总吸收剂量减去零野的吸收剂量即：

$$SAR=TAR-TAR_0$$

零野的物理意义即为没有散射线，其剂量由原射线所贡献。

二、大面积不规则野剂量计算

任何形状的不规则野，（图 2-3-11），其中心轴上某一点的剂量都可以看作由原射线和散射线两部分构成，因此体模内中心轴上任一点 Q 的剂量由下式表示：

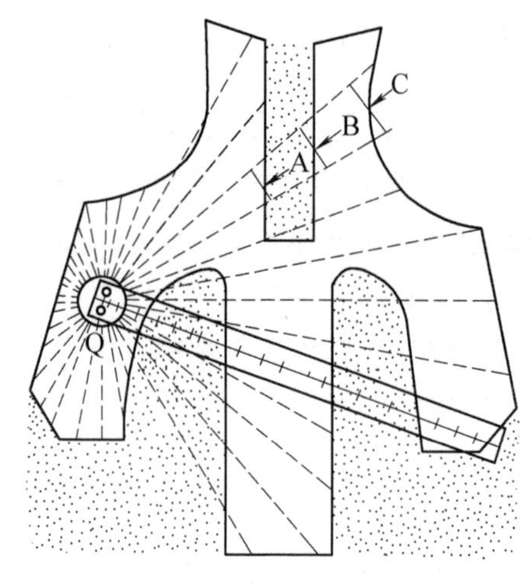

图 2-3-11　大面积不规则野剂量计算

$$D_Q=D_0\left(\frac{f+dm}{f+d}\right)^2(TAR_{Q_0}+\overline{SAR_Q})$$

式中 D_0 为相同准直器开口位置，距源（f+dm）处空气中小体积内组织中的吸收剂量，由实际测得；f 为源皮距，dm 为最大剂量深度；TAR_{Q0}为 Q 点处零野的组织空气比；$\overline{SAR_Q}$为 Q 点处平均散射空气比。此式为大面积不规则野计算的基本公式。TAR_{Q0}可查表求得，对已知射线能量及已知深度，SAR 与照射野大小及形状有关。大面积治疗时，由于源皮距很大（f=130cm 左右，f≥d）。因此可近似地把深度 d 处的照射野用皮肤代替。SAR_Q 的计算是以 Q 为中心，将不规则野按 10°分成 36 个小扇形，再量出各个小扇形的散射半径，根据每个扇形的散射半径查表（散射空气比表），求得 36 个扇形的散射空气比，求其平均值得 SAR_Q：

由于散射空气比与散射半径不成线性关系，不能先对各个小扇形的散射半径平均，最后查表求 SAR_Q

$$\overline{SAR_Q}=\sum_{i=1}^{36}\frac{SARi}{36}$$

对于斗篷和倒丫照射野，只须在上述基本式上增加一些校正因数即用铅挡肺的挡铅因子，挡铅时可根据需要给全挡、半挡，即 5 个半值或 1 个半价层。使用挡铅时铅块一定要距离皮肤至少 15cm，防止次级射线对皮肤的污染。由此一式可写成：

$$D_Q=D_0\left(\frac{f+dm}{F+H/2}\right)^2\cdot(TAR_{Q_0}+SAR_Q)\cdot C_Q$$

式中 H 为体厚，C_Q 为挡铅因数

（王　霞　吴　昊　张艺宝）

第四章　高能电子束剂量学

随着医用加速器的日趋完善，高能电子束应用于临床已有20年的历史。由于其剂量学与X线有许多不同的地方，临床上主要用于治疗皮肤表面或偏中心部位的肿瘤以及局部转移的淋巴结。能单野照射或者与高能X线结合照射以获得均匀的剂量分布。

第一节　电子束的基本特点

高能电子束与X射线不同，它在组织中有一定的穿透深度，达到这一深度时其全部能量几乎丧失。穿透深度取决于电子束的能量，能量越高，穿透深度越大，治疗病变的深度亦增加。

一、中心轴百分深度剂量分布

高能电子束的深度剂量分布，大致可分为三部分，即剂量建成区、剂量跌落区、X射线污染区。与高能X射线相比较，高能电子束的剂量建成效应不明显，表现为表面剂量高，一般都在80%～85 %以上，并随深度的增加，剂量很快达到最大点，形成一高剂量坪区。

剂量跌落在临床上选用高能电子束时最为重要的一个概念，它往往用剂量梯度作为对剂量跌落的度量。电子束一般均在80%深度量之后迅速衰减，这对于肿瘤后的正常组织及重要器官有很好的保护作用。这种衰减在低电子束时尤为明显，随着能量的增加，这种衰减逐渐减慢。

任何加速器产生的电子束都包含有一定数量的X射线。使得百分深度剂量分布曲线后拖有一长长的尾巴，这是由于临床上为了获得足够大的照射野，在电子束的引出途径上使用了散射箔技术，并且还有特定的限束装置。电子束与这些物质发生韧致辐射，从而产生X射线如图2-4-1。

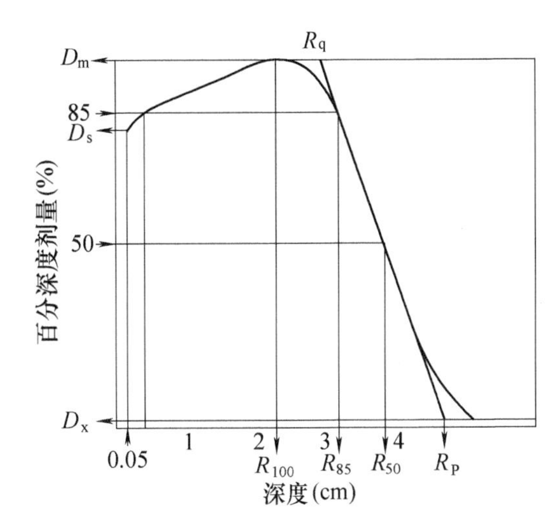

图 2-4-1　电子束百分深度剂量分布

1. 能量对百分深度剂量分布影响　电子束深度剂量分布随能量的变化而有不同的变化，如图2-4-2所示。随能量的增加，表面剂量增加，高剂量坪区变宽，剂量梯度变小，X射线污染增加。从临床角度讲，电子束的优点逐渐丧失。因此临床工作者选用电子束照射时，一定要掌握其基本特点。

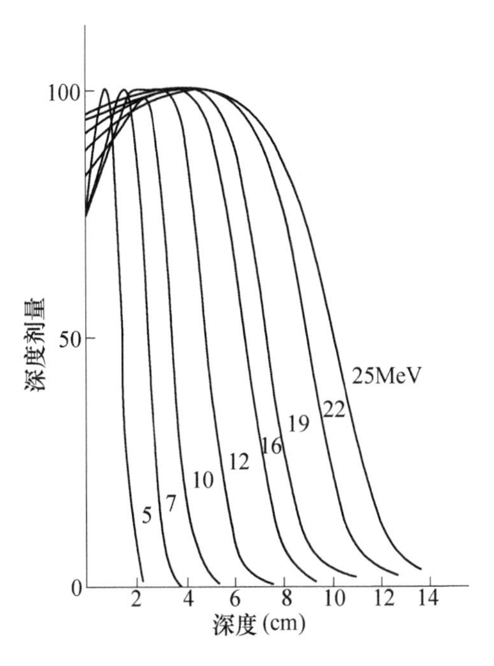

图 2-4-2　电子束能量对百分深度剂量分布的影响

2. 面积对百分深度剂量分布的影响 照射野大小不同时面积对百分深度剂量变化影响不同。小野照射时，随深度增加，百分深度剂量逐渐减少。大野照射时，随深度的增加，开始随面积的增加而增大。当电子达到平衡时，剂量不再随深度的增加而增大。

3. 源皮距对深度剂量的影响 源皮距的变化对深度剂量分布的影响与能量有一定关系。对于较低能量的电子束，由于其剂量梯度高，穿透本领低，可以忽略源皮距离的影响。但对于较高能量的电子束，必须预以校正。一般表现为随着源皮距的增大表面剂量降低，最大剂量深度变大，X射线污染增加。

二、等剂量曲线

由图2-4-3所示，高能电子束的等剂量曲线比较平坦。主要表现为随深度的增加，80%以上的等剂量线呈向内收缩趋势，而较低剂量的等剂量线向外扩张，因此临床上作电子束照射时，照射野的设计应当适当大于病变范围。

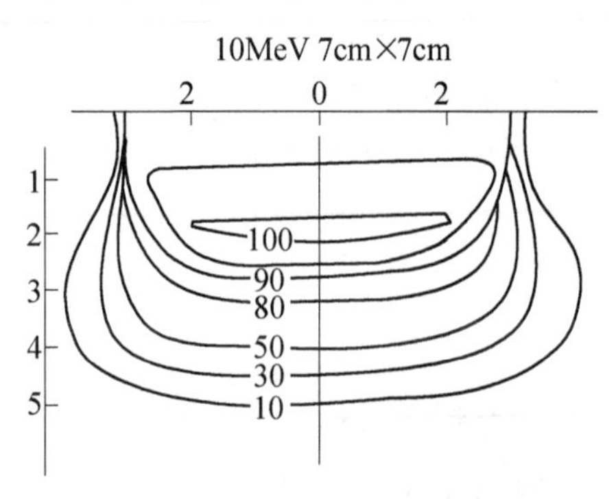

图2-4-3 高能电子束等剂量曲线

等剂量曲线亦与射线能量、面积以及深度有一定的关系。随能量的增加，电子束等剂量线向内收缩越明显；而当面积较大时，曲线逐渐变得更平坦。

三、高能电子束的能量和照射野的选择

高能电子束不同于高能X射线，它能够单野进行照射。这是由其本身的特性所决定的。但不同能量的电子束其有效治疗深度是不同的，亦即深度剂量为80%或85%的深度不同，一般而言，能量愈高，有效治疗深度愈大。许多实验证明，有效治疗深度（cm）为1/4～1/3电子束能量(MeV)。临床应用中，一般应根据肿瘤深度、肿瘤剂量的最小值及危险器官临床可接受的剂量等因素综合考虑。根据电子束的基本特性，选择电子束能量范围为4～25MeV。

电子束治疗选择照射野大小的原则，应确保某一特定的等剂量线完全包围靶区。上面我们已经谈到，电子束等剂量曲线高值向内收缩，小野时尤为明显，所以临床上确定照射野时，应将靶区最深部分的宽度适当扩大，一般在表面位置都向两侧外放0.5～1.0cm。

第二节 电子束的特殊照射技术

临床应用中，电子束多采用单野垂直照射，而某些情况下，如中枢神经系统的全脑全脊髓照射以及乳腺癌术后的胸壁照射，照射野面积均较大。单野不可能包括整个靶区，往往采用两野或三野组合照射，这就存在着两野之间如何衔接的问题，在两野相接处，要避免出现高量区或欠量区。

两野衔接的基本方法是使其50%剂量曲线在所需的深度相交，才能达到较好的剂量分布。由于电子束50%曲线向外扩散，故两野之间应留有一定的间隙（皮肤表面）。如何确定间隙的大小，这要因人而异或实际测量数据，再根据患者体表曲面及体内组织的影响而加以调整。另外在整个治疗过程中应变换衔接位置，以确保在皮下某个部位不会出现高量或低量区。

临床上还利用4～6MeV的电子束来治疗全身性的皮肤表浅病变，如皮肤淋巴瘤及蕈样霉菌病。由于这种能量范围的电子束，在约1cm深度以后，剂量跌落快，X射线污染低，同时通过延长治疗距离，利用电子束的扩散特性，以达到足够大的照射野来适合临床的要求。

电子束在治疗患者过程中，同X射线一样也需要对人体曲面及不均匀组织进行修正以及组织补偿问题，补偿材料为石蜡，聚苯乙烯和有机玻璃。应用过程中应紧密地贴敷于人体表面。

（王 霞 吴 昊 张艺宝）

第五章　近距离治疗剂量学

近距离治疗亦称为内照射，是指放射源与肿瘤距离很近的放射治疗，可以通过人体自然管道把放射源置于肿瘤附件，也可以通过穿刺直接把放射源置于肿瘤组织内，故有人直接称为腔内和组织间放射治疗。多年来，内照射在国内主要局限于妇科肿瘤领域。剂量学相对于外照射而言比较薄弱。近年来，随着放射源、后装机和治疗计划系统的发展，内照射治疗范围已发展到全身各类肿瘤。如鼻咽癌、食管癌、乳腺癌、直肠癌、支气管癌、胰腺癌、膀胱癌等。治疗技术亦涉及到腔管、组织间、模板、敷贴及术中照射五大类。粒子植入治疗见本篇。

第一节　辐射源

放射性同位素放射 α、β、γ 三种射线。用于近距离治疗的辐射源主要是 γ 辐射源，如：^{226}镭源、^{137}铯源、^{60}钴源、^{192}源、碘－125 源。放射性同位素放射 α、β、γ 三种射线。近距离治疗主要应用 γ 射线。常用核素表见（表 2-5-1）。迄今为止科学家已借助反应堆和加速器生产了大约 2500 种同位素，目前只有数十种用于近距离治疗，这表明尚有极大的潜力可挖，表 2-5-2 列举了放射性核素的发展概况。

表 2-5-1　近距离放射治疗常用核素

核素符号	射线能量（MeV）	半衰期	半值层（mm）	R 常数（R・cm・2h・C）	源 型	临床应用
镭 ^{226}Ra	0.83（平均）	1622y	16	8.25 *	管、针	LDR 腔内、组织间
氡 ^{222}Rn	0.83（平均）	3.83d	16	8.25 *	粒	永久性植入
铯 ^{137}Cs	0.662	30d	6.5	3.28	管、针	LDR 腔内、组织间
铱 ^{192}Ir	0.397（平均）	73.8d	6	4.69	粒 金属丝	LDR 和 HDR 腔内组织间
钴 ^{60}Co	1.25	5.26y	11	13.7	粒	HDR 腔内
碘 ^{125}I	0.028	60.2d	0.025	1.45	粒	永久性植入
钯 ^{103}Pd	0.020	17d	0.013	1.48	粒	永久性植入
金 ^{198}Au	0.412	2.7d	6	2.35	粒	永久性植入
锶－钇^{90}Sr^{-90}Y	2.24βmax	28.9y	—	—	片粒	浅表眼部肿瘤腔内
钇 ^{90}Y	2.27βmax	64h	—	—	丝	血管内
磷 32P	1.71βmax	14.3d	—	—	液	血管内

表 2-5-2　过去、现在和将来可能使用的放射源

用途	传统使用的放射源	当前使用的放射源	将来使用的放射源
腔内置入			
低剂量率	^{226}镭	^{137}铯	^{241}镅、^{192}铱、^{169}镱

续表

用途	传统使用的放射源	当前使用的放射源	将来使用的放射源
高低剂量率	^{60}钴	^{192}铱	^{169}镱、^{192}铱
组织间植入			
手工	^{226}镭	^{137}铯	—
"后装"	—	^{192}铱	^{125}碘、^{103}钯、^{169}镱
高低剂量率	—	^{192}铱	^{169}镱、^{192}铱
永久植入			
常规剂量率	^{222}氡	^{198}金	^{198}金、^{137}铯
超低剂量率	—	^{125}碘、^{103}钯	^{125}碘、^{103}钯
管内置入			
冠脉	—	^{32}磷、^{90}锶-钇、^{192}铱	^{169}镱、^{106}铑-钌
外周血管	—	^{192}铱	^{125}碘、^{103}钯、^{169}镱

一、^{226}镭-源

镭是一种天然放射性同位素，不断衰变为放射性气体菇氡。其半衰期为1590年，临床应用的镭是它的硫酸盐，封在各种形状的铂铱合金封套内。1毫克镭经0.5毫米钴铱滤过后，距离镭源1cm处每小时的照射量为8.25伦。其能谱复杂，平均能量为0.83MeV。由于镭获得困难，放射性强度低，只能作近距离治疗。长期以来，镭一直用作内照射。但由于它半衰期过长，衰变过程中产生氡气，需要厚的防护层等。在医学上逐渐被^{60}镭、^{137}铯等人工放射性同位素代替。

二、^{137}铯源

^{137}铯是人工放射性同位素，其能量为单能，为0.66MeV，半衰期33年。1毫居里^{137}铯距离1cm处每小时照射量为3.26伦琴。因此1毫居里^{137}铯约等于0.4毫克镭当量。

^{137}铯在组织内具有镭相同的穿透力和类似的剂量分布，其物理特点和防护方面比镭优越。是取代镭的最好同位素。由于^{137}铯的比学提纯存在着两个问题，①放射性比度不能做的太高，只能做成柱状或球形放射源用于中低剂量率腔内照射。②^{137}铯中混有^{134}铯同位素，^{134}铯的能谱复杂，半衰期短，使得^{137}铯的剂量计算比较困难。

三、^{192}铱

^{192}铱是一种人工放射性同位素，它是由^{191}铱在原子反应堆中经热中子轰击而生成的不稳定的放射性同位素，其能谱比较复杂，平均能量为350keV。由于^{192}铱的γ能量范围使其在水中的衰减恰好被散射建成所补偿，在距离5厘米的范围内任意点的剂量率与距离平方的乘积近似不变。此外^{192}铱的粒状源可以做的很小，使其点源的等效性好，便于计算。其半衰期为74.5天，故^{192}铱是较好的放射源。用于高剂量率腔内照射和组织间插植。

1毫居里^{192}铱距铱源1厘米处每小时的照射量为4.9伦，^{192}铱的半价层为24mmPb，是较易防护的放射源。

四、^{60}钴源

^{60}钴也是人工放射性同位素，其半衰期为5.24年。γ射线的平均能量为1.25MeV，剂量分布与镭相似，因此也可作为镭的替代物。制成钴针、钴管等。由于其放射性活度高，且容易得到，因此在近距离照射时，多用作高剂量率腔内照射。

五、^{125}碘源

^{125}碘是一种人工合成同位素，其半衰期为60.2天，相对较长，有利于运输及临床应用。其

衰变过程中93%的衰变能量经内转换释放X射线和电子线，另外7%释放γ射线，能量为35.5keV，易于防护。^{125}碘的特点在于其剂量率较低，作用时间长，治疗比增加，因此可使正常组织的损伤减少，而对杀伤肿瘤细胞的作用没有降低。

第二节　描述放射源的常用名词和放射源的校准

源的活度、强度、半衰期、所发射线的平均能量是描述放射源的主要物理量。

一、放射源的衰变与活度

放射性核素的衰变是一种随机的现象，放射性衰变在数学上定义为单位时间内衰变的原子数，且遵循指数递减规律。

放射源的活度定义为源在t时刻的衰变率。在实际使用中，放射源的有效活度直接受源尺寸、结构、壳壁材料及滤过效应的影响，因此派生所谓外观活度的概念：即同种核素、理想点源的活度，他在同一参考位置上将产生与实际的有壳源完全相同的照射量率。

二、源的强度

与源的活度相比，源的强度表达为单位活度的放射源在单位距离处的剂量率。侧重于源的剂量学特征，并衍生了五花八门的物理量和单位。最常用的物理量和单位是空气比释动能率常数，单位为：$\mu Gym^2MBq^{-1}hr^{-1}$，可认为是源在空气中的吸收量率，并可经组织衰减和散射校正因子转换成水介质（或组织）中的吸收量率。常用的计算方法有Meisberger多项式、Webb & Fox公式等。

三、放射性核素的质

放射性核素射线的质量用所发射线的平均能量来表示。如：^{60}Co所发γ射线的平均能量1.25MeV。

四、放射源的校准

近距离治疗放射源的刻度是临床剂量学的基本内容，刻度精确与否，直接影响到剂量的准确性及治疗效果。由于商品源的不精确度约为5%～10%，使用前都应该进行现场测量，基本方法为电离室法。测量前对现场用的电离室及静电计应经国家标准实验室校准，给出照射量校准因子NX，然后在空气中进行现场测量，测量时要注意：

（1）电离室的有效测量点与放射源活性长度的中点连线应垂直于放射源的长轴方向。

（2）电离室与放射源之间的距离应选择合适。距离过小，光子通量会在电离室的灵敏体积中产生明显的梯度变化；距离过大，对于低强度的放射源，势必要延长测量时间，一般距离为15～30厘米。

（3）周围的散射物体尽量距源和电离室的距离大于源一室距离的2倍以上。

（4）在同一方向，改变了3个以上的源一室距离，重复上述测量，求出平均值。

（5）为确定放射源的各向同性，对线源应该双侧分别测量，对点源至少应在4个方向测量，参考空气比释动能率的数学公式为：

$$K=8.73\times10^3\cdot60M/t\cdot Nx/(1-g)\cdot1/Z^3\cdot Ktp$$

式中M/t为仪表在测量时间（t）分内的累积读数，g为致电离辐射产生的次级电子，（1－g）约0.995，Z为测量距离，Ktp：温度、气压校正系数，它与显活度的关系式为

$$K=Aa\cdot P_8\cdot1/Z^2$$

式中P_8：空气比移动能率常数；Z：距放射源的距离

第三节　放射源周围的剂量分布

放射源周围剂量分布计算，除点源之外，其他形状的封闭源的剂量计算，在考虑距离反平方定律的同时，还应考虑源的自吸收，源内的多次散射和源的几何形状等诸多因素。首先计算放射源的分布，然后将其转换为水中或软组织中的吸收剂量分布。

一、点源辐射

点源被认为是各向同性的，其周围某一点处

的照射量率与其源的距离的平方成反比，其计算公式：

$$Xr=\frac{\Gamma A}{\gamma^2}$$

式中 Γ 为放射源的照射量率常数，γ 为某一点距源的距离，A 为该源的放射性活度

二、线辐射源

对于一个很短的线性源 l，与它相距为 r 处一点的照射量率由下式给出：

$$X(r)=\frac{\Gamma \cdot \rho l \cdot e^{-\mu t/\cos\theta}}{\gamma^2}$$

式中 Γ 为照射量率常数，t 为源的壁厚，μ 为放射源密封材料的线性衰减系数，ρ 为线状源的线密度。请参照图 2-5-1，如果一源长度较长为 L，则应将上式对 L 求积分才能算出总 X（r）值，用 sierat 积分法求近似值。

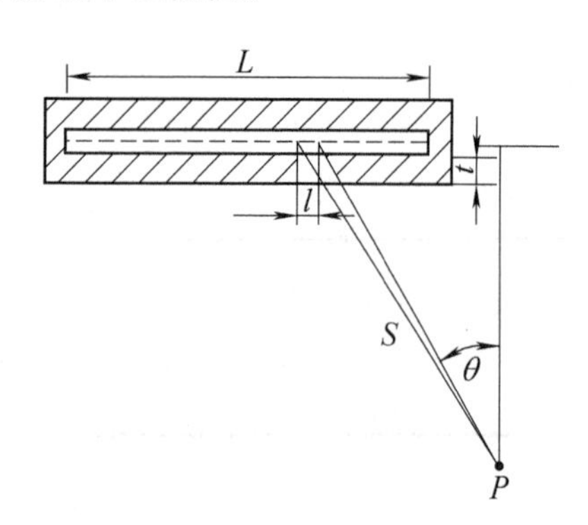

图 2-5-1 线辐射源剂量分布

现代近距离治疗使用的放射源趋向于微形化，以近似于点源来模拟线源，常用的方式为源步进运动，使其在不同位置的停留时间模拟线源。

现代近距离后装放射治疗是计算机操纵放射源步进运动，控制在不同位置的停留时间，模拟线源，或根据临床需要，为得到某种合适的剂量分布，控制放射源在不同位置停留不同时间，这种方法使得近距离治疗更为方便、灵活。

上述论述是放射源在空气中任一点的照射量率的计算方法，没有考虑当放射源植入人体后，周围组织对辐射的吸收和散射，常用的校正方法为 Meisberger 三次多项式法，即

$$\frac{水中照射量}{空气中照射量}=A+Br+Cr^2+Dr^3$$

式中 r：距放射源的距离 1～10cm；A、B、C、D 为不同放射性核素的多项式系数。

第四节 腔内治疗剂量学

腔内治疗是对某些具有一定空腔间隙的器官如子宫，鼻咽及口腔等。将放射源置丁这些器官腔内进行治疗，临床应用最广泛的是对妇科宫颈癌的治疗，而且疗效显著，其腔内治疗范围包括宫颈、宫体及官旁组织，而盆壁组织采用体外照射，腔内治疗采用的施源器由两部分组成，一是直接植入宫腔内称为宫腔管，另一是植入阴道内，紧贴在宫颈部，为阴道容器。宫颈癌的治疗始于 20 世纪初的腔内镭疗，随后逐步发展。且发展较目前除个别治疗单位外，无法采用后装方法治疗子宫颈癌。后装腔内放疗是在传统腔内放疗基础上发展起来的。

一、传统腔内放疗方法

传统或经典的腔内治疗方法主要有三大系统，即斯得哥尔摩系统、巴黎系统和曼彻斯特系统。

斯德哥尔摩系统 1914 年已形成，其特点是采用较高强度源分次照射，该治疗系统容器包括不同长度的宫腔管，含镭量 43～74mg 及不同宽度的阴道容器以包绕宫颈，含镭 50～75mg，腔内治疗分次进行，一般 2～3 次，每次治疗时 20～24 小时，曾被称为“大剂量率，短时间”分次治疗。

巴黎系统的特点是低强度源长时间照射，1919 年形成，该法宫颈管含镭量 33.3mg，阴道容器为 3 个独立的球形容器，中间的对着宫颈口，两侧的贴在穹窿，中间以弹簧条支撑。其治疗时间为 6～8 天，曾被称为低剂量率，长时间连续治疗。

上述两系统的剂量计算方法基本以毫克小时为单位，即放射源的总强度（毫克）与治疗时间的乘积。

曼彻斯特系统是由巴黎系统演变发展起来的。根据宫腔的不同深度和阴道的大小，分别分为长、中、短三种宫腔管和大、中、小尺寸的阴道卵形容器，临床治疗中，把当时的伦琴概念引用到腔内镭疗中来，提出了 A 点及 B 点作为剂量参考点。A 点是指宫颈口上方 2cm，宫腔轴线旁 2cm 的位

置；B点为过A点横截面并距宫腔轴线旁5cm的位置（A，B点也有按相对施用器位置来确定的），其治疗方式分两次照射。每次约72小时，间隔1星期，总照射的时间为140小时，A点剂量为6500～6800伦琴。至今，曼彻斯特系统所提出A、B点的概念，仍然为世界各国的许多治疗中心所广泛使用。

二、现代腔内治疗的剂量学模式

20世纪60年代以前，我国子宫颈癌腔内镭疗基本沿袭斯德哥尔摩法或巴黎法兼有曼彻斯特的方法，但不能反映盆腔剂量分布情况。60年代以后，由于电子计算机开始用于计算镭剂量，腔内放疗的剂量分布问题亦不再成为难事。目前发展起来的远距离控制的后装治疗，使得快速而准确了解每个患者腔内治疗的剂量分布成为可能。

（一）腔内吸收剂量模式

腔内治疗的吸收剂量模式不同于外照射治疗的要求，外照射要求靶区内剂量均匀，而内照射时，接近源的点剂量大，而随离源的距离的增加，剂量迅速下降，因此腔内治疗领域不使用靶区剂量和百分等剂量的概念，而使用的是参考区的参考剂量值。

腔内治疗的参考区是指由参考等剂量面所包括的范围，对子宫颈癌患者，其参考区是一沿宫腔源长轴分布的梨形体，宫颈的剂量一般约为2倍的参考剂量值。为便于各治疗中心的相互比较。有必要统一参考等剂量面的参考剂量值，按剂量率不同，腔内治疗分为三类：①低剂量率治疗：0.4～2Gy/小时。②中剂量率治疗：2～12Gy/小时。③高剂量率治疗：>12Gy/小时。

根据经典低剂量率的治疗经验，建议以60Gy为参考剂量值。

（二）剂量参考点

宫颈癌的腔内放疗，通常仍以传统的A点为剂量参考点。

对于相关的重要器官的参考点，主要有膀胱和直肠的剂量参考点。沿膀胱中心与阴道容器连线，过膀胱后表面一点为膀胱受量的参考点。宫腔源后端点（或阴道源中心）与阴道后壁的垂直线，距阴道后壁5cm的位置为直肠受量参考点，如图2-5-2：

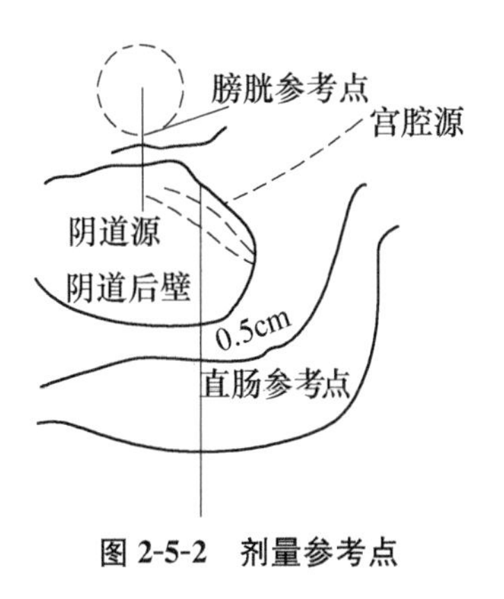

图2-5-2　剂量参考点

淋巴引流区和盆壁剂量参考点：如图2-5-3所示，Fletcher氏梯形平面，用以确定右、左腹主动脉旁（R. LPara）、骶髂联合旁（R. Lcom）、髂外（R. Lext）的淋巴引流区和左右盆壁的剂量参考点（R. Lprw）。

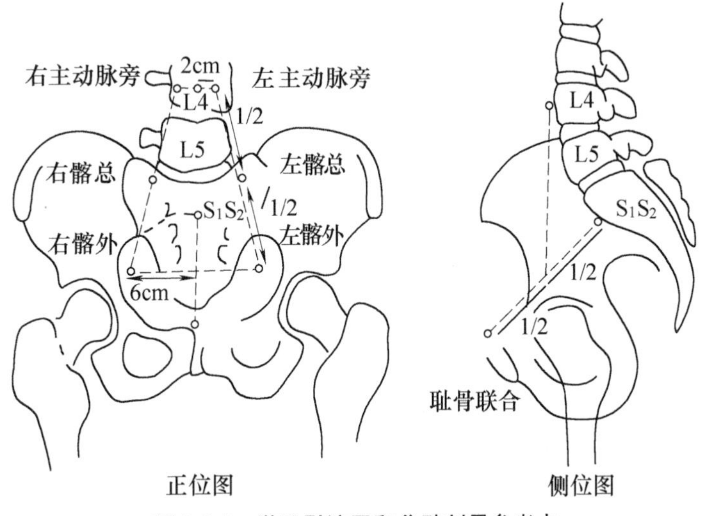

图2-5-3　淋巴引流区和盆壁剂量参考点

第五节 组织间治疗剂量学系统

组织间治疗亦称为插植治疗，是根据靶区的形状和范围，将一定规格的多个放射源，按特定的排列法则，直接插植入肿瘤部位，以期在肿瘤部位产生高剂量照射，为了使治疗部位获得满意的剂量，必须根据放射源周围的剂量分布特点，按一定的规则排列放射源，多年来许多物理学家致力于这方面的研究，建立了一些为临床所能接受的剂量学系统和治疗法则。其中较有影响的是巴黎系统及在其基础上发展的步进源剂量学方法。

一、巴黎系统的剂量学原则

（一）布源规则

巴黎剂量学系统是一种手工计算方式，源于计算机问世之前，因此制订了严格的布源规范以求获得尽可能均匀的剂量分布。是使用^{192}Ir丝状源的组织间治疗剂量学系统。其插植规则为：放射源是相互平行的直线源，长度相等，各源之间等距，且源的中点总在同一平面即中心平面；多平面插植；排列为等边三角形或正方形；所有的放射源为等强度。

（二）源尺寸及布局与靶区的对应关系

无论单平面或多平面插值，放射源的排列均由靶体积的长L、宽W和厚度T所决定。放射源之间的间距S及安全边界M（safety margin）根据靶体积的厚度（T）所决定，并且在给定的插值中是恒定的。放射源的长度AL根据靶体积的长（L）而定，并与S的变化有关。

单平面插值：在T≤12mm时采用。S=2×T（双源）或S=1.67×T（三源）；

M=0.37×T；AL=（1.3－1.49）×L。

多平面插值：T＞12mm时采用。S=0.62×T（正方形）或0.77×T（三角形）；

M=0.27×T（正方形）或0.15×T（三角形）；AL＝（1.37－1.62）×L（正方形）或（1.33－1.49）×L（三角形）。

巴黎剂量学系统中AL＞L的目的是保证靶区能完全被参考等剂量面包罗。同时AL的变化与S密切相关。

短源（1.0～4.0cm）时，1.5cm＜S＞0.8cm；中源（5.0～9.0cm）时，1.8cm＜S＞1.1cm；长源＞10cm时，2.2cm＜S＞1.5cm。以此保证尽可能的减少源周围高剂量区的重叠。

（三）剂量计算方法

以中心平面各源之间的中点剂量率之和的平均值为基准剂量率（basal dose rate）D_{bas}。不同的放射源排列，其D_{bas}均可由算术平均方式得出。如正三角形则为各边垂直平分线交点或正方形则为对角线的交点，该点是源之间剂量最低的位置。（图2-5-4）

根据临床经验和理论计算，定义85%的基准剂量率为参考剂量率RD，则总的治疗时间T：T＝DG/RD

式中DG为处方剂量，RD为参考剂量率。

二、步进源剂量学方法

用现代程控步进源模拟巴黎系统的剂量要求并不困难，只需按等间距设置驻留为，各源位等时照射。而步进源剂量学方法，在保持巴黎系统基本布源规范的同时，充分利用步进源可灵活设置驻留时间的特点，对剂量做优化处理。如：各驻留位照射时间不再相同，中间短，外周长，减少了剂量曲线的内凹，使剂量分布更为均匀。

三、组织间插值治疗剂量参数的表述

组织间插值剂量分布是不均匀的，包括高梯度变化的源周围的高剂量区，和梯度变化缓慢且形成坪台的区域。常用的剂量参数是：

（一）最小靶剂量（minimum target dose，MTD）

MTD是CTV周边的最低剂量，相对应的等剂量面既是最小靶剂量区。MTD在巴黎体系中称为参考剂量。

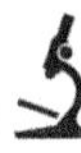

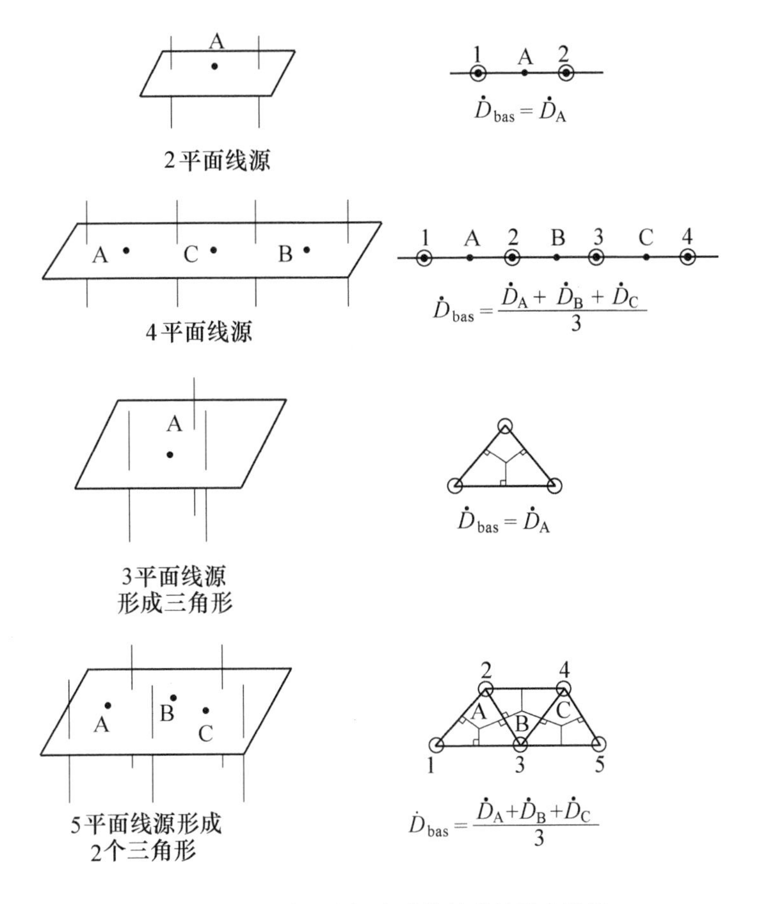

图 2-5-4　常用布源方式的基准计量率计算

（二）平均中心剂量（meancentral dose，MCD）

是一个或多个中心平面上源之间局部低值剂量的算术平均值。对于单平面插值，MCD是中心平面上每组相邻的两个线源连线中点剂量的平均值。对于多平面插值，MCD是每组相邻的三个线源之间最低剂量的平均值。最低剂量位于各组源所形成的三角形各边的垂直平分线的交点，即三角形的几何中心，它到各源之间的距离相等。

（三）高剂量区（high dose volumes，HDV）

评估源周围的高剂量区，可更好的了解剂量与放射损伤的联系。在近距离治疗中，HDV的定义为在与中心平面平行的平面上，源周围高于150%MCD的等剂量面所包含的区域。

（四）低剂量区（low dose volume，LDV）

定义为CTV内由90%处方剂量包罗的范围。在组织间插值中CTV要求包含在MTD范围内，LDV的出现是极个别的，若CTV未被MTD所包围，则必然由于几何的疏漏而导致低剂量区的存在。

（吴　昊　张艺宝　冉　立　王　霞）

第六章　放射治疗计划设计的物理原理

第一节　临床剂量学原则

一、剂量学四原则

根据临床要求，一个好的放射治疗计划应满足以下四要求：①肿瘤剂量要准确。放射治疗同手术治疗一样，是一个局部治疗手段，照射野一定要对准肿瘤组织，同时给以足够的剂量，以使肿瘤组织受到最大的杀伤。②治疗的肿瘤区域内剂量分布要均匀，剂量梯度变化不能超过±5%，即90%的等剂量曲线要包括整个靶区。③照射野设计应尽量提高肿瘤治疗区域内剂量，降低周围正常组织受量。④肿瘤周围重要器官的受照剂量不能超过耐受剂量，如食管癌治疗时保护脊髓免于照射，至少不能使其接受超过其耐受剂量的范围。上述四原则可用图2-6-1所示的"理想剂量学曲线"来表示。

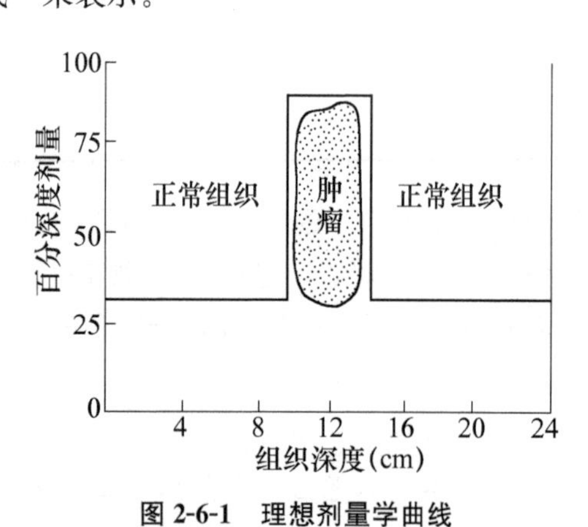

图2-6-1　理想剂量学曲线

二、临床要求

放射治疗同手术药物治疗一样，已成为肿瘤治疗的一个重要的治疗手段。放射治疗的根本目的，不论是根治性还是姑息性放疗，都在于给肿瘤区域很高的治愈剂量而使其周围组织和器官接受最少的剂量。临床上如何来提高肿瘤组织的治疗剂量和提高肿瘤的放射敏感性，如何尽量减少正常组织的损伤，提出了治疗比的概念。所谓治疗比（therapeutic ratio，TR）即：正常组织的耐受剂量与肿瘤致死剂量之比。例如：精原细胞瘤的致死剂量为35Gy而照射野内肠管的耐受剂量为50cGy，治疗比（TR）>1，有可能治愈肿瘤。但对于畸胎瘤的致死剂量为100Gy。照射野内肠管的耐受剂量为50Gy，TR<1。因此放射治疗治愈肿瘤的可能性很小。许多动物实验和临床放射治疗的实践证明，肿瘤的治愈率和正常组织的放射反应随剂量增加而变化如图2-6-2。

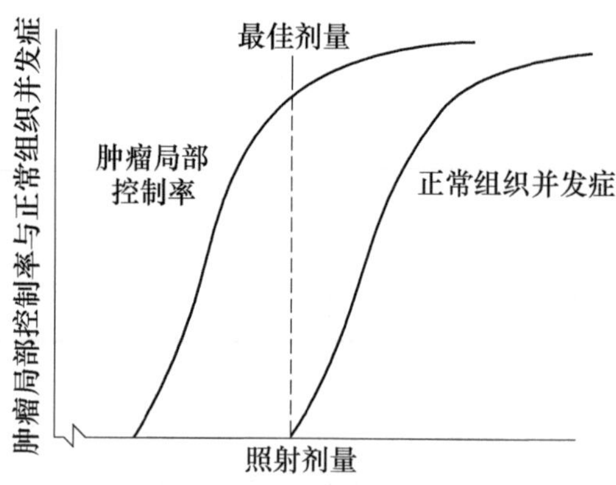

图2-6-2　肿瘤的治愈率和正常组织的放射反应随剂量增加而变化

由图2-6-2可以看出，各种不同组织的肿瘤曲线的斜率位置可能有区别，但曲线形状不随肿瘤的期别，种类等变化。很显然，成功的放射治疗应该在不出现正常组织并发症，尽量提高肿瘤区域的治疗剂量，对于治疗比近似1的肿瘤，肿瘤剂量不可能提高太多。否则正常组织会受到严重的损伤。

通常将肿瘤致死剂量定义为使肿瘤控制率达到95%时所需要的剂量，号为TCD95。不同类型，不同期别，不同大小和范围的肿瘤，其致死剂量亦不相同。而且随病理分级，病变大小和细胞分化程度以及肿瘤的放射敏感性等而变化。表2-6-1。根据国际TNM分类法，将肿瘤致死剂量分为三种类型：TCD95，在 0.35～0.6Gy 范围内的肿瘤。这类肿瘤对放射性比较敏感，放射治疗可以得到很高的生存率；TCD95 在 0.6～0.75Gy 范围的肿瘤，放射治疗在发生一定的放射损伤的情况下，肿瘤也能得到较高的治愈；TCD95 在 0.8Gy 或 0.8Gy 以上时，这类肿瘤用放射线很难治愈。

正常组织有一定的耐受剂量，其表达方式有两种：临床可接受的最小器官损伤的剂量即 TD5/5。表明按标准治疗条件治疗的肿瘤患者 5 年后所造成的严重放射损伤的患者不超过 5%；最大的器官损伤的剂量记作 TD50/5，表明标准治疗条件治疗的肿瘤患者 5 年后所造成的严重放射损伤的患者不超过 50%。如表 2-6-2～表 2-6-4 列出了各种正常组织的耐受剂量，临床上只能作原则上的参考。因为正常组织的耐受剂量会随着照射时间和次数的不同而有一定的差别。

表 2-6-1 不同期别肿瘤的致死剂量

放射线剂量（Gy）	肿瘤类型	期别
35	精原细胞瘤	N0
	Wilms 氏瘤	T0（术后）
	神经母细胞瘤	T1～3
40	霍奇金氏病	N0
	淋巴肉瘤	N0
	精原细胞瘤	N^+
45	霍奇金氏病	N^+
	组织细胞肉瘤	N^+
	皮肤癌（基底细胞与鳞状细胞癌）	T1
50	淋巴结转移癌	N0
	鳞癌（宫颈、头颈部）	N0
	胚胎瘤	N0
	乳腺癌、卵巢癌	T0（术后）
	组织细胞瘤	TS
	星形细胞瘤	1～3
	视网膜母细胞瘤	T1～3
	尤文氏瘤	
	无性细胞瘤	T3，4
60～65	喉癌（小于 1cm）	T1
	乳腺癌，单纯切除	T0
	皮肤癌（鳞状细胞癌）	T2，3
70～75	口腔癌（小于 2cm，2～4cm）	T1
	口、鼻、喉、咽癌	T2
	膀胱癌	T2
	宫颈癌	T1，2
	宫体癌	T2

续表

放射线剂量（Gy）	肿瘤类型	期别
80或80以上	卵巢癌	T2
	淋巴结转移癌（1～3cm）	N1，2
	肺癌（小于3cm）	T1
	头颈部癌	T3，4或广泛
	乳腺癌	T3，4或广泛
	神经胶质细胞瘤	
	骨肉瘤	
	黑色素瘤	
	软组织肉瘤	
	淋巴结转移癌	
	甲状腺癌	N3或广泛

表2-6-2　一类器官产生严重放射性损伤的TD5/5、TD50/5剂量

一类器官	损伤	TD5/5	TD50/5	器官的全部或部分照射（照射野大小或照射野长度）
骨髓	发育不全、再生障碍性贫血	2.50	4.5	全脊髓
		30	40	部分脊髓
肝	急性和慢性肝炎	25	40	全肝
		15	20	条形野照射（包括肝脏）
胃	穿孔，溃疡出血	45	55	$100cm^2$
小肠	溃疡，穿孔，出血	45	55	$400cm^2$
		50	65	$100cm^2$
脑	梗塞，坏死	60	70	全脑
		70	80	25%脑
脊髓腔	梗塞，坏死	45	55	10cm
心脏	心包炎，心脏炎	45	55	60%心脏
肺	急性和慢性肺炎	30	35	$100cm^2$
		15	25	全肺照射
肾	急性和慢性肾硬化	15	20	全腹照射
		20	25	全肾
胎儿	死亡	2	4	全胎儿

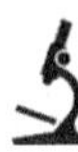

表 2-6-3　二类器官产生中度放射性损伤的 TD5/5、TD50/5 剂量

二类器官	损伤	TD5/5	TD50/5	全部器官或部分器官照射（照射野大小或照射野长度）
口腔、咽部	溃疡形成、黏膜炎	60	75	50cm^2
皮肤	急性和慢性皮炎	55	70	100cm^2
食管	食管炎、溃疡形成	60	75	75cm^2
唾液腺	干燥	50	70	100cm^2
膀胱	萎缩	60	80	全膀胱
子宫	狭窄	75	100	5～10cm
睾丸	绝育	1	2	全睾丸
卵巢	绝育	2～3	6.25～12	全卵巢
生长期软骨	生长抑制	10	30	全器官
骨（儿童骨）	矮小畸形	10	30	10cm^2
成人软骨	坏死	60	100	全器官
骨（成人骨）	硬化骨折	60	100	10cm^2
眼 a）视网膜		55	70	全视网膜
b）角膜		50	60	全角膜
c）晶体		5	12	全晶体或部分晶体
内分泌腺				
a）甲状腺	甲状腺机能减退	45	150	全甲状腺
b）肾上腺	肾上腺机能减退	＞60	—	全肾上腺
c）脑垂体	脑垂体机能减退	45	200～300	全脑垂体
周围神经	神经炎（周围、末梢）	60	100	10cm
耳 a）中耳	浆液性中耳炎	50	70	全中耳
b）内耳	美尼尔氏综合征	60	70	全中耳

表 2-6-4　三类器官产生轻度放射性损伤的 TD5/5、TD50/5 剂量

三类器官	损伤	TD5/5	TD50/5	全器官或部分器官照射（照射野大小或照射野长度）
肌肉（儿童）	萎缩	20～30	40～50	全肌肉照射
肌肉（成人）	纤维化	60	80	全肌肉照射
淋巴结和淋巴	萎缩、硬化	50	＞70	全淋巴结
大动脉和静脉	硬化	＞80	＞100	10cm^2
关节软骨	无改变	＞500	＞5000	联结面（mm^2）照射
子宫	坏死、穿孔	＞100	＞200	全子宫
阴道	溃疡、瘘	90	＞100	全阴道
乳腺（儿童）	不发育	10	15	全乳腺
乳腺（成人）	萎缩、坏死	＞50	＞100	全乳腺

第二节　计划设计中的有关概念及规定

放疗方案的文字记录是保证放疗质量、科学研究和学术交流的重要档案，对所用的照射技术、剂量分布进行科学描述十分重要。现将国际射线测量委员会ICRU29号、50号、62号报告中推荐概念及规定介绍如下：

1. 大体肿瘤体积（gross tumor volume，GTV） 指临床体检、影像、病理检查显示的恶性肿瘤的位置和范围，包括原发肿瘤、可能转移淋巴结和其他转移灶。如果肿瘤已被切除则认为没有大体肿瘤体积。

2. 临床靶体积（clinical target volume，CTV） 它包括GTV、亚临床病灶和可能浸润的范围。ICRU62号报告将亚临床病灶细分为两种情况：邻近GTV的亚临床浸润和与GTV有一定距离的亚临床浸润，这两种情况的复发危险不一致，需要照射的剂量也可能不一样。在有些情况下需要定义一个以上的CTV，这是因为原发肿瘤和它的局部淋巴结彼此分离，如在保乳手术中，乳房与区域淋巴结是分开的，也可能是因为需要对不同的CTV给出不同的剂量。

3. 计划靶体积（planning target volume，PTV） 为了确保人体内的CTV能得到既定的照射剂量，考虑到各种不确定因素在CTV基础上外放的一定范围所包括的体积，不确定因素包括器官生理运动、摆位误差、机器误差、多次治疗之间的误差。

为了便于采取更有针对性的措施，明确区分人体运动和误差十分重要。ICRU62号报告将因器官生理运动而需要外放的边界称为内边界（internal margin，IM），IM通常不对称的围绕在CTV的周围，用来补偿生理性运动和器官的位置、大小和形状等方面的所有变化，如：呼吸运动、膀胱的充盈状况、直肠的充盈状况以及吞咽、心脏跳动和小肠蠕动等。CTV基础上外放的内边界包括的范围成为内靶体（internal target volume，ITV）；因摆位误差、机器误差、多次治疗之间的误差而需要外放的边界称为摆位边界（set-up margin）。考虑到化疗新药在控制亚临床灶方面的进步，精确放疗针对GTV的放疗剂量将进一步提高，我国学者最近提出内大体肿瘤体积（internal gross tumor volume，IGTV），是指在GTV基础上考虑到器官生理运动而外放的边界所包括的体积。

4. 治疗体积（treatment volume，TV） 指特定的等剂量面所包绕的体积，由放疗医生选定以达到治疗目的（根治或缓解）。该等剂量面既可以用相对于ICRU参考点的相对值表示，也可以用剂量绝对值表示（通常选择90%等剂量线作为治疗体积的下限）。

5. 适形指数（conformity index，CI） 指治疗体积与计划靶体积之比。它可以用作优化治疗计划的指标之一。

6. 照射体积（irradiated volume，IV） 是特定的等剂量面（通常为50%）所包绕的体积。

7. 危及器官（organ at risk，OR） 有可能因照射而损伤的正常器官。20世纪80年代以来出现了各种正常组织并发症模型，如经验模型、功能模型。ICRU 62号报告对功能模型进行了介绍。建立在功能亚单元（functional sub－unit，FSU）概念基础之上的功能模型为了评估体积－分次－效应，将危及器官和组织按功能分为并型结构（如肺）、串型结构（如脊髓）、串型－并型结构（如心脏）。

8. 计划危及器官体积（planning organs at risk volume，PRV） 在危及器官基础上外放一定边界所包括的体积称为计划危及器官体积（planning organs at risk volume，PRV）。ICRU62号报告指出，危及器官在治疗过程中同样存在生理性移动，且患者体位与机器误差对危及器官的受照剂量也有影响，因而，同样有必要在危及器官的周围扩大一定的边界，以确保对危及器官的保护。临床工作中PTV与PRV之间有可能重叠，ICRU62号报告认为此时要依据放疗医生的经验、放射治疗技术等进行折中考虑。

9. 靶区剂量 靶区剂量分布及均匀度是用靶区最大、最小及靶区平均剂量来描述。靶区内最高剂量为靶区最大剂量。当面积大于或等于2 cm^2时，临床才认为有意义，靶区内最低的剂量为靶区最小剂量，对面积不作具体规定。靶区平均剂量（Dmean）不是最大和最小靶剂量的算术平均值，而是靶区内被分割成的各单位的矩阵点的剂量平均值，即

$$\sum \frac{n}{i=1}=\frac{Di}{N}$$

靶区内剂量变化的值越小，剂量分布越均匀。

10. 剂量热点（hot spot）　是指靶区以外正常组织接受的剂量超过靶区100%剂量的区域，当热点区的面积超过 $2cm^2$ 时，才被认为有临床意义。

第三节　固定照射技术及照射野设计原理

目前临床上应用的照射技术主要是固定野照射技术、旋转照射技术及特殊照射技术，最普遍最基本的是固定照射技术。前面我们已经谈过固定源皮距照射及等中心照射的概念，下面主要介绍单野及多野照射技术及其照射野设计的基本原理。照射野设计是肿瘤放射治疗中极其重要的一个环节，既体现临床医生对具体患者的治疗要求，又要考虑到重要器官及其计划执行时体位的可实现性及重要性，以及机器可能提供的极限条件。这就要求临床医生和放射物理工作人员共同参与治疗计划设计，使其更为完善。

（一）高能X（γ）线照射野设计原理

1. 单野照射　前面已经讲过高能X（γ）线的临床剂量学特点及典型的深度剂量曲线。从曲线上可分为剂量建成区及指数吸收区两部分。当单野照射某一靶区时，若靶区落在剂量建成区，由于剂量建成区内剂量变化梯度较大，剂量不易掌握，应该放在最大剂量点之后。但最大剂量深度后剂量呈指数递减，靶区范围较大时，靶区内剂量分布很不均匀，且靶区后有重要器官及正常组织受量亦很高，不符合临床剂理学四原则，除非靶区很小时如锁骨上淋巴结照射时，可利用单野照射，但靶区也应该放在最大剂量点之后。如果病变较浅，亦应加组织等效物在照射野人射处的皮肤上，使建成区移于病变之前。一般临床上不主张单野照射，对病变较大时可用二野或多野照射。

2. 两野照射　对于较深部位或偏离人体中心的肿瘤，往往采用两野的不同组合照射，但照射时可根据具体情况加用适当角度的楔形滤过板（滤过板的角度可根据公式 $\alpha=90°-\theta/2$，θ 为两野交角），使靶区剂量分布均匀。例如上颌窦癌的治疗以及胸腺肿瘤治疗。

对于体中线部位或稍微偏中心部位肿瘤，可采用两野同轴对穿照射。两野中心轴在一条直线上，或采用不同的剂量比如2∶1或3∶2等，但对于体中位肿瘤，要使靶区剂量高，两侧正常组织剂量低，一般应使每野在体位中线处的深度剂量PDD>70%如图示两野间距及能量不同时，体中位剂量分布图，间距一定时随能量的增加，中心位剂量分布越均匀。

3. 三野照射（图2-6-3）　当深部肿瘤的剂量分布在现有能量条件下不能获得满意的剂量分布时，可使用多野照射技术，最常用的三野照射。三野照射是在两野对穿的基础上加第三野。亦可三野不等夹角照射，如治疗食管癌和肺癌以及直肠癌、胃癌等。可获得较理想的剂量分布而又能避免正常组织及重要器官的过量照射，临床上已广泛使用。如图2-6-3食管癌照射（三野），而四野及更多野照射，只是对穿野的推广，因不能提供更优的剂量分布，而增加照射野设计和摆位的复杂性，已不主张使用。

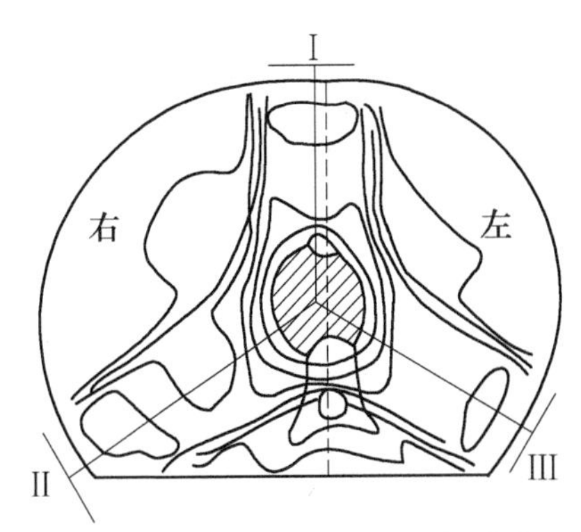

图2-6-3　食管癌三野照射剂量分布

（二）高能电子束照射野设计

前面已介绍过高能电子束典型的深度剂量曲线，它亦可划分为三个剂量区。从表面到最大剂

量点为剂量建成区，此区随能量的增加而增宽。剂量梯度变化较大，从最大点深度到80%或85%深度区的治疗区，剂量梯度变化较小，从80%或85%剂量深度以后，剂量突然下降。称为剂量跌落区，从以上这些特点可以看出，若肿瘤落在电子束的治疗区内，能量选择合适，单野照射可获得比较满意的剂量分布。若将靶区后缘深度（d）取在85%剂量线，电子束能量可近似写为 $E=3\times2d_{后}+2\sim3$ MeV。由于电子束剂量学的特点，对保护靶区的正常组织或重要器官免受或少受照，但随着电子能量的增加，皮肤剂量和曲线的尾部剂量也增加，即电子束的优越性逐渐丧失，故临床上常用的电子束能量不能太高，一般为4～25MeV，且单野照射比多野照射优越。

（三）相邻照射野设计

临床上若肿瘤面积很大，靶区或治疗区也相应地增大，在现有的治疗条件下，照射野不够大而不能满足治疗需要时，需要两野或两野以上照射野进行照射，这时存在着两野之间如何相接问题，在外照射中经常能见到如：乳腺癌照射时切线野及锁骨上野，头颈部肿瘤照射时颈侧野与锁骨野相邻等等。两照射野相邻，会发生交接处欠剂量或超剂量，造成以后肿瘤的局部复发或是严重的放射并发症。

目前有多种方法能使得照射野相接处得到均匀的剂量分布。但最常用的是利用两相邻野在皮肤上隔开造成一定深度处剂量均匀，其照射野间隔可按照射野几何扩散度或等剂量线相接方法进行计算，如图2-6-4。若两野相邻野的照射野宽分别为L1、L2，两野从体位一侧垂直入射，使其在dcm处照射野边线相接，由于照射野大小定义在50%等剂量线，两野在dm的交接点将得到100%剂量，从几何相接的原理推导出两野在皮肤上的间隔S为：$S=(L1+L2)/2\times d/SSD$。式中SSD为源皮距：L1 L2为两野的宽度，d为肿瘤中心深度。

上式在实际工作中有一定的指导意义，但对具体的患者的照射，其邻接方法要综合考虑各方面的影响，包括照射野半影、患者曲面、组织散射及其他因素等。

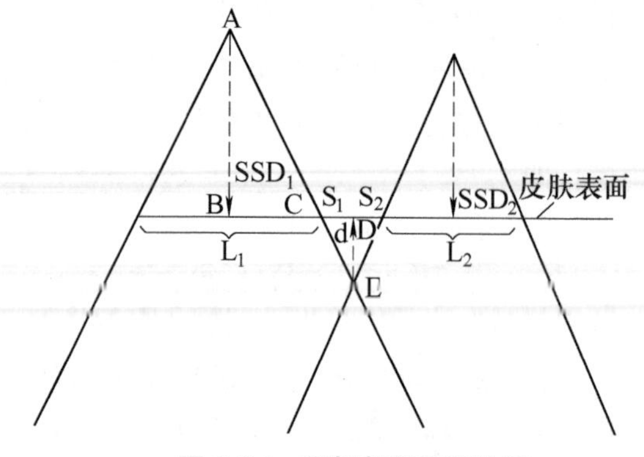

图2-6-4 两相邻野间隔计算

第四节 常规治疗计划设计步骤

放射治疗同其他治疗手段一样，也要经过一系列的临床检查，收集信息，决定治疗方案，最后了解治疗效果。但放疗还有其独特的地方，就是从就诊治疗到结束，一般要经过四个环节：即体模阶段、计划设计、计划确认、计划执行四个环节的有机配合是确保放射治疗取得成功的关键。

1. 体模阶段 此阶段主要是确定肿瘤的范围和位置以及与周围组织、重要器官的相互关系。人体外轮廓的获得目前有好几种方法，一般有脱体膜法，其次是使用人体描廓器和人体曲面描迹尺。由于电子计算机X线断层（CT）的发展和广泛应用，现在可以得到更准确的受照射部位的横断面图，用于放射治疗作计划设计有其独特的优点：①可以直接确定患者的外轮廓；②肿瘤位置及范围的确定：特别是在颅脑肿瘤的诊断方面效果最好，同时可以显示几个脏器的病变；③正常组织和器官的定位以及确定肿瘤与它们的关系，对有治疗计划系统（TPS）的单位，CT图像可直接输入给治疗计划系统的计算机，然后确认组织外轮廓、靶区及周围重要器官，以备做治疗计划用。

2. 治疗计划设计阶段 根据前一阶段得到的关于患者的肿瘤分布情况，结合具体肿瘤的临床表现如肿瘤的分型、期别及其所在部位，放疗医生勾划出靶区和计划区的范围，并预计出靶区的致死剂量和周围正常组织，特别是重要器官的最大允许剂量，与物理人员一起，借助于电子计算机按前面讲过的照射野设计原理进行计划设计。

一个好的治疗计划，不是一下子就可以得到的，应该通过选择治疗设备、射线能量、照射野的几何物理条件（如入射角、剂量比、楔形板组织补偿等）逐步达到的，并且要遵循临床剂量学四原则，在不脱离自己本部门所能得到的放疗设备的情况下，尽量获得满意的剂量分布。

3. 治疗计划的确认　第二阶段设计好的治疗计划，应放到模拟机上进行核对。模拟机除应用诊断X线球管代替^{60}钴、加速器机头之放射源以外，其他的物理条件如源皮距、源限距、照射野大小等与^{60}钴治疗机、直线加速器完全相同。它越来越广泛地用于放射治疗的定位和治疗计划的核对，看看是否可以在具体的治疗机上执行。如果设计好的治疗计划，剂量分布虽然满意，但在具体的治疗机上或因患者的具体身体条件要求，计划不能执行时，应返回计算机重新进行设计，以适应机器和患者的要求。

4. 治疗计划执行　治疗计划执行包括三方面内容：治疗机物理、几何参数的设置，治疗摆位和治疗体位的固定，技术员是治疗计划的主要执行者，每天与患者接触，每天查看记录治疗单，每天操作机器和使用各种治疗附件，因此提高放疗技术员的技术素质对保证治疗精度和提高疗效是极为重要的。

为了提高摆位的精度，可使用固定器及激光定位灯以及照射野证实片。除此之外，近年来发展起来的射野动态影像系统是对放射治疗摆位的提示、检查和记录补充的普及应用，这将大大提高放疗质量。

（朱广迎　王　霞　吴　昊　张艺宝）

第七章　γ刀的临床应用

第一节　头部γ刀的临床应用

一、头部γ刀简介

头部γ刀（gamma knife）是立体定向放射外科（stereotactic radiosurgery，SRS）的主要治疗手段，是使用^{60}钴产生的γ射线根据立体几何定向原理，将颅内的病变组织或正常组织选择性地一次性或多次大剂量聚焦照射，使之产生局灶性坏死或功能改变而达到治疗疾病的目的。由于放射线在靶区分布的特殊性，周围组织几乎不受影响，其靶区坏死边缘如同刀割，故形象称之为"γ刀"（图2-7-1）。1951年瑞典的Leksell教授首先提出了放射外科治疗的设想，1967年世界上第一台头部γ刀由瑞典医科达公司研制成功，将179个^{60}钴放射源装在半球样的头盔里，分别通过4 mm，8 mm和14 mm三种可变换的外准直器使射线束聚焦，于1968年开始用于临床，以后相继在世界各国安装使用。此后γ刀日趋完善，1986年，医科达公司将放射钴源增加到201个，增加了直径18mm的准直器，并引入计算机系统使不同准直器可以根据治疗容积的大小在剂量计划中综合应用。1999年该公司推出"C"机，实现了自动更换靶点坐标，降低了人为操作误差。2006年又研发出全新一代"Perfexionγ刀"，将钴源调整至192枚，4mm、8mm、16mm三组准直器可以组合应用，治疗计划更加灵活多样，自动化程度更为提高，同时照射空间也得到扩大，增加了头颈肿瘤的治疗适应证。

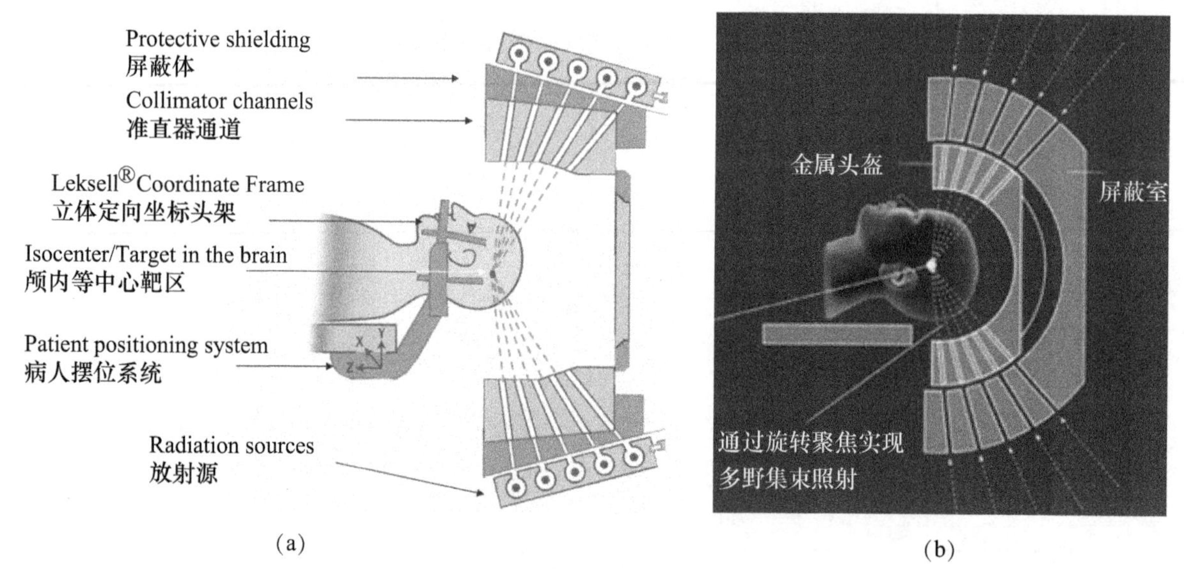

图2-7-1　Elekta Perfexionγ刀和OURγ刀装置示意

（a）Elekta Perfexionγ刀通过分布于半锥面上的192个钴源发出γ射线呈锥形聚焦于焦点实现多野集束照射。（b）OUR γ刀分布于半球面上的钴源只有30个，治疗时通过多条放射线旋转聚焦来实现多野集束照射。

1994年7月，中国深圳奥沃公司生产了世界上第一台旋转式γ刀，与同时期的静态γ刀相比具有突出的自动化功能。它是将30个^{60}钴放射源装载在一个半球壳形的源体中，呈节段分布，再经由直径为4mm、8mm、14mm和18 mm的终准直器引导线束到焦点。治疗时通过源体与准直体的同步旋转使发出的γ射线呈环锥状高度聚焦，非治疗状态时放射源可自动对位在屏蔽位置以减少放射污染。该设备采用的旋转聚焦方式使射线在靶区边缘的分布更加均匀，进一步降低了正常组织的损伤，并且该设备所需钴源的数量较少，降低了安装及换源成本。奥沃γ刀1996年正式用于临床，此后相继进行了一些小幅改型。目前全国的数十台同类设备已治疗病例逾十万例，治疗效果显著。从20世纪初开始，国内的其他一些厂商也以奥沃的旋转式辐照单元为基础，陆续研发生产了另外几种γ刀设备，如“玛西普”“圣爱”“尊瑞”“大医”等品牌，在国内多家医院安装使用。

传统放疗的原理是利用肿瘤组织与正常组织对放射线的敏感度不同，采用小剂量分次治疗的方法，杀死对射线敏感的肿瘤细胞，而使正常组织得以保护（当然也会有不同程度的损伤）。γ刀的原理是依赖靶区与周围组织剂量分布梯度的陡峭变化，加之精确的适形度实现了靶区高剂量而周围组织所受影响极小。治疗时根据颅内不同病变特点及要求采取差异化的治疗方案。主要参考病灶体积的大小、性质、生长部位以及邻近组织的关系，通过选择不同孔径的准直器，以一至多个靶点来进行剂量分布拟合使靶区的照射野与实际病灶形状相适形，通常是单性大剂量照射，也可进行多次分割剂量治疗。因此，γ刀更适合那些体积较小的、深在的，以及毗邻重要结构的良、恶性病变。另外也非常适合于需高剂量毁损治疗的某些功能性疾病。

γ刀的主要治疗过程包括：①佩戴、固定头部立体定位框架；②影像学定位扫描（CT或MRI）；③制订治疗计划和确定处方剂量；④实施治疗；⑤卸掉立体定位框架，包扎微创伤口。全部过程平均需要2～4小时。γ刀治疗与开颅手术相比，不存在手术造成的感染、出血等风险；正确应用，术后很少有或仅有较为轻微的并发症，大多数患者无须住院，门诊即可治疗。

二、头部γ刀的临床应用

头部γ刀的临床应用比较广泛，治疗的疾病主要有：①脑血管畸形，包括动静脉畸形和海绵状血管瘤。②各种颅内良恶性肿瘤，包括垂体瘤、脑膜瘤、神经鞘瘤（听神经瘤最常见）、颅咽管瘤、脊索瘤、胶质瘤、转移瘤、淋巴瘤、生殖细胞肿瘤以及来源于颅内其他组织类型的肿瘤。③功能性疾病，神经痛（三叉、舌咽）、帕金森病、少数类型癫痫以及个别精神疾病等。

现将主要治疗的疾病分述如下：

（一）脑血管畸形

脑血管畸形（cerebral vascular malformations）是指脑血管发育异常引起的脑局部血管数量和结构异常并对正常脑血流产生影响的一类疾病。下面主要介绍动静脉畸形和海绵状血管瘤。动静脉畸形（AVMs）的临床表现主要有出血、癫痫，以及由于缺血造成的神经功能障碍。通过影像学检查可以明确诊断。已被公认是脑动静脉畸形的标准治疗方法之一，也是γ刀的最佳适应证之一。治疗机制在于血管内皮细胞经一定量的射线照射后被损害，使血管壁胶原纤维组织增生和纤维化，导致血管内血栓形成、管腔闭塞。综合文献报道，经多中心治疗病例的回顾性分析，γ刀治疗动静脉畸形的闭塞率通过血管造影验证，在术后1年、2年、3年分别为40%、80%和90%以上。从理论上讲，只要血管畸形未完全闭塞，就有再出血的可能，根据统计数字，γ刀治疗后再出血率为每年2.6%，与未经治疗每年2.2%～3%的自然出血率相近，说明γ刀治疗没有增加出血的危险。治疗后的并发症主要是术后的水肿反应及再出血的可能，术后水肿通常在治疗后6个月前后出现，持续数月或更长。海绵状血管瘤（CA）是一种缺乏动脉成分的血管畸形，在血管造影中无异常显影表现，但CT、MR检查有较高的特异性，诊断不难。其主要临床表现为癫痫、局灶性神经症状以及相对轻微的出血。CA经γ刀治疗后可减少远期出血的概率，有助于缓解癫痫发作。但CA的病理结构本身对放射线不敏感，待形成完全激化、窦腔闭塞需要较长的疗效潜伏期。如果盲目扩大治疗范围容易引起较重水肿的反应，需引起重视。

（二）垂体瘤（pituitary tumor）

正常人的垂体分为神经垂体和腺垂体，绝大

多数的肿瘤来源于腺垂体，又分为无功能性和功能性腺瘤，发病率一般为1/10万，占颅内肿瘤的10%。应用γ刀治疗的目的是：控制肿瘤生长或杀死肿瘤组织；改善内分泌症状；保留正常垂体功能。在选择病例中要特别注意视力和视野的改变，当发现近期有进行性视力下降时，应首先选择手术治疗。从20世纪60年代开始的γ刀应用实践表明，正常垂体具有较高的放射耐受性，可高达170Gy，而通常垂体瘤细胞的治疗量低于30～40Gy，无功能性腺瘤则对射线更为敏感，所需剂量更低。所以，γ刀治疗垂体瘤时对正常垂体功能的损害是少见的。在实际治疗经验中，要注意保护视神经及视交叉，避免受到射线的损伤（一般要低于8～10Gy）。根据国内外多年来文献报道，γ刀治疗功能性腺瘤：PRL下降率48.5%～69.2%，71%～88.5%的患者GH水平有不同程度下降，肢端肥大症状较前明显好转，头痛症状减轻；ACTH腺瘤中55%～73%激素水平下降或恢复正常；肿瘤控制率则高达90%～96%。空军总医院伽玛刀中心治疗随访2001年—2007年无功能腺瘤261例，平均周边剂量14.5Gy，平均随访34个月，控制率为92%。

（三）颅咽管瘤（craniopharyngioma）

颅咽管瘤的发生与胚胎颅咽管的残余上皮细胞有关，属良性肿瘤，根据解剖主要分为鞍上型、鞍内型和混合型，多生长于鞍上，与下丘脑相邻，手术全切困难，危险性很大，且手术后容易复发，虽属良性肿瘤，但临床发展结果常常表现为恶性，需采用多种手段综合治疗。Backlund早在1968—1971年就用第一台γ刀治疗过4例颅咽管瘤，随访结果满意。颅咽管瘤半数以上为囊性-实性混合性肿瘤，γ刀仅对实性部分肿瘤有效，对囊性部分肿瘤主张手术切除或行囊内核素间质内放射或先行立体定向穿刺抽吸囊液后即刻进行γ刀照射。

（四）听神经瘤（acoustic nourinoma）

听神经瘤是一种起源于前庭支雪旺细胞的良性肿瘤，占所有颅内肿瘤的5%～10%，是脑桥小脑角最常见的肿瘤。临床表现为耳鸣、进行性听力下降，肿瘤进一步生长可压迫三叉神经引起面部麻木或疼痛，还可引起头痛、恶心、呕吐、复视和共济失调等颅内压增高等症状。尽管由于当代显微神经外科技术的发展，已使听神经瘤患者的预后大为改善，但开颅手术仍有较高的死亡率和致残率。1969年国外首先开始应用γ刀治疗听神经瘤，Prasad，Phillip等对120例经伽玛刀治疗的听神经鞘瘤患者随访超过7年，无一例直接致死。目前普遍认为12～14Gy的周边剂量对控制肿瘤的生长即可产生明显效果，而这一剂量范围可以使面听神经的功能得以保存。Regis报告随访超过2年的567例患者，肿瘤生长控制率达97%，轻度面部感觉减退比率为4%，面瘫发生率1%。对于管内型听神经瘤，边缘剂量低于13Gy时，听力保存率高达95%。目前普遍认为，γ刀治疗体积较小的听神经瘤（平均直径小于30mm），对面、听神经功能保存和减少并发症方面优于显微神经外科手术。

（五）脑膜瘤（menglingioma）

脑膜瘤大部分来自于脑膜细胞中的蛛网膜细胞，生长部位幕上占85%，幕下占15%，几乎可生发于颅内的各个部位。绝大多数脑膜瘤属良性肿瘤，生长缓慢，症状出现较晚。治疗手段主要为手术切除、放疗、伽玛刀治疗。据统计手术全切除肿瘤的复发率为20%，部分切除的复发率为40%，尤其是位于颅底的脑膜瘤，位置深，手术困难，不易彻底切除，复发率更高。Kondziolka回顾性分析16个中心行手术切除、γ刀和（或）放疗的203例脑膜瘤，66例以上以γ刀作为首选治疗，平均体积10ml，5年肿瘤控制率93%。Eustacchio报道121例颅底脑膜瘤的γ刀治疗，肿瘤体积0.5～89.9ml，周边平均剂量13Gy，随访5～9.8年，结果：肿瘤缩小60.3%，不变38.9%，肿瘤生长控制率99.2%，症状改善44.6%。实践表明，大脑凸面脑膜瘤较易产生长期、严重的放射水肿反应，应首选手术治疗，残留部分再行γ刀照射，而颅底脑膜瘤放射反应较轻，体积较小者可首选γ刀治疗。脑膜瘤多是良性肿瘤，生长缓慢，属于放射晚反应组织，对单次高剂量照射可抑制生长。脑膜瘤在CT或MRI上边界清晰，便于靶区确定和剂量计算，有利于周边组织的保

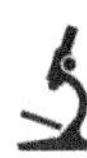

护，这些都是适合γ刀治疗的因素，对于那些手术后残留、不适宜手术治疗的年老体弱患者γ刀治疗更是不二选择。

（六）脑继发恶性肿瘤（intracranial metastases）

脑继发恶性肿瘤是指身体其他部位的癌瘤通过一定的途径转移到颅内者。原发肿瘤以肺癌、乳腺癌、大肠癌、黑色素瘤、肾癌、肝癌、食管癌以及胃癌多见。脑继发恶性肿瘤占颅内肿瘤的10%～20%，80%分布于大脑半球，其余在小脑和脑干。转移瘤生长迅速，周围水肿明显，多为类圆形，瘤周存在异常增生的毛细血管，对高剂量照射敏感。未经治疗的患者平均生存期仅1～3月，全脑放疗后的平均生存期为4～6月。单纯化疗对绝大多数脑继发恶性肿瘤的治疗效果较差。考虑到血脑屏障对化疗药物的影响，人们尝试寻找能足量透过血脑屏障进入中枢神经系统并产生抗癌效果的药物，以亚硝脲类抗肿瘤药为代表，但临床应用后发现其控制脑部病灶的有效率较低。近几年来替莫唑胺（Temozolomide，TMZ）的应用受到重视，它的代谢产物可以透过血脑屏障而发挥作用，已经有多发性BMM患者经过6个疗程的TMZ治疗而完全缓解的个案报道。然而有研究指出TMZ的作用仍为有限。手术切除迄今仍是脑继发恶性肿瘤的重要治疗方法，但手术治疗多适用于单发肿瘤，对于多发者，手术治疗则难以发挥作用。目前多主张对于单发的，大体积肿瘤占位引起颅内压明显增高以及梗阻性脑积水、难控性癫痫者均应采取手术切除。自1975年以来，应用γ刀治疗脑转移瘤逐渐增多。Flickinger等报告用γ刀治疗116例脑转移癌，51例单用γ刀治疗，65例γ刀加全脑放疗。局部癫痫控制率为85%，术后平均生存期11个月。总结空军总医院自2006年—2013年间治疗随访536例各类脑继发恶性肿瘤，196例采用γ刀加全脑放疗，其余单纯使用伽玛刀治疗，单发病灶34.6%，多发65.4%，局部肿瘤控制率为92%，术后平均生存期13.5个月。实践证明，γ刀治疗脑继发恶性肿瘤可明显缓解症状、改善生活质量，积极配合其他综合治疗可明显延长患者生存期。

（七）三叉神经痛（trigeminal neuralgia）

三叉神经是最粗大的一对颅神经，为混合神经，司面部皮肤、口腔、鼻腔、副鼻窦、脑膜等处的感觉以及咀嚼肌的运动。三叉神经痛是在三叉神经分布区内反复发作的阵发性疼痛，为骤然发生的撕裂样、电击样、针刺样以及刀割样剧烈疼痛。病因目前尚不明确，可能与三叉神经根部受各种原因（如微小血管等）的压迫牵拉导致的神经根脱髓鞘或三叉神经中枢核团的过度兴奋有关。治疗主要有药物治疗：口服卡马西平、苯妥英等，目的是抑制三叉神经的电发放。封闭、射频治疗：利用药物（甘油、酒精等）注射或加热的办法使神经变性坏死，使痛觉传导断路而止痛。手术治疗：包括三叉神经周围支切除、撕脱术、感觉根部分切断术、三叉神经微血管减压术等。γ刀治疗三叉神经痛最早由Lars Leksell教授提出，是将聚焦的伽玛射线汇聚在三叉神经根部，通过一定剂量的照射来阻断痛觉传导，同时触觉和运动功能仍可保留。其特点是安全有效、治疗过程简单、痛苦小。不足之处是治疗起效的时间不太确切，可长可短，多数在数周至数月后疼痛缓解。治疗后往往还需要再辅以药物或封闭治疗。1971年，他报导了用16.5Gy和22Gy的剂量照射三叉神经半月节治疗的2例患者，获得成功；1997年和1998年Young分别报导了84例和253例三叉神经痛患者的伽玛刀治疗，治疗靶区选择在三叉神经根入脑桥处，中心剂量60～90Gy，有效率提高了86%～91.8%。随访空军总医院γ刀中心自2000年12月至2011年11月采用OUR-XGD/B型旋转式伽玛刀治疗原发性三叉神经痛患者397例，中心剂量75～90 Gy，397例患者随访时间平均42.6月；疗效显效时间：1天～13个月；完全无疼痛244例，占61.5%；偶然发作及轻微疼痛，少量药物可以控制者108例，占27.2%；中等至剧烈疼痛，药物不能完全控制者45例，占11.3%；总体效果满意。当前，随着医学技术的发展，应用γ刀治疗三叉神经痛较为普遍，已成为主要的治疗手段。一般认为，采用药物或其他方法治疗无效的患者，以及年老体弱、不能耐受手术治疗或有其他合并症（高血压、糖尿病等）

的患者均可采用γ刀治疗。

第二节　全身γ刀的临床应用

全身伽马刀是全身立体定向伽马射线治疗系统的简称，是一国际首创、世界领先的、通过采用立体定向多源旋转聚焦原理治疗体部肿瘤的国产化大型放疗设备。它涉及放射物理、精密机械、自动控制、医学影像、计算机软件等多学科领域；是多学科先进技术集成创新的有机结合体。

全身伽马刀首次将多源动态旋转的伽马射线聚焦后所形成的高剂量区应用于体部肿瘤的治疗，其剂量分布具有类似质子线的 Bragg 峰和放射性粒子植入的双重特点，结合常规放疗和立体定向放疗的临床经验，采用新的治疗模式，取得了高疗效、低损伤的效果，目前已引起国内外同道的高度关注。而且，现已出现多种不同类型的全身伽马刀。

（一）全身伽马刀的类型

1995 年初由深圳奥沃公司开始研发，1998 年 9 月首台 OUR-QGD 型全身伽马刀在山东省肿瘤医院临床试用，1 年后获得国家食品药品监督管理局论证准入临床应用。该设备主要采用锥形聚焦平面旋转照射原理，将 30 个^{60}钴放射源按一定经纬度安装在一个球冠体的预准直器源腔中，通过终准直器引导射线向焦点聚焦，同时源体与准直体沿 Y 轴行 360 度水平旋转，使 30 束γ射线沿焦点轴锥面旋转聚焦。初装源时总活度约 8500Ci，经准直的 30 束γ射线旋转聚焦于辐射中心（焦点）的剂量率大于 3.0Gy/min，辐射场的范围由准直器孔径大小决定。剂量场范围由 50%剂量线之间的宽度，即半高宽（FWHM）表示，3 种不同准直器孔径在 Y 轴上的 FWHM 分别为 10mm、30mm 和 50mm，在其他轴面上更大。计划时根据病灶大小，选择合适的准直器，通过单靶点或多靶点的剂量拟合，实施优化治疗。与 X 刀和三维适形放疗相比，由于多源旋转聚焦，使正常组织吸收的辐照剂量更分散、更少，肿瘤吸收的剂量更集中，肿瘤周边的剂量梯度更大，治疗增益比更高。2000 年开始至 2005 年底，OUR-QGD 型全身伽马刀在全国已有近 50 台应用于临床，治疗肺癌、肺转移癌、肝癌、肝转移癌、胰腺癌等患者近 5 万例，已成为重要的放射治疗手段之一。总之，虽然各种设备形状不一，但其共同特征是采用多源、通过非共面旋转聚焦方式使病灶受到持续性的高剂量照射，而周围正常组织受到的是瞬时的低剂量照射。

（二）剂量分布特征

γ线和 X 线一样都属光子线，剂量分布特点是高剂量区在皮下 0.5 cm 处，随着深度增加，剂量逐渐衰减，在 8～10 cm 深处的吸收剂量仅为 60%～70%。全身伽马刀通过多源的多束射线聚焦（锥形旋转聚焦或扇形旋转聚焦）后，形成一个围绕焦点的高峰剂量区，其剂量强度从焦点中心向边缘逐步衰减，剂量分布的高剂量集中在靶区，靶外剂量下降梯度十分陡峭，具有刀的特征，有利于靶外正常组织的保护。但剂量均匀度和适形度相对较差，特别是在靶体积较大而采用多靶点填充治疗时，应充分注意这一点。

（三）适应证和禁忌证

主要适用于实质器官肿瘤的治疗。据目前的统计，在多数医院已治疗的数万例肿瘤患者中，肺癌和肺转移癌占 51%、肝癌和肝转移癌占 19%、胰腺癌占 10%、其他占 20%左右。据各医院报道多数病例的近期疗效明显，局部控制率高，副作用轻。远期疗效和晚期反应的相关报道较少，有待进一步评价。

1. 治疗原则和方案　全身伽马刀治疗的选择应根据肿瘤大小、所在部位、肿瘤病理类型和患者全身状况等因素而定。治疗包括根治性放疗、常规放疗后追加放疗、姑息性放疗和放疗后复发的再程放疗。肝、肺的早期局限性肿瘤采用伽马刀治疗和手术治疗均可获得根治效果，可考虑为高龄肝、肺早期局限肿瘤的首选治疗。当肿瘤较大或有区域淋巴结转移时应考虑与其他放疗手段结合治疗，并根据情况配合化疗。伽马刀的照射剂量和分次方法据肿瘤大小和部位而异，目前尚无统一标准，总的分次量较常规放疗大，有的采用隔日照射，有的采用连续照射。

2. 治疗结果 据不完全统计截止2004年底，全身伽马刀共治疗各种肿瘤患者近5万例，患者年龄最小12岁，最大年龄88岁。近期总有效率为80.0%～97.6%，平均为90.83%，完全缓解率为13.3%～62.8%，平均为36.77%；部分缓解率28.5%～66.6%，平均为50.6%。其中肺癌的总有效率平均为92.7%；肝癌的总有效率平均为88.7%；胰腺癌的总有效率平均为82.5%。

空军总医院采用全身伽马刀治疗不能手术的Ⅰ/Ⅱ期非小细胞肺癌的前瞻性研究获得了进展，肿瘤的完全缓解率（CR）为63%，总有效率100%；1～3年的肿瘤局控率分别为95%和95%；1～3年总生存率分别为87.6%和77.8%；其中Ⅰ期非小细胞肺癌的1～3年总生存率分别为100%和90.9%；放射损伤较轻。而且1～3年生存率和外科手术相当，但没有外科手术的风险。采用全身γ刀治疗局部进展期胰腺癌没有肝转移病例52例，采用50%剂量线3～4Gy/次，总剂量45～51Gy的方案，局部止痛有效率为85.2%，减黄率71.4%，肿瘤的完全缓解率（CR）21.3%，总有效率为69.3%。Ⅱ期病例的2年生存率为62.5%，而且治疗中副作用轻。

3. 问题和展望 全身伽马刀在机器方面的问题是机型多而且每一种机型都未能尽善尽美，特别是在剂量评估和剂量验证方面有待进一步完善。在临床应用方面主要存在规范化使用及临床应用研究的不足。

尽管如此，全身伽马刀所独具的剂量聚焦优势已被大量的临床结果证明，并且，空军总医院研制的全身伽马刀离线验证技术已经得到临床应用；夏延毅教授研制的实时影像引导的伽马射线治疗系统已获得国家发明专利。随着全身伽马刀技术的不断发展完善，对推动我国放疗设备产业和放射肿瘤专业发展具有重要意义。（图2-7-2、图2-7-3）

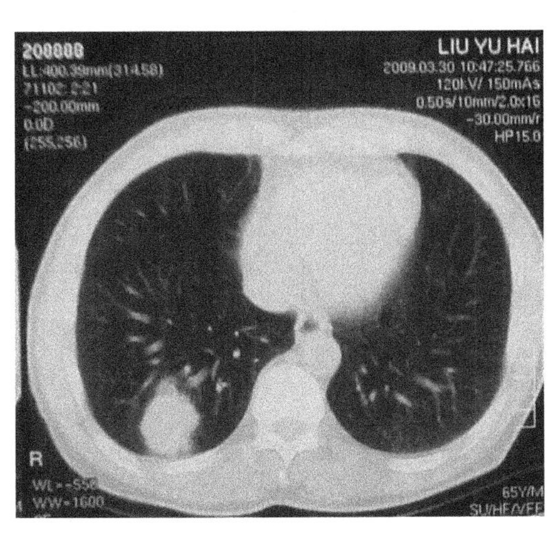

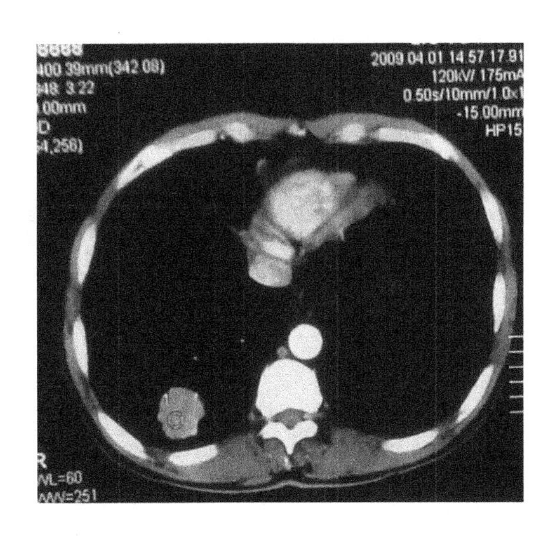

治疗前

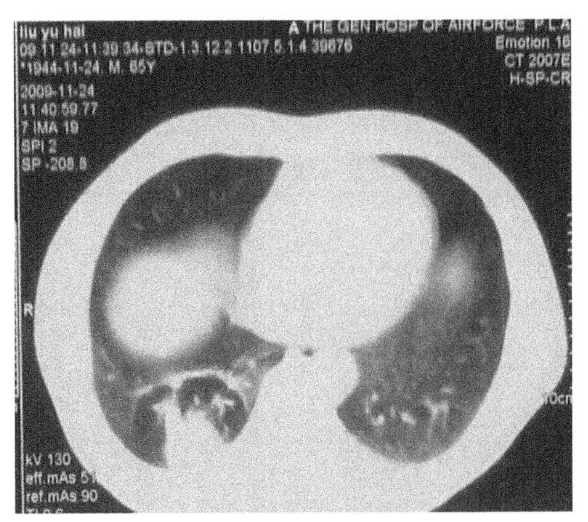

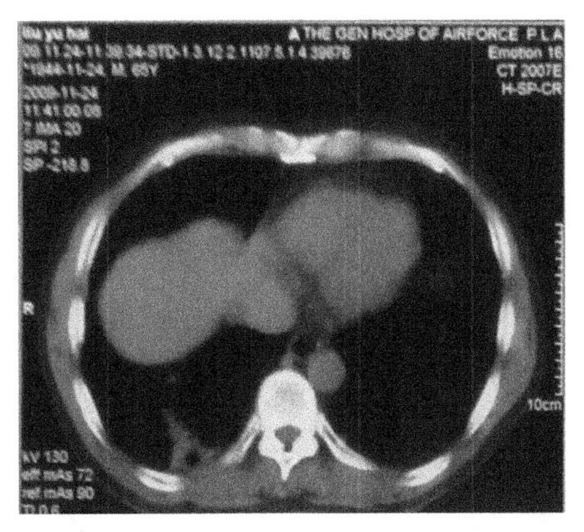

治疗后6个月：病灶明显缩小，PR

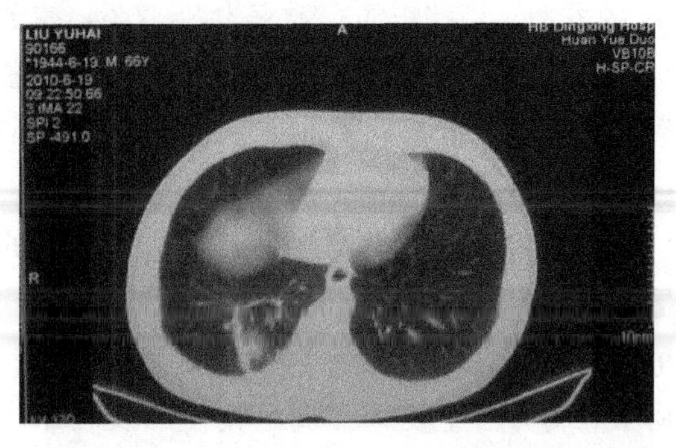

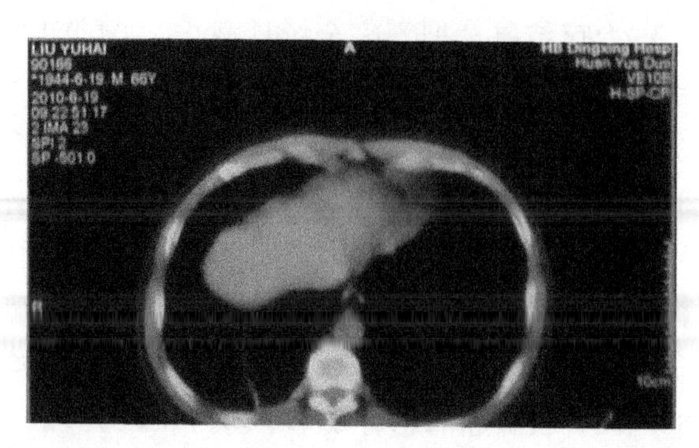

治疗后1年：病灶消失，局部斑片状影，CR

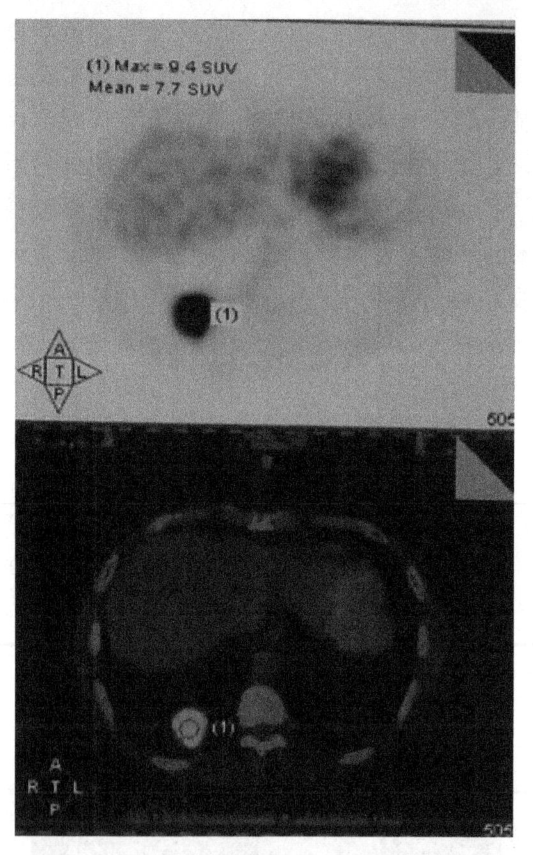

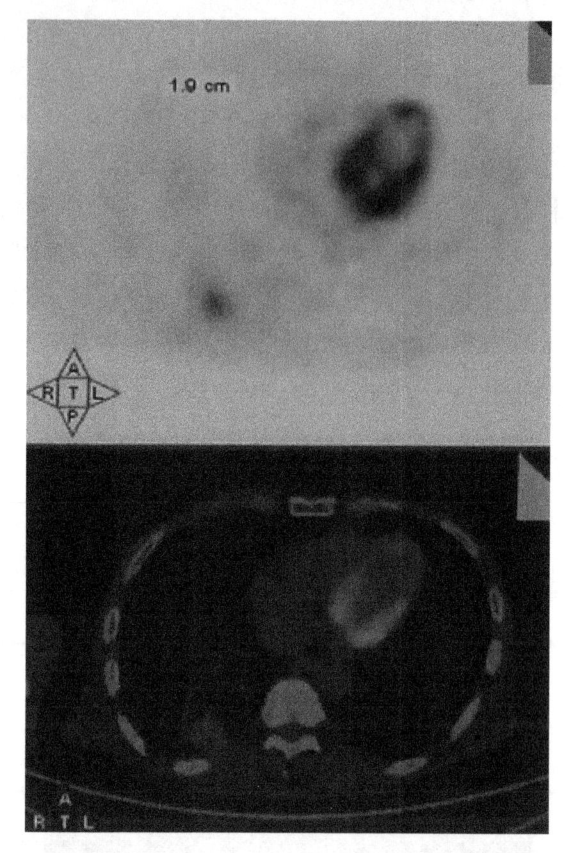

治疗前及治疗后半年PET/CT对比：高代谢病灶消失

图 2-7-2　病例 1：肺中分化腺癌，T2N0M0

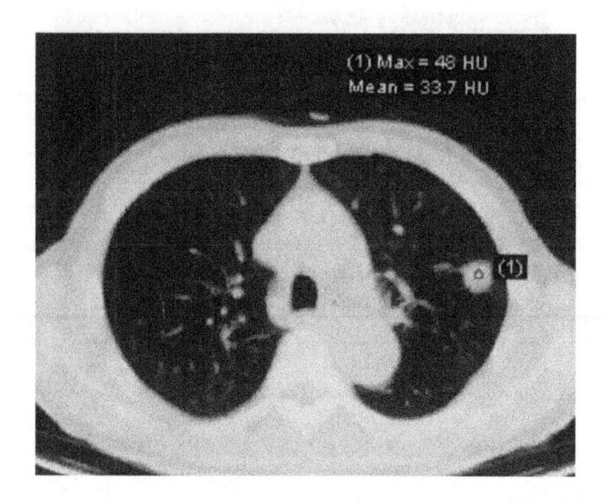

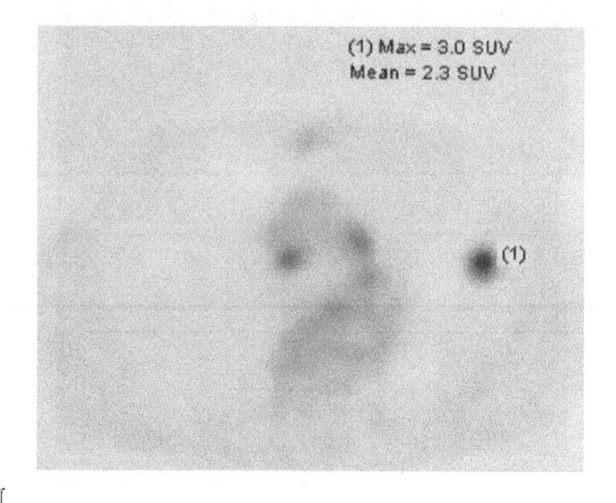

治疗前

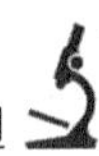

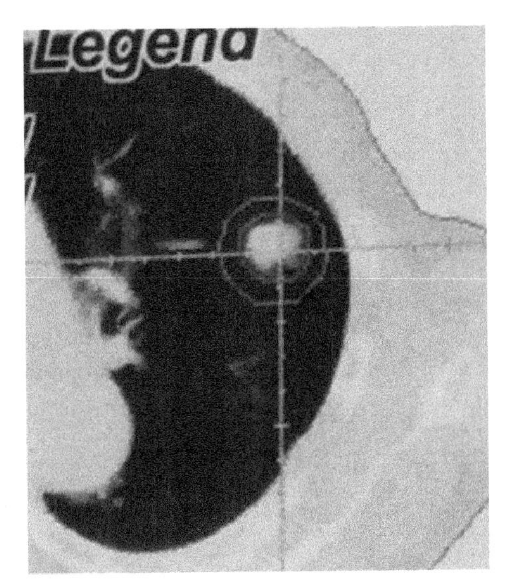

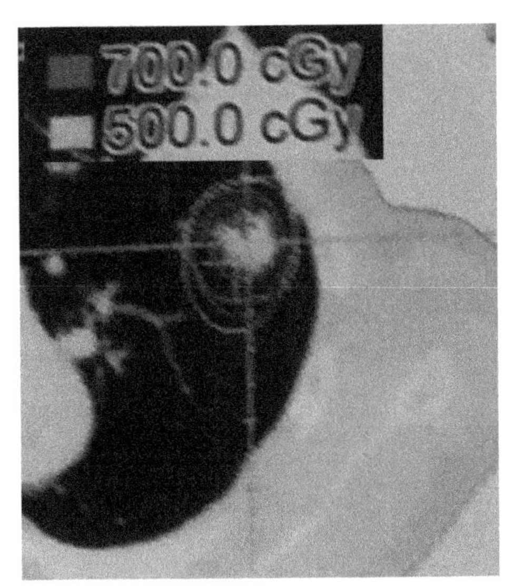

靶区勾画及治疗计划

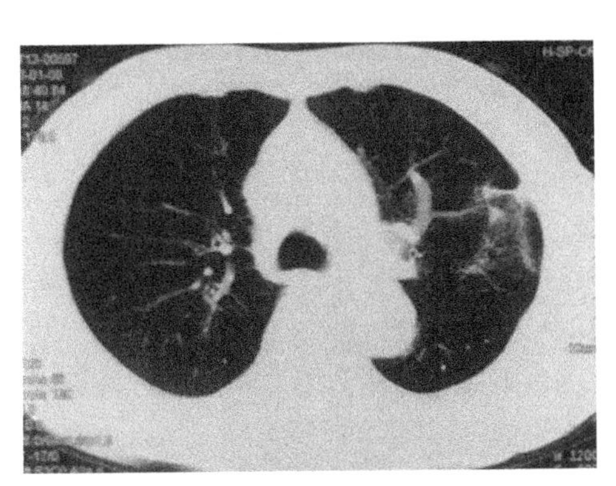

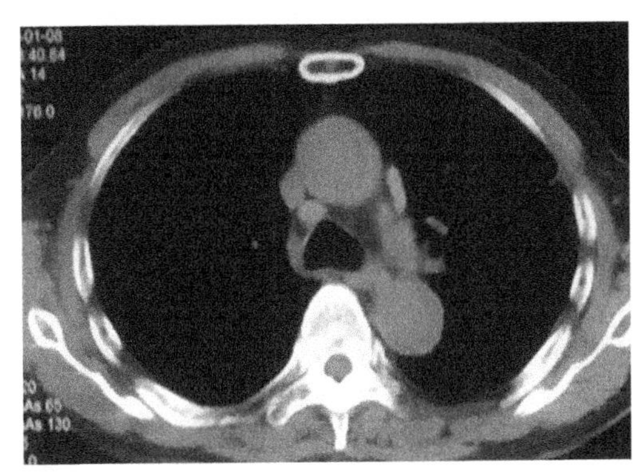

治疗后半年：病灶消失，局部云雾状影

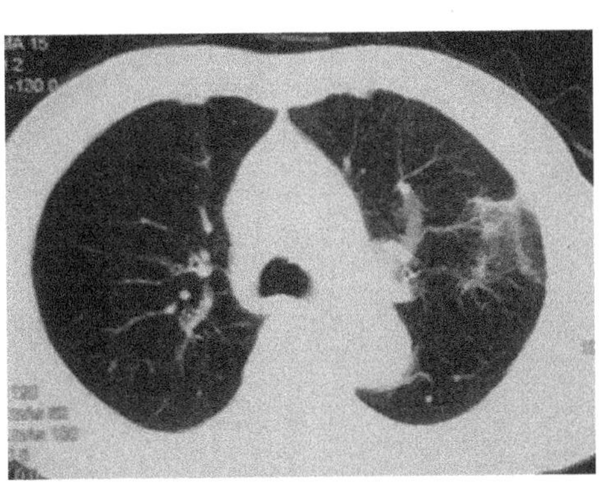

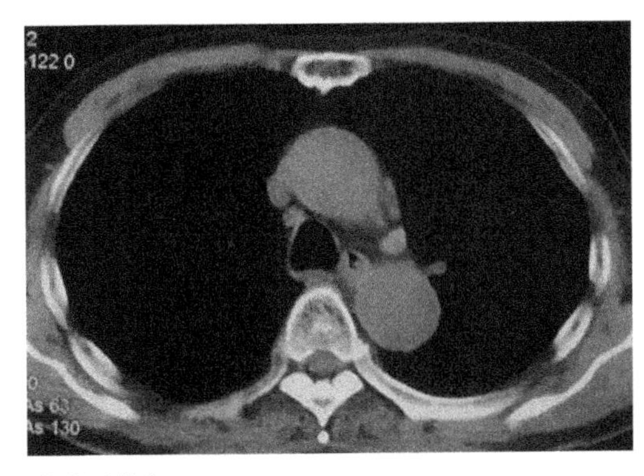

治疗后1年：病灶消失，局部云雾状影较前无著变

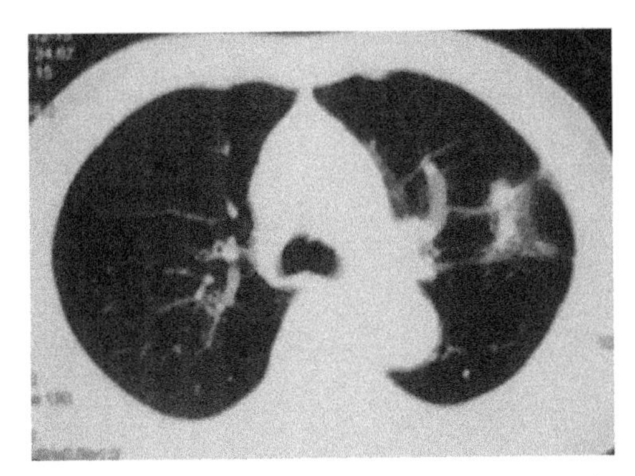

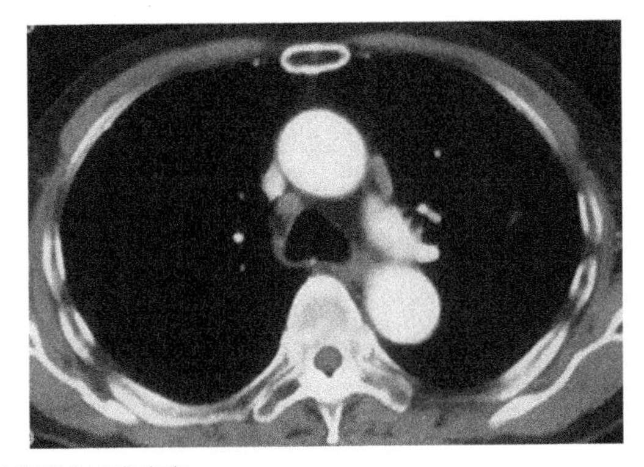

治疗后2年：病灶消失，局部云雾状影较前轻微实变

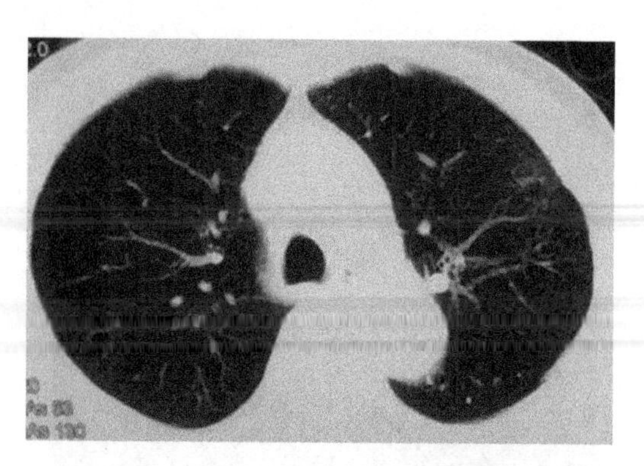

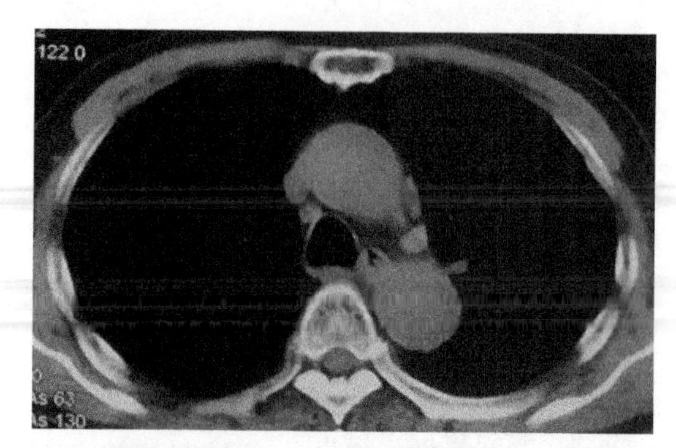

治疗后3年：病灶消失，局部云雾状影明显吸收

	Pre-Bronch Actual	Pre-Bronch Pred	Pre-Bronch %Pred	Post-Bronch Actual	Post-Bronch %Chng	Post-Bronch %Pred
—通气功能—						
FVC (L)	2.14	3.95	54			54
FEV1 (L)	1.21	3.07	39			39
FEV1/FVC (%)	56	77	73			73
FEF 25% (L/sec)	2.14	6.58	32			32
FEF 50% (L/sec)	0.62	3.58	17			17
FEF 75% (L/sec)	0.25	0.95	26			26
FEF 25-75% (L/sec)	0.24	2.99	8			8
FEF Max (L/sec)	2.30	8.04	29			29
FIF Max (L/sec)	1.72	3.40	50			50
MVV (L/min)	50	107	47			47
—肺容量—						
SVC (L)	2.78	3.95	70			70
IC (L)	2.20	3.58	62			62
ERV (L)	0.57	0.37	155			155
RV/TLC (SB) (%)	39	44	88			88
—弥散功能—						
DLCOunc (ml/min/mmHg)	11.61	29.20	40			40
DLCOcor (ml/min/mmHg)		17.55				
DL/VA (ml/min/mmHg/L)	2.63	4.11	64			64
VA (L)	4.42	7.02	63			63

Post-Test Comments: 混合性通气功能下降（中度） 最大通气量下降（中度）
肺弥散量下降（中度） 弥散系数下降（轻度）

治疗后半年肺功能

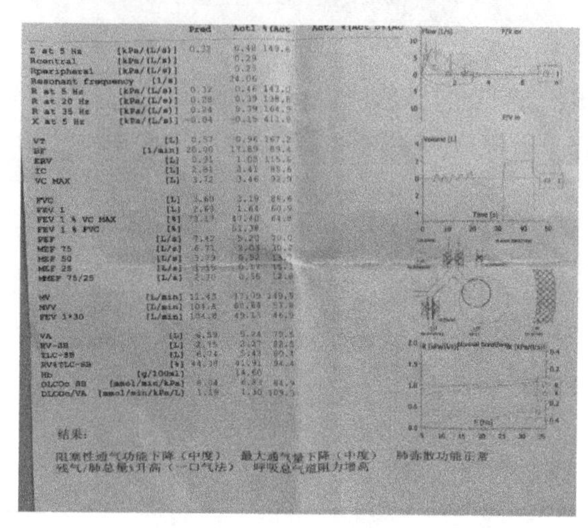

	Unit	Pred	Act1	%(Act1/Pred)
Z at 5 Hz	[kPa/(L/s)]	0.32	0.48	149.6
Rcentral	[kPa/(L/s)]		0.29	
Rperipheral	[kPa/(L/s)]		[illegible]	
Resonant frequency	[1/s]		24.06	
R at 5 Hz	[kPa/(L/s)]	0.32	0.46	143.0
R at 20 Hz	[kPa/(L/s)]	0.28	0.39	138.8
R at 35 Hz	[kPa/(L/s)]	0.24	0.39	164.9
X at 5 Hz	[kPa/(L/s)]	-0.04	-0.15	411.9
VT	[L]	0.57	0.96	167.2
BF	[1/min]	20.00	17.89	89.4
ERV	[L]	0.91	1.05	115.6
IC	[L]	2.81	3.41	[illegible]
VC MAX	[L]	3.72	3.46	92.9
FVC	[L]	3.60	3.19	88.6
FEV 1	[L]	2.69	1.64	60.9
FEV 1 % VC MAX	[%]	73.17	47.40	64.8
FEV 1 % FVC	[%]		51.38	
PEF	[L/s]	7.42	5.20	70.0
MEF 75	[L/s]	6.71	2.03	30.2
MEF 50	[L/s]	3.79	0.52	[illegible]
MEF 25	[L/s]	[illegible]	0.17	[illegible]
MMEF 75/25	[L/s]	2.70	0.36	[illegible]
MV	[L/min]	11.45	17.09	149.5
MVV	[L/min]	104.8	60.84	[illegible]
FEV 1*30	[L/min]	104.8	49.13	46.9
VA	[L]	6.59	5.24	79.5
RV-SB	[L]	2.45	2.27	92.8
TLC-SB	[L]	6.74	5.43	[illegible]
RV%TLC-SB	[%]	44.38	41.91	94.4
Hb	(g/100ml)		14.60	
DLCOc SB	[mmol/min/kPa]	8.34	[illegible]	[illegible]
DLCOc/VA	[mmol/min/kPa/L]	[illegible]	1.30	[illegible]

结果：
阻塞性通气功能下降（中度） 最大通气量下降（中度） 肺弥散功能正常
残气/肺总量%升高（一口气法） 呼吸总气道阻力增高

治疗后3年肺功能

图 2-7-3 病例 2：肺高分化腺癌，T1N0M0

（王颖杰 李宏奇 刘启勇 夏廷毅）

第八章　立体定向放射治疗原理及临床应用

瑞典著名神经外科学专家 Lars Leksell 教授于 1951 年提出立体定向放射概念，1968 年瑞典 Electa 公司研制出世界首台头部 γ 刀应用于临床。目前用于临床治疗的是第三代 γ 刀，用 201 个^{60}钴放射源采用静态聚焦方法，针对颅内小靶区病变单次高剂量照射而靶区边缘剂量锐减犹如刀割，达到类似外科手术的效果，称为立体定向放射外科（stereotactic radiosurgery，SRS）。20 世纪 80 年代，Colombo 和 Betti 等人对医用直线加速器加以改进，通过专用准直器和立体定向系统作非共面多弧度小野三维集束照射，可以单次或多次照射，取得与 SRS 相同的治疗效果，称为立体定向放射治疗（stereotactic radiation therapy，SRT），也称 X 刀。因单次剂量较常规治疗大，生物学效应高，又称为大分割立体定向放射治疗（hypo-fractionated radiation therapy，HSRT）、立体定向消融放射治疗（stereotactic ablative radiation therapy，SART）。SRT 开始时用于颅内病变治疗，后逐步用于体部病变治疗，称为立体定向体部放射治疗（stereotactic body radiation therapy，SBRT）。

第一节　立体定向放射治疗原理

立体定向放射治疗的基本原理是用旋转的方法实现多野集束照射。由于加速器单平面旋转（图 2-8-1b）形成的空间剂量分布较差，目前通常采用 4～12 个非共面小野（图 2-8-1c）围绕等中心旋转，达到 γ 刀集束照射同样的剂量分布。图 2-8-1c 所示方法的缺点是每次旋转治疗结束后，必须进入治疗室，变换治疗床的位置，摆位时间和治疗时间加长。图 2-8-1d 的方法称为动态旋转治疗，可大大缩短摆位时间和治疗时间，靠机架和治疗床在出束（照射）过程中的联合运动，实现非共面的连续照射。

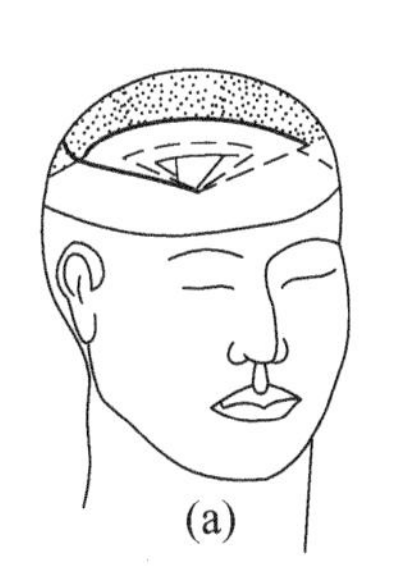

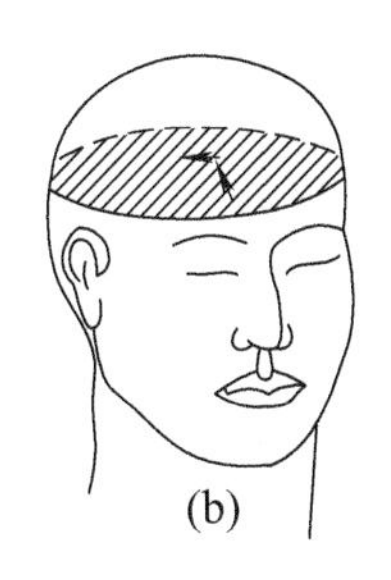

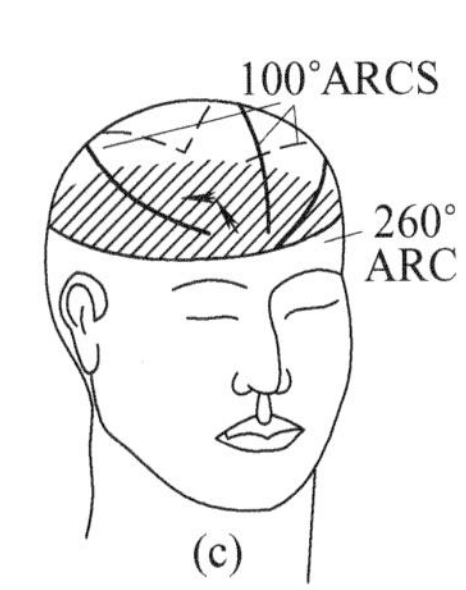

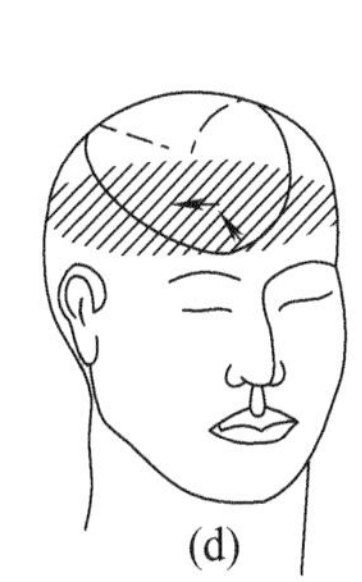

图 2-8-1　立体定向放射治疗原理

图（a）：γ 刀通过分布于半球面上的钴源发出 γ 射线呈锥形聚焦于焦点实现多野集束照射。图（b）：通过加速器机臂旋转可在同一平面上使 X 线呈扇形聚焦于等中心点。但单平面旋转形成的空间剂量分布较差。图（c）：X 刀通过旋转治疗床和加速器机臂使 X 线在多个非共面聚焦于等中心，达到 γ 刀集束照射同样的剂量分布。但每次治疗床的旋转需操作人员进入机房操作。图（d）：通过计算机控制机架和治疗床在出束（照射）过程中的联合运动，实现非共面的连续照射。

如图 2-8-2 所示，每个旋转代表治疗床的一个位置，即治疗床固定于不同位置，加速器绕其旋转一定角度。病变（靶区）中心一般位于旋转中心（等中心）位置。

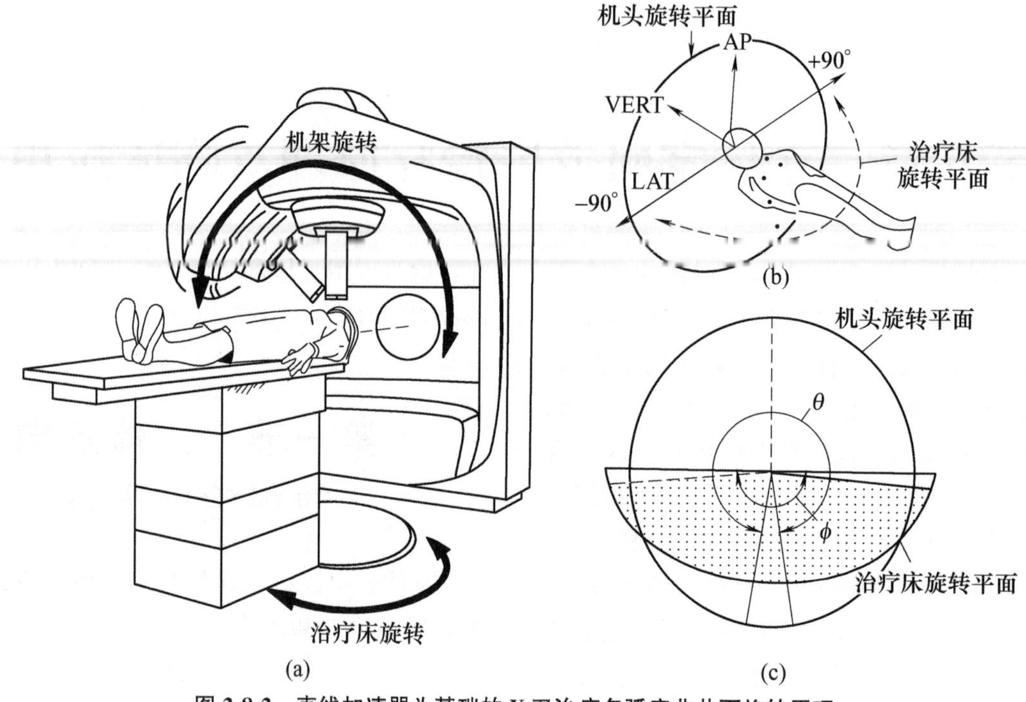

图 2-8-2　直线加速器为基础的 X 刀治疗多弧度非共面旋转原理

立体定向放射治疗的剂量分布有下述特点：小野集束照射；剂量分布集中；靶区周边剂量梯度变化较大；靶区周边正常组织剂量很小。坐标系的建立是实施治疗的基本条件。γ 刀治疗时，通过把作为坐标系参照物的基础环固定到患者头骨上，可以建立一个可靠的三维坐标系统。颅内或头颈部 X 刀治疗时，用无创基础环替代有创基础环也可建立较可靠的坐标系统。γ 刀机械精度高，误差范围可达到 0.1 mm，X 刀因受直线加速器机械精度的影响，误差范围达 0.1～1 mm。但治疗精度不仅取决于机械精度，还取决于靶定位精度、固定系统精度和摆位准确性，由于 CT 空间分辨率误差远大于加速器机械精度误差，此外加速器产生的高能 X 射线半影小于伽马射线的半影，因此，X 刀可以取得与 γ 刀相似的治疗精度。国内外治疗结果也证实了这一点。

由于 γ 刀主要应用于颅内较小病变（≤30 mm）的治疗，功能单一、造价昂贵、每 5～8 年需要更换一次钴源，局限了它的使用范围。相较于 γ 刀，X 刀设备简单，造价较低，无须换源，可以治疗体积更大和不规则的病变。此外，可一机多用，在同一台加速器上，既可行常规放疗，又可安装头部或体部治疗适配器进行头、体部肿瘤的 X 刀治疗，而新一代医用加速器通过自身治疗系统即可做立体定向放射治疗。由于技术设备的进步和确切的疗效，SRT 越来越多地应用于临床治疗。在体部治疗时，因解剖部位的特殊性不能使用基础环这类有环系统，一般采用体外皮肤标记或体内置金点标记的方法。医科院肿瘤医院放疗科在国内首先将体内预埋金点的无环重定位技术应用于体部病变的 SRT 治疗并长期坚持使用这一技术，临床取得满意疗效。用手术方式将金点置入组织内，通过 CT 扫描影像重建，可找到金点或解剖骨结构与病变和定位框架间的相互空间关系，而建立起患者的坐标系统。体内预埋金点的无环重定位技术的定位精度高于体膜固定模十字定位技术。新一代医用加速器通常带有在线体位验证系统如 Cone－beam CT，可以在治疗时适时验证靶区位置。

立体定向放射治疗符合肿瘤放射生物学特点，采用大分割短疗程，使靶区形成放射性毁损，提高了肿瘤局部控制率。根据组织生物学特性和对放射线反应性的不同，将其分为早反应组织和晚反应组织。早反应组织更新较快，如正常黏膜，恶性肿瘤，其 α/β 值较大，缩短总治疗时间，损伤加重。晚反应组织更新较慢，如正常脑组织，神经血管，发育异常的血管，脑胶质细胞等，其 α/β 值较小，加大分次剂量，损伤加重。不同生物效应的组织对剂量分割，治疗时间的反应不同。因此，在不引起严重急性放射反应的前提下，为保证肿瘤控制，应尽量缩短治疗时间。临床医生可以根据不同肿瘤情况采用SRT单次或多次照射，保护周围正常组织的同时，缩短总治疗时间，不利于肿瘤细胞的再增殖，提高了治疗增益比。并可应用于较大病灶的治疗，扩展了治疗范围和病种。由于立体定向放射治疗单次照射剂量远远大于常规分割剂量，且有多种剂量分割模式，造成各种治疗模式之间进行疗效比较的困难。通常采用线性二次模式（linear quadratic model，LQ）等效换算公式进行生物效应剂量（biological effective dose，BED）的换算。BED＝nd×［1＋d/(α/β)］。式中n为分次数，d为分割剂量，肿瘤α/β值通常取10。该公式不完全适合大剂量照射的BED等效换算，且没有考虑时间的影响，但可作为各种治疗模式间剂量比较的参考。

第二节　立体定向放射治疗的临床应用

SRT在恶性肿瘤治疗中日益显示出其临床价值。γ刀和X刀出现之初即用于颅内病变的治疗，因此立体定向放射治疗的经验相对较丰富，常用于脑转移瘤、听神经瘤、垂体瘤、恶性胶质瘤，以及颅内其他良性肿瘤等疾病的治疗。Andrews等报道了美国肿瘤放射治疗协作组（RTOG）组织的一项前瞻性随机研究（RTOG-9508），评价全脑照射后，SRS补量能否带来治疗上的好处。结果显示全脑照射＋SRS能够显著提高中位生存期。［J Clin Oncol. 2013；31（1）：65-72］全脑照射＋SRS能够提高所有单发且不能切除脑转移病灶患者的行为状态评分。给予SRS的患者，高剂量并不增加急性期和晚期损伤。结论：全脑照射＋SRS补量应该是单发且不能切除的脑转移患者的标准治疗方案，也适合2～3个脑转移病灶的患者。全脑照射目前是脑转移特别是多发脑转移的标准治疗，但治疗后认知功能障碍发生率高，多个临床随机试验比较只行SRS和SRS＋全脑照射治疗单发或少发（1～3个）脑转移的结果，显示只行SRS组虽然颅内复发率较高，但通过挽救治疗其生存率与SRS＋全脑照射组相似，而其认知功能障碍发生率明显降低。目前越来越多的放疗医师接受对于少发脑转移只行SRS/SRT。医科院肿瘤医院报道脑转移数目、颅外转移、脑转移发生时间、脑转移总体积是颅内再发转移的影响因素，可根据这些影响因素决定是否需行全脑照射。医科院肿瘤医院采用SRT治疗大体积（3.1～5.5cm）脑转移瘤，并对部分病灶作二程SRT推量照射，取得良好效果，证明SRT分次照射更适合于大体积脑转移瘤。多项回顾性研究显示，间变性星形细胞瘤患者立体定向放射治疗挽救治疗后，中位生存时间14～16月，而胶质母细胞瘤患者中位生存时间7～9月。治疗毒副作用主要是颅内高压（发生率约14%）和放射性坏死（发生率约12%）。尽管复发高分级胶质瘤采用立体定向放射治疗是姑息性治疗，但能改善生存，尤其是局灶性复发者。此外，立体定向放射治疗还应用于头颈部肿瘤残留或复发的治疗，取得了确切的疗效。医科院肿瘤医院分析总结136例鼻咽癌初程放疗后残存病灶采用立体定向放射治疗推量治疗结果，5年局部无失败率92.5%。由于提高了局部控制，Ⅲ期、Ⅳ期患者生存与Ⅰ期、Ⅱ期患者生存相似，两组间无显著性差异。这一结果说明立体定向放射治疗为鼻咽局部残存病灶治疗的安全有效手段。

由于立体定向放射治疗在颅内、头颈部病变取得了令人鼓舞的疗效，促使这项技术在治疗体部病变的应用。体部立体定向放疗目前较多应用于肺和肝的病变。肺部：用于肺癌常规放疗后局部推量、不能手术的早期非小细胞肺癌、肺癌局部复发、肺转移癌；Onishi总结了日本13家医院245例非小细胞肺癌SRT的结果，文中将不同分割剂量换算成BED，中心点BED中位值108Gy（57～180Gy），BED≥100Gy组局部复发率8.1%，BED<100Gy组局部复发率26.4%，二组间有显著差异。该组病例3、5年总生存率为56%、47%，BED≥100Gy可手术病例的5年总生存率为88%，其中Ⅰa期90%，Ⅰb期84%，与手术效果相似。但该研究为回顾性，可能存在病例选择偏差。而最新发表的二个前瞻性随机研究联合分析报道58例Ⅰ期非小细胞肺癌患者，31

例行 SRT，27 例手术，SRT 组 3 年生存率 95%，只有 3 例患者出现 3 级毒副作用，无 4 级毒副作用和治疗相关死亡，而手术组 3 年生存率 79%，有 12 例患者出现 3～4 级毒副作用，1 人死于手术并发症。因此作者认为 SRT 可以作为可手术 I 期非小细胞肺癌的治疗选择。医科院肿瘤医院报道 71 例肺转移行 SBRT，1 年、3 年、5 年局控率达 88.8%、75.4%、75.4%，无 3 级以上毒性反应发生，SBRT 应用于肺转移安全有效。肝部：用于不能或不愿手术的体积较小原发性肝癌、转移性肝癌。此外，对于胰腺癌、相对局限的腹膜后淋巴结、不能手术和化疗无效的盆腔局部病变也可应用立体定向放疗。SBRT 相对于常规放疗取得了较满意的局部控制，但最佳剂量分割模式还未确定，远期疗效和毒性反应也有待进一步观察。

立体定向放射治疗是一种局部治疗，相关并发症的发生主要取决于适应证的把握，其中靶区所在部位和周围是否紧邻重要结构和重要器官是关键因素。根据功能亚单位的组织排布方式可以将器官分为串联器官和并联器官两种。拥有串联功能亚单位的器官（如脊髓、消化道等），其功能可因单个亚单位受损而丧失，而拥有并联亚单位的器官（如肺、肝等）则可能在一定数量的功能单位受损后方出现损伤。因此，当靶区只占并联器官内较小体积时，即使放射治疗引起照射区域内功能单位的损毁也不至于造成整个器官的功能失调，这也是立体定向放射治疗目前较常应用于肺、肝的原因。而串联器官即使有一小部分损伤也会明显影响整体的功能，并且大分割照射较常规分割对正常组织的损伤更严重，因此当靶区周围有串联器官时一定要慎重，尽量避免照射或使其避开高剂量区。

立体定向放射治疗全身反应较少，较轻。颅内肿瘤的立体定向放射治疗面临的主要问题是患者常伴有因肿瘤或即往接受放、化疗导致的脑水肿，治疗前后妥善对症处理可达控制。个别多程多靶立体定向放射治疗或全脑放疗联合化疗所致严重脑水肿可引起脑疝而死亡。尤其需要注意的是当病变位于视交叉附近时（如垂体瘤）一定要避开视交叉，若不能避开则需降低分次割量并保证总量不超过其耐受量，否则有引起视交叉损伤导致双目失明的危险。对头颈部肿瘤咽旁间隙推量时，要注意颈内动脉出血和后组颅神经损伤的问题。鼻咽部感染若控制不当可引起局部黏膜溃疡经久不愈而加大出血风险。在治疗肺、肝病变时，由于立体定向放射治疗靶区相对较小，治疗后一般不会引起严重功能障碍。当肺转移患者接受多程化疗后，肺基础功能差，再接受多病灶、多程立体定向放射治疗时有可能造成放射性肺炎，应引起注意。肝癌和肝转移患者若合并肝基础疾病如肝炎、肝硬化，或多程化疗后对肝功能已有一定损伤，再接受多病灶、多程立体定向放射治疗也可能导致严重肝功能损害。同时，当病变位于肺、肝周边时，应注意腹壁、胸壁、肋骨受量，剂量过高可能引起皮肤溃疡、肋骨骨折。病变位于胰腺、纵隔时则应注意消化道受量，避免引起消化道溃疡、穿孔。总体说来，立体定向放射治疗引起的严重毒副反应较少见，严格把握适应证，精确制定、实施计划可以将其控制在可接受范围。

随着 SRT 临床应用的普及和应用时间的延续，放射治疗医师将积累更多的临床经验，对 SRT 的适应证、疗效、毒性反应等有更深入的认识。并随着影像技术的进步和照射技术的进步，SRT 必能更好地应用于临床，与其他治疗措施一同为患者服务。

（肖建平　姜雪松）

第九章　调强放射治疗

调强放射治疗（intensity-modulated radiation therapy，IMRT）是三维适形放疗的拓展，一般意义上的3D-CRT是指常规3D-CRT（conventional 3D-CRT），即射线束在射野方向和靶区形状一致，射野内的射线强度均匀或只作简单的改变，比如用楔形块或补偿块改变射线束注量分布。而新型的3D-CRT是指IMRT，它使用了现有三维适形放疗的所有技术，并通过使用基于计算机的各种优化算法，根据临床剂量要求，逆向生成非均匀射束强度，更好地保护正常器官，同时增加靶区剂量，其剂量分布与靶区的适形度较常规3D-CRT有了极大的改善，真正在三维空间上实现了剂量分布与肿瘤形状的一致。逆向治疗计划设计是调强放射治疗的重要特征。

调强放疗的核心是具备逆向优化功能的治疗计划系统和能够实现强度调制的加速器实施系统。调强计划系统基于患者三维图像获取靶区和危及器官的立体信息，通过确定靶区剂量和危及器官限量，由优化算法计算出各个射野所需的强度分布，同时再将非均匀的强度分布优化分配给射野的每一微小部分，这些微小部分称为“子束”。加速器射野内的辐射束强度分布则由辐射束强度调制器来改变。计划系统优化每个射野的各个子束强度的能力极大加强了对其射野辐射通量的控制，使按需要生成最优剂量分布成为可能。这一改进后的剂量分布有可能在提高对肿瘤控制的同时降低正常组织损伤。由于需要对构成治疗计划的数万个子束的相对强度进行设置，调强放射治疗需要运用专门的计算机辅助的优化方法，仅靠人工难以完成。

一、调强的常见实现方式

二维物理补偿器：类似于常规放疗中人体曲面和不均匀组织的补偿，通过改变补尝器不同部位的厚度，而调整野内照射强度。特点是：调强效果确切、可靠；制作复杂；影响射线能谱分布。

MLC静态调强：根据照射野所需强度分部，利用MLC形成的多个子野以子野为单位进行分步照射。其特点是：照射过程中子野转换时加速器出束需要中断。

MLC动态调强：通过调整MLC叶片的运动速度和加速器剂量率，使其互相配合产生不均匀的照射野剂量分布。其特点是：叶片运动过程中，加速器出束不中断。

容积调强（volumetric modulated arc therapy，VMAT）：VMAT实现方式是在旋转加速器机架的同时调整加速器剂量率和MLC射野形状，达到调强目的。其可调节参数包括：剂量率、MLC位置、机架转速等。

断层治疗（tomotherapy）：断层治疗方式因模拟CT扫描技术而得名，按治疗床的不同步进方法分两种治疗方式：Carol方式（单层治疗时治疗床不动）和Mackie方式（治疗时床与机架同时运动），目前临床常见的是Mackie方式。与CT一样，螺旋断层治疗机治疗时机架和床同时运动，这就提高了治疗速度并且使扇形射束之间连接平滑。它的射束可以从各个方向入射到患者身上，不受角度限制，也不用担心机架与治疗床发生碰撞。目前TomoTherapy HI-ART系统（TomoTherapy，Inc.，Madison，WI）由嵌入式6-MV直线加速器在一个环形机架上旋转实施治疗，源轴距为85cm。当给予患者调强放射治疗时，患者的治疗床在y方向运动（朝机架方向）通过机架的孔，类似于进行螺旋CT检查。因此，在患者的参考坐标系中，治疗束与螺旋方向成角度，扇形束的中点通过孔径的中心。与螺旋CT类似，治疗束的间距定义为机架旋转一周床移动的距离除以y方向射野的宽度（通常在0.2～0.5）。在y方向射束的宽度用一对铅门来确定，它可以从三个可选值（1cm，2.5cm，或5cm）中选择一个用于任一特定患者的治疗。横向上，治疗束被64对多叶准直器进行强度调节，多叶准直器的叶片在开、关状态之间快速转换。对于横向40 cm长度的野，每一个叶片在孔径中心的投影宽度为6.25 mm。通过不同叶片每次开放时间的变化来完成强度的调节。单个调制模式可以随角度变化（一周严格地分为51个照射方向）。在治疗中，机架以10～60秒每周的周期范围匀速旋转。被调制的治疗束的照射程度用所谓的调制系数来描述。调制系数的定义为：照射过程中叶片开放的最大时间与平均的叶片开放时间的比值。间距和最大调制系数是治疗计划设计者需要说明的新参数。高度调制的治疗可以获得更好的适形度，但是它不可避免地延长了治疗时间。螺旋MVCT图像可以用机载的氙气CT探测系统和6－MV直线加速器（解谐到3.6 MV）获得，此时当患者的治疗床沿y方向通过机架孔径时，加速器叶片全部开放。配准软件可用于日常患者摆位图像与存储的CT治疗计划图像的比较。

电磁扫描调强：在电子回旋加速器的治疗头上，安装两对正交偏转磁铁，通过计算机控制偏转电流的大小，即可调整电子束照射的面积、强度，从而进行电子束调强。

其他调强方式，如独立准直器调强和水银“棋盘”调强。

目前调强放疗应用最普遍的是通过MLC实现的静态和动态调强。

二、调强放疗的流程

如上所述，调强放射治疗与三维适形放射治疗在概念和实现方法上有显著差别。但是它们仍有很多相似之处。与三维适形放疗类似，调强放疗过程包括：患者体位固定及三维影像获取、靶区及危及器官勾画、治疗计划设计、治疗计划评估、治疗计划的验证、治疗方案的实施与实时验证。与三维适形放疗计划射野设定不同的是：调强射野不需要刻意避开危及器官，射野一般情况下应避免对穿，理论上射野数越多越好，但临床上一般控制在5～9个范围内。

三、调强放疗系统的质量保证

调强放疗对位置和剂量的精度提出了很高的要求。验证整套治疗系统是否精确地将所需剂量照射到了患者体内是保证调强疗效的关键。调强放疗的质量保证包括：系统的常规质量保证、针对具体患者的质量保证。

（一）调强放疗治疗系统的常规质量保证

1. 计划系统的质量保证 计划系统的质量保证包括：治疗计划系统非剂量学的质量保证、治疗计划系统剂量学的质量保证、治疗计划系统周期性的质量保证。

2. 直线加速器的质量保证 直线加速器的质量保证包括机械参数的检测和辐射相关参数的检测两个方面。

3. 多叶光栅的质量保证 多叶光栅的质量保证包括静态和动态到位精度验证。在传统的3DCRT中，MLC只是用来形成照射野的形状，1～2mm的叶片位置的偏差对输出剂量和治疗结果影响并不大，因为这个偏差相对于照射野大小来讲是很小的。但在调强放疗中，这一位置偏差所造成的影响却不容忽视。比如，静态调强是通过多个子野的注量相加产生整个射野的注量分布图，其中一些子野很窄。一些研究表明射野宽度为1cm时，如果叶片位置有零点几毫米的偏差，就会产生百分之几的剂量偏差。

4. 机载影像系统的质量保证 在日常工作中，对机载影像系统成像的定期校准能够保证成像质量的稳定。校准一般每两个月进行一次，但如果图像情况有明显变化，则应立即进行校准。

（二）针对具体患者的质量保证

在实际工作中，对患者的治疗进行质量保证主要包括剂量学验证和位置验证两方面。

剂量学验证有三种方式：点绝对剂量验证、照射野通量分布验证和剖面等剂量线分布验证。

1. 点绝对剂量验证 在计划系统中将患者实际治疗计划“移植”到经CT扫描并且三维重建好的水等效模体或仿真体模中，并进行计算。在加速器上执行验证计划，挑选感兴趣区域使用灵敏体积较小的电离室测量点剂量。将测得值与计划系统计算结果进行对比。在实际操作中，应注意挑选剂量梯度变化较小的区域进行测量。

2. 照射野通量分布验证　验证照射野通量分布首先应根据患者实际治疗计划在模体中生成单个照射野通量分布验证计划。通过胶片或探测器矩阵，在加速器上执行验证计划获取垂直于射束方向的单野通量分布图。最后通过分析软件比较实际照射与计划输出的结果。

3. 剖面等剂量线分布验证　在水等效模体或仿真体模中根据患者实际治疗计划生成验证计划，并在加速器上实施，应用分析软件分析模体中探测器测得的剂量分布，并与计划输出的结果相比较做出判断。

（三）实时位置验证

除剂量学误差外，实际摆位过程中造成的误差也直接影响到调强放疗的质量，因此有必要进行实时的位置验证。实时位置验证可以通过加速器自带的电子射野影像系统获取的患者治疗时实际体位影像与计划系统输出的数字重建（DRR）图像之间的误差，调整患者体位以满足计划要求，最大程度地降低由摆位产生的人为误差；也可以由机载的 kV 级影像系统获取锥形束 CT 图像（Cone Beam CT，CBCT）与定位 CT 图像校正误差；kV 影像系统同时也可以获取 kV 平片与 DRR 比较；也有其他多种图像引导方式，详见下节。

调强放疗治疗系统的常规质量保证和对具体患者的治疗计划的验证对于整个调强放疗的实施及疗效具有极为重要的意义。这一系列质量控制措施通过降低系统误差和人为误差，保证了调强放疗的精度。但针对不同的治疗和物理测量设备应作适当调整，制定相应的质量保障措施，更好地发挥自有设备的优势。

四、调强放射治疗与常规放射治疗的比较

常规放射治疗（conventional radiotherapy）是指放射治疗医师依据经验或者利用模拟定位机确定照射角度、范围的放射治疗。其治疗方法简单易行但精度（位置精度、剂量精度）较差，患者副反应大。

三维适形放疗（three dimensional conformal radiotherapy，3DCRT）相对于常规放疗是一次变革，具体表现为：基于多层 CT、MR 图像获取患者的三维图像信息进行靶区和正常组织的勾画，可由三维方向进行照射野设计，具备射野方向观（beam's eye view BEV）功能，剂量计算是三维的，可利用剂量体积直方图（dose-volume histograms，DVHs）进行计划评估。三维适形放疗优点包括：计划、验证、治疗相对时间短，对设备条件和相关人员要求较高，治疗费用较低。虽然 3DCRT 的靶区剂量分布的适形度明显优于传统放射治疗，但是其剂量分布与靶区的适形度仍不够理想，对正常器官的保护不够，靶区剂量无法进一步提高。

调强放射治疗（IMRT）是三维适形放疗的拓展，它使用了现有三维适形放疗的所有技术，并通过使用基于计算机的各种最优化算法，根据临床剂量要求，逆向生成非均匀射束强度，更好地保护正常器官，同时增加靶区剂量，其剂量分布与靶区的适形度较三维适形放疗有了极大的改善。逆向治疗计划设计是调强放射治疗的重要特征。调强放射治疗的优点包括：剂量分布和靶区适形度好，更好地保护了正常器官，靶区剂量可有效提高。其不足包括：计划、验证、治疗时间较长，对各类设备及相关人员要求高，治疗费用较高。

（吴　昊　张艺宝　朱广迎）

第十章　质子、重粒子治疗的原理和临床应用

X-射线（光子）和电子线是放射治疗常用的射线，它产生于高能电子直线加速器；使用X-线和高能电子线治疗肿瘤的技术，统称为传统放射治疗。比电子质量重的粒子成为重粒子，包括不带电粒子（中子）和带电粒子，带电粒子中比氖离子轻的称为轻离子，如质子、氦离子，氖离子和比氖离子重的称为重离子，如氖离子、碳离子等。由于其突出的物理剂量分布和放射生物学特性，有较好的临床应用前景。

世界上最早使用质子和重离子治疗患者是在1954年在加州Berkely实验室。该设备有质子和氦、碳、氖、硅和氩离子，都使用固定束流。到目前为止，全世界共有24个质子治疗中心和三个重离子治疗中心。多数设备都是安装在已经运行的基础研究实验室的加速器上，每年只能治疗非常有限的患者。到1990年，Loma Linda大学医学中心（LLUMC）安装了世界第一台医院专用质子治疗设备，之后日本和美国相继安装使用了2台医用质子治疗设备。三台医用的重离子设备分布在日本（2台）、德国（1台）。日本千叶的HI-MAC从1994年开始使用碳离子治疗患者；1997年开始，德国的GSI开始使用碳离子进行患者治疗；2002年，日本的HIBMC中心开始运行。目前，约20多个中心正在筹建，主要是质子束，多数有一个或多个旋转机架。

2004年末，中国山东淄博万杰医院引进的质子治疗设备开始投入使用。万杰医院引进的是比利时IBA公司的质子治疗系统。全套设备由质子加速器、束流输运系统、束流配送系统、剂量监测系统、患者定位系统和控制系统构成。占地面积5000多平方米。可以提供70～230MeV的质子束，可以用于治疗体内任何部位的肿瘤。图2-10-1为万杰质子治疗中心平面图。图2-10-2为质子旋转治疗室。

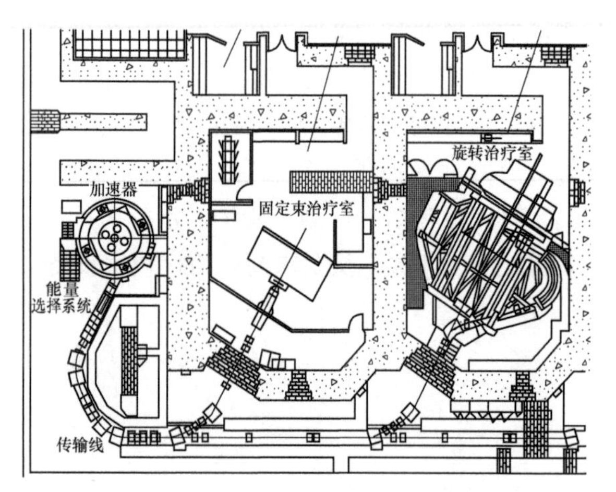

图2-10-1　万杰质子治疗中心平面布局

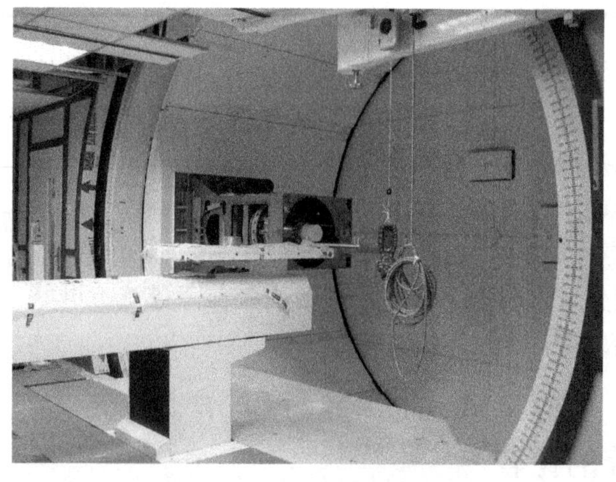

图2-10-2　质子加速器治疗室

第一节　重带电粒子的物理学特性

重带电粒子与光子主要不同之处是重带电粒子深度剂量曲线的末端形成博拉格峰（图2-10-3）。博拉格峰的形成主要是由于重带电粒子与物质相互作用的特性与光子有很大不同。首先，对于传统能量的4～25MV光子射束，与物质的物理相互作用主要是康普顿效应；重带电粒子射束，例如70～250MeV的质子，主要是通过库仑相互作用丢失能量。其次，高能量离子射束也通过与

强子相互作用丢失一定能量。上述两种作用方式也导致了治疗用重带电粒子射束与传统治疗射束不同的生物学效应。最后应该考虑的博拉格峰的机制是原始粒子与穿透物质原子核间的非弹性碰撞。这个过程导致两个效应：一是原始粒子单位面积的粒子数量随穿透深度增加而减少；二是产生次级核碎片（或者是原始粒子碎片，或者是被碰撞粒子碎片）。对质子来说，只产生被碰撞原子核碎片，其本身不再分解。因此，在质子射束中产生的次级核碎片的射程都比质子束短。但是，对于更重的离子来说，其本身碰撞后产生具有更高的动能更轻的碎片，其行走距离可以超过初始粒子射程。因此，重离子射束的深度剂量曲线有一个长的尾部剂量，其剂量为最大剂量的10%～15%。然而，质子射束在博拉格峰后剂量降低为0。

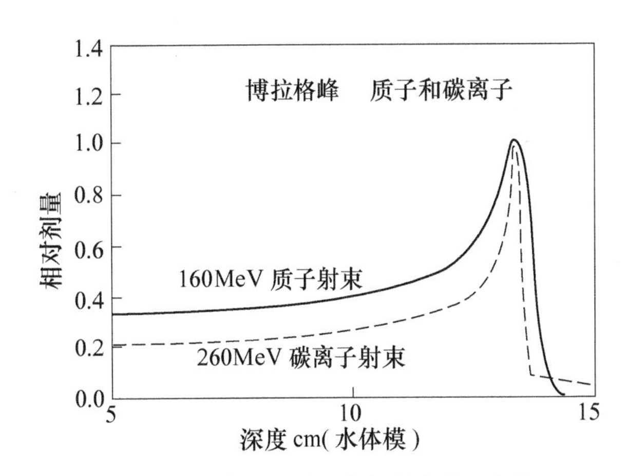

图 2-10-3　质子和碳离子的深度剂量曲线：宽的 160MeV 质子束的博拉格峰，没有尾部剂量；窄的 260MeV 碳离子束的博拉格峰，拖长的尾部剂量（由于轻离子碎片造成的）

重带电粒子的另一个物理特性是其侧向剂量分布。这是由于重带电粒子与相碰原子小角度的库仑相互作用，使重带电粒子侧向剂量分布随穿透深度增加而逐渐展宽。（图 2-10-4）

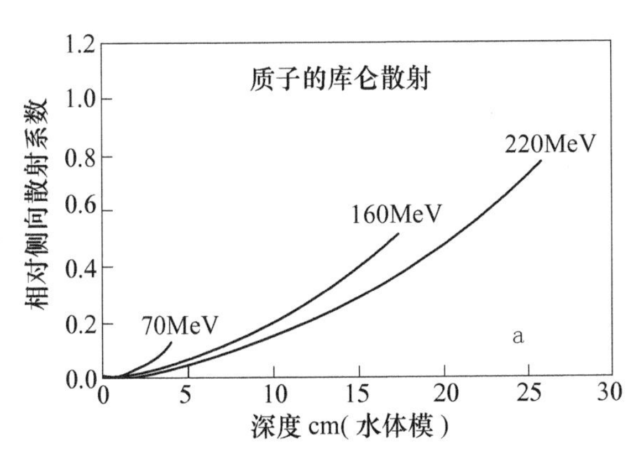

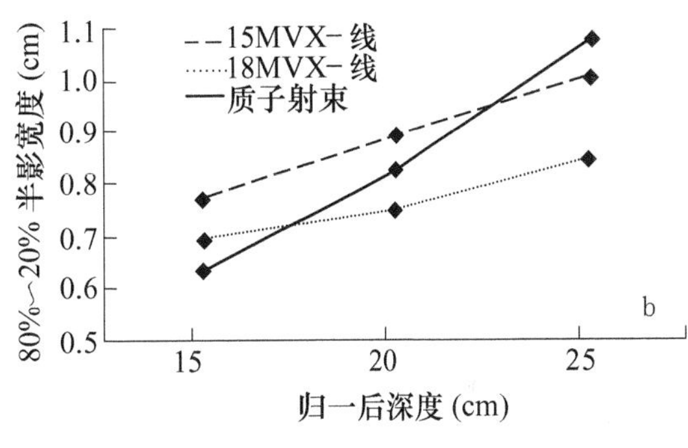

a 三个能量质子束深度依赖的相对侧向散射系数　b 示质子束侧向半影随深度增加，在 17 cm 后半影大于高能 X 线

图 2-10-4　质子射束由于库仑散射而在水中逐渐增宽

第二节　重带电粒子的生物学特性

除了物理特性，重带电粒子也具有与光子和电子不同的生物学特性。相对生物学效应（RBE）随着线性能量传递（LET）的增加而增加。因此，生物等效剂量的概念被用来评价重带电粒子照射到组织后的生物效应。LET 值随着粒子原子数的增加而增加，质子的 LET 值在重带电粒子中最低；而且，博拉格峰内的 LET 值比深度剂量线坪区的 LET 值高。因此高 LET 辐射可以提高肿瘤内的放射生物学效应而不增加肿瘤周围正常组织的剂量（图 2-10-5），所以对于放射治疗来说更有意义。碳离子的博拉格峰内与坪区的 RBE 值比率最高，因此关于重带电粒子照射的研究主要集中在碳离子治疗上。

目前，质子整个博拉格峰的 RBE 值取常数 1.1，而且与质子束能量无关。所以选择质子治疗主要是因为质子的物理学特性。对于更重的离子如碳离子，肿瘤区域内的 RBE 值约为 3，而肿瘤外的 RBE 值为 1～1.5；另外更重的离子与质子相比散射更小，细胞照射后反应均一。在更重的离子的博拉格峰内无细胞周期依赖性，杀伤组织对氧的依赖比低 LET 射线更小。因此，这种放射治疗对乏氧肿瘤细胞作用更大，因为乏氧肿瘤细胞

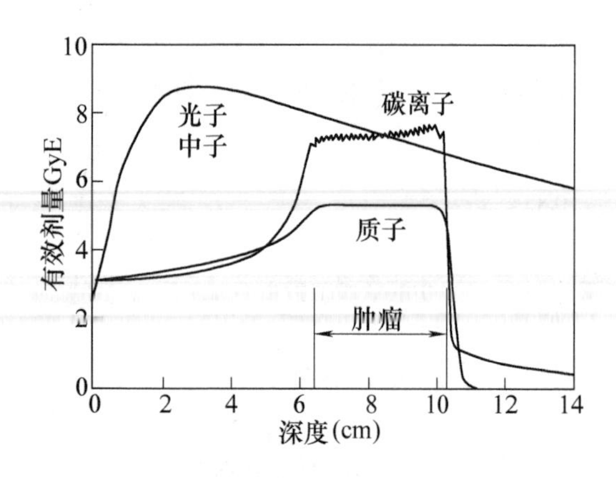

图 2-10-5　不同类型放射源的深度剂量曲线

离子的深度剂量分布降低了周围正常组织的积分剂量；碳离子博拉格峰内的高 RBE 值提高了肿瘤内的有效生物学剂量

对光子放射治疗不敏感。

第三节　质子射野的形成和验证

射野形成系统：将射线放射剂量传送到患者的方式有两种：主动和被动剂量传送技术。

（一）被动剂量传送技术

多数设备的射束是通过散射箔或摇摆磁铁形成的。照射野再通过加工制作的准直器或多叶光栅将射束按照肿瘤的形状进行塑形；使用博拉格峰展宽器将很窄的博拉格峰展宽覆盖肿瘤；在射束中加入组织补偿器，使粒子束射程与肿瘤的后缘匹配。因为扩展了的博拉格峰的深度是按照肿瘤的最大厚度调节的，所以肿瘤前缘的剂量适形度较差（图 2-10-6）。

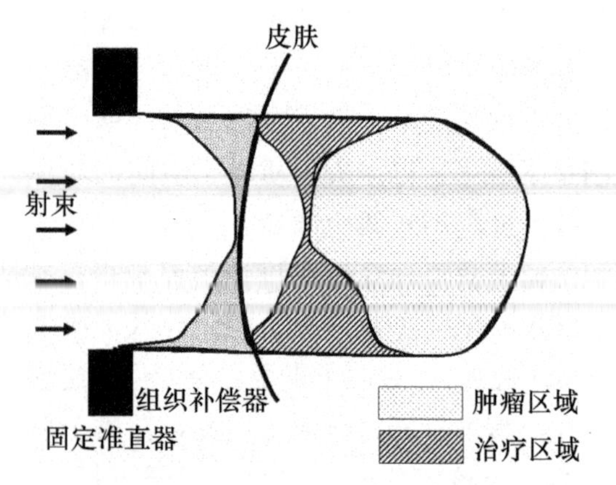

图 2-10-6　被动剂量传送技术。照射野通过固定准直器和组织补偿器调整到肿瘤位置，但是剂量分布不能调整到肿瘤前缘。

（二）主动剂量传送技术

目前，最先进的粒子剂量传送技术是强度控制-光栅扫描技术，并且扫描中主动调节射束能量。GSI 的重离子治疗设备上配备这项技术。在这套设备上，笔形射束通过一对二极磁铁控制，在每一个光栅点上照射剂量由射束监控器来控制；通过主动改变同步加速器产生粒子射束能量，射束在患者体内的射程得到了调节。因此，肿瘤可以按相同的厚度沿肿瘤横截面一层一层照射。照射一层，调节粒子束的能量照射下一层（图 2-10-7）。每层内每一点粒子的数量在制定治疗计划期间进行了优化，因此我们可以获得我们需要的剂量分布。与被动剂量传送技术相比，该技术不需要博拉格峰展宽器，准直器和组织补偿器等设备。通过这种技术，肿瘤前缘剂量分布适形度也很高。

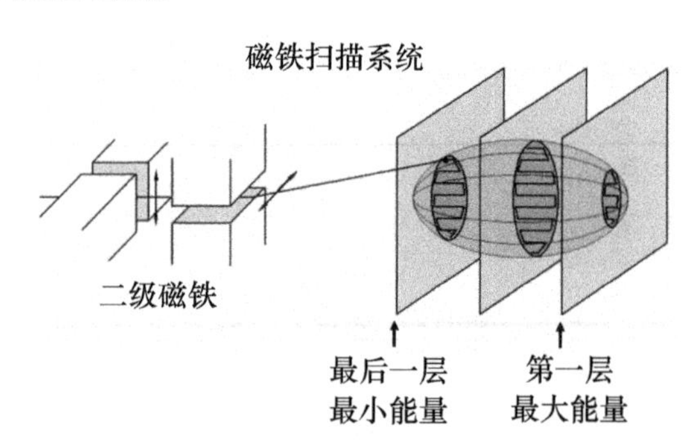

图 2-10-7　光栅扫描技术的原理示意图。离子束沿肿瘤横截面扫描。粒子的射程通过选择合适的粒子能量来调节。与被动剂量传送技术相比，该技术生成的剂量分布可以与肿瘤前缘适形。

另一种与强度控制光栅扫描技术相似的技术是 PSI（Paul—Scherrer Institute）的点扫描技术。在 PSI，质子射束只沿一个方向扫描，而床沿着另一个方向扫描。与 GSI 的系统相比，射束射程是由射程转换器来被动控制的。射程转换器由几片吸收材料组成，吸收片可以自动的进入到射束中来调节射束的射程

瑞典 Uppsala 研制了另外一套扫描系统。该系统也有两个扫描磁铁，但是与 GSI 不同的是垂直扫描磁铁可以绕着水平扫描磁铁的中心做圆形径迹扫描。这种设计的优点是减少了垂直扫描磁

铁的极间隙，这对将扫描磁铁装入旋转机架较重要。

（三）剂量传送的质量保证和验证

使用适形放疗技术通常要求在质量控制方面做大量的工作。只有肿瘤准确受到了要照射的剂量，患者才能获益。因此，重带电粒子治疗在几何的和剂量的等方面精度的要求和高精度的光子治疗（如放射外科、分次适形放疗、调强放射治疗）的要求是一样的。然而，重带电粒子治疗的以下几个方面需要注意：

因为带电粒子在组织内的射程是有限的，机械偏差或患者摆位误差不但使剂量分布偏移，而且使剂量分布发生变化。比如一个计划是穿过软组织的射束可能会因为上述因素穿过了骨组织或空气腔，结果粒子的射程将与治疗计划设计期间的射程不同。这将导致肿瘤低剂量或肿瘤周围正常组织高剂量，这对高 LET 射线治疗更重要。这些射程不确定性需要精确的患者摆位，而且可能出现的不确定性必须在治疗每个患者制定治疗计划期间预先考虑。

与光子不同，带电粒子可以在磁场内偏转，因此必须常规检查射束对准。这对于主动剂量传送技术更重要。在这种情况下，笔形束的位置和扫描野的均匀性对扫描技术更重要。如果加上粒子能量变化，不但治疗野侧向形状会变化，而且深度剂量分布也会变化。

通常，使用主动剂量传送技术常常引发剂量传送系统工作异常，因此其剂量传送验证比静态剂量传送系统更重要。测量点的样本要足够大，并可以代表整个射束品质；只在照射野的中心位置进行一次测量是不够的，因为一点的剂量准确，而其他点的剂量可能会不准确；多点的测量必须同时进行，因为需要测量一个动态照射野的完整治疗计划。因为粒子射束深度剂量分布也可以调节，所以测量也要在不同深度处进行。

胶片剂量仪或热释光剂量仪在剂量验证中起的作用很小，因为剂量仪的响应依赖于 LET，而且需要冲洗胶片，无法在线即时评价；但可以使用胶片来验证照射野方向。

为每个患者计划进行剂量验证通常是在均匀体模中进行的，所以剂量分布也必须是在均匀体模内进行计算。必须注意的是，因为不均匀组织造成计算的粒子射程误差在均匀体模中观察不到，因此剂量分布验证可以分为几个步骤：剂量计算过程验证，包括粒子射程计算；在非均匀体模内的固定测量位置来验证标准的治疗计划；使用均匀体模来验证每个治疗计划的剂量。

第四节　重带电粒子的临床应用

由于质子和重离子有限的可调控的射程深度，在射程末端急速的剂量跌落和可以使用毫米以下的扫描束等特性，可以使照射剂量分布与肿瘤区域高度适形，因此可以提高肿瘤内照射剂量，同时降低或不增加肿瘤周围正常组织照射剂量；因而可以提高肿瘤局部控制率，并降低周围正常组织并发症发生机率。这在肿瘤与危及器官靠得很近的时候更有优势：如治疗颅底脊索瘤、软骨肉瘤和脑膜瘤，垂体瘤，听神经鞘瘤，鼻旁窦癌，头颈部腺癌，前列腺癌，脉络膜黑色素瘤靠近视神经或黄斑。

重离子在肿瘤内的生物学效应剂量与正常组织内的生物学剂量比率大于 1，对碳离子来说通常为 3。这与质子治疗不同，质子的 RBE 值通常取为 1.1，仍然属于低 LET 射线。重离子 RBE 高，这对相对抗拒光子治疗的肿瘤很有优势，例如唾液腺肿瘤，前列腺癌和软组织肉瘤。但是重离子不适于用来进行亚临床病灶区（正常组织和肿瘤组织交叉区域）预防照射，必须结合使用低 LET 射线治疗。在 HIMAC 的临床实验中，已经使用碳离子治疗了肝脏肿瘤，宫颈癌，食道癌和其他肿瘤。

与适形放疗、调强放疗一样，X-线 CT 也是重粒子治疗计划设计的基础。如果靶区未对准时质子和重离子的剂量分布会偏移和改变，因而导致肿瘤内低剂量和周围正常组织高剂量。所以在每次治疗之前，需要验证患者位置。验证时摄取 X-线片，并和治疗计划系统重建的 X一线片进行比较。重带电粒子的质量控制程序远远超过了电子直线加速器的内容，因为控制程序包括离子源、加速器、射束传输线和治疗室的剂量传送部分，患者安全系统的安全连锁。医学物理师部分的QA程序包括治疗计划，患者摆位和剂量测量。

一、重带电粒子治疗计划

通常重带电粒子治疗计划的目的是使用恒定生物等效剂量的展宽的博拉格峰覆盖肿瘤，同时调整射束方向和其他射束参数最好的避开危及器官和其他健康组织。这一部分描述的主要多是重离子治疗，其中许多部分也适用于质子治疗计划；主要的不同是不同的生物学效应，质子更大的侧向半影和重离子更高的峰后剂量。

图2-10-8显示的是物理剂量分布，没有考虑生物学效应。从图中可以看出射束入射剂量和肿瘤前后正常组织所受剂量决定于肿瘤大小，肿瘤深度：射束方向肿瘤范围小，则射束入射剂量小低（除非肿瘤靠近体表，甚至侵犯皮肤）；射束方向肿瘤范围大，则射束入射剂量高。肿瘤后方的剂量随着肿瘤深度的增加而增加。由于有限的能量调整步长，扩展BRAGG峰峰区有细小的波动。

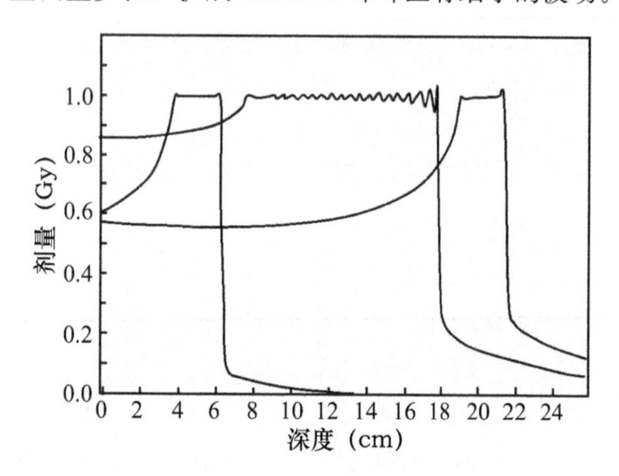

图2-10-8　显示不同大小扩展BRAGG峰在不同深度处的碳离子深度剂量分布。蓝色：2.5cm扩展BRAGG峰在5 cm深度处，红色：2.5cm扩展BRAGG峰在20 cm深度处，绿色：10 cm扩展BRAGG峰在12.5 cm深度处

主要使用的照射技术：

1. 选择照射野：单照射野照射，几个照射野交叉到或叠加到PTV上照射，相邻衔接野照射，或者上述技术联合应用。多野照射中的每个野的剂量可以不均匀，经过叠加后获得均匀的剂量分布。

2. 选择每个照射野方向和权重。

3. 照射野宽度应该能够覆盖肿瘤区域，并能提供均匀的侧向剂量分布。

单照射野照射常常适用于小肿瘤，位置浅并且肿瘤后没有危及器官相邻。多野照射技术比较常用，因为单野照射野不能总是有效的避开危及器官；而且使用多野技术可以减少由于摆位误差造成肿瘤后方危及器官超剂量照射的可能性；多野照射也可以降低肿瘤周围正常组织和皮肤剂量。对于位于中心部位的肿瘤，尽量使用两个对穿野。这种射束设置的方式可以获得均匀的生物学剂量分布和中等皮肤剂量（图2-10-9）。

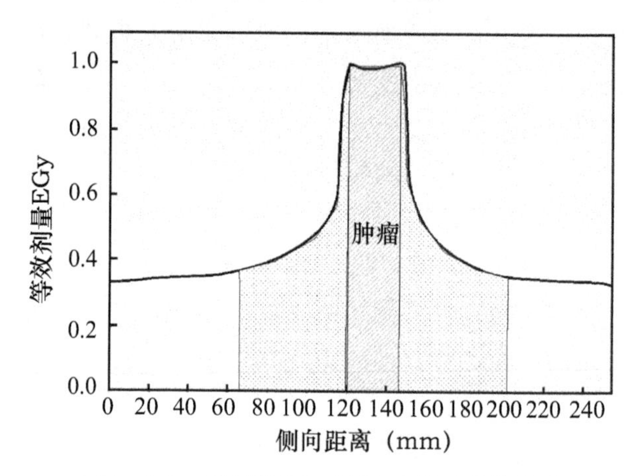

图2-10-9　对穿野照射肿瘤中心线上等效剂量

二、临床应用结果

到2005年1月，全世界共用重带电粒子治疗46 412个患者，其中使用质子治疗了40 801个患者，重离子治疗了4 511个患者。各个中心之间所治疗患者数量和肿瘤种类差别很大，临床结果也取决于治疗形式（剂量传送方式，时间剂量分次等因素）。但是到目前为止，仍然由于设备数量的限制，质子和重离子治疗还没有得到广泛应用，所以临床报道的数据是非常有限的，而且随访的时间也是有限的。（图2-10-10）

1. 眼部肿瘤　局限型眼色素层黑色素瘤：美国麻省总医院和哈佛大学回旋加速器实验室（MGH-HCI）报道的1006例局限型眼色素层黑色素瘤的5年局控率为96%，眼球保持率为90%。使用质子治疗葡萄膜黑色素瘤，剂量可达80CGE（^{60}Co戈瑞相当剂量），15年肿瘤控制率为95%，视力保存为84%；

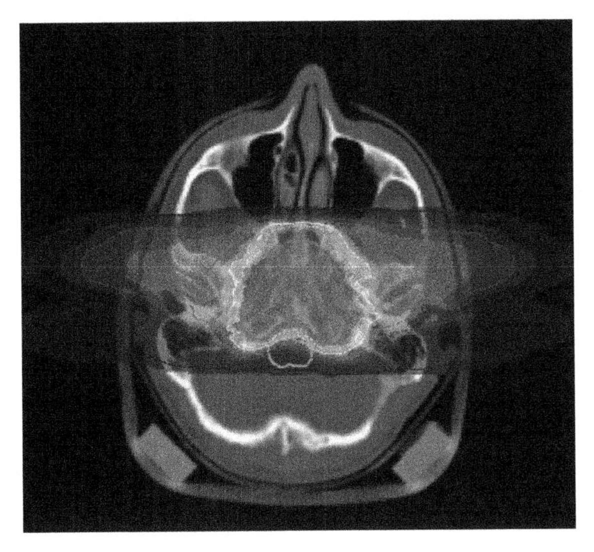

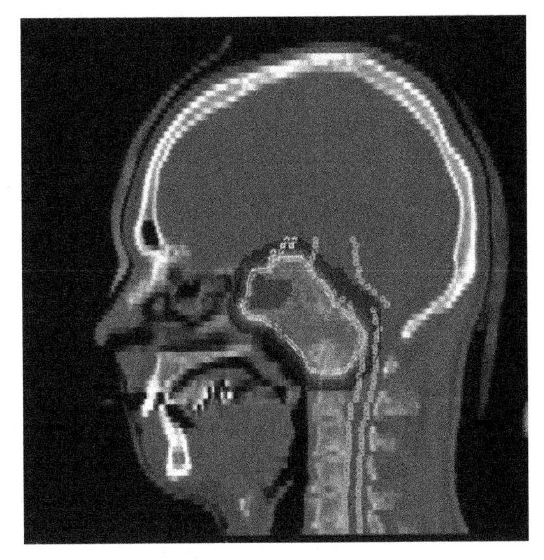

图 2-10-10 颅底脊索瘤的质子治疗计划剂量分布。深蓝色<10%，蓝色<50%，绿色<60%，黄色<80%，深黄<90%，红色≥90%。红线：肿瘤区，绿色线：脑干和脊髓。

视网膜母细胞瘤：由于质子线可以集中在肿瘤区，因此可避免眼内其他结构、眼眶骨质和周围的软组织受到照射，以保留视力、避免损伤和减少第二个肿瘤的发生。

2. 视神经通路胶质瘤 占所有儿童胶质瘤的1%～5%。视交叉前神经肿瘤通常行手术切除，导致累及眼失明。视神经通路后部分肿瘤无法进行手术切除，而放射治疗是视交叉胶质瘤的有效治疗手段。Fuss等治疗于1992年2月至1997年11月期间，治疗了7名儿童视神经通路胶质瘤。治疗剂量为50.4～54CGE，中位随访时间为37个月（17～87个月），所有肿瘤局部控制好，3个肿瘤病灶缩小，4个病灶稳定，所有儿童保留了视力。

3. 眶内的横纹肌肉瘤 占15岁儿童恶性肿瘤的3.5%，儿童横纹肌肉瘤的10%。MGH治疗了7例接受化疗后的眶内横纹肌肉瘤儿童，治疗剂量为50和55CGE。肿瘤周围的危及器官，如晶体、泪腺、视交叉，垂体腺和下丘脑等，得到了保护。治疗后3.5年～9.7年，平均随访时间为6.3年。只1例患者局部肿瘤失控，采用手术和立体定向放疗后得到控制；其余患者均无瘤生存，并且视力保持正常，部分患者只伴有轻度的眼球内陷或眼眶骨发育不全。

4. 颅底肿瘤 由于视神经、脑干和脊髓等重要器官临近颅底，因此在治疗颅底软骨瘤和软骨肉瘤时无法予以高剂量照射，一般照射剂量不超过60Gy。用质子照射时可把局部剂量提高到70～76CGE左右，软骨肉瘤和脊索瘤的10年局部控制率分别达到了95%和45%。Hug EB等治疗29例1～19岁儿童的多种颅底肿瘤，恶性肿瘤包括脊索瘤（10例），软骨肉瘤（3例），横纹肌肉瘤（4例）和其他肉瘤（3例）；良性肿瘤诊断包括巨细胞瘤（6例），血管纤维瘤（2例）和成软骨细胞瘤（1例）。放射治疗剂量为50.4到78.6CGE，中位随访时间为40个月（13～92个月）。肿瘤局部控制为脊索瘤60%，软骨肉瘤100%，横纹肌肉瘤100%，其他肉瘤60%，只有一个巨细胞瘤局部失控，其他肿瘤良性肿瘤得到局部控制。

5. 头颈部肿瘤 Loma Linda治疗了16例复发鼻咽癌的患者，总剂量为60～70CGE。没有严重的副反应发生，2年的存活率为50%。MGH使用光子和质子混合治疗了19例嗅神经母细胞瘤和神经内分泌肿瘤，治疗剂量为69.2CGE，中位随访时间为45个月，5年总体存活率为74%。质子治疗提高了口咽癌的局部控制率，Loma Linda混合光子和质子治疗了23例Ⅱ～Ⅳ期口咽癌患者，剂量为75.9/5.5周，随访时间为2～96个月，5年局部控制率为84%。

6. 肝细胞瘤 日本Tsukuba癌症中心治疗了236例肝细胞瘤。治疗采用大分割剂量，5CGE/次，16次治疗到80CGE。治疗中使用了呼吸门控技术。初次治疗和二次治疗的10年肿瘤局部控制率分别为85%和70%。但是，基本上所有的患者在正常肝脏中出现新的肿瘤。

7. 食道癌 日本治疗了30例食道癌患者（13例表浅肿瘤，17例晚期肿瘤）。单独使用质子（3.1～3.6CGE/次），或者合并使用光子（1.8～2.0Gy/次）和质子（2.5～3.7CGE/次）；表浅肿瘤剂量为77.7CGE，晚期肿瘤剂量为80.7CGE。表浅肿瘤的5年和10年的疾病存活率分别为100%，87.5%；晚期肿瘤的5年和10年的疾病存活率分别为49%和38.1%。放射治疗导致的食道溃疡发生率为66.7%。

8. 早期非小细胞肺癌 对小的周围型非小细胞肺癌，使用小的照射野，大分割剂量治疗可以得到很高的局部控制率。Loma Linda大学治疗了66例患者，5.1～6.0CGE/次，10次治疗到总剂量51～60CGE。3年的肿瘤局部控制率T1期为87%，T2期为49%。

9. 浸润性膀胱癌 Tsukuba治疗了23例膀胱移行细胞癌患者（cT2～3N0M0）。患者接受经尿道肿瘤切除，动脉化疗和盆腔X-线照射（41.4Gy/5W）后无肿瘤复发征象者，再用质子进行局部照射（3CGE/次，4～5次/W，总剂量33Gy）。5年总体存活率，无瘤存活率和死因特异存活率分别为60%，50%和80%。9例患者出现3～4级治疗毒性反应。

10. 前列腺癌 Loma Linda治疗了1255例T1～T2前列腺癌患者，治疗剂量在74～75CGE，1.8～2.0CGE/次。8年生化指标无疾病生存率为73%。1%的患者有Ⅲ～Ⅳ级膀胱和直肠毒性反应，3.5%和5.4%Ⅱ级直肠和膀胱毒性反应。MGH随机分组实验治疗了202例前列腺癌患者。光子治疗50.4Gy后，使用光子增加剂量到67.2Gy，使用质子增加剂量到77.2Gy。在完成治疗的189例患者中，8年局部控制率分别为60%和80%，但统计学无意义。分析高级别的患者群组，8年局部肿瘤控制率分别为19%和84%，质子治疗组明显优势。但是质子治疗组的副反应发生率较光子组高。

11. 颅内肿瘤和血管性病变 瑞典Upssala治疗了140例WHO 1级颅底脑膜瘤。治疗4次，1周内完成，分次剂量5或6 CGE。8年的肿瘤控制率为85%～90%。PSI治疗了16例脑膜瘤患者，中位治疗剂量为56CGE（52.2～64 CGE），分次剂量为1.8～2.0CGE，3年肿瘤控制率为90%。MGH治疗23例胶质母细胞瘤患者到90CGE，中位生存期为20个月。MGH使用质子和光子混合治疗了15例颅咽管瘤患者（其中包括5例儿童患者）。质子治疗部分的中位剂量为26.9CGE，总中位治疗剂量为56.9CGE。中位随访时间为13.1年，10年存活率为72%，5年和10年的局部控制率分别为93%和85%。Loma Linda治疗了47例垂体瘤，中位治疗剂量为54CGE。末次随访到了41例患者，中位随访时间为47个月（6～139个月），10例病灶消失，12例病灶部分缩小，19例病灶稳定。Loma Linda使用质子治疗了47例垂体瘤患者，中位剂量54CGE。质子治疗体积超过10cm^{3}的动静脉畸形比伽玛刀或X一刀效果好。瑞典Upssala到目前为止治疗了80例患者，治疗后获得全部或近全部闭锁。南非的Tygerberg医院治疗了64例患者的结果也令人满意。Hug等治疗了27例增长的或复发的儿童低级别星形细胞瘤，其中15例临近脑中线。治疗剂量55.2CGE，常规分割模式，分次剂量1.8CGE。到中位随访期3.3年时，21例患者肿瘤局部控制。并报道了局部控制和存活率，近中线肿瘤分别为87%和93%；大脑半球肿瘤分别为71%和86%；脑干肿瘤均为60%。

质子和重离子治疗虽然应用于临床已经50多年的时间，但是由于设备数量有限和技术的复杂性，治疗的病例数量尚少。近几年质子和重离子治疗越来越受到人们的关注，越来越多的临床结果在英文期刊中发表；虽然报道的病例数还少，但是结果尚令人满意。总之，由于质子和重离子优越的物理剂量分布，特别是重离子优越的生物学特性，决定了这些治疗技术将在未来肿瘤放射治疗中扮演重要角色。

（穆向魁 傅 深 朱广迎 唐劲天）

第十一章　放射性粒子组织间近距离治疗的物理学及临床应用

第一节　放射性粒子治疗肿瘤发展历史

一、传统放射性粒子治疗前列腺癌

放射性粒子组织间近距离治疗肿瘤有 100 多年的历史。1901 年 Pierre Curie 首先提出近距离治疗术语（brachytherapy），定义是将具有包壳的放射性核素埋入组织间进行放射治疗。1914 年法国巴黎镭生物学实验室 Pasteau 和 Degrais 医生首次报道使用镭管经尿道插入前列腺治疗前列腺癌，开创了组织间近距离治疗肿瘤的先河。1917 年美国纪念医院 Barringer 首次报道使用镭插植治疗前列腺癌，镭针长 4～6 英寸，经会阴入路，手放入直肠引导。早期治疗前列腺癌使用的放射性核素有^{226}Ra、^{222}Rn 和^{192}Ir 等，这些核素均释放高到中能 γ 射线，尿道并发症发生率高，防护颇难处理。1952 年美国爱瓦大学 Flocks 和他的同事首次行开腹后注射胶体金治疗前列腺癌。1956 年高能外放射治疗机出现，降低了人们对放射性粒子治疗的兴趣。1972 年 Whitmore 首次报道通过耻骨后插入^{125}I 粒子治疗局部和转移性前列腺癌，奠定了今天近距离治疗的基础。1975 年日本研制生产出^{198}Au 粒子替代^{222}Rn。^{198}Au 粒子源优点：①局部麻醉下易于使用，适于老年患者或^{226}Ra 和^{192}Ir 禁忌证的患者；②因解剖结构镭和铱强直线源不易达到的肿瘤，如口底癌、颊黏膜癌、软腭癌和咽腭弓癌。同样出于放射防护的考虑，^{198}Au 粒子治疗没有得到广泛应用。1982 年 Grossman 首次报道 100 例前列腺癌^{125}I 粒子组织间插植治疗结果，5 年总生存率 83%和 9 年生存率为 52%。耻骨后插植由于前列腺暴露欠清晰，而且只有少数病例疗效满意，使得放射性^{125}I 粒子治疗再度陷入低谷。

二、近代放射性粒子治疗前列腺癌

20 世纪 70 年代和 80 年代，核反应堆生产低能核素，加之计算机三维治疗计划系统出现，使放射性粒子组织间近距离治疗焕发了青春，操作更加简便快速，剂量计算更加精确，防护变得简单易行。放射性粒子组织间近距离治疗在颅内肿瘤、鼻咽癌放疗后残留和复发、早期前列腺癌的治疗显示了明确的疗效，其他如头颈部癌、肺癌、乳腺癌、胰腺癌、复发直肠癌和妇科肿瘤等也显示了可喜的疗效。

1983 年 Charyulu 和 Holm 医生发明经会阴模板和经直肠超声引导技术，对前列腺癌近距离治疗起到极大推动作用，形成了今天放射性粒子近距离治疗前列腺癌的基础（图 2-11-1 和图 2-11-2）。经直肠超声引导技术优势包括：①经直肠超声获取图像可以术前计划；②粒子源植入之前可以调整针的位置；③阳痿和尿道并发症发生率低；④方便门诊患者治疗。

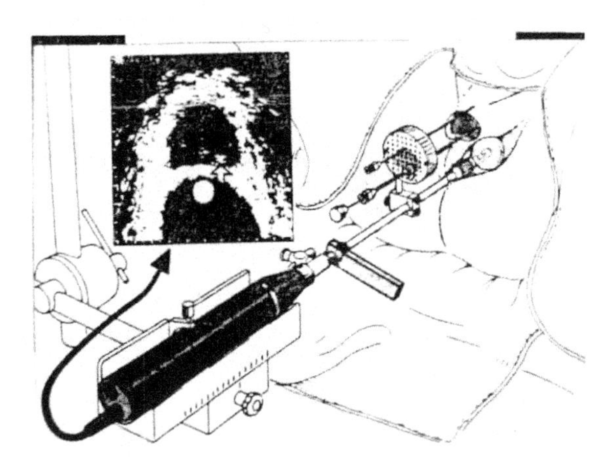

图 2-11-1　早期前列腺癌粒子治疗超声引导系统

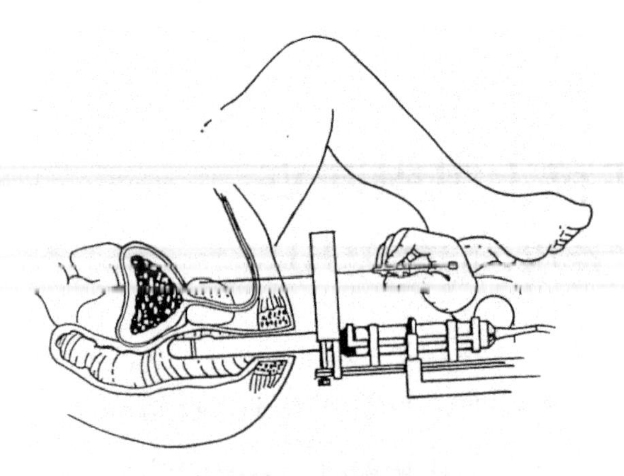

图 2-11-2　近代经会阴超声引导放射性近距离治疗前列腺癌模式

1987 年 Blasko 和他的同事首次报道了经会阴超声引导^{125}I 粒子治疗前列腺癌。由于粒子空间分布根据计算机计划系统决定，加之模板引导，使粒子空间分布较开放手术时代明显提高。1987 年俄国研制开发出了初始剂量率更高（20～24cGy/h），半衰期 17 天的^{103}Pd。^{103}Pd 初始剂量率为^{125}I 的 3 倍，8 周可以释放 95％剂量，较^{125}I 具有明显的优势。1993 年美国纪念医院首次提出前列腺癌放射性粒子治疗质量验证概念，并研制开发出计算机软件，使粒子治疗后前列腺靶区和尿道剂量计算更加精确。

三、放射性粒子组织间近距离治疗颅内肿瘤

放射性粒子组织间近距离治疗颅内肿瘤主要与外放疗结合，实现局部剂量提升。剂量率为 0.40～0.60Gy/h 的近距离治疗，5～6 天剂量即可达到 50～60Gy。0.05～0.10Gy/h 低剂量率近距离治疗 90 天剂量可达 100Gy。

1957 年德国 Freiburg 首次报道利用^{182}Ta 永久植入治疗脑瘤，1960 年^{192}Ir 用于颅内肿瘤治疗，1979 年^{125}I 进入临床。80 年代早期，立体定向头架研制成功、计算机治疗计划系统出现，确保粒子植入治疗精度更高。大量回顾性分析、前瞻性研究和联合治疗均提示粒子植入治疗可提高颅内肿瘤局部控制率和延长生存期。

1981—1992 年美国加州大学旧金山分校报道了最大一组 159 例胶质母细胞瘤短暂^{125}I 粒子插植剂量提升治疗结果，中位生存 84 周，1 和 3 年生存率分别为 85％和 20％。1987 年 Gutin 首次报道放射性粒子^{125}I 粒子治疗复发胶质母细胞瘤，中位生存时间 54 周。作为外放疗后剂量提升，粒子治疗可达 110Gy，具有潜在提高肿瘤局部控制和延长生存期的优势。

80 年代后期，一种安全、无创技术-立体定向放射外科的出现，使人们对组织间近距离治疗颅内肿瘤热情锐减。

四、放射性粒子组织间近距离治疗头颈部癌

1940 年 Martin 首次利用自行研制的 Blady 施源器将镭囊放置到鼻咽腔治疗鼻咽癌。1948 年 Paterson 报道使用镭制成塞子放入鼻咽腔治疗鼻咽癌。1956 年 Sooy 医生首次描述经鼻切除肿瘤，通过 Foley 导管将^{60}Co 粒子源放置到鼻咽部进行照射技术，结果 3/6 例鼻咽癌复发患者得到救治。1960 年 Suit 医生提出镭模放置瘤床照射技术。1965 年美国纪念医院利用^{125}I 粒子治疗头颈部肿瘤，71％完全缓解，18％部分缓解。

1968 年 Hilaris 通过手术切开硬腭植入^{198}Au 和^{222}Rn 粒子治疗鼻咽癌。这一技术因操作烦琐和患者需要永久植入一块填充物而没有得到推广。同年美国纪念医院 Vikram 医生开创经鼻孔粒子植入术式，奠定了今天放射性粒子治疗鼻咽癌的基础。这一技术优势在于：①直视下直接植入粒子到肿瘤靶区；②粒子分布更均匀，剂量分布更精确；③由于粒子植入到黏膜下，较腔内技术具有更高的深度剂量。由于经鼻咽观察进针，因此对黏膜下肿瘤情况无法掌握，缺点：①无法了解进针深度；②无法避开危险器官。鼻咽癌放射性粒子植入治疗主要用于外放疗后残留或复发后的治疗，具有微创、安全和副作用低等优势。头颈部癌粒子植入治疗主要用于手术后和放疗复发治疗或外放疗后剂量提升。

北京大学第三医院采用 CT 引导技术治疗头颈部复发癌，结果中位局部控制时间可达 20 个月，5 年局部控制率 40％，作为补救治疗手段，显示了很好的疗效。

五、放射性粒子组织间近距离治疗胰腺癌

胰腺癌是恶性度极高的肿瘤，临床诊断患者中有15%～20%可手术切除，5年生存率15%。对于大部分不能手术切除的患者主要实施胆肠和胃肠吻合术，中位生存时间5～6个月。1925年Handley医生首次术中用镭针插植治疗7例胰腺癌患者，1例患者生存期达2年。

1938—1975年Peck、Barone和Hilaris相继报道^{198}Au、^{192}Ir和^{222}Rn治疗胰腺癌结果，认为放射性粒子植入治疗对于不可切除胰腺癌具有很好姑息治疗作用，并能延长患者中位生存时间，并发症发生率低。同年美国麻省总医院开展了术中^{125}I粒子治疗胰腺癌与根治术比较研究。两种治疗手段结果见表2-11-1。

表2-11-1　根治术与^{125}碘粒子植入加旁路术比较

治疗	平均年龄	住院时间（天）		并发症			
		平均	中位	术后死亡	胰瘘	胃出血	总比例
根治术	58y	21	18	1	2	1	4/10
^{125}碘+旁路术	60y	23	14	0	2	3	5/12

1980年Shipley报道胰头、体癌患者旁路术加^{125}I粒子植入加外放疗，12例患者中位生存13个月。1989年美国纪念医院发表了98例放射性^{125}I粒子治疗胰腺癌，所有患者均为局部晚期无法手术切除，中位生存时间7个月，其中T_1N_0期术后加化疗组18个月。

（一）放射性粒子组织间治疗胰腺癌存在的问题

（1）既往发表的文献均为术中直视下粒子植入，具有较大的盲目性。粒子空间分布欠均匀，无法避开危险器官。

（2）放射性粒子治疗胰腺癌没有确实可行的术中实时治疗计划系统。胰腺癌由于经常合并胰腺炎等，术前影像学靶区与术中所见误差很大，如何术中采集图像，实时计划是实现胰腺癌粒子治疗的最大难题。

（3）胰腺癌粒子治疗的最佳周边剂量尚不清楚，如何与外放疗配合也没有明确的结果。

（4）哪种放射性粒子更适合胰腺癌治疗，^{125}I还是^{103}Pd，粒子活度等尚需要进行临床研究。

（5）没有成熟的术中引导及模板定位系统。

（6）胰腺癌粒子植入术后质量验证困难，何时验证没有结论。

（二）我们的经验

（1）应利用术中超声引导技术指导粒子针的放置。术中超声引导既可保证靶区的不丢失，也保证避开危险器官。

（2）超声引导粒子种植确保粒子空间分布均匀，剂量分布合理，与肿瘤靶区更吻合，直视下粒子植入分布离散度大，也无法保证与危险器官的位置关系。

（3）由于术前计划与术中所见误差较大，应进行术后质量验证。术后质量评估剂量为肿瘤靶区和危险器官实际所接受的剂量，对于评估粒子治疗疗效和判断副反应具有十分重要意义。

（4）胰腺癌具有浸润性、多灶性生长特点，粒子植入后应补充外放疗，最好采用三维适形或调强外照射技术，放疗后加全身化疗。

六、放射性粒子治疗复发直肠癌

手术后和放射治疗后复发直肠癌临床尚无理想的治疗方法，再手术切除概率很低、再程放射治疗由于既往已接收足量照射，正常组织限制很难实现根治剂量照射，同时复发直肠癌患者往往非常痛苦。2002年王俊杰教授将CT引导精确定位技术引入复发直肠癌放射性粒子治疗，建立临床技术流程与标准，并进行放射性粒子剂量学和活度的尝试与研究。确立了CT引导放射性^{125}碘粒子植入治疗复发直肠癌操作标准，明确了粒子活度和剂量范围，结果证明放射性^{125}碘粒子具有微创，疗效肯定的优势。全组中位生存时间20个

月，肿瘤局部控制率80%以上，同时具有非常好的姑息止痛效果，有效率达90%。该研究成果被2014年美国近距离治疗年会列为大会发言，2014年5月在美国迈阿密召开的国际近距离治疗大会上，王俊杰教授被大会主席Tim R. Williams教授邀请作专题报告，7月在新加坡召开的亚太大肠癌国际大会上获优秀奖。2015年欧洲放射肿瘤年会、美国放射肿瘤年会大会发言。该研究连续3年被美国NCCN指南收录。

第二节　放射性粒子治疗的物理学

放射性粒子治疗属于近距离放疗范畴，近距离放疗包括组织间插植和腔内治疗两种。组织间植入又根据植入时间分为短暂植入和永久植入两种。短暂植入是指根据治疗计划将放射源植入到肿瘤，经过一定时间达到处方剂量后，将放射源取出。短暂插植使用的放射源主要为初始剂量率高的核素，如^{192}Ir，^{60}Co等。永久植入是指根据计划将放射源粒子植入到肿瘤部位，永远保留在体内，不再取出。永久植入使用的放射源为初始剂量率低的核素，如^{125}I和^{103}Pd。

放射性粒子组织间近距离治疗是多学科交叉和延伸的学科，需要外科、放疗、超声、影像介入和核医学科共同合作开展的临床治疗工作。美国近距离治疗协会对于开展放射性粒子近距离治疗工作的医院和医生均有严格的资质认证和上岗考试制度，同时明确各相关学科职责和任务。其他一些国家如日本等也相继出台法规和政策，规范这项工作。目前我国卫生管理部门也正组织专家进行论证和实施中。放射性治疗肿瘤的临床操作规范由我国著名放射肿瘤学家申文江教授组织牵头起草。

前列腺癌短暂放射性粒子治疗与永久植入治疗比较见表2-11-2。

表2-11-2　前列腺癌短暂和永久植入比较

	短暂低剂量率植入	短暂低剂量率植入	永久植入
核素	^{192}Ir	^{192}Ir	^{125}I，^{103}Pd
术前计划	需要	需要	需要
施源器数量	单个	多个	单个
住院	必须	可选择	不必须
剂量优化	针植入后剂量优化受限	针植入后可调整剂量	粒子植入后不能调整
工作人员安全	主要考虑	不必考虑	不必考虑
适应证	T2b～T3	T2b～T3	T1c～T3
外放疗	必须	必须	早期，预后佳者不必加

一、放射性粒子

早期临床使用的放射性粒子主要是^{226}Ra、^{222}Rn和^{192}Ir等。这些核素由于释放中到高能γ射线，防护颇难处理，前两种核素已经停止使用，^{192}Ir仍用于短暂插植治疗和后装治疗。目前临床常用的永久性植入粒子主要包括^{125}I和^{103}Pd，大小为4.5mm×0.8mm，包壳为镍钛合金（图1.9，图1.10和图1.11）。^{226}Ra、^{192}Ir和^{125}I粒子特性比较见表2-11-3。

表2-11-3　^{226}Ra、^{192}Ir和^{125}I植入比较

	^{226}Ra	^{192}Ir	^{125}I
植入类型	短暂	短暂	永久
半衰期	1600年	74天	60.2天

续表

	^{226}Ra	^{192}Ir	^{125}I
平均光子能量	780keV	350keV	28kev
每颗粒子临床平均活度	0.5mg	0.5mg Ra eq	0.5mCi
肿瘤周边剂量	6000cGy/w	6000cGy/w	1200cGy/a
初始剂量率	50mR/h	30mR/h	<1mR/h
半价层（铅）	7cm	1.5cm	0.5cm

1998年10月我国正式启动放射性^{125}I粒子研制开发工作，2000年中国原子能科学研究院成功研制出我国具有独立知识产权的放射性^{125}I粒子，进入临床试用，2001年通过我国药品监督管理局批准正式进入临床使用，为我国开展这项工作奠定了坚实的基础。2002年浙江君安公司也生产出放射性^{125}I粒子，目前正在审批当中。2003年我国又成功研制出^{103}Pd粒子，目前正在临床实验当中。

二、放射性粒子治疗计划系统与质量验证系统

1. 放射性粒子治疗计划系统

早期放射性粒子近距离治疗主要是根据巴黎系统布源原则进行。后出现列解图计算方法。20世纪80年代国外由于计算机技术出现，超声和CT等影像技术进步，图像能够实施直接转送、三维重建。许多医疗单位自己研发软件，如美国加州大学旧金山分校使用自己研发的计划治疗颅内肿瘤。20世纪90年代，美国等研究开发出了治疗前列腺癌的计划系统，并获得美国FDA认证，进入临床使用，确保了放射性粒子治疗的精度和质量评估。粒子治疗计划系统应具备：①图像处理功能，包括可与超声和CT实现信号传送，图像三维重建；②计算肿瘤最小周边剂量或匹配周边剂量；③提供粒子个数与活度；④提供粒子在肿瘤内空间分布；⑤提供粒子针数量和植入路径；⑥提供剂量-体积直方图和进行质量验证。前列腺癌治疗时治疗计划必须具备术中实时计划功能，即时指导治疗。2003年我国先后研制出我国自己的放射性粒子治疗计划系统，并进入临床使用。

2. 质量验证系统

由于粒子植入过程技术误差、体位变化和粒子移位，导致粒子治疗后肿瘤实际结实剂量与术前或术中计划比较发生变化，因此，粒子治疗后需要明确肿瘤和肿瘤周围危险器官实际所接受的剂量。质量验证需要重新扫CT或MRI，软件需要具有识别各层面粒子功能，即不能多计数粒子，也不能丢失粒子。目前国外治疗计划系统均有这一功能。

三、放射性粒子组织间近距离治疗肿瘤剂量学

粒子治疗的剂量描述术语为匹配周边剂量（matched peripheral dose，MPD）和最小周边剂量（minimum peripheral dose，mPD）。MPD定义为与靶体积相同体积的椭圆形体积的等表面剂量。mPD定义为靶体积周边绝对最小剂量。

1. 粒子植入术后，要尽快拍摄靶区正、侧位X线片，确认植入的粒子数目。经皮穿刺引导下粒子植入术后可以即刻验证。必须要记录植入术与质量评估间隔的时间。前列腺癌植入后30天内行CT检查（建议层厚：头部3mm，胸、腹、盆部5mm）。CT引导下粒子治疗术后即刻实施剂量验证。超声引导局部麻醉下粒子植入可以在24小时内进行CT扫描进行质量验证。

2. 依据CT检查的影像资料，用TPS计算靶区及相邻正常组织的剂量分布，根据评价结果，必要时做补充治疗。

3. 评估参数　处方剂量的靶体积（V）百分比，常用V200、V150、V100，V80和V50等；靶区达到处方剂量的百分数（D），常用D100、D90和D80；靶体积比（TVR），理想的TVR=1。

4. 评估方法　等剂量曲线：最主要的是90%、100%、150%处方剂量线；剂量-体积直方图（DVH）；粒子植入的数量及位置；重要器官的剂量分布。

5. 评估参考指标　靶区剂量 D90>匹配周缘剂量（MPD，即 PD），提示植入质量很好。平均外周剂量（mean peripheral dose，MPD）应为 PD。适形指数（conformation index）PD 的靶体积与全部把体积之比；植入粒子剂量的不均匀度<PD 20%；显示 DVH 测量相邻结构正常组织的剂量。

6. 根据质量评估结果，必要时补充其他治疗。

四、放射性粒子植入治疗的辅助设备

（一）植入器

美国公司生产的笔式粒子植入枪，配有 10 个粒子储存仓，每个仓内存有 10 颗粒子。植入枪的前端连接粒子植入针，后端是撞针，通过撞针的推送将粒子植入体内。枪上配有旋钮，控制进针距离。主要适于术中治疗和前列腺癌的治疗。

我国研制开发的植入器有转盘式和软导管式两种。内装 30 棵粒子，撞针与植入器分离，通过撞针将转盘内粒子推入瘤体内，适用于除前列腺癌以外的其他系统肿瘤治疗，见图 1.16。软导管式植入器适用于各种腔镜引导下粒子植入治疗。

（二）植入针

粒子针直径一般为 18G，设计内有针芯，外有套管，针芯略长于套管，确保粒子能够推出。末端根据植入器种类，设计成不同类型，主要是便于连接，治疗时保证不脱落。粒子针套管有的设计有刻度，方便使用，有的没有刻度。针的长度有长针和短针两种，长针适于体内深部肿瘤治疗，短针适于人体浅表肿瘤治疗，临床使用尖端棱形和带刻度粒子针更具优势。

（三）固定穿刺架

1. 颅内肿瘤的固定穿刺架　用于颅内肿瘤立体定向功能的固定架具有三维立体植入功能，确保粒子治疗空间分布均匀。

2. 前列腺癌固定穿刺架　前列腺癌粒子治疗固定架有三种：

（1）万向节固定架

优点：结构设计简单，操作方便，可与任何手术床连接。实用性强。

（2）落地式固定架

优点：移动灵活。缺点：术中容易碰撞，位置容易移动。

（3）联体式固定架

优点：固定性好。缺点：操作烦琐，需要特殊手术床与之匹配。

3. 前列腺癌粒子植入治疗床　专门用于前列腺癌粒子植入治疗床。

（四）超声与探头

1. 双平面探头　前列腺癌治疗时需要借助经直肠超声探头获取前列腺图像，因此，探头要求具有横切、纵切扫描功能，超声内要同时配有模板软件，与治疗计划完全匹配。

2. 术中探头　术中治疗时需要配备具有术中探头的超声，一般直肠探头即可满足临床需要，具有端扫功能。

3. 颅内超声探头　颅内肿瘤治疗时需要配备具有颅内探头的超声。

4. 其他　浅表淋巴结治疗时需要小凸阵探头，最好配带穿刺架。

（五）其他

1. 粒子仓　用于装载粒子，每个仓内装有 10 颗粒子。

2. 消毒盒　粒子装载完毕后，需要装入消毒盒内消毒。屏蔽装置，分装粒子时的防护装置。

3. 粒子装载平台、反向镊子及尺子　专门用于装载粒子时使用平台和镊子。

4. 铅衣和眼睛

5. 粒子探测器　粒子植入后探测是否有粒子丢失。

第三节　放射性粒子治疗生物学

组织间近距离照射很大程度上取决于能够获得适当物理特性的放射性核素。对于粒子种植治疗来讲，早期使用的镭粒子已经被危险性较小的 ^{198}Au 取代，而 ^{198}Au 又被光子能量更低的 ^{125}I 粒子取代。^{103}Pa放射性核素的半衰期与^{125}I近似，但是半衰期更短。这些放射性核素半衰期的最大差别为2.7～60.2d，相对于短期植入放射性核素剂量分配来讲，即使是相同的吸收剂量，其生物学效应也不同。临床验证这些参数部分是根据实验，部分是根据时间－剂量因子。相对于永久种植的^{125}I粒子，有些问题需要考虑如初始剂量率照射的效应和几个半衰期后的照射剂量的浪费，^{103}Pd放射性核素的出现就是基于这样的考虑。

最早提出的线性二次模式是根据实验体系来解释细胞的杀伤效应，在过去的几十年间，根据时间－剂量效应的评估演化到指导临床放射治疗。但是这一模型延伸到组织间近距离治疗仍需要进行重新探讨。回顾Dale的工作，可以发现T_{eff}这一概念在评估不同放射性核素的相对效应时是非常有价值的，尤其在T_{eff}时计算的存活分数，提供了一个重要的评估潜在放射生物预后的参数。而其影响存活分数的参数如α，β、μ等，对于不同的放射性核素这些数值不是十分重要。根据肿瘤倍增时间的不同，Tp是决定选择永久粒子种植放射性核素的重要因素。除了^{198}Au具有较短的半衰期外，T_{eff}和在T_{eff}时的存活分数对于Tp值是非常敏感的。另外，半衰期越长，T_{eff}和相应的存活分数变异越大，由于以上这些因素，计算的存活分数随Tp值增加而下降，^{125}I的存活分数最低。^{103}Pd和^{125}I粒子植入的放射生物效应随Tp的增加而提高，但是当Tp低于一定的阈值后，^{103}Pd是更有效的，而^{125}I在高Tp时也非常有效。其中的最低精确阈值主要取决于最低初始剂量率，而其他参数没有明显的影响。对于标准的处方剂量（^{125}I是160Gy和^{103}Pd是120Gy）和选择的其他放射生物学参数，作者的计算提示Tp的阈值是10d。如果前列腺癌Tp的阈值是30d，那么^{125}I种植的杀伤效应将是最大的。

在给定T_{eff}后，总剂量照射中的部分剂量是无效剂量，因为这一部分剂量对目的病灶并没有作出任何贡献，也就是对肿瘤的根除没有贡献。从本文的公式提示部分无效剂量主要取决于Tp和T_{eff}值，推测^{125}I的无效剂量在5%～30%。对于一个中等度增殖动力学的肿瘤（Tp＝10d），无效剂量为10%或更少。比较而言，^{103}Pd粒子种植治疗的无效剂量为2%～12%。

通过以上线性二次方程，提供了一种使用不同放射性核素相对放射生物学效应的比较模型，这样可以通过调整种植的处方剂量而产生相同的生物学效应。根据着一模型，在同一处方剂量的条件下，^{198}Au粒子种植治疗的疗效低于^{103}Pd和^{125}I。这一点非常明显，临床^{103}Pd和^{125}I的处方剂量非常高，这样对于在T_{eff}时间内不能消灭的肿瘤再增殖可产生明显的优势。如果肿瘤细胞的倍增时间是10d，比较^{103}Pd和^{125}I，目前给予的处方剂量可产生同样的放射生物学效应。对于生长快速的肿瘤（Tp＜5d），^{103}Pd可产生较高程度的细胞杀伤效应，而对于生长较缓慢的肿瘤（Tp＝15d）效应也是同样。

关于^{103}Pd的RBE研究目前还没有报道，^{125}I的RBE值尚不清楚。我们对头颈部癌、肺癌、胰腺癌、大肠癌和前列腺癌细胞系进行研究RBE在1.4左右。

1989年Dale在前列腺癌种植治疗过程中，比较了^{198}Au和^{125}I的生物学效应剂量，揭示了二者的早期效应是相同的，而^{125}I显示了较高的晚期效应。参数值：Tp＝3d，SLD的半修复时间为1.5h，α值为0.12Gy^{-1}，早、晚期反应的α/β比分别为10和3。2Gy单次照射的存活分数为0.75，提示这是一个非常抗拒的肿瘤。如果α值为0.3Gy^{-1}，其他参数不变，那么160Gy^{125}I粒子永久种植的BED为134Gy，晚期效应为169Gy。如果BED为134Gy，植入^{198}Au的处方剂量需要110Gy，相对晚期BED为208Gy。因此，对于所需要的放射性核素，由于选择的参数不同，计算公式也不一样。

第四节　放射性粒子治疗肿瘤术式

放射性粒子治疗需要借助外科、超声、影像等手段帮助实施，因此，其治疗术式有不同的方式。

放射性粒子治疗术式包括：

1. 经皮穿刺植入术　适于人体表浅肿瘤治疗。缺点：①无法了解肿瘤边界；②无法了解进针深度；③无法保证粒子空间分布均匀；④无法避开危险器官；⑤无法保证疗效。

2. 术中植入术 术中植入需借助超声引导，适于颅内、腹腔、胸腔和盆腔肿瘤治疗。优点：①肿瘤靶区明确；②粒子空间分布均匀；③可避开肿瘤周围危险器官；④疗效保证。缺点：①设备要求高；②超声显示靶区与实际病理学靶区关系不明确。

3. 模板引导植入术 适于前列腺癌治疗。借助超声引导，配合模板技术，使粒子空间分布与治疗计划完全吻合，是近代放射性粒子治疗的最高境界。超声、图像实时处理、模板和治疗计划同时得到完美体现。

4. 各种腔镜引导下植入术 适于体内较小体积肿瘤（直径＜5cm）治疗、空腔脏器肿瘤或微创手术时的治疗。优点：微创。缺点：①体积较大肿瘤无法保证粒子均匀分布；②空腔脏器治疗时慎用，避免穿孔。

5. 超声引导下穿刺植入术 适于体积较小体积肿瘤的治疗。缺点：①无法实施术中计划；②临近骨结构肿瘤无法获得满意图像。

6. CT引导下植入术 适于直肠癌术后复发和椎体转移癌治疗。优点：①适于临近骨结构肿瘤治疗；②粒子针排列均匀；③肿瘤周围危险器官显示清楚。缺点：①灵活性与超声比较差；②治疗时间长。

第五节 我国放射性粒子治疗肿瘤的发展历程

一、传统放射性粒子组织间近距离治疗肿瘤

1998年12月云南省第二人民医院的谢大业教授、罗开元教授是我国最早开展放射性粒子组织间近距离治疗工作的先驱，当时使用的放射性核素为英国进口^{125}I粒子，采用术中直视下穿刺治疗乳腺癌、胃癌、软组织肿瘤等作。2000年上海金山医院金护申教授利用国产治疗计划系统，开始开展术中直视下放射性粒子植入治疗肿瘤，目前已经完成近100多例患者治疗。2003年云南省第二人民医院罗开元教授报道112例术中直视下^{125}I粒子治疗结果。

二、现代放射性粒子组织间近距离治疗肿瘤

2001年11月北京大学第三医院举办第一届我国放射性粒子组织间近距离治疗肿瘤学术研讨会，邀请到国际著名放射性粒子近距离治疗专家——美国西雅图前列腺研究所Goden Grado教授来华讲学，并指导北京大学第三医院完成全国首例经会阴超声引导放射性粒子近距离治疗前列腺癌。2001年北京大学第三医院肿瘤中心王俊杰主任牵头主编的放射性粒子近距离治疗肿瘤专著。这是我国第一部全面系统介绍放射性粒子组织间近距离治疗肿瘤的专著。2002年又组织编写了放射性粒子种植治疗前列腺癌，全面系统的介绍了放射性粒子治疗前列腺癌的历史、现状和技术规范。天津医科大学二院柴树德、郑广钧教授编写了胸部放射性粒子治疗学，河北省人民医院王娟教授编写了腹部放射性粒子治疗学，云南省第二人民医院罗开元教授编写了使用放射性粒子治疗学，其后的15年时间由北京大学第三医院组织了7期全国放射性粒子近距离治疗肿瘤学习班，北京放射肿瘤学会与北京公安医院组织了2期全国性学习班，广州医学院附属医院陈平教授组织3期学习班，张建国教授组织了4期头颈部癌放射性粒子治疗学习班，其他省市如山东、河北、江苏、浙江、广东、陕西、浙江等积极组织、普及推广，为放射性粒子治疗在我国的开展起到了推动作用。到目前为止国内有近1000家医院开展了放射性粒子治疗肿瘤工作。

第六节 北京大学第三医院的几点体会

放射性粒子治疗是多学科交叉技术，需要外科、影像、超声等学科配合，发挥相关学科优势，是保证粒子治疗的关键。

粒子植入治疗上岗前培训十分必要。尤其是外科、影像科、超声科、核医学科医师，需要学习肿瘤学、放射物理学、剂量学知识，方能有效

开展工作。放射防护知识需要培训。

目前放射性粒子治疗前列腺癌无论临床操作、术中计划、剂量计算和相关并发症处理美国已经有一套相当成熟的经验，国人可借鉴。前列腺癌粒子治疗是近代放射性粒子近距离治疗的颠峰技术，术中超声、图像实时传送、三维重建、模板、实时计划和质量验证等均在前列腺癌治疗过程中得到淋漓尽致体现，因此学习前列腺癌粒子植入治疗对理解近代粒子近距离治疗具有很大裨益。

放射性粒子组织间近距离治疗是最好的适形放疗，可达到调强效果，关键是需要借助超声或CT等影像学技术引导。

肿瘤靠近大的血管或其他重要脏器时，需要保持1cm安全，并相应降低每颗粒子活度，0.7mCi/颗以下比较安全，必须了解既往是否接受过放射治疗，剂量多少。粒子治疗前列腺癌、颅内肿瘤较为成熟，而对其他系统肿瘤尚处于不明确阶段，包括术式、治疗计划实施、各系统肿瘤最佳剂量、质量验证等均需要多学科继续协作研究与探索。适应证选择非常重要。掌握好适应证是保证粒子治疗疗效的前提条件。粒子治疗仍是局部治疗手段，是外科和外放疗的补充和延伸，因此，单纯放射性粒子治疗并不能解决所有肿瘤治疗问题，需要合理、科学地与外科、外放疗和化疗结合，最大限度发挥粒子治疗优势。靠近关节活动部位的肿瘤，粒子植入治疗后应相应减少活动，因为运动可处使粒子发生游走，降低疗效，增加并发症发生机会。国产设备与进口设备比较仍具有相当大差距，应加大研发力度。建立中国自己的放射性粒子治疗管理和技术操作规范，明确适应证。

（王俊杰）

第十二章 ²⁵²锎中子治疗肿瘤的原理和应用

[252]锎中子源自动遥控系统——中子刀，是一种集现代核物理、核医学、放射生物学、自动控制、计算机软件等多学科为一体的大型高科技治疗设备，是采用腔内直接对肿瘤进行照射的方法，通过[252]锎发出的中子射线对病灶进行打击，有效破坏恶性肿瘤的组织，使其萎缩坏死。中子刀与其他后装治疗设备相比，其优势是肿瘤组织消退快、局部控制率和生存率均明显提高，对复发难治的乏氧肿瘤组织有突出的放射生物学优势，而副作用较小，解决了传统的 γ 射线近距离后装治疗不能解决的问题。国内外学者对宫颈体癌、阴道癌、舌癌、口腔癌、食管癌和和鼻腔内黑色素瘤进行中子源后装治疗，疗效令人满意。

第一节 ^{252}Cf 的放射生物学效应

1. 锎的物理性质 ^{252}锎自发裂变时放出大量中子，还伴生有 γ 射线，半衰期是 2.65 年。中子射线属于重粒子线，中子本身不显电性，它具有很强的贯穿本领，平均能量为 2.13MeV，属于快中子。

2. ^{252}Cf 中子—γ 混合辐射的等效生物剂量

$$D_i = RBEn \times D_n + D_\gamma$$

等效生物剂量、中子剂量和 γ 剂量

RBEn —— ^{252}Cf 中子的 RBE，与中子剂量率等因素有关，数值在 2～5。

3. 锎中子与其他射线的比较 下图是用^{252}Cf中子和其他射线对肿瘤实施放疗后的肿瘤控制率和放疗并发症的结果。

图 2-12-1 ^{252}Cf 中子、光子（包括 X、γ）、快中子束治疗肿瘤的肿瘤控制率、并发症发生率的比较。

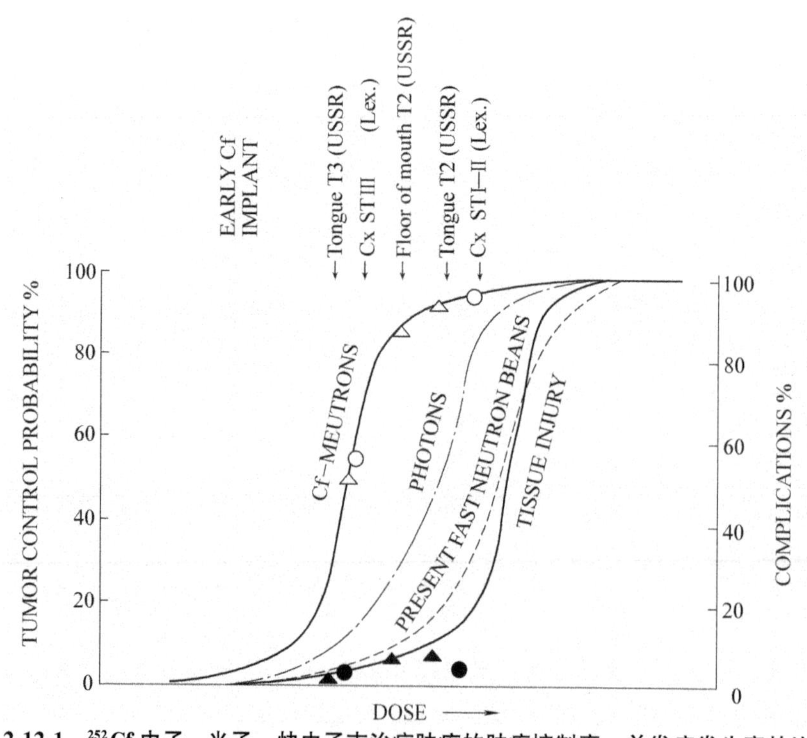

图 2-12-1 ^{252}Cf 中子、光子、快中子束治疗肿瘤的肿瘤控制率、并发症发生率的比较

4. 锎中子后装治疗机的治癌机制　利用^{252}Cf产生的中子射线，采用遥控后装技术，对恶性肿瘤实施近距离照射。快中子射线对肿瘤内乏氧细胞的杀伤力大、照射后几乎没有致死（或亚致死）损伤修复，是中子治疗的独特优势。中子源贴近病灶组织实施近距离治疗，能够达到最大程度地杀灭癌细胞、对正常组织损伤较小的目的。

第二节　中子治疗癌症的优势

恶性肿瘤大都存在抗放射性的乏氧细胞，常导致低LET放射治疗失败。^{252}Cf产生的中子线进行近距离放疗时，既具有高LET的优势，又具有剂量分布的优势，具体如下：

1. 传能线密度较高　中子线属于高LET射线，对癌细胞杀伤力强，没有或很少有亚致死损伤修复，也没有潜在致死性损伤修复，即根治的可能性大，治愈率高。它对细胞DNA分子的作用主要是直接作用，对细胞的杀伤主要是单击致死性损伤，很少有亚致死性损伤，故细胞中子反应曲线没有起始的肩部，说明中子射线一次性杀伤能力较常规射线强大，减少癌细胞再生的机会。照射后造成的细胞DNA双链断裂比率高、DNA损伤修复慢及修复率低等特点，故潜在的致死损伤和亚致死损伤修复低。粒子线在通过人体组织时，它与人体组织的原子相互作用产生生物效应。

2. 相对生物效应较大　快中子的放射生物效应高于常规射线，中子的RBE在1.4～5，它随快中子的能谱、照射方式、细胞和组织类型、生物学终点等因素而不同。不同细胞和不同组织对X线的敏感性差异很大，但对中子而言，差异要小得多。癌细胞的存活曲线肩区比X线小，相对常规放疗射线而言，中子疗效高。

3. 氧增效比较低　即乏氧癌细胞对中子抗性小，中子的抑癌能力较强。氧具有放射增敏作用，氧浓度直接影响细胞对放射线的敏感性；22%的氧浓度（与空气相似）下细胞对放射线的敏感性是无氧状态下细胞的3倍。氧的放射增敏作用以“氧增效比（OER）”为指标。细胞对低LET线的放射敏感性与细胞含氧状态有很高的依赖性，而细胞对高LET射线的放射敏感性与细胞含氧状态的依赖性很小；而大多数恶性肿瘤都存在乏氧细胞，在使用低LET照射情况下，由于一部分细胞的抗放射性而常常导致放射治疗失败。氧增效比随LET增大而减少，高LET线（中子、质子线等）OER为1.0～1.8，如中子OER为1.6。所以要取得好治疗效果的放射源必须是氧增效比较低，同时又具有足以治疗深部肿瘤的穿透力的射线为最优的放射源，中子则比较符合上述的要求。

4. 不同细胞周期细胞对中子放射敏感性差别较小　有利于对腺癌或特殊病种癌细胞的杀伤。中子治癌的适应范围也有一定的限制，对于膀胱癌、脑瘤可能因水肿及严重脱髓改变而引起严重反应，被列为禁忌使用，这说明中子治癌技术仍有一定的局限性。

第三节　锎中子后装治疗的主要适应证

由于锎中子的独特性质，用于常规放疗手段治疗效果不佳或易复发的肿瘤类型，主要用于治疗人体腔道部位的肿瘤，有确切疗效的适应证：子宫颈癌、宫内膜癌、阴道癌、鼻咽癌、腮腺癌、口咽癌、扁桃体癌、神经系统肿瘤（如胶质细胞瘤）、食管癌、前列腺癌、男性尿道癌、肛门和直肠癌、皮肤癌、软组织肉瘤、皮肤黑色素瘤、阴道恶性黑色素瘤。

一、子宫颈癌

（一）252锎治疗宫颈癌的概况

仅早期病例有手术机会，放疗是宫颈癌，特别是Ⅱa期以上宫颈癌的主要治疗手段，宫颈癌的放疗以内照射＋外照射最为普遍。宫颈腺癌特别是高分化腺癌，对一般的低LET射线不甚敏感，但中子射线对高、低分化腺癌均较敏感，而且，宫颈癌中子的近距离治疗比^{192}铱引起阴道狭窄的副反应小。用中子后装机进行腔内放射治疗适用于各期患者，对原发癌和复发癌均敏感，尤其对平均直径4～6cm以上大体积、桶状或晚期的宫颈癌非常有效，肿瘤反应迅速，局部控制率高，治疗所需时间更短，肿瘤消失的速度更快，而常规光子放疗对这些肿瘤控制较差。

（二）^{252}锎治疗宫颈癌的优势

1. 局部控制率、生存率高，特别是Ⅲ、Ⅳ期宫颈癌生存率高 治疗宫颈癌5年生存率可达70%～80%，高于γ射线后装配合外照射的5年生存率（^{137}铯、^{192}铱等γ射线后装配合外照射的5年生存率在60%～70%，近十余年没有较大提高（表2-12-1）。Ⅲ、Ⅳa期的宫颈癌局部肿瘤包块大，肿瘤内乏氧细胞多，对常规光子线多不够敏感，局部不易控制。^{252}锎中子具有较高的RBE，对细胞周期依赖性小、对乏氧细胞敏感、癌细胞受照射后潜在致死性损伤和亚致死性损伤难以修复等。宫颈癌^{252}锎中子腔内后装＋全盆外照射治疗，全部患者5年总体生存率、局部控制率为79.2%、82.6%。Ⅱa期分别为90%、100%；Ⅱb期各为88.9%、91.1%；Ⅲa期为77.3%、81.8%；Ⅲb期为72.2%、72.2%；Ⅳa期各为30%、30%。晚期患者进行了腔内^{252}Cf中子植入结合全骨盆光子体外照射，能有效地止血、止痛、缓解症状，提高局部控制率，减少转移。

单锦露（77例）和青岛市中心医院（40例）对未曾接受过任何治疗的临床分期为Ⅱ～Ⅳ期宫颈癌患者，采用^{252}锎中子后装机联合体外全盆腔照射治疗，首先进行^{252}锎中子腔内治疗，A点剂量：8～10Gy/次，1次/W，4～5次/疗程。全盆腔行采用前后野对穿外照射，2Gy/次，5次/W，当剂量达到20～30Gy时，盆腔中央挡4cm厚铅块，外照射总剂量为40～50Gy。参考点A点的剂量达36～40Gy。局部控制率达100%，2年局部控制率100%，2年生存率92%；肿瘤平均消退时间25±2天，2年内多数未见明显膀胱、直肠等副反应，仅1例Ⅲ级直肠炎。

2. 肿瘤消退快 ^{252}锎中子腔内治疗后的肿瘤消退速度明显快于γ射线腔内治疗表2-12-2，中子腔内治疗1～2次后，宫颈形态即可恢复。

表2-12-1 ^{252}Cf和^{192}Ir腔内治疗晚期宫颈癌的疗效

放射源	宫颈癌期	生存时间（年）	百分率（%）
252Cf	Ⅲ	5	54
^{192}Ir	Ⅲ	5	12

说明：锎中子腔内治疗晚期宫颈癌明显优于γ射线腔内放疗。

表2-12-2 ^{252}Cf和^{137}Cs做腔内治疗ⅠB期宫颈癌的疗效比较（Maruyama）

放疗方式	剂量（Gy）	消除50%肿瘤的时间（天）
^{252}Cf腔内治疗	27.16±2.65	8.5±0.9
^{137}Cs腔内治疗	50.08±2.86	32.2±3.0

3. 并发症低 γ射线后装治疗宫颈癌的晚期并发症平均为5%～20%，放射性膀胱炎11%，放射性直肠炎12%。中子治疗的放射性膀胱炎发生率3.5 %，放射性直肠炎发生率7.0%，低于常规γ线后装治疗，因为中子与氢原子质量几乎相等，在水中很容易衰减，中子射线在人体中可以走大约2个cm，中子射线反而对人体的正常组织损伤较小。

二、子宫内膜癌

早期癌放疗与手术的疗效基本相同，晚期癌则以放疗与手术的综合治疗或单纯放疗为宜。腺癌对常规光子照射治疗不敏感，但对快中子照射的反应良好，中子治疗效果大大优于γ、X射线。东京庆应大学用体外照射配合^{137}Csγ射线腔内照射，治疗Ⅲ、Ⅳ期子宫内膜癌患者15例，有12例（80%）复发；而用^{252}Cf中子源进行腔内照射的13例患者中，只有4例（30%）复发。俄罗斯癌症研究中心用252Cf中子腔内照射辅以外照射治疗515例子宫内膜癌患者，Ⅰ～Ⅲ期患者3年生存率为89.8%，5年生存率为86.5%。大坪医院治疗无手术机会的中晚期子宫内膜癌30例，局部控制率达100%，1年生存率100%。中子的近距离治疗比192铱引起阴道狭窄的副反应要小得多。

三、阴道癌

以放射治疗为主，膀胱、直肠与阴道仅数毫米之隔，放射并发症率较高，目前阴道癌的腔内放疗多采用后装机配备各种阴道容器进行，可针对病变区域给予防护。中子后装治疗无手术机会的晚期巨大阴道癌5例，局部控制率达标100%，一年内尚未观察到明显放疗并发症。Nanavati报道了13名原发性阴道癌患者外放疗（盆腔45Gy，每日1.8Gy）、HDR近距离放疗和一个3cm直径阴道装置相结合进行治疗。开始剂量从20～28Gy，3～4周，每次7Gy，因为随着分次的增加，并发症减少，因此规定的变成20Gy分成4次，每次5Gy。Stock报道了15名阴道癌患者用HDR近距离放疗与体外放疗（30～63Gy，中位剂量为42Gy，每次1.8～2.92Gy）相结合治疗的结果。HDR近距离放疗每次治疗范围为3～8Gy，中位剂量为7Gy，总剂量位21Gy；中间间隔2周。两组的中位总肿瘤剂量为63Gy。

四、食道癌

食管癌放射治疗失败是局部未控制或复发，提高放射疗效应主要着重于局部。食管周围有气管、肺、脊髓等重要脏器，中子腔内照射的优点是周围正常组织及器官的受量小，通过腔内照射提高局部剂量，提高生存率。俄罗斯利用252Cf进行术前、术后放疗，明显增加了手术机会，延长了复发、转移时间，5年生存率达40%～50%。青岛中心医院（30例）、150中心医院（28例）使用中子后装机治疗食管癌，局部控制率达100%，一年生存率达100%。最容易穿孔的部位是：食管与左支气管交叉处，放疗后狭窄1例，没有由于腔内治疗引起穿孔的病例。杨杰等探索了中晚期食管癌采用外照射加252锎（252Cf）中子近距离照射临床近期疗效评价及并发症发生。体外照射采用6MeV－X线加速器照射，食管靶区每次吸收剂量1.8～2.0Gy，5次/周，4.5～5.5周，总吸收剂量48～52Gy。腔内照射采用ZH－1000型252Cf中子后装治疗机治疗，参考点取源外10mm，3～4Gy/次，1次/周，总吸收剂量10～16Gy。20例（甲组）先外照后中子腔内治疗，26例（乙组）中子腔内与外照射同步治疗。结果进食梗噎症状消失率达100%，CR76.1%，PR17.4%，NR6.5%，1年生存率69.2%，急性放射性食管炎、放射性食管狭窄发生率分别为32.6%和15.2%。结论252Cf中子射线是一种高LET射线，252Cf中子射线腔内照射配合加速器外照射治疗46例，近期总有效率93.5%，急性放射性食管炎及放射性食管狭窄发生率低。

五、膀胱癌

膀胱癌是泌尿系统最常见的肿瘤。放射治疗在膀胱癌治疗中占据重要地位。膀胱与直肠、小肠邻近，光子放疗时易出现放射反应。中子后装治疗可减少放射并发症。

六、前列腺癌

前列腺癌是男性极为常见的肿瘤，RTOG随机分组治疗C及D1期前列腺癌，中子、光子混合治疗组与单独光子组的8年局部控制率分别为77%及31%，混合治疗组的局部控制率显著高于光子组。

七、直肠癌

俄罗斯的Obnisk医院采用252Cf配合外照射治疗各期直肠癌，5年生存率与手术基本相同。雷新用252锎中子腔内照射加外照射治疗50例低位直肠腺癌，为全盆腔照射组＋252锎内照射，采取盆腔对穿大野照射28～30Gy后，再使用直肠小野4野照射加量18～20Gy；外照射期间采用252锎内照3～4次，参考点在肠黏膜下5～8mm，每次剂量6～7Gy，总剂量为22～26Gy，间隔一周，病变距肛门3cm以内的全肛管的受量不超过70Gy。直肠原发病灶的局部控制率为88%，T1为100%，T2为91%，T3为80%；3年生存率为90%，其中T1为100%，T2期为91%，病灶活动且侵犯直肠

1/2 圈以下的 T3 期为 80%，病灶部分活动且侵犯直肠 1/2 圈以上的 T3 期为 70%。放疗反应与光子治疗相同，3 年直肠出血、严重肛门坠胀和直肠狭窄的晚期并发症发生率，盆腔小野照射组明显低于全盆腔照射组。保留肛门括约肌的锎－252 内照射加外照射治疗早中期低位直肠癌，患者均能耐受。T1、T2 期患者的 3 年局部控制率、生存率均较高，治疗效果满意，而晚期并发症发生率较低，所以 T1，T2 期低位直肠腺癌患者可以采用[252]锎内照射加外照射治疗。T3 期 2 年局部控制率为 85%，生存率为 80%。，上述方法和剂量治疗后病灶还有残留的患者（主要为病灶不活动的 T3 期患者），要转为手术治疗。T2、T3 期直肠癌病灶仍局限在肠壁内，每次剂量 6～7Gy，剂量参考点只在肠黏膜下 5～8mm，照射总量（内照＋外照）均在 70Gy 左右，未超过直肠最大耐受量（80Gy），T4 期患者病灶已侵犯到浆膜外，中子射线腔内治疗的参考点不可能在黏膜下太深（如太深可能导致黏膜表面剂量过高，导致直肠受量过高），远处转移率还高，疗效不佳。

八、鼻咽癌

鼻咽癌光子放疗后 5 年生存率约为 34%～53%，仍有半数以上患者死于局部复发或远处转移，纽约 Sloan－kcttering 癌症研究所用微型[252]Cf 中子源治疗 9 例鼻咽癌患者，7 例肿瘤完全消失。青岛市中心医院肿瘤中心使用中子内照治疗 5 例鼻咽癌，在常规、适形放疗基础上进行，距黏膜下 8 毫米设定参考点，剂量 6Gy/次，治疗 2 次，间隔一周，总量近 80～90Gy，治疗后复查鼻咽纤维镜发现病灶明显变小，4 例 CR，2 例 PR。鼻咽癌的放疗还是应该以外照射为主，后装只能对表浅残余病灶起作用。

九、口腔癌

前苏联医学科学院采用后装[252]Cf 中子组织间插植法治疗 T_2 期舌癌患者，96%肿瘤完全消失，2 年存活率为 92%，[60]Co 治疗的 2 年存活率为 75%；T_2 期口底癌经中子治疗，肿瘤消失率为 100%，2 年存活率 86%，常规治疗 2 年存活率为 66%。日本津屋癌症研究所用在患部插入[252]Cf 针的办法治疗了 8 例口腔癌（包括复发病例），均取得显著疗效，存活均在 2 年以上。

作者采用[252]Cf 中子腔内近距离贴附照射结合外照射治疗口腔癌，使肿瘤迅速缩小至消退，促进癌细胞的再氧合，使对光子治疗更敏感。外照射射野包括原发灶、上颈部淋巴结，外照射剂量 50～60Gy，腔内照射采用 252Cf 中子后装治疗机，剂量参考点均选择在黏膜下 5mm 处，参考剂量 4Gy/次，每周 1 次，共 4 或 5 次，腔内治疗在外照射期间同时进行，腔内治疗当日不作外照射，3 例患者肿瘤消失，经 5～9 个月随诊，均达完全缓解（CR），客观有效率为 100%。仅出现Ⅰ～Ⅱ度口腔黏膜反应，无溃疡及糜烂，对症治疗，均可耐受。

十、扁桃体癌

扁桃体癌多数分化较差，易向周围蔓延，并易发生颈部淋巴结转移，根治性放疗无论对原发灶或颈部淋巴结，均能取得良好的结果，并可避免手术治疗的技术困难和手术后的并发症。对不适宜手术、化疗或手术加放疗的原发性肿瘤患者，单纯放疗也有效。[252]Cf 腔内照射结合外照射，能有效消灭局部大面积晚期扁桃体—口咽部肿瘤，患者容易接受。肿瘤消失率达 100%，局部控制率达 67%。

十一、胶质细胞瘤

恶性胶质瘤预后差，中位数生存期仅为 10 至 12 个月。发展相对较慢的类型，对光子放疗不敏感，中子束外部照射可以完全根治恶性神经胶质瘤，但脑组织多发生大面积照射坏死。俄罗斯 Vtyurin 用[252]Cf 植入结合光子外照射是增加肿瘤剂量，减小正常组织受量的方法。治疗时参照颅脑 CT 和 MRI 影像植入[252]Cf 源并进行射野设计，植入过程患者容易耐受，治疗后 CT 扫描显示所有患者的状况都有好转，肿瘤体积缩小，照射坏死限制在原发区域，18 个月和 24 个月的生存率分别为 28%和 19%。

十二、乳腺癌

英国用[252]Cf 针插植治疗 20 例乳腺癌，正常组织的放射反应与^{192}Ir插植后没有差别，对某些抗光子治疗的肿瘤也有效。用此法治疗186例乳腺癌患者治疗中无任何并发症，治疗后随访10年，仅有1例（Ⅲ期）死于淋巴结的肿瘤转移，其他病例在放射区域内未见肿瘤复发。作者用中子贴附法治疗晚期乳腺癌5例，获得较好疗效，均获得CR。

十三、软组织肉瘤

中子对分化好的软组织肉瘤疗效较好，局部控制率可达53%，而光子放疗仅为38%。中子组织间插植放疗两例血管外皮瘤，行局麻下中子组织间插植，插针三颗，按巴黎系统布源，针距1.5 cm，进针深度11 cm，10Gy包绕的肿瘤体积为11×5×4 cm，治疗10天后肿瘤较前明显缩小。两例患者虽然都属姑息性放疗，但血管外皮瘤对常规射线一般均不敏感，且大剂量常规射线放疗后对腹腔组织影响大，行多次化疗及放疗后肿瘤未见缩小，行中子组织间插植放疗后肿瘤明显缩小，足可说明中子射线较常规射线的治疗优势。

十四、黑色素瘤

日本学者治疗1例肛门黑色素瘤和1例鼻腔内的黑色素瘤，达到完全治愈，整个疗程未超过4个月。俄罗斯的Vtyurin采用^{252}Cf敷贴治疗7例皮肤恶性黑色素肿瘤，虽所有患者均死于远地转移，但局部控制率达100%。大坪医院收治一例阴道巨大恶性黑色素肿瘤5cm×5cm×4cm，经^{252}Cf组织间插植加局部敷贴治疗，肿瘤完全消退。美国也有中子照射完全治愈黑色素瘤的报道。

第四节　^{252}锎中子近距离后装治疗临床应用展望

中子刀集中了锎中子具有较高的生物效应和肿瘤中乏氧细胞对其抗性小的这两大特性，因此在癌症的放射治疗中，具有其他类型辐射治疗所不能比拟的优势。中子治疗是无创伤的，可在门诊进行，受伤、感染、因病而身体虚弱的患者容易承受。^{252}Cf近距离腔内照射，剂量集中于肿瘤组织，正常组织出现的并发症较少。各期宫颈癌都可以放疗，但国际公认的只是Ⅱa期以上的宫颈癌；随着直肠癌发生率的不断提高和不断早期发现，随着早中期低位直肠癌患者提高生活质量的呼声不断提高，愿意接受早中期低位直肠腺癌保留肛门括约肌的中子内照＋外照的患者必然不断增加；随着食管癌不断早期发现，食管癌患者提高生活质量的呼声不断提高，接受中子内照＋外照的食管癌患者必然不断增加，为不能接受手术或无手术条件的患者提供了一个生存的机会。中子治疗已经创造了许多奇迹，它必然会在恶性肿瘤的治疗中不断创造新奇迹。（表2-12-3～表2-12-5）

表2-12-3　^{60}钴百分深度剂量（SSD=75cm）

照射野（cm^2）	0	4×4	5×5	6×6	7×7	8×8	10×10	12×12	15×15	20×20
反散因数（BSF）	1.000	1.015	1.018	1.022	1.025	1.029	1.035	1.041	1.051	1.063
深度（cm）										
0.5	100.0	100.0	100.0	100.0	100.0	100.0	100.0	100.0	100.0	100.0
1.0	95.2	96.9	97.3	97.5	97.8	98.0	98.3	98.3	98.4	98.6
2.0	87.0	90.7	91.4	91.9	92.5	92.8	93.4	93.7	93.9	94.2
3.0	79.2	84.7	85.6	86.4	87.4	87.5	88.4	88.8	89.2	89.7
4.0	72.3	78.8	80.0	81.0	81.8	82.3	83.3	83.9	84.4	85.1
5.0	66.1	73.2	74.6	75.6	76.5	77.2	78.3	79.0	79.7	80.6
6.0	60.3	67.8	69.3	70.4	71.3	72.1	73.3	74.2	75.0	76.1

续表

照射野（cm²）	0	4×4	5×5	6×6	7×7	8×8	10×10	12×12	15×15	20×20
7.0	55.1	62.7	64.1	65.2	66.3	67.4	68.4	69.5	70.5	71.8
8.0	50.3	57.8	59.2	60.4	61.5	62.3	63.7	64.9	66.1	67.6
9.0	46.0	53.2	54.6	55.8	56.9	57.7	59.3	60.6	61.9	63.6
10.0	42.1	49.0	50.3	51.6	52.6	53.5	55.1	56.4	57.8	60.7
11.0	38.6	45.0	46.3	47.5	48.7	49.6	51.1	52.4	54.0	55.9
12.0	35.3	41.3	42.7	43.9	45.0	45.9	47.6	48.9	50.4	52.4
13.0	32.4	38.1	39.4	40.6	41.7	42.6	44.3	45.6	47.1	49.2
14.0	29.6	35.1	36.3	37.5	38.6	39.5	44.2	42.5	44.1	46.3
15.0	27.2	32.4	33.5	34.7	35.7	36.6	38.3	39.7	41.4	43.5
16.0	24.8	29.9	31.0	32.0	33.0	33.9	35.3	37.0	38.7	40.8
17.0	22.8	27.6	28.6	29.6	30.6	31.5	33.1	34.5	36.2	38.3
18.0	20.9	25.5	26.5	27.5	28.4	29.2	30.8	32.1	33.9	36.0
19.0	19.2	23.5	24.5	25.4	26.4	27.2	28.7	30.1	31.7	33.8
20.0	17.6	21.7	22.7	23.6	24.5	25.3	26.7	28.1	29.7	31.8
22.0	14.9	18.4	19.3	20.1	20.9	21.6	23.0	24.3	26.0	28.1
24.0	12.5	15.7	16.4	17.2	17.9	18.7	20.0	21.2	22.7	24.8
26.0	10.4	13.3	14.1	14.8	15.5	16.1	17.4	18.5	19.9	21.8
28.0	8.8	11.4	12.1	12.7	13.3	13.9	15.1	16.2	17.5	19.2
30.0	7.4	9.8	10.3	10.9	11.4	11.9	13.0	14.0	15.3	17.0

表 2-12-4 6MV-X 线百分深度剂量（SSD=100cm）

照射野（cm²）	0	2×2	4×4	6×6	8×8	10×10	12×12	15×15	20×20	24×24
反散因数（BSF）	1.000	1.003	1.007	1.012	1.017	1.022	1.027	1.032	1.039	1.044
深度（cm）										
1.5	100.0	100.0	100.0	100.0	100.0	100.0	100.0	100.0	100.0	100.0
2.5	93.0	95.1	96.8	96.8	96.8	96.8	96.8	96.8	96.8	96.8
3.0	90.2	92.2	94.3	94.5	94.7	94.9	95.0	95.2	95.3	95.3
4.0	84.6	86.7	89.2	89.8	90.2	90.7	91.0	91.3	91.8	92.0
5.0	79.3	81.5	84.3	85.8	86.1	86.7	87.2	87.7	88.1	88.8
6.0	74.3	76.3	79.5	80.9	81.9	82.7	83.3	83.9	84.3	84.4
7.0	69.3	72.0	75.0	76.6	77.9	78.9	79.6	80.3	81.0	81.2

续表

照射野（cm²）	0	2×2	4×4	6×6	8×8	10×10	12×12	15×15	20×20	24×24
8.0	64.9	67.5	70.4	72.2	73.8	75.0	75.8	76.7	77.6	78.0
9.0	60.7	63.5	66.3	68.3	70.0	71.0	72.2	73.2	74.3	74.9
10.0	57.0	59.8	62.2	64.3	66.1	67.6	68.6	69.7	71.0	71.7
11.0	53.4	56.2	58.6	60.7	62.5	64.0	65.1	66.3	67.7	68.6
12.0	50.0	52.6	55.0	57.1	58.9	60.4	61.5	62.8	64.3	65.4
13.0	46.9	49.5	51.7	53.8	55.6	57.2	58.4	59.8	61.3	62.1
14.0	43.9	46.3	48.4	50.5	52.3	53.9	55.2	56.6	58.3	59.3
15.0	41.2	43.5	45.7	47.8	49.5	51.0	52.3	53.7	55.4	55.4
16.0	38.6	40.7	42.9	45.0	46.7	48.1	49.3	50.7	52.4	53.5
17.0	46.2	38.5	40.6	42.5	44.3	45.7	46.9	48.3	50.0	51.1
18.0	34.0	36.2	38.2	40.6	41.8	43.2	44.4	45.8	47.5	48.6
19.0	32.0	34.0	36.0	37.8	39.5	40.9	42.0	43.5	45.1	46.2
20.0	30.0	31.8	33.8	35.5	37.1	38.5	39.6	41.1	42.7	43.8
22.0	26.4	28.3	30.1	31.8	33.3	34.6	35.7	37.0	38.6	39.6
24.0	23.4	25.2	26.8	28.1	29.8	31.0	32.1	33.1	34.9	36.0
26.0	20.6	22.3	23.9	25.3	26.6	27.7	28.8	30.1	31.5	32.4
28.0	18.2	19.7	21.2	22.5	23.7	24.8	25.8	27.0	28.5	29.4
30.0	16.1	17.6	18.9	20.1	21.2	22.2	23.2	24.3	25.8	26.5

表 2-14-5　8MV-X 线 百分深度剂量（SSD＝100cm）

照射野（cm²）	4×4	6×6	8×8	10×10	12×12	15×15	20×20
深度（cm）							
0.0	10.0	11.0	13.0	15.0	17.0	20.5	24.0
0.2	46.0	47.0	48.0	49.0	51.0	54.0	56.0
0.5	72.0	73.0	74.0	75.0	77.0	78.0	80.0
1.0	92.0	92.5	92.5	93.0	93.5	94.5	95.5
2.0	100.0	100.0	100.0	100.0	100.0	100.0	100.0
3.0	97.5	97.5	97.5	97.5	97.5	97.5	97.5
4.0	92.5	93.0	93.5	94.0	94.0	94.0	94.5
5.0	88.0	88.5	89.0	89.5	90.0	90.5	90.5
6.0	83.0	84.0	85.0	85.5	86.0	86.5	86.5

续表

照射野（cm^2）	4×4	6×6	8×8	10×10	12×12	15×15	20×20
7.0	79.0	76.5	77.5	78.0	79.0	79.5	80.0
8.0	75.0	76.5	77.5	78.0	79.0	79.5	80.0
10.0	67.5	69.0	70.0	71.0	72.0	72.5	73.5
12.0	60.0	62.0	63.5	64.5	65.5	66.5	67.5
14.0	54.0	55.5	57.0	58.5	59.5	60.5	62.0
16.0	48.9	49.5	54.5	52.5	54.0	55.0	56.5
18.0	42.5	44.5	46.0	47.5	48.5	50.0	51.5
20.0	38.5	40.0	41.5	43.0	44.0	45.5	47.0
22.0	34.5	36.0	37.5	39.0	40.0	41.5	43.0
24.0	31.0	32.5	34.0	35.5	36.5	38.0	39.0
26.0	27.5	29.0	30.5	32.0	33.0	34.5	35.5
28.0	24.5	26.0	27.5	29.0	30.0	31.5	32.5
30.0	22.0	23.5	25.0	26.5	27.5	28.5	29.5

（马学真）

第三篇
临床放射生物学

第一章　电离辐射的生物效应基础

第一节　电离、激发及其引起的细胞损伤

各种不同质的电离辐射在生物体内能产生次级电子，引起电离，从电离辐射被吸收至观察到细胞微细结构损伤和破坏等生物效应之前的这段过程称为原初作用过程。在此过程中有放射能量的吸收和传递、分子的激发和电离、自由基的产生、化学键的断裂等分子水平的变化，此变化又引起细胞、组织器官和系统的变化，最终引起整体功能变化直至发生病变。

（一）电离作用

电离作用是高能粒子和电磁辐射的能量被生物组织吸收后引起效应的最重要的原初过程。生物组织中的分子被粒子或光子流撞击时，其轨道电子被击出，产生自由电子和带正电的离子，即形成离子对，这一过程称为电离作用。

（二）激发作用

当电离辐射与组织分子相互作用，其能量不足以将分子的轨道电子击出时，可使电子跃迁到较高级的轨道上，使分子处于激发态，这一过程称为激发作用。被激发的分子很不稳定，容易向邻近分子或原子释放其能量，在辐射生物效应的发生中其作用较弱，通常可以忽略不计。

（三）水的电离和激发及其与物质的相互作用

水分子受电离辐射作用时，将水分子中的轨道电子击出，发生电离作用，产生带正电的水离子（H_2O^+）和自由电子（e－）。H_2O^+为不稳定离子，在水中迅即解离为氢离子（H^+）和羟自由基（·OH），自由电子被水分子捕获，形成带负电的水离子H_2O^-，后者亦极不稳定，在水中解离成氢氧离子（OH^-）和氢自由基（H·）。受到电离辐射的生物体，其生物大分子和水处于电离粒子径迹上，不可避免地要发生电离现象，出现生物大分子的直接损伤和水辐解产物对大分子的间接损伤。

1. 直接作用（direct effect）　电离辐射的能量直接沉积于生物大分子上，引起生物大分子的电离和激发，破坏机体的核酸，蛋白质和酶等具有生命功能的物质，这种直接由射线造成的生物大分子损伤效应称为直接作用。在含水量极低的实验条件下，细胞中DNA分子被电离粒子直接击中，可以发生单链或双链断裂、解聚、黏度下降等，某些酶受放射线作用后也可降低或丧失其活性。此外，放射亦可直接破坏膜系的分子结构，如线粒体膜、溶酶体膜、内质网膜、核膜和质膜，从而干扰细胞器的正常功能。值得注意的是，在干燥状态下引起生物大分子失活的放射剂量要高出富水状态下的几倍至几十倍。

2. 间接作用（indirect effect）　电离辐射首先直接作用于水，使水分子产生一系列原发辐射分解产物（H·、·OH、H_2O_2、e－水合等），然后通过水的辐射分解产物再作用于生物大分子，引起后者的物理和化学变化，这种作用称为间接作用，在电离辐射的间接作用时，其辐射能量沉积于水分子上，而生物效应却发生在生物大分子上。机体的多数细胞含水量很高，故间接放射生物效应对生物大分子的损伤具有重要意义。电离辐射引起细胞损伤大致分为三类：①致死性损伤（lethal damage，LD），用任何办法都不能使细胞修复的损伤。②亚致死性损伤（sublethal damage，SLD），照射后经过一段时间能完全被修复的损伤。③潜在致死性损伤（potential lethal damage，PLD），这是一种受照射后在一定条件下可以修复的损伤。

第二节　传能线密度与相对生物效应

（一）传能线密度（linear energy transfer，LET）

传能线密度是指次级粒子径迹单位长度上的能量转换，表明物质对具有一定电荷和一定速度的带电粒子的阻止本领，也即带电粒子传给其径迹物质上的能量，用千电子伏特/微米（keV/μm）表示。亦可用焦耳/米来表示，1 keV/μm=1.602×10^{-10} J/m。X射线、γ射线与中子虽不属直接电离粒子，但它们在与物质相互作用后可产生次级带电粒子，故LET的概念仍适用于它们。辐射生物效应大小与LET值有重要关系。一般情况下，射线LET值越大，在相同的吸收剂量下其生物效应越大。LET与电离密度成正比，高LET射线的电离密度也大，低LET射线的电离密度较小。电离密度是指单位长度径迹上形成的离子数。我们常说的LET值是指平均LET值，计算此平均值的方法有两种：①径迹均值计算法：将径迹分为若干相等的长度，计算每一长度内的能量沉积，求其平均值；②吸收剂量均值计算法：将径迹分为若干相等的能量增量，再用沉积在径迹上的能量除以径迹长度，谓之剂量平均传能线密度，两种计算方法都可得出平均LET值，但可因辐射种类不同而略有差别。

（二）相对生物效应（relative biological effect，RBE）

1. RBE的含义

电离辐射的生物效应不仅取决于某一特定时间内吸收的剂量，而且还受能量分布的制约。在剂量相同的情况下，高LET射线的辐射效应大于低LET射线。在辐射生物学中通常用相对生物效应来表示这种差别。RBE定义为：X射线（250 kV）引起某一生物效应所需要剂量与所观察的辐射引起同一生物效应所需要剂量的比值。选择250KV X射线作为效应比较的标准，从能量的单一性和LET值等方面考虑可能不是一个最佳的选择，但由于历史条件原因，现在不宜更换，因为它的生物效应已有充分的文献记载。RBE的数值最适于在平均灭活剂量或平均致死剂量下进行生物效应比较。例如RBE=D0/D0′这里D0指250 kV X射线的平均灭活剂量或平均致死剂量；D0′指所测试射线达到同样生物效应的相应剂量。但文献也有用半数致死剂量（LD50）或其他生物效应指标进行RBE终点剂量比较的。各种电离辐射相对生物效应列于表3-1-1。

表3-1-1　各种电离辐射的相对生物效应

辐射种类	相对生物效应（RBE）
X射线、γ射线	1
β粒子	1
热中子（<0.5 keV）	3
中能中子（0.5～10 keV）	5～8
快中子（10～15 keV）	10
α粒子	10
重反冲核	20

2. RBE的影响因素　RBE是一个相对量，受多种因素影响，例如：辐射品质、辐射剂量、分次照射的次数、剂量率和照射时有氧与否等。例如观察生物效应的指标不同，RBE值将随之变化；给予测量的时间和空间的分布不同，RBE值也不同，受照射体系（细胞、分子等）所处条件不同（如氧浓度等）亦影响RBE值。因此在确定某一电离辐射的RBE值时，必须限定有关条件。

（三）LET与RBE的关系

RBE的变化是LET的函数，当LET增加时，RBE也缓慢增加，在LET小于10 keV/μm时，情况基本如此。但当LET超过10 keV/μm时，RBE上升加快，当LET到达100 keV/μm时RBE达最大值。如果LET继续增加，RBE值反而下降，表明过多的射线能量并不能用于引起生物效应上，而是被浪费了。

（四）LET和RBE的局限性

LET和RBE的概念在放射生物学发展和指导临床放射治疗中已经起了十分积极的作用。但在实践中也发现了一些不能令人满意之处。LET只考虑了沿着带电粒子径迹进行能量传递，对其他影响微观空间能量分布的因素还考虑不够。用LET来描述快中子的品质也有不足之处。RBE是个相对量，这个概念将产生放射生物效应的几率和严重程度两者综合于一体。但是效应的严重程度实际上并未能完全恰当地表示出来。吸收剂量的局限性在RBE中也暴露出来，特别在低水平剂量放射效应中表现尤为明显。近来一些放射生物学家主张引用能量沉积来代替吸收剂量，建议采用击中大小有效性函数（hit size effetiveness function，HSEF）来反映生物反应几率和线性能量密度的函数关系。但这些倡议还需要作更多研究才能获得学术界的公认。

第三节　氧效应与氧增强比

（一）氧效应

受照射的生物系统或分子的放射效应随介质中氧浓度的增加而增加，这种现象称为氧效应。氧效应在放射生物学和放射肿瘤治疗学中是一个重要问题。实验证明，生物大分子、细菌、细胞包括肿瘤细胞都存在氧效应。肿瘤细胞在有氧条件下照射后，其细胞存活曲线斜率显著增大，表明有氧时放射敏感性明显增高。在一定生物效应水平上所需的照射剂量不同，有氧时引起相同效应的剂量要低于无氧时的剂量。

（二）氧增强比

氧增强比（oxygen enhancement ratio，OER）是指缺氧条件下，引起一定效应所需放射剂量与有氧条件下引起同样效应所需放射剂量的比值，常用以衡量氧效应的大小。其公式是：OER＝缺氧条件下产生一定效应的某种射线剂量/有氧条件下产生同样效应的该射线剂量。实验证明，氧是目前为止最强的放射增敏剂，上述公式分母数值通常小于分子数值，故OER值大于1。氧对低LET放射生物效应影响较大，有氧条件下，放射损伤严重，反之则损伤轻。X射线、γ射线，其OER值一般为2.5～3，当辐射的LET增高时，氧对放射生物效应影响减小，如高LET（＞100 keV/μm）射线放射敏感性对细胞中含氧状态的依赖性较小。LET值较高的α粒子，其OER等于1，即没有氧效应，另外临床使用的快中子OER值为1.5～1.7，负π介子为1.6或更低，其氧效应亦较低。

（三）氧浓度对氧效应的影响

氧虽然是放射增敏剂，但是，氧浓度与放射敏感度的增高幅度之间，并不存在剂量效应的线性关系。细菌和哺乳动物细胞放射实验表明，当氧分压从0上升到1%时，放射敏感性迅速增加，而氧分压继续增加到21%或至100%时，其放射敏感性增加十分缓慢，基本上处于坪值。也有人认为，氧浓度为氧效应影响的非线性关系可能是由于多种组分对氧效应有贡献，因而不可能从一条合并效应的曲线来推导出不同组分的参数。

（四）照射时间对氧效应的影响

氧引入的时间对放射效应有较大影响，照射前引入氧，表现出氧效应，而照射后引入氧则无效。例如，细菌在照射前20毫秒接触氧，则表现出氧效应，而在照射后20毫秒引入氧，则观察不到放射效应的增强。哺乳动物细胞也呈现同样规律，在1%～10%低氧浓度时，细胞接触氧40毫秒，而后则出现氧效应，但在照射后充氧，即使间隔时间缩短到0.1～1毫秒，仍观察不到氧效应出现。值得注意的是，极度乏氧细胞的氧份额＜50×10^{-6}时，已失去放射亚致死损伤和潜在致死损伤修复能力，若在辐照后适时地引入氧，则细胞可重建上述修复能力，这显然与修复过程需要氧介导的能量代谢有关。氧化磷酸化作用的进行可产生足够的ATP，供应修复损伤所需能量，从这个意义上讲氧具有保护作用，氧保护的适宜时间取决于修复动力学和低氧条件下放射损伤的固有情况。

（五）氧效应的机制

氧效应的发生机制较为复杂，至今尚未有完美的学说可以解释它，但物理化学机制的重要学说氧固定、电子转移假说能为多数研究者所接受。

1. 氧固定假说 这个假说认为电离辐射在靶分子中诱发了自由基。如果在照射的当时靶分子附近存在着氧，那么这些放射引起的自由基将迅速与氧结合，形成一个妨碍靶分子生物功能的基团：R→R·→ROO·，许多由·OH、H·等诱导的靶分子自由基的寿命是极为短促的，在照射时就必须有氧存在以便有效地与自由基起反应，使放射损伤固定下来。因为氧固定往往发生在照射后$10^{-9}\sim10^{-8}$秒内，如果此时氧不存在，靶分子的自由基即可能迅速通过化学修复，转变为具有正常生物活性的分子。例如细胞内存在的巯基化合物（XSH）通过氧原子传递机制即可发挥此作用。即R＋XSH→RH＋XS。一些实验研究为氧固定假说提供了理论依据，例如，大肠杆菌含有谷胱甘肽合成酶。而突变型大肠杆菌缺少此酶，后者修复有氧损伤速率仅为野生株的1/10～1/2，说明了细胞巯基化合物的修复与氧效应的关系。再如，处于坪区生长期的腹水瘤细胞其非蛋白巯基（NPSH）含量较低而对数生长期的瘤细胞NPSH含量是前者的两倍，并且其放射生物氧常数K亦较高。所谓氧常数值K，是指达到最大OER值的1/2时所需的氧浓度。这个实验同样说明哺乳动物细胞内的SH化合物含量与氧常数K值的相互关系，以上资料支持氧固定假说。

2. 电子传递假说 电离辐射使靶分子电离，被击出的游离电子有两种命运，一是与靶分子重合，游离电子回到靶分子的原位，从而使靶分子自身“愈合”，另一种是向某些缺乏电子的“中心”，即“电子陷阱”迁移，而这些电子陷阱的电子穿透力很强，电子转移到达些部位可造成靶分子损伤。氧能与这些游离电子反应，防止其重新回到原位，而使靶分子的损伤固定和加重。

（陈亚林 楚建军）

第二章　细胞存活曲线

放射剂量与生物效应的关系是放射生物学研究的核心问题之一。其中的放射剂量与细胞效应关系研究最多，对临床放射治疗的指导意义较大，本章将集中阐述细胞存活曲线概念、绘制及其剂量效应模型。

第一节　细胞存活的概念和细胞存活曲线的绘制

（一）细胞存活的概念

对于有增殖能力的细胞，如造血细胞、离体培养细胞、肿瘤细胞等能无限产生子代的细胞，称之为存活细胞。凡失去增殖能力，不能产生大量子代的细胞，称为不存活细胞，即死细胞。由于临床放射治疗的目的是抑制肿瘤生长，使肿瘤细胞失去繁殖传代能力，最终使肿瘤消退。所以临床放射生物学细胞存活可定义为，经放射线作用后细胞仍具有无限增殖能力，谓之细胞存活。相反，细胞在照射后已失去无限增殖能力，即使在照射后其形态仍保持完整，有能力制造蛋白质，有能力合成DNA，甚至还能再经过一次或两次有丝分裂，产生一些子细胞，但最后不能继续传代者均称为已“死亡”细胞。在离体培养的细胞中，一个存活的细胞可分裂繁殖成一个细胞群体，称为克隆或集落。具有生成克隆能力的原始存活细胞，称为“致克隆性细胞”。对于那些不再增殖的已分化细胞，如神经细胞、肌细胞等，则以其是否丧失特殊功能来衡量细胞是否存活，保留机能者为存活，失去功能者为死亡。按照细胞存活定义，放射治疗效果主要是根据是否残留有无限增殖能力的细胞，而不是要求瘤体内的细胞达到全部破坏。因此，在放疗后的病理切片中，发现有形态完整的肿瘤细胞不一定证明是有临床意义的肿瘤残留。

（二）细胞存活曲线的绘制

为了解肿瘤细胞对放射线的敏感性，并进行提高放射敏感性的研究，以便指导临床肿瘤放射治疗方案的制定。1956 年，Puck 和 Marcus 用 Hela S3 细胞株建立起单个细胞贴壁培养形成集落的方法。将培养的细胞用胰酶处理，制成单细胞悬液，计数细胞浓度，再将已知数的细胞接种到培养皿中并用不同剂量的 X 线照射。然后再孵育一段时间使细胞生长、分裂并形成集落后，计数各不同剂量平皿中细胞集落数。随照射剂量不断增加，每个培养皿中接种的细胞数也增加，经过 1～2 周培养后，每个培养皿中有适当的存活细胞集落数，以确保计数的精确性，用未照射皿的集落形成率（plating efficiency，PE）进行校正，按下式计算细胞存活分数并绘制细胞存活曲线（图 3-2-1）。

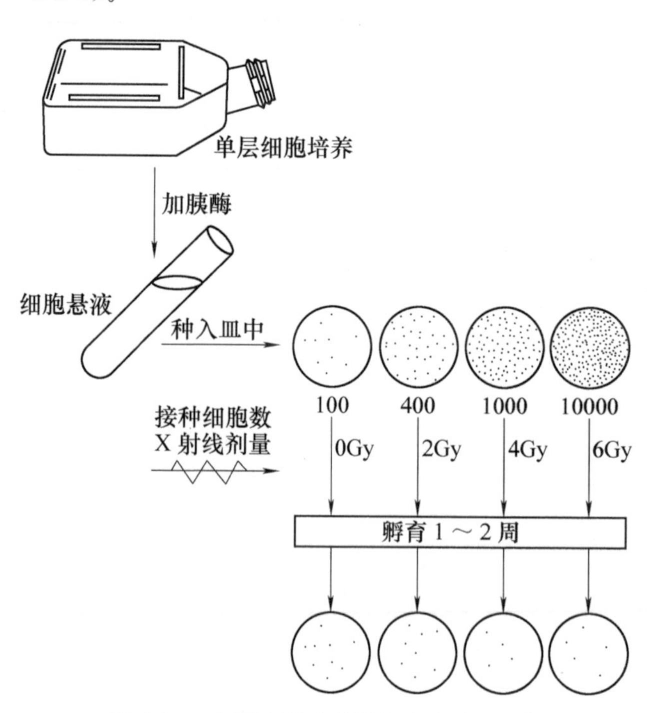

图 3-2-1　细胞存活曲线绘制实验过程示意

简言之，存活曲线的绘制方法主要依靠细胞

培养，以制成单个细胞接种平面，用不同剂量照射，得到的集落形成数与未经照射的对照组进行比较，得出存活率。根据不同剂量的不同存活率制成的曲线即为细胞存活曲线。这里指的存活细胞即是经照射后仍有无限性增殖能力（可形成集落）的细胞。

第二节　细胞存活曲线的参数及其临床意义

临床放射生物学中细胞存活曲线主要指非指数性存活曲线，即有“肩段”的存活曲线，在此曲线中存在几个参数（图 3-2-2），各个参数分别代表不同的生物学含义。

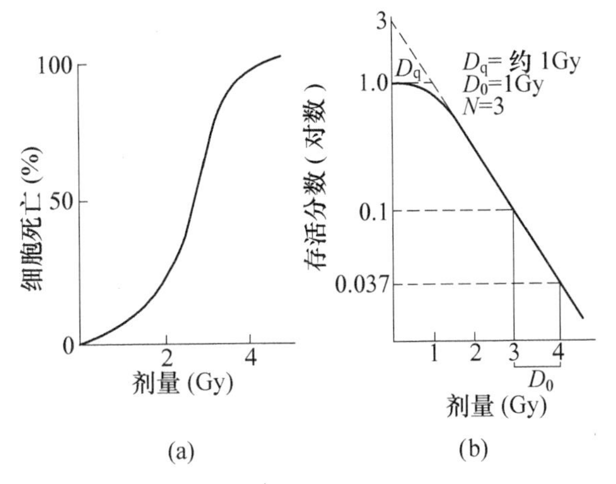

图 3-2-2　细胞存活曲线参数

1. Do（平均致死剂量，mean lethal dose） Do 表示图中直线部分的斜率 K 的倒数（Do＝1/k），它代表这一细胞群的放射敏感性，即照射杀灭 63％细胞所需的放射线剂量。Do 值越小，曲线下降迅速（斜率大）。在单靶单击的指数性存活曲线中 D37＝Do（因为 D37＝Do＋Dq），此类型存活曲线不存在细胞非致死性损伤修复，即 Dq＝0，而在肩段较宽的非指数性存活曲线中，D37≠ Do。

2. N 值（外推数，extrapolation number） N 值指细胞内所含的放射敏感区域数，即靶数。它也是表示细胞内固有的与放射敏感性相关的参数，是存活曲线直线部分的延长线与纵轴相交处的数值。靶数（即 N 值）一般均在 2～10 的范围内。后来的研究证明 N 值随实验条件改变而有较大幅度的变化，与细胞内相对恒定的靶数不符，现已少用。

3. Dq 值（准阈剂量 quasithreshold dose） 代表存活的肩段宽度，故也称“浪费的放射剂量”。肩宽表示从开始照射到细胞呈指数性死亡所“浪费”的剂量，在此剂量范围内，细胞表现为非致死损伤的修复，Dq 值越大，说明造成细胞指数性死亡所需剂量越大。经存活率为 100％的点作与横轴平行的直线．再延长存活曲线直线部分与之相交即可得出 Dq 值。Dq＝Do×InN

4. SF2　SF2 为 2Gy 照射后的细胞存活率。临床应用中，常需要了解肿瘤细胞对射线的敏感性，对离体细胞作 2Gy 照射的存活曲线最能区分各类肿瘤的放射敏感性，故可以将此指标作为制定治疗计划的参考信息。

5. 细胞存活曲线的临床意义　细胞存活曲线主要用于研究以下几方面的放射生物学问题，并指导临床实践。

（1）研究各种细胞生物效应与放射剂量的定量关系。

（2）比较各种因素（氧、放射增敏剂、化疗药物、不同射线等）对细胞放射敏感性的影响。应当注意，细胞存活曲线仅代表细胞水平的结论，与组织水平的放射生物效应有所区别，离体培养的细胞与复杂的体内环境也有较大差别。

（楚建军　陈亚林）

第三章 靶学说与α/β模式

第一节 靶学说

Crowther于1924年提出，细胞受到电离辐射后其有丝分裂受到抑制，推论在细胞染色体中有一很小体积的结构中发生了一次电离而导致了细胞分裂抑制结果。英国放射生物学家Lea和德国物理学家在1946、1947年分别就靶学说的基本概念作了补充和完善。以后的许多学者也相继提供了对这一假说的补充和支持资料，该靶学说的要点概括如下：①生物结构内存在对放射敏感的部分，称之为“靶”，其损伤将引发某种生物效应；②电离辐射以离子簇的形式撞击靶区，击中概率遵循泊松分布；③单次或多次击中靶区可产生某种放射生物效应，如生物大分子失活或断裂等。

（一）单击模型

生物大分子或细胞的敏感靶区被电离粒子击中一次，即足以引起生物大分子的失活或细胞的死亡，这就是所谓的单击（single hit）效应。设S_0为大分子（或细胞）的原始数，S为受D剂量照射后仍存活的大分子（或细胞）数，则尚未被击中的大分子（或细胞）将随照射剂量增加（d D）被击中，可由下式表示：

$$-d\,S/S_0=d\,D/D_0$$

D_0表示大分子（或细胞）平均击中一次所需的剂量。求此式的积分，即得：

$$\ln S/S_0=-D/D_0 \text{ 或 } S/S_0=e^{-D/D_0}$$

这个公式显示大分子活力随剂量的增加而呈指数下降，故称指数失活。按照一次击中假说，被观察的效应只需一次击中就可发生，因此D_0也常称作平均失活剂量，对细胞或大分子来说称为平均致死量。当$D/D_0=1$时，$e^{-1}=0.37$这时的剂量称为D_{37}，即只有37%靶未被击中，仍保留生物活性，而63%的靶受到一次或一次以上的击中，已经失活。在一次击中的情况下：$D_0=D_{37}$假定细胞或生物大分子受照射后其放射损伤后果仅取决于射线的物理性质而不受剂量率、生物修复过程或照射前后其他外部条件的影响，则可由直线的斜率计算出放射敏感靶的体积。其公式为$S/S_0=e^{-nv}$式中S/S_0为存活分数，n是单位体积内的电离数（为剂量的函数），v是靶体积（cm^3），nv即是每一靶内的平均电离数。当存活分数为0.37时$S/S_0=e^{-1}$，所以nv=1 当以实验方法确定D_{37}的数值时，即可获得n值，由式nv=估计靶体积。从一些放射生物学实验中了解到有的生物大分子和多数细胞存活曲线为非指数下降，故认为其靶区需要受到2次或2次以上的电离事件才能引起放射效应变化。对该类的放射反应通常用有“肩部”的生存曲线来描述。提出了更普遍的靶点理论版本——多靶单击灭活学说。Elkind和Whitmore提出了多靶单击模型（single-hit multi-target model），他们假设一个细胞有N个靶，每个靶都相同，只有当所有靶都失活，细胞才死亡，而每个靶的失活只需一次击中。开始时在一个靶区产生2个以上电离事件的概率很小，生物分子或细胞失活的速率很低，而当放射剂量增加到一定程度时，已经承受单击而保存活性的分子或细胞再被击中，其失活速率迅速上升。故多击的剂量效应曲线常呈“S”形，以放射剂量为横坐标，而以存活分数的对数为纵坐标作图，则可观察到曲线起始部分呈较平坦的“肩”区，剂量超过一定范围后，存活分数呈直线下降。已证实这种多靶单击生存曲线对描述（“肩区以外”）高剂量射线照射哺乳细胞的放射生物效应是很有用的，但它们并不是很好的描述低的更近于临床剂量的生存反应。

（二）靶学说的适用范围

靶学说基本上适用于生物大分子受电离辐射产生的电离粒子的直接作用所致效应。以下情况靶学说不适用：

（1）由放射间接作用引起的生物效应，即在观察的生物效应出现之前，由于射线直接作用机体而形成的靶分子自由基，和作用于机体水介质而形成的水分子系列原发辐射产物（如H·、·OH、e—水合、H_2、H_2O_2等），并由它们引发的生物效应。

（2）由外来的物质或因素，如放射防护剂、放射增敏剂或氧效应等，影响了射线所致的原初损伤。

（3）受照射的细胞是具有不同放射敏感性的几种细胞的混合体。

（4）照射后细胞的再修复作用，以及代谢过程继发效应影响着观察的生物效应的大小。经典的靶学说有其应用的局限性和认识的不足之处，多靶点模式一个明显的缺点是它预测极低的剂量时细胞存活曲线是一个平台，但实验数据并不支持这一点。有很多实验证据显示，在低剂量照射下细胞杀伤是很明显的，其存活曲线有一个确定的初始斜率。这类曲线能正确的预测低剂量区有限的细胞的杀伤，但当照射剂量在0～D_q时，曲线几乎变成了直线，这就预示着若分次剂量低于2Gy时对正常组织无修复可言，这与实验或临床中的事实不符。为了克服这种局限，在曲线开始的斜坡部位使用了多靶单击学说取代了单靶单击学说；但这使得此模式太复杂，在比较存活反应时不能常用，它至少需要4个参数，且对理解放射效应机制帮助不大。尽管如此，靶学说仍不失为一个有重要价值的学说。特别是在研究照射后生物大分子的失活规律、从分子水平上评价不同品质射线对RBE的影响等方面，靶学说仍有重要的指导意义。

第二节　α/β比值

α/β的比值表示引起细胞杀伤中单击和双击成分相等时的剂量，以吸收剂量单位Gy表示。α/β比值的意义在于反映了组织生物效应受分次剂量改变的影响程度。

根据体外培养细胞和动物实验以及临床资料分析，对早反应组织和晚反应组织的α/β值有一些参考数据可采用（表3-3-1）。

表3-3-1　正常组织的α/β值

组　　织	α/β（Gy）*	组　　织	α/β（Gy）*
早反应组织		腰段	5.2（2～10.2）
皮肤（脱皮）	9.4（6.1～14.3）	脑（LD_50/10月）	2.1（1.1～14.4）
	11.7（9.1～15.4）	眼（白内障）	1.2（0.6～2.1）
	21（16.2～27.8）	肾	
毛囊（脱毛）	7.7（7.4～8）	兔	1.7～2.0
	5.5（5.2～5.8）	猪	1.7～2.0
唇黏膜（脱皮）	7.9（1.8～25.8）	大鼠	0.5～3.8
小肠（克隆）	7.1（6.8～7.5）	小鼠	0.9～1.8
结肠（克隆）	8.4（8.3～8.5）	小鼠	1.4～4.3
睾丸（克隆）	13.9（13.4～14.3）	肺	
脾（克隆）	8.9（7.5～10.9）	LD_{50}	4.4～6.3
晚反应组织		LD_{50}	2.8～4.8
脊髓（瘫痪）	2.5（0.7～7.7）	LD_{50}	2.0～4.0
颈段	3.4（2.7～4.3）	呼吸率	1.9～3.1
胸段	4.1（2.2～6.5）	膀胱（排尿频率、容量）	5～10

*同一组织有不同α/β值，是引自不同资料来源。引自王顺宝等，国外医学·临床放射分册，1990；（4）：247。

早反应组织和大多数肿瘤的α/β值大（10Gy左右），晚反应组织的α/β值小（约3Gy）。所谓早反应组织是指机体内那些分裂、增殖活跃并对放射线早期反应强烈的组织，如上皮、黏膜、骨髓、精原细胞等。相对而言，机体内那些无再增殖能力、损伤后仅以修复代偿其正常功能的组织称为晚反应组织，例如脊髓、肾、肺、肝、皮肤、骨和脉管系统等。从细胞存活曲线来看，早反应组织有较长直线区，而晚反应组织曲线部分较弯曲以“肩部”宽大，故早反应组织的分割效应相对小于晚反应组织。

根据放射生物学实验资料，早和晚反应组织对不同分次照射方案具有恒定的反应差别。大分割照射，晚期反应较重；超分割照射虽然急性放射反应较重，但是晚反应组织的损伤较轻。与线性二次方程进行实验数据的曲线拟合，晚反应组织的剂量效应曲线弯曲度比早反应组织陡峭。

第三节　LQ 模型

随着分子放射生物学研究的发展，靶学说不断得到充实和更新。DNA 双链断裂模型即线性二次（linear quadric，LQ）模型的建立可以看作是经典学说的发展。

一、放射生物学分子模型提出的基本前提

Sinclair 于 1965 年首先提出。后来，不少作者计算出 α，β 值和细胞内分子放射损失的关联。根据所谓的双重辐射作用理论提出的该模型假定辐射引起的细胞死亡是由二部分组成，一部分与照射剂量成比例，另一部分与照射剂量的平方成比例，即二元的放射作用。1973 年 Chadwick 和 Leenhouts 等从二元放射作用原理出发，以 DNA 双链断裂的实验资料为依据，提出了有关放射生物学作用分子模型并解释道，“在建立放射作用的分子理论时，我们力图在实验观察到的可明确确

该式为基本公式，可有下列延伸：（1）基本公式两边同时除以 β，则有：$E/\beta = nd\ (\alpha/\beta + d)$ 式中 E/β 成为总生物效应（total effect，TE），单位为 Gy，当治疗过程中 d 变更时，则总生物效应等于不同 d 照射产生的生物效应之和。

（2）基本公式两边同时除以 α，则有：$E/\alpha =$

定的分子操作的基础上，以公式对放射效应作出数字描述、使模型具有可靠的生物学基础”。他们提出 DNA 双链断裂模型（LQ 模型）的基本前提是：①携带遗传信息的核 DNA 分子的完整性是正常细胞增殖所必需的，DNA 双链断裂意味着细胞死亡。②DNA 双链断裂完全破坏了分子的完整性，因而是放射所致最关键的损伤。③各种生物学终点与 DNA 双链断裂直接关联。④效应的严重程度与每个细胞中发生并存留的 DNA 双链断裂的均数成正比。⑤诱发的 DNA 双链断裂数依赖于能量沉积与转移的物理、物化、化学过程，也依赖于在照射前后与 DNA 的结构及化学环境有关的自由基竞争。⑥有效的 DNA 双链断裂数取决于 DNA 损伤的生化修复。而这种修复的效率受细胞在照射当时及照射后的代谢状况控制。

二、LQ 模型

电离辐射作用于靶细胞并造成该细胞损伤由 α 和 β 二个损伤概率复合而成。（图 3-3-1）由一个电离粒子通过 DNA 双链并在双链邻近处造成该两邻近作用点的放射能量沉积、DNA 双链断裂。发生靶细胞损伤的概率用 α 表示（单次击中致死，其损伤与吸收剂量成正比，αd 即剂量的线性函数）。由两个电离粒子通过而在靠近 DNA 链产生两个位置根靠近的能量沉积、DNA 双链断裂，而发生靶细胞损伤的概率（多次击中致死，其损伤与吸收剂量的平方成正比，βd_2，即剂量的平方函数），用 β 表示。他们提出线性二次方程公式：$S = e^{-n(\alpha D+\beta D2)}$ 简称 α/β 公式 $N = \alpha D + \beta D_2$，DNA 分子发生双链断裂的两种能量沉积形式，式中，S 为存活比例，e 为自然对数，n 为照射次数，d 为分次照射的剂量 α、β 为系数。公式两边取自然对数得出：$-\ln S = n\ (\alpha d + \beta d_2)$ $-\ln S$ 代表放射线的生物效应，用“E”表示，则有：$E = n\ (\alpha d + \beta d_2)$ 即 $E = nd\ (\alpha + \beta d)$

$nd\ [1 + d/\ (\alpha/\beta)]$ 许多学者从不同角度考虑，将 E/α 称作不同的名称，Fowler 把 E/α 称之为生物效应剂量（biological effective dose，BED）；Harendsen 称之为外推耐受剂量（extrapolated tolerence dose，ETD）；Dale 称之为外推响应剂量（extrapolated response dose，ERD）。

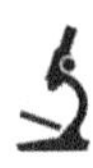

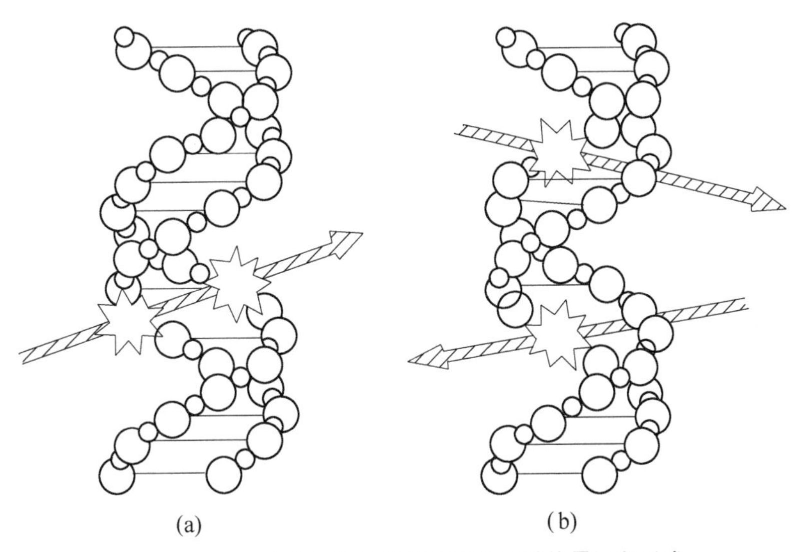

图 3-3-1　DNA 分子发生双链断裂的两种能量沉积形式

三、LQ 公式的临床意义

1. 预测剂量分割方式的生物效应　Fowler 采用此公式预测不同分次剂量的生物效应和有的放矢的临床研究，设计了超分割、加速超分割等具有重要意义的分次照射方式，提高了临床治疗肿瘤的放疗疗效。

2. 不同剂量分割方式的等效转换　例如，将标准模式 D1＝30 次×2Gy，5 次/周的治疗方案等效转换为 d2＝3Gy，3 次/周，问 n2＝？设两方案的总治疗时间相同，同为 6 周。对急性黏膜反应 α/β＝8Gy

$$BED_1 = n_1 d_1 \ [1 + d1 \ (\alpha/\beta)]$$

$$BED_2 = n_2 d_2 \ [1 + d_2/ \ (\alpha/\beta)]$$

$$\frac{n_2 d_2}{n_1 d_1} = \frac{[1 + d_1/ \ (\alpha/\beta)]}{[1 + d_1/ \ (\alpha/\beta)]}$$

$$n_2 = \frac{[1 + d_1/ \ (\alpha/\beta)] \times n_1 d_1 / d_2}{[1 + d_2/ \ (\alpha/\beta)]}$$

$$n_2 = \frac{[1 + 2/8]}{[1 + 3/8]} \times 30 \times 2/3 = 18.2$$

四、LQ 公式的限度

（1）现有的 α/β 多数是离体细胞或动物实验中所得出的数据，与临床有一定的差距。

（2）一般仅适合单次剂量在 2～10Gy 的剂量范围内使用，特别要注意当分次剂量＜2Gy 时，运用这一方程估计重要组织如脊髓的生物效应有过量的危险。

（3）α/β 值的动物模型限制条件是假定被照射的靶细胞的亚致死性损伤完全修复，并且没有细胞再增殖，与临床不完全相符。

事实上，①组织的放射损伤和修复过程复杂。损伤分为可修复损伤（如 DNA 单链断裂和双击造成的双链断裂）和不可修复损伤（如单击造成的双链断裂）；修复又有正确修复和错误修复之分，错误修复仍会导致细胞死亡。②临床肿瘤治疗中，肿瘤和早反应组织至少能产生一次再增殖（一般在放疗后 2 周后开始），故应充分考虑因组织修复和再增殖而额外增加的剂量。

总之，α/β 值及其数字模式是为了更实际地反映放射过程中发生在肿瘤及正常组织内的变化，以数字模式定量化，根据公式获得的各种数据不是实际照射剂量，故在实际工作中仅作为参考，而不能作为吸收剂量照搬套用。

（朱广迎　楚建军　王忠超）

第四章　肿瘤分割放疗的理论基础

自从伦琴发现 x 线（1895 年）和居里夫妇发现镭元素发出 γ 射线（1898 年）可以用来治疗人类疾病，放射治疗学（radiotherapy）大约有 115 年的历史，放射线治疗肿瘤的早期阶段，由于对放射物理和放射生物知识所知甚少，多用单次较大剂量照射治疗。随着临床实践的深入，发现采用分次照射疗效更好，且并发症较少，对正常组织的损伤较轻。在总结大量临床经验的基础上，1934 年 Coutard 创立了 2Gy/天，每周照射 5 日的分次放疗方案，在多种恶性肿瘤的放疗中取得成功，已被认为是常规放疗方法。这种临床方案所包含的生物学基础是：足够的放射总剂量控制肿瘤，但不增加急性放射反应，合适的总疗程使正常组织增殖修复，不太大的分割剂量使晚期放射反应组织得到保护。但在临床实践中常规放疗方法并非适合所有肿瘤，因为在临床条件完全相同的情况下，这种分割方案并不都能获得相同的效果，也就是说对某些肿瘤来讲可能需要用其他分割方案。随着现代放射生物学的进展，放射治疗学家对人类肿瘤细胞增殖特性及单次分割剂量对正常晚期反应组织放射损伤发生率的影响逐渐有了深刻的理解，期望通过改变分割方式来得到最大肿瘤局部控制率及最小晚期反应，提出了非常规分割放疗。近年来，国内外对此进行了大量的临床和基础研究，超分割放疗就是其中研究较多且有实用意义的方法之一。

第一节　分次照射的放射生物学基础

探索分次照射各种方式的生物学基础，都离不开细胞放射后所发生的生物学变化的 4 个“R”的概念，分次照射中的 4 个“R”是理解肿瘤和正常组织对分次放疗反应的重要环节。随着对肿瘤及正常组织在分次治疗时改变的 4 个“R”方面的深入了解，将能为设计新的提高放疗效果的分次照射方案提供有力的生物学依据。之所以被称为 4 个“R”，主要是因为在英文中每个变化的描述都是带“R”字头的词，而在中文中又无相应合适的词汇。因此，就沿用 4 个“R”一词。实际它们是：①放射损伤的修复（repair of radiation damage）；②细胞周期内细胞时相的再分布或重新安排（redistribution or reassortiment of cells in cycle）；③组织的再群体化（组织通过存活细胞分裂而达到再群体化），以前曾称为再增殖（repopulation of the tissue by division of surviving cells）；④乏氧细胞的再氧合（reoxygenation of hypoxic-cells）。

（一）放射损伤的修复

主要是指亚致死损伤的修复。因为，影响分次反应最普遍的生物现象是亚致死损伤的修复能力。不同组织的亚致死损伤的修复能力各异。晚反应组织始终比早反应组织有较强的修复能力。其结果是：降低分次剂量对晚反应组织的“保护”作用比对早反应组织为大，也就是说随着分次剂量的降低，晚反应组织的受益较大。单次剂量对早、晚反应组织生物效应的影响，使用大分次剂量对晚反应组织损伤会加重（图 3-4-1），

如两个不同的分次治疗方案，得到同样的急性反应，其中一个用的大的分次剂量而另一个分次剂量较小，则大分次剂量方案的晚期反应将更为严重，这种现象能在许多临床试验中观察到。使用小分次剂量，除增殖慢的肿瘤外，用较小的分次量有可能得到治疗增益，持续的较低的分次剂量可使晚反应组织比早反应组织及肿瘤受到较少的损伤。在超分割治疗方案中，晚反应组织的“耐受”剂量比用标准治疗方案时为大，即是说，晚反应组织和肿瘤之间的治疗差异会加大。例如，需用 2 次 1.2Gy 的照射以达到对某一晚反应组织

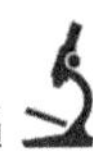

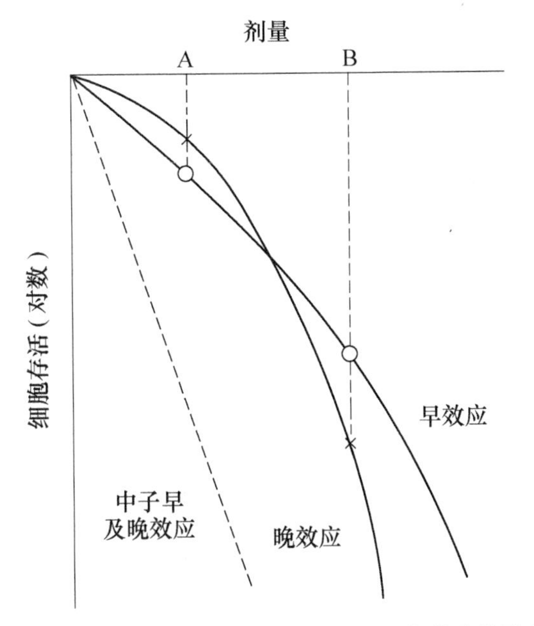

图 3-4-1　单次剂量对早、晚反应组织生物效应的影响

一次照 2Gy 时的效应；而在呈急性反应肿瘤中只要用 2 次 1.05Gy 的照射就能得到和一次照射 2Gy 同样的效应。而其治疗增益将是 1.2÷1.05＝1.14。这样，在没有增加晚反应组织生物有效剂量的情况下，用超分割治疗就相当于把肿瘤的效应提高了 14％；但同时也把早反应组织的生物效应增加了 14％。因而所增加的早反应程度必须是正常组织能耐受的。为能得到最大的治疗增益，晚反应组织的亚致死损伤必须得到完全的修复。因此，如用多分次照射，则两个分次的间隔至少应有 6h。

（二）肿瘤内细胞增殖周期的再分布

肿瘤受一次常规分次照射后，会选择性地杀伤比较敏感的细胞，照射前非同步化的细胞群变成为相对同步化的放射抗拒细胞群，但照射后肿瘤内的增殖细胞的增殖速度有较大的差异，这种差异使部分同步化的细胞又很快走向不同步化的混合群，如果此时处于周期中敏感时相的细胞比例更大，则再分布可在增殖的肿瘤内起“自身增殖”作用。在非增殖细胞群中，这种自身增敏并不发生。这样，分次照射可以通过每次照射后肿瘤内细胞周期的再分布提高治疗比，而又不会影响正常晚反应组织内非增殖性的靶细胞。

（三）正常组织和肿瘤组织在分次放疗中的再群体化

正常组织的再群体化常规的每天照射使再群体化变慢。正常组织的早期反应再放疗的暂停期间或在治疗结束后愈合得很快。由于在一次大剂量或加速分程治疗方案的第 1 部分治疗中剂量给得比常规治疗为快，再群体化可能出现得较早。在总疗程时间为 5 周或更长时，在疗程的后期，大部分的早反应组织都有一定程度的再群体化。有些组织可在放疗开始后 1～2d 就有再群体化，而有些组织甚至过了 2 个月也没有任何再群体化的征象。分次照射后，不同组织间最大的反应差别是基于它们再群体化动力学的差异。这种差异，在正常组织和肿瘤之间则更为明显。

肿瘤的再群体化实验证明肿瘤内即使仅有 1％的克隆源性细胞存活，这些细胞于肿瘤仍在消退时，就又开始其初始的快速再生长。如头颈部的鳞癌，在常规治疗和分程治疗中用同样的总剂量，对任何期的肿瘤分程治疗的控制率都比常规治疗低。提示作分程治疗时，在总疗程中比常规治疗所多用的时间内发生肿瘤再群体化。当整个治疗时间延长时，复发率增加，这是肿瘤再群体化的表现。在头颈部肿瘤、膀胱癌、皮肤癌、炎性乳癌和黑色素瘤的放射治疗中，应考虑肿瘤再群体化的因素。但在其他部位的肿瘤，即使是生长不很快的肿瘤，除个别没有再群体化表现的肿瘤外，一旦延长治疗时间也会有肿瘤细胞增殖的现象。

因此，单纯的分程放疗不是好方案，除非作为加速放疗过程中的一部分，其最终的目的是为缩短总治疗时间。如由于急性反应严重，治疗必须间断，则间断时间应尽量短一些。因非医疗原因的治疗间断（如设备故障，假日等）有时需要采取措施“赶上”，如 1 天内给两次治疗。如是刚要开始治疗的则干脆推迟几天再开始。以免才照 1～2 次又停照数天反而促进细胞增殖。增长快的肿瘤必须加速治疗；另外，不论肿瘤的生长速度如何，对增殖指数很高的肿瘤，要进行加速治疗。事实上，所有肿瘤的治疗都应该尽快完成。由于消退快的肿瘤同样很快就会发生再群体化，这就是为什么要注意治疗结束后的随访，而不能单凭治疗刚结束时的效果对临床疗效下结论的原因。

（四）分次照射时肿瘤乏氧细胞再氧合

肿瘤体积很小时，没有乏氧细胞。肿瘤长大后乏氧细胞的比例保持恒定，一般可有20%的干细胞处于乏氧状态。一次足够的剂量照射后，肿瘤内氧合好的细胞明显减少。同时，由于放射相对抗拒的乏氧细胞减少程度较小，因此，在照射刚结束时，乏氧细胞比例上升到几乎接近100%。随着时间的推移，细胞从乏氧转向氧合好的状态，乏氧细胞比例又下降到照射前的水平，有时甚至更低。乏氧细胞再氧合的时间可以很快。乏氧细胞转化的比例取决于被杀灭的富氧细胞数和肿瘤体积的缩小程度，后者又决定于照射剂量的大小和死亡细胞的丢失程度。如掌握了某一特定肿瘤乏氧细胞的再氧合时间，就可以合理安排分次治疗中的时间剂量关系。再氧合的效应实际是对肿瘤的相对增敏，因为正常组织的血液供应很好，处于很好的氧合状态，基本没有因再氧合而在效应方面受什么影响。然而对肿瘤而言，与受一次或很少几次大剂量分次照射相比，则分次照射期间由于有再氧合而使对肿瘤的治疗比相应增加。

第二节　超分割放疗的放射生物学基础

应用分次照射的目的是为了更好的消灭肿瘤减轻正常组织损伤。一般讲，受照射后的早反应组织的亚致死损伤修复和潜在性致死性损伤修复能力比晚反应组织弱，但增殖能力比晚反应组织强。如何进一步提高肿瘤的放疗疗效是放射临床医师和放射生物学家密切关注的问题，目前认为存活肿瘤干细胞加速再增殖是常规分割放疗肿瘤局部失败的重要原因，克服肿瘤干细胞加速再增殖是提高放疗肿瘤局部控制的关键，实验室研究证实常规放疗后动物纤维肉瘤存活干细胞出现加速再增殖临床观察也发现多种人体肿瘤在常规放疗后出现加速再增殖，这种加速再增殖与肿瘤的潜在倍增时间（Tpot）关系密切，研究资料提示未接受治疗的口咽癌的中位倍增时间为60天，常规分割放疗后存活肿瘤干细胞的倍增时间缩短至4天。常规分割治疗总时间过长对治疗增殖快的肿瘤可能不利，而非常规分割治疗会比常规治疗获得更大的治疗增益比。

亚致死损伤的修复受照射后存活的细胞可以自行修复其体内的亚致死性损伤（sublethal damage repair，SLDR）。

1. 一般认为这一过程在受照射后很快开始，2～4 h完成。这种修复是氧依赖性的，故含乏氧细胞多的肿瘤组织修复能力较差。如果使分次间隔时间恰好为氧合细胞完成修复所需要的最短时间，肿瘤亚致死放射损伤尚未完成修复，再给第2次放疗，则导致损伤叠加。超分割放疗可以使这种差别累积不断扩大，而杀死更多的肿瘤细胞，可部分抵消乏氧细胞自身固有的放射抗拒性。不同系统细胞完成修复的时间不完全一致，约为4～8 h，这为设计超分割放疗的间隔时间提供了理论依据。

2. 照射后周期中细胞的分布情况处于周期中不同时相的细胞其放射敏感性不一，以M、G2期最敏感。受照后敏感细胞被大量杀死，存活细胞呈部分同步化，适时给予一系列照射，可能杀死更多进入敏感时相的细胞。随着分割次数增多，同步化的机会增多。由于肿瘤克隆源细胞的非同步程度较正常细胞更显著，因此受照后的同步化程度相应更大些，表现出更大的自身增敏性。另外，肿瘤细胞的周期较正常细胞短，进入周期内的细胞比例大，这均有利于受照射后的同步化。这种效应差别，有可能在获得相同肿瘤控制率时，只有相对较轻的放射反应，或在放射反应相同时获得较高的局部肿瘤控制率。

3. 照射后的细胞增殖情况实验表明，照射后细胞群体的增殖速度增快，缩短照射间隔在时间上限制了这种加快了的再增殖过程。特别对肿瘤内的克隆源性细胞意义更大，因为受到照射以后，组织的细胞丢失因素（cell loss facto，CLF）减少，克隆源细胞再增殖速度加快显得更为突出。这些细胞是导致肿瘤放疗失败的重要因素。缩短疗程也就抑制了这一过程的进行。虽然可能加重正常组织的急性反应，但并不改变晚期反应的程度，因为两类反应不同的组织其细胞周期不同，故有可能在提高肿瘤控制率的同时，并不增加严重并发症的发生率，这使在一定程度上获得治疗增益。

4. 照射后乏氧细胞再氧合情况氧合细胞对放射敏感，受照射后被大量杀死，使乏氧细胞获得再氧合的机会和条件。实验发现，有效再氧合于受照射后数小时内可以完成，不一定必须伴有肿瘤体积的改变。受照射后组织内乏氧细胞数目在一定时间内可降到最低水平，随后当肿瘤继续增长时，乏氧细胞数目也随之增多。因此，在理论上应于乏氧细胞数量最少时给下一次照射最为理想。体外实验发现，不同细胞系在有氧和无氧条件下照射，两条生存曲线随着分次剂量的减少而靠近，在 1Gy/次时二者相交。此时氧增强比（oxygen enhancement ratio，OER）＝1，依赖于氧的修复作用与增敏作用相互抵消。如果用更小的分次剂量，则可能使 OER＜1，因为修复作用大于增敏作用，结果氧变成“保护因素”。

第三节　超分割放疗时间剂量因素与生物效应关系

1. 分次间隔时间　由于肿瘤细胞亚致死性损伤修复速度较正常组织慢，当分次间隔时间短时，肿瘤细胞放射损伤积累效应将导致更多的肿瘤细胞死于放射线。另外，受照射后增殖速度加快的细胞将得不到充足增殖。应注意每日分割剂量间隔时间不能过短，要有足够的时间使正常组织的亚致死性损伤修复完全，否则损伤积累。每天的二次治疗之间的时间不能低于 4 h，最好应大于 6 h。其原因是晚反应正常组织的亚致死损伤修复至少要用 6 h，对骨髓的间隔时间要大于 6 h，而早反应组织的修复可以在 3～4 h 完成。目前认为根据晚期反应组织半修复时间（T1/2）能估计 SLDR 的修复速率。大多晚期反应组织分快修复和慢修复两阶段。前者一般在放疗后 1.5h 左右完成，而后者则需 6～8 h。这样在考虑两次分隔放射的间隔时间时，应特别注意晚期反应组织的慢修复时间。因此，在每天 2～3 次分割放疗之间的时间间隔应以晚期反应组织的 SLDR 完成为准。有报道头颈部肿瘤超分割放疗每日分割间隔太短，出现较多的黏膜坏死，气管切开，脊髓损伤等严重并发症。

2. 每次分割剂量　由于修复能力的差异，肿瘤细胞存活曲线的肩区较同类正常组织细胞窄，因此有可能找到一个最佳的分割剂量，对正常细胞几乎无损害，而对肿瘤细胞有一定程度的损伤。若该剂量过高或过低，均会失去这一优点。另外，从细胞对放射线的耐受剂量来看，随着分割剂量的减少，其生物等效总剂量相应增大。在分割剂量相同的条件下，增殖慢的细胞所耐受的总剂量的增加程度大于增殖快的细胞。一般情况下，肿瘤细胞较周围正常组织细胞增殖快，因此对总剂量增加的耐受性较小，其结果就可能提高肿瘤控制率而并不加重放射反应并发症。虽然分割剂量减小后每次照射杀灭的细胞数量较少，不利于乏氧细胞再氧合，实际上在超分割照射条件下，乏氧细胞对放射反应的影响已经削弱了。Rodney 等分析资料后提出，对于各种原因引起的肿瘤细胞放射敏感性的“动力学差别”，小分割剂量皆有其合理性，可以有效杀灭放射敏感细胞，而不在非敏感细胞上“浪费”剂量，因为所谓的抗拒细胞在下一次照射到来之际，很可能会转变成放射敏感细胞。当肿瘤中含有相当多的抗拒细胞足以影响常规放疗方法的疗效时，超分割放疗就可能显示出潜在的优越性。分割剂量主要影响晚期反应组织。Thames 等根据动物实验的结果得到不同组织分割放射后分割剂量大小和等效总剂量之间的指数关系。要达到某一生物效应分割剂量改变所需要的放射总剂量差异是晚期反应组织大于早期反应组织。反过来可以理解为对晚期反应组织减少分割剂量后，要达到某一生物效应所需的总剂量增加较多，也就是说减少分割剂量后，在一定总剂量时可减轻晚期反应组织的反应，起到一定的保护作用。但每次分割剂量也不能过小，这样不但就没有进一步的晚期反应组织的保护作用，而且使肿瘤杀灭效应降低；过大则早期放射并发症过分严重，患者不能耐受。临床资料表明，乳腺癌用大分割剂量照射后，胸壁纤维化，肋骨骨折，上臂水肿等后期并发症都比常规放疗明显。总之，分割剂量增大，对晚期反应组织损伤影响比早期反应组织要明显。

3. 总疗程影响肿瘤控制和急性反应　总疗程

时间取决于总剂量和每天分割剂量，一般认为延长总疗程时间对治愈是不利的。缩短总的治疗时间会加重组织的急性反应却对后期并发症影响不大。一些肿瘤在放疗的过程中有加速再增殖的可能，一般认为这是肿瘤局部失控的原因之一。肿瘤细胞加速再增殖的启动时间随着放疗的总剂量，每次分割剂量，照射次数，照射前细胞增殖动力学的不同而有所不一。疗程延长，可使肿瘤再增殖的概率增大。超分割放疗的照射间隔时间及总疗程时间缩短，均会减少肿瘤细胞再增殖，这对于生长速度快的肿瘤特别重要。与急性反应相比，晚期反应组织受总疗程时间的影响相对较小。在超分割放疗中，分次剂量，分割次数，分次间隔及总疗程时间几个因素相互影响，相互限制。放疗医生应该在增加分次剂量的益处与延长疗程时间的弊病间进行平衡，根据预期晚期反应的严重程度，确定分次剂量和次数，然后在急性反应可接受的前提下，在最短时间内完成预定的放疗方案。

4. 总剂量 放射总剂量的确定以晚期反应组织的耐受为准。实验表明，不同组织的放射耐受量及不同肿瘤的致死量各不相同。原则上应使总剂量达到肿瘤致死量，且不超过正常组织的耐受限度。在超分割放疗中，随着其它时间剂量因素的改变，总剂量也需作相应的调整。主要有两种情况：①分次剂量较大时，必须相应减少总剂量，否则虽能较好控制肿瘤，但也会造成正常组织严重不可逆的晚期损伤；②分次剂量较小，晚期反应较轻，欲提高肿瘤控制率，应加大总剂量，这样不会增加并发症的发生率。早期反应组织（肿瘤）和晚期反应组织的 α/β 值不同，如以早期反应组织（肿瘤）的 $\alpha/\beta=10$ Gy，晚期反应组织 $\alpha/\beta=3$ Gy 时，根据 L-Q 模型计算，每天照射 2 次，每次照射 1.2 Gy，总剂量可增加 15%左右。

第四节　超分割放疗的方法学

超分割放疗实际上是包括一系列照射方法的总称，其共同特点是每日多次照射。不同的分割次数、单次剂量、总剂量及总疗程组成不同组合，产生适用于不同目的的治疗方法。

（一）加速分割（accelerated fraction，AF）放疗

1. 加速分割放疗的定义 每次分割剂量相似或略小于常规剂量，常采用 1.8～2Gy/次，每日照射 2～3 次，总治疗时间短于常规放疗，总剂量减少。特点是在较短的时间里给较高的剂量。

2. 加速分割放疗的生物学基础 减少治疗过程中的肿瘤细胞再增殖，缩短治疗时间可获得局部控制的治疗增益。然而每天照射双倍于常规分割量，只能达到杀灭已受亚致死损伤的细胞，而放弃了能利用细胞动力学的特性来保护正常组织。从细胞动力学观点来看，肿瘤细胞与正常组织的急性反应均属增殖快的细胞，故加速分割在对肿瘤细胞杀灭增加的同时，正常组织的急性反应是加剧的。由于考虑到分割剂量大小和后期反应有关，因此近年加速分割放疗已多以超分割方式进行。

（二）超分割（hyperfraction）放疗

分为单纯超分割放疗（通称超分割放疗）、分段超分割放疗和加速超分割放疗。Fletcher 认为超分割放疗的优点是：①通过细胞在周期中的重分布，增强第二次剂量的杀伤效应；②每次小于 2Gy 剂量不加重远期正常组织放射反应，同时却可增强急性效应对肿瘤细胞的杀伤，故可获得治疗增益；③小剂量分割对自由氧分子需要减少。

1. 单纯超分割放疗（hyperfractionated irradiation，HF）

（1）HF 的定义：与常规放疗相比，分次剂量减少（一般为 1.1～1.2Gy/次），分割次数增多（每天照射 2～3 次），间隔时间大于 6 h，总疗程时间相仿，总剂量增加 15%～20%，特点是同样的总疗程时间内可给予较大剂量。

（2）生物学基础：每次剂量减少，细胞的放射损伤中致死性损伤的比例增加，因而对氧的依赖较少，OER 下降，保护后期反应组织。每天多次照射，敏感期的细胞杀灭，不敏感期的细胞处于同步化；给予一定的时间间隔，允许正常组织尽可能多地亚致死损伤修复，一定程度总剂量增加，使肿瘤细胞较大程度地杀灭。

2. 分段超分割放疗

（1）分段超分割放疗的定义每天照射次数和每次剂量同单纯超分割，照射 40Gy 左右，休息 10～14 天再继续上述方案，总剂量略高于常规量，总疗程与常规疗程相似。

（2）生物学基础除单纯超分割原理外，通过分段休息使早期反应组织损伤得以休息。减轻急性反应；另外可望通过休息使肿瘤乏氧细胞再氧合，增加肿瘤杀灭。

3. 加速超分割放疗（hyperfractionted accelerated radiotherapy，HART） 近年来，随着对肿瘤放射生物学认识的深入，认为放疗过程中的肿瘤干细胞加速再增殖可能是常规分割放疗局部失败的主要原因，因此采用了缩短疗程的加速超分割放疗。

（1）加速超分割放疗的定义与常规方法相比，加速超分割放疗分次剂量减少（一般为 1.3～1.75Gy/次），分割次数增多，总疗程时间缩短，总剂量相同或减少，特点是在较短时间内给予相对较高的剂量。

（2）生物学基础除单纯超分割原理外，主要是通过缩短疗程，降低肿瘤细胞的加速再增殖，提高治愈率。

（3）放疗中肿瘤细胞加速再增殖的实验依据和临床依据近些年的放射生物学的研究显示，在放射治疗过程中肿瘤干细胞能补偿性地加速再增殖，使控制肿瘤的等效剂量发生改变。Trott 对经过照射的小鼠乳腺癌做了一系列切片检查，发现在肿瘤退缩阶段，有成千上万的肿瘤细胞在增殖。Milas 分析了单次剂量照射与未照射两组肿瘤产生 50%肿瘤控制剂量（TCD50）的变化，结果显示接受放射后残存的肿瘤细胞其增殖速率较未放射组明显加快。

就目前技术而言，尚无一种手段和方法可直接测定临床放疗过程中肿瘤干细胞的加速再增殖，主要依据下述现象间接推断。①放疗后肿瘤复发的时间；②不同长短疗程的放疗达到相同生物效应所需的放射剂量不同；③不同疗程、相同放射总剂量所达到的生物效应不同；④肿瘤控制剂量与疗程的关系。

（4）肿瘤细胞加速再增殖的机制肿瘤细胞的加速再增殖机制至今尚不甚清楚，可能的机制如下：

1）肿瘤血供的改善：当放疗达到一定剂量后，肿瘤细胞被放射所杀灭，其尸体被吞噬细胞逐渐消化，肿瘤体积缩小。由于肿瘤体积缩小，肿瘤的血供相对改善，缺氧和缺营养得到缓解，这是肿瘤细胞群进行增殖的基础。

2）细胞丢失：Fowler 认为肿瘤细胞加速再增殖的现象实质上是因治疗后肿瘤中生理性细胞丢失逐渐减少，从而在整体上显示出原本应有的增殖速度，即潜在倍增时间（potential doubling time，Tpot）逐渐等于实际的倍增时间而已。已有的资料表明头颈部鳞癌的 Tpot 平均为 4～6 d，恰好与由临床复发时间推得的增殖速率相符。

3）内控机制：Trott 认为起源于某组织类型的肿瘤多少仍保留着原先组织所具有的调控机制。如鳞状细胞癌可能保持了鳞状上皮细胞固有的反馈机制。因之加速再增殖实际上是肿瘤干细胞对于肿瘤细胞因治疗损失而作出的一种代偿反应。

4）细胞因子的作用：放射杀灭肿瘤后死亡的肿瘤细胞等触发肿瘤细胞一系列的基因表达，从而导致生长因子的分泌，包括转化因子 α（TGF-α）、白细胞介素Ⅰ（IL-Ⅰ），肿瘤坏死因子（TNF）等，这些物质通过一系列的信号传递从而引起细胞的再增殖。

（5）肿瘤细胞加速再增殖开始的时间放疗中肿瘤细胞加速再增殖开始的时间是临床医师制定非常规分割方案的重要依据。Wither 分析的结果提示肿瘤细胞加速再增殖发生在疗程的后半段，即放疗开始后（4±1）周。但是 Yoshinao 资料显示在第一次照射后就出现了肿瘤细胞加速再增殖。综合多数学者的资料，大部分肿瘤细胞的加速再增殖可能开始于治疗开始后 3～4 周，在临床上即在肿瘤的体积开始退缩时。

（6）肿瘤细胞再增殖的方式放疗中肿瘤的再增殖一般出现在临床上观察到肿瘤体积开始缩小时，残瘤的肿瘤细胞通过下述方式进行再增殖，①提高肿瘤细胞群中增殖细胞的比例；②缩短细胞周期时间；③减少细胞丢失；④变细胞不对称分裂为对称分裂；⑤肿瘤细胞的凋亡减少。

（7）加速超分割放疗的方案

1）全程加速超分割放疗：根据周末是否进行放疗又分为连续加速超分割放疗（continuous hyperfractionated accelerated radiotherapy，CHART）和加速超分割放疗（accelerated hyperfractionated radiation therapy，AFRT）。CHART 由美国 Mount Vernon 医院 Saundes 首创。时间－剂量－分次因子的选定是：1.4～1.5Gy/次，3 次/d，间隔大于 6h，总量 50.4～55.4Gy/连续 12 天（包括周末）。据报道使用这一方案治疗非小细胞肺癌，1，2，3 年的生存率分别为 58%、30%、20%，与随机对照组比有显著差异（$P=0.006$）。在头颈部癌治疗结果也显示疗效提高，特别是 T3～T4 的病例。

2）同期缩野加量加速超分割（concomitant boost schedules，CBS）：用常规方法照射包括肿瘤及其一定范围内正常组织。同一天对大野内的小野（一般只包括肿瘤或引起症状最直接的部位）强化照射。小野每次 1.1～1.5Gy，间隔 6h 以上，总剂量 69～72Gy/6 周。对局部来说，分割次数增多，总疗程时间缩短，总剂量在肿瘤内增加，而在周围正常组织不增加或减少，特点是在短时间内肿瘤或某一要害部位得到大剂量。

CBS 又分为全程缩野加量照射和后程缩野加量照射，①全程缩野加量照射：Kikuchi 在治疗食管癌中使用每天 2 次，第 1 次 2Gy，第 2 次追加 1.1～1.2Gy，总剂量 62～64Gy/40 次/5 周；②后程缩野加量照射：Peters 在治疗头颈部肿瘤具体实施的方式是：在常规 54Gy/30 次/6 周治疗中，于治疗的后阶段针对肿瘤灶给予 10～12 次缩小野的每次 1.5～1.6Gy 照射，与常规治疗间隔 4～6 h，使总量达 69～72Gy。加量加速治疗时间选择在常规治疗后期的目的不仅是使加重发生的急性反应推迟，以减少治疗中断的机会，而且是针对常规放疗的后阶段正是肿瘤加速增殖的时期。

3）分段加速超分割（split course accelerated hyperfractionated radiation therapy，SCAHF）：方法为每天照射 2 次，每次 1.6Gy，照射 35.2～38.4Gy/22～24 次后，休息 10～14 d，再重复上述剂量，使总剂量达 66～70Gy/6～6.5 周。美国麻省总医院的 Wang 使用这一方案，从 1970 年至 1994 年共治疗头颈部肿瘤患者已达 2500 例，与同期对照组患者相比，5 年局控率 T1～2 期的 5 年局控率无显著差异，T3 期的 5 年局控率高达 71%，$P<0.0001$。目前正在与 RTOG 合作开展Ⅲ期临床试验。

4）后程加速超分割（late course accelerated hyperfractionated radiation therapy，LCAHF）：LCAHF 的方法是先用常规分割放疗 41.4Gy/23 次，4.6 周，然后缩小射野仅包括临床肿瘤，用 1.5Gy 每天 2 次，间隔大于 6 h，再照射 9 d，共 27Gy/18 次，1.8 周，总剂量 68.4Gy/41 次/6.4 周。河北省肿瘤医院韩春等人采用类似的方法治疗 100 例食管癌，其中 50 例接受 LCAHF，50 例为常规放疗组，结果 LCAHF 的 1，2，3 年生存率分别为 84%、56、48%，常规组分别为 62%、34%、22%，$P<0.05$。

第五节　非常规分割放疗的放射反应和晚期并发症

任何一个放疗方案的实施都必须考虑到正常组织的耐受性问题。现有的放射生物学研究表明，杀灭肿瘤的同时必定也加重了对早期正常组织的损伤，超分割放疗食管癌的近期反应主要为食管炎、吞咽疼痛，但很快即可恢复。加速超分割的放射性食管炎，其程度随单次剂量大小有关，一般在 18～20 d 时变的比较严重，甚至需补液予以支持，其次为放射性气管炎，出现的时间及频度都较放射性食管炎为晚，且程度也较轻。加速超分割治疗头颈部肿瘤出现口腔、口咽黏膜反应均较重，但能耐受，未发生因此而中断疗程者。加速分割放疗其近期反应较重，3 次/d，2Gy/次，则出现严重的黏膜反应甚至放射性坏死。而 3 次/d，1.8Gy/次，则黏膜反应较 2Gy/次为轻，恢复也快。Withers 认为应避免增加每次分割的剂量，在总治疗时间尽可能短，近期反应可以接受的情况下，减少每个分割剂量会有益处。加速超分割放疗提高了杀灭肿瘤细胞的效应，但因为每日或每周累积剂量增加同时也增加了早期组织的反应，可能还会增加后期组织的反应。因此，每次分割剂量不宜过高，一般不超过 1.6 Gy，而周剂量不宜大于 35～40Gy（指每周 7 天而言）。此外，要特别注意后期反应组织的耐受量。已知后期反应组织的修复速度较慢，如脊髓 8 小时后仍未完全修复，故一般认为间隔时间应大于 6 小时。有关晚期并发症的情况，对头颈部肿瘤的一些前瞻性随机研究结果很有说服力，单次量减少的超分割治疗使得常见的一些晚期并发症，如：皮肤毛细血管扩张症，结缔组织纤维化，黏膜的慢性溃疡，口干和永久性脱发等发生率和严重程度都低于常规放疗。

第六节　选择超分割放疗方法的几个问题

在放疗中，改变时间剂量因素的主要目的是提高肿瘤控制率，减少正常组织的放射损伤，使治疗方法简便易行，以及改进放疗与其他疗法的配合，使之更合理而提高疗效。选择超分割放疗的具体方法时，应在上述基本原则的指导下，具体情况具体分析，争取最佳方案。超分割放疗方案的选择取决于治疗中肿瘤干细胞的再增殖能力。但有证据表明，并非所有的肿瘤均在放疗疗程中存在加速再增殖，即便有加速再增殖，其速度也不一样，因此加速超分割放疗方案可能并不适合所有肿瘤，这就需要有一种可靠的能反映肿瘤加速再增殖的指标。目前惟一可供临床参考的是 Tpot，国外在这方面已做了不少工作，初步结果表明 Tpot 对预测放疗中肿瘤细胞加速再增殖是有意义的，提示 Tpot≤4 d 的肿瘤宜采用加速超分割放疗。也有主张以 Tpot 5d 为界，＜5 d 用超分割照射，＞5 d 用常规照射。对增殖较快、Tpot 值较小的肿瘤，可选择加速超分割放疗。但该法在提高杀灭肿瘤细胞效应的同时也增加了早期组织的反应，可能还会增加后期组织的反应，故每次分割剂量不宜过高，一般不超过 1.6Gy，而周剂量不宜大于 35～40Gy（指每周 7 天而言）。肿瘤细胞增殖规律十分复杂，对只有明显加速再增殖肿瘤，加速超分割放疗才能获得治疗增益，因此必须根据肿瘤增殖规律选择加速超分割放疗方案。对增殖能力中等，Tpot 值居中的肿瘤，选用单纯超分割放疗方案更为合适，它能利用肿瘤与正常组织的细胞动力学差别，在不增加正常组织反应的前提下提高肿瘤控制率。此时应将总剂量增加 15%左右，以充分发挥本疗法的优势。如果治疗期间需改变照射野面积（缩野）或做其他变动，变动的时间应选在与用常规疗法治疗中做同样变动所需的生物学剂量等效的时刻，例如，假如超分割疗法所需剂量较常规方法多 15%，那么当常规方法在 40Gy 时改野，则超分割疗法应在 46Gy 时改野。另一方面为确保每次放疗的足够强度，分割量不宜小于和等于 1Gy。

关于分次治疗时间间隔的长短，RTOG 的口咽癌超分割治疗随机研究表明，间隔时间以 4.5h 为界的两组肿瘤控制和生存率无差别，但短于 4.5 h 组的黏膜重度急性反应和 1、2、3 年的并发症发生率均要明显高于另一组。在加速超分割后期并发症中应引起注意的是放射性脊髓炎，治疗甲状腺癌和头颈部肿瘤的两组中其发生率为 6%，分析原因认为是间隔时间太短（3～4 h）。几乎所有有关报道均提示：必须有足够的时间间隔，最好是≥6 h，晚期反应组织才会受到保护。目前认为食管癌加速超分割放疗不明显增加后期反应组织损伤，每天 2 次，每次 1.5Gy，总剂量 54Gy/3.5 周，食管狭窄发生率为 2%。而每天 2 次，每次 2Gy，总剂量 60Gy 时食管狭窄发生率达 10%。Kang 使用每天 2 次，每次 2Gy 放疗食管癌，总剂量 40～50Gy，晚期并发症约 20%。总照射时间越短，放射的生物效应越强，肿瘤控制越好，但是早期反应组织的放射损伤越严重。因而，总照射时间的确定应以早期反应组织能耐受为准。

总之，在设计超分割放疗方案时可以试用带时间因子的 L－Q 修正模式计算等效剂量，以作为比较。总原则是在正常组织早期反应组织能耐受的最短疗程内给予晚期反应组织能耐受的最大剂量。

（楚建军　张晓军　彭开桂　马惠民）

第五章　正常组织的放射反应

机体内的正常组织按 α/β 的大小分为早反应和晚反应正常组织。上皮、黏膜、骨髓、精原细胞等组织的 α/β 为 10Gy 左右，放疗过程中，其存活干细胞再增殖是损伤补偿的主要形式；而脊髓、肾、肺、肝、皮肤、骨、纤维脉管等，其 α/β 小于 3Gy，放疗中无明显的再增殖，它的损伤修复和细胞周期的再分布是重要的保护机制。

第一节　正常组织的增殖动力学

将正常组织按增殖快慢分为快更新组织和慢更新组织两大类。快更新组织的特点是以积极的增殖维持细胞数在一定的稳定水平，而慢更新组织的特点是标记指数低，更新时间较长。

（一）快更新组织

包括造血细胞、小肠上皮、表皮、输精管上皮和淋巴生成细胞等。

1. 表皮增殖单位的中心细胞　是未分化干细胞（undifferentiated stem cell，USC）。由 USC 产生的几个其他的基底细胞是定向干细胞（committed stem cell，CSC），其基底细胞的生长比例一般认为是 0.5～1.0，表皮组织 3%～7%是在 S 期，细胞周期时间是在 200～450 h；更新时间是 12～61 d，外加通过角化层的 6～20 d，总的更新时间约为 25 d。

2. 造血组织　人体骨髓的 CSC 在胸骨内分布最多，头骨中较少。大部分骨髓存在于盆骨、胸、腰椎骨内。虽然照射后骨髓可以修复，但根治量照射后一年内很少修复，特别是照射后并用化疗时情况更为严重。造血干细胞是脾克隆形成单位（spleen colon forming unit，CFU-S），该细胞是白细胞、红细胞、巨核细胞及单核吞噬细胞系统的总前体细胞。据估计，人大约有 35%的 CFU-S 处于 S 期，而大部分在 G0 期。群体倍增时间是21～24 h。

3. 肠上皮　小肠的每个绒毛大约有 8 个小肠隐窝，小肠核膜的细胞分裂活动集中在隐窝，每个隐窝大约有 350 个细胞，其中 90%是柱状上皮细胞，另 10%为黏膜细胞、嗜银细胞和帕内特（Paneth）细胞（肠脾嗜酸性细胞）。处于隐窝底部的细胞 50%为增殖部分，而上面 50%非增殖部分形成绒毛细胞。从隐窝基底部到绒毛顶部的更新时间大约是 110 小时、小肠细胞总的生成率（更新率）约 5.1×1010/d。值得注意的是结肠没有绒毛，但结肠隐窝产生细胞的方式类似于小肠。Tc 值是 24～28 h，隐窝基底部到顶部的更新时间是 3～4 d。

4. 精、卵细胞的生成　精原细胞在睾丸中生成后，在间质细胞（可产生激素）作用下，沿输精管随机分布，经 70 d 的运行和生长，到达精囊中备用。精原细胞对放射线极为敏感，睾丸经 1.0 Gy照射就可能发生不育。卵细胞在胚胎期第 5 个月达到最多。大多数卵细胞在出生时处于第一次减数分裂前期的双线期，并停留于这一时期．直到有激素刺激后再发生分裂，随着卵细胞的成熟而出现排卵。卵巢胚芽细胞对放射线所致细胞死亡的承受力取决于细胞的发生阶段和照射后残存的干细胞再增殖的能力。因此，射线对成人卵巢的影响仅限于成熟的卵细胞和稳定的已分化的体细胞。

（二）慢更新和非更新细胞

慢更新细胞主要有内皮细胞、机械细胞包括纤维细胞、骨细胞、软骨细胞和网状细胞；偶尔情况下分裂细胞有肝细胞、肾细胞、肺泡Ⅱ型细胞、成肌细胞、视网膜细胞和甲状腺细胞。非更新细胞主要是神经细胞。

1. 机械细胞　纤维细胞、骨细胞等属于这类细胞，标记指数非常低，更新时间大约是 100 d，一些因素如外伤愈合和修复等都可刺激上述细胞进入增殖状态。

2. 特异性分化器官　肝脏、肾脏、肺泡Ⅱ型上皮细胞等细胞仅在偶尔情况下分裂，标记指数值也很低，但在受到刺激、损伤后或器官的本身体积变小时，还发生再增殖。如部分肝脏和一侧肾脏被切除后，残留细胞可发生再增殖，使肝脏增大，肾脏肥大。

3. 非更新细胞　神经细胞在出生后，基本上处于 G0 期状态，没有明显的更新现象。

第二节　正常组织对放射线的不同反应

人体组织对放射线的敏感性与其增殖能力成正比，与其分化程度成反比。同等剂量下，放射反应性与照射野面积有关，身体受照面积越大，反应越大。近年来，根据对增殖动力学的认识及靶细胞存活公式对 α/β 值的推算等新概念将正常组织分成早反应组织和晚反应组织，一般认为更新快的组织在放疗中是早反应组织，而更新慢的组织属于晚反应组织，肿瘤基本属于早反应组织。

一、早反应组织受照射后的表现

皮肤、黏膜、骨髓、精原细胞等早反应正常组织在放疗过程中其存活干细胞的再增殖是主要现象，在照射期间或照射后几天即会发生克隆源细胞的补偿性增殖。在常规分割照射条件下，正常组织的早反应一般可以被接受，而每周少于 5 次，每次剂量＞2Gy 的大分割照射，早反应可被接受，但常常引起较严重的远期反应。故大分割照射时，须降低总剂量，才能避免严重的远期反应。

（一）皮肤、黏膜

1. 急性反应　一般将急性反应分为三度：

（1）Ⅰ度：发生红斑，表现充血、潮红，有烧灼和刺痒的感觉。最后可逐渐变成暗红，表皮脱屑，称干性皮炎。

（2）Ⅱ度：充血、水肿、水泡形成、发生糜烂、有渗出液，称为湿性皮炎。

（3）Ⅲ度：放射性溃疡，表现为灰白色坏死组织覆盖，边界清楚，底部较光滑，呈火山口型凹陷成痂下溃疡，有剧痛。

2. 慢性反应　放疗后数日、数年出现的反应。表皮萎缩变薄，浅表毛细血管扩张，有时有色素沉着，脱屑，皮肤瘙痒，易受损溃破。高能射线可致皮下组织纤维化，有时呈板样坚硬，纤维化的程度与早期皮肤反应的严重性无关。

3. 治疗　干性皮炎反应可不必处理。湿性皮炎反应者，可用龙胆紫、黏花六一散，也可用氢地油、鸡蛋清涂抹局部。而慢性放射皮炎，可用尿素脂涂敷，使皮肤柔软，防止破裂。放射性溃疡可用维生素 B_{12} 中成药外用，对严重感染者，选择敏感抗生素湿敷，对坏死纤维组织可用糜蛋白酶或弹性酶软膏涂敷，利于控制感染，促进肉芽组织的生长和愈合。严重皮肤溃疡者可采取外科手术、皮瓣移植、修复等治疗。

预防皮肤反应，皮肤保持清洁、干燥，避免理化刺激，忌用湿敷、热敷、化妆品及有刺激的药膏，避免烈日暴晒、严重冷冻，不要剃须，衣领要软。另外要禁忌搔抓和外伤等。

4. 口腔黏膜反应及处理原则　口腔黏膜反应出现时间较皮肤为早，一般在放疗后 2～3 周最为严重，以后可自行缓解。表现为充血、白点、融合成片和浅表溃疡，伪膜形成。

处理：口腔保洁，口泰漱口。避免进食刺激食物，戒烟，忌食过热及过硬食品。反应明显时，可服清热解毒药、消炎止痛药。用口腔溃疡糊、锡类散等局部涂拭及维生素 B_{12} 含服。维生素 B_{12} 含服对口腔黏膜溃疡有较好的疗效，能促进愈合并有镇痛作用。疼痛严重者，进食前可用普鲁卡因或 1%地卡因含服，以缓解疼痛。

（二）造血系统

造血系统受照射后引起急性反应的靶细胞是各种前体细胞，而不是与长期修复有关的靶细胞-干细胞。

造血系统受照射后，干细胞减少，使其对扩增部分的前体细胞的供应减少，同时前体细胞的本身也受到了照射的损伤。血小板、白细胞和红细胞三种前体细胞的再生长很快，它们的放射敏感性是一样的，只不过前二种细胞的生命期限很短，故常常表现为外周血的白细胞和血小板下降。红细胞寿命较长，故贫血出现较慢。放疗中要注意患者的营养，对已有下降者可用中西药治疗，必要时用肾上腺素或输全血等。有条件者可使用细胞生长刺激因子等生物制剂，白细胞过低者应谨防感染。

（三）小肠、结肠和直肠

隐窝细胞分裂很快，平均日分裂多次并且受照后丢失也很快，肠绒毛细胞本身是不增殖的，经放射后也没有立即效应，但如不能从隐窝处得到源源不断的更新，而已分化的细胞又连续脱落，绒毛就明显变短。常规放疗 40～50Gy，可有1%～5%的患者出现小肠放射反应。甚至会发生肠坏死、溃疡穿孔及梗阻，照射剂量如达 65Gy 以上，可发生小肠上皮严重脱落，产生致命的胃肠综合征、水电解质紊乱、蛋白质丢失、进一步感染和出血使病情加重而死亡。高剂量的腹部照射>65Gy，其小肠放射综合征达 25%～50%，故腹部照射时应尽量避开小肠，以减轻小肠反应，可采用压迫器推开小肠或改变体位，头低足高、侧卧水平照射等方法。结肠、直肠因盆腔肿瘤接受放疗者，多数患者的直肠会发生组织学变化，大多数患者放疗后症状轻微，但 2.5%～15%的患者可有显著的结直肠症状。这些患者接受放疗数天、数周后，可出现里急后重、黏液血便、腹泻（多系回肠功能障碍所致）、便秘及肛管疼痛等症状，放疗后数月或数年，可因肠壁血管损伤（闭塞或狭窄）引起广泛黏膜溃疡，肠腔狭窄、出血甚至肠穿孔、坏死，直肠、乙状结肠与阴道、膀胱之间形成瘘道等。

多数作者主张调整时间剂量关系，即增加治疗的间隔时间或减少总剂量及每次照射剂量，以减轻放射反应，放疗中应避免吃刺激性、不易消化的食物。

放疗所致结直肠损伤目前尚无特效的治疗，主要是对症处理，包括使用镇静剂，肛管内应用麻痹性膏剂以舒缓肠痉挛，应用胆酸结合树脂治疗腹泻等。对里急后重严重者，可试用氢化可的松、5-aminosulicylic acid（5-ASA）、氢氧化铝直肠乳剂及抗生素等灌肠治疗，对慢性放射性直肠炎的出血可用止血药、局部烧灼、激光等治疗，对失血过多至危及生命的大出血则需输血及手术治疗。

（四）睾丸、卵巢

睾丸对照射的反应也取决于组织的动力学。人类精细胞的产生过程是从精原干细胞的分裂开始，60 多天后精囊内才出现许多精子，照射睾丸后选择性地导致早期精原细胞耗尽，而对成熟的精子没有什么作用，因此照射后几个星期内精子可保持正常，在一段时间后才明显下降，这“一段时间”是正常状态下精原细胞的后代由于细胞状态发育成精子达到精囊的时间。精原细胞对放射线敏感，睾丸照射 1.06Gy 就有可能发生不育，照射 2Gy 后十几个月才能开始再产生精子，因此，放射时应尽量保护睾丸。应当说明的是成人的 Leydig 细胞放射耐受剂量较高，所以睾丸受照射几十 Gy 后并不影响第二性征和性欲。

卵巢的放射效应与睾丸不同，成熟卵泡消失几周后激素停止分泌，与卵巢切除的后果相同。照射 1.5～2.0Gy，月经即可受抑制，2～3Gy 就有可能发生不孕，20 岁的妇女受照射 12～15Gy，45 岁的妇女受照射 5～7Gy 可使卵巢功能完全停止。因此，对年轻、需生育的妇女患者应尽可能注意保护卵巢。

二、晚反应组织受照射后的表现

无再增殖能力，仅有修复功能的一类组织如脊髓、肾、肺、肝、皮肤、骨、纤维脉管系统等均属晚反应组织。以上组织器官受照射后的损伤往往由邻近组织的功能细胞进入分裂周期来代偿，而不是干细胞分裂分化成终末细胞的结果。每次照射量<2Gy 的超分割及加速超分割照射能减轻其远期反应，但早反应加重。故采用超分割及加速超分割照射时，总剂量应限于正常延迟反应组织的耐受量之内，在急性反应可耐受的情况下，适当提高分次照射量，以提高肿瘤控制率。而在照射区内有重要的晚发反应性正常组织时，一般不宜用大分割放疗，每次量必须小于 2Gy。按线

性二次方程LQ公式选择适当的分次照射量和总剂量，以避免产生严重的放射并发症。

（一）肺

照射后肺损伤的早期反应是渗出，多半发生在1个月左右，其损伤分炎症阶段和纤维化阶段。放射性肺炎的主要靶细胞是肺Ⅱ型细胞和血管内皮细胞。病理特征是肺泡表面活性物质减少，造成肺泡膨胀不全，血液进入肺泡腔内造成出血。肺纤维化的特点是肺泡壁的损伤产生反应性的炎性变化，出现纤维素及其他血清蛋白漏入肺泡腔中，形成网状纤维素的“增生”，在肺组织内数量增多并变厚，肺的病理改变可以从局限性的实变进一步形成肺组织的融合性实变。全身照射时发生放射性肺炎的阈值大约为7.5Gy。肺照射20Gy即可能产生肺损伤。

放射性肺炎分急性和慢性炎症。急性放射性肺炎多数发生在放疗结束前后，常见的症状是刺激性干咳，可能有低热盗汗及气短，可有突然高热、胸痛、发绀及气急等。治疗主要是使用大量皮质激素、抗生素和吸氧等。慢性肺炎主要因肺纤维化而造成，表现为持续性、刺激性干咳及肺功能减退，通常于治疗后的2～3个月出现，可持续多年。治疗主要是消炎、止咳及大剂量抗生素、皮质激素、维生素支持治疗，对重症者则要加用吸氧等措施。放射性肺炎发生与照射野面积、部位、心肺功能，是否并发糖尿病、尘肺等有关；照射部位位于肺门纵隔附近时易发生，肺尖部较少发生；慢性气管炎、肺气肿者易发生。肺局部放疗时，应尽量减少正常肺的损伤和剂量。

（二）脊髓、脑

在放疗后数月到数年内可发生放射性脊髓炎。该并发症的发生主要是由于血管的损伤及继发白质的损伤。晚期的脊髓功能损伤不是由于对神经直接作用，其主要靶细胞群是少突胶质细胞群和内皮细胞群，少突胶质细胞群受损后白质易发生节段性的脱髓鞘。外周神经的靶细胞是雪旺细胞，其放射耐受性高于少突胶质细胞。

一般在常规分割照射时很少发生放射性脊髓炎，但若剂量过高或每次剂量偏大，多次放疗，则容易发生。其早期症状可在放疗后数月出现一侧或双侧肢体的感觉异常，低头时颈有触电样感觉即Lhermitte征，多数可自愈，少数以后可发展为典型的脊髓半切综合征，一侧痛、温觉障碍和对侧运动障碍，双侧痛温觉障碍，单侧运动障碍。也可发展为脊髓横贯性损伤或梗死，表现为截瘫。

接受放射治疗后数周到4个月，可出现放射性脑损伤的症状和体征，表现为嗜睡、头晕、脑脊液中细胞数和蛋白稍增高，有时低热，可不作处理，轻者2周左右亦能自愈，此情况要与脑肿瘤复发相鉴别，不要误诊为复发而急于再次手术。

全脑照射20Gy可出现厌甜食或咸食等食欲改变。当脑受较高剂量＞45Gy大面积照射时，可有惊恐、焦虑、烦躁不安、头痛、失眠等。早发性延迟反应有嗜睡、头晕；晚发性延迟反应，可在数月至数年发生，有逐渐加重的嗜睡、记忆力及智力减退、脑神经麻痹及头痛、恶心呕吐等颅压增高症状。病理显示，神经细胞变性和坏死，神经胶质细胞增生，胶质细胞包绕变性和坏死的神经细胞即“卫星”现象，胶质细胞吞噬神经细胞，即“噬节”现象。局部神经脱髓鞘，血管周围细胞浸润。小脑颗粒层细胞大量固缩，浦氏神经细胞常发生变性坏死。严重的神经系统功能紊乱，常表现为共济失调，肌张力增加、肢体震颤等锥体外系症状。有些病例出现抽搐和昏迷等皮层严重损伤症状。

放射性脊髓、脑病，临床治疗主要采用大剂量皮质激素、维生素C和维生素B族、能量合剂和脱水剂。高压氧舱仅对感觉异常者有效，对已有运动障碍者无效。必要时手术探查，切除坏死病灶或减压。

（三）肝、肾

肝脏的耐受量与受照的肝体积有关，照射野小于正常肝体积的25%，放射剂量可达60Gy；照射野占正常体积的25%～50%，放射剂量可达45～50Gy；照射野大于正常肝体积的50%及全肝照射不宜超过30～35Gy，虽然肝脏的代偿功能较强，但全肝照射大于30Gy，则有可能发生放射性肝炎，表现为肝肿大、腹水、黄疸及肝衰竭。治疗主要是卧床休息、高热量低脂肪饮食及中西药保肝治疗。

肾脏的耐受量较低，常规全肾照射20Gy，5年内有1%～5%的患者发生放射性肾炎；全肾照射25Gy可有50%的患者发生；双侧全肾照射17～18Gy/3.5周则未见肾功能损伤，因此全肾照射不要超过20Gy或减小每次剂量，总量可达25Gy/3～4周，不得已时最好用铅块遮挡部分肾，以降低放射性肾炎发生率。

急性放射性肾炎，常发生在放疗后6～8周，出现蛋白尿、高血压、贫血和心脏肥大等症状体征。治疗方法同肾小球肾炎，必要时用人工肾以度过急性期，部分患者可发展为慢性肾炎、肾萎缩及肾功能衰竭。

（四）血管系统

放射线对血管系统的直接效应可分为三期：急性期有血管扩张及渗透性改变；中间期主要是射线对内皮细胞的效应；后期是大血管壁的变化。急性期的血管损伤有可能导致血管、组织交界处渗出、水肿．这种体液的堆积最终导致纤维化；毛细血管的损伤形成毛细血管周围的纤维化；动脉壁损伤后的纤维化表现为动脉内膜的增厚、动脉管腔狭窄，但在静脉壁中这种变化极少。照射对内皮细胞的损伤容易发生在血流速度较慢的位置，可产生血栓部组织根据具体血管营养程度不同会出现不同的改变。

三、常规分割时正常组织的放射耐变量

每周5次，每次2Gy，每天1次的常规放射治疗方案，其动物实验和部分临床资料数据表明各组织有较好的放射耐受性。表中TD5/5为最小耐受量，指在标准治疗条件下治疗后5年内，小于或等于5%的病例发生严重并发症的剂量。TD50/5指最大耐受量，含义是标准治疗条件下治疗后5年内，50%的病例发生严重并发症的剂量，此标准治疗条件指1～3MeV X线，10Gy/周，每日1次，每周治疗5次，休息2天，整个治疗根据治疗总剂量，在2～8周内完成。详见表2-6-2、表2-6-3、表2-6-4。局部照射不同剂量后正常组织的损伤情况如下：

1. 吸收剂量10～20Gy范围 接受此剂量照射卵巢、睾丸生殖功能明显受到抑制，局部骨髓照射后不能再生。受照射10Gy的宫内胎儿出现晶体混浊、进行性白内障、甚至死亡，大于20Gy照射使生长中的骨与软骨完全停止生长。

2. 照射20～45Gy水平的中等剂量范围 整个消化系统，大部分或全部胃、小肠、结肠受照射会发生轻度损伤。双侧肾、全肺照射25Gy以上，即有一定比例的患者发生放射性肾炎及放射性肺炎。全肝照射40Gy以上，出现一定比例的放射性肝炎。全心照射＞40Gy以上，有心肌损伤的可能。甲状腺、垂体受此剂量照射后会出现功能低下，生长中肌肉、淋巴结可以萎缩。

3. 照射50～70Gy剂量范围 皮肤、口腔黏膜、食管、直肠、唾液腺、前列腺、膀胱有1%～5%发生严重并发症，成熟的骨和软骨、中枢神经系统、脊髓、眼、耳和肾上腺等器官可发生一定比例的损伤，发生率为20%～50%。

4. 高耐受的组织器官 照射达75Gy以上而不发生严重并发症的器官有：输尿管、子宫、成人肌肉、乳腺、胆道、关节软骨及周围神经等。

（吴敬波　楚建军）

第六章　肿瘤组织的放射效应

第一节　肿瘤组织的基本特点及放射敏感性

肿瘤是机体细胞在各种致瘤因素作用下，局部组织的细胞在基因水平上失去对生长的正常调控导致的细胞异常增生而形成的新生物，其基本生物学特征有以下几点：

（1）肿瘤由多种因素导致机体某种或数种组织过度生长而形成，它与正常组织在形态、生理功能和物质代谢等方面均有所不同。

（2）呈过度的不协调生长，当致癌、诱癌、促癌等作用因素停止作用后，肿瘤仍能继续生长。但某些肿瘤可自行缩小，如子宫肌瘤在停经后可缩小或自行消退，又如绒毛膜上皮癌切除后，其转移灶可自行消失。

（3）肿瘤细胞不能达到其起源组织的分化成熟程度。

（4）肿瘤能从原发部位转移到其他部位并形成转移灶。

（5）肿瘤细胞能把上述特点传给子代细胞。

目前，依据对放射的敏感性不同将肿瘤分为四类：①高度敏感的肿瘤：包括淋巴造血组织肿瘤，如霍奇金淋巴瘤及非霍奇金淋巴瘤、白血病等，以及来源于性腺生殖细胞肿瘤和胚胎性肿瘤，如精原细胞瘤、无性细胞瘤等。②中度敏感的肿瘤：多属来自鳞状上皮的肿瘤，如鳞癌、移行细胞癌、腺癌等，③低敏感的肿瘤：来源于腺细胞的肿瘤，如胃腺癌、肠腺癌等。④不敏感的肿瘤：为来自间叶组织、骨关节以及间皮的肿瘤，如纤维肉瘤、平滑肌肉瘤、滑膜肉瘤、横纹肌肉瘤、血管肉瘤、脂肪肉瘤及骨肉瘤等。

第二节　肿瘤增殖动力学

肿瘤的生物学特征决定了其增殖动力学特点：由最初的不均匀生长期、指数生长期到生长缓慢期。从临床前期发展到临床可发现的肿瘤即 1 cm 大小，重量 1 g 左右，含 10^9 个细胞，其间须经 30 次左右倍增。

（一）潜在倍增时间（potential doubling time，Tpot）

肿瘤倍增时间指肿瘤细胞在丢失因子存在的情况下，其体积增加一倍的时间。而潜在倍增时间则指在没有细胞丢失因子的情况下细胞的倍增时间。

用 Tpot 表示肿瘤潜在倍增时间，可用胸苷类似物和流式细胞计数仪测定。$Tpot=\lambda(T_S)/LI$。

式中 T_S 为 S 期持续时间，LI 为处于 S 期细胞的百分比，λ 为用来修正增殖细胞群的非矩形年龄分布，其值为 0.7～1.0。

Wilso 测定 26 例实体瘤，LI 为 2.3%～20.6%（中位数 6.4%），TS 为 5.8～30.7 h（中位数为 16.2 h），Tpot 为 3.2～23.2 d（中位数 5.6 d）。以 Tpot 5 d 为参考点，<5 d 者增殖能力强，放射敏感性高，选用快速分割照射法有利。

（二）DNA 含量

人类正常细胞染色体为 46 条（二倍体），偶尔非二倍体亦在 46 条左右，大多数肿瘤细胞 DNA 为异倍体（四倍体或非整倍体）。

Jacobsen 证实二倍体细胞放射敏感性比非整倍降低 10%～15%。Jacobsen 分析了 348 例晚期宫颈癌放疗后的复发率，DNA 为倍体性者为非倍体性的 2 倍，二倍体者放疗疗效更差，Wilson 测定的 Tpot<5d 的 10 例患者，7 例为非整倍体肿瘤。

（三）S 期细胞比例（S phase fraction. SPF）

S 期细胞代表细胞增殖活性，虽 S 期细胞对放射相对抗拒，但若 SPF 值高，也即增殖活性高，其整体放射敏感性高，SPF 在非整倍体肿瘤中较整倍体高，而 Tpot 则较短。

Henric 测定 33 例子宫肉瘤，SPF 中位数(15±9.5)%，二倍体者的 SPF 为 (7.7±1.1)%，非整倍体者 (22.3±1.7)%，SPF>20%者均为非整倍体，SPF<10%的 13 例中仅 1 例为非整倍体。非整倍体 DNA 肿瘤 Tpot 短，SPF 高，其增殖能力强，细胞周期短，放射敏感性高，但其侵袭力强，远处转移率高，用快速分割照射方法，更应重视化疗等综合措施。

（四）影响肿瘤生长增殖的因素

对于肿瘤增殖而言，只有克隆源瘤性细胞具有增殖生长能力。克隆源性肿瘤细胞指肿瘤组织内能不断增殖的细胞。影响肿瘤生长内在因素和外在因素如下表 3-6-1。

表 3-6-1　人腺癌、鳞癌及淋巴肿瘤的细胞动力学

肿瘤与部位	^{3}H-TdR 标记指数均数或中数	范围	DNA 合成时间 (h)	细胞周期时间 (d)	潜在倍增时间 (d)	估计生长比例	细胞丢失因子
乳腺癌							
原发性	0.06	0.01～0.34	18	4	10	0.25	0.9
转移性	0.09	0.04～0.14	18	3	6.5	0.25	0.7～0.9
结肠、直肠	0.07	0～0.22	17	3	7.5	0.35	0.9
肺	0.03	0.02～0.07	18	5	17	0.25	0.9
子宫内膜	0.08	0.03～0.12	19	4.5	7	0.25	—
卵巢（转移）	0.06	0.02～0.11	17	2.5	8.5	0.20	—
人鳞癌							
头颈	0.1	0.04～0.25	18～34	2.5～3.5	9.5	0.5	0.8
宫颈	0.1	0.04～0.12	9～22			0.2～0.4	
肺	0.04	0.01～0.13	17	4	15	0.25	0.85
皮肤		0.10～0.17	11～12	12	0.4		
骨髓瘤	0.02	0～0.18	27～59	3			
慢性淋巴性白血病	<0.01	<0.01					
急性淋巴性白血病	0.07	0.04～0.13	20～30	2.5～3.5	0.2～0.3		
非霍奇金淋巴瘤							
分化差组织细胞	0.12	0～0.46	8		2		
分化差淋巴细胞	0.03	0～0.13	14		15		
弥漫混合	0.08	0.04～0.11					
分化好弥漫	0.02	0.01～0.02					
伯基特淋巴瘤	0.2	0.01～0.66	7	1	1	1.0	0.7
小细胞肺癌	0.17	0.02～0.3	19	2	4	0.5	0.9
大细胞肺癌	0.11	0.04～0.14	17	2.5	5	0.45	0.95
恶性黑色素细胞瘤	0.04	0～0.23	21	3	12	0.2～0.3	0.8

续表

肿瘤与部位	^{3}H-TdR 标记指数均数或中数	范围	DNA合成时间（h）	细胞周期时间（d）	潜在倍增时间（d）	估计生长比例	细胞丢失因子
基底细胞癌	0.09	0.05～0.20	19	1.5～4		0.3～0.4	
软组织肉瘤	0.04						
多型性成胶质细胞瘤	0.04	0.01～0.13	17	2.5	13.5	0.2	
儿童肿瘤							
成神经细胞瘤	0.12						
肾胚细胞瘤	0.24				5.2		0.6
成视网膜细胞瘤	0.17				15		

1. 分裂细胞的增殖率　即细胞周期时间（Tc）的长短。

2. 生长比例（growth fraction，GF）　肿瘤内进行增殖活动的细胞数与总细胞的比例称为生长比例。GF＝P/（P＋Q）P：增殖细胞数；Q：静止细胞数。

一般人体肿瘤的生长比例是30％～80％，肿瘤组织的类型及分化程度对生长比例都有影响。

3. 肿瘤细胞的丢失程度　肿瘤生长是细胞分裂增殖与细胞丢失之间平衡的结果。大多数情况下，肿瘤的生长要比从单个细胞的周期时间和生长比例推算的结果要慢得多，主要的原因就是有细胞丢失，按G Steel所下的定义，细胞丢失因子φ与肿瘤倍增时间，有以下的关系式。

$$\varphi = 1 - TP/Td$$

TP：潜在的肿瘤倍增时间；Td：实际肿瘤的倍增时间。

细胞丢失因子代表细胞丢失率与新的细胞产生率之间的比例。φ＝100％则意味着肿瘤处于不生长也不消退的稳定状态；φ＝0，则肿瘤生长达到最大生长状态；$0<\varphi<1$则表示肿瘤处于不断生长的状态。

细胞丢失途径大致有：营养不良、分裂机制受阻、免疫攻击、脱落排泄和转移等，癌的丢失因子较高，多半＞70％；而肉瘤的丢失因子为30％左右，故肉瘤生长较快。

4. 其他因素　肿瘤所处环境直接影响癌细胞的生长，这些因素大致为：①免疫因素，机体免疫机制可制约肿瘤生长；②代谢因素，氧浓度，pH等均可影响肿瘤生长；③细胞的群集程度，肿瘤生长部位空隙的大小，对肿瘤的挤压情况；④抑制剂的存在，缺乏生长刺激因子，可使肿瘤细胞的生长速度减慢。

第三节　肿瘤放疗后的形态学改变

辐射能量吸收后，引起分子的电离和激发，使DNA结构等损伤，导致细胞超微结构损伤或破坏，进而引起细胞形态的改变以及组织反应。大多数肿瘤放疗后，其病理形态学改变基本是相似的，主要表现为瘤细胞的退行性变及间质反应两个方面。

瘤细胞最初的改变是有丝分裂减少，细胞核肿胀，核染色质分布不匀，呈现不规则颗粒状或凝集成块状，大多位于核膜下，致核膜不规则，核结构不清，或核膜明显增厚，核膜扭曲。胞浆最早的改变为，胞浆红染，颗粒状，继而出现大小不等的空泡，空泡进一步融合，使整个瘤细胞胞浆空泡化。瘤细胞内的空泡有的含有脂滴（脂肪变性），有的含黏液样物（黏液性变），或含PAS阳性物质，瘤细胞进一步退行性变，表现为细胞皱缩，体积缩小，核物质聚集成固缩的块状而深蓝染。接着，细胞破碎、溶解，而使单个细胞轮廓逐渐消失，其周围其他的瘤细胞完全丧失对染料的亲和性，被称为“幻影”细胞（ghost cell）。富于“幻影”细胞的区域通常位于坏死的部位。肿瘤的某些区域可显示大面积的坏死，在这些区域肿瘤细胞往往不可辨认，一般认为，照射3天后，即可见到射线的效应。

在瘤细胞退行性变的过程中，肿瘤组织的背景上或间质内可见水肿、炎症细胞浸润、纤维化和透明变性。起初可见少数淋巴细胞围绕退行性变的瘤细胞，甚至侵入退行性变的瘤细胞内，酷似“嗜细胞”现象。瘤细胞进一步退行性变时，淋巴细胞渗出逐渐增多，同时血管壁水肿，内皮细胞和纤维母细胞反应性增生，小血管增生，数量增多，呈肉芽肿样改变，并逐渐包绕退行性变的瘤细胞巢。瘤细胞进一步变性、坏死，细胞数量减少，瘤细胞巢内出现空隙，空隙内有淡红色蛋白物质沉积及细胞碎片，这时可见数量不等的异物巨细胞反应及瘤细胞坏死后所发生的钙化。鳞状细胞癌，尚可见角化物质增多及胆固醇结晶出现。肉芽肿改变的组织中，中小动脉出现血管内膜炎和血管周围炎，致管壁增厚、管腔狭窄及血栓形成，在其附近的瘤细胞巢，出现片块状凝固性坏死，坏死周围有较多胞浆含大量脂质的吞噬细胞，此外，有时可见类结核结节反应和淋巴滤泡形成。病变进一步发展，瘤细胞完全消失，瘤组织内空隙塌陷，炎症细胞逐渐减少或消退，毛细血管减少，纤维瘢痕最终形成。一般说来，放疗的退行性变是可逆的，坏死是不可逆的。通常根据放疗后瘤细胞的变性、坏死以及间质的反应程度，人为将其分为相互连续的3度。

Ⅰ度（轻度放疗反应）：以瘤细胞退行性变为主要表现。

巨检：癌瘤缩小，但肿块依然存在。溃疡性肿瘤，其边缘变得较平，溃疡稍变浅、底部较平。切面瘤组织灰白色或红黄色；粗颗粒状，质地变韧。

镜检：瘤细胞部分消失，残存的瘤细胞较明显退行性变，在退变和残存的瘤细胞间可见散在细胞碎片、灶性坏死或钙盐沉积，较多淋巴细胞为主的慢性炎细胞浸润，数量不等的泡沫细胞，异物巨细胞反应和毛细血管增生。

Ⅱ度（中度放疗反应）：以肉芽组织形成为主要特点。

巨检：癌瘤明显缩小，轮廓模糊不清。溃疡性肿瘤，溃疡变得更浅，甚或消失，底部平滑。切面见肿瘤大部分消失，但可见部分瘤结节残存，呈灰白色或黄白色，肿瘤周围充血，呈深红色。刀切有砂粒感，纤维组织增生，故质地坚韧。

镜检：瘤细胞大部分消失，坏死灶散在，残存瘤细胞为肉芽组织所包绕，但有明显的退行性变，细胞坏死后遗留的空隙中可见红染的蛋白性物质及细胞碎片，淋巴细胞浸润、泡沫细胞和异物巨细胞反应、胆固醇结晶及钙化结节、纤维组织大量增生。

Ⅲ度（重度放疗反应）：以瘢痕形成为主要特征。

巨检：肿瘤区呈瘢痕样外观。溃疡性肿瘤，其溃疡变平或消失，新生的黏膜上皮可覆盖溃疡表面。切面瘤床主要为瘢痕组织，质坚韧或硬，肉眼很难辨别是否残存肿瘤细胞。

镜检：肿瘤细胞完全消失，如为鳞状细胞癌，则可见少许角化物残留，瘤床内纤维组织增生明显，毛细血管较中度放疗反应减少，淋巴细胞浸润较少或缺如，可见弥漫性或灶性瘢痕组织形成。

Tepper曾把直肠癌放疗后病理形态的改变分为四级：Ⅰ级，微小镜下放疗反应，核、浆轻度退行性变。Ⅱ级，中度放疗反应，核肿胀，细胞空泡性变，细胞边缘不清，少数融合，有灶性坏死，粘液分泌减少。Ⅲ级，明显放疗反应，残留少量癌细胞，退变的癌细胞核染色质成堆，核膜不规则，胞浆红染，边缘不清，细胞融合。Ⅳ级，肿瘤完全消失。

（吴敬波　楚建军　朱广迎　孔庆兖）

第七章　肿瘤放射敏感性的预测与提高方法

第一节　肿瘤放射敏感性的预测

肿瘤放射敏感性是用来衡量细胞是否容易产生放射性损伤的尺度，是放射治疗中应考虑的第5个“R”（radiosensitivity），是目前放射生物学研究的热点之一。一个理想的预测方法应达到下列要求：①与肿瘤控制有特异关系；②检测时间短；③相对样本总体误差较小；④对常规放疗作出放射抗拒预测假阳性率和假阴性率低；⑤对机体相对无损伤。

一、肿瘤内在放射敏感性

为实现肿瘤放射治疗的个体化，须有肿瘤细胞放射敏感性的参数，目前大量的研究集中在离体培养的肿瘤细胞株和临床肿瘤活检组织。

（一）细胞水平

1. 细胞培养　定量接种肿瘤细胞，射线照射后继续培养一段时间，计数集落形成数。集落形成率＝集落数/接种细胞数；存活分数（SF）＝照射后集落形成率/未照射集落形成率。研究表明，2Gy照射后肿瘤细胞存活分数（SF2）与放疗后患者2年存活率、局部控制率、复发率等密切相关。实验方法有普通培养法、软琼脂集落形成法、黏着细胞培养系统等。

SF2（2Gy照射时的存活分数）最能区分放射敏感性。Book测定72例切缘阴性，行术后放疗的头颈部鳞癌，SF2平均值为0.33（0.11～0.91），随访1年，12例复发者的SF2＝0.4，而仍局控者的SF2＝0.3；William测定60例，SF2均为0.33，按SF2≤0.3和>0.3分为敏感组和抗拒组；从理论上计算，杀灭10%细胞到仅剩存1个细胞，抗拒细胞组SF2为0.6，需80Gy，而敏感细胞组为0.2，则仅需26Gy，该方法因原代培养成功率仅30%并且需时较长，临床难以广泛应用。

2. ^{3}H-TDR掺入法　电离辐射引起核酸代谢的严重障碍，其中尤其以DNA更为显著。DNA存在于细胞核中，它与细胞的生长繁殖、分裂、遗传均有密切关系。电离辐射作用于机体能使细胞复制DNA的能力受到抑制，例如人血淋巴细胞经射线照射后，^{3}H-胸腺嘧啶核苷（^{3}H-TDR）掺入到DNA中的效率降低，其剂量效应关系呈现线性曲线图形。应用液体闪烁计数器测定^{3}H-TDR的放射性可观察到这种变化。该方法主要用于体外放射医学试验。临床实用价值不大。

3. CB细胞微核法　微核是由细胞有丝分裂时未进入主核的染色体断片或整条染色体所形成，该法利用松胞素B在一定浓度下可以阻止细胞质分裂而不阻止细胞核分裂的特点，通过双核容易分辨出一次丝裂细胞，通过双核细胞中形成的微核数检测放射敏感性。该方法的优点：较为简便快速；缺点是：①高剂量照射易干扰细胞再增殖；②对于某些类型的肿瘤细胞，细胞凋亡也是其主要死亡形式，细胞凋亡的发生大大地影响了该方法的正确性，因而临床意义有限。

4. 肿瘤细胞潜在倍增时间（Tpot）测定　目前常用流式细胞仪分析法。主要原理：体内注入胸腺嘧啶类似物溴脱氧尿嘧啶核苷，一定时间后经组织活检采集标本，制备单细胞悬液，抗体标记后上流式细胞仪分析，即可计算出肿瘤潜在倍增时间。它的特点是可同时分析出细胞动力学的其他参数，如细胞分裂指数（LI）等，可为临床提供更多的信息。Tpot方法是目前国外正在进行的临床放疗研究的方法之一。该实验的变异范围在38.1%～95.4%，故对该方法实行标准化势在必行。另外，与其他反映细胞增殖的参数如用Ki-67等抗体检测的细胞生长分数联合应用有可能更好地预测疗效。

5. 细胞凋亡 细胞凋亡（apoptosis）与肿瘤的放射敏感性有一定关系。一般认为，放射治疗后产生了速发型凋亡的组织，其放射敏感性相对较高，而迟发型凋亡的组织，其放射敏感性高低程度有待进一步研究。组织自发型凋亡与放射敏感性的关系，许多报道结果不一致。

目前常用的细胞凋亡检测方法：①形态学观察；②流式细胞仪；③DNA电泳分析技术（DNA ladder）；④DNA 3-末端标记等技术。但是以上单一方法的特异性、灵敏度不太理想，目前多联合应用两种以上方法，相互验证。

6. 肿瘤细胞多相性测定 肿瘤组织内有的细胞对放射敏感，有的则抗拒，初始的照射先杀灭敏感细胞，而复发可能是存活的抗拒性干细胞增殖的结果。用姐妹染色体单体交换分析法可测定肿瘤株的多相性，此法可检查每个细胞对治疗的反应，如一个细胞群体中产生姐妹染色体的水平不同，说明该细胞群体对治疗的反应不同。

7. 肿瘤干细胞 近年癌症干细胞成为研究热点，各种肿瘤之间其干细胞内生敏感性不同，部分癌症干细胞的亚细胞群与正常的组织干细胞相似，含有低水平的活性氧簇，与非致瘤性的祖细胞相比，这些细胞清除自由基的能力更强，这也可能是肿瘤细胞对辐射产生耐受性的一个机制。

（二）染色体水平

染色体畸变是放射杀伤细胞研究中最常用的指标，可以成为放射生物效应的剂量仪是基于下述结论：①染色体畸变数量和放射剂量之间有很好的相关性；②畸变率与细胞死亡率之间有确定性的关联；③染色体DNA的双链断裂及其修复、错误修复是放射后细胞死亡程度的决定因素。染色体研究的方法很多，现介绍PCC和FISH技术：PCC即导致间期细胞染色体提前凝聚（premature chromosome conmensation，PCC）、FISH即荧光标记的原位杂交（fluorescence in situ hybridization）技术。1970年Johnson和Rao报告了动物细胞融合实验，通过细胞间的融合使中期诱导细胞的DNA提前凝聚。该方法使得：①可在细胞周期的任何特定时期进行染色体分析；②可在放射后立即确定最初的染色体损伤及一定时间后的修复情况；③克服了以往必须使肿瘤细胞脱离体内环境的检测程序。

PCC在实际应用中存在下列问题：①放射线损伤后染色体断片数目大，计数困难；②易位、倒置、缺失和多着丝点畸变的准确识别困难；③难以获得高密度PCC细胞群。故1986年由D Pinvel将荧光分子杂交应用于细胞遗传分析，从而弥补了PCC的缺陷。FISH即从染色体文库中制备特定的染色体探针，以未标记的DNA通过预杂交封闭阻断染色体的重复序列，而以荧光标记的特定探针选择性地显示某一特定染色体。1991年Euans将PCC与FISH结合，以Hela细胞为诱导细胞，选择第4号人类染色体为目的染色体，进行了对AG1522和HT1080细胞照射后染色体损伤分析工作并获得成功。

PCC＋FISH作为放射敏感性预测方法，特点为：①可在不影响个体本质放射敏感性的情况下，进行放射效应的检测；②仅需选择某一特定染色体进行损伤及修复的定量判断。如AG1522细胞在20Gy照射后，只选择第4号染色体推测，平均每个细胞的断片数只有10个；③交换、易位等畸变易于发现，清晰可见，可精确定位；④诱导细胞之间的PCC可被排除；⑤检测的时机及所需时间完全符合放射肿瘤临床的要求。

PCC＋FISH作为临床常规预测方法须进行以下工作：①建立稳定、简便及标准化操作程序；②需证实某一特定染色体放射损伤的随机性，包括：DNA双链断裂随机性；③确定某一特定染色体放射后初始断裂数，再连接的比率及其交换畸变率与临床常用单次照射剂量间的函数关系；④PCC＋FISH测定不同细胞系的不同参数，同期绘制细胞存活曲线加以对照；⑤获取不同肿瘤的基础参数和选择不同放射敏感肿瘤细胞，配合干预因素，证实PCC＋FISH可以反映干预的修饰效应。

采用FISH＋PCC技术进行肿瘤放射敏感性预测将为临床治疗提供有力的依据：①可预测标准放射治疗模式下个体肿瘤治愈可能性；②提供选择放疗个体化方案的可靠依据。

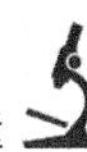

（三）DNA分子水平

DNA双链是射线所致细胞损伤的敏感靶分子。DNA双链断裂修复能力的检测也是衡量放射敏感性的重要方法之一，较早用于检测DNA双链断裂及修复的方法中有中性滤膜洗脱法等。现在已发展为更具灵敏性和特异性的方法。简介如下：

1. 脉冲电场凝胶电泳（pulsed field gel electrophoresis，PFGE） 在特定的电泳条件下，已发生双链断裂的DNA片断在脉冲电场作用下，从原点泳动进入凝胶，而更大的DNA分子仍留在原点，不能进入凝胶，根据两部分DNA量计算DNA链断裂程度。对于应用该方法检测双链断裂修复，目前较为一致的认识是DNA双链断裂与其重接率和细胞放射敏感性相关，它的敏感性指标为DSB半修复时间。该方法临床应用存在的主要问题是电泳装置参数不同，系统误差较大。

2. 彗星电泳 该方法又称单细胞凝胶电泳，受照射的细胞与琼脂糖混合，经裂解后电泳，断裂的DNA片断或游离残端泳动出细胞外，形成区带，由于单细胞荧光图像颇似彗星，故称为“彗星实验”。其特点如下：①该法可检测单个细胞DNA损伤，并且辅以图像计算机处理可作定量分析；②需照射剂量最小可达0.1Gy；③不需要用同位素标记DNA；④裂解细胞可在半小时之内完成。因此，它是一种快速灵敏的检测方法，不足之处是需要较为昂贵的图像处理仪。

（四）基因水平

已知与细胞放射敏感性有关的基因有：癌基因如ras、raf、c-myc，Cerb-2等；细胞凋亡相关基因如P53、bcl-2、survivin、bad、fas/Apo-Ⅰ、bax和bcl-X等；其他基因如ATM，DNA-PKcs，这些基因与放射敏感性的关系比较复杂，如Fas、Fasl是一对细胞膜表面分子，Fas与Fasl结合可引起fas^+细胞出现细胞凋亡。Fas系统触发的“凋亡信号”传递极为复杂，受多种因素，包括bcl-2、p53等基因调控。放射线损伤DNA，基因突变时是否启动Fas系统、清除损伤细胞，并且由于Fas系统启动后会出现凋亡和增殖两种相反的效应，是否Fas系统也能启动DNA修复系统，其精确机制尚待进一步探讨。Cer-B-2（HER-2）高表达可以促进肿瘤细胞的增殖、肿瘤血管生成、侵袭、转移并抑制肿瘤细胞的凋亡。此外，基因间的相互作用远未阐明以及检测方法的局限性，使得基因检测作为肿瘤放射敏感性指标尚有待深入研究。

二、其他

1. 氧含量测定 氧含量与放射敏感性有密切关系。用氧电板插入瘤体内测定氧分压，在病理切片中测量毛细血管间距等直接方法^{14}C-MISO和^{3}H-MISO标记，PET（正电子发射断层）等间接方法均可用于了解肿瘤的含氧量和乏氧区。但在放疗过程中，瘤体内含氧量的变动是经常的、复杂的，故此指标仅能作为参考。

2. SOD超氧化物歧化酶（SOD） 能分解具有极强细胞毒作用的氧自由基O_2^-，从而保护细胞。测定肿瘤细胞内的Mn-SOD活性可对放射敏感性预测有一定的帮助，因放射作用可产生O_2^-以杀灭肿瘤细胞，而SOD则保护肿瘤免受放射损害，一定程度上影响放射敏感。值得指出的是，在放疗期间注射或局部应用外源性SOD，可保护正常组织，减轻放疗反应，但不对肿瘤起保护作用，这是由于肿瘤血管分布及结构的特殊性，外源SOD不易进入瘤内的缘故。

总之，Tpot、脉冲电泳，彗星电泳，DSB损伤修复检测，PCC＋FISH染色体畸变检测等方法预测肿瘤放射敏感性较为成熟，而且较灵敏可靠。至于放射敏感基因检测虽具有较高学术价值，但应用于临床上作为敏感预测指标尚有一定距离。

第二节 提高肿瘤放射敏感性的方法

临床提高肿瘤放射敏感性的措施主要有以下七个方面：

（一）放射源的选择

选择一个理想的放射源，既能杀灭肿瘤，又

能保护正常组织。理想的剂量分布应该是放射线能在肿瘤深度达到高剂量，而在肿瘤前后的正常组织剂量较低，旁向散射较少。常用的^{60}Co γ射线，低LET X射线通过合理设野，可在肿瘤形成较好的剂量分布；医用加速器电子束可用于治疗表浅部位的肿瘤而保护肿瘤后面的正常组织，质子、负π介子和重离子的剂量分布具有Bragg峰的特点，使肿瘤前与后的正常组织受量均相对较低，更有利于保护周围正常组织。

（二）选择合适的剂量分割方式

从临床上和实验中均可得知，大多数肿瘤比正常组织要敏感，细胞的非致死损伤修复也慢一些。我们把正常组织耐受量和肿瘤致死量之比称为“治疗比”，为了提高疗效，可以用时间、剂量、分割关系扩大治疗比例，使肿瘤受到最大限度的破坏，又使正常组织得到很好的修复。（图3-7-1）

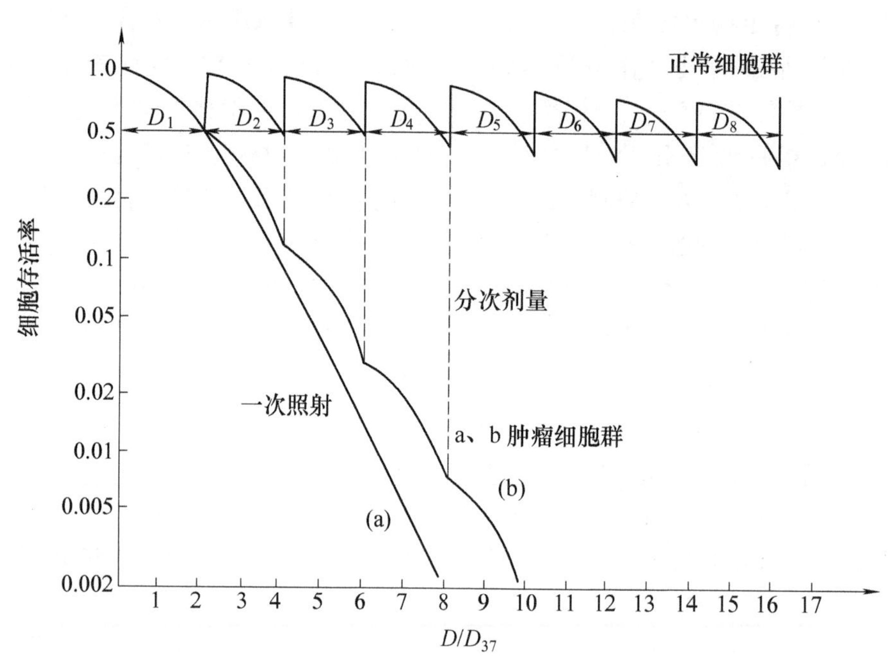

图3-7-1 分次照射杀灭肿瘤细胞、保护正常细胞原理

临床放射生物学的研究证明不同大小肿瘤的含氧量不同，放射敏感性也不同。肿瘤越大，越不敏感，治疗所需的剂量也应越大。因此，放射治疗计划制订主要依据瘤体大小、组织来源、分化程度。例如，控制直径＜2 cm的鳞癌需用60 Gy/6周，2～6 cm需用70～75Gy/7～7.5周，大于8 cm则属于放射无法治愈者。鉴于大块肿瘤周围的卫星病灶或亚临床灶血供良好，放射敏感性高，用较低剂量就可杀灭，因此可使用缩野技术，即外围剂量可比中心剂量低，从而在消灭肿瘤细胞的同时尽可能保护周围正常组织。肿瘤控制率和正常组织并发症发生率之间的关系曲线呈“S”状。（图3-7-2）在坪区前，增加很小剂量，肿瘤局部控制的可能性就可能较大幅度上升，一旦进入坪区，则要增加很大剂量才能使局控率从80%增高到90%，但这要冒正常组织严重损伤的风险。

（三）放疗时间剂量和分次的修饰

常规分割（conventional fraction，CF）每日2Gy，每周5次的方案是从几十年的经验中发展起来的，目前认为该剂量分次是较好的模式。分次剂量修饰有关的生物学因素有：

（1）晚反应组织受单次剂量影响大，即对分次剂量较为敏感，故多分次且每次小剂量则有利于保护晚反应正常组织。

（2）早反应组织有很大增殖能力，加速放疗能较好地控制早反应肿瘤组织的增殖。

（3）肿瘤在放疗后会出现一个再群体化反应，一般情况多出现在放疗后2周左右。

（4）具有增殖能力的组织，在放射治疗过程中会产生细胞周期的再分布。

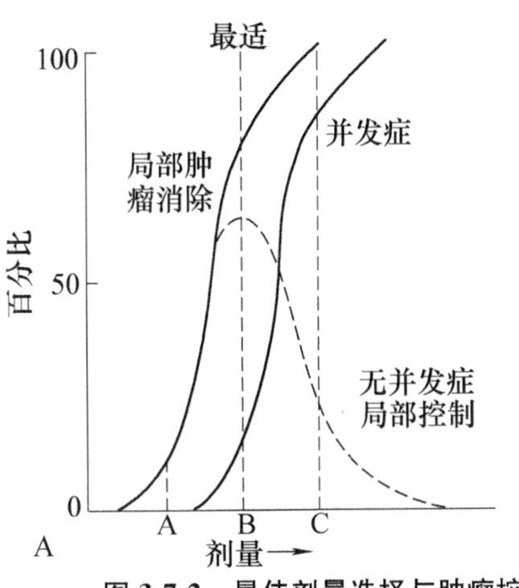

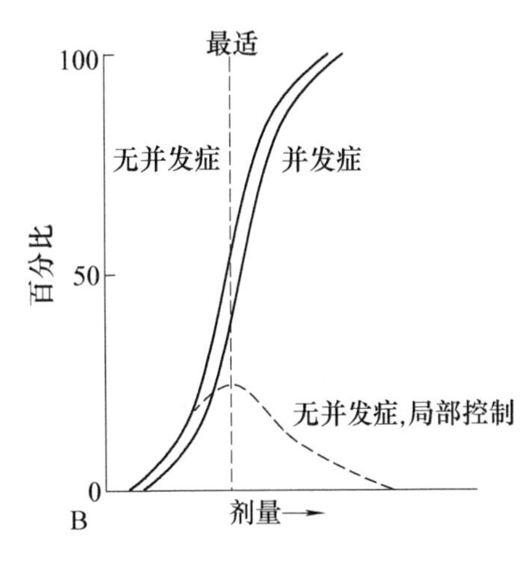

图 3-7-2 最佳剂量选择与肿瘤控制率、正常组织并发症发生率的关系

(5) 缺氧状况对肿瘤放疗效果会产生影响。20 世纪 50 年代的研究已经证实，肿瘤组织中乏氧细胞平均占到实体肿瘤的 10%～50%，乏氧不仅是肿瘤的基本特点，同时与肿瘤增殖、免疫逃逸、代谢、侵袭转移均有重要关系，影响肿瘤治疗疗效。

(6) 在 CF 方案进行中，受照组织再氧合速度快于二次分割的时间间隔。

(7) 实施 CF 方案过程中，如出现停照情况，则会发生肿瘤组织细胞快速再群体化。

(8) 晚反应组织受照后多以亚致死性损伤修复以补充细胞丢失。而早反应组织则以再增殖的方式弥补细胞丢失。

(四) 药物增敏

以周期时相特异性细胞毒药物可杀灭某些对放射不敏感的细胞或抑制 DNA 修复，以提高放射敏感性。如阿糖胞苷等能杀伤对放射较不敏感的 S 期细胞。长春新碱（VCR）可使细胞同步化于 M 期。铂类药物是常用的抗肿瘤药物，顺铂属周期非特异性药物，能够阻断细胞周期 G2 期，主要通过与肿瘤细胞 DNA 结合，作用于 DNA 链间及链内交链，形成 DDP-DNA 复合物，造成 DNA 损伤，破坏 DNA 复制。紫杉类化疗药物将细胞周期阻滞在 G2/M 期，导致有丝分裂异常和停止，使癌细胞无法继续分裂而死亡，同时癌细胞被阻滞在放疗敏感的 G2/M 期，实现癌组织对放射治疗敏感性增加。一些嘧啶同类药的放射增敏剂可抑制受放射损伤的 DNA 修复，故此类药物（如 5-Fu 等）应在照射后使用。

(五) 热疗

热疗能杀灭 S 期细胞，作用类似羟基脲。实验证明，热疗可使 S 期细胞的放射敏感性提高 3 倍。同时热疗能杀灭乏氧细胞并降低肿瘤细胞对放射线的亚致死损伤修复能力。一般肿瘤内温度达 43 度左右效果较好。因存在热耐受现象，故不宜每天连续热疗，宜采用每周 1～2 次的方法，而且以先放射、后热疗的疗效较好，两者间隔时间以小于 1 小时为宜。

(六) 利用氧效应

如前所述，低 LET 常规射线放疗，其氧增强比约为 2.5～3.0。该类射线完全杀灭乏氧细胞所需射线剂量要比同类富氧细胞高出 2.5～3.0 倍。然而，在实际临床工作中，不可能用 2.5～3.0 倍的射线剂量进行肿瘤治疗，故只有设法减少肿瘤组织中的乏氧细胞，方能达到消除肿瘤的目的。目前提高组织中氧含量或改善治疗乏氧细胞的技术手段如下：

(1) 分割放疗，分批杀灭肿瘤细胞，并让出一段时间清除死亡细胞，使肿瘤缩小，改善乏氧环境。

(2) 纯氧或与二氧化碳的混合气体吸入，配合毛细血管扩张药物可提高肿瘤放射敏感性。

(3) 高压氧舱，用 3 个大气压左右的高压氧进行治疗，提高血液中的氧分压。有报道以高压氧辅助放疗头颈部肿瘤，使之局部控制率提高了

20%，其主要问题是加重了正常组织放射反应。

（4）乏氧细胞增敏剂，一些亲电子化合物甘氨双唑钠等。

（5）低氧放疗，旨在提高正常组织的放射耐受量，临床上给予接受放射治疗的肿瘤患者吸入8%～10%含氧量的气体，可明显提高正常组织的耐受量，而肿瘤组织含氧量相对恒定。

（6）纠正贫血，临床上对贫血状态的纠正，即增加了转铁蛋白的含量，也提高了亚致死损伤修复能力，从而达到了保护正常组织，有效地杀伤乏氧肿瘤细胞的目的。

（7）高 LET 射线，快中子、负 π 介子、重离子等，在沿次级粒子径迹上能量沉积高，多大于 100 KeV/μm，其 OER 小，RBE 大。例如 6～30MeV 快中子的 OER 为 1.2～1.6，比低 LET 射线的 2.5～3.0 明显为小。此外，高 LET 射线的剂量分布优势、所致亚致死损伤难以修复等特点也有利于提高疗效。

（8）乏氧诱导因子 1（Hypoxia inducible factor-1，HIF-1）是调节细胞适应乏氧的关键转录因子，其高表达与放射敏感性显著相关，抑制 HIF-1 基因表达，其介导的下游肿瘤乏氧细胞相关的基因表达将被阻断，增加乏氧细胞放疗敏感性，用基因治疗手段如小干扰 RNA 下调 HIF-1 表达，小分子抑制 HIF-1 药物及影响 HIF-1 合成及稳定性的手段，使肿瘤细胞对放疗敏感性增加。该药物目前仍处于临床研究阶段。

（七）基因靶向治疗

放疗增敏新途径，以抗血管生成为代表的调节肿瘤细胞微环境以辐射增敏的研究近年广泛开展，临床研究结果显示 VEGF 抑制剂可增加放疗后局控率。其机制在于通过改善肿瘤血管结构增加氧供，从而增加放射效应。细胞周期检测点激酶（cell cycle checkpoint kinase，Chk1）基因表达抑制剂可以提高白血病细胞、乳腺癌 MCF-7 细胞、HeLa 细胞、头颈鳞癌 A235 细胞的放、化疗敏感性；核因子-kappaB（nuclear factor-kappaB，NF-kappaB）的活化通过 P65 基因的核内易位完成，阻断其信号通路可以有效地阻滞肿瘤细胞于 G2/M 期，提高伯基特淋巴瘤放射敏感性，索拉非尼可以阻断 NF-kappaB 信号通路的表达，抑制下游的相关基因的表达，阻滞肿瘤细胞于 G2/M 期，提高结直肠的肿瘤放射敏感性。

（楚建军　吴　刚　吕长兴）

第八章　放化疗综合治疗的理论基础

恶性肿瘤治疗失败的主要原因是局部未控、复发或/和远处转移。放疗是一种有效的局部治疗手段，由于受临床、放射物理和生物等诸多因素的影响，治愈率和长期生存率仍较低。放疗和化疗的综合治疗是集放疗的局部作用和化疗的全身作用为一体的有机综合治疗模式，并在控制局部病变和提高生存率方面已显示出较大的优势，成为现代肿瘤学的重点研究方向之一。

第一节　放疗和化疗综合治疗的目的

1. 提高肿瘤局部控制率　肿瘤局部控制是治愈肿瘤的重要因素之一。几乎全部脑胶质瘤、绝大部分头颈部肿瘤及妇科肿瘤、大多数肺癌、消化道肿瘤和泌尿道肿瘤，复发是此类肿瘤致死的主要原因之一。化学治疗和放射治疗结合可增加局部的治疗强度，降低局部复发率，从而提高生存率。

2. 降低远处转移率　远处转移是肿瘤治疗失败的另一个重要原因如小细胞肺癌、乳腺癌、淋巴瘤等肿瘤远处转移率很高，对此类肿瘤的治疗除提高肿瘤局部控制外，还要考虑消灭患者体内远处转移病灶。在放疗前、中、后不同时期使用化疗能消灭患者体内的亚临床病灶，进而降低远处转移率。对化学治疗非常敏感的肿瘤，放疗用于对一些特殊部位，即化疗药物难以到达的区域如中枢神经系统等进行照射，可降低该部位肿瘤的转移率，进而可能延长患者生存期。

3. 保存器官组织结构和功能　应用放疗和化疗综合治疗，可缩小手术切除的范围，甚至可使部分患者避免手术和因此所致的器官缺如。如同步应用以连续静脉滴注氟脲嘧啶为基础的化疗加放疗，可使75%～80%无远处转移肛管癌患者避免手术和由此所致肛门功能的丧失，进而显著改善患者生活质量；乳腺癌局部肿物切除后加放化综合治疗不仅保留了乳房，起到美容效果，而且避免了根治术后对患侧上肢功能的影响；软组织肉瘤等肿瘤放疗和化疗综合治疗均有一定器官结构和功能的保存作用。

第二节　放疗和化疗综合治疗的理论基础

放化疗综合治疗是临床研究和临床经验的结果，其生物学机制是复杂的，目前尚不完全明确。可能的机制主要包括以下几点。

1. 空间的协同作用　空间的协同作用最早由STEEL等于1979年提出，认为放疗和化疗分别作用在同一疾病的不同病变部位，两种治疗方法间无相互作用。最普遍的情况是将放射治疗用于治疗原发肿瘤，而化学治疗则是作为辅助以处理全身性的扩散。如化疗和放疗综合治疗儿童淋巴细胞性白血病，化疗用于消灭全身疾病，放疗作用于药物所难以到达的脑等部位。

2. 独立的肿瘤杀灭效应　即化疗和放疗间肿瘤杀灭效应无交互作用，也无治疗副作用的重叠，使用全量化疗和放疗能产生肿瘤杀灭效应优于其中任一治疗方法。以肺癌为例，化疗产生的肿瘤杀灭效应为（＋＋），损伤效应集中在胃肠道（＋＋）和骨髓（＋＋）；放疗产生的肿瘤细胞杀灭效为（＋＋），损伤效应集中在肺为（＋＋）。在多数情况下，化疗和放疗综合治疗后总的肿瘤杀灭效应低于两种治疗方法所产生的杀灭效应之和（＋＋＋＋），但仍高于化放疗方法中任何一种方法单独使用时的疗效（＋＋）。

3. 细胞的同步化　化疗药物具有细胞周期阻断作用，化疗选择性将细胞阻断于G2/M期，而此期对放疗敏感，因而提高放疗疗效。如紫杉醇使肿瘤细胞阻滞在G2/M期，体外研究显示其具有放射增敏作用。

4. 抑制放射损伤的修复 放射线对DNA的损伤表现为DNA的单链断裂和双链断裂。放射线对细胞的杀伤决定于DNA损伤的量和细胞对损伤的修复能力。一些化疗药物能够抑制细胞对放射损伤的修复，从而增强放射线对细胞的杀伤作用。如阿霉素和顺铂等。

5. 选择性作用于乏氧细胞 肿瘤中存在有乏氧细胞，而乏氧细胞对放射线具有抗拒性，肿瘤中乏氧细胞的存在被认为是放射治疗失败的主要原因。研究发现一些化疗药物对乏氧细胞有选择性杀伤作用，如丝裂霉素。

6. 作用于不同的细胞周期时相 细胞对放射线的敏感性与细胞周期时相有关，G2/M期最敏感，S期对放射线抗拒。而一些化疗药物对S期细胞具有细胞周期特异性细胞毒作用，两者同时应用对肿瘤细胞杀伤具有互补作用。

7. 肿瘤细胞再氧和 化疗使肿瘤缩小，改善了局部血液循环，从而提高肿瘤细胞氧代谢，增加肿瘤细胞再氧合，使肿瘤放射敏感性增强。

8. 阻止耐药肿瘤细胞亚群出现 肿瘤细胞对化疗和放疗耐受的机制不一。化疗耐药多起因于药物激活或改变靶细胞膜、细胞内的酶及药物作用后细胞内信号传导系统。放射线直接作用于细胞核内的DNA，放疗耐受多起于DNA损伤和修复的酶系统变化。尽管放化疗间有一定交叉耐受，但仍有肿瘤细胞表现出对某一治疗方式耐受，而对另一治疗仍保持一定敏感的特性。因此放疗和化疗联合应用可以有效阻止耐药肿瘤细胞亚群的产生。

第三节　放疗和化疗相互作用的形式

1. 加强作用 当两者联合应用时，其联合作用低于单独使用时两者效应之和，即2＋1＝2.5。但高于两者单独使用时的作用。

2. 相加作用 当两者联合应用时，其联合作用为两者单独使用时其效应之和，即2＋1＝3。

3. 超相加作用 超相加作用也称为协同作用。当两者联合应用时，其联合作用大于两者单独使用时的作用之和，即2＋1＞3。

4. 抑制、拮抗作用 抑制作用：指当两者联合应用时，其联合作用低于单独使用时两者中的较大的作用，即2＋1＜2。

拮抗作用：指当两者联合应用时，其联合作用低于单独使用时两者中的较小的作用，即2＋1＜1。

第四节　放疗和化疗综合治疗的模式

1. 同步放化疗 化疗当天同步应用放疗被称为同步放化疗。若同步治疗中，放疗疗程分段进行称间隙性同步治疗，反之为持续性同步治疗。化疗和放疗同步治疗缩短了总疗程，减少了肿瘤细胞治疗过程中加速再增殖以及耐药肿瘤细胞亚群出现的概率，使肿瘤杀灭效应较强。

2. 新辅助化疗 指放疗前化疗，该方法的基本原理是化学治疗是用于使原发肿瘤缩小，从而能减少照射体积，同时也消除远地转移灶。这一方案缺点是会推迟放射治疗的开始时间，尤其是当放射治疗是这两种措施中较为有效的措施时，将它推迟是不明智的。另外，还有一种可能性，即在肿瘤体积缩小的同时可能启动了肿瘤细胞的再群体化，而这将不可避免地对放射治疗控制肿瘤不利。

3. 辅助化疗指放疗后化疗 目的是两种措施各自独立的杀灭肿瘤细胞，以便达到在原发肿瘤内有较大的总细胞杀灭数，以及对亚临床病灶的清除。这种做法的不利之处是，由于延迟应用化疗可能会增加出现转移的压力，以及假如在放疗和药物之间产生交 叉抗拒性则可能出现耐药肿瘤细胞的克隆。

4. 交替治疗放疗和化疗两种治疗交替进行 基本原理是这样可以做到两种治疗的早期应用，并且有一些短暂的间隔，从而改进正常组织的耐受性。由于治疗延长了总疗程，是否会导致肿瘤细胞疗程中出现加速再增殖而影响疗效，值得进一步研究。

第五节　放疗和化疗综合治疗常用的化疗药物

1. 氟尿嘧啶（5-Fu）　5-Fu 是一个早期发现的抗癌药物，尽管作用机制尚不清，作为细胞周期特异性药物用于化疗和放疗综合治疗已有 40 余年历史。动物资料显示用亚足量的 5-Fu 与放疗同时应用，可以提高肿瘤治疗效应。体外实验显示，5-Fu 应用的时间是影响化疗和放疗联合作用疗效的重要因素。一般认为，放疗后 5 分钟到 8 小时内这一时间段内给 5-Fu 疗效最大，可显著改变细胞放疗后存活曲线的斜率。由于 5-Fu 生物半衰期仅 10 分钟，在放疗和化疗综合治疗中，5-Fu 最好是与放疗同步持续静脉滴注 96～120 h。这样可避免血中药物浓度的低峰，同时能降低骨髓毒性。甲酰四氢叶酸和顺铂能加强 5-Fu 的生化调节机制，促进 5-Fu 对放射线的增敏作用。

2. 顺铂　顺铂为细胞周期非特异性药物，可杀伤处于不同细胞周期的细胞。顺铂与放射联合应用的作用机理可归纳为：①抑制肿瘤细胞致死性和亚致死性损伤的修复。②通过自由基或铂作用于 DNA，直接杀灭乏氧肿瘤细胞。

3. 阿霉素　阿霉素与放疗综合治疗作用机制尚不清楚，其互相作用途径可能包括：①抑制肿瘤细胞和线粒体氧代谢。②抑制 DNA 单链断裂酶的修复。尽管其与放疗联合应用，患者有较好的临床耐受性。但是考虑到其对心脏毒性及消化道黏膜炎，临床上应尽量避免与放疗同时应用。

4. 紫杉醇类　紫杉醇类包括紫杉醇及泰索帝。放射增敏的机制：紫杉醇类与微管亚单位中的微管蛋白牢固结合，促进微管聚合，抑制着丝点微管解聚，从而阻止染色体的移动和去极化，使细胞阻滞在 G2/M 期，这一期正是放射敏感期，从而提高放疗疗效。

5. 羟基脲　羟基脲可选择性地杀灭处于 DNA 合成状态的细胞（S 期细胞）以及将细胞同步于放射敏感的 G1/S 之间，从而增加它们对射线的敏感性，无论羟基脲在照射时就存在或照射后再加入都有这种增敏细胞的能力。

6. 喜树碱类　羟基喜树碱类药物为细胞周期特异性药物，主要作用于 S 期细胞，DNA 拓扑异构酶 I（TopoI）是其作用靶点。此类药物可用于结肠、宫颈、肺、食管、头颈部恶性肿瘤的治疗。

7. 健择　健择为细胞周期特异性抗代谢类药物，主要作用于 DNA 合成期的肿瘤细胞，即 S 期细胞，在一定的条件下，可以阻止 G1/S 期的进展。

第六节　放疗和化疗综合治疗常见的毒副作用

放化疗综合治疗毒副作用分早期和晚期两种。早期毒副作用通常发生在第一种治疗方法应用时或应用后不久，主要表现在增殖较快的组织。晚期毒副作用通常发生在第一种治疗方法应用后数月或数年，病理基础是治疗后微血管和结缔组织损伤，主要累及增殖较缓慢的组织如肺、心脏、肾脏和神经组织等。

1. 骨髓　目前放化疗最常见的毒性表现仍是骨髓抑制。G-CSF 的临床应用，使因粒细胞减少所至放化疗死亡比例明显减少，但是因放化疗的血液毒性而延误治疗计划实施，延长治疗周期总时间，仍是放化疗的最大弊病。

2. 心脏　心脏接受放疗 3 个月后可出现间质弥漫性纤维化，毛细血管减少，造成心肌局部缺血和继发性心肌纤维化。阿霉素对心脏有直接毒性作用。因而阿霉素与放疗同时应用时会作用于心脏不同靶细胞，增加心脏毒性。

3. 肺　博来霉素、阿霉素、丝裂霉素、马利兰等化疗药物会增加放射性肺炎和肺纤维化的发生率及损伤的严重程度。

4. 神经系统　甲氨蝶呤是常见化疗药物中最易引起神经系统毒性的药物。损伤临床表现随个体有较大差异。卡氮芥和阿糖胞苷也会引起神经毒性。顺铂与脑部放疗合并应用时可加重耳神经毒性。

5. 第二肿瘤　临床资料显示如霍奇金病、精原细胞瘤、宫颈癌和儿童肿瘤等经治疗后得以长期生存的患者，第二原发肿瘤发生与化疗和放疗有关。第二原发肿瘤常见类别为乳腺癌、甲状腺癌和白血病等。化疗尤其是联合放疗后 5 年内，白血病是最常见的第二原发肿瘤。临床治疗结果显示：单纯放疗 40～60 Gy，第二肿瘤发生率并不高，但是在合并化疗后第二肿瘤的发生率明显上升。

虽然放化疗综合治疗在临床实践中已取得较满意的结果，但是在实际临床应用中必须结合患者的一般状况、肿瘤的生物学特性、化疗药物与放射线之间的相互作用及各自对正常组织的损害情况等进行综合考虑，合理安排，包括放化疗的先后次序，化疗药物的种类及剂量选择，放疗的设野及时间剂量分割方式等，同时还必须要考虑放化疗毒副作用的预防和治疗。

（朱广迎　折　虹　李　光　杜秀平　陈亚林）

第九章　肿瘤的基因放疗

基因治疗是20世纪最重要的生物学进展，更是21世纪生命科学和生物技术的关注重点。自1989年美国国立卫生研究院（national institute of health，NIH）批准第一例基因治疗临床试验以来，截至2012年6月，世界上已有在31个国家开展的1843项试验的记录，其中大多数项目与肿瘤有关。近年来，随着肿瘤分子生物学的研究深入，肿瘤的放射治疗已能初步从分子水平和基因水平加以解释和找到依据，其中基因调控与放射敏感性关系的研究为恶性肿瘤的放射治疗带来了新的思路与方法，而放射治疗技术对基因研究的渗入也为肿瘤基因治疗开拓了新的视野和前景，二者优势互补，有望成为一种有效的恶性肿瘤治疗的新模式，目前这种模式被称为“基因放疗（Genetic radiotherapy）”。

第一节　基因治疗的基本概念

基因治疗有广义与狭义之分。广义的基因治疗包括狭义的基因治疗和利用基因药物进行的治疗。狭义的基因治疗即通常所说的基因治疗，是指将人正常基因或有治疗作用的基因通过一定的方式导入人体靶细胞以纠正基因的缺陷或发挥治疗作用的一种治疗手段。

肿瘤的基因治疗是指通过人工的方法把外源性DNA片段转入肿瘤细胞内，并使之高效表达从而达到控制肿瘤目的的一种治疗手段。

基因治疗有两种形式：一是体细胞基因治疗，一是生殖细胞基因治疗。前者已在广泛实验中，后者因能引起遗传变异而受到限制。目前所有已开展的基因治疗均限于体细胞。

基因治疗的实施包括目的基因和靶细胞的选择及获得、目的基因的导入和外源基因在体内的高效表达等阶段。其中，安全、简便和有效的基因导入途径是基因治疗成功的关键之一。目前，各种治疗基因的导入方法概括起来有两大类：生物学方法和非生物学方法。生物学方法主要是以病毒或质粒为载体进行基因转移，其中以病毒作为载体更为普遍。而在病毒载体中，则以逆转录病毒载体、腺病毒载体应用最为广泛。

逆转录病毒载体转导基因是最早使用的基因转移方法，它具有整合入宿主DNA、可以持续稳定地表达、只感染分裂细胞和体内重组产生野生型病毒机会少的特点，较适合于肿瘤的基因治疗。但其缺点是，病毒滴度低，转染效率低，而且有一定的遗传毒性。腺病毒载体是目前最常用的载体，其优点是：宿主范围广，可感染分裂和非分裂细胞；转染率高，转染效率几乎可达100%；易纯化，病毒滴度高；插入的外源基因片段较长，且能同时介导多个外源基因高效表达；不与宿主细胞基因组整合，遗传毒性低。缺点是，不整合入宿主细胞，外源基因表达期限短；免疫原性较高，有一定治疗风险。

在病毒载体中，研究较多的还有腺相关病毒载体（AAV）、疱疹病毒载体（HSV）等。比如腺病毒相关载体，优点是可使所携带基因定点整合，且转染效率高，但因其宿主范围窄，应用受限。

非生物学方法包括：基因枪、磷酸钙共沉淀法、电穿孔法、显微注射法、脂质体包裹转染、“人造病毒”转染等。其中以基因枪法最引人注目，这是一种纯物理的基因转移技术，其优点是：技术简单；需要基因量少；对被转移基因无特殊要求、可以进行多基因共转移；表达持续时间长；安全，所转移的基因很少与靶细胞的基因组发生重组等。其基本原理是DNA或其他生物物质包裹钨或金粒子轰击被转染细胞，在细胞核上打孔，将微粒子携带的基因射入靶细胞核内或动物体内。

以仿生原理构建的脂质体包裹的DNA基因载体转染和“人造病毒”转染方法应该是未来发展

的方向。特别值得一提的是“人造病毒”。它的设计构思来源于对病毒的仿生学，这种“人造病毒”载体不仅可以在血液中有长循环半衰期，对DNA可有效保护，而且具有基因靶向性、高转染效率和对靶细胞的高融合性，还避免了真病毒的可能损害。因而，“人造病毒”被认为是基因载体研究的最理想状态。不过，目前“人造病毒”载体的研究还处于起步阶段，有待进一步深入。

迄今为止，大多数的基因治疗临床试验的目标都是癌症的治疗（占所有基因治疗试验的65%左右）。多年来，许多不同种类的癌症都被当作靶标，包括肺、妇科、皮肤、泌尿系统、神经系统和胃肠肿瘤，以及血液系统恶性肿瘤和小儿肿瘤。

第二节　肿瘤基因治疗的策略

肿瘤基因治疗的策略概括起来主要有如下几种：

1. 基因置换　即用正常的外源基因原位置换致病基因，使细胞内的DNA完全恢复正常。这应该是最理想的基因治疗方法，但是，临床上很难实现。

2. 基因修正　为定点修复，纠正致病基因中的异常部分，保留正常部分，使致病基因完全恢复。这种方法适用于部分单基因遗传病，在肿瘤治疗中则很难应用。

3. 基因替代　指将目的基因导入病变细胞或其他细胞，表达产物能加强或纠正缺陷细胞的功能。在这种治疗方法中，缺陷基因仍然存在。目前，肿瘤基因治疗多采用这种治疗方式，较多见的是将克隆的抑癌基因Rb、p53、p16等导入肿瘤细胞，以逆转其恶性行为，诱导细胞凋亡。

4. 基因封闭　利用反义技术特异封闭某些基因表达特性，抑制有害基因的表达。例如Ilan小组1992年利用高拷贝表达系统在神经胶质瘤C6细胞中高效表达反义IGF-1RNA，完全阻断了C6细胞IGF－1RNA表达，结果使这些肿瘤细胞失去成瘤性。

5. 基因加强　导入外源基因，弥补机体基因表达的不足。如将抗体、抗原或细胞因子基因导入患者体内，改变免疫状态，达到防治疾病的目的。例如将干扰素、肿瘤坏死因子等基因单独或联合转染到患者的体细胞，可以提高人体免疫应答功能，发挥抗肿瘤作用。近年来研究还表明，放射也可增强基因治疗的作用，如将早期生长反应基因（Egr-1）插入HSV-tk基因的上游来构建放射诱导自杀基因（EGR-tk），结果发现，放疗与EGR-tk/GCV基因治疗结合处理后可极大地提高对肿瘤细胞的杀灭作用（15～28倍），而对正常细胞影响很小。

6. 基因抑制　导入外源基因去干扰和抑制有害基因的表达。如一些基因的表达产物可有效地保护正常组织和器官，如锰超氧化物歧化酶（Mn-SOD）定位于线粒体膜上，具有抗氧化和放射保护作用。在实验研究中，将此基因构建成重组质粒然后通过脂质体介导或构建成重组腺病毒，转入肺、食管、口腔、口咽、膀胱等组织或器官后再照射，可使局部照射诱导的炎性细胞因子表达显著减少，降低严重的放射性损伤。

第三节　肿瘤基因治疗的目的

1. 抑制癌基因的表达　基本思路是，利用反义核酸序列（反义RNA或DNA）特异地与互补的癌基因DNA和RNA结合，从而阻断癌基因转录或翻译。反义核酸序列的设计是针对恶性肿瘤细胞中突变的cyclin D1、H-Ras或其他过度表达的原癌基因。例如用反转录病毒载体介导的反义cyclin D1表达载体转染人骨肉瘤细胞系MG-63，细胞增殖受抑制，被转染的细胞发生凋亡。但反义核酸只能封闭一个转录或翻译产物，不能重复使用，所以不能完全阻断异常基因表达从而不能达到肿瘤生长的长期抑制。

2. 增强抑癌基因的表达　抑癌基因突变、失活也是肿瘤发生、发展的重要原因。将正常抑癌基因导入肿瘤细胞中补偿或替代缺失的抑癌基因以抑制肿瘤生长或逆转其表型，这就是所谓的基因替代疗法。例如：人类恶性胶质瘤中，p16基因突变发生率在50%左右，利用重组腺病毒载体将外源性p16基因导入恶性胶质瘤细胞系U87MG，U251MG和D541L4G，肿瘤细胞分裂增殖受抑制，并滞留于G0和G1期。将重组腺病毒介导的野生型p53基因导入p53基因突变的人胃癌细胞系Mut-BGC823，可引起肿瘤细胞周期G1和G2期阻滞和诱导肿瘤细胞凋亡。

3. 提高肿瘤免疫治疗的疗效　通过外源基因表达提高人体免疫系统对恶性肿瘤细胞的识别和杀伤能力。有两种方式：1）直接方式：增加或增强肿瘤细胞内某种基因表达，使肿瘤相关抗原、黏附分子、组织相容性复合物分子及细胞因子等表达水平提高，增加肿瘤的抗原性，使肿瘤细胞容易被机体免疫系统识别。2）间接方式：激活机体的免疫潜能细胞，提高其识别和杀伤肿瘤细胞的能力。与肿瘤基因免疫调节关系比较密切的是干扰素家族和白细胞介素家族。

4. 肿瘤自杀基因疗法　自杀基因，又称前药转换基因。其表达产物可以使无毒或低毒性前体药物转变成有细胞毒或强细胞毒作用的抗肿瘤药物。如白细胞介素-1β转化酶基因（IL-1βICE），表达产物可以启动细胞凋亡信号，诱导细胞凋亡。又如向肿瘤细胞中导入单纯疱疹病毒胸腺激酶（HSV-tk）基因，然后给予无毒性的药物更昔洛韦（GCV），由于只有含HSV-tk基因的细胞才能将GCV转化为有毒的药物，因而肿瘤细胞被杀死，但对正常细胞无影响。

自杀基因除直接作用于已导入该基因的肿瘤细胞外，还可以通过“旁观者效应（Bystander effect)”杀伤未导入基因的邻近肿瘤细胞，显著扩大其杀伤效应，因而被认为是肿瘤基因治疗领域中较有希望获得突破的研究课题之一。

5. 减轻正常组织的药物或放射损伤　肿瘤治疗的最终目的是通过最大限度地消灭肿瘤，同时保护正常组织来延长生命和提高生活质量。通过导入外源基因可以提高正常组织抵抗药物或放射线损伤的能力。如用多药耐药（MDR）基因导入人骨髓细胞，使骨髓细胞能耐受多种化疗药物抑制作用，从而可加大化疗药物剂量，使放射治疗、化疗的结合得以顺利进行，实验表明MDR1基因可使骨髓对化疗的耐受性增加10倍。

第四节　肿瘤基因治疗的现状

目前，基因治疗的范围相当广。其研究对象已由原来的遗传病扩展到肿瘤、传染病和心血管病等疾病，而且研究的重点已转移到肿瘤基因治疗方面。据统计，在所有临床方案中，针对肿瘤治疗的试验约占65%。我国对脑胶质瘤、喉癌、肺癌、鼻咽癌、肝癌、胃癌、宫颈癌、膀胱癌等多种癌症的基因治疗也进行了诸多研究，但多数停留在实验阶段，临床试验报告甚少。

在肿瘤的基因治疗中，所采用方法有多种，既有针对肿瘤细胞本身的，也有针对肿瘤新生血管的，还有针对免疫功能的。在所有的基因治疗研究中，抑癌基因是研究的重点之一，而在抑癌基因中，p53基因又是重点中的重点。

p53基因定位于17号染色体短臂（17p13.1），其基因组DNA长约20kb，由11个外显子和10个内含子组成，因为表达分子量为53kD蛋白而名。p53蛋白的主要功能是维护细胞基因组的稳定，在参与细胞周期调控、诱导细胞凋亡的过程中发挥着关键性的作用。众多的实验已经证明，p53基因在人类肿瘤中突变率最高，平均达50%～60%，并且与肿瘤细胞的生长和凋亡明显相关，有望成为癌症治疗的逻辑靶点，所以p53基因从一开始就成为人们进行基因治疗的首选基因。

在肿瘤p53基因的Ⅰ-Ⅲ期临床试验中，美国、德国、英国、日本等国家进行了大量研究，多用来治疗一些晚期的肿瘤患者，其结果令人鼓舞。例如，Roth等96年采用支气管镜下直接注射野性型p53基因的重组逆转录病毒悬液，治疗了9例常规治疗失败的非小细胞肺癌患者，治疗后有3例肿瘤体积明显缩小，3例肿瘤停止生长。后来进一步扩大试验规模到28个病例，在可评价的25例中，有8%部分缓解，64%病情稳定，仅28%无效。Clayman等98年选择难治的局部复发或区域淋巴结转移的33例头颈部患者，采用多次瘤内注射p53病毒悬液（结合或不结合手术），在可评价的17例中，2例肿瘤缩小50%，6例肿瘤稳定35个月，9例进展，但这进展的9例中，有1例肿瘤切除标本显示有病理改变。Stephen等1999年在CT或气管镜引导下多次瘤内注射腺病毒p53治疗28例常规治疗无效的晚期非小细胞肺癌，在可评价的25例中，结果显示，8%部分缓解，64%病情稳定，28%病情进展。Carbone等2003

年报道采用支气管肺泡灌注腺病毒 p53 治疗 25 例支气管肺泡癌患者，在 24 例可评价病例中，4%（1/24）肿瘤部分消退，71%（17/24）肿瘤停止生长。遗憾的是，美国德州 Introgen 公司在对“今又生”的美国版本 Advexin 进行了长达 10 年、多个癌症种类的临床实验后，因 直未拿到美国的新药证书，于 2008 年已宣布申请破产保护。此后，相应的临床研究在欧美国家处于停滞状态。

在肿瘤基因治疗临床研究方面，中国已经走在了世界的前列。中国对 p53 基因的临床研究大体可分两个阶段：1998—2003 年为第一阶段，这一阶段为研究、探索阶段，只有北京大学肿瘤医院、北京同仁医院、医科院肿瘤医院和福建省肿瘤医院 4 家医院参与，北京大学肿瘤医院为组长单位。2004 年“今又生”上市后，为普及推广阶段，当时全国有近 20 家三级甲等医院参与了头颈肿瘤Ⅳ期临床研究，北京大学肿瘤医院仍为组长单位。目前，据不完全统计，全国有近 300 家医院正在开展 p53 基因治疗项目，每年治疗患者上万人。

第五节 肿瘤基因放疗的机制

基因治疗除了单独用于晚期肿瘤的治疗外，更被看好的前景是，它还可以配合放疗、化疗及热疗，提高肿瘤细胞对放疗、化疗和热疗的敏感性。

基因治疗提高肿瘤放疗疗效的机制有：①外源基因转染诱导放射敏感性，从而增加射线对肿瘤细胞的杀伤作用；②外源基因转染使肿瘤细胞发生细胞周期阻滞，出现瘤细胞同步化，增加放射治疗杀伤作用；③外源基因诱导放射防护，降低正常组织放射损伤。

下面以 p53 基因为例阐述基因增敏放疗的基本原理。近年来的研究证明，细胞受到射线照射之后所发生的一系列变化都与基因有关。射线引起细胞内双链断裂之后，DNA 依赖的蛋白激酶（DNA dependent protein kinase，DNA-PK）或共济失调性毛细管扩张症突变基因（mutated in ataxia telangiectasia，ATM）把信号传递给 p53 基因，其表达产物为 p53 蛋白。p53 蛋白利用其羧基域直接识别 DNA 损伤，同时通过反式激活上调另一种抑癌基因 WAF1/CIP1（wild-type p53 activated fragment 1/CDK interacting protein 1），表达产生一种相对分子质量为 21×10^3 的蛋白质 p21，后者抑制增殖细胞核抗原和多种细胞周期素，如细胞由 G1 期进入 S 期所必需的细胞周期素 D（cyclin D）、细胞周期素依赖的激酶 4（cyclin dependent kinase 4，CDK4）及 cyclin E 和 CDK2，使 Rb 不能磷酸化从而阻止了 E2F 的释放，影响 DNA 合成，使细胞阻滞于 G1 期，保证细胞在复制 DNA 之前有足够的时间修复损伤的 DNA。如果细胞 DNA 损伤未能得到及时修复，则 P53 蛋白将会下调 bcl-2 基因和（或）上调 bax 基因，引起细胞凋亡。当野生型 p53（wild-type p53，wtp53）基因突变成为突变型 p53（mutant-type p53，mtp53）基因之后，其不但丧失诱导凋亡的作用，而且还会抑制凋亡。具体见（图 3-9-1）：

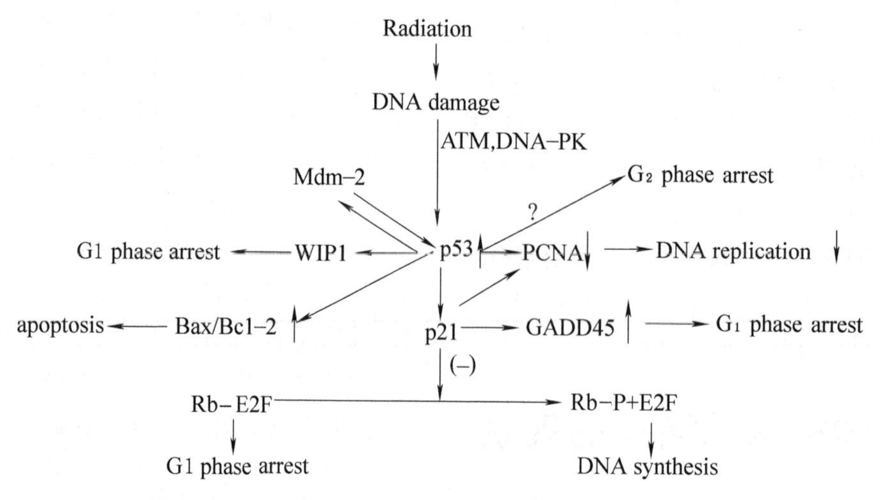

图 3-9-1 p53 基因参与放射后细胞损伤与修复的分子机制

第六节　肿瘤基因放疗的研究现状

（一）提高肿瘤细胞的放射敏感性方面

在基因增敏放疗方面，抑癌基因研究较多，其中以p53基因研究最为深入。大量的实验研究发现，肿瘤的放射敏感性与p53基因的状态有关，野生型p53可以提高肿瘤的放射敏感性。采用各种方法将野生型p53基因导入p53基因缺失或变异的肿瘤细胞均能增加放射敏感性。如Schackert等将野生型p53基因导入p53基因缺失的肿瘤细胞内，不仅使其恶性表型逆转，而且增加了放射敏感性。Spitz等用野生型p53基因基因转染结肠癌细胞株W60，结果表明，照射2Gy后，细胞存活率从53%降至23%，流式细胞分析结果也证实，野生型p53基因转染给携带突变型p53基因细胞后，与单独照射比，可显著增加肿瘤细胞的凋亡率。Pirollo等采用腺病毒载体（adenoviral vector，Avl）携带p53基因（Avlp53），并用Avl携带β-半乳糖苷酶作对照，研究外源p53基因对细胞放射敏感性的影响，结果表明：p53基因可抑制多种肿瘤的体外生长，如头颈鳞癌细胞系JSQ-3，SQ20B，SCC61以及乳腺癌细胞系SK-BR-3，其中对乳癌细胞抑制更明显。研究还发现，外源p53对肿瘤细胞的生长抑制作用与细胞内在p53基因状态有关，内含mtp53或wtp53缺失肿瘤细胞受抑制明显，而含wtp53的人纤维母细胞则不受抑制。此外，wtp53转染能提高放射抗拒的头颈鳞癌细胞系JSQ-3的放射敏感性，这种效应具有时间和重组病毒感染剂量依赖性。国内张珊文、肖绍文等用腺病毒介导野生型p53基因感染4种人胃癌细胞包括含野生型p53、突变型p53及p53缺失的2种胃癌细胞，2天后照射4Gy，发现放射增效比达2.2～3.6，而且这种作用并不依赖于胃癌细胞内在的p53基因状态，这与Pirollo结果有点不一致，但似乎更有临床意义。

美国、比利时已经完成了p53基因治疗头颈部鳞癌的Ⅱ/Ⅲ临床试验，结果证明p53基因可以提高肿瘤放疗疗效约3倍。2003年Swisher等报道了应用Adp53（INGN 201）瘤内注射联合放疗治疗非小细胞肺癌的Ⅱ期临床实验结果。19例不适合手术或化疗的非转移性肺癌患者，在气管镜或CT引导下进行局部瘤内注射Adp53 3次（第1，第18，第32 d），同时接受剂量为60 Gy/6周的放疗。采用胸部CT结合纤维支气管镜评价疗效，19例中，5%肿瘤完全消退，58%肿瘤部分消退，16%肿瘤停止生长。另有2例不能评价。定量逆转录PCR显示，p21，BAK，and MDM2等基因的表达在注射Adp53 24小时以后升高。

在国内，2002年8月，由北京大学临床肿瘤学院张珊文教授主持的我国第一个重组腺病毒p53基因药物——“今又生”治疗鼻咽鳞癌的Ⅱ期临床试验顺利完成。2003年张珊文等就报告了北京肿瘤医院采用重组腺病毒p53基因药物（SBN-1，后名今又生）联合放疗治疗鼻咽癌Ⅱ期临床试验结果：p53基因可以增加鼻咽癌肿瘤放疗的效果约1.7倍。2003年10月“今又生”被国家食品药品管理局批准上市。其后，以张珊文为首的研究团队分别对头颈部鳞癌、甲状腺癌、肝癌、肺癌、乳腺癌、胃癌、软胰腺癌、软组织肉瘤、宫颈癌、卵巢癌、膀胱癌、前列腺癌、恶性胸腹水等进行了深入研究，结果均令人惊喜，比如采用“今又生”结合局部放疗治疗晚期胰腺癌11例，中位生存时间是14.7月，其中有1例胰腺癌肝转移（单发灶）患者原发灶经p53基因瘤内注射及局部放疗后消失，肝转移灶经放疗后明显缩小，现已存活46个月，远比目前的常规治疗方案为佳。再如，采用直视下宫颈瘤内注射p53基因药物（今又生）结合放疗治疗进展期宫颈癌25例，结果5年生存率为85%，远高于同期常规治疗的55%（内部资料，未发表）。肖绍文等2007年报告，采用今又生联合放疗治疗晚期软组织肉瘤13例，结果：CR 15.4%，PR 30.8%，SD 53.8%。7例SD患者中亦达到止痛、减轻局部症状的目的。1年生存率为61.5%，2年生存率为23.1%，SD>6个月4例，实际临床有效率（CR+ PR+ SD>6月）为77%（10/13）。2007年张珊文等总结了50例采用今又生联合热疗治疗的晚期肿瘤患者临床观察资料结果显示有效率达52.1%。2008年新乡医学院路平等报告，将30例经病理证实的食管鳞状细胞癌，随机分为两组：p53 基因联合放疗组（治疗组）和单纯放疗组（对照组）。治疗组内镜下应用今又生瘤内注射 1 次/周×6 次，放疗在今又生注射 3d 后开始，DT 65Gy。两组放疗剂量和方法相同。结果：治疗组有效率 88.6%，对照组 66.6%，其中治疗组 CR 率比对照组高 3.5 倍。2009 年张珊文等在美国《临床肿瘤学杂志》（JCO）报告了重组人 p53 腺病毒注射液（今又生）结合放疗治疗鼻咽癌的 5 年随访结果：今又生联合放疗（GTRT）组局控失败率为 4.4%，而单纯放疗（RT）组为 39.7%，局部复发率降低了约 10 倍。GTRT 组的 5 年总生存率比 RT 组高 13.1%；GTRT 组的 5 年无病生存率比 RT 组高 28.7%。

除 p53 基因外，其他抑癌基因和抗癌基因片段的研究也在深入。如 Miyako（1997）将 p16 基因分别转入 p16 基因缺失、对放射抗拒的人恶性胶质瘤细胞 A1 235 和 T98 细胞系中，证实 p16 基因可显著提高两种细胞的放射敏感性。Sanchez 等用含有 13S 和 12S 的 E1A 区域的载体转染鼠和人类的几种细胞系，结果发现细胞系表达 E1A 者对顺铂和放射的敏感性增加 4～10 倍。ONYX-015 是基因工程改造后的缺失 E1b 55kD 蛋白的腺病毒，在欧美国家，ONYX-015 已用于头颈肿瘤、直肠癌等多种肿瘤的Ⅲ期临床试验，并取得了较好的疗效。国内上海三维生物技术有限公司类似于 ONYX-015 溶瘤病毒 H101 已完成Ⅲ期临床试验，也取得了较好的效果。

（二）降低正常组织放射损伤方面

1998 年 Greenberger 等报道新发现的抑癌基因即锰过氧化物歧化酶基因（manganese superoxide dismutase，MnSOD）转导后能避免放射诱导的正常组织损伤。目前，已开始进行针对非小细胞肺癌放化联合治疗中放射性食管炎和头颈部癌联合治疗中放射性黏膜炎的 MnSOD 放疗保护性基因治疗的临床试验。Epperly 等在模拟全身照射的动物实验中，在单次 20Gy 射前 24h 经气管给予 MnSOD 重组质粒及脂质体的混合物可显著降低肺纤维化的发生率。进一步分析发现，照射前 MnSOD 基因治疗使血管内皮细胞内表达的可刺激支气管肺泡巨噬细胞聚集、迁移和增殖的血管细胞黏附分子 1（vascular cell adhesion molecule 1，VCAM 1）和细胞内黏附分子 1（intracellular adhesion molecule 1，ICAM1）的表达降低。2014 年哈佛大学袁志明等的研究显示，抑制正常组织细胞内 p53 蛋白表达可以降低其放射损伤。

第七节　问题与展望

有关基因治疗的研究，目前多数处于实验研究阶段，尽管有些实验结果及部分已经开展的临床试验结果非常令人鼓舞，但目前肿瘤基因治疗尚存在三个关键问题有待解决：

1. 缺乏良好的靶基因　在肿瘤发生、发展过程中往往涉及多基因改变，如何选择关键基因是个难题。

2. 目的基因表达的高效率和稳定性　目前的基因转移系统可控性并不完善，很难达到高效和稳定的要求。比如病毒载体，整合入宿主细胞基因组的外源 DAN 虽表达时间长，但有插入突变的危险，而不整合入宿主细胞基因组 DAN 的外源 DNA 没有插入突变的危险，但表达时间有限。

3. 目的基因表达的靶向性　将治疗基因特异性地转移到肿瘤组织或在肿瘤细胞中特异地表达，从而使抗肿瘤作用主要集中在肿瘤原发或转移灶内，不仅避免了对正常组织影响，而且相对增加了转染效率。这一点从理论上讲容易，但实际上很难做到。

除了上述有待解决的关键技术问题外，在临床实际应用中还需要考虑基因治疗的有效性、安全性及社会伦理等诸多问题。

基因联合放疗是一项正在兴起的肿瘤治疗的新手段，是传统治疗方式与最新生物治疗技术相结合的产物。虽然目前基因放疗还处于初步研究阶段，但随着对不同基因本身的特征性研究进一步深入，相关技术不断完善，我们相信，不久的将来，基因放疗将在肿瘤治疗中发挥巨大的作用。

（肖绍文　朱广迎　张珊文）

第十章　肿瘤热疗

人类用热疗（Hyperthermia）的方法治疗各种疾病已有5 000多年的历史，这其中也包括治疗肿瘤。但热疗真正作为一种治疗肿瘤的手段，在肿瘤治疗领域占有一席之地只有30多年的时间。肿瘤热疗是泛指应用不同的致热源（射频、微波、超声、激光等）来治疗肿瘤的一类治疗方法，目前已成为继手术、放疗、化疗和免疫疗法之后的第五大疗法，是治疗肿瘤的一种新的有效手段，因为有效且毒副作用少而轻，被国际医学界称为"绿色疗法"。

肿瘤热疗基础研究的深入，加热装置和技术的进步，无疑促进了临床工作的开展，而临床研究中发现的问题，又给基础研究和热疗设备的研制提出了更多的亟待解决的课题。

在肿瘤的治疗中，有选择性地杀伤肿瘤细胞是肿瘤治疗研究人员一直致力解决的重大课题。传统的放射治疗和化学药物治疗都缺乏这种选择性，而传统热疗理论认为肿瘤组织对热的敏感性要高于正常组织，主要原因是肿瘤组织的特殊的微环境，导致肿瘤内的温度容易蓄积。

第一节　热疗的生物学

一、单纯热疗的生物学效应

（一）热疗对细胞的杀伤作用

热疗可以使细胞核仁的结构改变，使细胞膜的流动性和通透性发生变化，从而导致细胞死亡。细胞热疗后存活曲线与X线照射后存活曲线的形状相似，不同的是热疗时间替代了X线的吸收剂量。图3-10-1表现的是CHO细胞经41.5～46.5℃培养后不同时间的存活曲线。43℃以上热疗，随着温度的增加和保温时间的延长曲线变陡，细胞存活率随温度和时间的增加呈指数下降。热的生物学效应与加热的温度和时间密切相关，其中温度比时间更有决定意义。

（二）影响细胞热效应的因素

1. 在pH偏酸的环境中细胞对热敏感　Gerweck等报道，将CHO细胞分别置于pH值为6.7、7.0和7.4的培养液中，用43℃温度热疗，观察pH的变化对细胞存活曲线的影响。实验结果表明，当pH从7.4降至6.7时，细胞存活曲线斜率明显增大。在低pH培养液中进行热疗，细胞存活率低，即热敏感性高。大多数人体肿瘤细胞是处于低酸状态，所以肿瘤细胞的热敏感性高于正常组织细胞。Hahn等的试验进一步观察到，培养于pH 7.4条件的细胞，在热疗前转入低pH培养液，细胞热敏感性增加，而长期培养于低pH状态的细胞，对热的敏感性反而有所降低。这一结果提示，经常处于低pH条件下的活体瘤细胞，其热敏感性不一定提高，只有当肿瘤pH迅速下降时，才能增加热敏感性。

2. 热耐受可影响细胞的热敏感性　热对细胞反复作用使后者产生热耐受（Thermotolerance），从而影响热疗效果。热耐受性是热疗中普遍存在的生物现象，细胞存活曲线表现为斜率变小。图3-10-1显示41.5℃、42℃热疗300分钟以上，曲线变得平坦，表现出对热的耐受。热耐受不是细胞固有的特性，是一种暂时的、非遗传性现象，重复热疗，延长热疗时间，或在不同温度调换加热都可诱发热耐受现象，导致热敏感性降低。在实际应用中，应避免耐受期的影响。

3. 增殖周期中时相影响细胞的热敏感性　Westra和Dewey的实验显示，不同细胞增殖周期的热敏感性不同（图3-10-2）。G1早期对热抗拒最大，G2期也相对热抗拒，最敏感的是M期及S晚期，而S期细胞通常对放射线抗拒，因此，热疗和放疗的结合可以加大对肿瘤细胞的打击的力度。

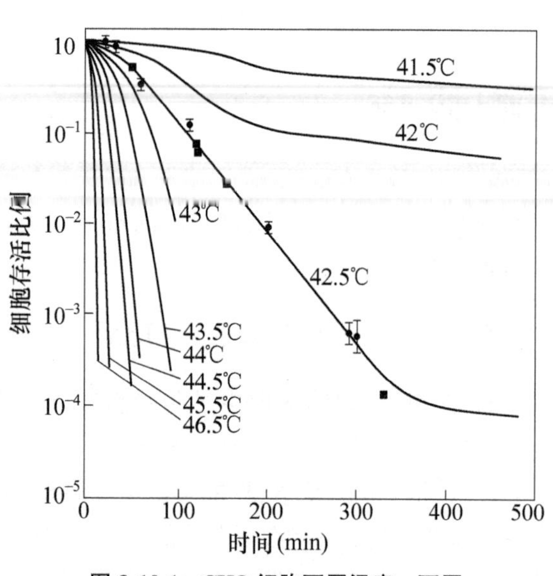

图 3-10-1　CHO 细胞不同温度、不同加热时间的存活曲线

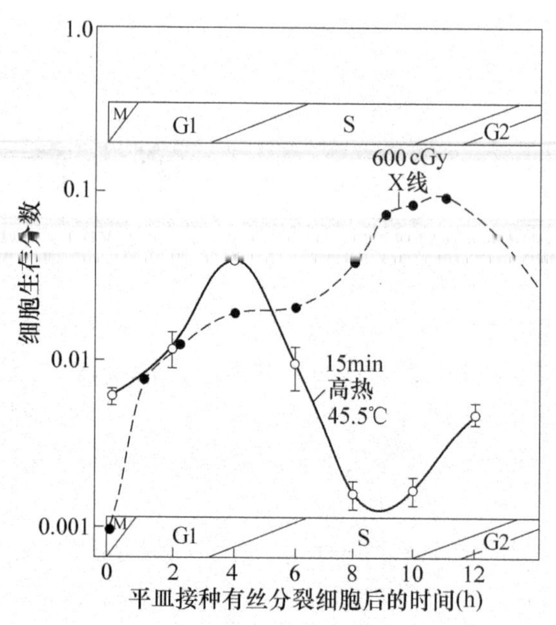

图 3-10-2　细胞周期不同时相的热敏感性

4. 热疗的温度与时间对疗效的影响　过去临床上一直努力追求使整个肿瘤温度达到 43 ℃以上，而这是很难达到的。近年来，对热疗的温度与持续的时间有了很多令人瞩目的进展，温和热疗（mild temperature hyperthermia，MTH）再次成为研究的热门话题。Urano 认为在 40.5～42.5 ℃之间，动物肿瘤的热增强比（thermal enhancement ratio，TER）是一个非常恒定的数字，温度增加到 43.5～44.5 ℃时，TER 的增加并不明显。Lindegarrd 等的实验也得出了同样的结果，热疗的温度大于 41.5 ℃并不提高 TER。有实验结果表明，应用 41 ℃持续数小时的温和热疗，其疗效优于 43 ℃，1 小时的高温度热疗。

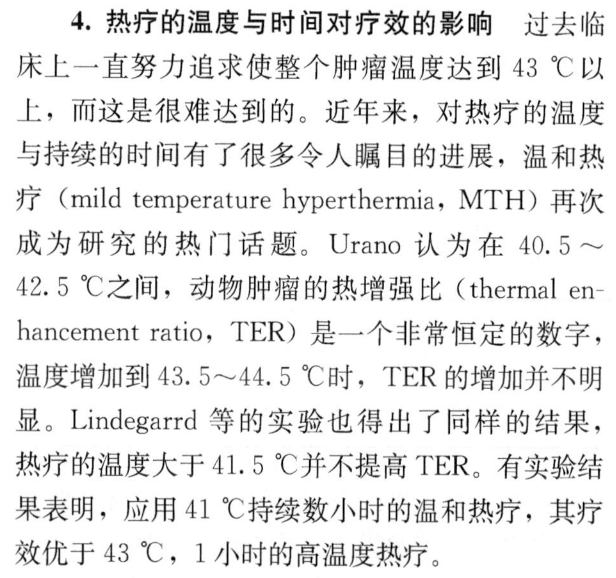

5. 不同细胞的热敏感性不同　以往细胞热敏感性的研究多用鼠类细胞，采用较高温度（43 ℃），短时间（1 小时）热疗，并用其结论指导临床。近年来，对多种细胞的热敏感性进行研究，并用低热（39～41.5 ℃），长时间（4～40 h）热疗，结果发现以往 10 多年来的研究结论颇有偏差。鼠类细胞在 42 ℃以下热疗的细胞存活曲线存在一个变平的尾部，表示热耐受现象发生，而在 42 ℃以上热疗就不会出现热抗拒的“尾巴”。所以过去才会一味强调 43 ℃以上的温度才能有效。1993 年 Armour 等观察了人 A549（肺癌）、WiDr（结肠癌）、U87MG（神经胶质瘤）、18Lu（正常人肺纤维母细胞）热疗后细胞存活情况并与大鼠 9L 细胞比较（图 3-10-3）。在 43 ℃、45 ℃热疗的结果也表明，人类的细胞比鼠类的热敏感性要差。但在加温 41 ℃时，大鼠 9L 细胞表现出的热敏感性较低，长时间热疗引起热耐受，而人类的 4 个细胞株都比大鼠 9L 细胞的热敏感性高，热疗 48 小时后，除了 WiDr 细胞外，其他细胞的存活都继续下降。但是，Raaphorst 用了同一细胞株，结果却与 Armour 的不相同，Raaphorst 指出，即使同一来源的神经胶质瘤的不同细胞株，如：U87MG、U138MG 和 U373MG，其热敏感性都不一样。

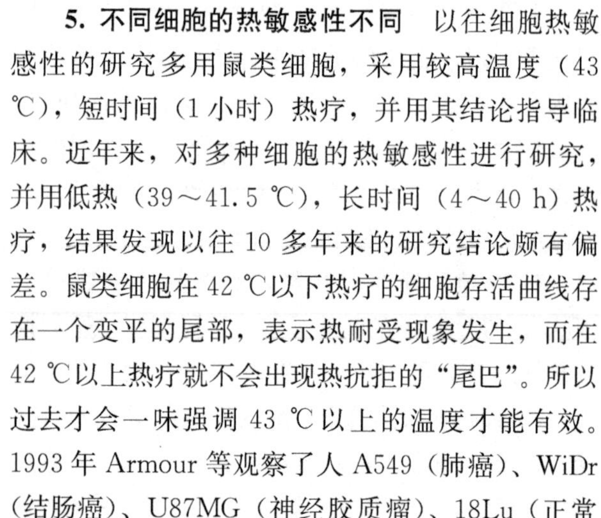

二、热疗相关综合治疗

加热不仅对肿瘤细胞有直接的细胞毒性作用，而且对肿瘤组织也有生长抑制作用。这已经成为公认的事实，但细胞学实验的结果并不能在临床完全再现。其主要原因是在临床上无法使整个肿瘤体积内的癌细胞均升温到有效治疗温度范围，所以单纯加热难以杀灭全部瘤细胞。因而，除全身热疗外，一般很少采用单独热疗。

然而，热疗与放射治疗、热疗与化学治疗的联合应用对瘤细胞的杀伤既有独立和互补的作用，还有协同增敏的作用，同时又能减轻放疗和化疗所产生的副作用。热疗、放射治疗和化学治疗三因子疗法，比热、放疗或者热、化疗的综合疗法有更大的效应。此外，热疗与手术治疗、基因治疗、免疫治疗、中药治疗等也能产生有机的互补，可增加这些治疗的疗效。

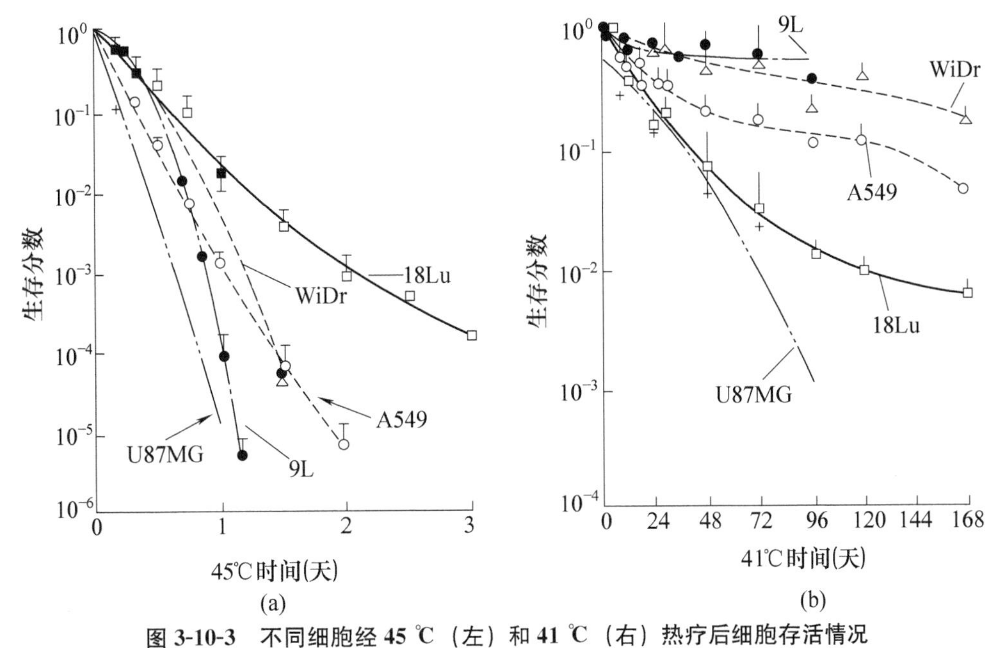

图 3-10-3　不同细胞经 45 ℃（左）和 41 ℃（右）热疗后细胞存活情况

大鼠 9L 细胞在 41 ℃表现热耐受的“尾部”，而在 45 ℃则没有。4 种人类细胞在不同温度下表现各异。（图引自 Armour，1993）

1. 热疗与放疗的协同、增敏作用　早在 20 世纪 60 年代就实验证明了热疗与放射有协同作用。肿瘤组织中氧合好，血运丰富的细胞群对放射线敏感，而对热抗拒，反之，乏氧、低营养、低 pH 的细胞群对放射线抗拒，而对热敏感；热疗对 S 期肿瘤细胞杀伤最大，对 G1 和 G2/M 期细胞杀伤较小，而放疗则相反，对 G1 和 G2/M 期细胞作用明显，对 S 期肿瘤细胞作用小。所以，热疗与放射有明显的互补作用；热疗还可以抑制放射引起的亚致死损伤和潜在致死损伤的修复。放射前、中、后加热都可使放射增敏，放射与热疗同时进行的增敏作用比放射前、后热疗要大。Li 和 Kai 对 EMT6 细胞进行 43℃/30 分钟的热疗，并在不同时间间隔给予 6 Gy 的照射。细胞存活曲线（图 3-10-4）表明，热疗与放射间隔愈近，增敏效果愈大。

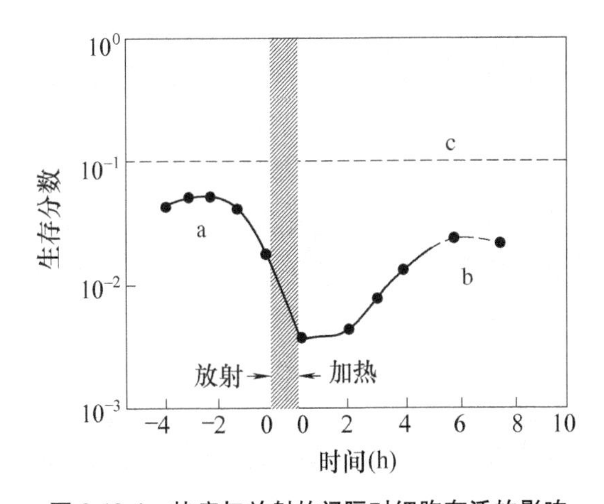

图 3-10-4　热疗与放射的间隔对细胞存活的影响

曲线 a. 先放射后加热，b. 先加热后放射，c. 无相互作用的细胞存活预期值，图中部表示放射和加热同时进行。（引自 Li 和 Kai，1977）

2. 热疗与化疗的相互作用　热疗破坏了细胞膜的稳定性，使膜的通透性增加，利于化学药物的渗透和吸收。温度升高不仅使药物的摄取和反应速度加快，还可以减少 DNA 断裂的修复。热疗还可以增强某些药物的细胞毒作用。根据化疗药物与热疗的反应方式，可将化疗药物分为 4 类：

第一类随温度升高而增加杀伤作用，如铂类化合物顺铂、卡铂，烷化剂异环磷酰胺、马法兰。这一类药物无阈值，即温度高于 37 ℃时细胞的杀灭作用就有所增强。

第二类超过温度阈值（42 ℃）才有协同作用，如抗肿瘤抗生素阿霉素、博来霉素。这是一类有明显阈效应的药物，只有达到一定的温度才能见到明显的增效作用。

第三类本来不是抗癌药物，随温度升高变为肿瘤杀伤药物，如半胱胺酸、二性霉素 B。这类药物可归为热增敏剂，在 37 ℃及一般剂量时，没有细胞毒作用，但温度升高后就成为强有力的细胞毒剂。

第四类与热疗无相互作用，如抗代谢药物甲氨蝶呤，抗肿瘤植物药长春新碱。这类药物的抗肿瘤作用与温度无明显关系。

3. 热疗、放疗和化疗三联治疗 基础研究表明三因子联合比任何二因子联合对肿瘤细胞的杀伤作用更大。三因子联合治疗不仅是各因子本身细胞毒作用的相加，而且是各二因子、三因子之间协同增敏作用的相加。因此，三因子联合作用的机理就更加复杂。Herman 等在以顺铂为主的研究中发现，三联治疗使 FSa IIC 纤维肉瘤生长延迟，而同时没有明显的骨髓抑制。但对乏氧细胞的细胞毒作用相对缺乏，加入乏氧细胞放射增敏剂 Etanidazole 和丝裂霉素后，显著提高了顺铂、热疗和放疗三联治疗的效果。通过观察还发现三联治疗的最佳顺序为药物、加热和放射。

4. 全身热疗联合化疗

全身热疗（WBH）是近 20 年来发展快速的一种热疗方法。目前认为，WBH 发挥作用可能的途径有几个方面：①热直接杀伤肿瘤细胞以及诱导肿瘤细胞凋亡；②通过扩张瘤内血管，改变细胞膜的通透性等增强药物的效果；③刺激免疫系统保护骨髓功能；④降低血管内皮细胞生长因子的表达从而抑制肿瘤新生血管的形成，降低远处转移的倾向。全身热疗（WBH）可以单独应用于晚期恶性肿瘤或难治性恶性肿瘤的治疗，但总的疗效还不够理想，全身热疗与化疗的联合应用是目前比较认可的治疗模式。

不少的动物实验结果表明，41.8～42 ℃的全身热疗（whole body hyperthermia，WBH）能够增强一些化疗药物的细胞毒性，如铂类化合物顺铂、卡铂，烷化剂异环磷酰胺、马法兰，抗肿瘤抗生素阿霉素，以及其他一些生物制剂如干扰素和肿瘤坏死因子等。其中研究较多的是铂类化合物，同时也对这些药物在 WBH 条件下，对正常组织和器官的不良反应进行了深入的研究，探讨了药物剂量和温度与治疗作用的关系。

Urano 等系统研究了不同温度下合并化疗药物对肿瘤的作用。给荷瘤小鼠注射环磷酰胺后，立即进行 37～44.5℃的水浴加温。结果显示当温度从 37℃上升到 44.5℃时，TER 随着温度的升高而增加，在 40.5～42℃之间 TER 较为恒定，当温度升高到 43.5～44.5℃时，TER 只有轻度的升高。实验还反映了不同剂量的环磷酰胺与不同温度的热疗作用于 FSa II 肿瘤的生长时间变化。当温度＜42.5℃或＞43.5℃时，可以看到热效应本身的明显差异，＜42.5℃的热疗并不延长肿瘤生长时间，但当为＞43.5 ℃和 44.5℃时，即使药物剂量为 0，肿瘤生长时间仍是延长的。这一结果显示，当热疗达到 40.5 ℃时，即可获得热增强作用。当热疗达到 40.5～44.5 ℃之间时，温度与 TER 的升高无关，若温度＜42.5 ℃，热的作用主要是杀灭细胞。Urano 总结了其本人以及 Kim，Begg，Smith，Litterst 和 Song 的研究，认为热疗时间的长短应由所用药物的半衰期决定。一般来说，热疗时间 30 分钟已足够，超出的时间对肿瘤的治疗并无增益。

WBH 既可加强化学药物的抗肿瘤作用，又可加重化学药物对正常组织的毒性。Ohno 等的研究发现，顺铂、卡铂的热化疗中，随着剂量的增加对肿瘤生长的抑制作用明显增强，肿瘤生长延迟（TGD）的时间延长，药物对正常组织的毒性反应也加重。从正常组织耐受能力的角度出发，在进行热化疗时，应适当降低药物浓度。

5. 热疗联合基因治疗 今又生（腺病毒 p53 基因注射液）是国际上第一个被批准上市的肿瘤基因治疗药物，是中国为数不多的拥有国家知识产权的一类新药。目前已有大量的基础研究和临床研究表明，今又生能选择性杀伤肿瘤细胞，热疗与之结合，可明显提高肿瘤治疗的疗效。

6. 热疗联合手术治疗 对于晚期肿瘤，术后或术中热疗，可以降低肿瘤的复发率。二者联合，可以提高疗效。

7. 热疗联合免疫治疗 热疗能有效地激活机体免疫活性。实验显示，加温后出现瘤内大量淋巴细胞、浆细胞、巨噬细胞侵润，表明加温增强了抗肿瘤免疫反应。

8. 热疗联合其他治疗手段 现已证明，热疗与靶向治疗，热疗与中草药治疗都有协同作用，都能够提高肿瘤治疗的疗效。

第二节 热疗的临床应用

临床上，对于局部晚期和局部复发的肿瘤仍然缺乏有效的治疗手段。热疗能杀死癌细胞是毫无疑问的，热疗在临床上一般不单独应用，多与放射治疗、化学药物、基因药物、中药等联合应用。

根据治疗范围临床热疗可以划分为两部分：局部区域热疗（local regional hypertheramia，LRH）和全身热疗。

依据加热的方法分为微波热疗、射频热疗、磁介导热疗、超声加温、灌注热疗等。

一、局部区域热疗

局部区域热疗（local regional hyperthermia，LRH）依据治疗的部位可分为浅部热疗和深部热疗，根据技术方法又可分为外辐射器热疗、体外循环热疗和组织间热疗。

（一）热疗方法

1. 超声加温 超声波是机械振动波传递至体内后引起组织质点的振动及位移，产生热效应使温度上升，从而达到使组织加热的目的。早期的超声技术主要是传统热疗技术，通过配合放疗和化疗来治疗肿瘤。由于人体组织及其血流的不均匀和形状的不规则，为适应不同的治疗需要，人们已研制出多种类型的超声热疗设备。

近年来发展起来的消融性质的高强度超声聚焦刀（high intensity focused ultrasound，HIFU）是将体外低能量的超声聚焦于体内肿瘤靶区，通过高温效应、空化效应、免疫效应和机械效应等使肿瘤组织发生凝固性坏死，杀死肿瘤细胞，以达到治疗目的。自 1942 年 Lynn 首次利用高强度聚焦超声（HIFU）凝固体内组织以来，HIFU 作为一种具有巨大潜力的、非侵入而有效的局部治疗手段引起人们广泛关注和研究，并在临床上得以应用。

2. 微波热疗 通常把频率为 300～3 000 MHz 的电磁波称微波。生物组织被微波辐射后，即吸收微波波能，导致该组织细胞内的极性分子处于一种激励状态，发生高速振荡，与相邻的分子摩擦而将微波能量转变为热能，从而使组织凝固、坏死。

微波热疗多适于机体表浅部位热疗和腔内热疗，最近几年，随着固体微波技术发展，部分分米波段的微波也开始用于深部肿瘤的热疗。微波热疗的优点是无脂肪过热，热疗效率较好。缺点是热疗深度有限，金属性测温探针因微波干扰不能使用，增加了测温的有创性。

经皮穿刺微波凝固治疗（percutaneous microwave coagulation theropy，PMCT），也称微波消融治疗，是指通过针式电极在肿瘤内发射微波，治疗热量高度集中，靶区内组织完全受到破坏，而靶区外组织相对安全。血管壁受微波作用后，发生透壁性坏死，内皮细胞崩解，血管内血栓形成，并且可以导致坏死血管周围肿瘤组织进一步发生缺血坏死。微波热凝固杀灭癌细胞确切有效，而且有较强的止血效果，在肿瘤外科的应用已显示出良好的前景。但目前，利用微波治疗肿瘤尚有些问题值得探索。例如：无定型的固化时间、输出功率及温度标准，肿瘤微波固化后机体的免疫功能变化等问题，有待今后进一步研究及解决。

3. 射频热疗 低于 100 MHz 频率的电磁波称为射频，射频容性热疗是将热疗部位置于 2 个或多个对称的极板之间，形成以人体组织为介质的等效电容，通过在极板加射频，使射频电流通过人体组织产生焦耳热和介电损耗热。射频热疗优点是热疗深度比微波深，可用于治疗深部肿瘤，缺点是电场分布较发散，难以做到均匀热疗，易引起脂肪过热和疼痛。

射频消融（radiofrequency ablation，RFA）则是利用超声引导将特制带鞘针刺入病变部位，针尖的集束电极发出中度频率的射频波，激发组织细胞进行等离子震荡而发热，使治疗区域的温度达到 70℃以上，中央区域可达 100～120℃而使肿瘤细胞坏死，细胞膜脂质双层溶解，产生细胞热凝固性坏死。RFA 治疗肝肿瘤具有微创、安全可靠、疗效确切、价廉、住院时间短等优点，其一次性治疗最大毁损体积可达直径 3～5 cm 病灶，尤其适用于中小肝肿瘤的治疗。RFA 的微创特点为患者提供了接受多种治疗的条件。治疗后恢复期短，患者可以及时进行放疗或化疗。对于晚期不能手术治疗的患者，RFA 治疗可以减少患者痛苦，提高生活质量和生存率。对于一些小肝癌的治疗，目前 RFA 已经可以达到与手术切除相近的疗效。然而 RFA 治疗后不能完全避免肿瘤残留、对大血管的影响等仍是亟待解决的问题。

4. 磁介导热疗治疗 磁介导热疗治疗（magnetic mediated hyperthermia，MMH）是在射频感应热疗技术的基础上发展起来的肿瘤热疗新技术，它是通过各种方法使磁性热介质适形精确分布于肿瘤组织中，并置于交变磁场中，热介质因为感应涡流、磁滞损耗、奈尔松弛等机制而产热，这些热量便传递到周围的肿瘤组织，通过控制各种加热参数，使治疗区域达到所需要的治疗温度从而杀灭肿瘤。该热疗技术能加大肿瘤与周围正常组织的温差，大幅提高局部热疗的治疗效果，减轻患者在治疗过程中因正常组织过度加热而引起的并发症，有望克服目前常规热疗治疗方法的各种缺点，在肿瘤治疗中拥有较好的应用前景。

磁介导热疗的分类：根据磁材导入的途径不同，Moroz P 等将磁介导热疗治疗分为四类：①动脉栓塞热疗（arterial embolization hyperthermia，AEH），将癌的供血动脉作为磁介质进入癌组织的通道；②直接注射热疗（direct injection hyperthermia，DIH），将磁介质直接通过注射器注射到癌灶；③细胞内热疗（intracellular hyperthermia，IH），利用癌细胞对磁介质的吸收作用。IH 与 AEH 和 DIH 的区别是后者的磁材位于血管内或细胞外；④组织间植入热疗（interstitial implant hyperthermia，IIH），将热籽植入肿瘤区域，在交变磁场中热籽产热。磁介质按照颗粒大小可分为三个级别：毫米级、微米级和纳米级。目前研究较多的主要有：①磁流体（magnetic fluid，MF），MF 的磁核多采用粒径由数纳米到几百纳米不等的铁氧化物（Fe_2O_3、Fe_3O_4 等）磁液或磁粉，常用聚合物或吸附剂包裹；②磁性脂质体（magnetoliposomes，ML），磷脂对磁粒有很强的吸附作用，脂质体还可携带多种化疗药物；③热籽（thermoseed），常用 Ni-Cu、Ni-Pd、Ni-Si、Pb-Co 等合金制成，可根据需要制成不同大小及形状。热籽具有温度自调节功能，当达到温度居里点后，就失去磁性和升温作用。

磁介导热疗具有靶向性，不仅可应用于浅表的肿瘤，同时也适用于深部肿瘤。此外，只要磁介质在靶区停留，就可反复置于交变磁场下加热。同样磁介导热疗可与肿瘤的介入治疗、放疗、化疗联合应用。

目前，磁介导热疗的体外实验及动物实验研究已经取得了令人鼓舞的效果，热籽感应热疗已经进行了一些临床试验，最近，德国研究者又报道了磁流体热疗的临床试验，其他国家，如美国、日本、澳大利亚、中国的研究者也在进行大量的实验研究，磁介导热疗治疗的研究进入了一个关键时期。德国已推出适用于人体的电磁场样机，并准备利用该设备进行更大规模的临床试验，国内清华大学、上海交通大学、东南大学也进行了多年的研究，其中清华大学工程物理系已经推出了交变磁场样机，并正在进行Ⅰ期临床试验。

（二）传统热疗与其他治疗方法的联合应用

目前应用于临床的治疗方案多为热疗加放疗（hyperthermia and radiation，HR）、热疗加化疗（hyperthermia and chemotherapy，HC）、热疗加放化疗（（hyperthermia and radiochemotherapy，HRC）。

1. 热疗加放疗 在临床研究中采用最多的联合方案是放疗加热疗，由于浅表的肿

瘤容易达到治疗温度、进行测温以及观察疗效，所以早期的研究多从浅表肿瘤开始的。Overgaard 对多组浅表肿瘤放疗加热疗与单纯放疗的研究结果进行了总结，发现尽管热疗不同，放疗的方案也有所不同，温度分布也还不能令人满意，但疗效却很一致。根据 Overgaard 的总结，单纯热疗的完全缓解率为 15%，单纯放疗为 35%，放疗加热疗为 70 %。放疗加热疗的临床结果明显优于其他组，尤其是对复发再放疗的患者，可以减少放疗剂量。与单纯放疗相比，放疗加热疗没有加重对正常组织的损伤。常见的热疗副作用为皮肤灼伤和水泡，发生率为 10%～15%。在这些临床研究中，没有加重放疗晚期反应的现象发生。

尽管深部肿瘤热疗不容易获得较均匀的热量

分布，但是许多临床研究已表现出了明显的疗效。深部肿瘤热疗多采用对机体有较强的穿透能力的射频电容式加热和超声加热。日本的 Karasawa 等报道了 19 例非小细胞肺癌热疗加放疗前瞻性研究的临床结果。19 例患者中ⅢA 10 例，ⅢB 9 例，同期放疗的 30 例非小细胞肺癌作为对照组。热疗使用 Thermotron-RF8 两电容射频治疗机，胸廓前后放置一对带有循环冷却水水囊的电极。热疗于放疗结束后即刻进行，每周治疗两次，每次治疗 45～60 分钟。根治性治疗的患者平均热疗 8.0 次，术前者平均热疗 6.7 次。放疗采用常规治疗方案，2Gy/次，10 例根治性放疗平均总量为 62.9 Gy，9 例行术前放疗平均总量为 40.6 Gy。结果表明，热疗加放疗组 CR 5 例（26 %），PR 13 例（68.4%），NC 1 例（5.3%），对照组 PR 21 例（70 %），NC 9 例（30%），3 年原发灶无复发率治疗组和对照组分别为 73%和 20%（$P<0.01$），3 年生存率两组分别为 37%和 6.7 %（$P<0.01$）。

大量的生物实验结果证明放疗和热疗同时进行，所获得的临床效果最佳。两者同时使用时 TGF 可增加到 2.5。近年来，一些关于热疗和放疗同时进行的研究陆续报道。日本一个多中心协作组报道了腔内热疗和近距离照射同时进行治疗晚期食道癌的临床Ⅰ/Ⅱ期研究结果。治疗方案为外照射 50～60 Gy 结束后开始腔内热疗，表面温度达 42.5 ℃，维持 30 分钟。腔内放疗于热疗开始后 15 分钟进行，4～6 Gy/次，1～2 次/周，总量 8～18 Gy。66 例食管癌患者进入研究，其中Ⅰ期 11 例，Ⅱ期 27 例，Ⅲ期 28 例。结果：4 年存活率Ⅰ期为 71%，Ⅱ期为 47%。Ⅲ期为 25%。9 例患者出现放射所致食道溃疡，2 例发生食管穿孔，发病率为 17%。腔内热疗和近距离照射同时进行使患者的生存率得到提高，但是，并发症的发病率也相对的较高。也就是说，放疗和化疗同时进行，提高了对肿瘤的杀伤，也增加了对食道黏膜的损伤。

近些年来的实验研究结果表明，41 ℃的温和加热可以有效地杀死人类肿瘤细胞，而且可以产生放射增敏的作用。单独的热疗对肿瘤细胞的杀伤作用还不够有效，温和加热和低剂量率放疗相结合可以产生更大的修复抑制作用，而两者同时进行，可以获得最大的热增强比。最近一些温和加热的临床结果也陆续发表。Sakurai 首先做了 41℃的温和加热与低剂量率近距离放疗同时进行治疗复发性和较大肿瘤的报道。治疗 7 个浅表肿瘤平均最大直径为 8.6 cm，用微波加热 45～60 分钟，Tmin 为 41.5 ℃，总反应率为 85.7%（4CR，2PR，1NC）；8 个深部肿瘤平均最大直径为 7.0 cm，用射频加热 30～60 分钟，Tmin 为 40.7 ℃，总反应率为 100%（5CR，3PR）。热疗期间使用热电耦多点测温仪监测肿瘤内温度。近距离插植放射源使用 ^{137}Cs 或 ^{192}Ir，放疗总剂量为 42.9±3.2（S.E.）Gy。这组患者中有 55.6 %曾做过外放疗和/或近距离，温和加热与低剂量率近距离放疗使他们再次受益。表 3-10-1 为近些年一些放疗加热疗Ⅲ期临床研究结果的报告，大部分放疗加热疗组的结果都优于单纯放疗组。

表 3-10-1　放疗加热疗Ⅲ期临床研究结果

作者	肿瘤种类	患者数目	HT 种类	RT	RT+HT	$P<0.05$
Valdagni 等	头颈肿瘤	41	浅部	41% CR	83% CR	+
(1988，1994)	(局部肿瘤 N3)		(微波 280 MHz)	24% LRFS	68% LRFS	+
(前瞻随机)				0 OS (5 ys)	53% OS (5 ys)	+
Perez 等	头颈肿瘤	106	浅部	34% CR	34%CR	−
(1989，1991)	(浅表可测量)		(微波 915 MHz)			
RTOG 81-04						

续表

作者	肿瘤种类	患者数目	HT 种类	RT	RT+HT	$P<0.05$
（前瞻随机多中心）						
Datta 等	头颈肿瘤	65	浅部	32% CR	55% CR	+
（1990）	（未曾治疗过）		（微波 27～12 MHz）	19% DFS	33% DFS	+
（前瞻随机）				（1.5 ys）	（1.5 ys）	
Overgaars 等	黑色素瘤	70	浅部	35% CR	62% CR	+
（1995）	（皮肤转移或复发）		（各种技术）	28% LRFS	46% LRFS	+
ESHO-3				（5 ys）	（5 ys）	
（前瞻随机多中心）						
Vernon 等（1996）	乳腺癌（局部复发或	306	浅部	41% CR	59% CR	+
MRC/ESHO-5	不能手术的原发灶		（各种技术）	ca. 30% LRFS	ca. 50% LRFS	+
（随机多中心）				ca. 40% AS	ca. 40% AS	−
				（2 ys）	（2 ys）	
Van der Zee 等	直肠癌	143	深部	15% CR	21% CR	−
（2000）			（各种技术）	22% OS	13% OS	−
（前瞻随机多中心）				（3 ys）	（3 ys）	
	膀胱癌	101		51% CR	73% CR	+
	宫颈癌	114		57% CR	83% CR	+
				27% OS	51% OS	+
				（3 ys）	（3 ys）	
Emami 等	各种复发或	174	组织间	54% CR	57% CR	−
（1996）	进展性病灶		（300～2 450 MHz	34% OS	35% OS	
（前瞻随机多中心）			微波或射频）	（2 ys）	（2 ys）	
Snssd 等	脑胶质瘤	79	组织间	15% OS	31% OS	+
（1998）				（2 ys）	（2 ys）	

AS=（actuarial survival）实际存活率，CR=（complete remission）完全缓解，DFS=（disease free survival）无病存活，HT=（hyperthermia）热疗，LRFS=（local relapse free survival）局部无复发存活，OS=（overall survival）总存活率，RT=（radiotherapy）放疗

2. 热疗加化疗 对于晚期肿瘤或解剖位置不宜手术彻底切除的肿瘤，当其周围正常组织不能耐受根治性放射剂量所带来的放射性损伤时，热疗和化疗的结合就成为一种治疗的选择。加热可以增加化疗药物的效果，化疗药物的使用可以提高局部控制率，以及预防远处转移的发生。

Kakehi 等报道了日本 7 个肿瘤治疗中心深部热疗配合放疗和化疗的临床结果，其中 33 例晚期胃癌和 22 例晚期胰腺癌均采用射频深部热疗，配合丝裂霉素和 5-Fu 化疗。治疗后晚期胃癌患者中 CR 3 例，PR 10 例，食欲减退、腹痛、腹水、胃肠出血、恶心呕吐等症状改善者占 66%。晚期胰腺癌中 CR 3 例，PR 5 例。3 年随访中发现，2 例患者无病存活超过 30 个月，另外 4 例存活的患者肿瘤没有增长。Falk 等报道 77 例不能切除的胰腺癌局部区域热疗同时加丝裂霉素和 5-Fu 化疗以及免疫刺激治疗，一年生存率达到 27.3%。Takahashi 等报道了为预防直肠癌术复发，开展直肠癌术中盆腔热化疗（intraoperative pelvic hyperthermo-chemotherapy，IOPHC）技术的结果：27 例患

者直肠癌切除后，即刻在盆腔内注入45℃，含有丝裂霉素（40 mg/ml）的生理盐水，并保持90分钟。另外有35例患者作为同期对照。结果显示IOPHC组局部复发率为11.1%，对照组为37.1%，两组的肝、肺转移率无差别。（表3-10-2）

表3-10-2 热疗加化疗临床研究结果

作者	肿瘤种类	患者数目	加热类型	化疗方案	结果
Li等（1987）（Ⅱ期临床）	食道癌	32	局部（腔内MW）	CDDP+Bleo+Cyc	8CR/13PR（65% RR）
Sugimachi等（1994）（Ⅲ期临床）	食道癌（术前）	20	局部（腔内）	CDDP+Bleo	1CR/5PR/4MR（50% RR）FHR（41.2%）
		20	对照	CDDP+Bleo	0CR/5PR/0MR（25% RR）FHR（18.8%）
Kakehi等（1990）（Ⅱ期临床）	胃癌	33	RHT/Thermotron	Mitomycin+5Fu	3CR/10PR（39% RR）
	胰腺癌	22	8 MHz	Mitomycin+5 Fu	3CR/5PR（36% RR）
Falk等（1986）（Ⅱ期临床）	胰腺癌	77	RHT 13.5 MHz	Mitomycin+5Fu± immunostimulation	OS：27.3%（1 y）
Issels等（1990，1991）（Ⅱ期临床）	肉瘤（曾行化疗）	38	RHT/BSD1000 60～110 MHz	VP16+IFO	6pCR/4PR/4FHR（37% RR）
Issels等（1993，1998）（Ⅱ期临床）	软组织肉瘤	59	RHT/BSD2000 80-110 MHz	VP16+IFO+ADR	1CR/ 6pCR/8PR/13MR（47% RR）OS：46% 5 ys
Eggermont等（1996）（Ⅱ期临床）	软组织肉瘤	55	ILP+HT	TNF+IFN+L-PAM	10CR/35PR（82% RR）
Wiedemann等（1996）（Ⅱ期临床）	肉瘤	12	WBH	IFO+CBDCA+VP16	7PR（58% RR）
Romamowski等（1993）（Ⅱ期临床）	儿童肉瘤	34	RHT/BSD2000 80-110 MHz	VP16+IFO+ CBDCA	12NED/7CR 7～64月
Wessalowski等（1998）（Ⅱ期临床）	儿童非睾丸精原细胞瘤	10	RHT/ BSD2000 80～110 MHz	CDDP+VP16+IFO（=PEI）	5CR/2PR（70% RR）
Rietbroek等（1997）（Ⅱ期临床）	宫颈癌（复发）	23	RHT/arry-system 70 MHz	CDDP（weekly）	2pCR/1CR/9PR（52% RR）

IHP=（intraperitoneal hyperthermic perfusion）腹膜内热灌注，WBH=（whole body hyperthermia）全身热疗，5Fu=5-fluorouracil，VP16=etoposide，IFO=ifosfamide，ADR=adriamycin=Doxorubicin，CDDP=Cisplatin，CBDCA=Carboplatin，Bleo=Bleomycin，L-PAM=Melphalan，TNF=tumuor necrosis factor-α，IFN=interferon-γ，*P*=（pathohistological）病理组织学的，RR=（response rate）反应率，CR=（comlete remission）完全缓解，PR=（partial remission）部分缓解，MR=（minor response）较小反应，FHR=（favourable histological response>75%）>75%的肿瘤细胞有良好的组织学反应，LR=（local recurrence）局部复发，NED=（no evidence of disease）无瘤

3. 热疗、放疗和化疗联合应用 临床研究表明，热疗、放疗和化疗的联合应用是有效并且可行的。Kitamura 报道了食道癌术前热疗联合化、放疗的临床结果。66 例患者随机分为两个治疗组，32 例为射频局部热疗联合化疗、放疗组（hyperthermo-chemoradiotherapy，HCR），其余 34 例为化疗、放疗组（chemoradiotherapy，CR）。热疗 2 次/周，每次 30 分钟，共 6 次，温度 42.5～ 44.0 ℃；放疗在 3 周内给予 30 Gy；化疗用博来霉素 30 mg，每周 2 次，或顺铂 150 mg 每周 1 次；治疗完成后 7～10 天进行手术。术后的组织病理学报告表明，HCR 组有 8 个患者（25%）在 5mm 宽的手术标本病理切片上，没有见到可存活的癌细胞，而 CR 组仅有 2 个（5.9%）（$P<0.05$）。3 年存活率两组分别为 50.4% 和 24.2%。前瞻性的研究结果表明，对于晚期食道癌热疗联合化疗、放疗可以提高局控率，改善长期存活率。

国内不少三联治疗的临床Ⅱ/Ⅲ期研究都显示了令人鼓舞的结果。河南省肿瘤医院报道了 23 例食道癌用腔内微波热疗联合博来霉素、顺铂化疗和放疗使有效率达到 94%，2 年生存率为 48%，并且没有严重的不良反应发生。其他不少作者也报道了相似的治疗结果。

热-放-化三联治疗的设计是应用热疗、放疗和化疗各自不同的机制共同发挥最大的细胞杀伤作用。虽然加入化疗药物，使毒性作用增加，但是患者仍然可以耐受。RT＋HT＋CT 是否明显优于 RT＋HT，还需要大量的前瞻性随机临床研究来证明。

二、全身热疗

局部热疗在临床发展较快，其对局部肿瘤的疗效已获得了充分的肯定。但是，对于已经发生远处多发转移的或将要出现远处多发转移的晚期患者，局部热疗则无能为力，而全身热疗（WBH）正在这一方面显示出其独到之处。

（一）全身热疗方法

1. 体表热疗

（1）蜡浴法：将患者置于 50 ℃的石蜡液体中，石蜡接触到温度较低的身体后，在体表凝固。循环血液将热带走，体温逐渐升高。此法目前已很少使用。

（2）电热毯法：利用电热毯包裹身体，在全麻下逐渐将体温升至 41～44 ℃。

（3）温水辐射法：在辐射热疗仓（2.0 m×0.9 m）内，仓壁安置有循环热水的铜管，利用热源的直接辐射作用对体表热疗。仓壁温度可达 70 ℃，体表温度可达 42 ℃。热疗温度的调节是依靠移动可活动的仓壁加减患者直接被辐射的面积来实现的。这种方法升温快，不良反应小，可不用麻醉剂，仅用镇静剂即可。据报道，它对机体的正常生理功能影响很少。

（4）吸入热气法：采用全身麻醉，吸入 53～60 ℃的热空气，同时在热疗床下放置微波热源，进行 1～2 cm 的表皮下热疗。

（5）红外线微波法：是目前被认为较实用的方法。利用热疗床上下的红外线辐射体表进行热疗。其操作比较简单，但升温慢，诱导期长（＞70 min），整个热疗时间约需 4 小时。

（6）微波热疗法：利用一个微波热疗探头，将全身的温度提升到 40 ℃，肿瘤局部温度可维持在 41～43 ℃。采用 HUR 915 微波治疗机，最大功率为 900W，特制辐射器的有效热疗面积大于 16 cm×16 cm，探头远离皮肤达 25 cm。由于微波辐射器的有效热疗面积比较大，可以达到均匀热疗的目的，从而有可能实现区域或全身热疗的目的。

2. 体外循环血液热疗法 利用手术的方法将某一动静脉短路，与体外循环机及热交换器连接。借助热交换器把动脉血液加温到 43～45 ℃后回送到静脉。体温可在 1 小时左右上升到41.8 ℃。

体表热疗法适于短期热疗，体温上升慢，诱导期长，操作比较容易，但皮肤温度高，内脏温度低，有皮肤烧伤的可能，一般需要给患者做隔热处理。体外循环血液热疗法加温速度快，副作用为血管内凝血、血栓。

（二）全身热疗的临床应用

全身热疗（WBH）可使部分晚期癌症患者病情得到缓解，甚至可以取得 CR 的结果。此外，

WBH已也经成为治疗与AIDS相关的Kaposi肉瘤的有效方法。WBH虽然可以作为一种治疗手段单独使用，但是在临床上多与化疗和/或局部热疗联合应用。

1994年德国Steinhausen报道了利用全身红外线热疗机对103例患者进行全身热疗的结果。患者分别为乳腺癌、结直肠癌、宫颈癌、卵巢癌、黑色素瘤、前列腺癌、淋巴瘤和肉瘤，均为晚期患者。治疗在心电、血压、血气和心率的严密监视和控制下进行，同时吸入高浓度氧，静脉输入电解质和高浓度葡萄糖，并在皮肤和直肠内放置测温探头。治疗温度达到41.8～42 ℃，患者均显示了良好的耐受能力，全身热疗并未明显增加毒性反应，有效率比普通的治疗方法提高了50%。

1994—1996年Wiendemann等报道了两组化疗与全身热疗联合应用治疗难治性肉瘤和恶性畸胎瘤的结果。这些病例均被证明其他治疗复发无效。热疗采用体外循环的方法，温度达到41.5 ℃，持续60分钟。每周一次进行热疗加化疗，连续进行3周。联合应用异环磷酰胺和卡铂的19例患者中，7例获得PR，8例为NC，4例为PD，疼痛的缓解率为50%。联合应用异环磷酰胺、VP-16和卡铂的12例患者中7例获得PR，3例为NC，2例为PD。临床结果显示患者对全身热疗加化疗有良好的耐受能力，并能取得令人鼓舞的治疗结果。

1997年美国威斯康新大学的学者报道了16例难治性恶性肿瘤利用氮芥合并全身热疗治疗的结果。热疗采用高温水辐射法，温度为41.8 ℃，持续60分钟。第1周全部16例全身热疗，随后随机分成两组，第1组于第2周单独使用氮芥，第5周氮芥加全身热疗，第2组采用相反的治疗顺序。氮芥分4个剂量组，分别为10 mg/m^2（n=3）、15 mg/m^2（n=3）、17.5 mg/m^2（n=6）、20 mg/m^2（n=4）。结果发现：毒性作用随着氮芥剂量浓度的增加而加大，20 mg/m^{2}剂量组的4例患者均出现4级骨髓抑制，在17.5 mg/m^{2}剂量组，有2/6例患者出现3级骨髓抑制，而在10和15 mg/m^{2}剂量组的患者中没有发现明显的骨髓抑制发生。16例患者中，1例胰腺癌（10 mg/m^2）的患者获得CR，2例黑色素瘤获PR，5例临床症状和检验有改善。由此认为氮芥合并41.8 ℃全身热疗是可以很好耐受的。根据近年来的临床报道，全身热疗对于晚期肿瘤有一定的疗效。但是各家报道的结果并不一致，阻碍了这项技术的发展。提高疗效的关键问题是热疗设备的改良，可以从新热源的选择和开发、完善机体器官和各系统的保护装置、减少热疗的诱导时间、加快热疗后的机体恢复等方面进行改进。

第三节　热疗的问题及展望

热疗作为肿瘤综合治疗的一个重要手段，在临床上越来越引起人们的重视。在与放疗、化疗或其他治疗手段的联合应用中，热疗的作用是毋庸置疑的。目前关于热疗的研究，特别是基础领域的研究虽取得了显著的进展，但是，当前有关热疗的确切的生物学机制尚不很清楚，文献中也常有不一致的结论。相对于生物学研究，热疗的工程学研究更为滞后。现有的热疗设备虽在不断更新换代但仍不成熟，尚存在很多问题，而这些问题的存在制约了热疗的发展。比如，如何完善无创性肿瘤内测温技术及解决深部肿瘤加热的受限性问题等。有鉴于此，肿瘤热疗的未来研究方向，一方面应是分子机制的研究，另一方面则是肿瘤热疗技术的创新。肿瘤热疗技术将向以下几个方向发展：

1. 发展靶向热疗技术　传统热疗技术对热疗的靶区是没有特异性的，肿瘤与正常组织一同被加温到人体可以耐受的程度，所以温度不可能太高，作用有限。靶向或三维适形热疗是今后热疗技术的发展方向。

2. 适当提高治疗温度　由于传统热疗的温度不可能太高，如果能够实现靶向热疗的话，治疗温度可以提高，局部效果应该更加明显。但是，什么是肿瘤热疗的最佳温度值得研究，理想的温度是抑制和破坏肿瘤细胞的生长，激发人体的主动免疫，保护周围正常组织的结构和功能。

3. 数字化控制治疗条件　目前消融热疗和传统热疗的治疗条件可控性很低，更加谈不上数字化控制，因此现代技术的发展，为热疗发展提供了很好的技术条件，只有在热疗条件可控制的情况下，才可能实现不同肿瘤、不同部位、不同组织的个体化治疗。

4. 无创测温技术 近年测温技术的研究也有一些突破，例如磁共振的组织温度测量和超声温度的测定。但是离实用仍然有一段距离。简单、实用、廉价的无创测温技术是肿瘤热疗技术所期待的。

（肖绍文 王 晖 夏启胜 朱京丽 唐劲天）

第十一章　肿瘤放射治疗与免疫治疗

过去十年里，癌症患者治疗方案的选择范围发生了巨大的变化。我们在继续深入探索传统治疗方式（手术、化疗、放疗）的同时，也认识到其他新型治疗方式的重要性。随着对肿瘤发生相关驱动基因（Driver gene）及免疫检查点（Immune checkpoint）的认识，加上这些特定靶点抑制剂研发工作的开展，靶向治疗（Targeted therapy）及免疫治疗（Immunotherapy）的发展日新月异，而放疗与靶向治疗、免疫治疗的联合在肿瘤治疗上也取得了令人关注的效果。关于靶向治疗会在相应章节介绍，本章介绍肿瘤免疫治疗的机制和相关临床试验，以及放射治疗与免疫治疗协同作用的相关研究。

第一节　抗肿瘤免疫应答反应的机制

肿瘤的发生发展时刻伴随着肿瘤细胞与免疫系统之间的相互作用。免疫系统既具有抑制肿瘤发生发展的作用，也可以导致肿瘤细胞产生免疫耐受，这个过程称之为肿瘤的免疫编辑（Cancer immunoediting），包括称为“3e”的三个阶段：

1. 免疫清除（Elimination）阶段　固有免疫（innate immune）和适应性免疫（Adaptive immune）共同作用，在肿瘤细胞发生之初就监测到其存在，在形成临床可见肿瘤病灶之前就将其清除。肿瘤细胞表面表达 MICA/B 等蛋白，激活固有免疫对肿瘤的杀伤作用；干扰素等细胞因子和 HMGB1 等蛋白活化树突状细胞（dendritic cell，DC）进行抗原递呈，进而激活适应性免疫，效应 T 细胞扩增并清除肿瘤细胞。

2. 免疫平衡（Equilibrium）阶段　如果肿瘤细胞未能完全被清除，部分存活下来的肿瘤细胞进入此阶段，存活下来的肿瘤细胞在 $CD4^+$ $CD8^+$ T 细胞及 IL-12、IFN-γ 等细胞因子的作用下，进入休眠状态，这个过程是由适应性免疫调控的。在这个阶段，肿瘤的免疫原性发生编辑。

3. 免疫逃逸（escape）阶段　在免疫选择的过程中，部分基因组不稳定的肿瘤细胞基因突变，免疫原性降低或对免疫系统的细胞毒性产生耐受的肿瘤细胞被选择下来。肿瘤细胞还分泌 VEGF、TGF-beta、galectin，IDO 等免疫抑制的细胞因子，并招募调节性 T 细胞（regulatory T cell，Treg）、髓系抑制细胞（myeloid-derived suppressor cell，MDSC）等细胞，抑制免疫功能对肿瘤细胞的攻击，肿瘤细胞增殖，形成临床可见的肿瘤病灶。

虽然肿瘤相关抗原的丢失是导致免疫逃逸的主要原因，肿瘤细胞仍有多种途径产生新抗原（neoantigen），例如肿瘤细胞的基因组不稳定性、肿瘤细胞原发性坏死、放疗、化疗、靶向药物的治疗等。除了抗原外，在细胞应激、缺氧、营养物质枯竭和创伤的环境中，死亡的肿瘤细胞也可以释放多种免疫原性的分子，亦称风险相关分子模式（danger-associated molecular patterns，DAMPs）。这些分子可以与细胞表面或细胞内受体（例如 toll 样受体，toll-like-receptor，TLR）结合，从而触发固有免疫反应。此外，肿瘤微环境中的特异性抗原递呈细胞（antigen-presenting cells，APCs，例如 DC）可以吞噬死亡的肿瘤细胞和可溶性抗原。DC 经历成熟化过程，然后迁移进入二级淋巴器官，并在淋巴器官中将加工过的肿瘤抗原以多肽的形式呈递给不同类型的主要组织相容性复合体（major histocompatibility complex，MHC），例如将肿瘤抗原呈递给Ⅰ类 MHC 分子从而激活 $CD4^+$ T 细胞，将肿瘤抗原呈递给Ⅱ类 MHC 分子从而激活 $CD8^+$ T 细胞。此外 T 细胞激活还设置了二级信号识别系统，一种由共刺激分子（costimulatory molecule）介导的信号通路。在 T 细胞受体/配体结合的同时，树突细胞表面的 B7.1 共刺激分子与 T 细胞表面的 CD28 结合，辅助调控 T 细胞的分化、增殖和细胞因子分泌过程，并抑制 T 细胞的凋亡。在缺乏共刺激信号的情况下，受体/配体结合后 T 细胞没有反应应答，这可能是保护机制，从而避免诱发自体反应性 T 细胞和自身免疫（Autoimmunity）。一旦激活，T 细胞可以循着局部趋化因子的浓度梯度迁移到肿瘤微环境中。T 细胞到达肿瘤细胞附近后，T 细胞受体可以通过 Ⅰ 型 MHC-多肽复合物识别肿瘤细胞表面的同源抗原。T 细胞可以释放细胞毒性因子（例如颗粒酶 B 和穿孔素），这些细胞毒性因子可以调控肿瘤细胞的直接溶解。有些肿瘤的微环境中存在大量的激活型效应淋巴细胞（effector lymphocytes），这些肿瘤一般有较好的预后，而且对免疫治疗有较好的治疗响应，这些证据很好的验证了上述观点。

肿瘤细胞一方面可以激活免疫应答反应，同时还可以表达抑制性的受体（例如 Fas 配体或程序性死亡配体），这些受体可以抑制浸润性 T 淋巴细胞（tumor infiltrated T cells）的活性。此外，有研究报道肿瘤微环境会聚集大量的抑制性免疫细胞，例如 Treg、肿瘤相关巨噬细胞（tumor associated macrophages，TAMs）、MDSC 等，这些免疫细胞可以抑制激活型效应 T 细胞的活性。

第二节 肿瘤免疫治疗的机制和相关药物

有效的肿瘤免疫治疗策略旨在促进机体抗肿瘤免疫应答反应，解除免疫抑制作用。常见的免疫治疗手段包括：细胞因子（可以促进树突细胞成熟和 T 细胞分化）、检查点抑制剂（checkpoint inhibitors）（可以预防 T 细胞无响应）、toll 样受体激动剂、溶瘤病毒（oncolytic viruses）（可以诱导坏死肿瘤细胞死亡、释放 DAMPs、激活系统性自体免疫）、原生 T 细胞和转基因 T 细胞的过继转移（可以通过 T 细胞受体识别特异性肿瘤抗原）等。研究最成熟的肿瘤免疫治疗药物为检查点抑制剂。

临床上获得 FDA 批准的检查点抑制剂包括两大类：CTLA-4 抗体 Ipilimumab 以及两种 PD-1 抗体 Pembrolizumab 和 Nivolumab。最早的应用及疗效获得认可均是在黑色素瘤中开展的，结果显示了较传统治疗方案更高的缓解率和更长的生存期。之后研究者相继开展了检查点抑制剂在其他多种实体肿瘤中的应用。

1. CTLA-4 单抗 T 细胞的激活是一个复杂的调控过程。一方面，抗原递呈细胞（antigen presenting cells，APCs）上的结合有抗原的 MHC 分子与 T 细胞受体（T cell receptor，TCR）结合，同时 APC 上的 B7 分子与 T 细胞上的 CD28 结合，进而导致 T 细胞被激活；另一方面，也存在对 T 细胞负向调控的机制，表达于 T 细胞表面的细胞毒性 T 淋巴细胞抗原-4（cytotoxic T lymphocyte antigen-4，CTLA-4）与 B7 有更高的亲和性，竞争性地与 B7 结合，抑制 CD28 与 B7 结合产生的共刺激信号，抑制 T 细胞的活化。因此，利用 CTLA-4 抗体阻断 CTLA-4 与 B7 的结合，解除其对 T 细胞的抑制，使 T 细胞发挥抗肿瘤免疫作用。

Ipilimumab 是人 CTLA-4 的单克隆抗体，首先在恶性黑色素瘤上显示出良好的疗效。2010 年发表在新英格兰医学杂志上的 Ⅲ 期随机对照临床试验 NCT00094653 结果显示，对于不可手术的、既往治疗进展的 Ⅲ 至 Ⅳ 期恶性黑色素瘤，Ipilimumab 组中位生存期 10.1 个月，显著优于对照组的 6.4 个月［N Engl J Med. 2010，363（8）：711-723］。另一项 Ⅲ 期随机对照临床试验 NCT00324155 结果显示，对于未经治疗的转移性恶性黑色素瘤，Ipilumumab 联合达卡巴嗪优于达卡巴嗪单药，总生存显著提高（中位生存期 11.2 个月 vs. 9.1 个月，一年生存率 47.3% vs. 36.3%，两年生存率 28.5% vs. 17.9%，三年生存率 20.8% vs. 12.2%）。Ipilumumab 的主要副作用是转氨酶升高和消化道反应，上述两个临床试验中 Ipilimumab 组的 3 至 4 级副反应显著高于对照组，但给予对症治疗可以控制［N Engl J Med. 2011，364（26）：2517-2526］。2011 年 Ipilimumab 被美国 FDA 批准用于恶性黑色素瘤的治疗。

Ipilimumab 用于治疗肺癌、前列腺癌等恶性肿瘤的临床试验也在进行当中。一项入组 204 例 Ⅲ期/Ⅳ期未接受过化疗的非小细胞肺癌患者的随机多中心 Ⅱ 期临床试验结果显示，Ipilimumab 联合紫杉醇与卡铂序贯治疗方案可提高患者免疫相关性无进展生存期（immune-related progression-free survival，irPFS）及 PFS 。一项Ⅲ期随机对照Ⅲ期临床试验（NCT00861614）入组了接受多西他赛治疗病情进展并出现骨转移的去势抵抗性前列腺癌患者，接收骨病灶的放疗之后给予 Ipilimumab 或安慰剂治疗，结果显示 Ipilimumab 并未提高总生存，但进一步的分析显示 Ipilimumab 对于提高 PFS、降低风险比（hazard ratio，HR）有一定作用，并且对于预后较好的患者可能效果更好［N Engl J Med. 2015，373（1）：23-34］。Ipilimumab 在其他恶性肿瘤中的应用还需要更多临床试验结果的支持。

2. PD-1/PD-L1 单抗　PD-1 在活化的 T 细胞表面表达，另外 NK 细胞、B 细胞也有表达，其配体包括 PD-L1（B7-H1）和 PD-L2（B7-DC）。PD-L1 在 IFN-γ 等促炎症因子的诱导下造血、内皮、上皮等多种细胞表面表达上调，而 PD-L2 在 IL-4 等促炎症因子的诱导下在 DC 和巨噬细胞表达上调。在炎症组织中，PD-1 与其配体的结合可以导致 T 细胞失能，阻止 T 细胞破坏临近的组织。肿瘤组织中浸润的淋巴细胞表面有 PD-1 的表达，而在肿瘤细胞中往往也存在 PD-L1 的上调（淋巴系统的恶性肿瘤多上调表达 PD-L2），抑制了 T 细胞的抗肿瘤免疫反应。因此，PD-1 抗体可以通过阻断 T 细胞表面 PD-1 与其配体 PD-L1 或 PD-L2 的结合，解除其抑制活化的 T 细胞的作用，进而使 T 细胞发挥其杀伤肿瘤的作用。

目前美国 FDA 批准的 PD-1 抗体有两种：Pembrolizumab 和 Nivolumab。Nivolumab 的Ⅰ期临床试验的结果显示，在晚期恶性黑色素瘤、非小细胞肺癌、肾癌中有 18%～28%的有效率，并且其疗效与肿瘤组织中 PD-L1 的表达相关。在接下来的多个Ⅲ期随机对照临床试验中，Nivolumab 都显示出了很好的疗效。NCT01721772 研究比较 Nivolumab 和达卡巴嗪在无 BRAF 突变的未经治疗的恶性黑色素瘤患者中的疗效，Nivolumab 在一年生存率（72.9% vs. 42.1%）、无进展生存（5.1 个月 vs. 2.2 个月）、客观有效率（40% vs. 13.9%）都显著高于达卡巴嗪组，并且副反应更低，显示出巨大的优势；值得注意的是，在 Nivolumab 治疗部分或完全缓解的患者中有 80%的患者疗效可以维持一年以上；肿瘤中 PD-L1 阳性的患者比 PD-L1 阴性患者客观有效率更高，但是在两个亚组中 Nivolumab 的客观有效率都高于达卡巴嗪［N Engl J Med. 2015，372（4）：320-330］。CheckMate037 研究（NCT01721746）比较在接受 Ipilimumab 治疗后病情进展的不可手术或转移性黑色素瘤患者中使用 Nivolumab 或化疗，结果显示 Nivolumab 组客观有效率 31.7%，显著高于化疗组的 10.6%，并且毒副作用更低［Lancet Oncol. 2015，16（4）：375-384］。

肺癌方面，NCT01642004 研究比较在接受过含铂一线治疗的ⅢB 至Ⅳ期肺鳞癌患者中 Nivolumab 与多西他赛的疗效，Nivolumab 组的总生存（中位生存期 9.2 个月 vs. 7.3 个月，一年生存率 42% vs. 24%）、有效率（20% vs. 9%）、中位无进展生存（3.5 个月 vs. 2.8 个月）都显著优于多西他赛组，3 至 4 级副反应（7% vs. 55%）显著低于多西他赛组；与前面提到的黑色素瘤中的结果不同的是，此研究中 PD-L1 在肿瘤组织中的表达与否并不能作为预测 Nivolumab 疗效的指标。而在 Pembrolizumab 治疗晚期非小细胞肺癌的Ⅰ期临床试验（NCT01295827）中，客观有效率 19.4%，中位生存期 12.0 个月，中位无进展生存 3.7 个月；在 50%以上肿瘤细胞表达 PD-L1 的患者中，Pembrolizumab 疗效更好，客观有效率 45.2%，中位无进展生存 6.3 个月，中位生存期未达到。PD-1 单抗对于晚期非小细胞肺癌的疗效和安全性良好。

PD-L1 单抗也是一种免疫检查点抑制剂，可以作为肿瘤免疫治疗的药物。Ⅰ期临床试验中在非小细胞肺癌、恶性黑色素瘤、肾癌中有一定的疗效，并且在有效的患者中疗效维持的时间较长。其疗效和安全性还需要在更大规模的临床试验中验证。

PD-1 单抗与 CTLA-4 单抗联用是否能够获得更好的疗效呢？CheckMate067 随机对照Ⅲ期临床研究（NCT01844505）中比较未经治疗的恶性黑色素瘤患者给予 PD-1 单抗或 CTLA-4 单抗或两药联合，亚组分析显示，在肿瘤组织 PD-L1 阳性的患者中，联用的客观有效率高于单药，但无进展生存与 PD-1 抗体单药类似，都显著高于 CTLA-4

抗体单药；而在肿瘤组织 PD-L1 阴性的患者中，联用的客观有效率和无进展生存高于两个单药组。

免疫检查点抑制剂药物在肿瘤的免疫治疗中显示出了良好的前景，而如何提高其有效率则成为研究人员关注的热点之一。

第三节 放射治疗对免疫的影响以及放疗联合免疫治疗的应用前景

传统观点认为射线通过破坏 DNA 双链（直接作用）及释放活性氧自由基（间接作用）杀伤肿瘤细胞，在肿瘤的治疗中主要是起到局部治疗的作用。最近越来越多的研究和临床实践显示，放疗引发的机体抗肿瘤免疫应答反应也发挥重要作用，且已有诸多基础研究表明大剂量分割方案的照射（立体定向放射治疗，stereotactic body radiotherapy，SBRT）可激发肿瘤的促免疫原性反应，更有效地激活机体抗肿瘤免疫应答反应。

值得注意的是，有报道发现对局部的病灶进行放疗，照射野范围之外的转移性病灶有部分或完全的缓解，即所谓的“远位效应”（abscopal effect）的发生。Postow 等发现黑色素瘤患者接受 CTLA-4 单抗 Ipilimumab 10mg/kg q3w 治疗时病灶缓慢进展，病情进展后给予脊柱旁病灶 9.5Gy×3f 照射，治疗后未接受照射的肺门旁淋巴结和脾脏转移灶也相继缩小。Stamell 等也报道了类似的病例。放疗可能通过激活机体抗肿瘤免疫应答反应，起到对转移性肿瘤的抑制作用。因此，放疗联合免疫治疗也受到了越来越多的关注。

放疗引发的机体抗肿瘤免疫应答主要有一下几方面的机制：

1. 产生新抗原 肿瘤新抗原的产生对于机体抗肿瘤免疫非常重要，在非小细胞肺癌的研究中显示，肿瘤中非同义突变多的患者具有更多的新抗原，更能从 PD-1 抗体治疗中获益。而对肿瘤的局部放疗，可引起肿瘤细胞的免疫原性死亡（immunogenic cell death），产生新的肿瘤抗原，进而由 DC 递呈到肿瘤特异的效应 T 细胞，引起免疫系统介导的全身的抗肿瘤效应。

2. 调节细胞因子的释放 放疗提高 CXCL9、CXCL10、CXCL16 等趋化因子的水平，进而促进 $CD8^+$效应 T 细胞和 $CD4^+$ Ⅰ型辅助性 T 细胞（T-helper 1，Th1）的招募。放疗还可促进ⅠL-1β、TNF-α、Ⅰ型及Ⅱ型 IFN 等促炎症细胞因子的释放；

3. 提高肿瘤细胞对免疫细胞杀伤作用的敏感性 接受了亚致死剂量照射的肿瘤细胞本身发生一些变化，例如Ⅰ型 MHC 分子、黏附分子等分子的表达，促进其被效应 T 细胞所识别和杀伤。放疗还引起死亡受体 Fas、NKG2D 配体、热休克蛋白等蛋白的上调，进一步提高肿瘤细胞对免疫细胞杀伤作用的敏感性。

放疗对免疫的影响与剂量和分割方式相关，但目前对此仍缺乏一个确定的结论。Klug 等人研究发现，低剂量照射（2Gy）促进肿瘤微血管正常化，并可诱导巨噬细胞分化成 iNOS+的 M1 型巨噬细胞，协同 CTL 进行对肿瘤细胞的杀伤，并促进 TH1 趋化因子、抑制血管生成、免疫抑制、肿瘤生长相关因子的产生。Reits 等人研究发现，在 1～25Gy 范围内，照射剂量与胞内肽段库含量及细胞表面 MHC Ⅰ型复合物的表达呈正相关，而 MHC Ⅰ型复合物表达在照射后 48～72 小时达到最高，并可维持数天；照射后 0～4 小时细胞内蛋白质发生泛素化降解导致胞内肽段增多，接下来通过 mTOR 信号通路的介导，蛋白质合成增加，进而导致更多的肽段产生、抗原递呈和 T 细胞对照射后肿瘤细胞的识别和杀伤作用。在分割方式上，动物试验结果显示大剂量分割方案照射可更有效地控制肿瘤生长和下调抑制性的 Treg 细胞。Lugade 和 Lee 均证实单次分割（single large dose fractionated）的大剂量放疗方案（15Gy×1f 和 20Gy×1f）比寡分割（oligo-fractionated）放疗方案（3Gy×5f 和 5Gy×4f）更有效地抑制肿瘤生长和募集引流淋巴结中的 T 淋巴细胞。然而，另有几项荷瘤动物模型实验表明中间剂量分割（median dose fractionated）的寡分割方案而不是单次分割大剂量方案，显示出最佳的肿瘤控制作用，同时保持抑制性的 Treg 细胞低水平和效应性的 Tc 细胞高水平。Dewan 等人在小鼠乳腺癌模型上的研究发现，单次放疗（20Gy×1）或寡分割放疗（8Gy×3，6Gy×5）都在抑制局部肿瘤上效果类似，但都不能抑制远位肿瘤；而在联合 CTLA-4 抗体的情况下，寡分割放疗比单次放疗更能导致远位肿瘤缩小。分割放疗与单次放疗导致细胞中基因的表达有一定差异，有研究表明一些 IFN 相关基因在分割放疗后更能被诱导表达，这可能是两种放疗分割方式联合免疫治疗结果不同的一个原因，但仍需要更多的研究证据支持。

SBRT 能够取得理想的肿瘤局部控制率，并有效地激活机体抗肿瘤免疫应答，而免疫检查点抑制剂可以解除免疫抑制，发挥免疫系统抗肿瘤作用，那么放疗联合免疫治疗是否能获得更好的疗效呢？如前文所述，Ipilimumab 联合局部病灶 SBRT 不但可以有效控制局部病灶，也会有远位效应的出现。RADVAX 试验（NCT01497808）研究转移性黑色素瘤患者局部 SBRT 后给予 Ipilimumab 治疗，初步结果显示有 18％的患者射野外的肿瘤退缩，还有 18％的患者射野外的肿瘤稳定；研究人员进一步在小鼠模型上深入研究，发现放疗提高肿瘤浸润淋巴细胞的 TCR 库多样性，CTLA-4 抗体抑制 Treg，提高细胞毒性 T 细胞的比例，PD-1 抗体逆转 T 细胞耗竭，促进 T 细胞的扩增，放疗与 CTLA-4 单抗、PD-1 单抗协同作用，能够显著提高抗肿瘤疗效。

目前还有多个 SBRT 联合免疫检查点抑制剂的临床试验正在或即将开展，如表 3-11-1 所示，相关结果值得期待。

表 3-11-1　SBRT 联合免疫治疗的临床试验

注册号	期别	免疫治疗药物	治疗病种
NCT02107755	Ⅱ	CTLA-4 单抗 Ipilimumab	转移性黑色素瘤
NCT01970527	Ⅱ	CTLA-4 单抗 Ipilimumab	转移性黑色素瘤
NCT01497808	Ⅰ/Ⅱ	CTLA-4 单抗 Ipilimumab	转移性黑色素瘤
NCT02406183	Ⅰ	CTLA-4 单抗 Ipilimumab	转移性黑色素瘤
NCT02407171	Ⅰ/Ⅱ	PD-1 单抗 MK-3475（Pembrolizumab）	转移性黑色素瘤、非小细胞肺癌
NCT02303366	Ⅰ	PD-1 单抗 MK-3475（Pembrolizumab）	寡转移乳腺癌
NCT02400814	Ⅰ	PD-L1 单抗 MPDL3280A	Ⅳ期非小细胞肺癌
NCT02463994	0	PD-L1 单抗 MPDL3280A	Ⅳ期非小细胞肺癌
NCT02311361	Ⅰ	CTLA-4 单抗 Tremelimumab 和/或 PD-L1 单抗 MEDI4736	不可切除的胰腺癌
NCT02298946	Ⅰ	PD-1 抑制剂 AMP-224	转移性结直肠癌

（赵　丹　隋　鑫　朱广迎）

第四篇
临床肿瘤放射治疗

第一章　放射治疗的临床质量保证

临床资料统计和分析表明，肿瘤的类型、期别相同的患者，不同治疗中心的5年存活率有着显著的差别。在没有执行QA的地区和部门，肿瘤患者的治疗结果最终决定于主管医生采取的治疗方针和措施，因此有充分的理由，需要部门间、地区间甚至国家间的放疗工作者联合起来，在总结以往临床经验的基础上，制订出统一的“较好的治疗方案”的临床指引。WHO多年的调查结果表明，除必须制订上述“临床指引”外，还应规定保证治疗“临床指引”得以严格执行的措施（QC），以减少或消除部门间、地区间甚至国家间在肿瘤定位、靶区确定、计划设计及计划执行等方面的差错和不确定性，使其达到QA要求。从临床方面考虑，放射治疗的QA主要包括下述六个方面。

第一节　诊断的确立和病情评估

由于肿瘤诊断以及治疗对患者甚至家庭都有重大影响，相对于良性病来讲肿瘤治疗本身存在周期长、痛苦大、费用高、疗效低的特点，所以在开始治疗前取得病理来确立诊断十分重要，临床上一般有三种情况：①病理组织诊断明确，此时一般不会误诊；②一次活检病理诊断不明确，或因取材不满意，应再次取材；或因取材虽满意但疾病本身病理表现缺乏特征，如鼻腔淋巴瘤、胸腺瘤等，此时应补充免疫组织化学检查、和/或专家会诊确定诊断；③多次病理诊断不能明确或没有病理诊断时应补充多种影像检查，如：正电子发射CT（positron emission computed tomography，PET）或多学科专家（含肿瘤放疗、内科、外科、影像、病理等）会诊，提出诊断或建议。充分考虑患者或其委托人的意见也是防止医疗纠纷得有效措施。

肿瘤患者病情估计主要依据患者的一般状况和肿瘤分期。患者的一般状况是与患者生存期关系最密切的指标。

第二节　治疗方案的确定

一、确定放射治疗的必要性

放射治疗的任务是研究和应用放射线来治疗各种恶性肿瘤。据国内外文献统计，所有恶性肿瘤患者中的70%左右，在病程的某时期需作放射治疗。在放疗实施前应尽可能获得肿瘤的病理学或细胞学诊断以免因误诊而误用放射治疗。此外，对于一些目前尚无特殊疗法的良性疾病，临床实践证明有肯定疗效的也可以考虑用放射治疗，如椎体血管瘤、垂体腺瘤等。

二、选择最佳治疗方案

进入新世纪，医学界公认的发展趋向是循证医学、治疗规范化和个体化。目前，手术、放射治疗、化学治疗和生物治疗为恶性肿瘤的主要治疗手段。多年来的肿瘤治疗研究的进展表明，各种治疗手段合理应用或有计划地应用综合治疗不但可提高多种肿瘤的治愈率，还可使患者生存质量得到最大程度地改善。肿瘤各相关专业医生在肿瘤患者明确诊断后，要根据患者的机体状况，肿瘤的病理类型、侵犯范围（病期）和发展趋向，应用循证医学的最佳依据选择治疗方案。

三、确定放射治疗的目标

放射治疗的应用范围虽然很广，但有一定的适应证。应根据肿瘤的病理类型、病期的早晚、全身情况的好坏等具体情况确定放射治疗的目标。

1. 根治性放射治疗　患者在治疗后可望获得长期生存的结果，在临床治疗中，一般情况较好、没有远地转移的头颈部肿瘤、肺癌、食管癌、皮肤癌、宫颈癌及恶性淋巴瘤等患者，都有可能做根治性放疗、或包括根治性放疗在内的放化综合治疗。此外还有有术前放疗、术中放疗和术后放疗，应根据具体肿瘤临床情况确定靶区、照射方法和剂量。

2. 姑息性放射治疗　其主要目的是减轻肿瘤所致的症状，提高患者的生存质量。姑息性放疗目前多用于骨转移癌、脑转移瘤的治疗。

第三节　临床治疗计划的设计

一、靶区范围的确定

在设计治疗计划时，首先要了解国际辐射单位及测量委员会（ICRU）有关报告中关于靶区剂量分布的有关规定，以便于进行治疗结果的分析和比较。

肿瘤区、临床靶区等概念见第二篇放射物理学中的第六章放射治疗计划设计的物理原理。由于肿瘤生物学的诸多基本问题尚没有解决，现代影像学还不能准确显示肿瘤细胞，不同单位的医生，甚至同一单位不同的医生对同一患者所勾画的靶区（包括 GTV）存在较大差别，我们体会建立靶区勾画得“双签字”制度对提高放疗质量十分重要，也就是在主管医生勾画完靶区后，由更高年资的医生签字确认。

二、靶区的定位

一切治疗计划的基础在于准确地确定出肿瘤的范围及其与周围正常组织和器官、患者身体轮廓的关系，即为靶区的定位。靶区定位方法目前有：模拟机透视定位、X 线摄片定位、模拟机 CT 和 CT 模拟定位。随着三维适形放射治疗和调强适形放射治疗技术渐趋普遍的开展，CT 模拟定位已成为治疗计划设计过程中必不可少的环节。CT 扫描范围要足够，保证非共面照射野剂量计算的需要。

三、治疗方案的评估

医生应当从临床和放射物理两个方面来评估治疗计划，临床方面主要根据治疗的目的是根治还是姑息、患者有无影响组织修复的合并症（如糖尿病）等；就放射物理方面而言，照射野设计和治疗计划评价需借助下面的软件功能：

1. 医师方向观（room’s eye view，REV）　REV 是相当于医师在定位室（CT 室或模拟机室）和治疗室由任意位置观察照射野与患者治疗部位间的相对空间关系以及照射野间的相邻关系，特别是旋转照射野的照射范围是否可以实现、射野是否通过治疗床的中间或边缘的金属物体等。

2. 射野方向观（beam’s eye view，BEV）　BEV 是设想医师或计划设计者站在放射源位置，沿射野中心轴方向观看射野与患者治疗部位间的相互关系，初步推算危及器官的受照剂量。BEV 是三维治疗计划设计过程中必不可少的工具。

传统的二维治疗计划评估相对简单，根据叠加在治疗部位轮廓图上的归一后的等剂量曲线，看一看规定的等剂量曲线是否包括靶区，靶区剂量分布是否均匀以及该计划是否尽量避开了邻近重要器官和组织。

3. 剂量体积直方图（dose volume histogram，DVH）　三维治疗计划系统可使医师从不同角度观察等剂量曲线。借助剂量-体积直方图（DVH），可较直观地显示某感兴趣区域如靶区、重要器官的受照射体积和剂量，估计危及器官并发症特别是迟发并发症的发生几率、适形指数，优选治疗计划。

四、照射剂量及时间-剂量因子的选择

最佳的靶区剂量应该是使肿瘤得到治愈而放射并发症最少的剂量，其定义为得到最大的肿瘤局部控制率而无并发症发生所需要的剂量。该剂量的大小一般通过临床经验的积累和疗效比较分析后得到，通常采用前瞻性或回顾性临床研究的方法来获得。对不同类型和期别的肿瘤，应该有一个最佳的靶区剂量，即靶区剂量的大小偏离这个最佳剂量一定范围就会对预后产生明显不利的影响。ICRU 第 24 号报告总结了以往的分析和研究后指出“已有的证据证明，对一些类型的肿瘤，原发灶的根治剂量的误差应低于±5%”。亦就是

说，医生在设计计划时应熟知如果靶区剂量偏离最佳剂量±5%时，就有可能导致肿瘤原发灶失控（局部复发）或放射并发症发生率增加。研究还表明，正常组织耐受剂量可允许变化的范围，较肿瘤局部控制所需求的靶区剂量可允许变化的范围小，即正常组织对剂量精确性要求更高。

放射生物和临床研究均证明放射线的剂量与效应之间关系呈“S”形曲线，各种不同的肿瘤和正常组织都有其特定的剂量效应曲线。应根据患者的具体情况来确定肿瘤组织和危及器官的受量，以达到提高疗效，减少正常组织损伤的目的。应注意在调强放疗中肿瘤的不同部位（周边区域或中央区）可以给予不同照射剂量，控制亚临床病灶所需的剂量常为该肿瘤根治量的2/3或4/5。在常规放疗的基础上，提高放疗剂量、放化综合治疗的临床研究应按照GCP（good clinical practice）的原则进行。

第四节　治疗计划的执行与调整

在实施放射治疗过程中，放疗医生应与物理师和治疗技师密切合作，在患者第一次治疗时，医生和/或物理师应向治疗技师交代患者有关病情、放疗计划的细节及治疗中应注意的问题，并且参与第一次治疗的摆位，以便及时发现和纠正治疗实施中发现的问题。

在整个治疗过程中，放疗医生必须对患者定期进行仔细的、全面的复查，评价肿瘤对放射的反应和患者全身及局部反应的轻重，处理放疗副反应和合并症，改善患者一般情况，必要时调整治疗计划。应定期复核放疗记录，了解治疗计划执行情况。

第五节　临床病例讨论会制度的建立

定期举行临床病例讨论会，所有参与放射治疗工作的医生、物理师和治疗技师均应参加，加强科内的沟通，共同分析存在的问题、讨论解决方法，逐步、稳定提高放疗质量。实践证明，有同一种常见恶性肿瘤相关的放疗科、内科、外科、病理科、影像科等专家共同组成的多学科专家讨论制度是提高肿瘤综合治疗疗效的有效措施。

第六节　临床随访及疗效的统计分析

放射治疗部门应建立随访制度，由放疗医生对患者进行定期复查，及时评价疗效，并将本部门的疗效与采取类似治疗方针和方案的文献报告的结果进行比较。这样既有助于评价疗效，又有助于安全地引进和完善治疗方案。如果本部门的疗效相差明显，则应分析原因，尽可能完善或改变本部门的治疗方案。疗效判定和统计学分析处理应采用国际统一的方法，并取得统计专家的参与或帮助。病例资料的收集、储存、随访、分析整理等均列为常规QA工作的内容，都应按文件形式登记保存。

（朱广迎　石安辉　李先明）

第二章　颅内肿瘤

第一节　总　论

颅内肿瘤是指生长在颅内的各种肿瘤，总的发病率为（4～9）/10万，占全身恶性肿瘤的第11位，任何年龄均可发病，但一般有两个发病年龄高峰：第一个发病高峰为3～12岁，脑瘤是儿童发生的常见肿瘤，占儿童肿瘤死亡的第二位。第二个发病高峰为30～40岁，而且远较第一个发病高峰为高。

尽管发病率不高，但因为周围为颅骨结构，因此即便是发生于颅内的良性肿瘤也可导致严重的后果。由于肿瘤生长于不可扩张的颅内，因此可压迫周围的脑组织，或造成脑室内梗阻而导致颅内高压的症状；另外由于肿瘤发生部位的不同而表现出相应的局部症状，因此颅内肿瘤的主要临床表现为颅内高压，局部定位的症状或体征。CT、MR等影像学检查在颅内肿瘤的诊断中占有十分重要的地位，确诊仍以病理为主，治疗以手术为首选，术后多需放疗，γ刀、X刀应用于临床之后提高了部分颅内肿瘤的疗效，少数患者尤其是高度恶性的脑瘤化疗有一定意义。

一、病因学

病因尚未完全清楚。近年来细胞分子遗传学研究发现，癌基因学说占有一席之地，即肿瘤由各种癌基因异常表达或抑癌基因表达不足所致，癌基因可以传给子代，携带者并不一定都发生肿瘤，在多种诱因的作用下，基因突变长期积累才发生肿瘤。神经系统肿瘤中的视网膜母细胞瘤、脑膜瘤、神经纤维瘤病的发生与遗传基因关系密切。除遗传因素外，环境因素、病毒感染、激素失调和电离辐射等也与脑瘤的发生相关。

二、应用解剖

脑呈类椭圆形，前后径、左右径和上下径分别为16cm、14cm和12cm，总体积约1300cm^3，平均重约1300g（800g至2000g不等），皮质厚约2.5mm。

大脑分为左、右两半球，由胼胝体相连，内部遮盖着间脑、中脑和小脑，与中脑相延续的为脑桥和延髓。大脑半球由中央沟、外侧裂和顶枕裂而分为额叶、顶叶、颞叶、枕叶和岛叶。额叶位于中央沟前方和外侧裂上方，中央沟和中央前沟之间的区域称中央前回，为运动区，支配对侧半身的随意运动，上部支配下肢运动，中部支配上肢运动，下部支配颜面、舌、咽喉肌运动；额上、下沟把额叶分为额上、中、下回。额中回后部称为同向凝视中枢，被破坏则向同侧凝视，受刺激则向对侧凝视。优势半球的额下回后部为运动性语言中枢；顶叶在中央沟后方，接受对侧半身的感觉冲动；颞叶为视觉、听觉、嗅觉中枢所在地，单侧损害不引起症状，优势半球颞上回后部损伤，引起感觉性失语，颞叶内面为海马回，与大脑颞叶勾回疝形成有关；枕叶位于半球后端，是视觉中枢。

内囊是大量感觉、运动、视觉纤维集中通过的部位，此处损害引起偏瘫，偏盲及偏侧感觉障碍；小脑位于后颅窝，两侧为半球，中间为蚓部。半球的主要作用是协调躯体的随意运动，蚓部的作用是维持身体的平衡；脑干包括间脑、中脑、桥脑和延髓，中脑背侧有网状结构，功能为维持意识及醒觉状态。桥脑被盖部内含网状纤维和三叉神经、外展神经和听神经核，其纤维由桥脑腹侧穿出，基底部膨大，内含锥体束纤维。延髓内含呼吸，心跳及呕吐中枢。脑干各部有十二对颅神经进出，每对颅神经都具有其特定行径、功能及损伤后不同临床表现。

颅脑X线解剖对于模拟机下常规照射野的设计十分重要，应当熟悉。两侧对称的外耳孔、前颅窝底的外侧部、中颅窝前端、蝶鞍等都是定位标志，如松果体（或小脑幕切迹）位于外耳孔后1cm、上3cm；下丘脑结构位于鞍底上方1cm。

三、病理学

中枢神经系统（central nervous system，CNS）肿瘤包括脑肿瘤和脊髓肿瘤两种。80%以上的为脑肿瘤，不到20%的肿瘤发生于脊髓。其中又分为原发性和转移性肿瘤。原发性肿瘤指来源于脑、脊髓本身发生的肿瘤。而转移性肿瘤是指其他部位的肿瘤通过血行直接转移至脑和脊髓，或转移至颅骨、椎体后而造成脑和脊髓的间接侵犯。临床上，脑肿瘤中，2/3为脑原发性肿瘤，1/3为脑转移肿瘤；在脊髓肿瘤中，80%为原发性肿瘤，其余的为转移性肿瘤。

原发性脑肿瘤中，胶质瘤最常见，约占50%，其次为脑膜瘤，占20%左右，而垂体腺瘤居第三位，为5%～15%，其他肿瘤较少见，如颅咽管瘤、血管网织细胞瘤、恶性淋巴瘤等（图4-2-1）。

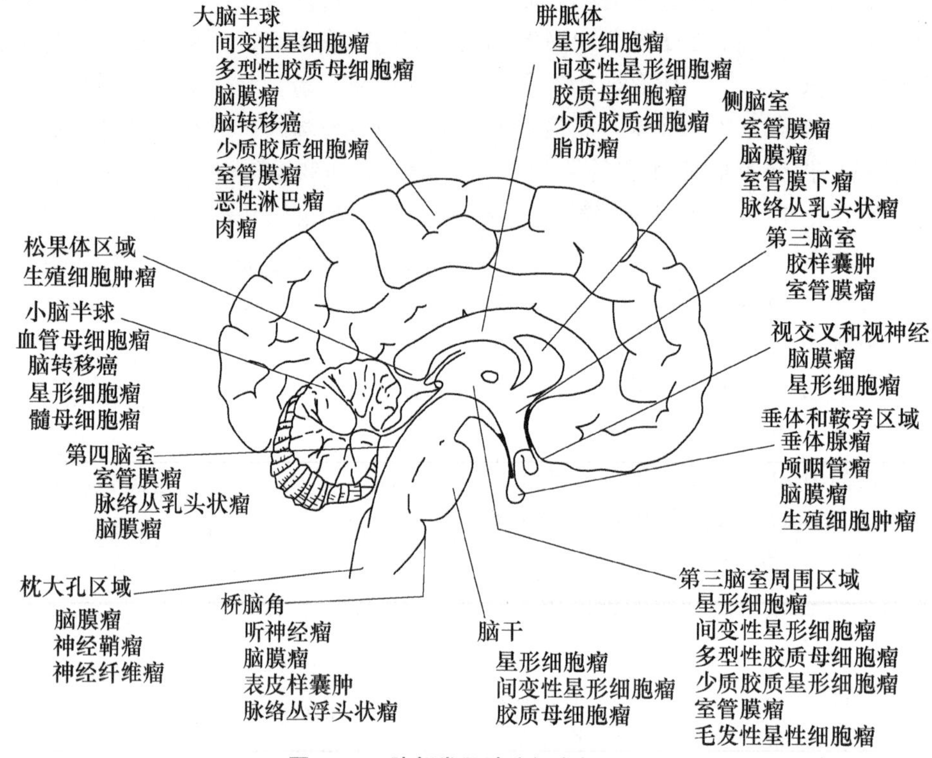

图4-2-1　脑部常见肿瘤好发部位

原发性脊髓肿瘤中，2/3为神经鞘瘤、脊膜瘤和神经胶质瘤，余下的为肉瘤，脊索瘤、血管瘤、脂肪瘤等。

（一）分类

中枢神经系统肿瘤的命名和分类繁多和复杂，现临床上多采用2000年世界卫生组织分类法，具体分类见表4-2-1。

表4-2-1　神经系统肿瘤的WHO（2000）分类

名称或类型	ICD-O编码	WHO分级	名称或类型	ICD-O编码	WHO分级
1. 神经上皮组织肿瘤					
星形细胞性肿瘤			小脑脂肪神经细胞瘤	9506/1	Ⅰ－Ⅱ
弥漫性星形细胞瘤	9400/3	Ⅱ	终丝副神经节瘤	8680/1	Ⅰ
纤维型	9420/3	Ⅱ	神经母细胞性肿瘤		

续表

名称或类型	ICD-O 编码	WHO 分级
原浆型	9410/3	Ⅱ
肥胖细胞型	9411/3	Ⅱ
间变性星形细胞瘤	9401/3	Ⅲ
胶质母细胞瘤	9440/3	Ⅳ
巨细胞胶质母细胞瘤	9441/3	Ⅳ
胶质肉瘤	9442/3	Ⅳ
毛细胞性星形细胞瘤	9421/1	Ⅰ
多形性黄色星形细胞瘤	9424/3	Ⅱ
室管膜下巨细胞星形细胞瘤	9384/1	Ⅰ
少枝胶质肿瘤		
少枝胶质瘤	9450/3	Ⅱ
间变性少枝胶质瘤	9451/3	Ⅲ
混合性胶质瘤		
少枝星形细胞瘤	9382/3	Ⅱ
间变性少枝星形细胞瘤	9382/3	Ⅲ
室管膜肿瘤		
室管膜瘤	9391/3	Ⅱ
细胞型	9391/3	Ⅱ
乳头型	9393/3	Ⅱ
透明细胞型	9391/3	Ⅱ
伸展细胞型	9391/3	Ⅱ
间变性室管膜瘤	9392/3	Ⅲ
粘液乳头型室管膜瘤	9394/1	Ⅰ
室管膜下室管膜瘤	9383/1	Ⅰ
脉络丛肿瘤		
脉络丛乳头状瘤	9390/0	Ⅰ
脉络丛癌	9390/3	Ⅲ
未定来源的胶质肿瘤		
星形母细胞瘤	9430/3	Ⅱ-Ⅲ
大脑胶质瘤病	9381/3	Ⅲ
Ⅲ脑室的脊索样胶质瘤	9441/1	Ⅱ
嗅神经母细胞瘤	9522/3	Ⅳ
嗅神经上皮瘤	9523/3	Ⅳ
肾上腺和交感神经系统的神经母细胞瘤	9500/3	Ⅳ
松果体实质瘤		
松果体细胞瘤	9361/1	Ⅱ
松果体母细胞瘤	9362/3	Ⅳ
中间分化的松果体实质瘤	9362/3	Ⅲ－Ⅳ
胚胎性肿瘤（神经上皮）		
髓上皮瘤	9501/3	Ⅳ
室管膜母细胞瘤	9392/3	Ⅳ
髓母细胞瘤	9470/3	Ⅳ
多纤维性髓母细胞瘤	9471/3	Ⅳ
大细胞性髓母细胞瘤	9474/3	Ⅳ
肌母髓母细胞瘤	9472/3	Ⅳ
黑色素性髓母细胞瘤	9470/3	Ⅳ
幕上原始神经外胚叶瘤（PNET）	9473/3	Ⅳ
大脑神经母细胞瘤	9500/3	Ⅳ
大脑节细胞神经母细胞瘤	9490/3	Ⅳ
不典型畸胎样/横纹肌样瘤	9508/3	Ⅳ
2. 周围神经的肿瘤		
神经鞘瘤（神经鞘膜瘤，神经膜瘤）	9560/0	Ⅰ
细胞型	9560/0	Ⅰ
丛状型	9560/0	Ⅰ
黑色素型	9560/0	Ⅰ
神经纤维瘤	9540/0	Ⅰ
丛状型	9550/0	Ⅰ
神经束膜瘤	9571/0	Ⅰ
神经内神经束膜瘤	9571/0	
软组织神经束膜瘤	9571/0	
恶性周围神经鞘膜瘤（MPNST）		
上皮样型	9540/3	Ⅲ

续表

名称或类型	ICD-O 编码	WHO 分级	名称或类型	ICD-O 编码	WHO 分级
神经元和混合性神经元-神经胶质肿瘤			伴有间叶和（或）上皮样分化 MPNST	9540/3	Ⅳ
神经节细胞瘤	9492/0	Ⅰ	黑色素型	9540/3	Ⅳ
小脑发育不良性神经节细胞瘤（Lhermitte-Duclos）	9493/0	Ⅰ	黑色素砂粒型	9540/3	Ⅳ
婴儿多纤维性星形细胞瘤/节细胞胶质瘤	9412/1	Ⅰ	3. 脑膜肿瘤		
胚胎发育不良性神经上皮瘤	9413/0	Ⅰ	脑膜上皮细胞肿瘤		
节细胞胶质瘤	9505/1	Ⅰ-Ⅱ	脑膜瘤	9530/0	Ⅰ
间变性节细胞胶质瘤	9505/3	Ⅲ	脑膜上皮型	9531/0	Ⅰ
中央性神经细胞瘤	9506/1	Ⅱ	过度（混合）型	9537/0	Ⅰ
纤维（纤维母细胞）型	9532/0	Ⅰ	血管瘤	9120/0	Ⅰ
砂粒型	9533/0	Ⅰ	上皮样血管内皮瘤	9133/1	Ⅱ
血管瘤型	9534/0	Ⅰ	血管外皮瘤	9150/1	Ⅱ－Ⅲ
微囊型	9530/0	Ⅰ	血管肉瘤	9120/3	Ⅳ
分泌型	9530/0	Ⅰ	原发性黑色素细胞性病变		
淋巴浆细胞丰富型	9530/0	Ⅰ	弥漫性黑色素细胞增生	8728/0	Ⅰ
砂粒型	9533/0	Ⅰ	黑色素细胞瘤	8728/1	Ⅱ
化生型	9530/0	Ⅰ	恶性黑色素瘤	8720/3	Ⅳ
透明细胞型	9538/1	Ⅱ	脑膜黑色素瘤病	8728/3	Ⅳ
脊索样型	9538/1	Ⅱ	未定组织来源的肿瘤		
不典型型	9539/1	Ⅱ	血管母细胞瘤	9161/1	Ⅱ
乳头型	9538/3	Ⅲ	4. 淋巴瘤和造血组织肿瘤		
横纹肌样型	9538/3	Ⅲ	恶性淋巴瘤	9590/3	Ⅳ
间变性脑膜瘤	9530/3	Ⅲ	浆细胞瘤	9731/3	Ⅳ
间叶性，非脑膜上皮性肿瘤			粒细胞肉瘤	9930/3	Ⅳ
脂肪瘤	8850/0	Ⅰ	5. 胚生殖细胞肿瘤		
血管脂肪瘤	8861/0	Ⅰ	生殖细胞瘤	9064/3	Ⅳ
冬眠瘤	8880/0	Ⅰ	胚胎性癌	9070/3	Ⅳ
脂肪肉瘤（颅内）	8850/3	Ⅳ	卵黄囊瘤	9071/3	Ⅳ
孤立性纤维性肿瘤	8815/0	Ⅰ	绒癌	9100/3	Ⅳ
纤维肉瘤	8810/3	Ⅳ	畸胎瘤	9080/1	Ⅱ
恶性纤维组织细胞瘤	8830/3	Ⅳ	成熟型	9080/0	Ⅰ
平滑肌瘤	8890/0	Ⅰ	未成熟型	9080/3	Ⅳ
平滑肌肉瘤	8890/3	Ⅳ	伴有恶变的畸胎瘤	9084/3	Ⅳ
横纹肌瘤	8900/0	Ⅰ	混合性胚生殖细胞肿瘤	9085/3	Ⅳ

续表

名称或类型	ICD-O 编码	WHO 分级	名称或类型	ICD-O 编码	WHO 分级
横纹肌肉瘤	8900/3	Ⅳ	6. 鞍区的肿瘤		
软骨瘤	9220/0	Ⅰ	颅咽管瘤	9350/1	Ⅱ
软骨肉瘤	9220/3	Ⅳ	造釉细胞瘤型	9351/1	Ⅱ
骨瘤	9180/0	Ⅰ	乳头型	9352/1	Ⅱ
骨肉瘤	9180/3	Ⅳ	颗粒细胞瘤	9582/0	
骨软骨瘤	9210/0	Ⅰ	7. 转移性肿瘤		Ⅳ

说明：ICD-O 编码为肿瘤疾病国际分类的形态学编码（Morphology Code of the International Classification of Disease for Oncology），/0 为良性肿瘤，/1 为低度恶性或未定恶性或交界性病变，/2 为原位肿瘤，/3 为恶性肿瘤。

（二）病理学分级

病理学分级依然以 WHO 的四级分类法为原则。具体分级主要是根据四个病理学标核异型性、细胞增生和有丝分裂象、血管内皮细胞增生和血管坏死的有无等而进行分级。具体分级标准参见表 4-2-2。一般将Ⅰ、Ⅱ级归入低度恶性，而Ⅲ、Ⅳ归入高度恶性的范畴。

表 4-2-2　WHO 中枢神经系统肿瘤生物学行为和预后的组织学分级标准（2000 年分类）

WHO 分级	分级标准
Ⅰ级（良性）	细胞增生不活跃，无核分裂，无血管内皮细胞增生，无坏死，边界清楚，易分离，单纯外科手术切除后有被治愈的可能性
Ⅱ级（亚良性）	细胞增生较为活跃，有核分裂，无血管内皮细胞增生，无坏死，呈浸润性生长，不易全切除，单纯外科手术切除后复发间隔期比Ⅰ级者更短，部分病例有向更高级别恶性进展的倾向
Ⅲ级（亚恶性）	细胞增生活跃，核异型明显，可见较多核分裂，无血管内皮增生，无坏死。呈浸润性生长，不易全切除。单纯外科手术切除后复发间隔期比Ⅱ级者更短，部分病例有向更高级别恶性进展的倾向
Ⅳ级（恶性）	细胞增生极度活跃，核异型比Ⅲ级者更为突出，可见较多核分裂和病理性核分裂，有明确血管内皮细胞增生和（或）坏死，浸润性生长能力强，常侵犯邻近的脑组织，不易全切除。手术前病史短，病程进展迅速，单纯外科手术切除后复发间隔期很少超过 1 年，易在中枢神经系统播撒

（三）部位

颅内肿瘤中以大脑半球肿瘤最多见，其后依次为蝶鞍区、小脑（包括小脑蚓部）、桥脑小脑角、脑室内、脑干。发生于小脑幕以上，如颅前窝、颅中窝、大脑半球、鞍区、侧脑室及第三脑室的肿瘤称幕上肿瘤。幕下肿瘤指发生于小脑幕以下的小脑半球、小脑蚓部、第四脑室内、桥脑小脑角、桥延脑处的肿瘤。成人及 1 岁以下的婴儿好发幕上肿瘤，1～12 岁儿童以幕下肿瘤较多。

各类肿瘤有其不同的好发部位，如胶质瘤好发于大脑半球，髓母细胞瘤好发于小脑蚓部，室管膜瘤好发于脑室壁，颅咽管瘤好发于鞍上区。

（四）生长特点

1. 膨胀型　瘤细胞生长活跃，聚集成团块，如脑膜瘤及生长较快的胶质瘤；若生长空间受限，肿瘤可铸形生长。

2. 浸润型　由于瘤细胞浸润能力强、分泌蛋白酶类物质，使周围组织失去抵抗能力，而浸润周围脑组织，肿瘤与正常组织无明显的界限，交错混杂一起，胶质瘤具有此特性。

3. 弥散或多灶型　彼此之间不相联系的独立病灶、无时间顺序。多为继发性颅内肿瘤，或少见的多发性脑膜瘤。

（五）扩散途径

1. 种植性转移 由脱落的细胞随脑脊液扩散到远处，以后发展成病灶，髓母细胞瘤、室管膜母细胞瘤、颅内生殖细胞瘤可见此类转移。

2. 颅外转移 极少见。原因在于：①脑内没有淋巴管结构。②脑瘤组织侵蚀血管能力差，③脑瘤细胞适应能力差，很少能在颅外繁殖。

四、临床表现

男性患者多于女性，男女之比为（1.2～1.5）：1，其发病形式多样，有以缓慢进行神经功能障碍的形式为主，如视力的进行性障碍，各种运动的障碍等，亦可有突发的抽搐或进行性颅高压症状。

颅内肿瘤的主要表现为颅高压症状和局灶性症状，其机理是因为颅内肿瘤的占位性病变，颅高压出现的早晚主要取决于：①肿瘤生长的部位，②肿瘤生长的速度；③脑水肿的程度；④全身情况的好坏。局灶性症状主要是肿瘤对周围正常脑组织刺激、压迫、浸润和破坏而引起，因此具有较大的定位诊断价值。

（一）颅内压增高的症状

1. 头痛 约50%的脑瘤患者有头痛的症状，而且几乎均伴有其他症状。典型的头痛症状表现为进行性加重的两颞侧间歇性头痛，以清晨或晚间出现较多。咳嗽，用力时头痛加重，头痛剧烈的常伴有呕吐，呈喷射状。视乳头水肿作为颅内压增高的客观体征。

2. 呕吐 伴有或不伴有恶心，常表明颅内高压。

3. 视乳头水肿 凡深层皮质下或脑室内病变而造成脑脊液循环梗阻出现脑积水者均可出现，早期即可出现。对体积较大的脑瘤最终可出现。

（二）局灶性症状

主要取决于肿瘤所在的部位，可以出现各种各样的症状及综合征，以下介绍较为常见的一些临床表现。

1. 中央区肿瘤 有对侧的中枢性面瘫、单瘫、偏瘫或感觉障碍，优势侧半球受累可出现运动性失语。癫痫发作后，原抽搐的肢体可有短暂瘫痪，称 Todd 麻痹。

2. 额叶肿瘤 主要表现为精神症状，如淡漠、不关心周围事物、情绪欣快、无主动性，记忆力、注意力、理解力和推断力衰退，智力减退，不注意自身整洁、大小便失禁。

3. 顶叶肿瘤 以感觉障碍为主，以定位感觉及辨别感觉障碍为特征。

4. 第三脑室肿瘤 主要表现为间歇性颅内压增高的症状，与头部的位置有关。

5. 枕叶肿瘤 主要表现为视力和视野的障碍。

6. 丘脑/基底节肿瘤 常见症状为对侧肢体的感觉和运动障碍以及颅内压升高的症状。

7. 脑干肿瘤 成年人脑干肿瘤少见、而幼儿和儿童相当常见。特点是出现交叉性麻痹。即病侧的颅神经麻痹和对侧的偏瘫。

8. 小脑肿瘤 小脑半球病变主要表现为同侧肢体运动障碍、意向震颤和共济失调、小脑中线或蚓部肿瘤主要表现为步态共济失调和梗阻性脑积水引发的颅内压增高的症状。主要以肢体运动、协调动作障碍为主。

9. 鞍内及鞍上区肿瘤 以内分泌失调、视神经功能障碍表现为主。

五、辅助检查

颅内的肿瘤的辅助检查手段有 CT、MR、脑诱发电位、糖代谢示踪剂^{18}F 等。尽管强化 CT 具有特异性高、假阴性少见的优点，但由于 CT 平扫容易丢掉颅内肿瘤的信息，再加上 CT 不能进行矢状面和冠状面的扫描，而且由于骨伪影的影响限制了 CT 对颅后窝及颞叶部分肿瘤的检出，因此对其在中枢神经系统肿瘤诊断中的价值有一定的影响。而 MRI 尽管和 CT 比较特异性较差，但由于具有在三维方向上成像、不受骨伪影影响、而且可通过信号变换等技术进行鉴别诊断等优点，因此 MR 是目前检查中枢神经系统肿瘤和疗后随访的首选检查手段，在临床上应用广泛。

对脊髓肿瘤的诊断，高质量的 MRI 仍是首选，而且 gadolinium-DT-PA 造影可增强和发现几乎所有的实性肿瘤，囊性肿瘤在 MRI 有很好的显示，并和脊髓空洞症鉴别。

另外，目前使用PET已逐渐增多，PET诊断颅内肿瘤阳性率较高，特别在治疗后复查时，区分手术后损伤或放射性坏死与肿瘤的复发有重要作用，可弥补MRI在此检查方面的不足。最近立体定向治疗发展很快，因此又开辟了立体定向活检术这一新途径，这一新技术的应用为准确地诊断和制定正确的治疗计划展示了美好的前景。

六、诊断

具有以上临床症状，眼底发现视乳头水肿，即应考虑颅内肿瘤的可能，CT、MRI是重要的检查手段，DSA对诊断血管性病变有较高临床价值，大多数脑肿瘤患者的确诊有赖于手术后的病理诊断。少数不宜手术的患者接受放疗前应根据完整的影像资料并经多学科会诊确立诊断。

七、鉴别诊断

1. 视神经乳头炎 常伴有视乳头水肿而需鉴别，特点是以视乳头充血为主，较早就有视力障碍。

2. 原发癫痫 颅内肿瘤常有局灶性癫痫发作，称为症状性癫痫，多伴有颅内肿瘤的其它症状、体征。原发性癫痫的特点是发病早，多小于20岁，不伴颅内高压症状及局灶体征，影像检查有利于鉴别。

3. 假性脑瘤 特点是有颅内高压的症状和体征，但没有定位症状、体征，脑电图检查正常，影像学检查无占位病变征象。

4. 慢性硬脑膜下血肿 有颅内高压的症状，进行性意识障碍及偏瘫，与颅内肿瘤相似，但有外伤史，症状发展慢是其特点，常需影像检查明确诊断。

5. 脑脓肿 特点是伴有原发性感染灶，病初多伴有发烧、畏寒、头痛、呕吐、脑脊液白细胞增多和脑膜刺激症，CT表现为薄而光滑的环状强化，中心低密度，周围有明显的脑水肿。

八、治疗原则

目前颅内肿瘤的主要治疗策略是以手术为主的综合治疗，治疗前应根据患者的一般状况、影像资料、社会背景制定一个合理的治疗方案，常见颅内治疗方法的选择见表4-2-3。

表4-2-3 常见原发CNS肿瘤常规治疗原则

组织学类型	手术（S）	放射治疗（RT）	化学治疗（CT）
毛细胞星形细胞瘤	最大限度地切除肿瘤	全切者无需术后RT，肿瘤残存者须术后局部照射54Gy	不提倡
星形细胞瘤	最大限度地切除肿瘤	全切者无需术后RT，肿瘤残存者须术后局部照射54Gy	不提倡
间变性星形细胞瘤	最大限度地切除肿瘤	术后常规局部野照射60Gy	提倡CT
多型性胶质母细胞瘤	最大限度地切除肿瘤	术后常规局部野照射60Gy	提倡CT
脑干胶质瘤	最大限度地切除肿瘤	术后常规局部野照射54Gy	不提倡
少枝胶质细胞瘤			
低度	最大限度地切除肿瘤	术后常规局部野照射54Gy	不提倡
间变性	最大限度地切除肿瘤	术后常规局部野照射60Gy	提倡CT
室管膜瘤			
低度	最大限度地切除肿瘤	术后常规局部野照射54Gy	不提倡
间变性	最大限度地切除肿瘤	CSF照射36Gy，局部加量至50～60Gy	提倡CT
髓母细胞瘤	最大限度地切除肿瘤	CSF照射36Gy，局部加量至54～60Gy	高危者

续表

组织学类型	手术（S）	放射治疗（RT）	化学治疗（CT）
松果体区域			提倡 CT
生殖细胞瘤	活检或诊断性放疗	CSF 照射 30Gy，局部加量至 54Gy	可选用诱导 CT
非生殖细胞瘤	最大限度地切除肿瘤	术后常规局部野照射 54～60Gy	提倡 CT
CNS 淋巴瘤	活检证实即可	全脑照射 60Gy	提倡 CT
脊髓肿瘤			
低度恶性	最大限度地切除肿瘤	术后常规局部野照射 50Gy	不提倡
高度恶性	最大限度地切除肿瘤	术后常规局部野照射 54～60Gy	提倡 CT

治疗中应密切观察患者并及时处理患者的脑水肿。

（一）手术治疗

手术治疗仍然是颅内肿瘤的首选治疗方法：多数良性肿瘤由于非浸润性生长、边界清楚的特点，通常可完整手术切除而治愈；而对恶性肿瘤由于其浸润性生长的特点，使得完整手术切除困难，因此仅能行肉眼全切、部分切除、甚至活检和减压手术，此种情况下术后放射治疗是不可缺少的治疗手段。对部分术前根据病史、体征、辅助检查所见确定不宜手术切除的，可考虑立体定向活检和/或减压手术后，直接行放射治疗。

总之，手术的主要目的是：①明确诊断，取得病理分级；②尽量切除肿瘤，去除大块性占位；③改善或缓解症状；④去颅板减压或脑室分流，为其它治疗作准备；⑤由于手术切除了大块病变，残存的肿瘤细胞进入增殖周期，因此增加术后放疗或化疗的敏感性。

（二）放射治疗

放射治疗是颅内肿瘤的主要辅助治疗手段，主要用于：①脑胶质瘤术后：除个别较小且位于非功能区的 WHOⅠ、Ⅱ级，手术完整切除者不需术后放疗外，绝大部分脑胶质瘤术后需常规放疗，以减少局部复发率，提高生存率。②重要部位肿瘤的治疗，如对于脑干、运动中枢等部位肿瘤，手术危险大，放疗是主要治疗手段。③敏感肿瘤治疗，如松果体生殖细胞瘤、脑原发或继发淋巴瘤等对放疗敏感，放疗可作为首选的治疗手段。④其他肿瘤的综合治疗。

颅内肿瘤的放射治疗宜采用高能 X 线以尽量减少周围正常组织的受量，头部固定装置（包括合适角度的头枕、水平架、斜架、船型枕及面罩固定等）以保证治疗的精确性和重复性。

具体体位及头枕角度的选择应根据瘤体的位置、大小、需要躲避的重要器官如眼球、脑干等因素而定，常采用的体位有仰卧位、俯卧位、侧卧位等。

靶区的设计以术前影像资料如 CT、MRI 所显示的肿瘤大小为主，参照术中具体所见及术后 CT、MRI，外放范围根据病理类型、恶性程度的高低而定。

肿瘤边缘是确定放疗照射野大小的主要依据，CT 或 MRI 增强灶多为肿瘤组织，周围水肿区可以是肿瘤组织（低分级胶质瘤）、受肿瘤侵犯的脑组织，也可以是单纯水肿。多数学者认为肿瘤周围的水肿区也含有肿瘤细胞，根据 15 例尸检大脑大体标本与影像学对照研究，如照射野包括肿瘤水肿区外 1cm 正常脑组织，则 54%（6/11）的病例可以包括病理证实的肿瘤组织，如照射野外放至肿瘤水肿区外 3cm，则可以包括全部病例的镜下肿瘤组织。Matsukado 等根据 100 例胶质母细胞瘤的尸检结果建议照射野应至少包括部分水肿区。而 Hochberg 等根据 35 例胶质母细胞瘤尸检与生前 CT 扫描相比的复发灶位置认为照射野不宜过大，他发现 78%的复发灶位于原瘤床周边 2cm 之内，56%位于 1cm 之内。

因此对低度恶性星形细胞瘤（相当于 WHOⅠ、Ⅱ级），靶区一般在强化扫描显示的瘤体周围外放 1～2cm；中度恶性星形细胞瘤（相当于 WHOⅡ、Ⅲ级），靶区一般在瘤体周围外放 2～3cm。

高度恶性星形细胞瘤（相当于 WHO Ⅳ级，即胶质母细胞瘤），过去一般主张全脑放疗，但根据国外的随机性研究证实，全脑放疗与局部扩大野照射的疗效并无明显区别，而全脑放疗的并发症明显，因此靶区设计以局部扩大野为主，而非全脑照射，靶区设计一般在瘤体周围外放3～4cm。

分割方式及剂量：一般采用常规分割照射技术，分次剂量 1.8～2Gy。改变分割方式的放疗技术如超分割、加速分割照射技术，在颅内肿瘤的治疗中并未显示出任何优势，而且由于并发症的增加，因此不主张。总剂量根据病理分级的不同而不同，Ⅰ、Ⅱ级总剂量 Dt54～60Gy，Ⅲ、Ⅳ级总剂量不低于 Dt 60Gy。

临床上常用的照射技术包括：

（三）常规放射治疗技术

中枢神经系统肿瘤常用的常规放射治疗技术可归纳为三种：局部野照射、全脑照射和全中枢神经系统照射技术。其适应证分别为：

1. 局部野照射

（1）垂体瘤术后放疗；

（2）手术切除不彻底的颅咽管瘤；

（3）胶质瘤术后。

2. 全脑放疗

（1）颅内原发或继发淋巴瘤；

（2）单发或多发脑转移癌；

（3）多灶性恶性胶质瘤。

3. 全中枢神经系统照射

（1）松果体生殖细胞瘤；

（2）恶性室管膜瘤；

（3）髓母细胞瘤。

（四）适形放射治疗技术

脑瘤采用 CRT 技术与常规放疗技术比较，其最大优势表现在靶区的剂量分布更满意，同时正常组织的受量得以明显降低。

（五）立体定向放射治疗

是一种特殊的放疗技术，主要是采用等中心旋转照射技术，将高能射线在空间三维集束于某一局限性的病变靶区进行单次或分次大剂量照射，使病变发生不可逆转的生物毁损，而周围正常组织因迅速的剂量跌落而得到有效的保护，类似于外科手术的效果，因此被称之为“刀”，目前临床上应用的主要为 γ 刀、X 刀。主要适用于直径小于 5cm 的颅内良、恶性肿瘤的治疗，直径小于 3m 时效果更好，而且肿瘤距离重要的结构如视神经、视交叉、脑干等必须有一定的安全距离。主要优点是部分肿瘤疗效类似于手术并且没有手术的麻醉意外、术后出血、感染等并发症。其应用指征为脑血管畸型、听神经瘤、垂体瘤、三叉神经鞘瘤、术后复发的胶质瘤、脑转移瘤等，或作为常规照射技术的一种加量手段。

（六）化学治疗

尽管血脑屏障的存在限制了化学治疗在脑瘤患者中的应用，但在过去的 20 余年的时间里，恶性脑瘤尤其是成年人的幕上恶性胶质瘤的化疗有较广泛的应用，尽管结果仍有争议，但还是显示化疗有一定的作用。目前常用于临床的少数几种药物有：①亚硝基脲药物（BCNU、CCNU、MeCCNU）；②鬼臼噻吩苷（VM26）；③甲基苄肼（PCB）等。

（七）免疫治疗

免疫增强剂及免疫疫苗治疗颅内恶性肿瘤由于效果不佳而被放弃。白介素-Ⅱ（IL-2）及 α-干扰素（α-IFN）使患者的自然杀伤细胞的活力增加，在临床上被采用，但疗效不肯定，有待进一步研究。免疫核糖核酸（I-RNA）以及淋巴细胞激活杀伤细胞（LAK-Cell）为脑瘤的治疗开辟了一条新的道路，杀伤肿瘤细胞、减少正常细胞损害，已被临床所证实。基因技术治疗恶性脑肿瘤，已受到整个医学界和生命科学界的重视，但仍有许多基础技术问题需要进一步探索。

（八）其他治疗

光动力学治疗、热能治疗等也被临床所关注，中医药、对症处理也是临床比较重视的治疗手段。

九、脑照射后的放射反应和损伤

（一）头部重要器官的放射线耐受量及影响因素

头部重要的放射线敏感器官密集，防止重要器官的放射损伤是最重要的工作之一，目前认为，在正常组织耐受量允许的范围内肿瘤的放疗疗效与放疗剂量正相关，熟知各种重要器官的放射线耐受量对于提高肿瘤放疗疗效、减少神经系统放射损伤都十分重要。

脑的放射线耐受量与单次剂量、总剂量有关，单次剂量超过 2.2Gy 和总剂量超过 60Gy/35 次/6～7 周或 76Gy/60 次则出现放射性脑损伤的几率增加。常规分割照射 50～60Gy 后，4%～ 9% 的患者出现有临床表现的局灶性放射坏死，尸检时发生率高达 10%～20%。

一些化疗药物是放射性脑损伤的诱发因素。普通淋巴母细胞白血病患者完全可以接受每次 1.5～2Gy，总剂量 24Gy 的全脑照射，单纯高剂量氨甲蝶呤静脉化疗和鞘内注射患者坏死性白质脑病的发生率低于 2%，如果患者同时接受氨甲蝶呤静脉化疗或鞘内注射，则坏死性白质脑病的发生率高达 45%，并可出现钙化性微血管病。

由于神经系统发育尚未成熟，年龄小于 2～3 岁容易出现放射性脑损伤。脑水肿、感染也会降低脑组织耐受量。根据国外资料，通常认为 45Gy/22 次/5 周照射时放射性脊髓病的发生率低于 0.2%，常规分割 57～61Gy 照射时发生率为 5%，68～73Gy 时高达 50%。国内临床工作中多数单位常规分割照射时剂量掌握在 40Gy/20 次/4 周左右。不同节段的脊髓放射耐受量差异不大。

现将常规分割条件下重要器官耐受剂量介绍见表 4-2-4：

表 4-2-4　常规分割重要器官耐受剂量

重要器官	损伤指标	耐受剂量（TD5/5，Gy）
晶体	白内障	6
颈段脊髓	脊髓病	45
视交叉	视力丧失	52
垂体	功能丧失	54
脑干	坏死	55
皮层	坏死	60

（二）脑放射反应与放射损伤

颅脑照射后的放射反应分为：

1. 急性反应　指放疗中或放疗后 4 周之内出现的反应。由照射引起的水肿导致。如果患者有肿瘤引起的颅内高压，大剂量（3～6Gy）、大体积脑组织首次受照射后数小时患者即可出现头疼、恶心、呕吐、嗜睡、发热、神经损害症状加重，因此有颅内高压的患者放疗前 48～72 小时应接受皮质激素、脱水降颅压治疗。单次剂量大于 7.5Gy 时患者的症状可以急剧加重甚至死亡；常规分割时大多数患者仅出现轻度的头痛、恶心。

2. 早期迟发性反应　放疗后 4 周到 6 个月之内出现的放射反应。其发病机理是放射线损伤少突胶质细胞引起的一过性脱髓鞘或毛细血管通透性异常。其特征是一过性症状加重、嗜睡、情绪智力改变等。无论临床还是影像学都很难根据一次的表现区分肿瘤周围血管放射性损伤、肿瘤坏死与肿瘤进展，只能密切观察病变变化情况加以鉴别。铊^{201} SPECT、^{18}F 脱氧葡萄糖 PET 和动态增强 MRI 有利于鉴别放射性脑坏死和肿瘤复发，但是有时放射性脑坏死与复发的肿瘤并存，只能采取活检。治疗主要以激素和内科支持为主。

3. 晚期迟发性反应　放疗后 6 个月至数年出现的放射反应。是脑组织最严重的放射反应，发病机理与血管内皮损伤、少突胶质细胞的直接损伤以及免疫变态反应等有关。少数患者可以出现血管狭窄、阻塞的改变。随照射剂量、体积不同，可以出现局灶性损害，也可以出现弥漫性白质损害或两者并存。局灶性损害的患者以常常伴有颅内压增高的定位神经症状为主，CT 上表现为局灶性低密度区，或增强灶伴血管性水肿。MRI T2 像表现为局灶或融合性白质改变的增强灶。弥漫性白质损害出现于大范围或全脑照射后，临床表现有癫痫和不同程度的神经心理障碍，少数患者出现痴呆。CT 上表现为白质低密度和局灶增强。MRI T2 像表现为脑室周围高信号区，大脑皮质萎缩是弥漫性白质损害的晚期表现，合并化疗的恶性胶质瘤患者全脑照射后的出现率为 17% ～ 39%。

十、预后

颅内肿瘤种类较多，治疗结果相差很大，常见颅内肿瘤的治疗效果见表 4-2-5。

表 4-2-5　常见原发颅内肿瘤的发生率及治疗效果

肿瘤类型	发生率（%）	治疗方法	5 年生存率（%）
多型性胶质母细胞瘤	30	S，RT，C	5
间变性星形细胞瘤*	10	S，RT，C	20
低度恶性星形细胞瘤**	15～20	S±RT	50～90
脑膜瘤	15～20	S±RT	75
垂体腺瘤	10	S±RT	85
髓母细胞瘤	4～8	S，RT，C	60
室管膜瘤	1～8	S，RT	50
颅咽管瘤	1	S±RT	90

* 包括间变性少质胶质细胞瘤和间变性少质胶质星形细胞瘤

** 包括低度弥漫性原浆性星形细胞瘤、少质胶质细胞瘤和少枝胶质星形细胞瘤 S：手术；RT：放射治疗；C：化学治疗

影响预后的因素包括：

1. 病理分级是影响预后最重要的因素　按照 WHO 四级分类法，则胶质瘤Ⅱ、Ⅲ、Ⅳ级疗后的中位生存期分别为：4 年，1.6 年和 0.7 年，如按总生存率来表达，则胶质瘤Ⅰ、Ⅱ、Ⅲ、Ⅳ级的 5 年生存率分别为 90%、50%、25%和不超过 5%。

2. 年龄　除病理类型及病理分级外，年龄是影响预后的一个显著性因素，对 40 岁以下的患者，疗效与手术切除的程度直接相关，而年龄超过 40 岁者的疗效则与手术+术后放疗显著相关。

3. 一般状况　一般情况较好、神经症状轻微的患者预后较好。

4. 手术切除程度等　对多数脑瘤而言，手术切除瘤体的多少直接影响预后。

5. 术后辅助性放疗　对低分级胶质瘤，术后辅助性放疗明显提高局部控制率，但是否改善总的生存尚有争议；对高分级胶质瘤，术后辅助性放疗不仅提高局部控制率，而且改善总的生存。

第二节　胶质瘤

胶质瘤是一组起源于神经胶质细胞的神经上皮肿瘤的总称。通常指星形细胞、少突细胞和室管膜来源的肿瘤。按照 2007 年 WHO 中枢神经系统肿瘤分类，胶质瘤分为Ⅰ～Ⅳ级，Ⅰ、Ⅱ级为低级别胶质瘤，包括星形细胞瘤，少突细胞瘤，星形-少突细胞和室管膜瘤，WHO 分类Ⅲ、Ⅳ级为高级别胶质瘤，属恶性胶质瘤，包括胶质母细胞瘤，间变少突胶质细胞瘤，间变星形胶质细胞瘤，间变少突-星形胶质细胞瘤，胶质瘤病，间变室管膜瘤。手术通常作为胶质瘤的初始治疗，强烈推荐在最大程度保存正常神经功能的前提下，最大范围的安全切除肿瘤。不能实施最大范围安全切除肿瘤者，可酌情采用肿瘤部分切除术、开颅活检术或立体定向（或导航下）穿刺活检术，以明确肿瘤组织的病理学诊断。

胶质瘤的发生是机体内部遗传因素和外部环

境因素相互作用的结果，具体发病机制尚不清楚，目前确定的两个危险因素是暴露于高剂量电离辐射和与某些综合征相关的高外显率基因遗传突变，如NF1，NF2，Turcot's综合征等。

【胶质母细胞瘤】

胶质母细胞瘤（Glioblastoma multiforme，GBM）是最常见且恶性度最高的原发性脑肿瘤，WHO Ⅳ级，占颅内肿瘤12%～15%，占所有恶性胶质瘤的75%。通常好发于成年人，45～75岁为发病的高峰，病变多位于大脑半球。

一、病理

主要来源于星形细胞。组织学特征包括核异型性、细胞多形性、有丝分裂活跃、血管血栓形成、微血管增殖和坏死。GBM具有广泛的侵袭性，累及大部分脑组织。

二、临床表现

病程较短，大部分病程不足3个月。颅内压增高的症状和体征很常见（头痛、恶心、呕吐）。有1/3的患者出现癫痫症状。也可以出现非特异性的神经功能症状如头痛、人格改变等。

三、治疗原则

1. 手术后2～4周应尽快实施放化疗。胶质母细胞瘤具有侵袭性生长的特点，会导致快速而不可控的神经功能受损，术后早期放疗能有效提高恶性胶质瘤的疗效，其生存时间与放疗开始时间密切相关。

2. 强烈推荐6～10MV X-线常规分次放疗并替莫唑胺（Temozolomide，TMZ）75 mg/m^2 同步化疗，并随后行6个周期的TMZ辅助化疗。放疗标准总剂量60Gy，单次分割2Gy，每周5次，6周完成。在放疗中和放疗后应用TMZ，显著延长了患者的生存，这一现象在MGMT基因启动子甲基化的患者中最明显，TMZ长周期辅助化疗有助于提高总生存率。

3. 靶区和剂量　2014年NCCN指南推荐使用术前及术后MRI影像确定肿瘤体积，推荐肿瘤局部照射，最初的临床靶体积（CTV_1）为T1加权像肿瘤增强区域＋FLAIR/T2加权像上的异常区域＋外放2cm，照射46～50 Gy后，采用缩野推量时的CTV_2为T1加权像肿瘤增强区域＋外放2cm，推荐放疗总量为60Gy。

四、TMZ及同步放化疗

许多早期的回顾性和前瞻性试验显示，GBM术后辅助化疗和放疗，与术后单纯放疗相比，并没有获得明显的生存益处。直到2005年Stupp等在N Engl J Med杂志上发表了一项标志性的随机研究，才重新定义了化疗在GBM中的作用。这项GBM Ⅲ期随机临床研究（EORTC 22981/26981和NCIC CE.3）中573例GBM病例，随机分为两组，一组接受标准的单纯放疗（总剂量60Gy，单次分割2Gy，每周5次，6周完成），另一组标准放疗同时给予TMZ（75mg/m^2/day），放疗结束后维持给药6周期的Stupp方案（150～200mg/m^2/day，第1天至第5天给药，28天为1周期）。化放疗联合组和单纯放疗组比，中位生存期明显延长。2年生存率分别为26%和10%，5年生存率分别为9.8%和1.9%（$P<0.0001$）。联合组的3或4级血液毒性发生率为可接受的7%，而单纯放疗组没有3或4级血液毒性。该结果显示GBM患者接受TMZ同步化放疗＋TMZ辅助化疗，获得了明显的生存益处。同时研究者对入组患者进行健康相关生活质量（Health-related quality of life，HRQOL）的随访，发现除了社交功能在单纯放疗组优于同步放化疗组外，其余项目在两组之间没有显著差别。该结果发表后，替莫唑胺同步化放疗＋6周期TMZ辅助化疗方案（Stupp方案）成为GBM的标准治疗方案。

TMZ是一种可通过血脑屏障的口服吸收的烷化剂，有较好的耐受性和低毒性。口服给药后可进入血脑屏障，水解成活性代谢产物甲基三氮烯-咪唑-甲酰胺（MTIC）。细胞内DNA的一些位点在MTIC的作用下发生甲基化，鸟嘌呤06位点的甲基化可导致细胞致死性损伤。鸟嘌呤06位点的甲基基团可以被DNA修复酶MGMT去除，而MGMT在此过程中被消耗。缺乏MGMT的细胞对TMZ的敏感性增加。同步放化疗的随机研究中，肿瘤含有甲基化MGMT基因启动子的患者生存率优于含未甲基化 MGMT 启动子的患者（2 年生存率 46% VS 14%）。

五、治疗效果的影像学评估

胶质瘤经放/化疗后，可出现多种影像学变化，如无进展，早期进展，假性进展，假性反应，复发，放射性坏死等，在 TMZ 同步放化疗患者中假性进展尤为常见，临床上难以与肿瘤进展，放射性坏死鉴别，包括假性进展在内的混合型表现常常混淆临床诊断和治疗，功能核磁及 PET-CT 有助于放疗后影像学变化的判断。

胶质瘤 TMZ 同步放化疗后常出现早期疾病进展样表现，通常情况下，如患者在化/放综合治疗后发生无或有较轻临床症状的进展性病变，原则上应继续使用 TMZ 辅助化疗；如患者增强病灶体积进行性增大和或神经症状明显加重，可选择药物或手术干预。

六、预后

GBM 的预后很差，即使接受了目前的标准治疗，中位生存时间仅为 14.6 个月。最重要的预后因素为年龄和 PS 评分。绝大部分的研究显示年轻（<50 岁）的 GBM 患者预后显著优于年龄大的患者，而 KPS≥70 的患者预后显著优于<70 的患者。其他影响预后的因素还包括肿瘤的组织学、切除程度、肿瘤位置以及对治疗的反应等。

【间变胶质瘤】

间变胶质瘤是属于 WHO Ⅲ级胶质瘤，分为间变性星形细胞瘤（Anaplastic astrocytoma，AA）、间变少突星形细胞瘤（Anaplastic oligoastrocytoma，AOA）和间变少突胶质细胞瘤（Anaplastic oligodendroglioma，AO），AO 主要发病于成年人，高峰为 45～50 岁。

一、病理

间变性胶质瘤具有的间变性特征包括高细胞密度，显著的细胞异型性、有丝分裂活跃，微血管增殖和坏死。

二、临床表现

AA 的临床表现与弥漫星形细胞瘤相似，包括癫痫、语言障碍，以及视力、感觉或运动障碍等，AO 与 WHO Ⅱ级少突胶质细胞瘤一样好发于额叶，其次是颞叶，在原发的 AO，癫痫为最常见的症状。WHO Ⅱ级少突胶质细胞瘤进展为继发性 AO 的平均时间为 6～7 年。AOA 的临床进程通常比较短。有的患者表现为长期的症状，提示前期为低级别。

三、治疗原则

术后治疗目前还没有金标准。20 年前，Walker 等已证实术后放疗能够显著提高包括间变胶质瘤在内的恶性胶质瘤患者的 OS，此后术后放疗一直是间变胶质瘤患者的推荐治疗模式。BTCG（Brain Tumor Study Group）的研究表明，单纯手术的间变胶质瘤患者的中位生存时间为 14 个月，而手术后放疗患者的中位生存时间为 36 个月。间变胶质瘤术后放疗的剂量、范围及剂量分割模式一直是争论的焦点。

1. AA 其生物学行为和 GBM 非常相似，继发胶质母细胞瘤是由 AA 发展而来，二则预后相近，治疗策略上可推荐 Stupp 方案（参照 GBM 治疗原则）。

2. AO 和 AOA 应根据患者具体情况，包括一般状态、分子生物学标记、治疗需求等采用个体化治疗策略，治疗选择包括术后单纯放疗，放疗结合 TMZ 同步和或辅助化疗等。目前推荐的化疗方案有 3 个：TMZ 方案、PCV 方案和 ACNU 方案。在两个大型随机研究 RTOG9402 和 EORTC26951 中，PCV 方案化疗结合放疗均提高了伴有 1p/19q 共同缺失 AO 和 AOA 患者的生存。目前有指南将术后放疗结合 PCV 方案化疗作为 1p/19q 缺失 AO 或 AOA 的标准治疗。这两个研究的局限性是化疗采用 PCV 方案，毒性较大，约有 20%～30%的患者因为 PCV 方案的毒性中断化疗。在以前不同级别胶质瘤的临床试验中，TMZ 表现出较 PCV 方案化疗更好的反应率和更小的毒性。为了进一步明确 TMZ 在间变性胶质瘤的作用，目前研究 TMZ，RT，1P/19q 三者关系的 2 项大型随机研究目前正在进行中。

3. 2014 年 NCCN 指南推荐使用术前及术后 MRI 影像确定肿瘤体积，通常用增强 T1 或

FLAIR/T2，靶区应该包括可能被肿瘤侵犯的解剖区域，其设定可参考 GBM。推荐放疗总量可以采用比 GBM 略低的剂量，如 55.8～59.4Gy/31～33 次，或者 57Gy/30 次。

【低级别胶质瘤】

低级别胶质瘤（Low grade glioma，LGG）生长缓慢，其发生约占成人胶质瘤的 20%，占成人全部原发颅内肿瘤的 10%。可分为纤维性和非纤维性两种亚型。纤维型星形细胞瘤，在儿童中更普遍，按 WHO 分级为Ⅰ级。非纤维型星形细胞瘤属 WHO 分级的Ⅱ级。它们可来源于星形细胞，少突胶质细胞或为混合细胞，多发生在 30～49 岁。

一、病理

肿瘤组织学上分化良好，无有丝分裂，核均匀一致，无间变，没有血管增生和坏死，与神经胶质增生鉴别困难。

二、临床表现

LGG 的临床表现包括癫痫、语言障碍，颅内高压，以及视力、感觉或运动障碍等；若有额叶受侵，则可能出现人格改变或者行为改变。这些症状可以在诊断前数月出现。

三、治疗原则

LGG 的放射治疗仍存在争议，争论的主要焦点在于放射治疗介入的最佳时机及最佳的剂量，目前通常的做法是根据患者预后风险性高低来制订治疗策略。2015 年 NCCN 指南定义 LGG 危险因素为年龄和是否全切除，年龄小于 40 且全切除可观察，否则，应早期放疗。

（一）临床预后因素

年龄、术前神经功能状态、病理类型、肿瘤大小和肿瘤部位是影响 LGG 预后的最重要因素，此外，染色体臂 1p 和 19q 杂合性缺失（LOH）也是少突来源的 LGG 患者预后较好的独立预后因素。（表 4-2-6）

表 4-2-6　低级别胶质瘤（LGG）预后危险性评分系统

因素	评分（是/否）	危险性分组
年龄≥40 岁	1/0	
星形细胞瘤*	1/0	
肿瘤最大径≥6cm	1/0	低危：0～2 分 高危：3～5 分
肿瘤跨中线	1/0	
神经功能缺损	1/0	

* 不包括毛细胞性星形细胞瘤

（二）放疗时机

LGG 手术切除后选择早期放疗还是先观察待肿瘤进展时再放疗（延迟放疗）有不同的意见。EORTC 主持的多中心随机对照Ⅲ期临床研究（EORTC 22845），结果显示早期放疗组的无进展生存率（progression-free survival，PFS）比延迟放疗组延长了 2 年，有显著差异，癫痫控制率提高了 16%，但两组 OS 无显著差异。

（三）放疗适应证

1. 肿瘤完全切除者：若预后因素属低危者可定期观察；若预后因素属高危者应予早期放疗。

2. 术后有肿瘤残留者推荐：早期放疗。在任何情况下，出现肿瘤进展则是放疗的明确指征

3. CTV 定义为 MRI FLAIR/T2 加权像上的异常信号区域外扩 1～2cm，推荐 45～54Gy 的照射剂量，常规分割 1.8～2Gy/次，高剂量照射没

有明显的获益。

（四）预后良好的胶质瘤

以下肿瘤全切，无须放疗

1. 毛细胞型星形细胞瘤
2. 小脑星形细胞瘤（儿童）
3. 室管膜下巨细胞型星形
4. 胚胎发育不良性神经上皮肿瘤
5. 室管膜下瘤和粘液乳头性室管膜瘤
6. 血管中心性神经胶质瘤
7. 脉络丛乳头状瘤
8. 小脑发育不良性神经节细胞瘤
9. 神经节细胞瘤
10. 第四脑室玫瑰花形胶质神经瘤
11. 促纤维增生性婴儿星形细胞瘤
12. 小脑脂肪神经细胞瘤
13. 乳头状胶质神经瘤

【胶质瘤病】

大脑胶质瘤病（GC）是一种少见的原发脑恶性肿瘤。2007年WHO分类中将GC归类于神经上皮组织肿瘤中的星形细胞肿瘤，其表现的恶性生物学行为，相当于WHO Ⅲ级。确定GC的诊断标准为：一种弥漫性浸润性的星形细胞瘤，累及3个或3个以上脑叶，受累及的主要是脑白质，常浸润双侧大脑半球可累及脑干、小脑，甚至延伸至脊髓。

一、临床表现

发病时常无明显的特异性临床表现，因病程的长短不一而表现各异，常以性格改变伴精神和行为异常为早期主表现，随病程进展可出现癫痫、肢体活动无力和颅高压症状。

二、治疗原则

GC的标准治疗并未最终确定，目前治疗主要依赖于放疗和或化疗。

（一）手术的价值

由于GC病变广泛，进行全切除，且不引起严重并发症是不可能实现的目标，手术在GC的治疗中作用非常有限，仅限于取病理和减瘤减压。

（二）放疗

通常采用放射治疗作为主要治疗手段，局部扩大野照射，局部剂量50～60Gy。过去常采用全脑放疗或扩大野照射，但长期的随访结果显示，放射治疗副作用是会导致或加重认知功能障碍而疗效欠佳，2014年Shravan等对26例GC患者进行局部野放疗后的生存和失败模式进行了分析，几乎所有病例的复发都发生在原照射野内，这与过去多个GC临床靶区范围研究的结论相似，提示全脑或扩大照射野的放疗并不能改变局部复发的结果，从保护神经功能的角度建议以局部野照射。M. D. Anderson医院报道30例GC，局部野设计为异常区域外放2～3 cm，局部野与全脑照射在中位无进展生存时间和中位总生存时间方面并没有显著差别（$P=0.69$，$P=0.54$）。且随访发现失败的部位仅在MRI的T2加权像上异常信号区域内。因此建议，在MRI的T2加权像异常信号区域外放2～3 cm作为局部照射野的靶区。

（三）化疗

是对GC有效的治疗手段，部分研究的结果甚至优于采用放疗作为一线治疗的研究。在化疗方案的选用上，目前也没有标准方案，常用的有单药TMZ化疗，PCV或PC方案联合化疗。有学者尝试用TMZ作为GC的一线治疗。客观反应率为45%，中位无进展生存时间为13个月，中位总生存时间为29个月。和其他高级别胶质瘤一样，综合治疗是GC治疗的发展方向，GC的预后仍很差。在临床实践中，虽然放疗常常作为标准治疗被推荐，但仍需要多中心的前瞻性临床试验进一步明确放疗的地位。

三、预后

GC的预后较差。病理类型为少突胶质细胞来源的预后较好，影像学上，肿瘤呈弥漫浸润性分布，累及脑组织肿胀体积增大，但未见局灶性肿块形成，也称为经典型胶质瘤病，此类型多为低级别胶质瘤，预后较好。

【室管膜肿瘤】

室管膜肿瘤是来源于脑室与脊髓中央管的室管膜细胞或脑内白质室管膜细胞巢的中枢神经系统肿瘤，2007WHO分类中，室管膜肿瘤被分为黏液乳头状室管膜瘤（WHO Ⅰ级）、室管膜下室管膜瘤（WHO Ⅰ级）、室管膜瘤（WHO Ⅱ级）、间变性（恶性）室管膜瘤（WHO Ⅲ级）、4个类型。治疗原则如下：

（一）手术

是室管膜肿瘤的首选治疗方法，手术的切除程度与预后呈正相关，完全切除的预后明显优于次全切除和其他治疗方式。黏液乳头状室管膜瘤与室管膜下室管膜瘤，侵袭性低，多数可以通过单纯手术治愈。WHO Ⅱ～Ⅲ级的室管膜瘤术后需要辅助治疗的参与。

（二）放疗

是目前WHO Ⅱ～Ⅲ级室管膜瘤术后主要的辅助治疗，间变性室管膜瘤术后辅助放疗成为标准治疗，对于室管膜瘤，特别是接受了肿瘤完整切除的病例，放疗的作用仍有争议。

放疗范围一直也有争议，室管膜瘤（WHO Ⅰ～Ⅱ级）术后全切除，可以延迟放疗，肿瘤进展是放疗绝对适应证。对于间变性室管膜瘤（WHO Ⅲ级），早期有研究者推荐全脑全脊髓照射（CSI），或者全脑照射（WBRT）后，对于幕上离脑脊液通路较远且未发现软脊膜转移的病变予以局部加量。然而，随后的研究证实，局部复发是首要的失败方式，在没有局部复发情况下，脊髓种植很少见，接受局部或者全脑全脊髓放疗，两者的失败模式无显著差异。Vanuytsel等报道间变性室管膜瘤接受CSI后出现脊髓转移率为9.4%（5/53），而未接受CSI者为6.7%（2/30），此结果提示，全脑全脊髓预防性照射可能并不能防止肿瘤的全脑和脊髓转移。其他类似的研究也认为，常规使用CSI或者WBRT并不能改善生存，因此，目前推荐对脊髓MRI和CFS检查均阴性的病例行肿瘤局部照射；对于上述检查阳性的病例，行CSI（Ⅳ级证据）。

根据术前和术后MRI确定照射体积，通常采用增强T1加权像或FLAIR /T2加权像上异常信号为GTV，CTV为GTV外放1～2cm间距，总剂量为54～59.4Gy，每日分割1.8～2Gy。如果脊髓MRI或者脑脊液检查阳性，推荐全脑全脊髓照射。对于全脑全脊髓放疗，全脑和脊髓受量应为36～40Gy，局部照射脊髓病变到45～50Gy，脑部原发病灶总剂量应为54～59.4Gy。

（三）化疗

成人患者术后化疗无显著效果，但对复发或幼儿不宜行放疗的患者，化疗仍不失为一重要的辅助治疗手段，尤其是儿童室管膜瘤。目前应用的方案包括铂类为基础的方案（顺铂或卡铂），依托泊苷和环磷酰胺等。一般对于3岁以下婴幼儿化疗可在术后2～4周开始。近期还有研究显示，靶向治疗药物贝伐珠单抗对于室管膜瘤有一定的效果。

第三节　垂体前叶肿瘤

垂体腺瘤是指来源于垂体前叶细胞的肿瘤。占颅内肿瘤的10%，在尸检中有20%左右的患者有微腺瘤。

垂体位于颅底蝶鞍内，可分为前叶和后叶两部分。垂体前叶是内分泌系统中极为重要的腺体，分泌多种调节机体基本机能的激素，即促肾上腺皮质激素（ACTH），促甲状腺激素（TSH），卵泡刺激素（FSH），生长激素（GH），促黄体素（LH）和泌乳素（PRL）。

近年来由于神经内分泌学的进步，放射免疫测定和免疫组化测定技术的发展。放射检查仪器的不断改变，电子显微镜及外科手术的进步，垂体腺瘤诊治的水平有了很大的进步。

一、分类

按肿瘤大小，垂体瘤可分为微腺瘤和大腺瘤。肿瘤在10mm以下者称之为微腺瘤，多见于ACTH腺瘤，大于10mm者称之为大腺瘤，常侵犯周围结构，多见于PRL腺瘤，GH腺瘤和无功能腺瘤。

按垂体腺瘤细胞浆在普通显微镜下着色特点不同，将其分为嗜酸细胞腺瘤，嗜碱细胞腺瘤和嫌色细胞腺瘤，这种分类往往会造成肿瘤分型与临床表现的不一致，也不能反应出腺瘤的生物学特点，已逐步被新的分类所代替。

随着电子显微镜和免疫学技术的广泛应用，按细胞分泌功能做新的分类。

1. 有分泌功能的腺瘤　可分为单激素分泌腺瘤（约占80%）及多激素分泌腺瘤（约占20%）两型。

2. 无分泌功能的腺瘤　占垂体瘤发病者的30%左右。瘤细胞无分泌过多激素的功能或者分泌功能减退的表现。

二、临床表现

根据垂体腺瘤的不同类型及生物学行为可将垂体瘤的临床表现分为内分泌症状和神经功能障碍两种。

（一）内分泌症状

1. 泌乳素分泌型垂体腺瘤　由于PRL的增高而抑制下丘脑分泌促性腺激素释放激素，或抑制性腺对垂体促性腺激素的反应性，导致雌激素的减少，LH、FSH分泌正常或减少。女性患者有典型的闭经-溢乳-不孕三联征（Forbis-Albright-Symptom），另外有性欲减退，流产、肥胖等。而男性患者表现为阳痿，性功能减退等症状。

2. 生长激素分泌型垂体腺瘤　因GH增高引起代谢紊乱，软组织、骨骼及内脏进行性增大，病程进展较缓慢，临床表现为巨人症或肢端肥大症，早期表现垂体功能亢进的症状，如精力旺盛、性欲亢进等，晚期则有乏力、记忆力减退、头痛等，女性患者可伴有闭经、溢乳。

3. 促皮质激素分泌型垂体腺瘤　因瘤细胞分泌过多的ACTH导致肾上腺皮质增生，过多的糖皮质激素引起全身脂肪及蛋白代谢紊乱，电解质紊乱，性功能障碍，抵抗力减退等症状。皮质醇增多综合征（Cushing's sydrome），表现为满月脸、水牛背、皮下紫纹、常有高血压。因库欣症行双侧肾上腺切除可引起Adison's症，主要表现为皮肤黏膜等处的色素沉着。

4. 混合性腺瘤　因各种分泌过多激素产生相应的内分泌症状。

5. 无功能型垂体腺瘤　由于瘤体较大，压迫及破坏垂体较显著，主要表现为垂体功能低下症状，男性表现为性欲减退，阳痿，外生殖器缩小，第二性征不显著，出现女性性征。女性患者则表现为月经紊乱或闭经，乳房、子宫及其附件萎缩，阴毛及腋毛稀少，肥胖等。

（二）神经损害症状

临床上表现为头痛、视力减退或障碍或表现为视野缺损，肿瘤生长压迫海绵窦区，可引起Ⅲ、Ⅳ、V_1、Ⅵ颅神经的功能改变，压迫额叶及下丘脑还可以引起精神症状及尿崩症等。

三、辅助检查

1. 放射学检查　依照蝶鞍部CT、MRI来观察肿瘤大小及生长方向、蝶鞍破坏情况以及脑海绵窦受侵犯情况。薄层CT扫描、增强MRI均可发现直径小于1cm的微腺瘤。

2. 内分泌检查　测定垂体及靶腺激素水平及垂体功能动态试验，帮助了解下丘脑-垂体-靶腺的功能。对诊断有一定的实际意义。

四、诊断

垂体腺瘤的诊断，除依照临床症状外，还需进行内分泌功能的测定和放射学的检查，综合分析来正确诊断，并排除引起本病临床表现的一些疾病，如下丘脑病变等。

五、治疗

垂体腺瘤治疗决策的制定涉及神经影像、眼科、内分泌科、神经外科、放疗科和病理科等。治疗的目的在于提高生存和生活质量，消除占位效应和相关症状体征，保留和恢复正常垂体功能，预防肿瘤复发。

对于非分泌型微腺瘤和无症状的小泌乳素腺瘤可以观察。绝大部分的微小泌乳素瘤不会增大，可以密切随访而不需要特别的治疗。当影像学检查发现肿瘤生长，出现激素分泌过多的症状，和/或视野缺损程度恶化时，则需进行治疗。手术是大多数高分泌垂体瘤（肾上腺素腺瘤、生长激素腺瘤、促甲状腺素腺瘤）的首选治疗，药物治疗则是泌乳素腺瘤的首选治疗。对于肿瘤残留、激素控制不佳的患者需行术后放疗。对于分泌型垂体腺瘤，常需配合药物治疗。

常用的放疗技术有常规分次外照射（EBRT）、立体定向放射外科（SRS）和分次立体定向放射治疗（FSRT）。有不少机构倾向于采用SRS技术，原因为：治疗时间短、垂体功能减退发生率少、达到生化缓解的间隔时间短，以及第二原发癌少。但因为对SRS的长期毒性仍不清楚，也无随机研究比较两者的优劣，目前仍无定论。通常SRS的适应证为肿瘤小于4cm，影像学界限清楚，距离视路3mm以上（视交叉和视神经的受照剂量<8～10Gy）。

（一）泌乳素分泌型垂体腺瘤

有症状的泌乳素分泌型垂体腺瘤患者，可首选多巴胺受体激动剂治疗，可使泌乳素水平达到正常范围，并有效减小肿瘤体积。常用的药物包括溴隐亭和卡麦角林。卡麦角林的有效性和耐受性均好，可作为首选药物。对于怀孕的妇女，溴隐亭有最为安全的记录。对于视力迅速下降、经多巴胺受体激动剂治疗后腺瘤体积仍增大、药物治疗后激素水平控制不满意的病例，应优先选择手术治疗。对于肿瘤残留、激素控制不佳的患者可以行放射治疗。多个研究显示放疗可以使泌乳素水平下降25%～50%，但是在绝大部分研究，仅有很小部分患者能达到正常的泌乳素水平。SRS可能更为有效，但是经验很有限。

（二）生长激素分泌型垂体腺瘤

生长激素分泌型垂体腺瘤首选手术治疗，可以使60%～70%的患者达到治愈标准。尤其对于微腺瘤，经蝶骨手术切除可以使绝大部分患者的生化参数恢复正常。对术后有肿瘤残存和生长激素水平持续升高的患者，常规放射治疗和放射外科是合适的辅助治疗手段，而不宜手术的患者两者均可作为根治性治疗方法。

（三）促皮质激素分泌型垂体腺瘤

促皮质激素分泌型垂体腺瘤标准治疗方式为手术，激素治愈率为57%～90%。其他治疗均失败后，患者可接受双侧肾上腺切除手术。放射外科主要作为手术失败或肿瘤残留的解救性治疗。常规放疗通常总量为45～50Gy，5～6周，每次分割量为1.8～2Gy。库欣综合征放疗后的缓解率为50%～60%。更低的剂量将导致缓解率显著下降。立体定向放射外科治疗后1～5年皮质醇增多症治愈为63%～100%。有文献报道伽马刀治疗的长期随访没有放疗相关死亡或者视力丧失，然而，66%的患者发生垂体前叶功能下降。手术或放疗失败的患者可行药物治疗。

（四）无功能型垂体腺瘤

与其他垂体腺瘤如泌乳素瘤和生长激素分泌型腺瘤不一样，无功能型腺瘤总体对药物治疗反应不佳，因此治疗的选择为经蝶骨或经颅手术，目的在于完整切除肿瘤或者解除对周边组织的压迫。完全切除后复发率低，可行影像学随诊，不需术后放疗。由于大的垂体腺瘤的侵袭性，周边组织结构如海绵窦、颅底硬脑膜等常被累及，部分患者无法获得完整切除肿瘤。对于手术后有残留的患者，应行放射治疗以降低复发率。虽然放疗已经证实能提高术后残留病灶的局部控制，但是放疗给予的时机仍有争议。基于无功能型垂体腺瘤缓慢生长的特性，以及为了避免放疗带来的放射性损伤，有学者建议对残留病灶延迟放疗，待肿瘤进展时行挽救放疗或者再行减瘤术后放疗，仍可以有效地稳定肿瘤生长或诱导肿瘤退缩。最近Alfons等比较了无功能型腺瘤术后残留病例立即放疗与术后观察的疗效。76例术后行辅助放疗，结果有3例出现复发，10年局部控制率为95%；28例行术后观察，5年和10年局部控制率为分别为49%与22%（$P<0.001$）。因此对于不全切除，残留明显的肿瘤可以考虑行术后辅助放疗。

（五）靶区和放疗剂量

由于缺乏前瞻性研究，最佳剂量和靶区仍不明确。根据已发表的大部分回顾性分析，无功能型垂体腺瘤通常采用总剂量为45～50.4Gy，每日1.8Gy；功能型垂体腺瘤剂量要稍高，为50.4～54Gy，每日1.8Gy。精确放疗较好地保护了正常脑组织，因此推荐采用3D～CRT或者立体定向放疗。垂体腺瘤靶区一般不存在显著凹面且体积小，不是IMRT的理想靶区，因此IMRT技术较适用于大的、不规则的垂体腺瘤。GTV为垂体腺瘤，包括其侵犯的邻近解剖区域，CTV仅需在GTV外扩5mm。侵袭性肿瘤如侵及蝶窦，海绵窦或其他颅内结构，应考虑适当扩大靶区边界，通常将整个鞍区和完整的海绵窦也要包括在CTV内。构成PTV最主要的要素是患者每日体位的变化，一般可再外扩3～5mm。

第四节　髓母细胞瘤

髓母细胞瘤（medulloblastoma，MB）多见于儿童，好发于小脑蚓部，对放射线较为敏感，综合治疗后5年生存率超过50%。

一、病理学

肿瘤多起于小脑蚓部，常侵犯一侧小脑半球或两侧小脑半球，又常压迫或侵及脑干和第四脑室和导水管，造成脑积水，直接影响预后。

肉眼观察瘤组织呈灰红或灰色，质软如脑髓，一般不见出血及坏死灶。镜下：细胞极为丰富，体积小，胞浆少，胞膜不清，胞核圆形，大小不等。染色很深，分裂象多，有些细胞不规则，聚集成堆。另一些细胞则排列呈菊花样。

二、临床表现

主要表现为颅高压症状和小脑功能损害症状

1. 颅内压增高　多表现为逐渐加重的头痛，可涉及枕后，当体内压力增高时如用力、咳嗽时可加重头痛。头痛剧烈时出现呕吐，呈喷射状。视乳头水肿为颅内压增高的客观体征。也可以出现复视或视力减退。

2. 小脑功能损害　小脑主司身体平衡，肿瘤发生时多呈现步态不稳、共济失调，甚至不能站立行走。当脑干受侵时，可出现锥体束损害的表现。

三、诊断

除症状、体征外，CT和MRI是诊断的重要根据。而MRI比CT检查诊断小脑病变更具优越性。确诊需术后病理。

四、治疗

（一）治疗原则

MB侵袭性强且生长迅速，手术应作为常规初始治疗，以明确诊断，缩小肿瘤体积，减轻症状，提高肿瘤局部控制，同时应该根据影像学和手术资料按修正的Chang系统进行分期并进行肿瘤复发的危险度分层，术后MRI平扫＋增强检查建议在24～72h进行，脊髓MRI平扫＋增强检查建议在术后2～3周后进行，以避免手术的干扰。放疗是MB治疗的基石。标准的照射方式为：全脑全脊髓（CSI）＋后颅凹推量。化疗在MB治疗中占有重要的地位，特别是对小于3岁的低龄患儿，化疗通常是主要的辅助治疗。

（二）复发危险度分组

1. 一般风险组　①年龄＞3岁；②术后肿瘤残留＜1.5cm^2，肿瘤局限在后颅凹而无远处转移；③蛛网膜下隙无播散，无中枢外血源性转移，三者同时具备。

2. 高风险组　①年龄≤3岁；②术后肿瘤残留：≥1.5cm^2；③肿瘤远处播散和转移；三者有其一即为高风险组。

（三）放化疗

1. 一般风险组　推荐2种放化疗方式

（1）CSI剂量30～36Gy＋后颅凹推量至55.8Gy

（2）CSI剂量23.4Gy，后颅凹推量至55.8Gy，放疗同时单药长春新碱每周化疗一次，并放疗后行多药联合化疗（长春新碱＋顺铂＋洛莫司汀即甲基CCNU或顺铂＋长春新碱＋异环磷酰胺）。建议3岁以上的低龄儿童采用此方案，目的是通过全脑全脊髓减量放疗后辅以化疗的方法，以期达到控制肿瘤生长的同时减少放疗对认知和生长发育的影响。

2. 高风险组　强烈推荐：CSI＋后颅凹推量，CSI剂量36Gy/20f，后颅凹推量至55.8Gy。大多数研究认为，术后放疗联合化疗能提高高风险组患者的无瘤生存率。

3. 年龄≤3 岁婴幼儿的治疗 和较大年龄儿童比，生存率不佳。低龄时接受过 CSI，不论是否行化疗，获得长期生存的患者可见到严重的持续存在的后遗症，实际是不可接受的。有研究表明肿瘤局限的 3 岁以下患儿术后单纯化疗与年长儿术后放化疗的生存率相近。单纯高剂量术后化疗是无转移婴幼儿 MB 的推荐治疗模式，如何利用术后化疗替代或推迟放疗，成为研究重点。

五、放化疗反应

MB 生存患者中有很高比例的后遗症，这些后遗症与肿瘤本身，脑水肿，神经外科手术均有关系，最重要的因素是全脑全脊髓放疗剂量。

CSI 所导致的后遗症主要表现为：绝大多数生存患者有明显生长迟缓和内分泌不良，特别是对低龄患儿更为突出，主要与 CSI 时垂体腺和下丘脑受照射有关，但引起上述不良反应的具体剂量尚不清楚。

六、放射治疗技术

全脑全脊髓放射治疗技术在 MB 放疗中占用特殊地位，在此着重介绍传统的放疗技术。

（一）全脑照射

采用两个相对侧野水平等中心照射，包括颅底线以上的脑部和颈 4 椎体下缘水平以上的脊髓部，照射至全脑 Dt 30～36Gy/4～5 周，缩野至原发灶使用总量达 50～55Gy/5～6 周。

（二）全脊髓照射

采用 3.5～4.5cm 宽，长度根据患者脊髓实际长度，分为 2～3 照射野，垂直照射，骶部包括全部骶孔；可增宽到 8cm，上界与全脑照射野相邻，Dt 30～36Gy/4～5 周。脊髓照射时应根据患者背部体中线皮肤距椎管后缘的距离选择合适能量的电子线或 X 线，也可采用 X 线与电子线的混合束照射。

（三）体位

采用俯卧位，在特制的垫板上，头置于特制船型枕上，调整船型枕额部及颏部的角度使颈椎呈水平状，上肢置身体两侧，体中线与床长轴一致。采用面罩固定技术可以保证治疗的精确性和重复性。

（四）注意事项

（1）相邻两野需要适当间隙，每周上下定期移动间隙，以避免剂量重叠或过低。

（2）全脑照射要分别测出脑部与颈两侧宽度，避免上段颈髓剂量过高。

（3）前颅窝筛板处解剖位置较低，容易出现低剂量区，成为日后复发的重要根源。

（4）儿童患者的颈椎主张完全包括在照射野内，避免部分锥体照射后发育不均衡。

（5）需要保护卵巢功能的女性患者应采用电子线或两侧水平野照射骶部硬脊膜囊。

（6）治疗早期剂量不宜过高，以免引起急性损伤。

（7）要注意观察、处理血象下降与胃肠道反应。

（五）TOMO 螺旋断层治疗系统（Helical tomotherapy，HT）

是目前最先进的调强放疗系统，采用螺旋 CT 旋转方式治疗肿瘤，机器旋转同时移动治疗床，用连续照射消除了照射野之间的衔接问题，该技术很适合治疗像全脑全脊髓照射这样长照射野的病例。目前有一些文献比较了螺旋断层治疗与三维适形放疗、调强放疗等技术的剂量学差别。结果发现螺旋断层治疗可以提高靶区覆盖，减少危及器官的高剂量体积，但是受到低剂量照射的正常组织体积增加。全中枢放疗中应用 HT 是否能有临床的优势仍不清楚，缺乏长期随访的临床资料，尤其是放疗的晚期后遗症方面。

七、预后

大于 5 岁的一般危险度患者，5 年生存率可达 70%，德国的经验是全身化疗＋脑室内 MTX 治疗，5 年 PFS（无疾病进展率）达 83%。

第五节　颅咽管瘤

颅咽管瘤（Craniopharyngioma）为一颅内先天性肿瘤。好发于儿童及青少年，占颅内肿瘤的5.1%～6%，占儿童鞍区肿瘤之首，成人仅次于垂体瘤而居第二。

一、病理

颅咽管瘤起源于Rathke囊的残存部分，分为鞍内型和鞍上型，少数位于鞍内，多位于鞍上，前者起源于鞍隔下的上皮细胞巢。肿瘤向上生长，压迫垂体、影响垂体功能，可出现内分泌障碍症状，也可突破鞍隔压迫视神经、视交叉，甚至突向第三脑室前方，或第三脑室内，引起脑积水；肿瘤向侧方生长可侵入鞍旁海绵窦导致Ⅲ、Ⅳ、Ⅴ、Ⅵ颅神经功能障碍。

颅咽管瘤瘤体小时都呈实质性，大时多呈囊实性或囊性。囊性变占68%～85%，多为单囊，少数为多囊性。囊液流入蛛网膜下腔，易引起化学性脑膜炎。囊肿下方的实质部分，都呈灰白色，内有钙化灶，瘤体往往和邻近重要结构有粘连，难以彻底切除。

在显微镜下检查，根据组织学特点，颅咽管瘤可分为3种类型：①黏液上皮细胞型，主要由纤毛柱状细胞和黏液分泌细胞组成；②鳞形上皮细胞型，主要由鳞形细胞和釉质上皮所组成；③牙釉质细胞型，主要由类似于发育为牙齿釉质的细胞所组成，以此型最为常见。

二、临床表现

本病为一良性肿瘤，自然病程进展缓慢，但有时也可表现出类似恶性肿瘤的快速发展进程。由于肿瘤向周围的侵犯性生长，可造成其临近结构如视神经、视交叉、垂体和下丘等功能受损的症状。

1. 颅内压增高的症状。

2. 视神经、视交叉受压的症状，表现为视力障碍、视野缺损。

3. 内分泌功能紊乱：增大的肿瘤如压迫垂体前叶，导致生长激素和促性腺激素分泌减少，儿童表现为生长发育迟缓、第二性征不明显；成人则表现为性欲减退，阴毛、腋毛脱落。

4. 丘脑下部室上核与室旁核受累，则出现尿崩症。如丘脑下部受累严重者，则可出现嗜睡、体温调节障碍，甚至昏迷。

三、辅助检查

1. 头颅X平片　鞍上区域可见到点状或蛋壳状钙化，如肿瘤压迫蝶鞍，可见到后床突骨质疏松及破坏，鞍背变小，蝶鞍变扁。

2. CT检查　绝大多数病变平扫时见鞍上一囊性低密度肿物，囊壁可见点状钙化或蛋壳状钙化，此为颅咽管瘤的典型特征。实质性颅咽管瘤表现为等密度或略高密度肿物，其内有点状或片状钙化，体积常较囊性者小。增强扫描时，囊性病变表现为薄壁环状强化，实质性病变表现为均一强化或不强化。

3. MRI检查　由于MRI难以发现颅咽管瘤的特征性改变——肿瘤周边的蛋壳样钙化，从而限制了MRI检查在该病诊断中的作用。

4. 激素水平测定　可采用放射免疫分析法测定血清中泌乳素、生长激素等激素的含量。

四、诊断

临床有颅内压升高、视力、视野的改变及内分泌功能紊乱等症状者，应接受血中激素水平测定和影像检查，以协助诊断，确诊需依靠病理。

五、治疗

（一）手术治疗

根治性切除是颅咽管瘤首选的治疗，可以获得最好的总生存和无复发生存。然而，最佳治疗仍存在争议。文献主要提出两个治疗策略，即采用侵袭性的手段来获得完整切除，或者更保守的外科切除结合辅助放疗治疗残留肿瘤。不管手术切除程度如何，当前的治疗手段能获得很高的生存率，因此长期生活质量和晚期并发症也成为关注的焦点。手术的目的主要有三个：首先是确定诊断；其次为减轻神经结构的压力，改善功能，特别是视力；第三是防止复发。在已报道的研究中，完整切除率为19%～100%，根治性手术的限制主要在于肿瘤的体积和位置，特别是位于视交叉后区或脑室内的肿瘤。此外，脑积水、神经组织侵犯和钙化率大于10%也是手术切除的不良因素。完整切除术后的10年生存率为81.3%～100%，次全或部分切除为25%～60%，部分切除加后续放疗为77%～100%，而单纯放疗为81%～100%。

（二）放射治疗

放疗用于治疗无法切除或者进展的颅咽管瘤已经有几十年了。由于该病的发病率低，缺乏前瞻性研究的资料，治疗的策略经常不一致，影响了对放疗作用的准确判断。有作者报道接受单纯外科手术切除的病例，在GTR组仅有13%复发，在次全肿瘤切除组为33%，而部分肿瘤切除组高达69%复发。因此放疗在肿瘤全切的时候没有适应证，而在部分切除术后，很多作者使用放疗来减少或延迟复发。在比较研究和单纯放疗的研究报道，术后放疗或者是单纯放疗的长期局部控制率和生存率与根治性手术相当。Duff等报道了121例颅咽管瘤，包括32例儿童及89个成人患者，均接受了外科切除，部分接受辅助放疗。10年PFS在单纯GTR组为81%，单纯STR组为41%，STR+RT组为90%（$P<0.0001$）。儿童组与成人组的疗效没有显著区别。Zhang等分析了SEER数据库从2004—2008年收入的660例颅咽管瘤病例。虽然随访时间相对较短（中位随访23.5月），在GTR和STR组分别有26%和23%接受了辅助放疗。接受放疗组有提高总生存的趋势，即使在接受GTR的病例（2年OS100%±0 vs. 91%±3%）总体来说，接受限制性手术和术后放疗的患者，10年LC为77%～100%，20年OS为66%～92%。因此对于接受不全手术的颅咽管瘤患者，可以推荐辅助放疗来降低复发率。

有几个作者比较了不同放疗时机的疗效，即应该术后就接受放疗还是等复发的时候才放疗。Pemberton等报道了87例（28例为儿童）颅咽管瘤术后病例，44例接受了辅助放疗，43例在复发的时候给予放疗。10年PFS分别为79%和77%，没有显著差别。Stripp等报道了宾夕法尼亚大学医院1974—2001年收治的76例颅咽管瘤，中位年龄为8.5岁，中位随访时间为7.6年。49例接受了GTR，27例接受STR，其中18例接受了辅助放疗。此外，22例在单纯手术失败后接受了挽救放疗。在57例单纯手术的10年局部控制率显著低于18例STR+RT的病例（42% vs. 84%，$P=0.004$），但是两组的总生存没有显著差别，因为放疗作为挽救治疗高度有效。作者认为放疗作为STR术后辅助治疗或者作为复发时的挽救治疗同样有效。根据目前有限的证据，放疗也可以考虑作为次全切除术后的解救治疗，尤其对于小于5岁的儿童，应制定个体化的治疗方案，权衡放疗诱导毒性的风险与潜在的疾病复发和重复手术的损害。目前正在进行的一个前瞻性多中心随机研究（NCT01272622）对比了颅咽管瘤不全切除术后立即辅助放疗与术后观察，复发后挽救放疗的疗效及生活质量，入组患者为≥5岁的颅咽管瘤患者。

对于小的颅咽管瘤或者肿瘤残留病灶较小（小于2cm），可以采用放射外科技术治疗。该技术可通过伽马刀或直线加速器来实现。对于颅咽管瘤，SRS的限制是临近视觉通路。视交叉放射坏死的风险限制了放射剂量的给予，是否能作为外照射技术的替代仍需进一步研究。此外，由于光子放疗可能导致患者（尤其儿童）出现长期神经毒性，质子放疗也被尝试用于颅咽管瘤的治疗。目前正在进行的一个Ⅱ期临床研究内容为探讨限制性手术加质子放疗与单纯完整切除后观察的临床疗效（NCT01419067）。

多数的研究中，放疗的技术没有详细阐明。多数的研究采用放疗剂量为45～56Gy，中位剂量多为50Gy。在几个采用现代放疗技术的研究，靶体积均外放了很小的边界。德国海登堡大学采用分次立体定向放疗治疗40例颅咽管瘤病例，中位剂量为52.2Gy（50～56Gy），GTV=CTV，PTV=CTV+2mm。在中位随访98个月后，5年和10年的局部控制率均为100%，5年和10年总生存率为97%和89%。英国皇家马斯登医院报道39例颅咽管瘤在保守手术后接受立体定向适形放疗，总剂量为50Gy/30～33次，PTV=GTV+10mm。全组的3年和5年PFS为97%和92%，3年和5

年OS为100%。在一个入组28例儿童颅咽管瘤的Ⅱ期临床研究中，全组均给予适形放疗DT54～55.8Gy，CTV为GTV（包含囊实性成分）外放1cm，结果全组3年PFS为90.3±7.3%。全脑或幕上脑组织或左侧颞叶体积接受剂量超过45Gy显著影响患儿的智力。

综合以上循证医学证据，放射治疗的适应证总结如下：①对于不适合手术切除的颅咽管瘤，可以采用囊内容物吸出减压加活检，而后行放射治疗；②对于不全切除的患者，术后应行辅助放疗以降低复发率，或作为术后复发的挽救治疗。

放疗剂量推荐：通常采用的总剂量为DT50～54Gy；单次分割剂量为1.8Gy；靶体积外放很小的边界即可获得很好的控制，GTV＝术后瘤床＋残留病灶或GTV＝残留病灶，包括囊性和实性成分；CTV＝GTV/GTV＋2mm（SRT）或者CTV＝GTV＋10mm（EBRT）。

六、预后

早期的研究显示颅咽管瘤治疗后的5年总生存为67%～69%，10年生存率为43%～77%。随着外科、放疗、影像学、神经内分泌学等各个学科的进步，生存率也显著提高。最近的研究显示5年总生存率为80%～91%，10年总生存率为83%～94%。在大的研究，患者10年无复发生存率为60%～93%。与复发相关的最显著因子是手术切除的程度。在不全切除术后，复发率显著高于完整切除术后。一些作者发现乳头型比成釉质型的预后好，但其他文献没有发现显著差别。

第六节 颅底脊索瘤

一、病理学

起源于胚胎脊索残余，蝶枕区至骶尾部的任何轴向位置均可发生。其中1/2发生于骶骨，1/3发生于斜坡，1/6发生于脊柱。

肉眼观瘤体为半透明分叶状肿物，有不完整包膜，充满胶冻状组织，易出血、坏死、囊变及钙化。镜下细胞大小不一，嗜伊红的胞浆中见大量的空泡形成，组化染色特点是上皮标志物如角蛋白（Keratin）、膜上皮抗原等强阳性。

属于低度恶性肿瘤，生长慢，但有溶骨性破坏，远处转移相当少见，本病在诊断时肿瘤常较大且易累及周围颅神经，使大动脉移位或包绕并侵及海绵窦，使完整手术切除相当困难，术后放射治疗为常规治疗方法。

二、临床表现

任何年龄均可发生，斜坡脊索瘤以30～50岁多见，其他部位脊索瘤好发年龄为50～70岁。男性多于女性，男女之比为（2～3）：1。临床常见的表现有：

1. 头痛　出现的概率为25%～65%，主要位于眶部、额部。

2. 复视　超过50%的患者有此症状。主要与外展神经受侵麻痹有关。视神经、视交叉受侵可出现视力、视野的改变，而其他颅神经如Ⅴ、Ⅸ、Ⅹ、ⅩⅡ则较少受侵。

3. 肿瘤向前上发展可侵及海绵窦、向前下发展可侵及鼻咽、鼻腔，从而出现相应的症状。肿瘤向前发展可侵及垂体，出现垂体内分泌功能紊乱的临床表现。肿瘤向后发展可推压脑干，引起梗阻性脑积水，而表现出颅内高压的症状。

三、影像学检查

1. CT检查　见斜坡中线部位肿物，略高密度圆形或不规则性块影，同时合并有广泛性骨质破坏及点片状钙化。可有囊变、出血。增强扫描仅部分区域可出现强化。

2. MRI检查　T1像常为低信号或等信号，但囊变区、出血区、黏液样成分在T1像表现出高信号的特点，残存骨无信号。T2像表现为不均一高信号，Ga-DTPA增强时出现不均一强化。

四、诊断

1. 好发于30～50岁的男性。

2. 病史较长，肿瘤发展相对较缓慢。

3. CT检查有3个特点：斜坡中线部位肿物；广泛性骨质破坏；点片状钙化。

4. 经鼻腔肿物活检或立体定向穿刺活检可明确诊断，诊断仍不明确而有高度怀疑该病，可直接手术。

五、治疗

（一）手术治疗

由于脊索瘤是罕见的疾病，关于治疗疗效和安全性的资料很有限，治疗的依据主要基于少数小样本回顾性分析。这些单中心的研究采用了不同治疗技术，且时间跨度长，影响了结论的可靠性。目前的标准治疗包括手术切除，其目的是明确诊断，并最大限度减少肿瘤负荷。手术的结果取决于肿瘤的位置和诊断时的大小。由于绝大部分骶骨病变体积较大，以及颅底、椎骨病变临近重要的组织器官，最大切除可能导致部分患者出现严重功能损伤，因此完全切除比较困难。即使接受了完全切除，单纯手术的肿瘤控制率仍很低。

（二）放射治疗

辅助放疗已经成为脊索瘤的标准治疗，虽然脊索瘤被认为是放射抵抗的肿瘤，需要较高剂量才能取得最好疗效（>60Gy）。然而，剂量与反应的关系目前仍未完全明确，且控制肿瘤的剂量往往超过周围正常组织的耐受量。目前研究主要采用的放疗技术包括高能粒子治疗、调强放疗以及立体定向放疗，但是尚没有明确结论哪种技术更有优势。

由于脊髓、脑干、颅神经和直肠的耐受剂量比脊索瘤的治疗剂量低得多，因此给予更高剂量受到限制。既往的光子放疗研究中多采用总剂量40～60Gy，然而5年局部控制率仅有10%～40%。脊索瘤与其他间叶组织肿瘤相似，对放疗不敏感，对于常规分割治疗肿瘤团块需要大于70Gy的剂量。近年来随着现代放疗技术的广泛采用，安全给予靶区高剂量并保护危及器官成为可能。Zabel-du Bois等报道了34例骶骨脊索瘤，采用IMRT技术放疗，中位随访4.5年，局部控制率为35%，总生存为74%。高剂量组（>60Gy）的生存率显著高于低剂量组（≤60Gy），（85% vs. 43%，$P<0.01$）。本研究局控率较低可能与仅有少数病例剂量大于70Gy有关。目前采用现代放疗技术（3D-CRT，IMRT）治疗脊索瘤的报道仍非常有限，仍需进一步评价。

新的光子放疗技术还包括分次立体定向放疗和放射外科。尽管只适合于小病灶，伽马刀仍是治疗颅底脊索瘤最常用的放射外科机器。然而，已发表的文献显示临床疗效缺乏一致性，其作用仍需要长期结果的分析。最好的结果来自德国Debus等的回顾性分析，37例颅底脊索瘤接受术后立体定向分次放疗，中位剂量66.6Gy。5年局部控制率及生存率分别为50%及82%，1例患者出现严重晚期毒性反应。作者认为高精确度光子放疗（如立体定向放疗技术）可以作为无粒子治疗时可供替代的选择。

最有希望的结果来自高能粒子治疗脊索瘤的研究，即最大限度切除肿瘤结合辅助高能粒子治疗。高能粒子包括质子以及带电粒子，如碳离子、氦、氖等。高能粒子具有特殊的物理特性即布拉格峰，射线能量在一定范围内迅速衰减，使高剂量区落在肿瘤而减少了周边的正常组织受量。高能粒子（主要采用质子和碳离子）放疗治疗颅底、颈椎和骶尾部脊索瘤的研究采用的剂量多为65～83 CGE（Cobalt gray equivalents），结果显示5年局部控制率为50%～60%，与光子放疗相比至少疗效相当，而周围组织器官的功能保护得更好。质子放疗治疗颅底脊索瘤的5年总生存率约为62%～80.5%，而10年为54%。Carman等报道了42例颅底脊索瘤接受质子放疗，中位的相对生物效应剂量为73.5Gy，5年疾病专项生存率及总生存率分别为81%和62%，5年无高级别毒性为94%。碳离子放疗是另一种有效治疗手段，与光子放疗相比除了有物理学的优势外，还具有生物学的优势。碳离子的LET更高，从而提高了对相对放射抵抗的乏氧细胞的杀伤；同时对处于放射抵抗细胞周期（如S、G1或G0期）的细胞有很强的杀伤作用。Schulz-Ertner D等报道了96例术后残留的颅底脊索瘤，均采用碳离子放疗，中位总剂量为60CGE（范围：60～70CGE）。全组的5年局部控制率及生存率分别为70%和88.5%，剂量超过60CGE可以显著提高局部控制率，仅有4.1%出现3级以上晚期毒性反应。目前正在进行一个三期临床试验，比较质子和碳离子放疗治疗颅底脊索瘤的临床疗效，靶区中心生物效应剂量分别为 72GyE±5%以及 63 Gy E±5%。

总之，脊索瘤目前的标准治疗为最大限度切除肿瘤结合辅助放疗，但是关于放疗技术的争议仍在持续。质子治疗现在被广泛认为是脊索瘤最佳的放疗手段，但是缺乏高水平的证据。由于与建筑及运行费用相关的原因，高能粒子治疗的应用受到了限制。在没有条件的情况下，也可以采用现代光子放疗技术，如适形调强放疗、立体定向放疗。在不引起严重放射损伤的情况下，应尽量提高靶区的总剂量。60～65Gy 是最低的有效剂量，更高剂量可以进一步提高疗效，如 70～75Gy。

综合以上循证医学证据，放射治疗的适应证总结如下：

（1）对于不适合手术切除的脊索瘤，可以采用放疗作为初始治疗。

（2）脊索瘤术后行辅助放疗以降低复发率。

（3）术后复发的脊索瘤，既往未行放疗，可以考虑行挽救性放疗。

放疗剂量推荐：在不引起严重放射损伤的情况下，应尽量提高靶区的总剂量。60～65Gy 是最低的有效剂量，更高剂量可以进一步提高疗效，如 70～75Gy。

六、放疗并发症

Hauptman 等报道了 13 例颅底脊索瘤和 2 例软骨肉瘤接受立体定向分次放疗（SRT，n＝10）和 SRS（n＝5）的远期并发症。放疗并发症包括 1 例 SRT 内分泌疾病，2 例颅神经病变，1 例 SRS 病例出现视力障碍。作者建议如果视觉器官包括在 80%等剂量曲线，应给予分次放疗以更好地减少放射损伤。垂体柄应＜30Gy 以减少垂体功能低下，这可以在放疗后多年后发生。脑干和颅神经应＜60Gy 以保证保留颅神经功能。即使局部区域接受剂量 60～70Gy，颅神经或核的损伤也很低（＜5%）。如果是采用 SRS，则脑干受量应该＜12Gy。

七、预后

未治疗的脊索瘤在诊断之后的平均生存期为 28 个月。手术切除程度和辅助放疗与预后显著相关。患者接受 GTR 后的 5 年生存率和局部控制率显著高于仅行部分切除。脊索瘤患者可以分为预后良好组和预后不良组，前者包括手术切除达 GTR 或者残留肿瘤病灶小，没有肿瘤临近关键剂量限制神经组织结构，如脑干和视神经、视交叉；后者即使接受了高剂量放疗，也仅获得肿瘤暂时延缓生长。辅助放疗，延长了总生存和无复发生存。年龄是有争议的预后因子，小于 5 岁被认为与预后差及恶性程度高有关，但研究结果并不一致。

第七节　脑转移瘤

一、概述

在所有的癌症患者当中有将近 20%～40%发生脑转移。虽然确切的发生率仍不清楚，每年在美国估计有 98 000～170 000 例癌症患者被初次确诊为脑转移。大部分的脑转移主要源自肺癌、乳腺癌、肾癌、结肠癌和黑色素瘤。总体上脑转移的发病率逐步上升，可能归因于早期检测提高或癌症的生存时间较前延长。原发肿瘤的组织学类型与颅内播散的方式与频率显著相关。最常见的是肺癌脑转移，占脑转移的 30%～60%，其次是乳腺癌脑转移，占 10%～30%。有 10%～15%的脑转移无法找到原发灶。

绝大部分脑转移瘤是通过血行播散发生。肿瘤细胞随着动脉循环，通常种植在灰质和白质交界处，可能因为该处的血管狭窄，肿瘤细胞易于停留。80%发生在大脑半球，15%在小脑，5%发生在脑干。其他转移部位还包括软、硬脑膜。不到一半的脑转移是单发（颅内唯一病灶），极罕见表现为单独转移（体内唯一转移灶）。转移瘤也可以直接侵犯临近的脑膜或颅底，这更常见于乳腺癌、前列腺癌等容易出现骨转移的恶性肿瘤。此外，来源于胃肠道、膀胱、肾脏、子宫等器官的腹膜后肿瘤出现后颅窝转移的几率更高，这些肿瘤常通过 Batson 静脉丛（Batson's plexus）播散。

二、临床表现

脑转移引起的神经系统症状和体征主要是颅内压增高或肿瘤对临近脑组织的局部效应所致。

包括头痛、精神状态改变、瘫痪、共济失调、视力改变、恶心或感觉异常等。约三分之二的脑转移患者有神经系统症状，另三分之一的患者无症状。尤其在现代神经影像技术如CT、MRI广泛应用，很多病变尚未引起症状便已经被检出。头痛最为常见，发生于高达50%的脑转移患者，以钝痛为主。尤其多见于多发脑转移或病变累及后颅窝的患者。一些患者以癫痫、脑梗塞或出血急性起病。约10%的患者以局部或全身癫痫发作起病，更多见于多发脑转移的患者。

三、影像检查

脑转移在CT或MRI上并没有特殊征象。总体来说，转移灶常在外周位置，多位于皮层或皮层下，呈球形，增强影像呈环状强化，周围显著水肿，通常多发。增强MRI是目前最准确的诊断脑转移的检测方法。MRI的T1加权像常表现为多发散在小环形或结节样等或低信号影，T2加权像表现为不规则高信号；增强扫见轻到中度环形或结节样强化。在软脑膜转移的病例，MRI显示局部或弥漫软脑膜增厚，对比增强。

四、诊断

脑转移瘤的诊断依据为：①有原发肿瘤的病史；②有脑转移瘤的症状及体征；③典型的影像学表现。

值得注意的是，部分患者以脑转移瘤为首发症状，并无原发肿瘤的病史，则其诊断有一定的困难。如临床高度怀疑脑转移瘤，必须全面检查，积极寻找原发肿瘤，全身PET是可以选择的方法之一。在诊断单发脑转移仍有大约11%的假阳性率，一半是原发脑肿瘤，另一半为感染。因此，脑转移必须要注意和其他疾病鉴别，如原发性脑瘤、梗塞、脑脓肿、出血和脱髓鞘病变等。在很多情况下，脑部活检是很有必要的。还有少数脑转移瘤，自始至终不能找到原发病灶。

五、治疗

脑转移的治疗主要包括手术切除、全脑放疗、立体定向放射外科等治疗方法的单独或综合运用。脑转移的治疗目的主要包括两个方面：症状治疗，控制癫痫和肿瘤周围水肿，提高患者的生存质量；稳定病灶，延长生存时间。症状治疗主要包括抗癫痫药物和激素治疗。

1. 对症药物治疗 有很多研究使用皮质激素短期治疗脑转移病例，其作用机理是通过降低肿瘤毛细血管通透性来减轻水肿，从而减轻症状，提高生活质量。通常选用的激素为地塞米松，因为它具有最小的水钠潴留反应和相对低的认知功能损害。

激素治疗适应证及方案：

（1）对于无症状，没有占位效应的脑转移患者，无须行激素治疗；

（2）轻度占位效应症状患者，推荐皮质激素治疗以减轻脑转移引起的水肿及颅压高症状，推荐初始剂量为地塞米松4～8mg/d；

（3）中、重度占位效应症状患者，推荐皮质激素治疗以减轻脑转移引起的水肿及颅压高症状，若症状严重，可以采用更高剂量如地塞米松16mg/d及以上；

（4）应制订个体化治疗方案。如果可能的话，一周之内开始减量，2周之内停止激素治疗，以减少激素的副作用；有症状者时间可适当延长。

2. 全脑放疗（whole brain radiotherapy，WBRT） 在过去很长的一段时间，全脑放疗一直是脑转移的主要治疗方法。即使在现代，全脑放疗依然扮演着重要的角色。多个随机研究证实，WBRT与手术或SRS结合与单纯WBRT相比可以获得更好的临床疗效。然而，很多患者由于肿瘤位置无法切除，或广泛转移，或者其他因素导致无法手术或SRS，WBRT是该群体主要的初始治疗手段。患者接受WBRT后的生存时间约为3～6个月。

WBRT目前尚无最佳的剂量和分割方式，NCCN指南推荐的标准剂量包括30Gy/10次以及37.5Gy/15次。对于一般情况差，无法耐受长时间治疗的患者，也可以采用20Gy/5次的分割方案。

全脑放疗的适应证总结如下：

（1）1～3个脑转移灶

1）如果全身广泛转移，无有效的治疗选择，可以考虑WBRT作为首选治疗方案；

2）对于全身病变稳定或有合理的全身治疗方案的病例，但是无法手术切除，可以考虑WBRT作为首选治疗方案；

3）对于全身病变稳定或有合理全身治疗方案的病例，可以考虑行手术加术后WBRT，或者行SRS结合WBRT（单发病灶）；

（2）＞3个脑转移灶

1）均应行WBRT作为初始治疗，标准方案为30Gy/10次，或者37.5Gy/15次；

2）对于神经功能差的病例，可以采用更快的分割方案（20Gy/5次）以缩短治疗时间。

3. 手术治疗　手术治疗脑转移的目的包括组织诊断、去除占位效应、减轻水肿，提高生活质量，延长生存。在20世纪90年代，进行了3个随机研究，比较手术加WBRT与单纯WBRT的疗效。从总的结果来看，在一般状态好的实体瘤脑转移患者，WBRT结合手术与单纯WBRT相比可以获得更好的临床疗效。

单发脑转移接受完整切除术后是否要做WBRT呢？Patchell等报道95例单发脑转移病例，接受完全切除脑转移灶后随机分在手术加辅助WBRT组和单纯手术组。结合组与单纯手术组相比减少了肿瘤复发（18% vs. 70%，$P<0.001$），其中单纯手术组有46%的病例在瘤床复发，而WBRT将瘤床复发减少至10%；手术加放疗组死于神经系统原因显著少于单纯手术组（14% vs. 44%，$P=0.003$）。然而，两组的生存并没有显著差别（$P=0.39$），可能是死于全身疾病进展的影响所致。虽然生存益处仍没有定论，但是手术结合WBRT可以提高原发部位的肿瘤控制，仍应予推荐。

4. 放射外科治疗　在当今，随着影像技术的进步，绝大部分肿瘤较小的时候就可以被检测出。由于SRS可以同时治疗多个肿瘤，且毒副作用比较小，因此采用SRS治疗的患者日益增多。近来的研究也证实了SRS治疗脑转移的优越性，包括迅速缓解症状，局部肿瘤反应率为80%～90%，中位生存期为7～15个月。另外一个优越性是治疗高度放射抵抗，对常规分割放疗反应很差的肿瘤如黑色素瘤、肾细胞癌仍有良好的反应。

综合目前的循证医学证据，放射外科的适应证总结如下：

（1）1～3个脑转移灶，全身病变稳定或有合理全身治疗方案，可行切除：

1）行手术加术后SRS（Ⅰ类证据）；

2）或者行SRS结合WBRT（单发病灶为Ⅰ类证据）；

3）也可以考虑行单纯SRS（2A类证据）

（2）1～3个脑转移灶，全身病变稳定或有合理全身治疗方案，无法切除：

可以考虑SRS作为首选治疗方案；

（3）＞3个脑转移灶：可以考虑SRS作为首选治疗方案。

六、预后

脑转移治疗后生存的长短取决于多个因素，包括年龄、卡氏评分、放疗敏感性和全身疾病进展的程度。美国放射肿瘤学会（RTOG）对三个随机研究共1200例脑转移病例进行递归分割分析（recursive partitioning analysis，RPA），RPA Ⅰ级（KPS≥70，年龄＜65岁，原发灶控制，无脑外转移）获得最佳生存（中位：7.1个月）；RPA Ⅲ级（KPS＜70）的预后最差，中位生存仅为2.3个月；RPA Ⅱ级（所有其他）的预后居中，中位生存为4.2个月。

第八节　脊髓肿瘤

脊髓肿瘤是指发生于脊髓本身以及与脊髓相邻近组织如硬脊膜、神经根、脂肪组织及先天性残余组织的肿瘤，以及由血行或脑脊液转移而来的一类肿瘤，多被笼统称之为椎管内肿瘤。

一、病理

原发脊髓肿瘤根据发病部位的不同而分为：

1. 髓外硬膜内肿瘤　最常见，约占脊髓肿瘤的2/3，以神经鞘瘤、脊膜瘤常见，其次为血管瘤。

2. 髓内肿瘤　发病率在脊髓肿瘤中居第二位，占全部脊髓肿瘤的25%左右。多为神经胶质瘤，其中室管膜瘤和星形细胞瘤最常见，约占髓内肿瘤的95%，而血管母细胞瘤、少枝胶质瘤、畸胎瘤等少见。

3. 髓外硬膜外肿瘤 在脊髓肿瘤中较少见，仅占全部脊髓肿瘤的10%左右。以脊索瘤和恶性肿瘤如各种肉瘤和转移瘤等多见。良性肿瘤有血管瘤、脂肪瘤等。

二、临床表现

脊髓肿瘤的症状、体症主要与肿瘤引起的脊髓压迫有关。典型的临床表现可分为以下三个阶段：

1. 神经根刺激症状 神经根本身发生的肿瘤或神经根周围发生的肿瘤，由于刺激神经根，可发生放射性疼痛，咳嗽、用力时疼痛可加重。是脊髓肿瘤最常见的症状，80%的患者有疼痛的症状，主要位于背部。

2. 脊髓部分受压的症状

(1) 感觉障碍：如肢体麻木、疼痛、无力，感觉迟钝或缺失等。

(2) 运动障碍：表现为肢体无力、活动不便、肌肉萎缩等。

(3) 反射异常：肿瘤所在节段反射减弱或消失。在此节断以下，浅反射消失，深反射亢进，并出现病理反射。

3. 脊髓完全受压 表现为节断以下的肢体感觉、运动功能完全丧失，大小便失禁等。

三、影像检查

1. 脊柱X片 可初步了解椎体及附件有无骨质破坏，椎管有无扩大，为进一步详细检查提供依据。

2. 脊髓造影 可间接显示病变部位及与脊髓的关系。

3. 脊髓造影CT检查 不仅可显示病变部位，而且可鉴别髓内、外肿瘤。

4. MRI检查 是目前脊髓肿瘤的最佳检查手段，用冠状面和矢状面可以观察脊髓的全貌，可清晰地显示肿瘤的大小、部位、与脊髓及血管的关系，而且T1、T2信号分析及Gd-DTPA增强扫描在肿瘤的鉴别诊断及定性诊断上具有重要的意义。

四、诊断

1. 详细的病史采集和仔细的全身检查。

2. 神经系统体格检查，可初步判定脊髓受压的平面。

3. 影像检查可明确病变的部位及其与周围结构的关系。

4. 病理检查是确诊依据。

五、治疗

（一）手术治疗

是脊髓肿瘤的首选治疗手段，手术的目的一方面可切除肿瘤和/或缓解压迫，另一方面明确病理诊断，为是否进行术后放疗提供依据。

由于脊髓肿瘤良性肿瘤占大多数，3/4的肿瘤通过手术切除可望得到治愈。对不能完整手术切除的肿瘤如髓内神经胶质瘤则术后根据具体情况决定是否行放射治疗。如对儿童而言，放射治疗势必会造成骨骼发育畸形，因此对儿童发生的神经胶质瘤，因病理多为低度恶性的星形细胞瘤，手术如果不能全切而仅行次全切除术者，但术后神经功能又得到很好的恢复的话，此种情况下允许不常规做术后放疗，而行定期随访观察，如果随访过程中出现复发或病变进展，届时可行二次手术切除＋术后放疗。除此之外，凡不能手术全切者，均应常规术后放射治疗。

（二）放射治疗

一般以术后局部放疗为主。可采用以下几种照射技术（图4-2-2）：

1. 单野垂直照射技术：患者取俯卧位，采用单野垂直照射。该技术简单实用，但存在着病变前方正常组织受量过高的缺陷。

2. 两后楔形野交角照射技术：克服了单野照射时正常组织受量过高的缺陷，而且放射治疗区域的剂量分布明显好于单野照射。

3. 两侧水平野对穿照射技术：主要用于颈段和腰骶段病变的治疗，不仅靶区内剂量分布满意，而且可以更好地保护病变区域前、后方的正常组织，如腰骶段病变采用两侧水平野对穿，可以很好地包括卵巢免于照射。

放疗多采用常规分割，分次剂量多为 1.8～2Gy，总的肿瘤剂量 Dt 40～50Gy/4～6 周。

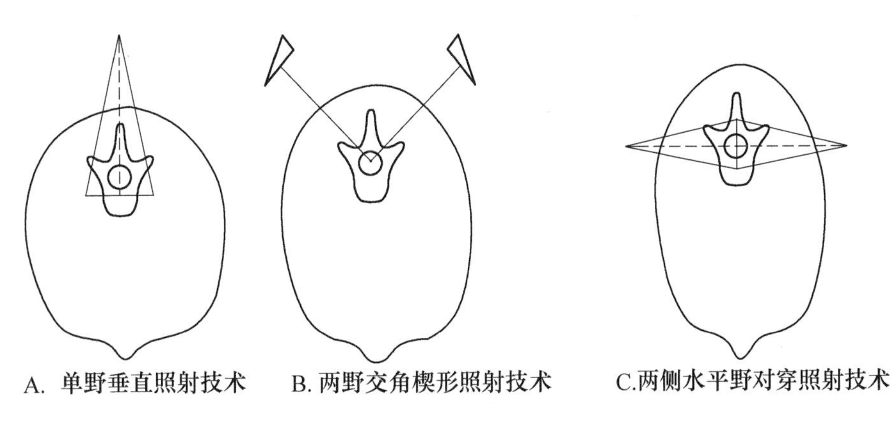

图 4-2-2 颈段脊髓肿瘤的三种照射技术

六、预后

脊髓肿瘤的预后与以下几种因素有关：

1. 肿瘤病理类型和分级：高度恶性的神经胶质瘤的预后明显差于低度恶性者。

2. 肿瘤发生部位和神经症状的轻重：有文献报道发生于腹侧的病变其预后较背侧者为差；临床症状轻微、或神经功能损害不严重者的预后相对为好。

3. 病变范围：病变范围较为广泛者其预后明显变差。

4. 年龄：一般而言年轻者预后较好。

5. 手术切除范围：手术切除范围的多少直接影响预后，尤其是对髓内室管膜瘤、仅行部分切除术者的预后明显差于手术全切者。

（邱晓光 朱广迎 罗京伟 姜 平）

第三章　头颈部肿瘤

第一节　头颈部肿瘤总论

头颈部肿瘤是指除颅脑以外的头、颈部发生的肿瘤，包括眼、耳、鼻腔、鼻窦、口腔、口咽、鼻咽、下咽、喉、涎腺和甲状腺等。就发病率而言，头颈部恶性肿瘤在全身恶性肿瘤中所占比例并不高，为10%左右，但由于头颈部集中了众多的重要器官，控制着人体重要的生理功能如视、听、语言、嗅觉和思维，且各器官部位相互交错，再加上众多的血管、肌肉、神经和骨骼集中于相当小的空间里，头颈部肿瘤容易早期侵犯其周围的重要器官，并且难以早期发现。因此，头颈部肿瘤应遵循着这样的原则，既要在狭小的解剖空间范围内消灭肿瘤，同时又必须尽量减少正常组织器官损伤，达到根治的目的，为此必须采用放疗、手术、化疗等的综合治疗。

一、病因学

烟与酒是诱发口腔癌、口咽癌和喉癌的危险因素，致癌的危险和摄入量成正比。

口腔癌的致病因素包括嚼烟（如美国南部的嚼烟者癌）以及槟榔和石灰混合物（印度）的慢性刺激；木屑粉及长期慢性炎症的刺激可诱发筛窦癌和鼻腔癌；EB病毒对鼻咽癌患者可能是一个主要的致病因素；电离辐射也可导致涎腺或甲状腺癌的发生。总之肿瘤病因仍不完全明了，目前倾向于环境因素、遗传因素等多因素长期慢性刺激、综合作用所致。

二、应用解剖

（一）颅底内面结构

颅底内面结构可分为前颅窝、中颅窝、后颅窝，其中前颅窝位置最高，后颅窝位置最低，前颅窝与中颅窝之间以蝶骨小翼及视神经交叉沟为界，中颅窝与后颅窝之间以颞骨岩部为界。

颅中窝中间有蝶鞍、鞍背容纳脑垂体，蝶鞍的两侧有重要的海绵窦，窦腔内有颈内动脉及第Ⅲ、Ⅳ、Ⅴ1、Ⅴ2、Ⅵ对脑神经通过（图4-3-1）；颅中窝的外侧由颞骨所构成，容纳两侧颞叶，窝底的孔隙较多，其排列是从前内方至后外方呈一半月线状，即眶上裂、圆孔、-卵圆孔、棘孔。动眼神经、滑车神经、外展神经和三叉神经的眼神经由眶上裂出颅，肿瘤侵犯该部位可出现眶上裂综合征，表现为上睑下垂，眼球固定于内眦位，瞳孔散大，对光反射消失。三叉神经第二支（上颌神经）经圆孔出颅，由于圆孔邻近破裂孔，鼻咽癌晚期最易累及此神经，表现为眶下、上唇皮肤、上颌牙龈黏膜感觉减退或消失。三叉神经第三支（下颌神经）自卵圆孔出颅，此为混合神经，损伤后出现下唇、耳前皮肤、舌前2/3、下齿龈感觉减退或消失，运动支麻痹时出现张口下颌偏斜。脑膜中动脉由棘孔入颅。

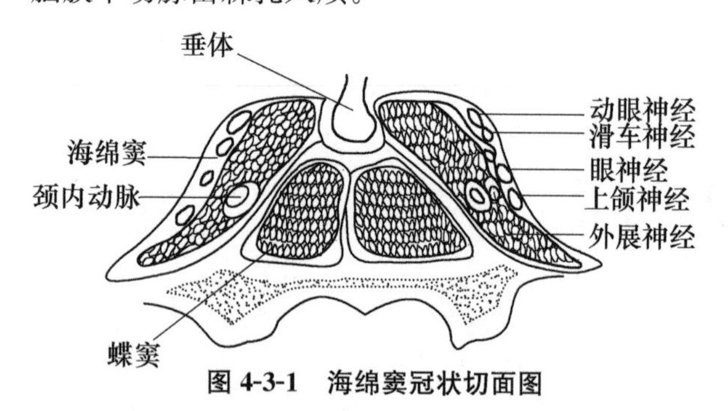

图4-3-1　海绵窦冠状切面图

后颅凹主要由枕骨构成，中央有一枕骨大孔，其前方有枕骨斜坡，前外方有三个重要的孔隙呈三角形排列，即前为内耳道口，后为颈静脉孔，两者之间的内侧为舌下神经管。

（二）颅底外面结构

主要以咽部与颅底的关系为中心来讨论其周围的结构关系。咽是由颅底延伸至环状软骨下缘形如漏斗状的纤维——肌性管，向上由上咽缩肌及咽颅底筋膜附着于颅底。附着线是翼内板后缘、卵圆孔与破裂孔之间，向后内方紧靠颈动脉管外口前内方，再横向内侧至枕骨咽结节，并与对侧相连续。咽颅底筋膜覆盖的区域构成鼻咽顶部，咽后方及两侧分别为咽后间隙及咽旁间隙，咽旁间隙的后部（即茎突后间隙）有重要的血管神经及淋巴结。现以破裂孔为中心描述其毗邻关系：前方有海绵窦；后方有颞骨岩尖、颈动脉管；内侧为枕骨基底部；上方为第 Ⅲ、Ⅳ对颅神经及颈内动脉所经过；其前下方相距约 1 cm 为咽隐窝，当此孔受肿瘤侵犯时可出现破裂孔综合征，即岩蝶综合征，即Ⅳ、Ⅲ、Ⅴ1、Ⅴ2、Ⅵ、Ⅱ脑神经麻痹，出现头痛、面麻、眼球外展受限、上睑下垂、复视等前组颅神经受损症状。

后颅凹与头颈肿瘤关系密切的结构是颈静脉孔及毗邻关系：颈静脉孔前方有颈动脉管外口及颈内动脉；后外方为茎乳孔及面神经；内侧为舌下神经管及舌下神经。通过颈静脉孔的结构，除了颈内静脉外还有Ⅸ、Ⅹ、Ⅺ 3 对脑神经。当此孔受肿瘤侵犯或转移淋巴结压迫时，可出现颈静脉孔综合征（Vernet 综合征），表现为舌咽、迷走和副神经麻痹而舌下神经正常。

（三）颞下颌关节、咀嚼肌

颞下颌关节由下颌骨髁状突与颞骨下颌窝所构成，关节窝的前壁由下颌关节结节的后斜面所构成。此斜面为下颌前后活动提供良好条件。在关节腔中隔以关节盘、盘呈卵圆形，并将关节腔分为下上两个腔。

咀嚼肌包括咬肌、颞肌、翼内肌、翼外肌。

1. 咬肌　起自颧弓下面，向下止于下颌骨咬肌粗隆，此肌收缩可提下颌骨。

2. 颞肌　起自颧窝，止于下颌支的肌突（喙状突）。颞肌收缩时上提下颌骨，颞肌后部纤维尚可拉下颌骨向后。

3. 翼内肌　起自翼突窝，向下外止于下颌骨的翼肌粗隆。该肌上提下颌骨，并牵引下颌骨向前及向对侧。

4. 翼外肌　短而粗，在颞下窝内，起自蝶骨大翼的下面和翼突外侧板，向后外方止于下颌骨髁状突颏部前面，下颌关节囊和关节盘。其作用是使下颌骨前移，单侧收缩可使下颌骨移向对侧。上述四对肌肉均由三叉神经运动支支配。

（四）头颈部淋巴结

头颈部淋巴结所占比例与四肢相比要小得多，但分布在头颈部的淋巴结群却比四肢多得多。分布在头颈部的淋巴结群较恒定的约有 20 群，每群少的只有一个淋巴结，多的可达 10～20 个，依筋膜为界，可分为浅淋巴结和深淋巴结。

1. 头部淋巴结群

（1）颏下淋巴结：颏下淋巴结位于颏下三角内，有 1～8 枚淋巴结，收纳颏部、舌尖、舌边缘和中央部、下颌前部牙齿和牙龈、口腔底及下唇中央部的黏膜和皮肤等处的淋巴管。

（2）下颌下淋巴结：下颌下淋巴结位于颌下三角内，下颌下腺与下颌骨体之间。收纳眼眶的内侧、鼻、唇、颊、牙齿和牙龈（除下颌前部的牙和龈）、舌前外侧部、舌下腺以及下颌下腺等处的淋巴管，其次收集面淋巴管。

（3）面淋巴结：面部淋巴结位于面部皮下，面肌的浅面，沿面动脉的走行分布，最常出现在下颌附近。收集眼睑、眶、鼻、唇、口腔黏膜及下颌部的淋巴管。

（4）腮腺浅淋巴结：包括耳前、耳下淋巴结收纳耳廓前面、外耳道、鼓膜、咽鼓管及腮腺的淋巴管。

（5）乳突淋巴结：位于耳廓后方，胸锁乳突肌止点处的表面，又称耳后淋巴结。收集颅顶后部、颞部、耳廓后面、外耳道后壁、鼓膜的淋巴管。

（6）枕淋巴结：位于斜方肌枕骨附着点的表面和头夹肌的深侧，收集枕部皮肤、肌肉、骨膜的淋巴管。

2. 颈部的淋巴结群

（1）颈前淋巴结：①颈前浅淋巴结：位于胸骨舌骨肌的表面，收集颈前浅层结构的淋巴管。②颈前深淋巴结：位于颈前部中线位器官的前方或外侧、依其毗邻的器官不同分为喉前淋巴结、甲状腺淋巴结、气管前淋巴结、气管旁淋巴结。收集毗邻器官的淋巴。

（2）颈外侧淋巴结：①颈外侧浅淋巴结：位于颈部外侧皮下组织深处，沿颈外静脉排列。输入淋巴管来自枕淋巴结、乳突淋巴结和耳下淋巴结。②颈外侧深淋巴结：是头颈部终末淋巴结群，该群基本上沿颈内静脉排列，少部分沿副神经和颈横动脉排列。

约有淋巴结节 15～30 个，沿颈内静脉排成纵行淋巴结链，通常以肩胛舌骨肌与颈内静脉的交叉处为界，将颈内静脉淋巴结分为上下两组。

Ⅰ. 颈深上淋巴结：在颈内静脉和二腹肌后腹下方之间，有一较大淋巴结群称颈静脉二腹肌淋巴结或角淋巴结，接受鼻咽、腭扁桃体、舌根的淋巴管。

Ⅱ. 颈内静脉淋巴结：沿颈内静脉周围分布，上起乳突尖部，下达颈根部，并分成上、中、下三群，大多数淋巴结位于静脉的前方及外侧。上中群淋巴结一方面直接收纳舌、鼻腔、咽、喉、甲状腺、气管颈段和食管颈段的淋巴管；另一方面接收头颈部浅淋巴结的输出淋巴管。下群淋巴结是真正的终末淋巴结群，它们收集颈前淋巴结、颈外侧浅淋巴结、颈内静脉淋巴结上中群，副神经淋巴结和锁骨上淋巴结的输出管。

Ⅲ. 副神经淋巴结：位于颈后三角，其下界为肩胛舌骨肌下腹，前界为胸锁乳突肌后缘，后界为斜方肌前缘，淋巴结沿副神经排列，鼻咽部的部分淋巴管经咽后淋巴结再注入副神经淋巴结。

Ⅳ. 锁骨上淋巴结：位于锁骨上三角内，沿颈横动脉及其分支分布，一般书中都将此群淋巴结与颈内静脉淋巴结下群一起划为颈下深淋巴结。

（3）咽后淋巴结：咽后淋巴结位于鼻咽部的咽后间隙内，可分为内侧及外侧两个组群，内侧淋巴结靠近咽正中缝，咽上缩肌以上，只有 1 个淋巴结，出现率不高。外侧淋巴结（Rouviere 淋巴结），位于枢椎侧块高度，在椎前筋膜与颅咽筋膜之间，收集鼻腔后部、咽鼓管、鼻咽及口咽淋巴管，注入颈深上群，或副神经淋巴结。

（4）颈部淋巴结分区：为便于提高临床分期和治疗的规范性，利于确定颈淋巴结清扫术时的手术界限和范围，根据颈部淋巴结所在分区的相对位置，将颈部淋巴结分为以下 6 个区域（图 4-3-2）。

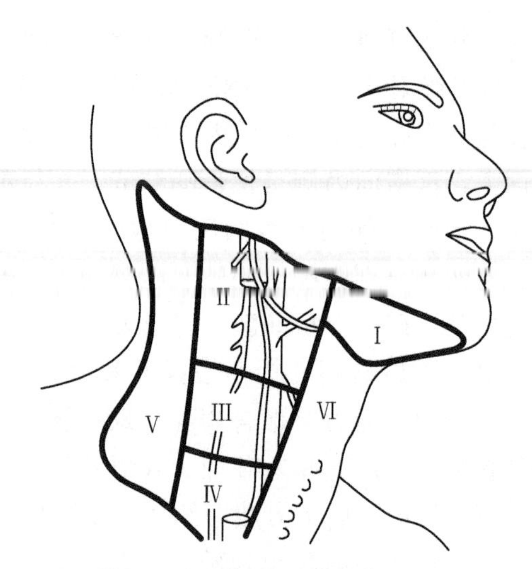

图 4-3-2　颈部淋巴结分区示意图

Ⅰ区：包括颏下和颌下淋巴结，其中又分为：Ⅰa：颏下淋巴结。Ⅰb：颌下淋巴结。

Ⅱ区：即上颈深组淋巴结。范围从颅底到舌骨水平之间。其中又以颈内静脉为界分为：

Ⅱa：上颈前组或二腹肌下淋巴结，位于颈内静脉前方。

Ⅱb：上颈后组或乳突下淋巴结，位于颈内静脉后方。

Ⅲ区：中颈静脉链淋巴结，从舌骨下缘水平至环甲膜水平。

Ⅳ区：下颈静脉淋巴结，从环甲膜水平至锁骨水平。

Ⅴ区：颈后三角区（副脊链）淋巴结和锁骨上窝淋巴结。位于由斜方肌，胸锁乳突肌，锁骨围成的三角区内，以肩甲舌骨肌为界分为上后方的Ⅴa 区和下前方的Ⅴb 区。

Ⅵ区：颈前区淋巴结，包括环甲膜淋巴结，气管和甲状腺前淋巴结，气管食管沟淋巴结及咽后淋巴结。两侧为颈总动脉，上至舌骨下至胸骨上窝。

三、病理

头颈部组织的胚胎发生来源复杂，几乎从所有的生发层——外胚层、中胚层、内胚层发生出来的，但主要来源于外胚层，绝大多数是分化程度不同的表皮样癌，鳞形细胞癌占 90%。高分化的肿瘤常常出现在唇、颊黏膜、软硬腭、舌根和喉腔；中分化的表皮样癌，多发生在鼻窦和口底；

低分化或未分化的上皮肿瘤，包括淋巴上皮癌和移行细胞癌，常出现在鼻咽部、扁桃体、舌前2/3和下咽部。

非上皮性恶性肿瘤，占头颈部癌中10%左右，它们主要来自唾液腺体组织构成的部分。例如大小涎腺内的恶性混合瘤、圆柱瘤（腺样囊性癌）、黏液表皮样癌和腺泡细胞癌。腺癌可发生在鼻腔、上颌窦或鼻咽腔。淋巴瘤可出现在扁桃体、鼻腔、鼻咽腔。肉瘤发生于上颌窦和下颌骨者较多见。

所谓癌前期病变，从病理学角度看是指那些局部组织显示增生活跃、并有一定程度异型性表现者，其发展既有很大可能转变为原位癌，也有可能长期静止不变，甚至逆转或恢复到正常状态，临床上对这类疾病仍应密切随访观察，或积极予以彻底处理。在头颈区域内公认列入癌前病变的有喉角化症（特别是角化不良），口腔黏膜白斑症、乳头状瘤（特别是成人喉乳头状瘤）等。头颈部恶性肿瘤绝大多数为鳞形细胞癌，如喉癌、鼻咽癌、上颌窦癌等。头颈部癌在一个相当长的时间内，仍局限于一个局部区域，宜采用彻底的根治手段，如放疗、手术，或两者结合。这些癌的转移途径都以淋巴道为主。当癌症确诊时，40%的患者已有一个或更多的淋巴结转移。淋巴道转移是一个多因素综合作用的复杂过程，除了与机体的免疫反应、凝血机理、激素等有关，尤其受器官或局部区域的淋巴管分布特点和淋巴流向等因素的影响。

四、临床分期原则

国际抗癌联盟（UICC）的TNM体系中，T（Tumor）表示肿瘤的范围，由于解剖学关系，不同部位的肿瘤，可在细节方面有所不同。N（Node）表示淋巴结转移，M（Metastasis）表示远处转移。其注意事项有：

1. 全部经病理证实，未经病理证实者，另行报道。

2. TNM分期可分两种。(1) 治疗前临床分期。(2) 手术后病理分期。

3. 分期确定后不得随意更改。

4. TNM的病变范围在详细检查后确定。

5. TNM病变范围确定后可归为临床分期。

6. 各地区统一使用国际TNM分期报道病例便于比较。

7. 病变范围界于两个T分期之间时归于早一期中。

目前在临床常用的为2010年UICC（第七版）分期标准：T（原发肿瘤）分期

Tis原位癌。

Tx原发肿瘤无法评价。

T1～4是根据肿瘤的大小及侵犯的邻近结构而分为T1、T2、T3、T4a，b。

N（淋巴结）分期

Nx淋巴结情况不能评价。

N0临床检查淋巴结阴性。

N1同侧单个淋巴结转移，其最大径≤3 cm。

N2同侧单个淋巴结转移，其最大径>3 cm但≤6 cm；或同侧多个淋巴结转移，但其最大径均≤6 cm；或双侧、对侧淋巴结转移，但其最大径均≤6 cm。

N2a同侧单个淋巴结转移，其最大径>3 cm但≤6 cm。

N2b同侧多个淋巴结转移，但其最大径均≤6 cm。

N2c双侧或对侧淋巴结转移，但其最大径均≤6 cm。

N3转移淋巴结的最大径>6 cm。

注中线部位的淋巴结归入同侧淋巴结。

M（远处转移）分期

Mx有无远处转移不能确定。

M0无远处转移。

M1有远处转移。

TNM临床分期组合

Ⅰ期	T1	N0	M0
Ⅱ期	T2	N0	M0
Ⅲ期	T3	N0	M0
	T1～3	N1	M0
Ⅳ期			
Ⅳ期A	T4a	N0～2	M0
Ⅳ期B	任何T4b	N3	M0
Ⅳ期C	任何T	任何N	M1

五、诊断

肿瘤患者治疗成功与否，很大程度上取决于

早期发现、早期诊断，初诊显得尤为重要。对头颈部肿瘤患者，诊断的主要依据如下：

（一）病史

除应了解局部肿瘤的发现时间、部位、大小及生长速度等情况之外，应对头痛部位、性质、时间，鼻塞、鼻出血、回吸血涕、听力变化、耳内流液，以及声音嘶哑等情况作全面了解，还应注意出现颅神经症状的时间和程度，同时应注意了解曾经做何种治疗，包括手术、放疗、化疗等，必须写明手术或药物名称、应用剂量。此外应了解有无发热、盗汗、体重减轻等情况，以便对患者一般情况有所了解。

（二）体格检查

除进行全身检查外，由于头颈部解剖位置的特殊性，放疗科医生必须有扎实的正常和病理解剖学基础，在额镜单眼视野下，仔细检查，对肉眼可见的原发肿瘤，应触诊以明确瘤体的浸润范围，对颈部淋巴结，应明确其大小、质地、活动度、是否侵犯皮肤等。同时头颈部与颅底有密切的解剖学关系，所以也应掌握神经系统定位诊断能力，明确是否有颅神经受侵及范围。

（三）影像学检查

1. X线摄片 虽然目前已进入CT检查时代，但它并不能完全取代X线平片，各有其使用范围，如鼻咽侧位片、喉侧位片、梨状窝钡剂造影片等。优质的X线摄片可提供整体、连续的影像表现，以及肿块与毗邻组织移位关系，给人以直观印象，既经济也便于判断疗效及随访。

2. CT扫描 由于CT分辨率高，有软组织窗和骨窗位，可帮助临床医生了解肿块形态、大小，与周围组织推移、挤压程度，相邻筋膜间隙形态变化，借骨窗以了解鼻窦、颅底等处骨质破坏的程度和范围，以明确肿瘤浸润程度和范围，制定系统的综合治疗方案，有利于放射治疗计划设计、判断疗效及长期跟踪随访。

头颈肿瘤患者CT扫描特点是：①扫描范围大：除了病变的定位定性之外，头颈肿瘤患者CT扫描的范围还应包括容易转移的邻近淋巴结，以便于肿瘤分期、制定治疗方案。②冠状位扫描：临床上半数以上的鼻咽癌有颅底受侵，颅底结构复杂，加上部分容积效应的缺陷，难以准确显示颅底受侵情况，而颅底是否受侵直接影响照射野设计，冠状位扫描可以较好显示蝶窦、破裂孔、海绵窦、脑组织受侵情况，意义十分重要。③增强扫描：常规轴位CT难以区分肿瘤、转移淋巴结与血管等正常软组织，增强扫描特别是计算机控制的高压注射增强扫描能够良好显示血管、海绵窦等正常结构，帮助设计照射野。

3. MRI扫描 与CT扫描相比，MRI的优势是：①多平面扫描，更清楚地显示肿瘤的三维形态及其与周围结构的解剖关系。②T1、T2加权成像显示肿瘤性质的信息量更大。③更清楚地显示软组织、转移淋巴结。④MRA较好显示头颈部血管结构。由于CT特别是MRI的诸多优越性，故两者已取代常规X线，成为头颈部肿瘤临床分期的主要依据。

4. 超声波检查 了解眼眶肿瘤、甲状腺肿瘤的大小、物理特性，了解头颈部肿瘤有无肝、脾、腹腔、特别是腹膜后淋巴结转移。B型超声波不仅可作横切面，又可作纵、斜等多切面动态观察，是一项有效而经济的检查方法。

5. 胸透及胸片 主要了解有无肺、纵隔转移及肺部结核等并发症，有条件者应摄CT。

6. 全身核素骨扫描 主要了解有无骨转移。

7. 正电子发射断层显像（positron emission tomography，PET） 是一种新型发展迅速的能检测肿瘤和正常组织代谢差异的功能性影像学技术，其基本原理是将利用能发射正电子的放射性核素（^{18}F、^{11}C、^{15}O和^{12}N）标记到某种物质上，将这些物质注射到人体内，通过体外装置进行检测并进行显像，可以灵敏准确地定量分析肿瘤能量代谢、蛋白质合成、DNA复制增殖和受体分布等。目前，较为常用的为^{18}F和^{11}C标记的显像剂。PET/CT既有PET反映代谢变化的作用又有CT反映解剖结构的作用有助于某些肿瘤的靶区精确确定。在这方面的研究以肺癌为最常见。在头颈肿瘤，对淋巴结转移病灶PET诊断敏感性和特异性分别为90%和96%，同时对头颈肿瘤原发灶靶区确定方面也有积极的意义，Nishioka研究资料显示：

89%患者应用PET影像后并未改变由MRI和CT所确定的原发灶靶区大小和空间位置，2例鼻咽癌患者靶区发生了显著改变（靶区增大45% 1例，靶区缩小45% 1例），同时还可用来鉴别放疗后的肿瘤残存和放疗后的纤维化、坏死等。

（四）病理学和细胞学检查

对任何一位肿瘤患者取活组织进行病理检查是必不可少的，是确诊的最主要依据，头颈部肿瘤可经间接鼻咽镜、喉镜、鼻镜直接观察到原发病灶并取得病理资料。如果患者被转来之前，已做过活检，其切片应当再由权威医院的病理专家复查。

头颈部癌容易出现颈部淋巴结转移，据统计初诊患者确诊时颈部淋巴结转移率为40%～70%，但不应贸然穿刺颈部肿块，只有在反复寻找未发现原发灶的情况下，才穿刺颈部肿块。颈部肿块不宜反复穿刺，否则容易增加远处转移率，并且尽量缩短穿刺到治疗的间隔时间。

六、治疗原则

头颈部癌的主要治疗手段为手术治疗和放射治疗。一般而言，对早期癌，手术治疗和放射治疗的疗效相似，因此根据具体情况选择一种治疗手段即可；而对晚期癌，任何单一的治疗手段疗效均不理想，因此主张手术和放射治疗的综合治疗，以尽可能地提高肿瘤局部区域控制率、改善远期生存。目前随着肿瘤内科学的发展，化疗也越来越多地介入到头颈部癌的治疗中，但其作用仍有待于进一步研究。

（一）手术治疗

是头颈部癌重要的治疗手段。包括活检术、急诊手术、全切术、姑息手术、颈清扫、修复手术等。

（二）放射治疗

根据治疗目的的不同，放射治疗分为根治性放疗、姑息性放疗，以及与手术配合的综合治疗（包括术前、术后放疗）。

1. 根治性放疗 是希望通过放疗达到彻底消灭肿瘤，使患者得到治愈的一种放疗。特点是照射范围较大，如同根治性手术一样，治疗时需要包括全部临床病灶、亚临床病灶及区域性引流病灶，并给予根治性剂量。

根治性放疗主要用于：

（1）鼻咽癌：放射治疗目前仍是鼻咽癌的唯一根治性治疗手段。鼻咽癌放射治疗后总的5年存活率超过50%。

（2）早期头颈部癌：对常见的早期头颈部癌，如喉癌、口腔、口咽、下咽癌等T1、T2病变，放射治疗可取得和手术相近似的疗效，并且可保存头颈部正常器官功能，对外观影响小，但放射治疗治疗周期较长、有一定的放射并发症发生是其缺点。

（3）头颈部低分化癌：不论T分期如何，在无远处转移的前提下，应首选放疗，对有残存或放疗后复发者可行手术挽救。

（4）原发灶不明的颈部、特别是上颈部转移鳞癌（尤其是低分化鳞癌）。

2. 综合性放疗 是肿瘤综合治疗中的一种重要的治疗手段，放疗可与手术、化疗、热疗等治疗手段综合应用，可明显提高肿瘤的局部控制率，改善预后。其中与手术的配合又分为以下几种治疗手段。

（1）术前放疗：临床所见的患者多数属中晚期，应采用手术＋放疗的综合治疗方案。根据中国医学科学院肿瘤医院的资料，对晚期头颈部鳞癌采用术前放疗＋手术的综合治疗方案，其疗效明显好于单纯手术或单纯放疗（表4-3-1）。理论上来讲，肿瘤主体四周的微小病灶所含乏氧细胞少，易于被放射线消灭，放疗后肿瘤的复发往往是肿瘤中央的抗拒部分重新生长，因此多数为中央性复发；而由于受切除范围的限制，手术切除癌瘤后的复发却常是主体四周的微小癌灶残存所致，即外周性复发，因此综合使用放疗和手术，可取长补短。

表 4-3-1　中国医科院肿瘤医院对头颈部癌不同治疗方式的 5 年生存率比较

肿瘤部位	年代	5 年生存率（%）				
		例数	术前放疗	术后放疗	单纯手术	单纯放疗
上颌窦	1958—1974	50	64（23/36）	29（4/14）		
口腔	1958—1980	531	81（57/70）	53（9/17）	60（48/80）	27（98/364）
下咽	[illegible]	[illegible]	[illegible]	[illegible]	[illegible]	[illegible]
颈段食管	1964—1987	170	43.3（13/30）		15.4（4/27）	28.0（31/113）

（2）术前放疗优点：①可以充分利用头颈部良好的血供，提高肿瘤细胞的放射敏感性。②术前放疗有利于消灭肿瘤周围的亚临床病灶，减少术后复发。③可缩小肿瘤体积，使原来不能根治切除的肿瘤变为可以彻底切除，使原需扩大根治的手术变为局部切除，最大限度地保留器官功能。④放疗后的纤维化使瘤床区的小血管、淋巴管闭塞，肿瘤细胞失活，减少切除肿瘤过程中由于挤压、分离造成远处转移。

术前放疗主要用于口腔、口咽、下咽、喉以及鼻腔副鼻窦中晚期癌。

术前放疗剂量、手术时机：术前放射剂量一般为 50 Gy/5 周。根据 RTOG73－03 随机性研究结果，术前放疗采用 50 Gy/5 周的剂量，并不增加手术并发症、包括伤口延迟愈合、瘘形成、颈动脉破裂、皮瓣移植失败等的发生率。通常放疗结束后 2～4 周手术为宜。放疗后立即手术，由于射线作用，组织间仍处于充血期，手术分离时易渗血。6 周后或更长时间深层结缔组织逐渐出现纤维化，组织粘连，不利于手术分离。

但是应当注意，术前放疗可能使病灶缩小甚至表面消失，给手术医师正确估计手术切除范围造成一定困难，解决的办法应提倡肿瘤患者综合门诊制度，初来就诊患者，在门诊就由外科、放疗科、化疗科共同会诊，掌握原始病情材料，制订治疗方案，并在病历中详细记录肿瘤的具体部位、大小及侵犯范围，以便手术切除时参考。

（3）术后放疗：目前术后放疗乃为手术后的补救治疗措施。目的是杀灭残余肿瘤细胞。术后放疗的原则是：①照射范围应包括整个手术切除区及邻近正常组织边缘；②应尽量采用高能射线放疗；③放射剂量较术前放射剂量为高，一般亚临床病灶的预防剂量为 50～60 Gy，对有明显残存或切缘阳性者，缩野后的总剂量应争取达到 70 Gy/7周；④一般情况下等伤口愈合后开始放疗，但术后放疗时间距离手术最迟一般不能超过 6 周，对高危患者，如术后残存、切缘阳性、淋巴结包膜受侵、颈部软组织、周围神经受侵等，术后放疗开始的时间最好不要超过 4 周，否则影响肿瘤的局部区域控制率。

术后放疗指征主要依据临床分期、术中所见以及术后病理学检查结果，如有以下指征中的任何一种，就应考虑术后放疗：①原发肿瘤手术切缘不净或安全界不够；②原发肿瘤局部晚期，属 T3、T4 病变者；③颈部软组织和颈部皮肤受侵；④声门下区受侵超过 5 mm；⑤周围神经受侵；⑥周围间隙受侵；⑦≥2 个颈部淋巴结转移，或 2 个颈部分区有淋巴结转移，或单个淋巴结转移但最大径≥3 cm 者；⑧淋巴结包膜受侵。

3. 姑息性放疗　对于病期较晚、病变范围较广泛、肿瘤对放射线不敏感，患者症状明显如出血、疼痛，以及年老体弱者，采用放疗的目的主要是控制肿瘤的生长、有效地缓解肿瘤引起的症状，延长生存期，提高患者的生存质量。其特点为放疗技术较为简单、照射野较小，放疗剂量较低。如在治疗过程中，患者对放射治疗敏感、肿瘤退缩满意者，可及时改为根治性放疗。

4. 放疗禁忌证　放疗的绝对禁忌证很少，但下列情况仍应视为禁忌证：①严重消瘦，有贫血及恶液质者；②对放射不敏感的肿瘤，尤其是已有远处转移者；③有严重心、肾疾患者；④有急性感染或脓毒血症者；⑤骨髓明显抑制者。

5. 放射线的选择　头颈部器官的位置表浅，距表皮很少超过 8 cm，因此一般远距离 60 钴（1.33 MeV）或 6MV 的直线加速器足以满足治疗要求，过高能量的射线由于剂量建成效应的影响，浅表的肿瘤受量反而不足。除此之外也应置备220kV以下的常规X线治疗机或能量不超过15MeV的电子线，为表浅病灶作补充照射（如颈部转移灶）。其他如近距离放疗，如腔内治疗和组织间插植治疗也很重要。

远距离^{60}钴治疗机和直线加速器所产生的射线在性质上同属低LET生物效应，二者只在物理机械结构上略有差异，临床疗效相似，如1988年严洁华等总结594例鼻咽癌的疗效，其中301例以SML直线加速器治疗，203例以^{60}钴治疗，两组病例中绝大多数是Ⅲ、Ⅳ期患者，SML X线组的5年生存率为48.5%，^{60}钴51.5%，二者疗效无明显差异（$P>0.05$）。

6. 放射治疗技术

（1）从分割技术的角度来讲，所有的放射治疗技术被分为常规分割、超分割、加速分割和加速超分割照射技术。常规分割放疗是头颈部鳞癌的放射治疗临床上最为常用的照射技术。但对晚期肿瘤，通过改变分割，则可进一步提高放射治疗对肿瘤的局部控制率、改善预后。

1）常规分割照射技术：即每天照射一次，每次1.8～2 Gy，每周照射5次，连续照射至所需要的总剂量。

2）超分割放疗：是指采用一天多次照射，每次剂量低于常规分割剂量，多采用一天2次的照射方法，分次剂量1～1.25 Gy，两次照射之间应间隔4～6 h以上，治疗总时间与常规分割相似，但治疗总剂量较常规分割有所增加的一种照射技术。在不增加放疗的远期合并症的前提下，一方面通过分次的改变来增加肿瘤的放射敏感性，另一方面通过放疗总剂量的增加来达到局部控制率增加的目的。

国外的随机性研究材料证实超分割放疗较常规分割提高了晚期头颈部癌的局部控制率。如EORTC22791号随机性临床研究表明，356例T2、T3和N0～1口咽癌（舌根除外）分别采用不同分割的照射技术，结果显示总剂量80.5 Gy/70F/7周（分次剂量1.15 Gy，一天两次）的超分割放疗与70 Gy/35F/7周的常规分割放疗相比，超分割放疗的5年肿瘤局部控制率较常规分割提高了约20%（59% vs. 40%，$P=0.02$），5年生存率也接近显著性差异（40% vs. 30%，$P=0.08$）。治疗过程中，超分割放疗的急性期黏膜反应明显较常规分割组严重，但晚期放疗后遗症两组发生率相仿。

3）加速分割：是指通过增加每天的平均剂量，缩短治疗总时间的一种照射技术，多采用一天3次，分次剂量1.5～1.8 Gy，其总剂量略低于或与常规分割放疗的总剂量相似。其目的主要是克服常规分割放疗中由于治疗时间较长而存在的肿瘤细胞快速再增殖的缺陷。

EORTC22851的随机性研究显示，对T2～T4的头颈部鳞癌（下咽癌除外）分为常规分割放疗组253例，总剂量70 Gy/35F/7～8周，加速分割组247例，采用每天3次的分割方式，分次剂量1.6 Gy，共分为两个阶段完成总量放疗：第一阶段28.8 Gy/18F/8 d，然后休息12～14天开始第二阶段的放疗43.2 Gy/27F/17 d，使总剂量达到72 Gy/45F/5周，结果显示疗后2月的完全缓解率常规组为46%，加速分割组为56%，随访5年常规分割放疗组的局部区域控制率为46%，而加速分割组为59%，表明加速分割放疗较常规分割放疗的5年局部控制率提高了13%，组间差异具有显著的统计学意义，其中对N2～N3的任何T分期、T4的任何N分期，这种差异更显著，但同时加速分割放疗的急性及远期毒性反应均较常规分割组增加，其中3～4度急性黏膜反应疗中出现的概率为67%，而其中70%的患者治疗结束后6周仍不愈合；晚期毒性反应包括黏膜坏死、重度喉黏膜水肿需要喉切开术者、重度皮肤纤维化、神经损伤、放射性脊髓炎等的发生率为14%，而常规分割组远期毒性反应的发生率仅为4%，组间也有显著的统计学差异。因为采用一天3次加速分割组不可避免地增加放疗远期并发症的发生，因此目前临床上对此种照射技术采用的不多。

4）加速超分割照射技术：同超分割照射技术相似，多采用一天两次的分割技术，但分次剂量较超分割有所增加，多为1.5～1.8 Gy/次的照射技术。根据RTOG9003的随机性研究材料，其同超分割照射技术一样，远期并发症没有加重，而且在提高局控率方面有着肯定的作用。

RTOG 9003随机性研究明确了几种不同分割

方式在头颈部鳞癌放疗疗效上的差别：1 113 例晚期肿瘤包括无远处转移的Ⅲ～Ⅳ期口咽、口腔下咽、喉声门上区鳞癌，以及Ⅱ～Ⅳ期的舌根和下咽癌，分别采用以下几种照射技术：①标准分割（SFX），DT 70 Gy /35F/7 周；②超分割（HFX），1.2 Gy /次，一天 2 次，中间间隔 6 小时以上，DT 81.6 Gy /68F/7 周；③分段加速超分割（AFX S）：1.6 Gy/次，一天 2 两次，38.4 Gy 后休息 2 周继续照射，总量 DT67.2 Gy /42 F /6 周；④同步缩野加速超分割技术（AFX C）：第一阶段采用 1.8 Gy/次的常规分割照射技术 DT54 Gy/30F/6 周后，在 1.8 Gy/次照射后 6 小时加用局部小野仅包括肉眼可见的肿瘤病灶追加 1.5 Gy/次，连续照射，每周 5 次，照射 12 次，使总量达 DT72 Gy /42F/6 周。随访 2 年，可供分析的病例 1073 例，其治疗结果见表 4-3-2。

表 4-3-2　RTOG 9003 研究不同分割照射技术的局部控制率、无病生存和总生存率

2 年末	标准分割 SFX 268 例	超分割 HFX 263 例	分段加速分割 AFX-S 274 例	同步缩野加速分割 AFX-C 268 例
局部控制率（LRC）	46.0%	54.4%	47.5%	54.5%
无病生存率（DFS）	31.7%	37.6%	33.2%	39.3%
总生存率（OS）	46.1%	54.5%	46.2%	50.9%

统计结果表明，超分割和同步缩野加速超分割较常规分割明显提高了肿瘤的局部区域控制率（HFX vs SFX，$P=0.045$；AFX C vs SFX，$P=0.050$）；尽管在总的生存方面无显著性差别，但在改善无病生存方面接近于显著差异（HFX vs SFX，$P=0.067$；AFX C vs SFX，$P=0.054$）；而分段加速分割同常规分割照射技术无论是在局控率还是在生存方面均无显著差别。在放疗并发症方面，改变分割的三组照射技术均较常规分割加重，主要表现在急性放疗反应上，而在远期并发症的发生上则无显著性差异。

由此可见，为进一步提高晚期头颈部鳞癌的局部控制率、改善远期生存，在采用放疗技术时，应改常规照射技术为超分割或同步缩野加速分割照射技术。

（2）从照射技术上来讲，所有的放射治疗技术分为：

1）常规照射技术：指采用普通模拟机定位，行常规二维照射的一种放疗技术。临床上最为常用，可用于所有头颈部鳞癌的治疗。其优点为简单实用、放疗技术积累的经验主要来自常规照射技术，但其缺点为常规照射野处方剂量在包括肿瘤的同时，也同时涵盖了其周围大量的正常组织，因此常规照射技术的放射治疗并发症较为严重。

2）近距离放射治疗：近距离放疗是通过组织间插植或腔内施源器将放射源直接置于肿瘤内、或肿瘤表面而实施的一种照射技术。由于近距离治疗的高剂量区仅限于放射源周围的局部病灶，高剂量区外的剂量迅速跌落。因此，近距离放疗的适应症主要为体外照射后残存病灶、T1～T2 病变体外照射的局部推量、或复发肿瘤的姑息治疗。

3）立体定向放疗：即所谓 X 线刀或 γ 刀治疗，它是用多个小野经非共面、多个弧等中心聚焦式照射或旋转照射。其实施需经三个步骤。首先利用 CT 或 MRI 作病变部位扫描，并经立体定向和三维重建技术，确定病变和邻近重要器官的确切部位。其次，利用计算机治疗计划系统个体化地、精确地制订一个优化分割照射方案，获得三维集束弧与各集束的剂量，达到满意的病变和邻近重要器官间的剂量分布计划。最后，实施精确摆位和精确治疗。其特点为既可更好地保护邻近重要器官，又能使肿瘤得到最大可能的杀伤。但该技术主要应用在体积较小的肿瘤。因此立体定向放射治疗用于头颈部鳞癌主要是作为外照射后残存肿瘤的一种补量技术手段。

4）三维适形调强放疗：放射治疗作为一种对局部—区域的恶性肿瘤治疗手段，其追求的目标是尽量提高放疗的增益比，最大限度地将射线均匀地集中于肿瘤靶区内，最大限度地杀灭肿瘤细胞，最小地影响周围正常组织或器官。而这一目标则随着计算机技术和医学影像技术的发展，立体定向和三维适形放疗技术的应用而得以实现：即保证了肿瘤靶区受到准确的适形的高剂量照射的同时，也使周围正常组织的受照剂量明显减少，从而为提高肿瘤的局部控制率，减少正常组织和器官的损伤奠定了基础。逆向调强放疗（intensity-modulated radiontherapy，IMRT）作为三维适形放疗的最为先进的技术，其特点为：照射野的形状与靶区的形状在三维方向上一致；同时通过调节靶区各点的输出剂量率，使病灶内部与病灶浅表各点的剂量基本相等。IMRT 应用使得肿瘤的体外放疗更加精确。利用这项技术在头颈部恶性肿瘤的治疗中已获得令人欣喜的效果。如 Butler 等报告一组头颈部鳞癌 20 例患者，对客观检查可见的肿瘤应用适形放疗，肿瘤周围的亚临床病灶采用常规外照射技术，结果显示疗后总有效率为 100%，其中完全缓解率达 95%。Sultanem 等报告利用三维适形调强照射治疗 35 例鼻咽癌的结果，中位随访期 20.5 个月，除 7 例在随访期内出现远处转移，无局部复发病例，局部—区域肿瘤控制率达 100%；美国加州大学的 Lee 报告 67 例鼻咽癌用适形调强放射治疗结果，4 年局部控制率达 100%，4 年局部—区域控制率为 97%，4 年无远地转移生存率 94%，总生存率为 94%。但周围重要组织或器官如涎腺、视神经的剂量明显降低。故三维适形调强放疗被视为放射肿瘤治疗史上的一次重大变革。当然在头颈部肿瘤行适形调强放射治疗时，仍有些具体问题需深入探索，如靶区的极限体积的确定，头颈部不同部位、不同病理类型靶区的设定，剂量分割方法、分次剂量与正常组织的耐受剂量等。

（三）化学治疗

随着肿瘤内科学的发展，化学药物治疗越来越多地介入到头颈部肿瘤中的治疗中，尤其是晚期头颈部鳞癌。目前有效率较高的化疗方案多是以顺铂为主的联合化疗或顺铂的单药化疗，多采用放疗时的同步化疗或放疗前新诱导化疗，同步化疗是公认的标准治疗方案，现予以介绍。

1. 同步化疗　因为诱导化疗对晚期头颈部鳞癌总的预后并无明显影响，如采用同时放、化疗则有提高肿瘤局部控制率、改善预后的可能，根据国外的随机性研究材料，同步放、化疗无论是对保留器官功能、还是局部区域控制率、远期生存都要好于诱导化疗＋根治性放疗，Pierre Blanchard（2015）荟萃分析指出来自 19 放疗中心，4806 例局部晚期头颈部癌患者接受化疗后的获益情况，同步化疗疗效肯定，提高了 6.3%绝对 5 年生存率【见 Pierre Blanchard et al. Lancet oncology，2015，(15)：0126－9】。因此 NCCN 指南指出同步放化疗是局部晚期头颈部癌的标准治疗模式。

2. 诱导化疗　在放疗前或手术前用 2～3 个周期的化疗称之为诱导化疗。诱导化疗一般用于晚期喉癌和下咽癌中，希望通过 2～3 个周期以顺铂为主的联合化疗，然后行放疗，以尽可能地保留患者的喉功能。如 1985 年 VA 协作组开始的随机性研究即证实了对晚期可手术的喉癌采用 DDP＋5-Fu 的诱导化疗 2～3 个周期，肿瘤有效率超过 80%，完全缓解（CR）率达 40%～50%。化疗有效的患者加用放射治疗则可起到治愈性作用，其 3 年生存率达 68%，与“全喉切除术＋术后放疗”的效果相似，且有 2/3 的患者（64%）有效地保留了喉功能。

对下咽癌的研究也有类似的报道：Lefebvre 随机性研究证实对晚期可手术的下咽癌，采用以铂类化疗药物为主的诱导化疗＋根治性放疗（手术留在失败挽救时用）的治疗方案，可获得根治性手术＋术后放疗的相似的治疗效果。

但因诱导化疗＋根治性放疗与“全喉切除术＋术后放疗”的疗效相比对生存率没有提高，因此诱导化疗的作用目前存在争议。

七、头颈肿瘤放疗前、中、后的处理

因为头颈肿瘤的放射治疗效果较好，长期生存者较多，许多患者能存活到晚期放射损伤出现。但是一旦出现放射损伤目前仍无有效治疗办法。患者的生活质量受到严重的影响，而放射损伤的发生与患者当初的合并症及医生在治疗前给予的预防处理有关，由此可见预防尤为重要。

（一）头颈部肿瘤患者放疗前一般处理

（1）应当深入了解患者的生活和精神状态，解除顾虑，增强患者对治疗的信心。

（2）病员全身情况的改善，贫血要尽量纠正，注意营养，宜吃高蛋白、高维生素、低脂饮食，应戒烟戒酒。

（3）放疗前应进行口腔检查及处理并治疗上呼吸道感染灶，如鼻窦炎及中耳炎等。对患者讲述如何保护照射范围的皮肤和黏膜，避免搔抓，不宜滥用药物，避免贴胶布，不宜吃过硬过热的食物，如果肿瘤破溃，则应事先抗炎、局部换药，消除局部的炎症和水肿，以利放疗。

（4）妥善处理并存的其他疾病，如活动性肺结核的肿瘤患者，应同时给予抗痨治疗；较明显的甲状腺功能障碍、糖尿病、活动性肝炎，也最好控制到一定程度再放疗。轻度者可在放疗的同时给予治疗。

（5）鼻咽癌放疗前口腔处理：鼻咽癌患者在根治性放疗后唾液酸化、变黏、量减少，常常导致放射龋齿形成。牙周病和齿龈感染又可能导致放射性骨坏死。因此照射前应保留照射区域内的健康牙齿，充填龋齿，拔除短期内难以治愈的牙齿。

（6）上颌窦癌放疗前开窗引流术：1976 年秦德兴等总结 T3、T4 上颌窦癌根治性放射治疗 148 例的疗效，观察到上颌窦癌在开始放疗前，从唇龈沟进路将上颌窦前壁打开，置入碘仿纱条引流，每日冲洗并用小匙刮除窦腔内的坏死炎性物和肿瘤组织，使炎症水肿减轻，5 年生存率 31%（10/32），比未经此处理者高 20%（23/116）。

（二）放疗中及放疗后处理

放疗过程中应当定期检查患者，每周应做全身检查一次。重点记录病变的变化，结合放射剂量在病历中绘图记录。放疗计划分两段拟定，第一段可以制定根治量的 2/3（40～50 Gy），第二段可酌情缩小照射野并给足根治量，有时由于病变或患者反应良好，姑息性计划可转变为根治性，反之也可能变为姑息性治疗。放疗结束时要做治疗小结（出院小结），内容包括放疗前后病灶变化、放疗计划和执行是否正确、随访注意事项，以备随诊时参考。肿瘤患者的治疗特别是头颈部肿瘤患者治疗后存活期较长，治疗后将会出现不同程度早反应组织、晚反应组织放射反应，病员及家属易误认为肿瘤复发，产生悲观情绪，随访中经医务人员耐心解释，仔细处理，多能康复，有利于提高生存率。另外，在随访中可观察肿瘤消长及放射反应程度，更能客观评价治疗方案的效果与正常组织损伤之间关系，有利于提高医务人员的放疗水平。

第二节　鼻咽癌

鼻咽癌（Nasopharyngeal carcinoma）是我国常见恶性肿瘤之一，在头颈部恶性肿瘤中占首位，发病率有明显的地区分布。据估计，世界上 80% 的鼻咽癌病例发生在我国南方各省。其病变首发于鼻咽黏膜上皮。向上可侵及颅底，向下可转移到颈部淋巴结，临床表现复杂多变，易被患者及医务人员忽略及误诊、漏诊。治疗首选放射治疗，放疗后总的 5 年生存率目前已超过 50%。

一、流行病学

世界上大多数地区鼻咽癌的发病率在 1/10 万以下，而我国的南方某些地区高达 33/10 万（男），15.60/10 万（女）（香港）；30.96/10 万（男），15.45/10 万（女）（广东四会）。就全国范围分布也很不相同，我国南方高发地区聚集在广东、广西、湖南、福建、江西五省，其中最高发区为广东省四会县，而我国最北方发病率不高于 1/10 万～2/10 万。

在南方高发地区，发病率在 30 岁以后迅速上升，80% 的病例发生在 30～60 岁，男：女＝3.5∶1。

二、病因及发病因素

病因尚不明确，流行病学调查提示鼻咽癌的发生与遗传倾向性和环境致癌因素都可能有关，很可能是由于遗传易感性个体接受了致癌物的作用而发生的。

（一）环境因素

中山医学院肿瘤研究所，对广东的外环境调查发现，鼻咽癌高发地区的大米、水中微量元素镍较低发区为高，鼻咽癌患者头发、血清中镍含量比健康人高。动物实验证明：镍能促进亚硝胺诱发鼻咽癌。提示镍是促癌因素。在香港及洛杉矶的病例调查中发现咸鱼与鼻咽癌发病有密切关系。周小农（1989）与 Yu 合作，用咸鱼喂 Wister 大鼠，诱发出鼻腔癌，提示咸鱼中含具有诱发癌瘤的二甲基亚硝胺化合物，这是一种有中等活度的致癌物。

（二）EB 病毒

20 世纪 70 年代 Zur Hansen 等证明鼻咽癌组织中存在 EBV DNA。此后我国许多科学工作者，相继采用抗补体免疫荧光法、补体免疫酶法从鼻咽癌活组织中提出 EB 病毒核抗原（EBNA），用核酸分子杂交技术，证明鼻咽癌组织内含有 EB 病毒的基因组。

EB 病毒感染的细胞可产生多种 EB 病毒特异性抗原，包括壳抗原（viral capsid antigen，VCA）、早期抗原（early antigen，EA）、膜抗原（membrane antigen，MA）和核抗原（nuclear antigen，NA）。人体感染了 EB 病毒后会产生各种相应抗体，鼻咽癌患者这些抗体明显高于健康人，这些抗体水平不仅随病情发展逐渐上升，而且其滴度的升降与鼻咽癌治疗后的缓解和复发呈平行关系。鼻咽癌患者 EB 病毒 EA-IgA 和 VCA-IgA 的阳性率分别为 81.5%和 96%，目前认为血清 EA-IgA 抗体比 VCA-IgA 抗体特异性强，但敏感性不如后者。

1998 年台湾林进清等用实时定量 PCR 方法检测 99 例局部晚期的鼻咽癌患者 EB-DNA，其中 94 例 EB-DNA 阳性，40 例健康者及 20 例接受放化疗后的患者 EB-DNA 均为阴性。其中 25 例Ⅲ期患者血浆中 EB-DNA 中位拷贝数为 681 个/ml，74 个Ⅳ期患者 1703 个/ml，19 个转移的患者 291 940 个/ml，复发的患者 EB-DNA（中位 3035 个/ml）明显高于无复发者（1202 个/ml），EB-DNA 的基因分型结果表明配对的鼻咽癌血浆和原发肿瘤组织之间提示血液循环中游离 EB-DNA 来自原发鼻咽肿瘤。治疗前 EB-DNA 高于 1500 个拷贝数/ml 者预后，较 EB-DNA 低于 1500 个拷贝数/ml 者明显差。治疗后 EB-DNA 仍高者预后明显差。容易复发和转移，总生存率低。最后作者得出结论：定量 EB-DNA 检测可作为诊断鼻咽癌及评价疗效和预后的客观指标。

（三）遗传因素

流行病学调查结果表明，鼻咽癌患者有种族性和家族聚集性现象，高发区人群移居其他地区后仍保持高发病率，并把鼻咽癌易感性传给下一代。广东发现一个鼻咽癌高发家族两代共 49 人，其中鼻咽癌 13 人，乳癌 1 人。在美国，1949—1962 年间在中国出生者，患鼻咽癌的危险性为白人的 34 倍，出生于美国的中国人则为 21 倍。

三、鼻咽应用解剖

（一）鼻咽腔

鼻咽腔位于鼻腔后部，近似立方体，前后径为 2～3 cm，上下径和横径各为 3～4 cm，黏膜下富含淋巴组织。鼻咽腔共分 6 壁，前壁：为鼻中隔后缘及后鼻孔；顶壁：其深部为蝶骨及斜坡的一部分；顶后壁：为顶壁和后壁的过度区域；后壁：由顶后壁向下方延伸，位于第 1、2 颈椎椎体前缘；底壁：为部分软腭组成；侧壁：有咽鼓管开口向鼻咽腔内突出，侧壁又分为三个区，咽鼓管前区由后鼻孔侧缘到前唇前缘；咽鼓管区由前唇前缘到上唇后缘；咽鼓管后区由上唇后缘到侧壁返折处。

（二）咽隐窝

指咽鼓管上方之侧窝处，咽隐窝与破裂孔之间相隔 1 cm，肿瘤可由此侵入颅进入海绵窦，累及相关颅神经（图 4-3-3）。

（三）咽旁间隙

内壁为颊咽筋膜，外侧壁为翼内肌、翼外肌、腮腺，上接颅底，下通连口底的舌下和颌下间隙。茎突及其肌肉将咽旁间隙分成前、后二间隙。茎

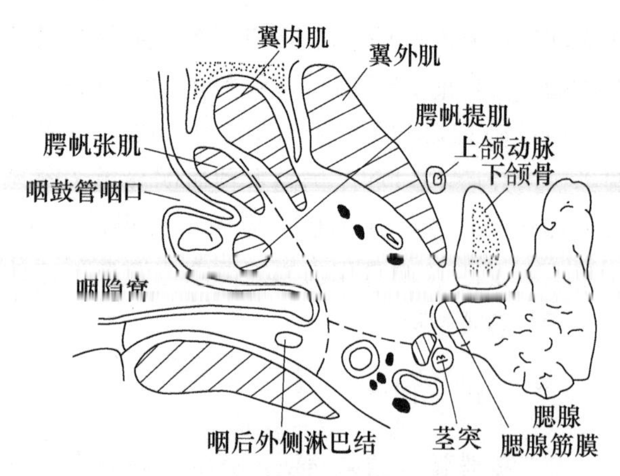

图 4-3-3　平咽隐窝水平断面（模式图）

突前间隙，有上颌动脉、下牙槽神经、舌神经、耳颞神经通过。茎突后间隙有颈深上淋巴结，颈内动、静脉，9～12 四对颅神经和颈交感神经干。

（四）咽后间隙

前壁为颊咽筋膜，后为椎前筋膜，上接颅底，下通后纵隔，内含咽后淋巴结，其中又分为内侧组和外侧组咽后淋巴结（Rouviere 氏淋巴结，位于枢椎侧前方）。

（五）颞下窝

位于翼板外侧，下颌骨升支内面，上颌骨后方。此窝向上经颧弓深面与颞窝连续，并借卵圆孔和棘孔通颅中窝；向前上经眶下裂通眶；向内侧经翼突上颌裂通翼腭窝。

（六）翼腭窝

位于颞下窝的前内侧，为上颌骨体、蝶骨翼突与腭骨垂直板之间的三角形裂隙，它与颅腔、口腔、眼眶和颞下窝均有交通。

（七）淋巴引流

鼻咽腔壁的淋巴管极丰富，特别是顶壁和侧壁的淋巴管和淋巴组织又有密切联系，主要淋巴管集中于侧壁的前后方，淋巴引流入枢椎旁的咽后外侧淋巴结，再绕颈动脉鞘的后方，进入颈深上淋巴结，鼻咽淋巴管也可直接汇入颈深淋巴结或副神经淋巴结。

（八）血管供应

1. 动脉鼻咽腔的血管供应来自颈外动脉。由咽升动脉，腭升动脉，咽动脉和翼管动脉在鼻咽侧壁相互交通。构成丰富的血管丛。咽升动脉是供应鼻咽部的主要动脉，多数起自颈外动脉，也有少部分起自枕动脉和颈内动脉，供应咽后壁和鼻咽顶的后方。腭升动脉主要供应软腭和咽鼓管咽口下方的鼻咽侧壁，翼管动脉供应鼻咽顶的前份、咽隐窝前壁和咽鼓管的软骨部。

2. 静脉在鼻咽部黏膜下和咽后壁外面都有静脉丛，咽后壁外面的静脉丛在上方与翼静脉丛相交通，在下方与甲状腺上静脉和舌静脉相交通，或直接注入面静脉和颈内静脉。

（九）神经分布

鼻咽的神经来自舌咽神经，迷走神经和颈交感神经，主要运动支来自副神经的延髓部，通过迷走神经支，支配咽壁和软腭的肌肉，主要感觉神经是舌咽神经和迷走神经。

四、病理

鼻咽黏膜有假复层纤毛状上皮、复层鳞状上皮、移行上皮。黏膜下含有纤维结缔组织、小腺体和丰富的淋巴组织，故可发生各种不同类型的肿瘤，而以黏膜上皮发生的癌最多。

鼻咽癌病理类型（1978 年 WHO 标准）：

WHO Ⅰ型：鳞状细胞癌，经典型；

WHO Ⅱ型：非角化型癌；

WHO Ⅲ型：未分化癌。

2003 年 WHO 将鼻咽癌的病理类型分为 3 型：

WHO Ⅰ型：角化型鳞癌，主要指分化好的鳞癌。

WHO Ⅱ型：非角化型鳞癌，指分化差的鳞癌，以低分化癌为主。

WHO Ⅲ型：基底细胞样鳞状细胞癌。

根据中山医学院肿瘤医院对 37 998 例鼻咽癌的诊断分析，95%以上的鼻咽癌属于低分化或未分化癌，这是中国鼻咽癌的病理特点，即 WHO Ⅱ、Ⅲ型最为常见，而 WHO Ⅰ型少见，占全部鼻咽癌的不足 5%。但欧美国家 WHO Ⅰ型发生率较高，为 20%～40%。

五、临床表现

鼻咽癌发生部位隐蔽，又与眼、鼻、耳、咽、颅底骨和脑神经等重要组织器官相邻，具有易于在黏膜下向邻近器官直接浸润或淋巴转移的生物学行为，症状及体征变化多样，容易漏诊或误诊，医务人员应高度重视。

（一）颈淋巴结肿大

有40%～80%患者首先以颈淋巴结肿大为首发症状；绝大多数病例首先发现颈深淋巴结上群，即位于乳突尖下方或胸锁乳突肌上段前缘处的角淋巴结。开始多为一侧，继而发展为双侧，无痛，质地较硬，活动度差，迅速增大及固定。其后，下颌下淋巴结，颈侧中、下段淋巴结亦相继肿大，相互融合成巨大肿块，颈部肿块常被误诊为结核性淋巴结炎或慢性淋巴结炎。前者常生长在胸锁乳突肌中段前缘处，呈串珠状分布。

（二）鼻出血及回缩性血涕

一般来说这是鼻咽癌的早期症状，患者多于晨起时发现回吸至口腔中的鼻腔分泌物带血丝，常误认为呼吸道炎症而不加重视，随肿块增大、溃烂，涕中血量增加。

（三）耳鸣和（或）听力下降

因肿瘤生长于咽鼓管附近，压迫咽鼓管引起单侧耳闷、耳鸣，耳鸣多为间断、低调嗡鸣声。检查时可见鼓膜松弛部充血，紧张部有液平，亦有按渗出性中耳炎治疗而贻误诊断。耳鸣、耳闷是鼻咽癌的早期症状。

（四）鼻塞

肿瘤堵塞后鼻孔，出现鼻塞，开始为一侧，严重时两侧均有鼻塞。在成人这是一种较晚期症状。

（五）头痛

发生率约为57.2%，常发生于肿瘤破坏颅底或向颅内蔓延累及三叉神经时。开始时疼痛部位为患侧颞、顶部，为间歇性，随着肿瘤进展，疼痛的程度逐渐加重、范围也逐渐扩大，部位也有间歇变为固定。上颈部淋巴结巨大，由于压力加大，可反射性引起枕部疼痛，易误诊为神经痛。

（六）张口困难

为晚期症状。提示肿瘤累及翼内、翼外肌所致，勿误诊为颞颌关节病变。

（七）伸舌偏斜

由同侧舌下神经受累所致。表现为伸舌偏向患侧，可伴有舌肌萎缩。

（八）其他脑神经症状

肿瘤经破裂孔向颅内蔓延，常先侵犯Ⅴ及Ⅵ脑神经，继而累及Ⅳ、Ⅲ及Ⅱ脑神经，除头痛外，还可出现面部麻木、下颌偏斜、复视、视物模糊、眼外肌麻痹、睑下垂等，甚至眼球固定。肿瘤可向后侵入茎突后区引起后组脑神经受损，依次为Ⅻ、Ⅸ、Ⅹ、Ⅺ脑神经，出现伸舌偏斜，软腭麻痹，吞咽困难、声嘶等。

六、鼻咽癌的扩散与转移

（一）直接蔓延

鼻咽癌好发于鼻咽顶壁和咽隐窝，其次为侧壁、后壁、前壁，但底壁非常少见。肿瘤向下可侵及咽侧壁、后壁、软腭、扁桃体等；向前侵及鼻腔后部、筛窦、上颌窦后壁；向上可侵入颅底、颅内。有些病例甚至在原发灶尚不明显时，就出现颅内结构受损的表现。鼻咽癌入颅主要有3条途径：

（1）直接侵入蝶窦、垂体和视神经，向两侧累及海绵窦；

（2）由破裂孔入颅，引起岩蝶综合征，其中前组颅神经最易受累，依次为Ⅴ、Ⅵ、Ⅳ、Ⅲ、Ⅱ对脑神经，三叉神经又以第二支最易受累；

（3）肿瘤可直接由卵圆孔侵入颅内。向外侵入咽旁间隙、颞下窝、引起张口困难，并可直接经咽鼓管进中耳、外耳。向后外侵入茎突后区引起后组颅神经受累，临床表现为颈静脉孔综合征和Horner综合征。

（二）淋巴道转移

鼻咽癌以淋巴道转移率高、转移出现早、颈淋巴结转移范围广为特点。据统计：治疗前颈部淋巴结转移率为80%，单侧淋巴结转移占43.3%。

1. 咽后淋巴结 是鼻咽癌首先累及的淋巴结，主要转移到咽后外侧淋巴结，但临床检查难以发现，常被忽略，CT、MRI检查有助于诊断该处淋巴结受累情况。

2. 乳突尖部下方深部的淋巴结 也是临床上鼻咽癌首先受累的淋巴结，属于颈内静脉淋巴结上群的一部分，其次为下颌下淋巴结及副神经淋巴结受累。随着病情发展可转移至锁骨上淋巴结，转移淋巴结可融合成团块，淋巴结愈大，远处转移率越高，预后越差。

（三）血道转移

鼻咽癌容易发生血道转移，其发生率为20%～30%，尸检鼻咽癌血道转移率为51%～56%。转移部位为骨、肝、肺。骨转移中又以脊椎转移、骨盆转移为多见。转移多发生在放射治疗后3年内。

七、辅助检查

（一）鼻咽镜

这是一种简便、快速、有效的检查方法。应观察鼻咽腔左右是否对称、黏膜有无粗糙、局限性隆起、黏膜苍白等早期鼻咽癌表现。鼻咽癌好发于鼻咽顶后壁或咽隐窝，肿瘤肉眼观可分为肿块型、菜花型、溃疡型、黏膜下型。鼻咽镜有间接鼻咽镜和电子鼻咽镜或光导纤维鼻咽镜，均可进行检查。

（二）鼻咽活检

鼻咽腔内活组织检查是鼻咽癌的确诊依据。具体操作：1%地卡因喷于咽部、鼻咽部作表面黏膜麻醉，共3次，然后让患者用直角压舌板自行压舌。检查者左手持鼻咽镜，右手持活检钳，咬取鼻咽部肿瘤组织。动作应准确而敏捷，力争一次成功。因反复活检不但增加病员痛苦，且因出血而掩盖肿瘤组织，造成定位困难，肿瘤巨大伴有张口困难者也可经鼻活检。

（三）影像学检查

1. X线平片 常用的有鼻咽侧位片和颅底片。

鼻咽侧位片可显示鼻咽腔、口咽、颈椎前软组织厚度，鼻咽顶及后壁椎前软组织厚度5 mm左右，绝对值小于10 mm。

颅底片可清楚显示颅中窝的蝶骨大翼、卵圆孔、棘孔、破裂孔、枕骨斜坡、翼板等。骨质破坏的表现以溶骨为多，硬化型为少。放疗后肿瘤消失，破坏部分可以再钙化修复。局限性：结构重叠，易漏诊。

2. 鼻咽钡胶浆造影 经鼻滴入钡胶浆，使其均匀黏附鼻咽黏膜上，摄颅底片及鼻咽侧位片，能比较清楚反映不同的鼻咽腔内形态结构，对鼻咽部黏膜表面的情况有较全面的了解。

3. CT CT扫描的密度分辨率较高，采用薄层扫描不仅可以观察鼻咽部表层结构及咽隐窝的形态，还可以观察鼻咽周围深层软组织有无侵犯，特别是颈动脉鞘区有无受累。有利于临床分期，准确设计照射野，了解治疗效果，有利于长期随访观察。

（1）检查方法：轴位扫描，扫描层面平行眶耳线或头略伸，使扫描层面与眶耳线成10°～15°角。采用4～5 mm层厚，患者平稳呼吸。有条件最好再做冠状位扫描，可省去平扫，直接增强，每层均须软组织窗位和骨窗位。

（2）鼻咽CT正常解剖：鼻咽腔：后壁稍向前隆，中央可见一线样切迹，侧壁位于中间平面可见咽鼓管咽口、咽鼓管圆枕及咽隐窝，向上层面仅见咽隐窝，向下层面则无上述结构，鼻咽腔两侧结构对称，但咽隐窝偶可不对称，咽部形状因层面不同而有差异，鼻咽腔正常大小前后径为14～29 mm，横径为19～30 mm。咽后壁其黏膜下为头长肌，呈两个并列的团块状影，团块间中线部位有一三角形低密度脂肪相隔，咽后组织在不同层面，厚度不同，多数在12 mm以下，1/3大于12 mm，最厚达18 mm。咽侧壁：CT见两侧壁黏膜、咽上缩肌、腭帆提肌及腭帆张肌。鼻咽顶壁：黏膜与颅骨间无肌肉相隔，CT为杂有小点及条状低密度区的软组织密度结构。咽旁间隙：侧壁外为咽旁间隙，因含大量脂肪，在CT上中间层面为半月形。稍下层为三角形低密度区，其前角处可见数条须状低密度影向前延伸，咽旁间隙外侧软组织为起于翼窝的翼内肌，起于翼外板的翼外肌和翼外肌外缘的颞肌组成。它们之间有低密度脂肪层相隔、颞肌与上颌窦后壁亦有脂肪层相隔，内壁为咽上缩肌、腭帆提肌及腭帆张肌围成，其间隙的前 2/3 为茎突前间隙，后 1/3 为茎突后间隙。

(3) 鼻咽癌的 CT 表现：鼻咽癌的早期诊断困难，小的黏膜下肿瘤不能为窥镜查出，但 CT 可见鼻咽局部小的软组织隆起可帮助确定活检方向和位置，有利于早期诊断（也有报道 CT 扫描未发现异常而鼻咽镜检发现病灶，故两者不可偏废）。肿块较大时可见咽隐窝变平、隆起、咽后壁软组织肿胀、密度增高、厚度增加、边界模糊，使中线部三角形或条状低密度脂肪间隙变形、移位、消失，两侧咽侧壁不对称，累及侧壁时咽旁间隙则变模糊。茎突内侧软组织受侵，表现为密度增高、宽度增加，颈内动、静脉显示不清，呈一片密度较高且均匀的阴影。咽顶部软组织受累时，原有小点状及条状低密度结构消失，呈一片均匀密度较高的影像。咽旁间隙受累时可表现为三角形低密度区相应移位、变形、狭窄，有的呈向外凸的弧形，重者完全消失，两侧表现可不对称。侵及鼻腔则显示后鼻孔的软组织肿块。翼腭窝受累表现为翼内外肌肿大，肌间脂肪垫模糊、消失。翼内外骨板破坏，上颌窦受侵犯则颞肌间脂肪界面消失，上颌窦后壁骨质变薄、骨壁破坏。肿瘤侵及眼眶，表现为球后软组织块影。侵犯蝶窦，可见蝶窦和斜坡骨坏死，颅底侵犯也可见大片骨破坏或增生，并可侵入颅内，在相应部位出现肿块影，此时冠状位直接增强 CT 扫描效果更好。

4. MRI 检查 对鼻咽肿瘤侵及颅内，特别是海绵窦区域，不用造影剂，MRI 亦能提供确切的依据，因为海绵窦内的颈内动脉所在 MRI 扫描中所显示的无信号黑色影像非常清楚，根据双侧颈内动脉的形态，粗细和行径对照观察，可得出可靠的诊断。MRI 显示转移性淋巴结较 CT 清楚，转移性淋巴结在 T1 加权像呈低信号，T2 加权像呈高信号，与邻近的肌肉有明显的对比。

放疗后纤维化改变在 T1W1 和 T2W2 多显示为低或稍低信号强度；肿瘤在 T1W1 上多显示低信号强度，但与纤维化有一定重叠；在 T2W2 上肿瘤信号强度明显增强，与纤维化区别最明显，有利于鉴别诊断，但肿瘤的信号强度变化缺乏特异性，放疗后水肿和炎症可有类似表现，应注意鉴别。

由于 CT 和 MRI 的诸多优越性，故两者已取代了常规 X 线，成为鼻咽癌临床分期的主要依据。与 CT 比较 MRI 的优点是：①MRI 的软组织分辨力高，其显示的鼻咽癌境界较清晰；②MRI 的骨皮质分辨力虽不及 CT，但 MRI 能及时发现颅底骨的骨髓受累；③MRI 不需注射造影剂增强，就能确切显示颅内受侵，尤其小脑桥脑角受累；④MRI的 T2 加权像能区别鼻腔、鼻窦内的肿瘤与炎症（包括黏膜增厚及积液）；⑤在 MRI 的 T2 加权像上鼻咽肿瘤、淋巴结、肌肉、血管的信号都不相同，故易于区分颈淋巴结与血管、肌肉，易于诊断咽后淋巴结转移，也能揭示颈动脉鞘区受累的原因；⑥MRI 能显示三叉神经及其分支的受累增粗；⑦增强的 MRI 能显示硬脑膜（多见于斜坡后）受侵增厚；⑧MRI 能同时提供直接的轴、冠、矢状位像，便于互相参照印证。

MRI 的不足是：①对骨细节的显示不如 CT；②不能显示钙化灶。过去常利用某些脑神经麻痹来推断鼻咽癌已侵犯海绵窦、小脑脑桥角、翼腭窝、颈内静脉孔、舌下神经管或颈动脉鞘等，有了 CT 尤其 MRI 之后经逐例仔细对比，在不少患者的 MRI 或 CT 上已可见上述某些部位明显受侵的征象，而临床上却并无相应的脑神经麻痹的表现，这表明临床表现滞后。至于无临床特征的咽旁间隙、鼻窦、颅底骨、脑实质、硬脑膜等部位的受侵和咽后淋巴结的转移更必须依赖 MRI 或 CT 诊断。

（四）免疫血清学检查

曾毅等（1979）对 123 037 名健康人进行临床前瞻性观察研究，4 年的随访中发现 59 例鼻咽癌，认为 VCA-IgA 抗体可先于鼻咽癌确诊前 4～6 个月出现，故提出：①VCA-IgA 滴度≥1∶40；②在 VCA-IgA、EA-IgA、和 DNA 酶三项检测中有两项阳性；③任何一项指标持续阳性均应视为高危人群，应反复、仔细检查鼻咽部，必要时在咽隐窝及顶后壁“盲目”活检。对颈部转移性癌，免疫血清学检查有助于寻找原发灶，张有望（1976）对 69 例原发灶不明颈部转移癌患者检测 VCA-IgA 抗体，抗体滴度 1∶20 以上 52 例，证实鼻咽癌 37

例，占 71.9%。Mutirangura（1998）等指出 42 例鼻咽癌患者有 13 例 EB-DNA 阳性，健康对照组 82 例体内未发现 EB-DNA，提示 EB-DNA 可能作为鼻咽癌特异性肿瘤标志物。

八、诊断

早期发现，早期诊断，对提高鼻咽癌的疗效十分重要。鼻咽癌的诊断有一定的困难，这是由于鼻咽部位置隐蔽、深在，鼻咽癌的早期症状不明显也无特殊性，容易被患者忽略，医务人员漏诊及误诊较多，因此，在临床工作中，必须认真询问病史和症状，仔细检查是否有肿瘤侵及耳、鼻、眼部、颅底及颅神经的相应表现，是否已有淋巴结转移及远处转移存在。

仔细检查鼻咽腔及颈部，是防止误诊和漏诊的重要措施，凡是有单侧头痛、单侧耳部症状及鼻部症状，持续 2 周以上须详细检查鼻咽腔。必要时密切随访，反复检查鼻咽腔。

九、鉴别诊断

（一）鼻咽部肿块

1. 鼻咽增殖体 鼻咽顶前中央形成几条纵形嵴状隆起，色泽与正常黏膜一样红润，有时表面增生形成结节，明显者可形成肉芽样结节。当结节的体积较大，或表面黏膜有溃烂，应考虑为癌变。

2. 鼻咽结核 少见，但近年有上升趋势，表现为顶部黏膜肉芽样隆起，苍白，表面有高低不平之鼠咬样改变，患者常伴有其他脏器活动性结核，如扁桃体结核、喉结核、肺结核等，活检可明确诊断，亦有结核伴有肿瘤者。

3. 鼻咽脊索瘤 为胚胎脊索残余组织恶变而成。好发于斜坡和骶尾部。肿块多含黏液及伴瘤内较多钙化。颈部淋巴结转移罕见，病理检查为惟一鉴别的方法。

4. 鼻咽纤维血管瘤 常见于 15～25 岁男性青年，瘤中含有多量血管，容易出血，鼻咽镜下可见表面光滑圆形或呈大结节状肿块，表面可见血管纹，手指触诊质韧而易出血，一般不做活检，必要时可从鼻腔取材，以便填塞出血。

5. 鼻咽坏死性肉芽肿 目前认为其多为恶性淋巴瘤（外周 T 细胞淋巴瘤）。常伴有发热、恶臭，检查时发现鼻腔、鼻咽、口腔多部位黏膜溃烂，鼻中隔、硬腭软骨、骨质破坏，表面附有多量污秽之白色伪膜，而鼻咽癌无此表现。本病很少出现颅底骨破坏及颈淋巴结肿大。

（二）颈部肿块

伴有颈部转移的鼻咽癌误诊率很高，即使局部穿刺，也会由于穿刺至转移淋巴结液化坏死区，未发现癌细胞而延误诊断，所以对因颈部肿块就诊的患者应详细询问鼻咽癌可能出现的症状，避免误诊。

1. 颈部淋巴结炎 急性炎症有红、肿、热、痛的表现，同时并有急性炎症病灶，容易鉴别，慢性炎症常伴有咽炎、慢性扁桃体炎、龋齿，肿大的淋巴结较光滑，活动，体积一般不很大，抗炎治疗可缩小或消失，若缩小的淋巴结又再次迅速增大，应仔细检查鼻咽部。

2. 颈淋巴结结核 以颈部肿块就诊的患者，常被诊断为颈淋巴结结核而延误治疗。颈淋巴结结核多同时累及颈深、浅组淋巴结，胸锁乳突肌后缘肿大的淋巴结呈串珠样改变。穿刺抽出干酪样物质时可诊断为结核，但应警惕颈淋巴结结核与转移癌同时存在。

3. 颈部淋巴结其他转移癌 寻找原发灶的方法有：①根据颈部淋巴结转移部位和淋巴引流的解剖关系追查原发肿瘤。②根据颈淋巴结转移灶的病理组织类型来判断。

4. 恶性淋巴瘤 病程较短，发病较急，年轻患者较多，颈淋巴结肿大迅速，常为双侧性，常伴有腋窝、腹股沟淋巴结肿大，淋巴结质地较软，有弹性感，确诊依据为淋巴结切除病理检查。

十、分期

迄今国内多应用 2008 分期标准，国际上多采用 AJCC（2010）分期标准。现将 2008 年广州会议上我国学者重新修订的分期标准及 AJCC（2010）分期标准分别介绍如下：

1. 中国 2008 分期

T 分期

T1 局限于鼻咽

T2 侵犯鼻腔、口咽、咽旁间隙

T3　侵犯颅底、翼内肌

T4　侵犯颅神经、鼻窦、翼外肌及以外的咀嚼肌间隙、颅内（海绵窦、脑膜等）

N 分期

N0　影像学及体检无淋巴结转移证据

N1a　咽后淋巴结转移

N1b　单侧Ⅰb、Ⅱ、Ⅲ、Ⅴa 区淋巴结转移且直径≤3 cm

N2　双侧Ⅰb、Ⅱ、Ⅲ、Ⅴa 区淋巴结转移，或直径>3 cm，或淋巴结包膜外侵犯

N3　Ⅳ、Ⅴb 区淋巴结转移

M 分期

M0　无远处转移

M1　有远处转移（包括颈部以下的淋巴结转移）

临床分期

Ⅰ期　T1N0M0

Ⅱ期　T1N1a～1bM0，T2N0～1bM0

Ⅲ期　T1～2N2M0，T3N0～2M0

Ⅳ期　又分为

Ⅳa 期　T1～3N3M0，T4N0～3M0

Ⅳb 期　任何 T、N 和 M1

2. 美国癌症联合委员会（AJCC）鼻咽癌 TNM 分期系统（2010 年第七版）

原发肿瘤（T）

Tx　原发肿瘤不能评估

T0　无原发肿瘤证据

Tis　原位癌

T1　肿瘤局限在鼻咽，或肿瘤侵犯口咽和/或鼻腔但不伴有咽旁间隙侵犯（咽旁间隙侵犯指肿瘤向后外侧方向浸润）

T2　肿瘤侵犯咽旁间隙

T3　肿瘤侵犯颅底骨质和/或鼻窦

T4　肿瘤侵犯颅内和/或颅神经、下咽、眼眶或颞下窝/咀嚼肌间隙

区域淋巴结

Nx　区域淋巴结不能评估

N0　无区域淋巴结

N1　单侧颈淋巴结转移，最大直≤6cm，淋巴结位于锁骨上窝以以上部位，和/或单侧或双侧咽后淋巴结转移，最大直径≤6cm*

N2　双侧颈淋巴结转移，最大直径≤6cm，淋巴结位于锁骨上窝以上部位*

N3　淋巴结最大径>6cm 和/或锁骨上窝转移

N3a　淋巴结最大径>6cm

N3b　锁骨上窝淋巴结转移**

*注释：中线淋巴结认为是侧淋巴结

** 锁骨上区或窝部位与鼻咽癌的分期有关，HO 描述了这个三角区域的定义，包括 3 点：①胸骨锁骨连接处的上缘；②锁骨外侧段（肩峰端）的上缘；③颈肩连接处。要指出的是，这包括了脚侧的Ⅳ区和Ⅴ区部分。伴有锁骨上窝的淋巴结（包括部分或全部）都被认为是 N3b。

远处转移

M0　无远处转移

M1　有远处转移

解剖分期/预后分组

0 期	Tis	N0	M0
Ⅰ期	T1	N0	M0
Ⅱ期	T1	N1	M0
	T2	N0～1	M0
Ⅲ期	T1～2	N2	M0
	T3	N0～2	M0
ⅣA 期	T4	N0～2	M0
ⅣB 期	任何 T	N3	M0
ⅣC 期	任何 T	任何 N	M1

十一、临床分型

鼻咽癌在自然发展过程中，晚期可分为三种类型，其分型标准如下：

1. 上行型　有第Ⅱ、Ⅲ、Ⅳ、Ⅴ、Ⅵ颅神经损害和/（或）颅底骨质破坏，但没有颈淋巴结转移。

2. 下行型　有单侧或双侧颈淋巴结广泛转移，累及锁骨上淋巴结，转移灶大于 6 cm，但无上述颅神经侵犯，也没有颅底骨质破坏。

3. 混合型　病变同时向上、下发展，有颅底骨质破坏、颅神经侵犯症状，同时有颈部淋巴结的转移。

十二、治疗原则

鼻咽部位置深在，癌肿多向颅底、颈动脉鞘区及咽旁间隙不同程度浸润，上颈部淋巴结转移率高，手术无法彻底切除原发灶及颈转移灶，而鼻咽癌中绝大多数为低分化鳞癌，对放疗敏感，原发病灶及颈部淋巴引流区又容易包括在照射靶

区内，故放射治疗是鼻咽癌的首选治疗手段。

鼻咽癌不是一种适合于单纯手术治疗的肿瘤，但对特殊类型及特殊情况下可考虑手术治疗。①原发在鼻咽腔的腺癌、腺样囊性癌、黏液表皮样癌或恶性混合瘤，可考虑放疗后手术，按病变情况的不同或外科手术情况的不同给予术前或术后放疗或术前加术后放疗。术前放疗一般给 50～70 Gy；术前放疗的患者术后如有肿瘤残存则术后应补充照射 20 Gy 左右；术后放疗视情况不同可给 60～80 Gy。②根治量放疗后鼻咽病变已有消退而颈转移淋巴结有残留，在观察 1～2 月后颈部残留未消失者可予手术，中国医学科学院肿瘤医院 1981 年报告颈部残留淋巴结术后 5 年生存率 53%，广州中山肿瘤医院报告颈清扫 115 例，5 年生存率 40%。③根治性放疗后鼻咽局部复发，无颅底浸润、无颅神经麻痹、无远处转移者，而且已不适合放疗者，可酌情考虑手术挽救。

鼻咽癌放疗合并化疗或放疗后化疗的疗效、国内各家报告结果不一，总的认为能提高局部缓解率和局部控制率，而对远处转移，无肯定结论，尚需今后不断探索。放疗同时合并化疗者，由于化疗的增敏作用以及化疗与放疗的协同、叠加作用可加重正常组织放射损伤，治疗过程中应引起重视，并注意加强支持疗法。

十三、放射治疗适应证与禁忌证

1. 放疗适应证 鼻咽癌患者除有明显放疗禁忌者外，所有各期均可给予放疗，但应根据病情制定适当的方案。

2. 放疗禁忌证 一般情况太差，有严重的难以缓解的合并症；多发性远处转移所致的全血细胞减少、恶病质；同一部位多程放疗后肿瘤未控、复发或再转移，预期需再放疗的部位已有明显放疗后遗症者。

十四、放疗技术与方法

（一）放射治疗原则

（1）对首程放射治疗患者应以体外放疗为主，必要时辅以腔内照射，不应单纯做腔内照射。

（2）体外照射以 ^{60}钴或 4～6 MV 的直线加速器为首选。

（3）体外放疗范围不仅要包括肿瘤侵犯范围，而且要包括亚临床区域以及全颈淋巴引流区。

（4）利用多野、缩野、改变入射角度等放疗技术保护正常组织。

（5）因病情而异、因人而异、因疗中肿瘤消退情况而异而制订或改变放疗计划。切莫千人一法，一成不变地执行到底。

（6）尽可能采用 CT 模拟定位技术、调强放疗技术保护周围正常组织器官、改善生存质量。

（二）放射治疗设备

放射线的种类不同，对鼻咽癌的疗效有很大的差别，由于深部 X 线能量低，穿透力小，深度量低，皮肤量及骨吸收均高，故不宜选作治疗鼻咽癌原发灶。而 ^{60}钴的 γ 线、4～6 MV 加速器产生的高能 X 线作为体外照射源即可满足穿透力大，深度量高、表面量低、骨吸收较低的要求，适用于鼻咽癌原发灶外放射治疗。颈部淋巴引流区可用 ^{60}钴、β 线或半价层 1 毫米铜的深部 X 线，可获得满意疗效。

（三）放疗靶区

原发灶区、亚临床病灶区和受累淋巴结区均为照射靶区。原发灶区指临床及影像学所见到的鼻咽、咽旁及咽后肿瘤；亚临床病灶区指鼻咽癌可能侵犯的区域，包括鼻腔后部、上颌窦后部、咽旁间隙、后组筛窦、蝶窦下部、颈淋巴结引流区；因此鼻咽癌的照射范围应包括鼻咽腔及其相邻的下述解剖范围：前包括后组筛窦、翼突基部、翼腭窝、上颌窦后壁及后鼻孔水平前 1.5～2 cm；后包括椎体为 2/3～1/2；上包括蝶骨体、枕骨体、破裂孔、岩尖；下完整包括鼻咽侧壁、后壁。由于鼻咽癌颈部淋巴结转移率高，因而放射治疗时即使颈部临床检查阴性也需行颈部预防性照射。

（四）与设野有关的解剖体表标志

（1）鼻咽腔中点，在外耳孔中央前 2.0 cm，颞颌关节窝下 1.5 cm。鼻咽腔范围，上为颅底线；下为鼻翼水平与耳垂下之连线；前界为上齿槽后缘垂直线，相当于耳屏前 4～5 cm 垂线；后界：外耳孔后缘垂直线（图 4-3-4）。

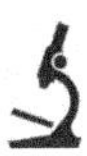

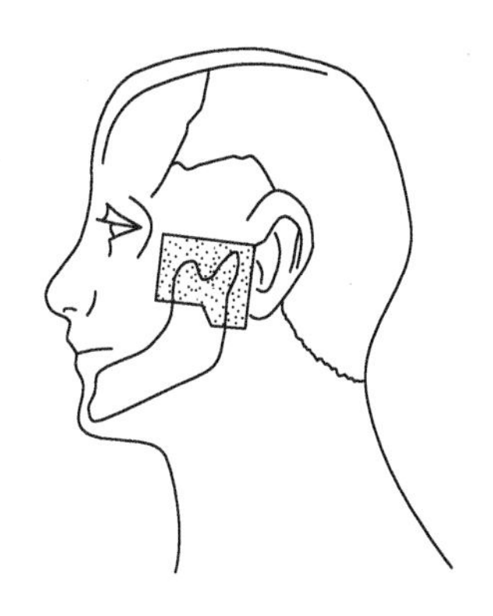

图 4-3-4 鼻咽腔体表标志

（2）颅底线：外眦与外耳孔上缘连线为中颅窝底基准线，眶上缘与基准线平行的线为前颅窝底，基准线向后延长线到枕骨粗隆为后颅窝底。

（3）垂体：基准线中后 1/3 交界处向上 2～2.5 cm。

（4）咽后外侧淋巴结（Rouviere's 淋巴结）：位于第二颈椎椎体前缘，中线旁 1～1.5 cm 处，侧位体表投影在乳突尖与下颌角连线中点。

（5）颈交感神经节及后组颅神经：位于咽后外侧淋巴结稍后外侧，侧位体表投影在其淋巴结投影后 0.5 cm。

（6）耳孔区诸纵线与颅底结构之关系：图 4-3-5，①双侧颞颌关节前缘连线（C 线）：过破裂孔正中，卵圆孔与棘孔之间；②双侧外耳孔后缘连线（D 线）：经过双侧内耳门，枕骨斜坡中段，枕骨大孔前 1 cm。③双侧乳突前缘连线（E 线）：经过枕骨大孔前缘（颅内颈静脉孔前缘），颈静脉孔后缘。④双乳突尖连线（F 线）：过枕骨大孔中部，舌下神经孔后方。

（7）颈上段脊髓侧位投影：外耳孔与下颌角后 2 cm 连线再后 1 cm 区域，但下颌角和颈椎活动范围很大，体表投影与深层结构的对应关系随体位不同而有很大差异，不能刻板采用。

（五）常用照射野

20 世纪 90 年代以前，鼻咽癌的主要治疗方式以耳前野为常规主野，辅以鼻前野、眶下野和耳后野等，同时加照全颈切线野。20 世纪 90 年代以后，随着 CT、MRI 等影像学技术的进展、对鼻咽癌生物学行为认识的不断提高和鼻咽癌放射治疗实践经验的积累，逐渐以“面颈联合野＋下颈锁

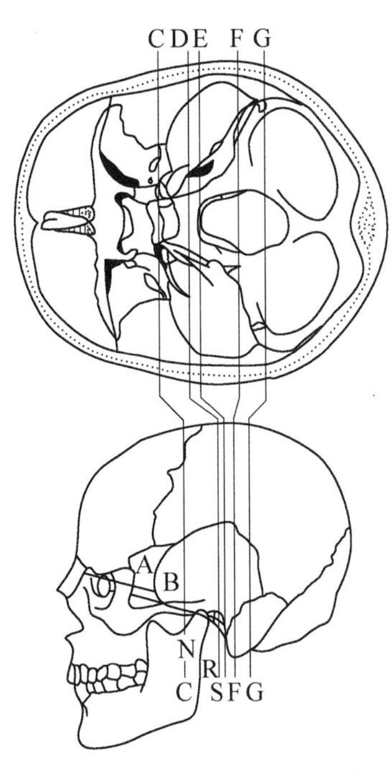

图 4-3-5 耳孔区诸纵线与颅底结构之关系

骨上切线野”照射取代了以耳前野为主野的照射技术。但应注意的是，在一个完整的放射治疗周期内，需要数次改野技术，并合理应用辅助野如小面颈野、耳前野、颅底野等。

1. 面颈联合野 上界以充分包括颅底为原则，对于明显颅底受侵、颅内受侵者应根据影像学所见显示的瘤体位置而具体决定上界的位置；下界一般置于舌骨下缘水平；前界应包括鼻腔、上颌窦的后 1/3、或根据病变具体侵犯范围而适当前移；后界应包括斜方肌前缘。照射时主张仰卧位、头垫合适角度的头枕、面罩固定，两侧水平野对穿照射。面颈野可使原发灶、咽旁间隙、口咽和上颈转移淋巴结均可完整包括在同一照射野内，避免剂量重叠或遗漏区，但由于照射野面积大，脑干、颈段脊髓均在照射野内，故中间平面照射剂量不超过 40 Gy，面颈及时分野照射（图 4-3-6）。

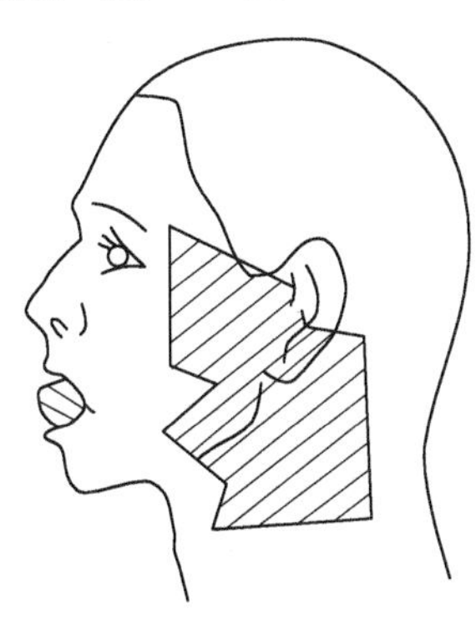

图 4-3-6 面颈联合野

2. 耳前野 上界、前界同面颈联合野。后界：应在外耳孔后缘，当颈动脉鞘区侵犯时可放至耳孔后缘后 0.5～1.5 cm，为减少脑受量，应向鼻侧打 5°～ 7°角。下界：一般位于颈 2 椎体下缘以充分包括鼻咽。

耳前野 度为鼻咽癌放射治疗的主野，但因未能全包咽旁间隙和颅窝底，且照射野的后下角常与全颈切线野的上部重叠，处理不当局部靶区欠量造成复发或重叠超量，容易产生后组颅神经麻痹及放射性下颌骨坏死，因此目前临床上用作辅助照射野，即在面颈联合野照射、或小面颈野照射后的一种继续加量照射（图 4-3-7）。

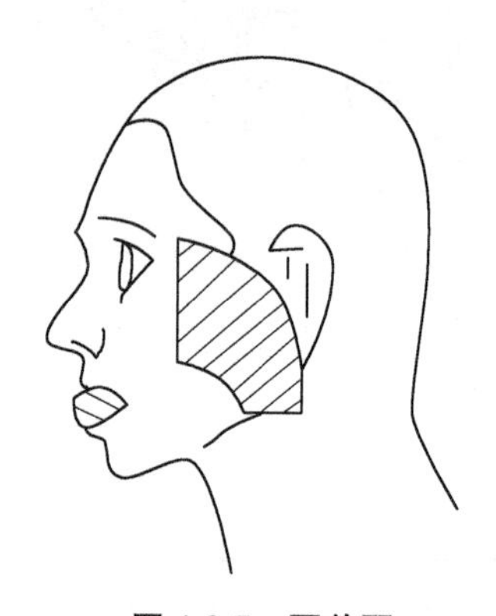

图 4-3-7 耳前野

3. 鼻前野 上界平耳前野，但不应高于眶上缘水平。下界与耳前野下界平齐，左右界以病灶中心向两侧放 3 cm，两侧眼球挡铅保护，其内界挡铅线应在内眦外，过窄以免筛窦区漏照。一般鼻前野 6 cm×7 cm，如肿瘤偏向一侧为主，鼻前野以病侧 4 cm，健侧 3 cm，照射野可为 7 cm×7 cm，或根据 CT 精确计算。鼻前野为鼻咽癌原发灶照射之辅野，照射体位取仰卧位，头垫凹枕，睁眼（高能 X 线或 ^{60} 钴）向额顶注视，垂照。优点：①补充鼻腔及鼻咽部前份剂量，适合于鼻腔、上颌窦、前组筛窦及眶部受侵者。②减少颞颌关节区受量。③摆位方便。缺点：① 脑干直接受到照射，故通常不超过 20 Gy。②铅挡眼时部分颅底漏照。目前临床上由于面颈联合野的普及而较少应用。

4. 耳后野 前界平耳根，上界平耳前野或低 1 cm，后界以前界向后 5 cm，下界平耳前野下界，根据病变范围可双侧设野，常用野大小 5 cm×7 cm。

耳后野为鼻咽癌原发灶之辅助照射野，适合于茎突后区、破裂孔或枕骨斜坡受侵、后组颅神经麻痹者。优点：①茎突后区、上颈深淋巴结可同时受到照射。②能较好地避开脑干、脊髓。缺点：①摆位难度大，重复性、精确性差，所以体表的激光标志一定要清楚、准确。②单用此野照射，靶区剂量不均匀，不能包括对侧鼻咽颅底。有少量射线从对侧眼球外分射出，故只能作补充野照射，一般给 6～20 Gy（图 4-3-8）。

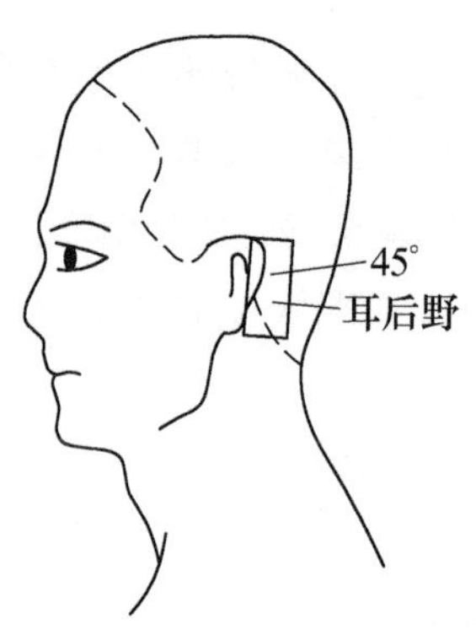

图 4-3-8 耳后野

5. 颅底野 以外眦与外耳孔连线为颅底线，上下各放 2.5 cm，耳屏前至耳屏前 6 cm，适用于前组颅神经损害，蝶窦、海绵窦、筛窦受侵的患者，作为最后阶段的加量照射使用。

6. 眶上野 下界为眶上缘，内界为对侧内眦垂直线，上界为下界向上 4 cm，外界为内界向外 5 cm，常用照射野 5 cm×4 cm，照射时仰卧位，头垫枕使颜面与床面平行，眼往足方向注视，射线向心成 20°～30°角。

眶上野适用于眶上裂综合征，或蝶骨小翼有骨破坏，以及眶顶病变而无眶内球后及筛窦受侵者。优点：①照射野小，反应轻。②直接照射眶顶前颅底而避免全眼球照射。缺点：摆位较麻烦，需转床 90°，每日头位仰、收不同，影响入射角度，故应激光灯摆位。

7. 眶前野 边界包括眼眶上下内外，根据病情可予骨缘外放 0.5～1.0 cm，筛窦受累时内缘应过中线适当扩大。一般面积大小约 5 cm×5 cm。眼前野适用于病灶累及眶尖、球后、一侧筛板者，患者有突眼失明等。优点：摆位简单方便，仰卧位垫枕至眼眶与床面平行即可，直接对准眼眶照射。

缺点：①照射过程中会发生放射性结膜炎，所以应用高能射线时应嘱患者睁眼。②部分脑干受到照射，应选用适当能量并控制照射剂量。

8. 颈部切线野　颈部有淋巴结转移，全颈均应予照射，但N0患者下颈部无须照射。

临床实施中应根据颈部转移淋巴结的部位、大小以及采用的鼻咽照射野的不同，而分为全锁骨上下前切线野（全颈前切线野）、后切线野（全颈后切线野）或下颈锁骨上下区前切线野。目的是照射颈部淋巴引流区而又要保护脊髓。全颈前切线野边界：上缘为下颌骨下缘上1 cm与耳垂连线；下界沿锁骨上缘或下缘甚至锁骨下缘2～3 cm；外缘在锁骨末端，肱骨头内缘，野中间即体中线处以2.5～3 cm宽铅块全挡或部分脊髓挡铅（未分化癌或锁骨上有转移者只挡喉体以上的脊髓段）。下颈前切线野的下缘、外缘、中间挡铅等与全颈切线野相同，上缘则与面颈联合野的下缘共线。全颈后切线野下、外缘及中间挡铅与前切线野相同，上缘在枕骨粗隆与外耳孔下线连线。照射时前切线野取仰卧位，肩垫枕，头正中位后仰过伸至切线野上界垂直于床面；照射后切线野时取俯卧位，颏尖着床。照射野上界垂直于床面；均给垂直照射，体中线处给2.5～3 cm宽的铅块全挡，保护脊髓及喉结构。见图4-3-9 A、B、C、D、E。

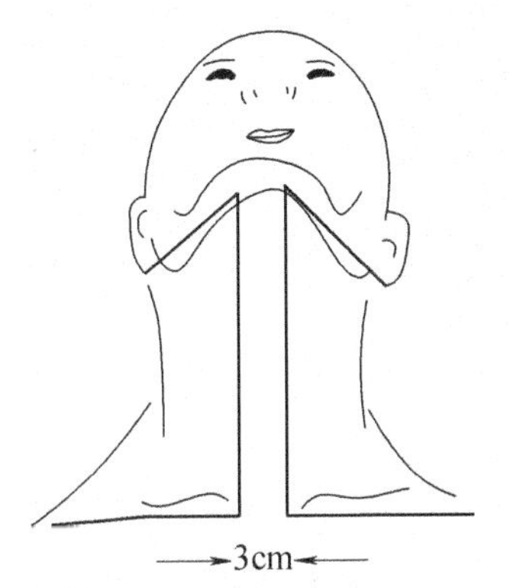

A.常规全颈前切线野

B.特殊全颈切线野适用于颈块巨大或锁骨上区转移

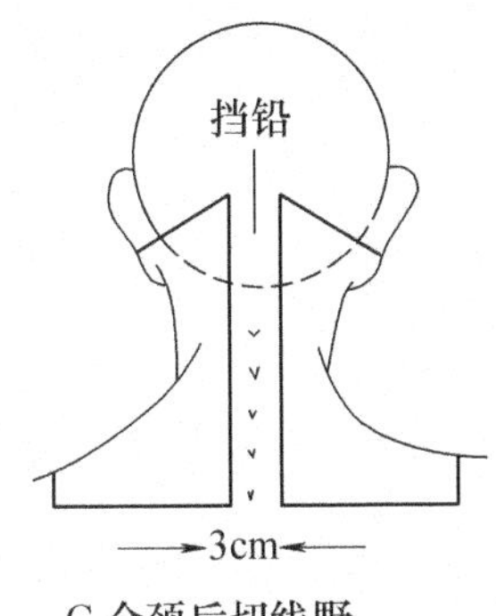

C.全颈后切线野

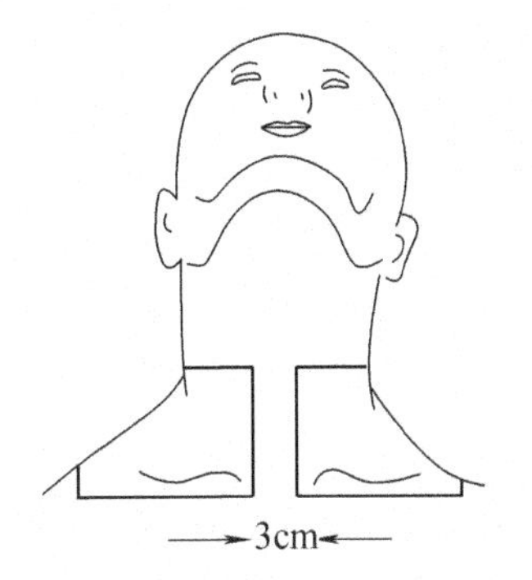

D.下颈锁骨上区常规切线野
用于头颈联合野时照射下颈锁上区

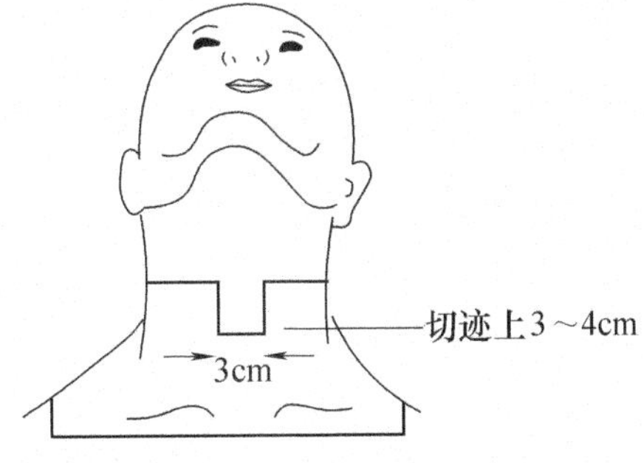

E.下锁骨上区特殊切线野

用于颈有肿块或锁骨上区有转移或病理为未分化癌予头颈联合野时照射下颈锁上区

图4-3-9　颈部切线野

9. 颈侧垂直野 作为全颈切线野后缩野照射用，大小为 4 cm×8 cm 至 10 cm×8 cm，边界：上至耳孔下缘，下至喉结或环甲膜水平，前为颈动脉鞘前缘，后为斜方肌前缘前。本野优点为双侧颈布野，颈部照射剂量均匀，缺点是不能避开脊髓，下咽及喉黏膜急性反应明显。若选用适当能量的电子线或深部 X 线照射可克服上述缺点。见图 4-3-10。

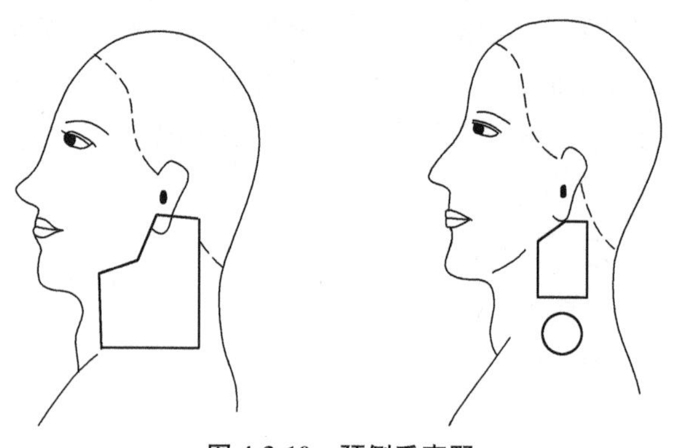

图 4-3-10 颈侧垂直野

10. 颈部垂直小野 在颈部切线野及垂直野等基本照射野剂量完成后，若颈部仍有残留淋巴结时，可用直径 4 cm 的小圆野或小方野对准残存结节，用β线或深部 X 线补量照射。

（六）常用照射野组合方式

（1）面颈联合野＋中、下颈锁骨上切线野：放疗初使用，当面颈联合野中平面达 36～40 Gy 后，面颈分野照射，原发灶区改为耳前野或面颈前后分野后继续照射，目的是保护脊髓，后部选用合适能量的电子线照射。

（2）当放疗剂量 Dt 50 Gy 时，如疗前无口咽受侵、明显咽旁受侵、上颈部巨大淋巴结的前提下，改照射野为耳前野继续加量照射到 66～70 Gy。

（3）对颅底骨质破坏（蝶骨大翼、岩骨、斜坡、海绵窦、蝶窦和筛窦受累）者，在双耳前野照射到 70 Gy 时改为双侧颅底野，加量 6～10 Gy，使局部总剂量达到 76～80 Gy。

（4）对肿瘤位于鼻咽侧壁，及一侧茎突后间隙受侵者，在双耳前野照射到 60 Gy 时改为患侧耳前野＋耳后野两野交角照射技术，加量 10 Gy，使局部总剂量不低于 70 Gy。

（5）对鼻腔、副鼻窦、眼眶受侵者，可根据具体情况加用面前野、眼眶野、筛窦野等。

（七）照射的分割方法和时间剂量

放疗总剂量视肿瘤病理类型、分比程度、肿瘤大小、放疗目的、放疗中肿瘤消退况不同而定，做到因人而异、个体化处理。主要有以下的分割方法和时间剂量：

1. 常规分割 临床采用每周 5 次，每次1.8～2.0 Gy，总量 66～76 Gy 的连续照射方法。目前是鼻咽癌放射治疗的标准方法。

2. 超分割照射法 每周 5 天，每天 2 次，两次相隔 6～8 小时，每次 1.1～1.3 Gy，总量在 7 周内可达 76～82 Gy/68 次。目前，该法被建议可使用于放疗敏感性较差、肿瘤消退较慢、晚期或复发后再程放疗的患者。

3. 后程加速超分割法 每周 5 天，每天 2 次，两次相隔 6～8 小时，每次 1.2 Gy，剂量达 48 Gy/4周时，改为每次 1.5 Gy，予 30 Gy/2 周，总量达 78 Gy/ 6 周。该法主要用于克服肿瘤干细胞在放疗过程中的加速再增殖，该方法近期疗效较满意，但晚反应有所增加，长期疗效尚待观察。

4. 连续加速分割法 每周 6 天或 7 天，每天 1 次，连续照射，总剂量达 66 Gy 左右。该法主要用于克服肿瘤干细胞在放疗过程中的加速再增殖以缩短总疗程时间，尤其在 T 晚期病例中更为明显，但该方法明显增加了患者的急性反应，晚反应也有所增加，长期疗效有待观察。

（八）颈部淋巴结放射治疗

通常采用^{60}钴或高能 X 线配合电子线或深部 X 线混合射线照射。颈部预防照射剂量 50～60 Gy。如颈部治疗性照射剂量最高不超过 70 Gy，对疗终 1～2 cm 残余淋巴结应随访观察，69％的淋巴结在放疗结束后 2 个月内消退，如 2 个月不消失可考虑行手术切除。手术一般采用局部切除。

十五、鼻咽癌的适形和调强放疗

临床资料证明提高肿瘤放射剂量可提高肿瘤的局控率和患者的生存率，但是提高鼻咽癌的放疗剂量会增高放射性并发症的发生率。如何既能增加肿瘤剂量，又不增加甚至降低正常组织剂量，就成为临床上需要解决的一个问题。而适形放疗技术的问世及在临床上的应用，就较好地解决了这一问题，可以因肿瘤放射剂量的增加而提高控制率，又因正常组织受量的降低而降低放射损伤率。适形放疗有两种：一种是经典适形放疗；另一种是调强适形放疗（IMRT）。前者只做到照射野形状与靶区的形状一致，后者还要做到能调整照射野内诸点的剂量率，使靶区内及表面的剂量处处相等。

IMRT一经问世便成为NPC放疗上的理想治疗手段，这主要是因为：①NPC以放疗为主，而且放疗后生存时间长，对生存质量的要求相对较高；②靶区形状极不规则，完整的靶区需包括全鼻咽壁、咽后间隙、咽侧间隙（包括茎突前、后间隙）、颅底、蝶窦、翼腭窝、鼻腔与上颌窦后1/3的结构及上颈深淋巴结等；③NPC毗邻周围重要的结构如脑干、垂体、视神经、唾液腺等需要保护的组织和器官；④靶区内不同部位所需的根治剂量不同，因此要求靶区内的剂量能够按照要求分布；⑤鼻咽为一中线结构、器官无相对运动；⑥照射过程中的体位固定简单可靠、重复性及精确性高。因此IMRT技术的引入，改变了传统的体外照射所采用的以两侧面颈联合野为主体的照射方法，以多野多方向对鼻咽癌的靶区给予均匀而有效的高剂量照射，同时靶区周围的重要结构如脑干、垂体、唾液腺可以得到有效的保护。

调强适形放疗技术的应用已被初步证实有利于提高肿瘤局控率和改善生存质量。如美国USCF（University of california-san francisco）2002年报道了67例鼻咽癌IMRT的治疗结果：67例鼻咽癌中，Ⅰ期8例、Ⅱ期12例、Ⅲ期22例、Ⅳ期25例。IMRT治疗后的4年局部控制率为97%，4年局部-区域控制率为98%，4年无转移生存率为66%，总生存率达88%。结果优于历史和同期其他资料报道。同时USCF的资料证实在靶区接受根治性高剂量的同时，正常组织的受量明显降低，如10%体积的视交叉接受的平均剂量仅为26.9 Gy，10%体积的左、右视神经的平均剂量为20.6 Gy、23.3 Gy，而10%体积的脑干、脊髓接受的平均剂量分别为43.5 Gy、30 Gy，50%腮腺接受的平均剂量仅为34 Gy，明显低于常规体外放疗正常组织和器官的受量，正常组织的损伤明显降低，因此IMRT在取得了比较理想的局部控制率的同时，对正常组织的损伤也明显地得以改善，在NPC的治疗上有着广阔的应用前景。林少俊等报道福建省肿瘤医院2003.11—2007.5期间，414名无转移的鼻咽癌患者接受IMRT，5年的总生存率（OS），无远处转移率（DFS），局部控制率（LC）分别为80%，77%和95%。【见Lin S et al. Radiotherapy Oncology，2014 Mar；110（3）：385-9】。国内多个中心鼻咽癌调强放疗的疗效见表4-3-3。调强放疗的靶区勾画，以福建省肿瘤医院一例T3N1M0鼻咽癌患者为例。详见图4-3-11。

表4-3-3　国内IMRT技术治疗鼻咽癌的远期疗效情况

单位	发表时间	病例数	局控率（%）	无远处转移生存率（%）	5年总生存率（%）
北京	2012	416	87.7	84.5	82.1
广州	2010	419	92.7	85.5	83.3
福建	2010	413	95.1	82.2	80.0
四川	2011	582	95.2	74.1	77.1

中华放射肿瘤学杂志，2012. Vol. 21，N0. 3，198-200

福建省肿瘤医院林少俊等应用小靶区照射鼻咽癌取得满意的效果，Lin等回顾性分析了323例采用了缩小照射体积技术治疗的鼻咽癌的结果，该研究对原发灶及颈部淋巴结引流区的CTV均采用有限的照射体积（该报道中有关CTV定义和RTOG 0225、RTOG 0615定义的CTV详见表4-3-4），所有患者随访30个月，局部控制率、区域控制率、无瘤生存率和总生存率分别为95%，

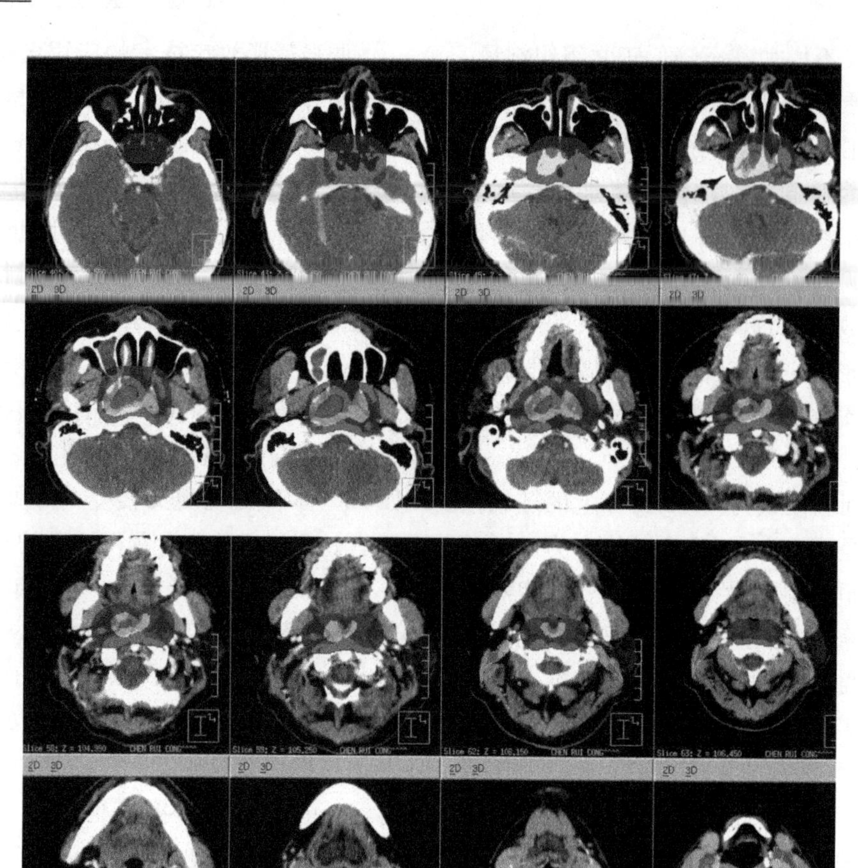

图 4-3-11　福建省肿瘤医院鼻咽癌 T3N1M0 的 IMRT 靶区勾画

98%，85%和 90%，与其他报道结果相似。其中 10 例的局部复发位于 GTV 内，2 例在 GTV 边缘复发。未发现 PTV（CTV）边缘复发。该结果提示，在鼻咽癌 IMRT 中，缩小体积的 CTV 治疗是可以接受的。但这种 CTV 定义是否真正足够，或者这种良好的局部控制率是否由于临近 CTV 区域也得到了高剂量的照射，其结果尚未明了（表 4-3-4）。

表 4-3-4　小体积 CTV 与 RTOG 规范定义 CTV 的对照

解剖结构	小体积勾画	RTOG-0225	RTOG-0615
蝶窦	下半部（若蝶窦受累则包括整个蝶窦）	下半部	下半部（T3 和 T4 包括整个蝶窦）
筛窦	后半部	不包括	不包括
鼻腔	鼻前孔后界前 5mm	后 1/3	后 1/4 至 1/3
上颌窦	上颌窦黏膜前 5mm	后 1/3	后 1/4 至 1/3
斜坡	前 1/3	全部	前 1/2 至 2/3
咽后淋巴结	颅底至第二颈椎上缘	颅底至舌骨上缘	颅底至舌骨上缘
颈深上淋巴结（茎突后间隙）	只有累及才包括	包括	包括
IB 区	只有累及才包括	包括	淋巴结阳性患者中包括

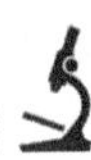

十六、腔内近距离放疗

腔内近距离放疗是通过施源器将放射源直接置于肿瘤表面而实施的一种照射技术。由于腔内近距离治疗的高剂量区仅限于放射源周围的局部病灶，通常在鼻咽黏膜下 10mm 左右，而周围的剂量迅速跌落。这一特性决定了局部病变范围较广泛的病例不适宜腔内近距离治疗。因此，NPC 腔内后装近距离放射治疗的适应证为体外照射后的鼻咽腔或鼻腔后部的浅表性残留灶、局部浅表的复发性鼻咽癌，以及 T1～2 病变体外照射的局部推量。

目前的临床研究已经证实，只要适应证掌握得好，外照射加腔内近距离治疗能获得与单纯常规外照射一样的肿瘤控制率，但因为降低了外照射剂量，因而减少了正常组织的损伤。如中国医学科学院通过 124 例随机性研究材料证实，对 T1～2 早期初治的鼻咽癌患者，随机分为两组：单纯外照射组 60 例，接受 70～86 Gy 的根治性放疗，其 5 年局部控制率和生存率分别为 85.2%、85.2%，而研究组为在外照射 50～60 Gy（咽旁间隙受侵者予 50～70 Gy）后停止外照射，利用腔内近距离放疗局部加量 8～22 Gy/1～3 次/1～3 周，其 5 年局部控制率和生存率分别为 93.9%、88%。尽管统计学处理两组之间的 5 年生存率无差异，但研究组张口困难的发生率仅为 10%，而单纯外照射组的发生率则高达 26%，结果表明计划性外照射加腔内近距离放疗对早期 NPC 在降低外照射剂量的同时，可获得和单纯体外根治性放疗一样的效果，同时降低了体外放疗的并发症，因此在临床上还是有其应用的重要价值。

十七、放射反应及处理

放射治疗其射线能杀灭肿瘤亦能杀伤被照射的正常组织，随着放射总量的不断累积会不断出现全身和局部的放射反应。鼻咽癌的放射反应大多数患者均能耐受，给予对症处理不必中断治疗，只有极少数年老体弱、病情较晚的患者或合并化疗者、放射范围较大，可出现明显的急性反应，需暂停放疗，给予对症处理、支持治疗，促进恢复后再继续放疗。

放射治疗过程中出现的急性反应包括：

1. 口干　面颈野包括了全部腮腺组织，照射 1～2 次后，患者即感腮腺区肿胀、疼痛，张口困难，这是腮腺局部充血、水肿、阻塞腮腺导管，涎腺排泄不畅淤积所致，此为腮腺急性反应，症状轻者不必特殊处理，患者注意口腔卫生，朵贝尔液或口泰含液漱口，症状可逐渐消失。但随着放疗的进行，口干进一步加重，不能进食、需用汤水送饭，照射后腮腺功能受到明显破坏，一般来说患者放疗后一年部分口干略有好转，近年来人们在研制腮腺保护剂，效果不明显。

2. 口腔、口咽黏膜急性放射反应　面颈联合野放疗 20～30 Gy 即出现咽干痛，下咽困难，随着放射剂量递增，症状不断加重，检查时可见鼻咽、口腔颊黏膜、口咽黏膜尤其是软腭、腭弓、咽后壁区域充血、糜烂、大片白色伪膜形成，多数患者可以耐受，不需中断放疗，给予大量维生素 C、复合维生素 B、维生素 E、高蛋白饮食，注意口腔卫生，待放疗缩野后反应逐渐减轻，放疗结束前大多数患者口腔反应消失，少数患者反应特别严重，难以进食甚至伴有脓性分泌物、发热等，可给予补液、加强支持治疗，配合使用抗生素、激素，减轻急性反应，以保证放疗的顺利进行。

3. 放射性皮肤反应　常规 X 线或电子线照射时，由于皮肤量最大，反应较明显，剂量在 30～40 Gy 即出现湿性皮肤反应（表皮肿胀浮起、水疱、溃破），一旦出现明显的湿性皮肤反应，应暂停放疗，保持局部皮肤干燥、清洁，外用氢地油、金因肽等药，忌用凡士林软膏或湿敷，以及酒精、碘酒、红汞、胶布等。

^{60}钴或高能 X 线照射时表面剂量低、很少出现湿性皮肤反应，但目前由于多采用面罩固定技术，因此皮肤的剂量相应增加，放疗过程中也有可能出现湿性皮肤反应。但常见的皮肤反应为色素沉着、脱发，而且放射后期皮下纤维化反应明显，表现为皮肤弹性差，皮下软组织变硬。

十八、放疗后遗症

鼻咽癌放疗后出现的远期并发症，可通过改变射线能量及照射技术尽量降低或避免，实难避免的应事先向家属交代清楚，得到书面同意后慎重进行。鼻咽癌放疗后出现的远期并发症包括：

（一）放射性龋齿

放疗后由于唾液腺分泌的唾液量减少，质变黏稠，口腔酸度增加，便于细菌繁殖，以及射线对齿槽骨及血管的直接损伤，可导致放射性龋齿。患者牙质疏松、碎裂、变黑，最后自根冠交界处断裂，形成满口尖利参差不齐的黑色残根、自觉口臭、牙龈肿痛，常继发感染形成齿槽溢脓，甚至颌骨骨髓炎。所以放疗前应常规口腔处理：拔除残根和严重的龋齿，放疗选用高能射线，减少骨对射线的吸收量。放疗中、放疗后应保持良好的口腔卫生习惯，用双氟牙膏刷牙，放疗后3年内勿拔牙。对已有放射性龋齿者应加强口腔清洁卫生，积极治疗口腔内感染灶。待放疗3～5年后方可请牙医在适当准备下谨慎地分批拔除龋齿，拔牙前常规使用抗生素3～7 d，拔牙后继续使用抗生素预防感染，2～3个月后才能配戴假牙。

（二）放射性皮肤损伤

单纯用常规X线或电子线照射，由湿性反应愈合后形成皮肤瘢痕，严重者红白相间的花斑状，其血供及给氧能力很差，易因瘙痒、衣领摩擦、碰撞等外伤引起溃破，形成经久难愈的深在大溃疡，这种放射性溃疡可深达颌骨、颈椎骨并伴严重感染，如累及大血管区，可大出血死亡。为避免此种后遗症，放疗应选择适当的放射源，以高能射线为主，辅以电子线或常规X线，颈部达预防照射量后，及时缩野对准残病灶小野加量，尽量避免湿性皮肤反应。一旦皮肤形成花斑状改变，应注意保护，避免一切理化因素刺激，对已形成的皮肤溃疡应保持局部清洁，抗炎、局部使用生肌散等，高蛋白、高维生素饮食。若保守治疗无效可请外科清创、转移肌皮瓣修复。

（三）头颈部软组织纤维化

鼻咽癌患者放疗后多见纤维化改变，疗后1～2年颈肌、咀嚼肌纤维化致颈部、颊部变硬、软腭、会厌硬化，颈部活动受限，偶有吞咽呛咳，不自主的阵发性颈肌、咬肌痉挛抽搐。预防措施主要靠掌握适当放射剂量，及时缩野，避免相邻野重叠，一旦发生无有效的治疗方法。

（四）张口困难

多由于鼻咽癌侵犯茎突前、后区、颞上窝、翼肌，放疗中只给耳前野照射（尤其是^{60}钴照射），放疗后曾反复出现面颈部蜂窝织炎，或者是局部复发再程外照射者。表现为张口时颞颌关节处发紧，疼痛，张口门齿距离日渐缩小，甚至牙关紧闭，进食极度困难。故放射时尽量多野照射，避免高剂量区集中在颞颌关节和咬肌处，放疗中及放疗后嘱患者练习张口活动，不能间断，并积极治疗头面部感染。

（五）放射性颌骨骨髓炎、骨坏死

常见于过去单纯用常规X线全程照射，或多程照射均包括到颌骨、或者放疗前未能恰当处理口腔牙病，致放疗后龋齿，反复根尖、齿槽炎症，表现为颌骨部位红肿热痛、压痛明显、X线摄片见骨髓炎改变，甚至见死骨形成。应积极抗炎及高压氧治疗，在保守治疗无效或已有死骨形成，可在抗炎及数程高压氧治疗后外科手术。一旦形成瘘道，长期流脓不止，最后死于脓毒血症或（和）全身衰竭。所以放疗前口腔疾患的处理很重要，预防重于治疗。目前随着高能X线的普及应用，以及治疗经验的丰富，放射性颌骨骨髓炎、骨坏死的发生临床上已很少出现。

（六）放射性脑病、脊髓损伤

一般发生在放疗后3年以上，多呈渐进性发展，一旦发生很难逆转，预后不良，常可导致严重致残，甚至死亡。发生原因常与下列因素有关：①脑脊髓供血血管受放射性损伤，导致脑脊髓缺血性变性坏死。②脑脊髓组织直接受到过量照射。③脑、脊髓对放射损伤产生变态反应，脑脊髓出现过敏性脱髓鞘改变及脑细胞团块状坏死。

1. 放射性脑病 潜伏期1.5～17年，中位潜伏期4年，再程放疗可缩短至7月，中位期短至1.5年，因损伤部位不同可出现不同临床表现。

（1）大脑型：最多见，两侧耳前野和面颈联合野照射常常包括两侧颞叶部分脑组织，因颞叶受损，水肿坏死液化导致一系到临床症状，轻者可无任何症状及体征，CT或MRI检查发现颞叶底部不规则水肿，占16%～20%，部分患者偶发头晕、记忆力下降，典型病例表现为记忆力显著下降、理解困难、反应迟钝、呆滞、定向力障碍包括时间、地点、人物事件的认识辨别错误、幻觉、短暂思维停顿等，部分患者出现颅内高压症状。

(2) 脑干型：较少见，主要表现为头晕、复视、言语不清、吞咽困难、行走不稳、交叉性瘫痪、共济失调等桥脑、延脑受损改变，CT或MRI可见脑干肿胀，水肿液化囊性变。

(3) 垂体型：儿童、少年鼻咽癌放疗后，由于垂体受到高量照射，损伤功能，可出现垂体侏儒、黏液性水肿。成年后第二性征缺失、闭经、阳痿、不育等。成年患者亦可出现垂体功能低下的表现，CT及MRI可能出现垂体萎缩，严重者可能有空泡蝶鞍。

2. 放射性脊髓病 过去多采用单纯常规X线颈部垂直照射，颈段脊髓受到较高量照射，该段脊髓放射性损伤发生率较高，潜伏期1～10个月，早期出现一过性低头腰骶部下肢触电感，经适当休息及神经营养药、高压氧、活血化瘀改善局部血循环3～6个月，症状可完全消失。当脊髓受量达40～50 Gy以上，放疗后1～2年可出现脊髓的晚期反应—放射性脊髓病，临床表现为不同程度的脊髓横贯性损伤，开始为一侧或双侧下肢麻木，浅感觉减退，症状逐渐由下而上发展，严重者可出现完全截瘫。对于新陈代谢处于旺盛阶段的患者，如孕妇、甲亢、糖尿病，由于机体对放射线的耐受力降低，容易出现常规情况下不易出现的放射性损伤，如中国医学科学院肿瘤医院治疗一例孕妇，其颈髓受量在40 Gy/4周以下，出现放射性脊髓炎高位截瘫。主张对早孕者应先行人工流产后放疗，晚期者行引产后放疗或分段放疗(放疗—分娩休息1个月—再放疗)，哺乳者停止哺乳。对这一特殊时期的鼻咽癌应注意尽量设计小野照射，总剂量在70 Gy以下。

十九、根治量放疗后残存癌、复发癌的处理

(一) 鼻咽残存

中国医学科学院统计鼻咽癌照射70 Gy后鼻咽检查仍有病变可见的占13% (182/1 379)，对这种残存病灶处理很棘手，是否继续加量照射存在意见分歧，多数学者认为加量不能提高局控率和生存率，还会因为正常组织的放射损伤加重而影响生存质量，故不主张加量照射。中国医学科学院肿瘤医院为此开展回顾性分析及随机分组研究，结果显示加量治疗可以提高局部顽固性鼻咽癌的局部控制及生存率，加量后鼻咽部复发率由58% (50/90) 降至35% (30/92)，5年生存率由21% (19/90) 提高到54% (50/92)，但放射性脑病亦由5.5%增至17%，故应严格选择病例并采用适当的加量治疗方法。由于鼻咽残留患者，放疗结束后3～6个月有68%逐渐消退。故建议：①肉眼残留区活检，若病理有癌残存或(和)间质放疗反应不明显，则应加量治疗，随机分组结果表明这种病理残存病变加量放疗后其2年内鼻咽癌复发率由36% (5/14) 降至6% (1/16)；若病理无癌且间质放疗反应明显的则可予观察，因其2年内局部复发仅为4%。②放疗前病理是高分化鳞癌的鼻咽肉眼残存灶有75%局部复发。故应尽量给加量治疗。残存灶较小，局限在鼻咽腔最好给腔内治疗，以黏膜下0.5 cm为参考点给8～10 Gy/次，每次间隔7～10 d，共给量1～3次不等。残存灶较大，且超出鼻咽腔，需体外放疗或体外+腔内治疗，体外照射应尽量给小野，可试用大剂量低分割照射。近年来，对符合指征的鼻咽残存病灶给予X刀局部补量照射也获得了满意的疗效。

(二) 颈部淋巴结残留

颈部放疗60～70 Gy后颈部转移淋巴结残存率为36%，放疗前颈部转移灶越大残存率越高。残存灶<2～3 cm约有42%可在放疗后2～3周内消退，若不消退可予手术，若残存淋巴结是单个活动大小在3 cm以内，可予局部剜除；若淋巴结仍是多个、有粘连或>3 cm，则需区域颈清扫术。术后病理有较健康的残存癌，术后应补充放疗，一般用常规X线或β线。小野30～40 Gy。应注意保护脊髓。

(三) 根治量后复发癌

有10%～20%鼻咽癌患者在根治量放疗后会

有鼻咽或（和）颈部复发，复发是指根治量放疗后，肉眼所见肿块消退至少6月后鼻咽或（和）颈部又出现肿块，复发在首程放疗后2～3年以内出现最多，占70%～85%，临床检查发现鼻咽或颈部又出现肿块，应取病理活检，不能仅凭有肿块就诊断复发。首程放疗后复发者，可以再放疗，但复发后距首程放疗时间间隔越短疗效越差，正常组织损伤越大。鼻咽局部复发或（和）颅底复发可给局部野照射，不做颈部预防性照射，照射鼻咽或（和）颅底的照射野原则上要用小野、多野、多方位投照，以免同一部位正常组织重复照射所致放射损伤，再程放疗，体外照射仍要给予根治性剂量，总量不能低于60 Gy，或体外照射40～50 Gy后补充腔内治疗1～3次，共给予8～15 Gy，完全局限在鼻咽腔内的小病灶，亦可单纯腔内治疗，尤其是放疗后1年内复发者。而目前随着IMRT的应用，对复发鼻咽癌的治疗提供了一种有效的治疗手段，值得临床上推广应用。

再程放疗后肿块消退率可达70%～90%，5年生存率，单纯鼻咽复发者为19%～25%，单纯颈部复发者为25%～34%，鼻咽及颈部均复发者为6%～23%。

二十、鼻咽癌放疗后失败的挽救

鼻咽癌的治疗首选放疗，但首次放疗失败后可选择手术，放疗，光子刀，近距离治疗。随着三维适形放疗及调强适形放疗技术的发展，越来越多的复发鼻咽癌的患者接受三维适形放疗及调强适形放疗，疗效明显。潘建基等报道福建省肿瘤医院2003.8—2009.6，70例患者复发鼻咽癌患者接受IMRT治疗，最少接受60Gy照射，2年的无复发生存率，无远转生存率及总生存分别为65.8%，65.8%，and 67.4%【见Qiu et al. Int J Radiation Oncol Biol Phys，2012 Jun 1；83（2）：676-83】。对于早期复发rT1～2患者，首选放疗或手术解救，二程或多程放疗后复发者病变多较广泛，局部及颈部瘢痕组织显著，手术常难以彻底切除。鼻咽局部宜根据不同部位和病变侵及范围选用不同术式，以尽可能小的手术最大限度切除肿瘤。颈部淋巴结在放疗结束后3个月内如不消退，应手术切除。单个肿大淋巴结可行局部淋巴结切除术，多个肿大淋巴结则需行分区淋巴结清扫术。

手术适应证：①放疗后鼻咽部或颈部未控或复发；②颈部淋巴结不固定或虽固定但颈动脉未受累；③无颅底骨破坏，无颅神经受侵；④全身无远处转移，⑤无全麻手术禁忌。术后是否还需放疗目前无统一标准，一般根据手术是否切除完全及病理检查所见而选择。

手术的方式有上颌骨掀翻、下颌骨裂开、经硬腭倒U形切开、鼻侧壁切除等入路切除复发灶，可同期用帽状腱膜瓣、胸大肌肌皮瓣及颌下腺进行局部的修复，对于颈部未控或复发，单个淋巴结切除或颈清扫是较理想的术式，使鼻咽癌的复发灶可切除者达到了40%的5年生存率。

潘建基等报道168例rT1～2鼻咽癌患者用三维适形（3D-CRT），调强适形放疗（IMRT），近距离放疗（brachytherapy，BT），BT加3D-CRT或IMRT四种放疗技术都能达到满意的疗效，中位照射剂量为6445 cGy，3年无复发生存率，无远转生存率及总生存分别为51.33%，51.33%及53.41%，综合考虑疗效及治疗的毒副反应，复发rT1～2患者仍首选IMRT治疗【见Qiu et al. BMC Cancer，2014 Nov 3；14：797】。广州的韩非等报道2001—2008年239例复发鼻咽癌，再分期为Ⅰ期5.4%，Ⅱ期18.4%，Ⅲ期29.7%，Ⅳ期46.4%，其中49%的患者配合铂类为主的化疗。平均照射剂量为70.04 Gy（61.73～77.54 Gy），5年的总生存率，无局控率，无远转率，无病生存率44.9%，85.8%，80.6%和45.4%，多因素分析，患者的年龄，N分期，复发的分期，平均的分割剂量，肿瘤体积与预后相关【见Han et al. Clinical Oncology，2012 Oct；24（8）：569-76.】。

二十一、鼻咽癌的化疗

（一）同期放、化疗

同期化、放疗是目前治疗局部晚期实体瘤常用的综合治疗模式。其优点：①更有利于化疗对乏氧细胞增敏。②有利于放疗后DNA损伤修复的抑制。③诱导肿瘤细胞凋亡和消除肿瘤细胞放疗抗拒性等方面产生协同作用，提高肿瘤的杀伤作用，同时亦有助于消灭远处的亚临床转移灶。鼻咽癌的前瞻性随机对照研究表明，与单用放射治疗相比较，同时放化疗可以提高局部晚期鼻咽癌的局部控制率，而且还可以提高远期生存率。目前常用的化疗药物有：DDP、Carboplatin、5-Fu、BLM、HU、MMC 和 IFO 等。较新的化疗药物有：Gemcitabine、Paclitaxel 和 Docetaxel 等。联合化疗主要以 DDP＋5-Fu/或 CF 方案，或含有 DDP 的其他方案。目前多数认为联合化疗的放疗增敏作用较单一药物好，但毒性反应（口腔炎和骨髓抑制等）亦较严重，常需降低放化疗的剂量或改变放疗计划，从而影响治疗效果的进一步提高。因此，在放化疗实施时，应注意：①选用有效的化疗药物；②合适的剂量和给药间隔；③以联合化疗为主；④应有切实的措施减轻毒性反应，并加强支持疗法，保证患者的生活质量不会有明显的下降，一般建议放化疗同时进行应在有较丰富经验的肿瘤中心进行。

（二）鼻咽癌的辅助化疗

指放射治疗后使用的化疗。目前较少单独应用，往往与放化疗同时进行配合应用。其目的是消灭放射区域残留的肿瘤细胞及全身亚临床的转移灶，以达到提高局部控制率，减少远处转移，提高长期生存率的目的。目前放疗后辅助化疗，在鼻咽癌综合治疗中的作用尚未有定论，而且具体方案和剂量的选择，与放疗的间歇时间仍没有统一意见。这种联合方式因放疗后患者难于耐受足量化疗而不能实施。

（三）中晚期鼻咽癌的诱导化疗

诱导化疗即新辅助化疗，是指放射治疗前使用的化疗，其优点：①未受放射治疗影响，肿瘤血供良好，药物易于到达肿瘤部位；②可降低肿瘤负荷，改善血供，提高放射敏感性；③患者身体状况较好，易于耐受正规强烈化疗；④有利于消灭亚临床病灶提高生存率。现有资料表明，诱导化疗可使鼻咽癌肿块明显缩小，控制症状体征，提高放疗后局部控制率。但目前对其远期生存影响的报道结果不一，尽管部分报道诱导化疗可提高局部晚期鼻咽癌无进展生存期、无复发生存期和总的生存期，但多项研究结果为阴性结论。同时，诱导化疗亦增加了放射的毒副反应，但一般不会影响放疗的实施。即使是临床获得 CR 者，放射的剂量和范围不宜降低。

（四）复发/转移鼻咽癌的联合化疗

与其他头颈部鳞癌相似，鼻咽癌标准化疗方案为 DDP＋5 Fu，或 DDP＋5 Fu/CF。大量Ⅱ期临床研究表明，目前含 DDP 方案疗效较非 DDP 方案好。鼻咽癌化疗效果与其他头颈鳞癌相似或更加敏感，因此，目前头颈部鳞癌疗有效的方案，如 DDP＋5 Fu＋Paclitaxel，DDP＋5 Fu/CF＋Docetaxel（TPFL）等方案，特别是后者值得在鼻咽癌上作进一步临床研究。近年一些报道认为，含有 Paclitaxel＋ Gemcitabine，Carboplatin＋Paclitaxel＋ Gemcitabine 的方案对化疗后复发的患者仍有一定的疗效，值得进一步探讨。

二十二、疗效及预后

（一）疗效

鼻咽癌是以放疗为主要治疗手段的肿瘤，随着放射治疗设备的更新，放射治疗技术的不断改进，放疗后 5 年生存率不断提高，复旦大学肿瘤医院 1955 年以前应用常规 X 线治疗，5 年生存率 8%，1959 年报告为 19.6%，1960 年后采用 ^{60}钴＋腔内镭疗，5 年生存率 42.5%，而 20 世纪 80～90 年代，放疗效果又有了进一步的提高，综合国内资料，5 年生存率已经超过 50%。21 世纪初，国内开展 IMRT 治疗鼻咽癌以来，5 年生存率明显提高，国内外多个放疗中心报道 5 年生存率达 78%～85%。

（二）影响预后因素

（1）临床分期：病期的早晚是影响预后的重要因素，病期越早预后越好，局部病变广泛、伴有颅神经麻痹或（和）颅底骨破坏，或转移淋巴结＞6 cm 或已粘连固定，已达锁骨上区等，预后不良。

（2）病理类型：由于鳞形细胞癌占 98%，其中低分化鳞癌占95%以上，未分化及腺癌还不到1%，故形态学分型对放射治疗反应及预后意义不大，鳞癌中高分化者放疗不敏感，局部控制困难，未分化癌远处转移率高，而泡状核细胞癌预后相对较好。

（3）放射源，高能X线（包括^{60}钴）比常规X线治疗效果好。

（4）鼻咽癌活检或颈部单个活动性小淋巴结的切除活检对预后影响不大，但在大块的颈转移灶上反复穿刺或切取活检可能促进远处转移，故应尽少使用。

（5）治疗后EB-DNA：治疗后EB-DNA仍阳性者，预后差。台湾林进清2004指出局部晚期鼻咽癌放疗后EB-DNA高者预后差，转移风险高【见J.C.Li et al，N Engl J Med，2004，350（24）：2461-2470】。

（三）鼻咽癌放疗后死亡原因

远处转移是死亡的主要原因，占15%～20%，其次为鼻咽局部复发和颈部淋巴结复发，占10%～15%。

二十三、放疗联合分子生物靶向治疗

随着分子生物学的发展和检测手段的不断进步，鼻咽癌预后的一些相关基因逐渐被研究者认识。现在发现的与鼻咽癌预后相关的基因有：表皮生长因子受体（EGFR）、HER2/neu、血管内皮生长因子（VEGF）以及c-KIT等。目前，研制成功并已开始应用至临床的有EGFR西妥昔单克隆抗体Erbitux（C-225，爱必妥）和尼妥珠单抗（Nimotuzumab，泰欣生）。这两种抗体联合放化疗治疗鼻咽癌均得到了较好的疗效。西妥昔单抗已被FDA批准为可与放疗联合治疗头颈部初治患者及铂类抵抗患者。尼妥珠单抗（泰欣生）已写进鼻咽癌中国版NCCN指南，用于局部晚期鼻咽癌联合放化疗的治疗，可明显提高疗效。

二十四、特殊类型的鼻咽癌

（一）鼻咽囊性腺样上皮癌

鼻咽囊性腺样上皮癌发病率低，据报道低于1%，这类肿瘤的生物学行为倾向于局部浸润生长，破坏深广，多在黏膜下隆起，脑神经和/或颅底破坏高达80%，肿瘤沿神经鞘膜、血管外膜侵犯到远隔部位，多因肿瘤直接侵犯鼻咽颅底结构或压迫神经等引起的症状和体征就诊，就诊时多已为晚期。本病淋巴结转移比低分化鼻咽癌明显低，但远处转移率高，血行转移最常见的是肺。

建议行鼻咽及颅底MRI检查，或者MRI/CT同时检查，以利于明确肿瘤侵犯范围，这对常规治疗的照射野设计或三维适形/调强放疗靶区确定非常有帮助。

多数对放疗不敏感，放疗中肿块消退缓慢。所以，原发于顶壁、顶后壁的小病变可以选择手术或手术后加放疗，但大多数鼻咽囊性腺样上皮癌病变范围广，手术难以切净，故放疗仍然是主要的治疗手段。该病理发展相对缓慢，部分患者可在较长时间内带瘤生存。

（二）少年儿童鼻咽癌

少年儿童鼻咽癌发病率低，文献报道最小年龄为3岁，病理分化多数较差，未分化癌较成年人多见，需要免疫组化检查，应注意与淋巴瘤鉴别，尤其是非霍奇金淋巴瘤。

儿童期鼻咽癌对放疗大多敏感，肿瘤即时反应良好，疗后存活率亦较高。文献报道<16岁的鼻咽癌放疗后5年生存率60%。对于鼻咽病变晚，伴有鼻咽大出血或明显颅底骨破坏甚至出现远地转移的少年儿童患者，仍有可能获得根治效果。

因少儿患者处于生长发育期，要特别警惕放射线对正常组织的损伤，否则放射性后遗症对患儿生存质量的影响比成人患者更严重。除有一般的张口受限、放射性龋齿、颈部纤维化导致细颈外，可有生长发育迟缓。严重的可有垂体性侏儒、性发育障碍、甲状腺功能低下及白内障等后遗症。为避免日后严重并发症，放疗时照射野的设计要更侧重于“小而不漏”，要注意及时改野、缩野，注意遮挡脑、垂体和甲状腺。每天照射剂量可降至DT1.8Gy，总剂量DT60～65 Gy，不要过分积极提高剂量。但对于个别放疗抗拒的病例，可根据具体情况采用小野或立体定向等，将剂量提高到70～72Gy。

文献报道儿童期鼻咽癌联合化疗有利，但针

对儿童鼻咽癌的化疗方案尚在探索中。

（三）妊娠期鼻咽癌

女性鼻咽癌患者的预后一般略好于男性，但妊娠哺乳期鼻咽癌预后差。其病情进展较急，原发灶及颈部转移灶常在短期内迅速增大，血行转移高发故预后不良。放疗局部和/或全身反应较大，正常组织放疗耐受性较低。先期终止妊娠（流产或引产）也未能改善预后，但在去除胎儿后有利于患者接受并完成放、化疗，并可解除放、化疗对胎儿的影响。所以，原则上在治疗前应劝告患者终于妊娠、停止哺乳。建议凡育龄期女性鼻咽癌患者，疗前、疗中要详细询问月经情况，发现早孕要及时处理，放疗后应良好避孕至少2～3年。

（邱素芳　潘建基）

第三节　口咽癌

一、概述

口咽癌（Oropharyngeal carcinoma）是临床上头颈癌中较为常见的恶性肿瘤。近年来头颈部恶性肿瘤的发病率较为稳定，但是口咽癌发病率却上升较快，发达国家尤为明显。口咽癌占全身恶性肿瘤的1.3%～5%。发病率以男性多见，男女之比为（3～5）：1。

在口咽癌中，以扁桃体癌最常见，其次为软腭癌、舌根癌，而咽壁癌少见。

（一）病因

口咽癌的病因学研究表明，吸烟是影响口咽癌发病的重要因素之一。HPV感染特别是HPV-16，与口咽癌的发生有明显相关性。人类乳头状病毒（HPV）相关的头颈部鳞癌预后的Meta分析（Ragin 2007）提示，HPV感染与头颈鳞癌尤其是口咽癌相关性高（最高是扁桃体）。Chaturvedi报道（Chaturevedi 2011）从1988年到2004年美国HPV感染相关口咽癌发生增加了225%。此外，过度的烟酒刺激，不良性行为，口腔卫生和牙齿状况差，营养不良，白斑、增殖性红斑癌前病变等也是导致口咽癌发生的危险因素。

（二）病理类型

起源于口咽部的恶性肿瘤，有上皮或腺体来源的癌，有间胚层来源的各种肉瘤和恶性淋巴瘤。临床上以癌及恶性淋巴瘤为最多，其他少见。发病部位上，以扁桃体区恶性肿瘤最常见，约占口咽部恶性肿瘤的60%，其次为舌根，占25%左右，发生于软腭部位的为15%左右。

（三）应用解剖

1. 大体解剖　整个咽部由上至下通过软腭、舌骨而分为鼻咽、口咽和下咽。软腭水平以上为鼻咽，软腭水平以下（包括软腭）与舌骨水平之间的区域为口咽，舌骨水平以下至食管入口的区域为下咽。三个区域相互贯通，其中口咽位居中央，上借软腭与鼻咽为界，下至舌会厌谷、与下咽相毗邻。前方以舌腭弓及舌轮廓乳头与口腔为界。口咽按照UICC标准又分为四个解剖分区：①前壁，即舌会厌区，包括舌根部和舌会厌谷；②顶壁，包括软腭舌面及悬雍垂；③后壁，为一层软组织覆盖于颈椎椎体的前缘；④侧壁，包括扁桃体、扁桃体窝、咽柱及舌扁桃体沟。口咽侧壁及后壁由咽缩肌包裹，与茎突后间隙及咽后间隙相毗邻，故该处发生的肿瘤易发生茎突后间隙、咽后间隙淋巴结转移（图4-3-12、图4-3-13）。

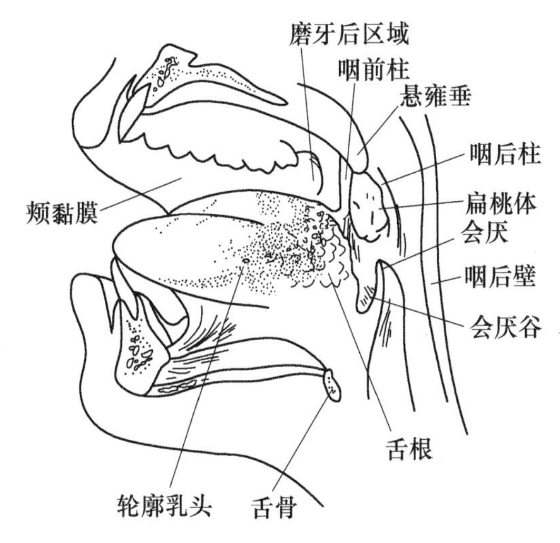

图4-3-12　口咽的矢状面解剖

2. 淋巴引流　口咽部淋巴组织及淋巴管丰富，

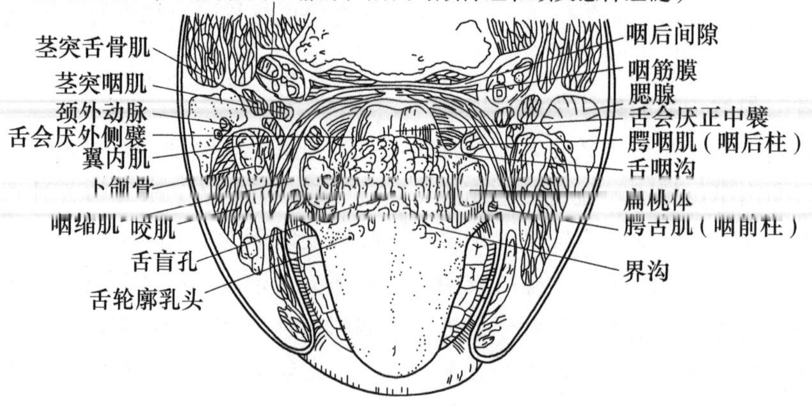

图 4-3-13 口咽的横断面解剖

肿瘤容易发生淋巴结转移，最常见的淋巴结转移部位为颌下区及颈深上、中组淋巴结，其次为颈后淋巴结，但不同起源的肿瘤在淋巴转移途径上又有所不同，具体参见各论。

（四）临床表现

1. 疼痛和吞咽痛 是口咽癌的常见症状，早期即可出现，以后逐渐加剧。

2. 斑块、溃疡、肿物 部分患者由于局部感觉异常，常常手摸发现异常而就医。检查可见口咽相应部位有结节样、溃疡性或菜花性肿物，触痛明显。

3. 颈部肿物 口咽癌发生颈部淋巴结转移的相当多见，因此在查体时不少患者可及一侧或双侧淋巴结肿大。

（五）辅助检查

1. 口咽侧位片、下颌骨曲面体层片 对了解原发灶的病变范围及有无骨质受侵、破坏有一定的价值。

2. CT、MRI 对早期骨破坏，普通X线片的诊断价值有限，而CT又因骨伪影的影响使其作用受到一定的限制。MRI检查则不受这些方面的限制，即可对早期骨受侵作出诊断，又可从三维平面明确原发肿瘤的大小、周围软组织浸润及咽旁淋巴结、颈深淋巴结有无转移，对手术切除的范围及放疗靶区的制定都很有价值。

3. 胸片、腹部超声、上消化道造影 了解有无远地转移以及有无合并第二原发癌。

（六）诊断

根据病史、临床症状及查体，应考虑该病存在的可能，通过仔细的检查包括应用间接咽喉镜、鼻咽镜、纤维导光镜等，可发现肿瘤并可明确其侵犯范围，但最后的确诊仍需在在局麻下咬取活检以病理证实。

（七）临床分期 AJCC（2010 第七版）分期（图 4-3-14）

T—原发肿瘤

Tx 原发肿瘤无法判断

T0 无原发肿瘤证据

Tis 原位癌

T1 肿瘤≤2cm

T2 肿瘤的最大直径>2 cm，但≤4 cm

T3 肿瘤的最大直径 >4cm；侵犯会厌舌面

T4 肿瘤侵犯相邻结构

Ta 可手术（肿瘤侵犯喉、舌深层/外肌、翼内侧、硬腭及下颌骨）

Tb 不可手术（肿瘤侵犯翼外肌、翼板、鼻咽或颅底，或肿瘤包绕颈内动脉）

N—淋巴结分期

Nx 区域淋巴结无法评估

N0 无区域淋巴结转移

N1 同侧单个淋巴结转移，其最大径≤3 cm

N2 同侧单个淋巴结转移，其最大径>3 cm，但≤6 cm；或同侧多个淋巴结转移，但其最大径均≤6 cm；或双侧、对侧淋巴结转移，但其最大

径均≤6 cm

N2a 同侧单个淋巴结转移，其最大径>3 cm，但≤6 cm

N2b 同侧多个淋巴结转移，但其最大径均≤6 cm

N2c 双侧或对侧淋巴结转移，但其最大径均≤6 cm

N3 转移淋巴结的最大径>6 cm

注：中线部位的淋巴结归入同侧淋巴结。

M—远处转移分期

Mx　远处转移无法评估。

M0　无远处转移。

M1　有远处转移。

TNM 分期

0 期　Tis　N0　M0

Ⅰ期　T1　N0　M0

Ⅱ期　T2　N0　M0

Ⅲ期　T3　N0　M0，T1～3　N1　M0

Ⅳ期Ⅳ期

A：T4a　N0～2　M0，T1～3　N2　M0

B：T4b 任何 N　M0，任何 T　N3　M0

C：任何 T，任何 N，M1

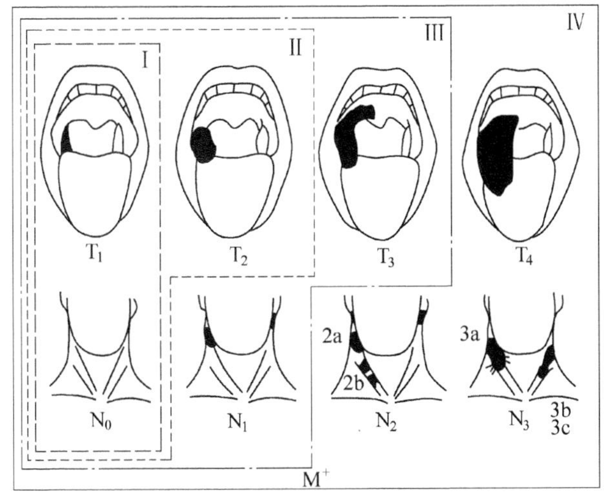

图 4-3-14　口咽癌的临床分期示意图

（八）治疗原则

口咽癌的治疗以综合治疗为主。近年来，放疗联合化疗为主的综合治疗口咽癌取得较好的临床疗效。

总的来说，从唇、口腔到口咽、再到下咽，其发生的肿瘤愈来愈隐蔽，肿瘤细胞分化程度也渐变差，并呈浸润性生长趋势，故早期诊断的难度逐渐增加，因此口咽、下咽部位发生的肿瘤在确诊时多为晚期。因口咽部是上呼吸道和上消化道的交汇处，并具有重要的生理功能，从而限制了大范围根治性手术的应用。口咽包括多个人体语言、进食的重要器官，手术治疗应在根治性切除肿瘤——原发灶切除，加上颈淋巴结清扫术（根据病期选择适当的术式）的基础上，考虑功能保全及外观修复，以较好地恢复吞咽、咀嚼、语言功能，减少对外形和美观的破坏。

早期口咽癌，放射治疗和手术治疗的效果相似。早期患者采用放射治疗，不仅可取得治愈性效果，而且能有效地保留器官解剖结构的完整性。因此放射治疗在早期口咽癌的治疗上较手术有优势。

晚期口咽癌，单纯的手术和放疗疗效均不甚理想，而采用放疗和手术的综合治疗，则可提高手术的切除率，降低手术的局部复发率，改进生存率，因此晚期口咽癌的治疗以手术和放疗的综合治疗为主。为尽可能保留口咽功能，也有学者提出以单纯放疗为主、手术为辅的治疗方案，如 Fein 等报道放射治疗口咽癌 30 年的经验，5 年局部控制率和 5 年生存率分别为 76%和 67%，作者推荐用单纯放疗或放射治疗原发灶，然后对颈部淋巴结引流区域用手术清扫，这样既保留患者的容貌和口咽功能，而且疗效和手术治疗相当。

为进一步改善晚期口咽癌的预后，也可考虑合并化疗。目前的临床资料表明，放疗或手术前的诱导化疗可增加肿瘤的局部控制率，但总的生存无明显差别，而同期放化疗可以改善远期的生存。所用药物多为 DDP、5Fu、Taxol 等。

（九）放射治疗

1. 能量　放射治疗设备以 6MV X 线的直线加速器和调强放疗（IMRT）为首选，不建议使用常规两维放疗。不建议使用过高能量的射线，由于剂量建成效应的影响，颈部淋巴结因位置表浅反而受量不足。如果肿瘤侵及皮肤皮下组织，在皮肤表面加用填充物如蜡块、油纱等可弥补表面剂量不足的缺陷，但同时增加了放射性皮肤反应。

2. 照射野 因口咽癌细胞分化程度多数较差，而且颈部淋巴结转移相当多见，多发生于上颈深和二腹肌下淋巴结转移，咽后淋巴结转移及颈后淋巴结转移也并非少见。即便是颈部临床阴性，已有30%左右的患者隐藏着微小转移，因此口咽癌颈部的照射非常重要，即使临床阴性，也必须行颈部的预防性照射。治疗上，上、中颈一般和原发病变区包括在一个照射野内，如果使用两维照射，则以两侧面颈联合野水平对穿照射为主，开始时用大野，Dt 36～40 Gy时注意避开脊髓，继续照射。下颈、锁骨上区常规预防性照射，应另设一个单前野垂直照射。

3. 体位 面颈侧野采用侧卧垂照固然简单易行，但由于精确性及重复性差不做提倡，主张仰卧位水平野照射，头、肩垫合适角度的头、肩枕，面罩固定，按照射野的形状及大小制作等比例铅块。下颈、锁骨上区仰卧位垂直照射。

4. 剂量 预防性照射的剂量以50～56 Gy为准。术前放疗剂量为40～50 Gy，但对术后有残留者应局部加量至根治剂量。单纯放疗的根治剂量为Dt 66～70 Gy。但具体总剂量的给予应根据病变大小、病理类型、疗中肿瘤的消退速度等多方面因素而定，且疗中注意定期缩野。

5. 分割方式 经典的放射治疗为常规分割放疗，即每天1次，每次2 Gy，每周5次，连续照射至根治剂量。对中晚期患者，可改常规分割为超分割放疗以增加疗效。一般而言，超分割可将晚期病变的局部控制率提高10%～30%，而且改善远期生存有优势。

（十）放疗后遗症

在口咽癌的放疗过程中，腮腺、口腔黏膜、下颌骨、喉及气管不可避免地包括在照射野内，因此放射治疗在治疗肿瘤的同时，会必然地造成正常组织的一些损伤，如黏膜水肿、颈部皮肤纤维化、会厌溃疡、气管出血、神经麻痹、喉软骨炎、软骨坏死、下颌骨坏死，脊髓炎等。目前随着放疗技术的发展及经验的积累，放疗后遗症已明显下降，放射性脊髓炎已很少出现，放射性喉软骨炎及骨坏死也由于高能X线的普遍应用及局部补量采用组织间插植、体腔管照射技术等而明显下降。

（十一）预后及影响因素

HPV感染状况、吸烟、原发肿瘤和颈部淋巴结分期是影响预后的重要因素。HPV感染状况与总生存和无病生存之间的关系的荟萃分析表明，与HPV阴性的口咽癌相比，HPV阳性者死亡危险低（HR：0.85，95% CI：0.7～1.0）和复发率低（HR：0.72，95% CI：0.5～1.0）。按照影响预后因素将口咽癌患者分为低危、中危和高危组。低危组包括HPV阳性、不吸烟或少吸烟和分期为N0～2a；中危组包括HPV阳性、中或重度吸烟和分期为N2b～3，或HPV阴性、不吸烟或少吸烟、分期为T2～3，或N2b，或N3；高危组包括HPV阴性、中或重度吸烟，或HPV阴性、不吸烟或少吸烟和分期为T4。低危、中危和高危组的3年总生存（OS）分别为93%、70.8%和46.2%。

二、扁桃体癌

扁桃体区位于口咽的两侧壁，包括扁桃体、扁桃体窝、咽前、后柱及舌扁桃体沟。起源于扁桃体区的肿瘤，95%以上为鳞癌和恶性淋巴瘤，而其他类型的肿瘤少见。其中癌的好发年龄为50～70岁，且随年龄的增加发病率逐渐上升；而淋巴瘤好发于年轻人，以20～40岁最多见。本节仅讨论扁桃体鳞癌的有关内容。

（一）发病率

扁桃体癌是头颈部常见的恶性肿瘤之一，约2/3的口咽癌发生于此。男性多见，男女之比为（2～3）∶1。发病年龄以50～70岁为高峰。

（二）病理

扁桃体癌形态上可表现为表浅生长型、外生型、溃疡型和浸润型。其中以外生型者较多见。起源于咽前、后柱的癌以鳞癌为多，同起源于扁桃体窝的癌相比，癌细胞分化程度相对较好，较少发生浸润，肿瘤生长慢，淋巴结转移率低。而起源于扁桃体窝的癌除鳞癌外，低分化癌和未分化癌也常见，肿瘤以溃疡性生长为主，外生性生长较少见，容易侵犯舌咽沟和舌根。

扁桃体癌多数分化较差，易向邻近结构蔓延，侵犯至磨牙后区域、软腭、舌根、咽侧、后壁等，晚期可侵及硬腭、下颌骨等，但其发生率最高不超过10%。

扁桃体区有丰富的黏膜下淋巴网，并汇集成4～6条淋巴管引流至二腹肌下、上颈深和咽旁淋巴结。因此扁桃体癌容易发生这些部位的淋巴结转移（图4-3-15）。如果病变侵及磨牙后区、颊黏膜、或舌根，则可发生颌下淋巴结转移。如果上颈淋巴结有转移，则中颈淋巴结发生转移的概率为25%，颈后淋巴结发生转移的概率为10%，下颈淋巴结发生转移的几率为5%～15%。如果病变越过中线，则对侧淋巴结受侵的几率为10%～20%。同时淋巴结转移随T分期的增加而增多，T1病变，发生淋巴结转移的占10%，T2占30%，而T3、T4病变的淋巴结转移可高达65%～75%。

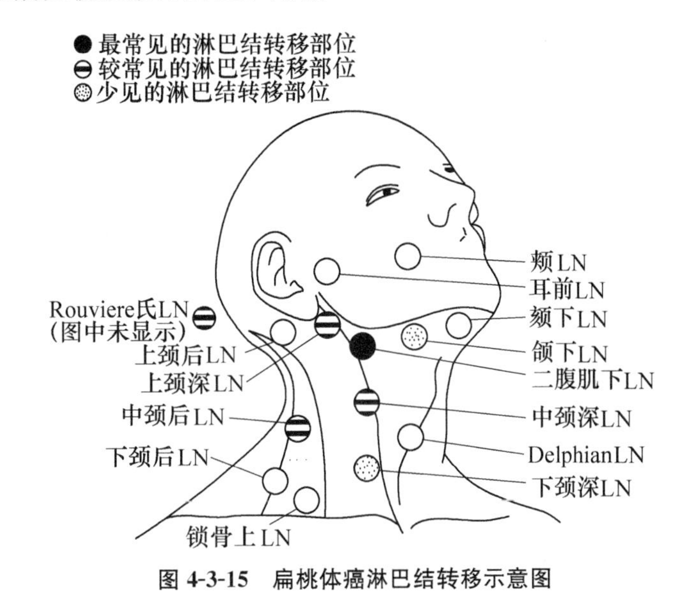

图4-3-15　扁桃体癌淋巴结转移示意图

（三）临床表现和诊断

扁桃体癌的常见症状是一侧咽喉部疼痛，并可放射至耳部，进食或饮水时疼痛加重。如肿物侵及硬腭、牙龈时可引起合不全。出现张口困难则表明肿瘤范围广泛已侵及翼肌。口腔检查可见扁桃体区肿物（但早期肿瘤可表现为黏膜白斑样病变），肿物可呈外突性生长、或浸润性生长，中央可出现溃疡性坏死。随着病情进展，肿瘤向上可侵犯软、硬腭，侧方可侵犯颊黏膜及舌根，前方可侵犯磨牙后区域，后方可侵犯咽侧壁（图4-3-16）。发现肿物后，在咽部充分表面麻醉后用手指触诊，了解肿瘤的质地及侵犯范围。最后局部肿瘤咬取活检作病理检查以明确性质及病理类型。

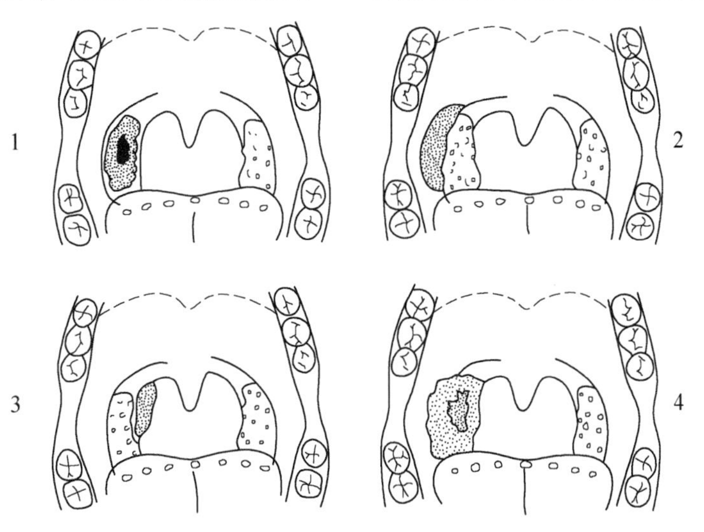

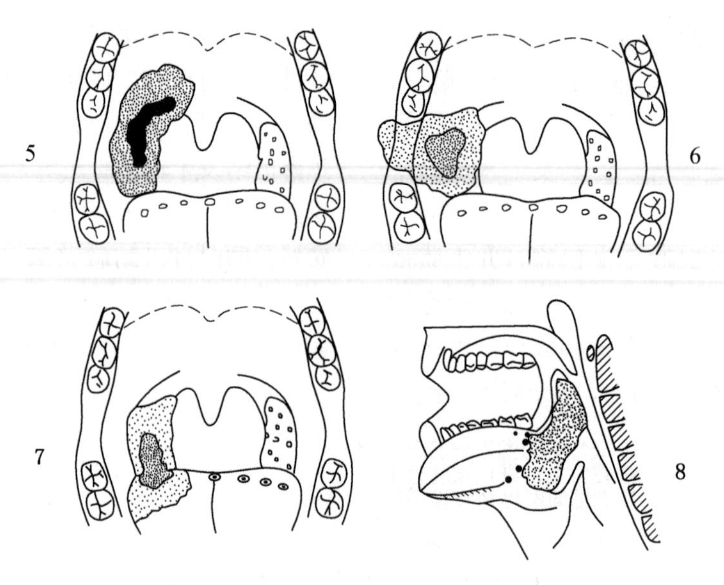

图 4-3-16 扁桃体癌的病变范围示意图

病变局限于：1. 扁桃体窝；2. 咽前柱；3. 咽后柱；4. 侵犯扁桃体窝及咽前、后柱；5. 侵犯扁桃体窝、咽后柱和软腭；6. 同5，但又侵犯磨牙后三角和颊部；7. 侵犯扁桃体窝、咽柱和舌的后外侧缘；8. 侵犯扁桃体窝、咽柱、舌根和咽侧壁。

（四）治疗原则

T1 2患者放射与手术可达到相同的效果，但手术常切除下颌骨，故以放疗为首选。

T3 4患者以综合治疗为主，主要是手术和放疗的综合治疗，可根据具体情况选用术前放疗、或术后放疗，放疗时目前主张同步化疗。

临床Ⅲ期患者治疗选择包括：①外科手术＋术后放疗或放化疗；②超分割放疗；③放疗联合靶向治疗；④同期放化疗。

临床Ⅳ期无远地转移患者治疗选择包括：①外科手术＋术后放疗或放化疗；②同期放化疗；③放疗联合靶向治疗；④诱导化疗＋同期放化疗；⑤超分割放疗。

复发和转移口咽癌治疗原则：①如果是放疗失败并且能够手术，则首选手术；②如果使手术后复发或者既望放疗未达到根治剂量，可以选择放疗；③外科手术后复发仍可以再手术者，可以选择再次手术；④远地转移或不能手术切除的局部区域复发，可以选择化疗；⑤常规分割或超分割再放疗联合同期化疗。

（五）放射治疗

1. 三维适形放疗（3D-CRT） 调强放疗（IMRT）是推荐的照射技术，原发病灶和颈部转移淋巴结及大体肿瘤靶区（GTV）Dt 66 Gy～70 Gy，临床靶区（CTV）Dt 50 Gy～60 Gy。如果使用常规照射技术，面颈联合野对穿照射技术是最常用的技术。照射野包括原发病变、周围邻近结构（包括颊黏膜、齿龈、舌根、鼻咽和咽侧、后壁）和上颈淋巴结（包括颈后淋巴结）。上界位于颧弓水平，下界位于喉切迹水平或根据病变向下侵犯的范围而定，前界应至少超出病变前缘前2 cm，后界以包括颈后淋巴结为准。两野的剂量比为1∶1。采用这样的照射野面积较大，颈段脊髓位于靶区内，故照射至肿瘤吸收剂量Dt≤40 Gy时，照射野后界前移至脊髓前缘，并继续加量放疗（图4-3-17）。颈后区如需继续加量时，可用合适能量的电子线补量。

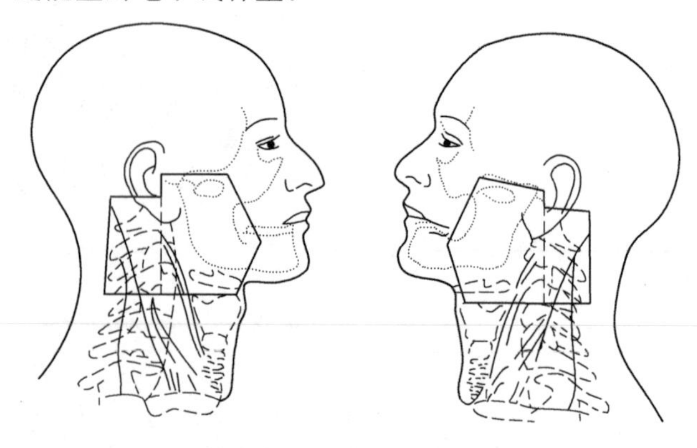

图 4-3-17 扁桃体癌照射野（包括原发病灶及上颈部淋巴引流区）的体表标记

Dt≤40 Gy 时，缩野避开脊髓（虚线表示分界线）继续照射，虚线后部分可用 8～10MeV 电子线补量。

因扁桃体癌多数分化较差，且颈部有较高的淋巴结转移发生率，故下颈、锁骨上区常规预防性照射，一般用单前野垂直照射。N0 时预防性照射至肿瘤量 50 Gy（皮下 3 cm 计），治疗性颈部剂量最高不能超过 70 Gy，如仍有残留淋巴结，观察 1～2 个月，淋巴结仍未消退可行手术切除。

2. 时间剂量因素 扁桃体癌的非常规分割放射治疗，多数报道可以增加局部控制率，但急性反应增加。局部缩野加量放射可以达到很高的局部和区域控制率，但少数患者有严重的后遗症。Horiot 报道 EORTC 随机分组治疗 T2、T3 口咽癌，159 例超分割组（80.5 Gy/70 次，1.15 Gy/次，2 次/d，7 周），166 例常规放射（70 Gy/35 次，2 Gy/次，7 周），两组的 5 年局控率分别为 59%和 40%（$P=0.02$），5 年生存率为 47%和 31%（$P=0.08$）。放疗的总疗程时间对扁桃体癌的疗效有影响。总疗程的延长会降低局部控制率。这与肿瘤干细胞在放疗疗程中的加速再增殖有关。研究发现：总剂量每增加 1 Gy，局部控制率可以增加 2%，而在特定的总剂量中，总疗程每延长 1 天，局部控制率下降 1%，因而为达到相同的肿瘤控制率，延长 1 天照射时间需要外加 0.5～0.7 Gy 的剂量来补偿由于肿瘤干细胞的加速再增殖。多因素分析证实治疗时间的延长是影响局控率的一个独立预后因素。所以，在扁桃体癌的治疗中，尽量减少不必要的治疗中断，治疗按计划完成，并且外照射与近距离治疗的间隔时间也要尽量缩短。

常规分割照射技术是经典的方法。即每天一次，每次 2 Gy。每周 5 次，连续照射。大野照射至 Dt≤40 Gy 时注意避开脊髓。Dt 50 Gy 时，预防性照射的区域可停照，并再次缩野针对病变区继续加量至根治剂量。总量的给予与 T、N 分期有关：T1 病变，总剂量 Dt60～65 Gy；T2 病变，Dt65～70 Gy。对 T3、T4 病变，即使 Dt 超过 80 Gy，肿瘤的局部控制率也很差，故晚期病变放疗应和手术配合使用。术前放疗的剂量为 50 Gy/25 次，术后放疗的剂量应根据手术切除范围、病变残留情况而定。N2～3 的病变，单纯放疗的控制作用很差，因此放疗后多需行颈清扫术。N1 的病变，单纯放疗可望得到控制，除对不能控制的病变行颈清扫术外，不主张常规颈清扫术。

（六）扁桃体癌放疗后的并发症

扁桃体癌放疗后的并发症包括口干、黏膜干燥、纤维化，少数出现下颌骨坏死。

（七）预后

扁桃体癌是一种用单纯放射治疗即可取得较好疗效的恶性肿瘤之一。放疗后的患者总的 5 年生存率为 32.4%～83%。早期病变的疗效极好，资料表明临床Ⅰ、Ⅱ期患者放疗后的 5 年生存率可分别达到 100%与 80%左右。即使是有淋巴结转移的 N1 患者，单纯放疗也可取得满意的治疗效果，这是一个与口腔癌显著不同的特点。但病变至晚期，放疗的治疗效果则有较明显的下降，但好的报道仍可达 60%左右，而效果差的报道 5 年生存率仅 20%左右。中国医学科学院肿瘤医院 129 例扁桃体区癌单纯放射治疗后，总的 5 年生存率为 64.3%。

（八）影响预后的因素

1. 原发灶的期别原发灶的大小及侵犯范围是影响预后的重要因素。T 分期增加，放疗的局部控制率下降。舌根部位有无受侵也是影响放疗效果的一个显著性因素，舌根部受侵的放疗局部控制率降低一倍。

2. 颈部淋巴结转移 N1 病变对预后的影响并不大，放疗的局部控制率基本同 N0，可达 80%左右，但至 N2～3，单纯放疗的效果将明显下降，仅为 40%左右。

3. 肿瘤的生长方式外生型肿物单纯放疗的局部控制率为 85%左右，而溃疡浸润型肿物放疗的有效率则下降至 58%左右。

4. 病理类型一般来说，分化差的癌对放疗相对比较敏感，原发病灶及颈部转移淋巴结均容易控制，而分化好的癌放射治疗的效果较差。

5. 疗终原发灶和颈部转移淋巴结消失情况疗终病变全部消失者的 5 年生存率明显好于残存者。

放射治疗失败的主要原因仍然为原发灶或/和颈部未控或复发。其发生率随 T、N 分期的升高而增加。其次为远处转移。远处转移 80%发生于治疗后 2 年之内，一般多伴有原发灶或/和颈部的复发，最常见的远处转移部位是肺，其次为骨、肝及纵隔。

三、软腭癌

（一）解剖

软腭构成口咽腔的顶壁，前缘与硬腭后端相接，两侧延伸为咽前柱及咽后柱，于中线处汇合形成悬雍垂。

（二）病理

原发于软腭的肿瘤比较少见。对局限于软腭的肿瘤可以比较容易地作出软腭癌的诊断来，但对范围广泛的病变如软腭、扁桃体区都有受侵，对肿瘤的起源部位有时就难以确定。但不同部位起源的肿瘤又有不同的生物学行为：起源于软腭的病变容易向前侵犯发展，除非到了晚期，一般较少向后即扁桃体区域发展；而扁桃体区癌不论病期早晚均容易侵犯软腭。

因软腭黏膜是口腔黏膜的延续，因此该部位的癌以鳞状上皮癌为多。起源于小涎腺的腺癌比硬腭部位明显减少。又因软腭起源于胚基的口腔部分，因此软腭癌尽管属于口咽癌的范畴，但瘤细胞的分化程度较其他口咽癌为高，而与口腔癌相类似。

软腭淋巴引流丰富，并于中线处形成交叉网，因此软腭癌容易发生双侧淋巴结转移。最容易发生淋巴结转移的部位是上颈深和二腹肌下淋巴结，而颈后淋巴结和颌下淋巴结较少受侵。软腭癌在就诊时发现已有颈部淋巴结转移者为 30%～55%，其中 10%～20%为双侧颈部淋巴结转移。

（三）临床表现与诊断

早期软腭鳞状上皮细胞癌可表现为黏膜白斑或增殖性红斑样改变，或表现为浅表隆起性肿物，病变发展后大多呈溃疡浸润性癌，可沿黏膜下蔓延并向深层浸润，从而侵及硬腭、齿龈、颊黏膜、扁桃体区等，如侵犯至悬雍垂处容易发生咽后柱受侵。

小涎腺来源的腺癌，有时瘤体较大呈半球状，但表面较光滑、可无溃疡。肿瘤常在黏膜 7 下较长时间发展，一般不向深层浸润，颈淋巴结转移少见且出现较晚。但囊性腺样上皮癌具有深层浸润、破坏硬腭、侵犯神经或邻近血管与周围淋巴结转移的特点。

软腭张口可见，所以该部位起源的肿瘤容易作到早期发现。明确诊断依赖于活体组织病理检查。

（四）放射治疗

软腭癌常有局部外侵，手术切除范围大，局部修复和重建困难，常影响术后语音功能的恢复，因此除极小的浅表性病变可采用单纯局部手术切除外，一般均以放疗或放疗与手术的综合治疗为主。根据病灶大小、病理类型及受侵范围决定靶区范围。常规两维放疗一般采用双侧平行相对野照射，术前放疗剂量 50 Gy/5 周，根治性放疗剂量 70 Gy/7 周。局部晚期病变常规颈部预防性放疗。

主要的放疗技术包括外照射、体腔管照射、组织间插植或敷贴。因软腭为沿体中线分布的器官，且双侧颈部淋巴结转移较常见，故放疗以外照射为主，推荐三维适形放疗（3-CRT）或 IMRT，或联合应用其他放疗技术。两维放疗以两侧面颈联合野对穿照射，包括软腭、扁桃体区和上颈淋巴引流区（图 4-3-18）。但对腺上皮来源的分化程度较高的腺癌，因颈淋巴结转移少见，故照射野的设计可以保守一点，以软腭、悬雍垂为中心，包绕部分周围结构即可（图 4-3-19）。中下颈是否需要预防性照射应根据病理类型、上颈有无淋巴结转移而定。一般的照射原则是：① 如病变为高分化鳞癌，而上颈又无转移淋巴结，则照射野仅包括原发病变及上颈部淋巴引流区即可，中、下颈不需要预防性照射；如一侧上颈淋巴结阳性，则同侧中下颈、及锁骨上区应行预防性照射，而对侧中下颈无需照射；如双侧上颈淋巴结阳性，则双侧下颈、锁骨上区均要预防性照射。②如病理为分化较低的鳞癌、或低分化癌、或未分化癌，则不论上颈是否有淋巴结转移，双侧中下颈、锁骨上区都要给予预防性照射。具体方法可参照扁桃体癌的颈部照射技术。

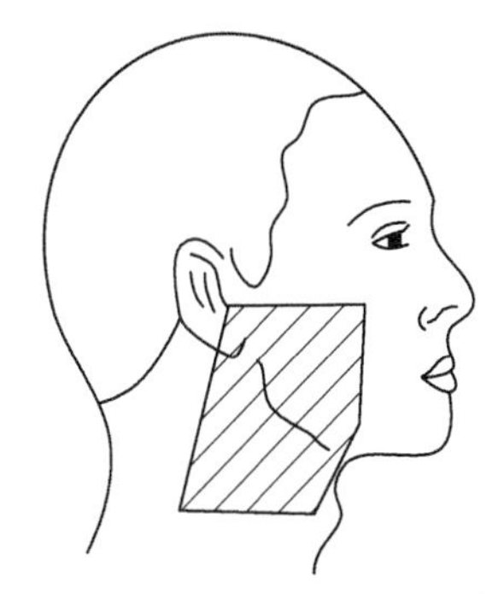

图 4-3-18　软腭癌两侧相对野的体表标记

照射野基本同扁桃体癌，但因软腭癌很少发生颈后，LN 转移，所以照射野的后界较扁桃体癌靠前，即不需要包括颈后 LN，仅包括上颈深和二腹肌下 LN

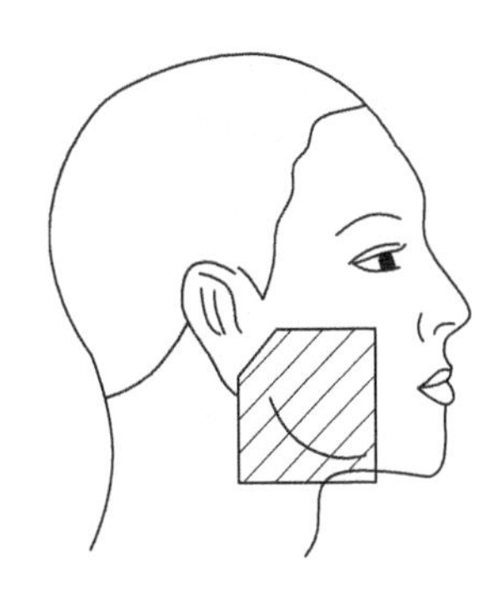

图 4-3-19　腺上皮来源的癌的照射野

照射野以软腭、悬雍垂为中心，包括病变区及周围部分正常结构。也可用于极早期的高分化鳞癌，或用于大野照射后的病变区加量

照射野基本同扁桃体癌，但因软腭癌很少发生颈后，LN 转移，所以照射野的后界较扁桃体癌靠前，即不需要包括颈后 LN，仅包括上颈深和二腹肌下 LN 照射野以软腭、悬雍垂为中心，包括病变区及周围部分正常结构。也可用于极早期的高分化鳞癌，或用于大野照射后的病变区加量，照射过程中的缩野技术同扁桃体癌，即大野照射至 Dt≤40 Gy 时避开脊髓，Dt50 Gy 时再次缩野，仅包括软腭区，加量至根治剂量 Dt60～70 Gy。对小涎腺来源的癌，因放射敏感性低，故剂量常需高出肿瘤剂量 70 Gy。为降低周围正常组织的受量，减轻口腔干燥的程度，可在外照射至肿瘤剂量 40～50 Gy 时，采用体腔管照射技术，经口腔直接对准病变区加量 20～30 Gy/5 次～10 次/2 周；或用高剂量率近距离后装敷贴或组织间插植的方法，在等剂量参考点处给予 20～30 Gy；或用不同剂量比的照射方法，或单侧野照射进行局部加量（见扁桃体癌有关内容）。其目的即保证了病变区得到高剂量照射，又避免了周围正常组织不必要的剂量照射，可以最大限度地降低放疗后遗症的发生。

（五）疗效与影响预后的因素

文献报道软腭癌单纯放疗的 5 年生存率为 30%～60%，其中 T1 病变为 80%～90%，T2 病变，60%～80%，而 T3，T4 病变仅为 20%～40%。中国医学科学院肿瘤医院 61 例单纯放疗的软腭癌总的 5 年生存率为 39.3%（24/61）。临床Ⅰ、Ⅱ期患者 5 年生存率分别为 100%（9/9）与 53.8%（7/13）；N0 患者 5 年生存率为 58.6%（17/29），而淋巴结阳性者仅 21.9%（7/32）。低分化和未分化癌的 5 年生存率为 62.5%（5/8），而鳞癌为 35.4%（17/48），腺癌 4 例有 2 例存活。疗终病变完全消失者的 5 年生存率为 67.8%（19/28），而病变残存者（包括原发灶和/或颈部淋巴结）仅 15.1%（5/33）。由此可见影响预后的因素基本同扁桃体癌，与 T、N 分期，病理类型，疗终时肿瘤有无残存等因素有关。

四、舌根癌

（一）解剖

胚胎发育过程中，舌根属于内胚层来源，而舌体则属于外胚层来源。舌根占全舌的三分之一，位于咽峡的后下方，前方借舌轮廓乳头与舌体分开，两侧通过舌咽沟与扁桃体区、口咽侧壁相接，下方至舌会厌谷及舌会厌外侧襞。舌根主要由黏膜和肌肉组成，参与语音和吞咽的形成过程，同时舌根又有丰富的淋巴结构，与扁桃体、鼻咽部淋巴结构共同组成韦氏环，组成人体重要的防御体系。因此舌根在人体的生理活动中起着重要的作用。

（二）病理

鳞癌多见，但瘤细胞的分化程度同舌癌相比

较差。小涎腺来源的癌也比较常见，还有未分化癌等均可见到。绝大多数舌根部鳞癌以浸润性生长为主，容易侵犯周围结构如舌体、咽壁、扁桃体区、会厌舌面等，同时还向舌根部深层肌肉浸润。来源于小涎腺的癌多以外生性生长为主。

因舌根的淋巴组织丰富且属于中线结构，因此舌根癌不仅容易发生颈部淋巴结转移，而且双侧颈部发生转移的几率较高：约 80%的患者在确诊时已有颈部淋巴结转移，其中 30%为双侧转移。最常见的淋巴结转移部位是二腹肌下组及上颈深组，其次为颈后淋巴结组和颌下淋巴结，咽后淋巴结转移也可发生但是少见（图 4-3-20）。

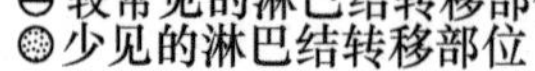

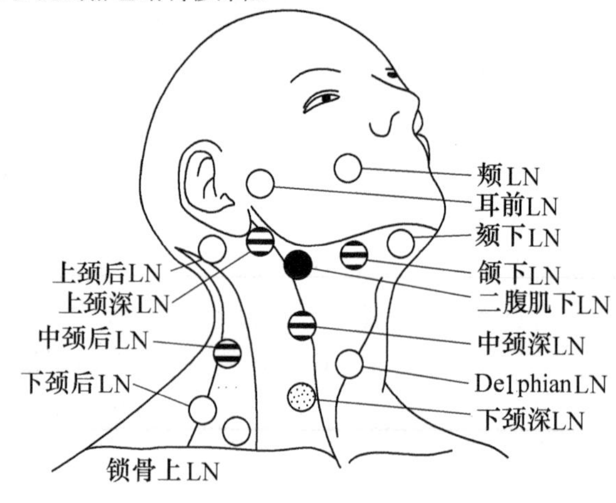

图 4-3-20　舌根癌淋巴结转移示意图

（三）临床表现与诊断

舌根癌以男性为主，男女之比为（2～5）∶1，但近年来女性发病率有上升的趋势，可能与女性抽烟人数的增加有一定的相关性。发病年龄偏大，以 50～70 岁年龄组最为多见。

由于舌根部位比较隐蔽，早期病变不易发现。待出现症状时病变范围往往较广泛，已出现较深的溃疡及明显的浸润。

最常见的症状是舌咽部疼痛，以吞咽及咳嗽时加重。晚期病变由于舌根深层肌肉受侵，舌根活动受限或固定，患者可出现语音不清及咽下困难。有时舌根部病灶可能是隐匿的，而以颈部无痛性淋巴结肿大就诊的患者也并不少见。

有这类症状的患者，应借助间接喉镜对这一区域作细致的检查，并须在充分表面麻醉下作指诊以免遗漏舌根部小的浸润病灶。对每例患者应尽量争取作活体组织检查，以明确诊断和病理分型。诊断后还应行进一步的辅助检查以明确病变范围及周围组织侵犯情况，并除外远处转移及第二原发癌的可能。

（四）治疗

早期病变无论是手术还是放疗都可取得好的局部控制效果，但因手术对人体正常结构的破坏及术后对生理功能如语音、吞咽等的影响，早期病变还是首选放疗。对可以手术切除的晚期病变，应根据具体情况加用术前或术后放疗。对不能手术切除的晚期病变，也应给以足量的放疗，仍可取得较好的姑息作用，甚或因对放射治疗敏感，瘤体缩小明显，由不能手术转为可以手术，个别患者甚至因此而获得治愈。

（五）放射治疗

三维适形放疗（3D-CRT）调强放疗（IMRT）为推荐照射技术，原发病灶和颈部转移淋巴结及大体肿瘤靶区（GTV）Dt 66～70 Gy，临床靶区（CTV）Dt 50～60 Gy。如果使用常规照射技术，采用双侧野对穿照射＋下颈锁骨上垂直照射技术。双侧照射野包括原发病变及上颈部淋巴引流区。照射野的上界一般置于颧弓上缘，下界包括声门上区喉，前界应包括咽峡及部分舌体，后界以包括颈后三角淋巴引流区为原则。如此，原发病变、上颈深淋巴结、二腹肌下组淋巴结、颈后淋巴结全部包括在一个照射野内，而下颈锁骨上淋巴引流区另设一个单前野垂直照射，但要注意单前野脊髓挡铅或两野交界处挡 2 cm×2 cm～3 cm×3 cm铅，以避免两野照射时由于共线部位剂量重叠而造成脊髓过量（图 4-3-21）。

照射至肿瘤剂量 Dt≤40 Gy 时，两侧野的后界前移以避开脊髓继续照射，颈后区如需要加量可用合适能量的电子线照射，一般不超过 12MeV 能量。Dt50 Gy 时下颈锁骨上预防性照射区域可结束，而原发病变区及上颈部淋巴引流区（已不包括颈后三角淋巴引流区）继续照射至Dt60 Gy，此时可再次缩野，仅包括病变区加量至 Dt65～

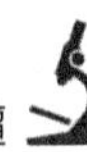

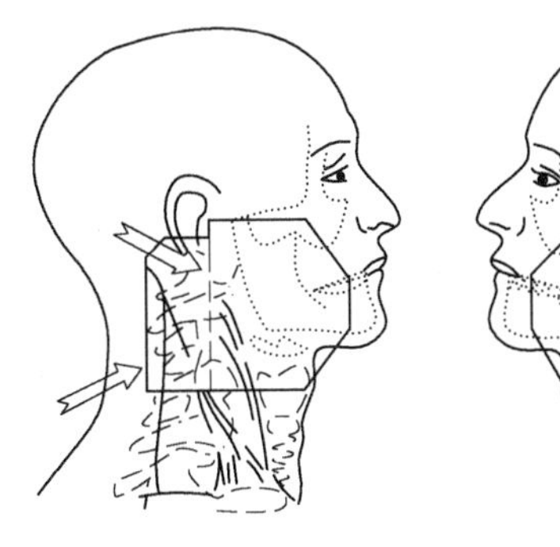
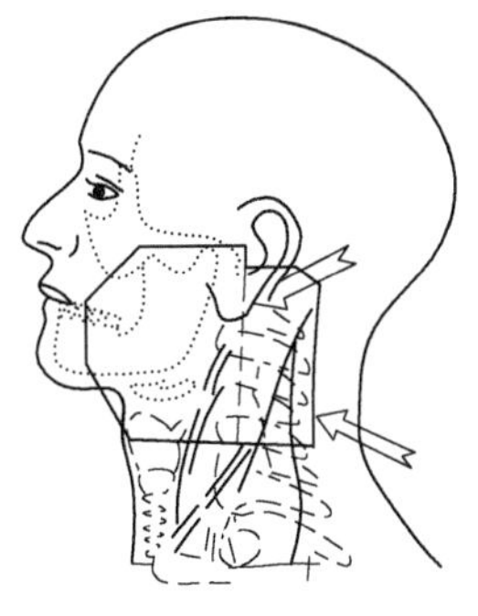
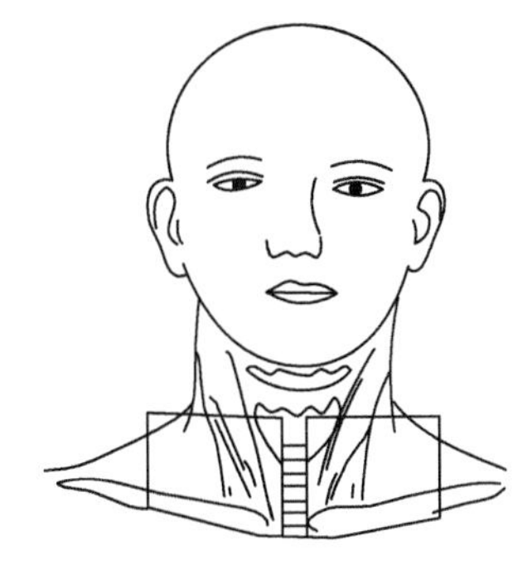

图 4-3-21　舌根癌照射野的体表标记

70 Gy，也可采用深部 X 线或电子线自颌下针对舌根和舌会厌谷加量 5～10 Gy。对非浸润性生长的舌根癌，高剂量率近距离后装组织间插植方法是一种较有效的手段，常在外照射达肿瘤剂量 Dt45～50 Gy 时，休息 2 周再行插植，推量时对 T1、T2 病变约 20～25 Gy/1～2 次，T3、T4 病变为 30～40 Gy/2～3 次，每周一次。

（六）疗效与影响预后的因素

目前文献报道舌根癌放疗后总的 5 年生存率可达 40%～60%。T1、T2 病变放疗的局部控制率可高达 80%～100%。即使是晚期的 T3、T4 病变，放疗的局部控制率也能达到 30%～60%。

中国医学科学院肿瘤医院 59 例舌根癌单纯放疗后的 5 年生存率为 49.1%，临床Ⅰ～Ⅳ期的 5 年生存率分别为 100%、75%、43.4%与 36.3%。与预后显著相关的因素有 T 分期、N 分期、病理类型、疗终是否有肿瘤残存等（基本同扁桃体癌）。

舌根癌治疗失败的主要原因仍是原发灶和/或颈部淋巴结转移未控，占治疗失败的 30%～70%。其次为远处转移，占 10%～20%，多发生于治疗后 2 年内，并多伴有原发灶和/或颈部未控或复发。

第四节　下咽癌

下咽癌（hypopharyngeal carcinoma），较为少见。根据国内五个肿瘤医院的统计，本病约占头颈部恶性肿瘤的 0.8%～1.5%，但中国医学科学院肿瘤医院从 1958—1987 年所收治的患者中，下咽癌占头颈部恶性肿瘤的 2.5%，占全身恶性肿瘤的 0.25%。

下咽癌以男性为主，男女之比为 2：1。吸烟和饮酒是下咽癌的最主要危险因素。在下咽癌中，发生于梨状窝者最为常见，占 65%～85%；其次为咽后壁区，占 10%～20%；而发生于环后区者较少，占 5%～15%。

（一）应用解剖

下咽是口咽的延续部分，位于喉的后方及两侧，始于会厌尖水平，终于环状软骨下缘，与颈段食管相连，相当于第三到第六颈椎的前方。下咽在临床上分为三个区域：梨状窝区、环后区和咽后壁区。

梨状窝区位于喉的侧面，左右各一，呈对称性分布，形同一倒置的长梨状陷窝。其上至会厌咽皱襞，下至食管入口，内邻杓会厌皱襞、杓状软骨和环状软骨，外邻甲状软骨板。梨状窝区有三个壁：前壁、内侧壁和外侧壁。梨状窝内侧壁由杓会厌皱襞和喉侧壁组成，前壁和外侧壁由甲状软骨翼构成，后方开放与下咽相通。

环后区，即环状软骨后缘的区域，也即喉后方区域。其上至杓会厌皱襞，下至环状软骨下缘，外邻梨状窝。

咽后壁区为会厌溪的底部（相当于舌骨上缘水平）至环状软骨下缘之间的咽后壁（图 4-3-22、图 4-3-23）。

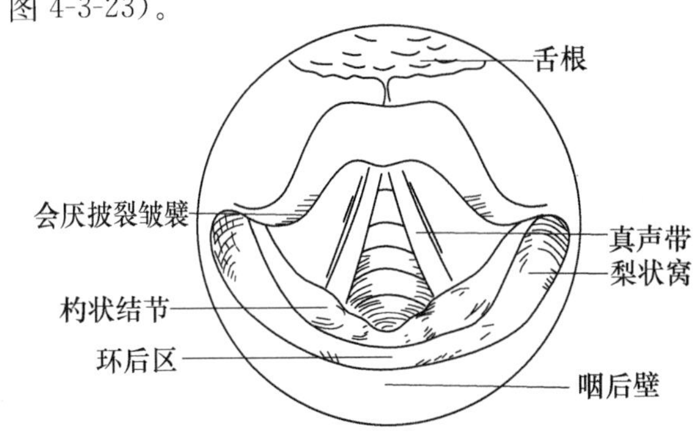

图 4-3-22　下咽的解剖位置（镜下观）

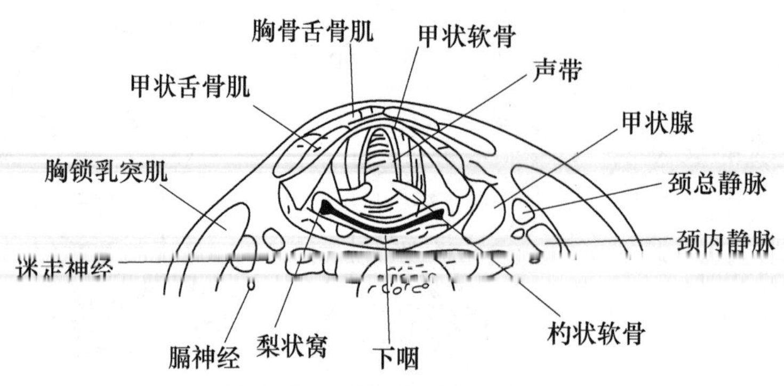

图 4-3-23 下咽的横断面解剖

由于三个区域之间并无任何屏障，所以任何一个部位发生的癌肿可以很容易地侵入另外一个部位，有时肿瘤较大或范围较广时无法确定其原发部位。

淋巴引流：下咽有着丰富的淋巴网，其淋巴引流主要通过甲状舌骨膜至颈内静脉淋巴链，少数可到颈后淋巴结，甚至锁骨上区。其中，中颈颈静脉淋巴结是最常见的淋巴结转移部位，其次为脊副链淋巴结（即颈后淋巴结）和咽后淋巴结；下咽下部如环后区、梨状窝顶部的淋巴引流还可随着喉返神经引流至气管旁、食管旁和锁骨上淋巴结；咽后壁区淋巴引流的一个显著特点是其与咽后间隙的 Rouviere 淋巴结及咽侧间隙的淋巴结相互贯通。因此下咽癌的颈部淋巴结转移相当多见且易早期出现。超过 3/4 的患者在疾病的发展过程中将要发生区域性淋巴结转移，接近 2/3 的患者在临床上表现为明显的淋巴结转移。对临床 N0 的患者行颈淋巴结清扫术，30%～40%已有微小转移，病理检查阴性的淋巴结在以后发生颈部复发的危险也有 25%。双侧淋巴结转移或对侧淋巴结转移也比较常见，占 10%～20%。如咽后壁受侵，则双侧淋巴结转移的概率高达 60%，咽后淋巴结转移的概率可高达 50%；如颈段食管受侵，则气管旁淋巴结转移由 6.3%上升至 71.4%（图 4-3-24、图 4-3-25）。

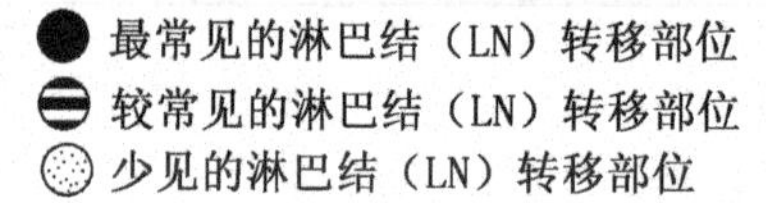

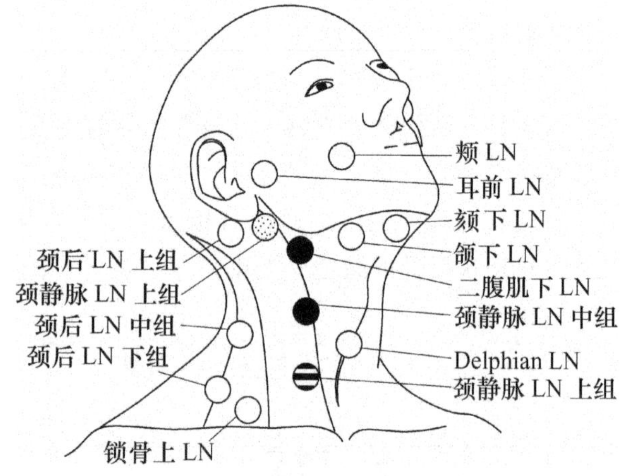

图 4-3-24 梨状窝癌淋巴结转移示意图

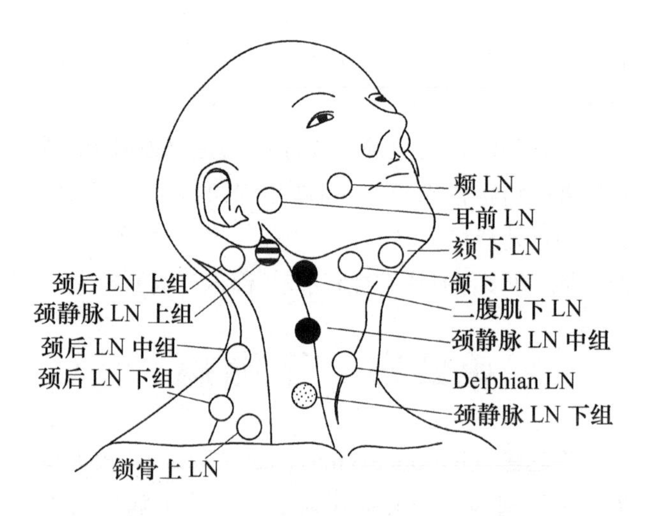

图 4-3-25 咽后壁癌淋巴结转移示意图

（二）病理

下咽癌约 95%以上为鳞癌，且其分化程度较低。比较而言，起源于咽后壁的下咽癌，其细胞分化程度最低，其次为梨状窝癌，而环后区癌的细胞分化程度相对较好。

少见的病理类型有小涎腺来源的腺癌，以及恶性黑色素瘤、恶性淋巴瘤和软组织肉瘤等，偶可见到转移性肿瘤。

生长与扩展：下咽癌具有沿黏膜或黏膜下扩散的特点，因此肿瘤的实际病变范围往往超出肿瘤的临床检查所见。80%以上的病变呈浸润性生长，易侵犯周围结构如口咽、喉和颈段食管，甚或延及鼻咽、咽旁间隙等。不到20%的病变可呈膨胀性生长，肿瘤可表现为外生型肿物，但常同时多伴有黏膜下浸润。

（三）临床表现

由于下咽发生肿瘤的位置比较隐蔽，且早期症状又不典型，待出现明显的症状时如吞咽困难、吞咽疼痛、声嘶、耳痛等已是晚期，约80%的患者初诊是为局部晚期，40%～50%的患者有吞咽困难和疼痛，10%～20%有声音嘶哑和耳痛。约有50%的患者又是以颈部肿物为首发症状而就医的。neck mass (25.6%) included dysphagia (46.1%), odynophagia (44.8%), voice change (16.3%), and otalgia (14.2%)。

下咽癌由于肿瘤起源部位及侵犯范围的不同而可表现出不同的症状，如吞咽困难是环后区和颈段食管癌的常见症状；咽喉痛、异物感、吞咽痛和吞咽困难是咽后壁癌的常见症状；梨状窝癌早期症状隐匿，晚期时因病变范围广泛，可出现声嘶、喉鸣、痰血的症状（下咽癌常见的症状及其发生原因见表4-3-5）。

表4-3-5　下咽癌常见的症状及其发生原因

症状	原因
吞咽痛、咽下困难	1. 肿瘤引起下咽部分梗阻。 2. 咽缩肌由于被肿瘤侵犯而可引起不规律的痉挛。 3. 颈段食管受侵。
声音嘶哑	
梨状窝癌	1. 环杓关节受侵。 2. 喉返神经受侵。 3. 声门旁间隙受侵。 4. 甲杓肌受侵。
环后区癌	杓间或后方的环甲肌受侵。
同侧耳痛	Ⅸ和Ⅹ对颅神经受侵，通过有关反射引起疼痛牵扯到外耳道。
呛咳或咳嗽	食物或液体在咽下的过程中，由于肿瘤阻塞下咽或梨状窝，食物不能顺利下行而容易进入喉内区域，从而导致呛咳或咳嗽。
呼吸道梗阻的症状	肿瘤浸润至喉引起喉前庭或声带活动受限引起。

（四）诊断

1. 详细的病史询问。

2. 临床症状。

3. 仔细查体。

（1）颈部查体以明确有无肿大淋巴结，如发现肿大淋巴结，应明确淋巴结的大小、数目、活动度、质地、与皮肤是否粘连、与深部组织是否固定等，可为以后的治疗方案的指定及判定疗效奠定一定的基础。

（2）下咽和喉的镜检：包括间接喉镜、直接喉镜、纤维喉镜和食管镜等，可发现原发肿瘤，同时在检查过程中还应明确肿瘤的原发部位、病变范围及邻近结构（喉和颈段食管）有无侵犯，然后活检以明确诊断。

（五）辅助检查

1. 颈侧位片、下咽、喉正位体层片，可初步评价原发肿瘤的大小及周围的侵犯范围。

2. 消化道造影，对发现颈段食管是否受侵及除外消化道第二原发肿瘤有帮助。

3. 胸片及腹部超声检查，可了解有无远地转移。

4. 颈部、纵隔 CT 或 MRI 检查，可精确地评价原发肿瘤的病变范围及周围结构受侵情况。CT 对区分肿瘤是来自梨状窝还是喉特别有帮助，同时也可发现临床查体不易发现的淋巴结转移如深颈静脉链、咽旁、咽后和上纵隔等部位的淋巴结。MRI 由于三维成像及不同信号转换的特点，在了解病变范围、周围软骨及软组织结构受侵情况，判定淋巴结有无转移，制定治疗计划等方面更有优势。

（六）临床分期 AJCC（2010 年 第七版）分期

T—原发肿瘤

Tx　原发肿瘤无法判断。

T0　无原发肿瘤证据。

Tis　原位癌。

T1　单解剖部位的孤立肿瘤，肿瘤最大径≤2cm。

T2　扩展至邻近解剖部位或肿瘤最大直径>2cm，但≤4cm，无半喉固定。

T3　肿瘤最大直径>4cm，或有半喉固定。

T4：T4a：甲状/环状软骨、舌骨、甲状腺、食管或中央区软组织。

T4b：椎前筋膜、包绕颈动脉或累及纵隔结构。

N—分期

Nx　区域淋巴结无法评估。

N0　无区域淋巴结转移。

N1　同侧单个淋巴结转移，其最大径≤3 cm。

N2　同侧单个淋巴结转移，其最大径>3 cm，但≤6 cm；或同侧多个淋巴结转移，但其最大径均≤6 cm；或双侧、对侧淋巴结转移，但其最大径均≤6 cm。

N2a 同侧单个淋巴结转移，其最大径>3 cm，但≤6 cm。

N2b 同侧多个淋巴结转移，但其最大径均≤6 cm。

N2c 双侧或对侧淋巴结转移，但其最大径均≤6 cm。

N3　转移淋巴结的最大径>6 cm。

注：中线部位的淋巴结归入同侧淋巴结。

M　分期

Mx　远处转移无法评估。

M0　无远处转移。

M1　有远处转移。

TNM 分期

0 期　Tis　N0　M0

Ⅰ期　T1　N0　M0

Ⅱ期　T2　N0　M0

Ⅲ期　T3　N0　M0，T1～3　N1　M0

Ⅳ期

Ⅳ期 A　T4a　N0～2M0，T1～3　N2　M0

Ⅳ期 B　T4b 任何 N　M0，任何 T　N3　M0

Ⅳ期 C　任何 T，任何 N，M1

（七）治疗原则与疗效

因下咽解剖位置的特殊性：上通口咽，下接消化道入口，前邻声门上区，外科的处理必然会造成吞咽功能的紊乱及语音功能的改变。又因手术和放疗在早期下咽癌治疗中的效果基本相似，但放疗既能保证下咽、喉等器官的解剖结构的完整性，又可将下咽癌容易发生转移的部位如双侧颈部淋巴结及咽后淋巴结充分包括在照射野内，因此早期外生型下咽癌的治疗还是以放疗占优势，应该首选放疗。对晚期病变，无论是单纯手术还是单纯放疗，总的效果均不理想（前者的 5 年生存率为 30%～40%，后者的 5 年生存率为 10%～20%），但通过综合治疗，则可降低局部复发率，改善远期生存率。因此对晚期肿瘤应采用“手术＋放疗”的综合治疗模式。M. D. Anderson 医院的资料显示对晚期下咽癌行术后放疗（PORT），将单纯手术的局部失败率降低了 11%～39%。RTOG 的随机性研究也证明了术前、术后放疗在改善肿瘤局部控制上的肯定作用，而且术后放疗在延长生存期方面更有优势。医科院肿瘤医院的资料也证实了手术＋放疗的价值：128 例下咽癌患者，术前放疗＋手术的 5 年生存率为 49.2%（30/

61)；手术+术后放疗者为44.4%（4/9)；放疗失败后手术挽救者为34.8%（8/23)；单纯手术的5年生存率最低，仅20.8%（5/25)。单纯放疗的患者70例（Ⅰ期1例，Ⅱ期6例，余均为Ⅲ、Ⅳ期患者)，疗后总的3年生存率为21.4%，其中Ⅰ、Ⅱ期为42.8%（3/7)，Ⅲ、Ⅳ期为19%（12/63)。联合放化疗保器官的研究是近年来发展较快和患者受益较大的临床研究。TPF/PF方案的新辅助化疗联合放疗或同期放化疗的Ⅲ期临床研究显示了TPF方案的新辅助化疗在保器官综合治疗方面的优势。

（八）放射治疗

1. 放射治疗适应证

（1）T1，T2N0病变，尤其是肿物呈外生性生长的可首选放疗。

（2）可以手术的T3、T4N0～1的患者作计划性的术前放疗。

（3）手术切缘不净、残存，淋巴结直径>3 cm者，或颈清扫术后提示广泛性的淋巴结转移、淋巴结包膜外受侵、周围神经受侵者，均应行术后放疗。

（4）对>3 cm的淋巴结，且质地硬而固定，或侵皮者，单纯放疗的局部控制作用较差，应以术前放疗+手术治疗为主。

（5）不能手术的患者可作姑息性放疗，少数患者放疗后肿瘤缩小明显，有可能手术切除。

（6）手术后复发的患者行姑息性放疗。

（7）病理类型为低分化癌或未分化癌者，不论病期早晚，均应首选放疗。如放疗后有残存，可行手术切除。

2. 放射治疗禁忌证

（1）局部肿瘤严重水肿、坏死和感染。

（2）邻近气管、软组织或软骨广泛受侵。

（3）颈部淋巴结大而固定，且有破溃者。

（4）有明显的喉喘鸣、憋气、呼吸困难等呼吸道梗阻症状者。

前三种情况并非是放疗的绝对禁忌证，而主要是指放疗在这些情况下很难奏效，而不主张首选放疗，应先争取手术切除，术后根据具体情况决定是否行术后放疗。对第四种情况，应先行气管切开术后才能考虑放疗问题。

3. 放射治疗技术 三维适形放疗（3D-CRT）调强放疗（IMRT）是推荐的照射技术，原发病灶和颈部转移淋巴结及大体肿瘤靶区（GTV）Dt 66～70 Gy，临床靶区（CTV）Dt 50～60 Gy。

（1）放射源的选择：如果使用常规照射技术，以60Co或高能X线为首选，辅以电子线。深部X线因穿透力差、皮肤和骨吸收剂量高少用为好。下颈、锁骨上区切线野照射时，可于体表适当填充蜡块或油纱等以弥补浅层剂量不足的缺陷。

（2）照射野：主要采用两侧面颈野对穿照射+下颈锁骨上野垂直照射技术。

因下咽癌有沿黏膜下扩散及颈部淋巴结转移多见（包括颈静脉链LN及咽后LN）的特点，所以开始放疗时照射野宜大，上界一般至颅底，下界至食管入口（相当于环状软骨下缘水平)，包括整个鼻咽、口咽、下咽部、喉部、颈段食管入口及上、中颈部和咽后淋巴引流区，后界的位置应根据颈部有无转移淋巴结而定：如颈部阴性，后界置于颈椎棘突的位置；如颈部阳性，则后界应后移以包括颈后淋巴结为准。Dt 40 Gy时，后界前移至颈椎椎体中、后1/3交界处以避开脊髓。Dt 50 Gy时照射野的上下界可适当内收继续照射。Dt 60 Gy时再次缩野，仅包括病变区，使总量Dt达70 Gy左右（图4-3-26)。对淋巴结阳性的患者，如缩野后不能全部包括转移的淋巴结，则在Dt 40 Gy改野时，颈后可用合适能量的电子线来补量，一般不宜超过12 MeV能量，而对N0的患者则无此必要。

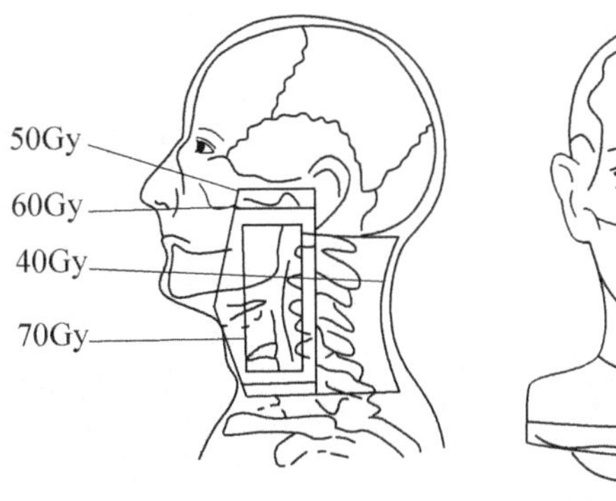

(1)原发肿瘤的照射野

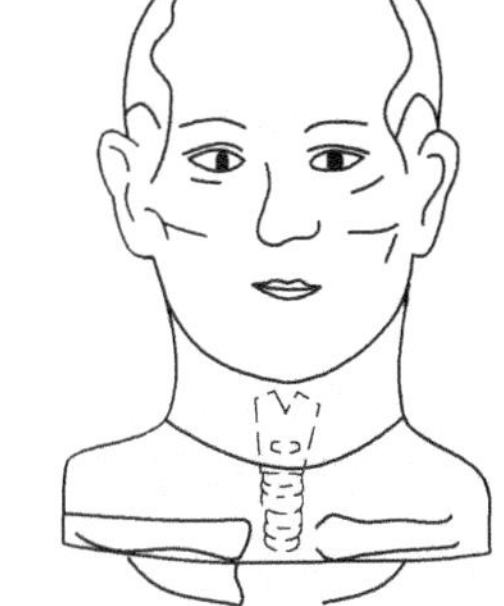
(2)下颈锁骨上预防性照射

图4-3-26 下咽癌照射野的体表标记

下颈锁骨上常规作预防性照射。预防性照射

的剂量为 50 Gy/25 次。

（3）照射体位：最简单的体位是侧卧位垂直照射，但重复性及精确性不够。理想的体位是仰卧位水平照射，头垫合适角度的头枕使颈椎拉直，面罩固定，按照射野的形状及大小制作等比例铅模贴于模板上，照射时模板直接插入治疗机即可。

（4）时间剂量因素：多年以来的模式一直是常规分割照射技术，即分次剂量 2 Gy，每日 1 次，每周 5 次，一直到治疗结束。需要再次强调的是为了降低放疗副作用而将分次剂量降低或采用分段放疗的作法都应被抛弃。否则因为治疗总时间的延长而使放疗的局部控制率下降。术前照射的剂量为 50 Gy，术后照射控制亚临床病灶的剂量为 50 Gy，但对有明显的术后残存者，应针对病变残存区局部加量 60～70 Gy。单纯放疗在阶段缩野照射时的剂量为 Dt 70～75 Gy。对晚期下咽癌可考虑用超分割放疗技术，可将局部控制率提高 10%～15%。

（九）预后

1. 性别、年龄 一般而言，女性患者预后好于男性，年轻患者预后好于年老者，其主要原因与前者的临床症状出现较早，确诊时 T、N 分期较低有关，但应注意，年轻患者以后发生第二原发癌危险性则明显增加。

2. 肿瘤部位 梨状窝癌，尤其是杓会厌皱襞和内侧壁发生的肿瘤，预后明显好于环后区和咽壁区癌，其原因主要与前者的病变相对较局限有关；而发生于梨状窝顶壁的肿瘤，容易向四周浸润发展，其预后较梨状窝其他壁发生的肿瘤明显变差。

3. 原发肿瘤 随着 T 分期的增加，肿瘤的局部控制率和治愈率明显下降。

4. 淋巴结转移 有淋巴结转移者的生存率较无淋巴结转移者可下降 28%，而且随着 N 分期的增加及淋巴结包膜外转移的有无，生存率又将继续下降 12%。

5. 肿瘤细胞的分化程度 肿瘤细胞分化程度的高低对肿瘤治疗的局部控制率有一定的影响，分化程度低的肿瘤局部控制作用要高于分化好的肿瘤，但前者治疗失败的主要原因为远处转移，而后者失败原因主要为局部未控或复发，因此它们对总的预后影响不大。

第五节　喉　癌

喉癌（Carcinoma of the larynx）确诊后的治疗手段主要为手术和放射治疗。一般而言，任何部位的早期喉癌（T1、T2，N0），无论是采用手术还是放疗，其总的生存率相似。而采用放射治疗技术，则不仅能起到和根治性手术一样的效果，且能有效地保留患者的发音及吞咽功能的完整性。即使是放疗失败或放疗后复发再采用挽救性手术也仍有着较高的治愈率，因此放射治疗在喉癌的治疗中占有重要的地位。

（一）病因

吸烟与喉癌的关系已经明确。对单纯酗酒者是否增加喉癌的发生率目前仍有争议，但酗酒的同时合并嗜烟者喉癌的发生率则升高，尤其以声门上喉癌发病率升高明显。

（二）病理

1. 病理形态 喉肿瘤大体类型可分为菜花型、结节型、糜烂型、溃疡型及肿块型。90%以上为鳞癌，且其分化程度较高，其中分化程度最好的是声门区，而声门上区癌分化较差，声门下区癌介于两者之间。其他类型如未分化癌、腺癌、肉瘤及淋巴瘤等均可发生，但均少见。声门癌在喉癌中最为常见，其占比例为 50%～60%。病理类型多为高分化鳞癌。肿瘤多发生于声带的前 1/3～1/2 处，可通过前、后联合的受侵而侵及对侧声带，向上可侵及喉室、假声带，向后可侵及声带突和杓状软骨，而甲状软骨甚少受侵。

声门上区癌在喉癌的发病率中居第二位，约占 40%。与声门癌相比，声门上区癌颈部淋巴结转移相当多见且易早期出现，多转移至上颈深淋巴结。

声门下区癌相当少见，仅占所有喉癌的 1%～4%。其解剖部位位于声门区以下至第一气管环之间的气道，主要位于环状软骨内的黏膜区，其淋巴网较丰富，多引流至气管旁和上纵隔淋巴结，从而给手术带来一定的困难。

2. 喉癌的扩散　如不早期治疗，喉癌细胞将向它处扩散。扩散之迟早常与癌肿的分化程度及原发部位有关。根据 Broder 的分类法Ⅰ、Ⅱ级癌发展较慢，转移较迟，趋向于局限性；Ⅲ、Ⅳ级者发展较快，转移早而广泛。喉癌的扩散方式有下列三种：

（1）直接侵犯：喉部四周均有软骨包围，早期癌肿常局限于喉内，很少侵及喉外。但癌肿常向黏膜表面或黏膜下浸润，使病变扩展。喉声门上部和声门部有天然屏障，声门上型癌很少侵及声带，声门型癌除已侵犯前联合外，也很少向上侵犯。但到晚期，则无此屏障。构会厌壁部癌常向外侵及梨状窝或喉咽侧壁。声门型癌常向前后蔓延，向前则侵及前联合而到达对侧声带，当前联合处癌肿发展时，亦可向前破坏甲状软骨，使喉头膨大，并到达颈前软组织。声门下型癌多向前、向下蔓延而达气管上段，晚期穿过环甲膜而达喉外，向侧面发展可侵及同侧甲状腺；如向后发展则累及食管前壁。

（2）淋巴转移：不同部位的喉癌，出现淋巴结转移的早晚有明显不同，早期声门癌极少转移，癌肿超出声带范围时，淋巴结转移较易发生。转移方向多为同侧颈深部近颈总动脉分叉处之淋巴结，然后再沿颈内静脉向位于其上下部之淋巴结发展。由于局部淋巴管丰富。声门上型癌早期即可发生转移，最易受侵的淋巴结亦为同侧颈深部近颈总动脉分叉处之淋巴结，该区域的淋巴结为厚的胸锁乳突肌遮盖，未达到相当大的体积时难以摸到。

（三）喉的解剖学结构及淋巴引流

喉位于颈前中央，成人相当于第四至第六颈椎椎体水平，其上方与口咽相延续，下方与气管相通，两侧及后方与下咽相连。解剖学上将喉腔分为三个区域（图 4-3-27）：

（1）声门上区：是指声带以上的喉部，包括会厌喉面、杓会厌皱襞、披裂、假声带（室带）及喉室。

（2）声门区：包括声带，前、后联合及前联合下 0.5～1 cm 范围内的区域。

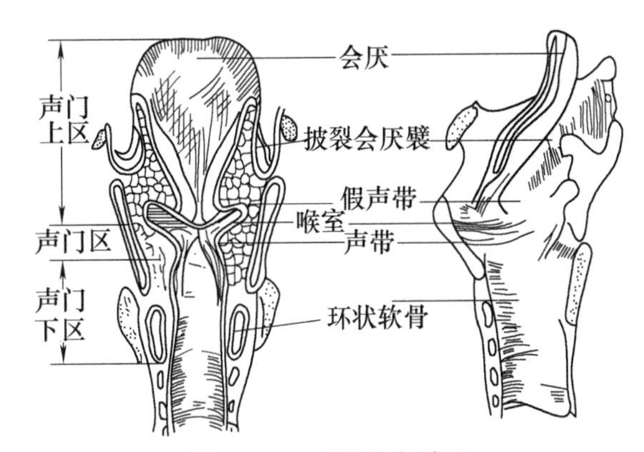

图 4-3-27　喉的解剖分区

（3）声门下区 ：是指声门区以下至环状软骨下缘水平。

由于声门上、下区胚胎发育过程中分别来源于不同的胚基，因此其淋巴引流是不同的，即声门上、下区以声带为界线分别引流至不同的淋巴结组（图 4-3-28）。前者淋巴管丰富，其淋巴管穿过甲状舌骨膜后，汇集引流至颈上深或颈中深淋巴结；而后者淋巴管较小，主要引流至声门下区旁、前、下方的结构如喉前、气管前、气管旁淋巴结，然后进入颈下深淋巴结，最后可至锁骨上和上纵隔淋巴结。声带处淋巴管细小且少，故临床上声带癌仅在中、晚期癌瘤时才有转移。

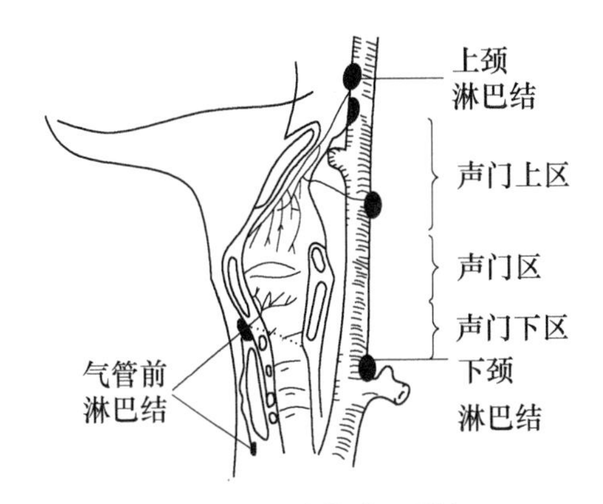

图 4-3-28　喉的淋巴引流

（四）临床表现

根据肿瘤发生的部位，有以下症状和体征。

1. 声门上型早期症状不显著、但觉喉部有异物感或不适感。稍晚可出现咽痛，吞咽时加重，可放射到头部及同侧耳内，严重时妨碍进食。如癌肿发生溃烂，常有咳嗽，伴脓血臭痰，甚至咯血。由于声门上区空间较大，气道不易被阻塞，故早期无呼吸困难，且因肿瘤离声带较远，故多无声嘶，仅为发音不清晰。晚期，癌肿侵及声带则声音嘶哑。此型癌肿分化较差，发展较快，由于该区淋巴管丰富，早期易发生同侧淋巴结转移，晚期则有吞咽困难、呼吸困难、出血等症状。相当一部分患者在就诊时已属晚期。30%～50%的患者在明确诊断时已有颈淋巴结转移，即使是临床N0的患者，也有1/3已经有微小的淋巴结转移，因此声门上区癌的疗效总的来说不如声门癌。

2. 声门型声门型癌因生长于声带上（以前中1/3处较多），故早期即有声嘶，时轻时重，逐渐加重。声嘶与癌肿的部位关系密切，位于声带边缘者，虽肿瘤极小，声嘶已很明显；位于声带表面而尚未侵及声带边缘者，如未影响声带闭合，虽肿瘤较大，声嘶却不严重。继续发展，可逐渐出现喉鸣和呼吸困难，如未治疗，可致窒息。声门型癌也可伴有咳嗽、痰中带血等症状。此型喉癌一般分化较好，属Ⅰ、Ⅱ级，发展较慢。由于声带淋巴管较少，早期极少有颈淋巴结转移。

3. 声门下型因发生部位较隐匿，早期可无任何症状，也不易在常规喉镜检查中发现。如侵及环杓关节或声带，则发生声嘶、咳嗽，有时咯血痰。晚期由于声门下区被癌肿堵塞，常有呼吸困难。该病在确诊时的颈部淋巴结转移率为10%～20%。

颈部检查应观察喉外形，即甲状软骨有无膨大、异位，双侧颈部及气管前有无肿大淋巴结，并推移喉部，注意喉磨擦音是否存在（此声被认为是甲状软骨板后缘与颈椎椎体摩擦所致，也有人认为是环甲关节活动造成）。若喉磨擦音消失，常提示癌肿向喉外发展，为局部晚期喉癌的体征。

（五）辅助检查

主要包括喉侧位X线片、喉正位体层、喉造影、食管造影、胸正侧位片等常规X线检查以及喉CT及MRI检查。

（1）喉侧位X线片：可显示喉软骨轮廓及舌根、会厌、杓会厌皱襞、会厌前间隙、真、假声带、喉室、会厌喉室角、咽后壁等结构。故片中有异常改变时可清楚地显示相应部位的病变范围及大小，并可明确有无甲状软骨的破坏及椎前软组织阴影有无增厚。

（2）喉正位体层片：可显示出喉外部的甲状软骨、梨状窝与喉内部的会厌、杓会厌襞、喉室、真、假声带及声门下区等部位，对判定喉癌的深层浸润范围帮助很大。

（3）喉造影X线检查：在喉及下咽部充分表面麻醉后，以钡胶浆或碘油等滴入梨状窝与喉内，通过吸气相、发音相、Valsalva、改良Valsalva四种位相可清楚地显示喉内肿瘤范围及与周围正常结构的关系，并可了解声带的活动度及喉旁、梨状窝、环后区有无受侵。此检查对喉内小病灶的发现很有帮助。

（4）食管造影及胸部X片也是必不可少的常规检查之一，因喉癌并发上消化道、呼吸道第二原发肿瘤并非少见，一般文献报道多在20%左右。

（5）CT具有高度软组织密度分辨力，能比较清楚地显示喉部浅层和深层解剖结构。CT对喉腔内的病变显影效果较佳。如会厌前间隙内的脂肪组织在CT扫描中呈黑色影像，可以醒目地显示其内有无肿块或浸润性病灶产生的异常影像。此外对甲状软骨及其外在肌肉中的病理改变也能可靠显示，静脉内注入造影剂后，可使颈内动一静脉的影像增强，容易与其周围转移的淋巴结鉴别，同时对肿瘤与大血管之间的关系亦能作出进一步了解。扫描时患者取仰卧位，平静呼吸，扫描平面应与声带平面一致。扫描范围应包括全颈，层厚3～5 mm，必要时1～2 mm，对晚期病变，扫描范围上应该包括颅底、下至胸切迹水平、甚至包括上纵隔。

喉癌的CT表现有：①声门上型：病变侵犯会厌前间隙、使周围脂肪层变薄，以致消失，肿块为略高密度。会厌皱襞肿块可使其皱襞增厚、呈等密度或略高密度软组织肿物，以致双侧不对称，病变进一步发展可侵犯梨状窝。室带肿瘤常呈浸润性生长、累及会厌前间隙，破坏甲状软骨；声门外形不对称，颈部淋巴结转移多见。②声门型：CT不能区别肿瘤与声带肌，因为两者密度相等，部分声门癌仅表现为声带略呈局限性增厚或隆起，两侧声带外形不对称。③声门下型：声门下型癌少见，有时与声门型蔓延不易区分。CT表现声带下见等密度或略高密区块影，可伴有局部环状软骨破坏。

（6）MRI检查：在喉部检查中，比CT优越之处在于①不仅能横断面扫描，而且能做冠状面、矢状面的喉部检查，在冠扫中能分清声带、室带和喉室的关系，但检查喉表面的细小病灶仍不如喉造影为佳。②不需造影剂增强即能显示血管的影像，有利于分辨肿瘤与血管的关系。不足之处：在MRI T2加权图像上肿瘤脂肪都是高信号影像，其会厌前间隙若有中等密度的小病灶，有可能被高信号的脂肪所掩盖，应注意把高信号和病理解剖结合起来才能作出正确地解释。喉软骨的破坏是CT和MRI可提供的重要征象，然而由于老年人的喉软骨可能出现不同程度钙化，而且可能出现双侧不对称，应注意鉴别。

（7）喉镜检查：凡有上述症状者均应常规行间接喉镜检查。90%以上的患者通过仔细地间接喉镜检查即可以明确诊断。如发现肿物，应明确肿物的形态是外突型、菜花型或溃疡型，以及声带的活动度及周围结构是否受侵等。对间接喉镜检查不满意者可行纤维导光镜检查，即可明确肿瘤大小、外侵范围，又可通过喉镜摄片及咬取活检，且对患者无大痛苦。

（8）活检与病理：临床检查发现喉部肿物，在治疗前均须有病理活检证实。多数患者在间接喉镜下既可完成活检，对黏膜下肿物则需直达喉镜下活检。个别患者经多次活检仍不能明确诊断者可直接经喉裂开术取病理标本，术中冰冻化验，并结合具体术中所见决定切除范围。

（六）诊断

1. 详询病史　声嘶是主要症状。凡有原因不明的声音嘶哑、喉部异物感、咽下疼痛及痰血的患者，尤其是年龄超过40岁、嗜烟酒者应作喉镜检查。

2. 颈部检查　喉体：观察喉体是否正常并将喉体左右推动，正常时应有摩擦感，如摩擦感消关，则说明癌肿已累及喉内关节或已浸润到喉咽部。

颈淋巴结：应仔细检查胸锁乳突肌及其前缘，该处触及淋巴结应视为临床转移性淋巴结，还应注意喉前、气管旁及锁骨上淋巴结。

根据病史、体查及辅助检查，喉癌的诊断一般不难，怀疑肿瘤者应进行活检确诊。需要鉴别的疾病有喉结核、喉梅毒、喉乳头状瘤、喉淀粉样瘤等。

（七）临床分期AJCC（2010年 第七版）分期

T 原发肿瘤

Tx　原发肿瘤无法判断

T0　原发肿瘤未见。

Tis　原位癌

声门上型

T1　肿瘤位于声门上一个亚区，声带运动正常。

T2　扩展到其他区，侵犯声门区，声门上区为一个以上邻近的亚区（如舌根、会厌谷、梨状窝内壁黏膜），无喉固定。

T3　肿瘤位于喉内，有喉固定。

T4　T4a：中等晚期局部疾病，甲状/环状软骨、喉外组织（如气管、包括深部舌外肌在内的颈部软组织、带状肌、甲状腺或食管）。

T4b：非常晚期局部疾病，椎前筋膜、包绕颈动脉或累及纵隔结构。

声门型

T1　肿瘤局限于声带（可侵犯前联合或后联合），声带运动正常。

T1a　肿瘤局限在一侧声带。

T1b　肿瘤侵犯双侧声带。

T2　肿瘤侵犯至声门上区和/或声门下区，和/或声带活动受限。

T3　肿瘤位于喉内，伴有声带固定和/或侵犯声门旁间隙，和/或甲状软骨内板。

T4　T4a：中等晚期局部疾病，甲状/环状软骨、喉外组织（如气管、包括深部舌外肌在内的颈部软组织、带状肌、甲状腺或食管）。

T4b：非常晚期局部疾病，椎前筋膜、包绕颈动脉或累及纵隔结构。

声门下型

T1　肿瘤局限于声门下区。

T2　肿瘤侵犯至声带，声带活动正常或受限。

T3　肿瘤局限在喉内，伴有声带固定。

T4　T4a：中等晚期局部疾病，甲状/环状软骨、喉外组织（如气管、包括深部舌外肌在内的颈部软组织、带状肌、甲状腺或食管）。

T4b：非常晚期局部疾病，椎前筋膜、包绕颈动脉或累及纵隔结构。

N 区域淋巴结。

Nx 区域淋巴结无法评估。

N0 无区域淋巴结转移。

N1 同侧单个淋巴结转移，其最大径≤3 cm。

N2 同侧单个淋巴结转移，其最大径>3 cm但≤6 cm；或同侧多个淋巴结转移，最大径均≤6 cm；或双侧或对侧淋巴结转移，最大径均≤6 cm。

N2a 同侧单个淋巴结转移，最大径>3 cm，≤6 cm。

N2b 同侧多个淋巴结转移，最大径≤6 cm。

N2c 双侧或对侧淋巴结转移，最大径≤6 cm。

N3 转移淋巴结的最大径>6 cm。

注：Ⅶ区转移也被认为是区域淋巴结转移

M 远处转移

Mx 远处转移无法评估。

M0 无远处转移。

M1 有远处转移。

临床分期

0期 Tis N0 M0

Ⅰ期 T1 N0 M0

Ⅱ期 T2 N0 M0

Ⅲ期 T3 N0 M0 T1 N1 M0 T2 N1 M0 T3 N1 M0

Ⅳ期

ⅣA期 T4a N0 M0，T4a N1 M0，T1 N2 M0，T2 N2 M0，T3 N2 M0，T4a N2 M0

ⅣB期 T4b任何N M0，任何T N3 M0

ⅣC期 任何T任何N M1

（八）治疗原则

喉癌的治疗不仅强调治愈，还要强调保留正常喉发音功能的重要性、以及无严重并发症的发生。疗前应明确肿瘤的具体部位、形态、声带活动度、淋巴结情况及临床分期等，以便于指导治疗，分析预后。一般而言，对相同分期的患者，浅表型或外生型肿物很少发生淋巴结转移，且其放疗的敏感性高，采用放疗可获得好的治疗效果；而深的溃疡型肿物及内生型肿物则多为晚期病变，放疗的敏感性差，局部控制率也差。

早期患者治愈率高，喉功能保留好，中期患者的局控率在60%～70%，治愈率尚可，晚期患者治愈率低，保留喉的可能性也下降。早期患者建议采用单纯放射治疗，中期患者可以先给予放射治疗，喉切除术则作为复发后的挽救治疗手段，或者全喉切除术，必要时加术后放疗，但后者就没有机会保留喉的功能。晚期患者则通常行术前同步放、化疗＋手术治疗。

1. 手术适应证 ①Ⅲ、Ⅳ期病例经术前放疗后行全喉切除术。②放疗后复发者可行手术挽救。③伴严重喉阻塞的喉癌患者可先手术切除，术后根据具体情况决定是否需要术后放疗。④有颈部淋巴结转移者，一般应作颈部淋巴结清扫术。原发灶的处理分两种情况：如 原发病变较局限（属T1、T2期），可用放疗控制原发灶，放疗后休息2～4周行颈清扫术；如原发病变范围广泛如T3、T4病变，放疗不能控制，应以手术为主，行术前放疗＋手术（包括原发灶的手术切除和颈部淋巴结清扫术）或手术＋术后放疗等综合治疗。

2. 放疗适应证 ①早期喉癌（Ⅰ、Ⅱ期）可首选根治性放疗。②晚期患者可作计划性术前放疗。③低分化癌或未分化癌可首选放疗。④喉切除术后残存、切缘不净、切缘贴近肿瘤（<5 mm），或颈清扫术后提示广泛淋巴结转移者均应行术后放疗。⑤晚期患者的姑息减症治疗。

3. 放疗相对禁忌证 ①肿瘤或肿瘤周围组织明显水肿。②肿瘤或肿瘤周围组织有广泛的坏死或严重的感染。③肿瘤严重阻塞气道，患者有明显的呼吸困难。

（九）放射治疗

1. 照射技术 因声门癌的位置表浅且多位于声带的前1/3～1/2，故^{60}Co或2～4 MV直线加速器为首选。对于≥6 MV的高能-X线，由于剂量建成效应的影响可造成声带前部至颈前缘的低剂量区。同^{60}Co相比，6MV-X线照射可造成声带前联合处剂量下降12%，而10 MV-X线则下降18%，因此容易造成局部复发。这就是目前利用≥6 MV的X线治疗早期声门癌的效果要低于^{60}Co

或 2～4 MV-X 线的重要原因。对声门上、下区癌，射线能量对疗效影响不大，但如果声带尤其是前联合受侵，那么其疗效就要受到一定的影响。

定位常用的照射体位有侧卧垂照和仰卧水平照射，但由于前者重复性差不提倡使用，主张仰卧位水平照射，尤其是使用头架面罩固定技术更保证了治疗的重复性与精确性。

根据喉镜及 X 线检查结果确定肿瘤范围。比较简单实用的是体表定位法，如舌骨水平相当于会厌软骨上、中 1/3 交界水平；喉结节与环甲膜连线中点相当于声带水平；环甲膜中点相当于声带下 1～1.5 cm。但考虑到解剖标志的变异性，画好照射野后还应在模拟机上做一次校对。三维适形放疗（3D-CRT）调强放疗（IMRT）是推荐的照射技术。如果使用常规照射技术，常用的定位技术为在模拟机透视下定位，有条件的单位也可应用 CT 定位机进行定位设野。

2. 声门癌的放射治疗

（1）T1、T2 声门癌的放射治疗

1）照射野的设计：以声带为中心，照射野应包括全部声带，前、后联合区，颈前缘（图 4-3-29）。一般上界位于舌骨或其下缘水平，下界为环状软骨下缘，后界为颈椎椎体的前缘或颈椎椎体的前、中 1/3 交界处，前界开放至颈前缘前 1 cm 左右（其目的是使颈前缘处于高剂量区），双侧水平野对穿照射。对穿的结果使声门前部处于高剂量区，正好符合声门癌好发于声带前 1/3～1/2 的特点。照射野面积多选用 5 cm×5 cm、5 cm×6 cm 或 5 cm×7 cm。照射野过小如 4 cm×4 cm 可能会遗漏部分病变，但过大也可能因并发症的增加而降低疗效。①病变靠前者，多采用两侧水平野对穿：上界：舌骨或其下缘水平。下界：环状软骨下缘水平。前界：颈前缘前 1 cm 左右。后界：颈椎椎体的前缘或颈椎椎体的前、中 1/3 交界处。②病变靠后或侵及全部声带者，可采用两侧水平楔性野或两前斜野楔性照射技术，其目地是使高剂量区后移达到声带前、后部位的剂量接近，从而使整个靶区受到均匀的照射。

2）照射剂量：根治剂量为 60～70 Gy，主张常规连续放疗，分次剂量不低于 2 Gy，治疗总剂量应争取在 45 天内完成，如由于患者放疗耐受性

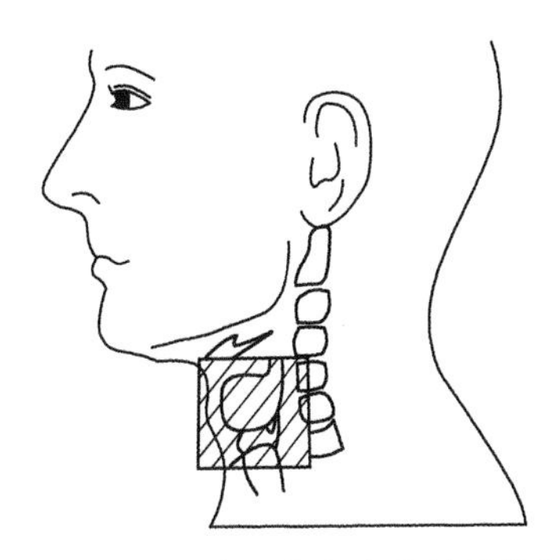

图 4-3-29　T1、T2 声门性喉癌照射野的体表标志

差而降低分次剂量，或由于机器故障、节假日休息等原因引起的治疗总时间延长，都将影响肿瘤的局部控制率。

（2）T3、T4 声门癌的治疗：对患者无明显呼吸困难或肿瘤广泛坏死、严重感染、喉组织水肿等放疗禁忌证时，均可采用术前放疗。术前放疗宜用大野，设野方法基本同声门上区癌的原则。Dt 40～50 Gy 时如肿瘤消退满意，估计放疗可取得较好局部控制效果的，则可改为根治性放疗或做较为保守的手术；如 Dt 40～50 Gy 时肿瘤消退不满意，则行全喉切除术，术后根据病理检查是否有残留而决定是否需要术后加量放疗。

目前文献报道 T4 喉癌也可行单纯放疗，手术仅留在放疗失败或放疗后复发时用。如 Parsons 等报道 43 例 T4 喉癌单纯放疗的结果，5 年局部控制率达到 52%。局控率与肿瘤大小有直接相关性，统计分析显示大块型病变的局部控制率为 38%，而非大块型病变则为 67%，大块型病变包括①放疗前需要紧急气管切开术者；②肿瘤巨大，占据舌根，或会厌全部被破坏，或侵犯咽壁，或肿瘤完全占据全部声带；③CT 显示会厌前间隙受侵范围>75%，或侵犯颈部软组织。

（3）颈淋巴结转移声门癌的治疗：早期声门癌出现颈淋巴结转移的非常少见，但声门癌发展至晚期由于病变已侵及声门上、下区，因此可出现颈部淋巴结转移，其淋巴结转移的几率可达 30%左右。对单侧上颈淋巴结转移者，同侧下颈、锁骨上区要作预防性照射；双侧上颈淋巴结转移者，双下颈及锁骨上区均要作预防性照射。即便如此，单纯放疗对颈淋巴结转移的控制作用也很差，尤其是转移的淋巴结直径>2 cm 且质硬固定者，多需行颈淋巴结清扫术。

3. 声门上区癌的放射治疗 声门上区癌的标准治疗模式仍是手术或/和放疗。总的来讲，对T1、T2N0的早期患者，无论是采用单一的手术还是放疗，其总的5年生存率相似，即使是采用放疗＋手术的综合治疗模式也并不能进一步提高其疗效。但对T3，T4N0～3的晚期患者，任何单一治疗手段的局部控制作用均较差，综合治疗却可望进一步改善其局部控制率，因此在晚期病变中更强调综合治疗的重要性。

（1）适应证：①T1～2N0的早期病变；②T3～4N0～1的病变，可做计划性的术前放疗；对气道严重阻塞者应首选手术，然后行术后放疗；N2-3病变，单纯放疗的局部控制率较差，应以颈清扫术为主，辅以术前或术后放疗；③手术后切缘不净、残存或有广泛性的淋巴结转移应行术后放疗。

（2）照射野的设计：声门上区癌具有颈部淋巴结转移率高及转移发生早的特点，故照射野的设计以充分包括原发病灶及颈部区域性引流淋巴结为原则，即使是N0的患者也必须行上、中颈淋巴引流区的预防性照射，而下颈不作预防性照射。若上、中颈淋巴结阳性，则双侧下颈、锁骨上区均要作预防性照射。

体位以仰卧位为准，头及肩部垫合适角度的头、肩枕使颈椎伸直，最好应用头部固定器摆位，行双侧水平野对穿照射。N0的患者设野（图4-3-30）。

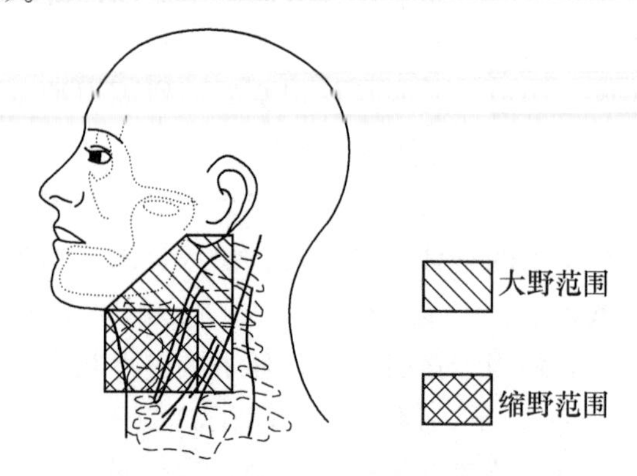

图4-3-30 N0声门上区癌的照射野

上界：下颌骨下缘上1 cm左右；下界：环状软骨水平；

前界：颈前缘，但如果前联合或会厌前间隙受侵，前界应在颈前缘前1～2 cm以保证该部位得到足够的剂量，避免剂量冷点。后界：颈椎横突。

颈淋巴结阳性患者的设野（图4-3-31）：

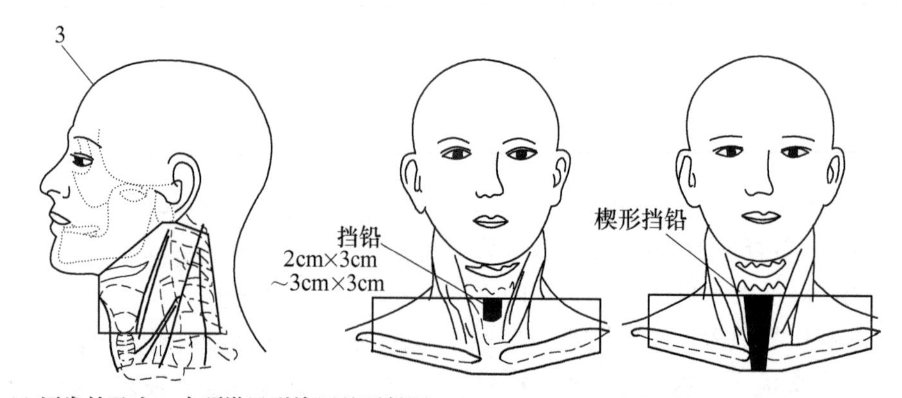

(a) 原发灶及上、中颈淋巴引流区的照射野　　(b) 下颈、锁骨上区照射野

图4-3-31 淋巴结转移的声门上区癌的照射野

双侧水平野＋下颈、锁骨上野

双侧水平野的上、下、前界同N0患者，后界应相应后移包括颈后淋巴结或根据肿大淋巴结的位置以完全包括为准。

下颈锁上野的上界与双侧水平野的下界共线，但在共线与体中线相交处的下方应挡铅2 cm×2 cm～3 cm×3 cm以避免颈髓处两野剂量重叠而造成过量，或挡楔形挡块，下界沿锁骨下缘走行，外界位于肩关节内侧缘内。

（3）剂量因脊髓在双侧水平照射野内，故DT 30～40 Gy时缩野避开颈髓继续照射原发灶，使总量达60～70 Gy，如颈后区也需加量，可用合适能量的电子线照射，即增加了治疗剂量，又不使脊髓过量。下颈、锁骨上预防照射的剂量为 50 Gy/25 次。术前照射的剂量过去多用 40 Gy/20 次，但临床研究证实该剂量虽然有一定的效果，但对控制颈部的亚临床病灶、改善预后的帮助不大，因此术前放疗的剂量应为 45～50 Gy/25 次，此剂量即可有效地控制亚临床病灶，又不明显增加手术的并发症。

术后放疗的剂量一般也为 50 Gy，但对术后有明显局部残留者，还应缩野局部加量至 60～70 Gy。术后放疗一般在术后 3～4 周开始，最迟不超过 6 周，否则术后放疗的局部区域控制率明显下降，其原因与术后血供差、肿瘤细胞乏氧、放射敏感性降低及残存的肿瘤细胞加速增殖等因素有关。为弥补术后放疗的缺陷，目前可采用三种方法：①术后许可的情况下，术后 2～3 周即开始放疗；②增加术后放疗的剂量；③术后放疗采用加速分割方式可望改进局部控制率。

（4）疗效总的说来，声门上区癌的放疗效果不如声门癌。文献报道的单纯放疗的局部控制率，T1N0 接近 80%，T2N0 接近 60%；T3，T4 病变有或无淋巴结转移的单纯放疗的局部控制率分别为 37%和 23%左右，而手术和放疗的综合治疗有着较高的有效率，接近 50%～60%。

上海肿瘤医院报道对淋巴结转移者单纯放疗的颈部复发率为 55.1%（43/78），其中淋巴结直径＜2 cm的复发率为 28.9%，而淋巴结直径≥2 cm的复发率则为 80%，因此颈淋巴结转移尤其是直径＞2 cm 者不宜单纯放疗，应以手术为主，术后辅以放疗。

晚期声门上区癌对常规分割放疗的效果令人沮丧，目前不少放疗学家在探讨超分割放疗对晚期肿瘤的效果，既每日两次放疗，中间间隔时间不能少于 6h，每次剂量 1.2 Gy，总量 Dt70～76 Gy，根据 RTOG9003 随机性研究材料，其疗效好于常规分割，因此晚期病变主张超分割放疗。

4. 声门下区癌的放射治疗 声门下区癌的放射治疗应包括肿瘤的原发部位，下颈、锁骨上淋巴结，气管及上纵隔（图 4-3-32）。

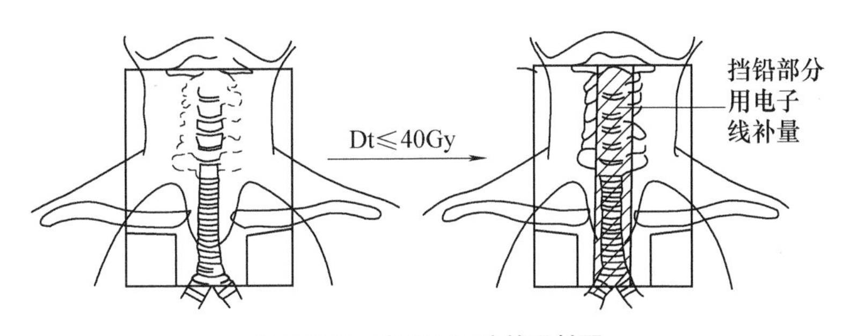

图 4-3-32 声门下区癌的照射野

可采用以下照射技术：先设单前野或前、后两野对穿，上界根据病变侵犯的范围而定，下界接近隆突水平以包括气管、上纵隔。高能 X 线照至 DT≤40 Gy（为消除颈薄胸厚的影响，可使用大头朝上，小头朝下的楔型板进行校正）时，脊髓处挡 3 cm 铅，继续 X 线照射至 Dt50 Gy，而挡铅处用合适能量的电子线补量 10 Gy 使其总量也达到 50 Gy。因下颈、锁骨上及上纵隔已到预防剂量，可停照，然后改为双侧水平野避开颈髓针对喉和气管上段进行加量，使总量达 70 Gy 左右。

（十）疗效及影响预后的因素

以声门癌为例介绍喉癌的预后因素。国外资料表明，单纯放疗的 5 年生存率在 T1N0 为 80%～90%，T2N0 为 65%～85%，若放疗失败经手术挽救的最终 5 年生存率 T1 可高达 90%～95%，T2 可达 80%～85%。国内资料如中国医学科学院肿瘤医院 1961—1989 年单纯放疗的 223 例 T1N0 声门癌患者的 5 年生存率为 88.3%，与文献报道相似。影响放射治疗局部控制率的因素除与 T、N 分期显著相关外，还与以下因素有关：

1. 放射线的能量 据中国医学科学院肿瘤医院 223 例 T1N0 声门癌的放射治疗效果分析，^{60}Co 组的 5 年局部控制率为 89.8%，而 8MV-X 线组为 75.9%（P＜0.005），即 5 年局部控制率 8MV-X 同^{60}Co 相比，降低了 13.9%；

2. 照射野面积的大小 Small等报道103例T1N0声门癌患者，照射野面积>29.7 cm无一例出现局部复发，而照射野面积≤29.7 cm的局部复发率为24%（^{60}Co治疗组）；中国医学科学院肿瘤医院单纯放疗的223例T1N0声门癌中，局部复发15例，其中照射野面积<27 cm有34例，占75%；

3. 治疗总时间的长短 临床研究已经肯定了因分次剂量低或分段放疗所引起的治疗总时间延长，可显著地降低放射治疗的局部控制率。如治疗总时间延长一周则局部控制率下降14%，延长两周则下降26%，延长三周则下降35%。

4. 前联合和双侧声带受侵 前联合和双侧声带受侵是否影响放疗的局部控制率目前仍有争议：Cellai等报道在早期声门癌的放射治疗中，前联合受侵和病变占据双侧声带（T1b）的局部复发率为24%，而T1a仅11%（$P<0.005$）；不少临床报告如Stevenson，Reddy等，以及中国医学科学院肿瘤医院的资料均未观察到前联合受侵及病变占据双侧声带的局部控制率，与病变只占据单侧声带的相比有明显差异。

5. 肿瘤的大小 相同分期的患者，放疗效果并非完全相同。资料显示，同样分期的病变，由于肿瘤大小的不同可导致放疗局部控制率的明显不同。Dickens报道一组早期声门癌放疗效果，若病变<5 mm，无一例局部复发者；5～15 mm病变的局部复发率为4%，>15 mm病变的局部复发率则高达26%；

（十一）放射并发症及处理

喉癌放射治疗最常见的并发症是喉水肿、喉软骨炎和喉软骨坏死，占全部患者的5%～10%。其发生与肿瘤范围、照射野的大小、剂量的高低有关。肿瘤范围大、照射野大、分次剂量大、总剂量偏高者易发生。另外喉软骨坏死的发生与疗前喉软骨受侵关系密切。喉软骨受侵者采用放疗，不仅软骨坏死的发生率高，而且放疗的局部控制作用也很差。因此，这类患者一般首选手术，根据情况决定是否术后放疗。

（孙　艳　贾晓晶）

第六节　口腔癌

【概述】

口腔癌（Carcinoma of oral cavity）是一种常见的头颈部恶性肿瘤，仅次于鼻咽癌而居第二位。80%为男性患者，多发生于中老年人，其发病与各种化学致癌物质与口腔的接触有密切关系，如嗜好烟酒、口腔卫生不良等。近年来口腔癌的发生有升高且年轻化的趋势。

口腔癌中，舌癌最常见，其次为齿龈、颊黏膜癌，再次为口底癌和磨牙后三角区发生的肿瘤。

一、病因

口腔癌的发生与以下因素有关：

1. 长期嗜好烟、酒 口腔癌患者多有长期嗜好烟、酒的不良习惯。统计学研究表明口腔癌的发生与烟、酒的消费量呈明显的正相关。

2. 口腔卫生不良 口腔卫生不良，为细菌、霉菌等病原菌在口腔内生长、繁殖创造了有利条件，使亚硝胺及其前体致癌物容易形成，再在其他因素的作用下，就有可能导致口腔癌的发生。

3. 局部刺激 口腔咬伤、牙齿残根、不合适的义齿等造成的慢性局部刺激，可导致口腔黏膜的癌变。

4. 癌前病变 10%～20%的口腔癌患者有癌前病变史，主要为黏膜白斑、增殖性红斑等。

5. 营养不良 口腔癌患者多同时伴有维生素A、维生素C和锌等微量元素的缺乏，说明口腔癌的发生与营养不良有一定的关系。

6. 基因改变 半数以上的口腔癌存在着p53基因突变，ras基因及TGF-a、EGFR等因子的过度表达，表明口腔癌的发生发展过程中也涉及到抑癌基因的失活及癌基因的过度表达等。

二、应用解剖

（一）局部解剖

口腔为消化道的起始部位，向后向下与口咽相连。前界由上下唇组成的口裂构成，后界借软腭、咽前柱、舌轮廓乳头与口咽分开；上界为硬腭，下界为口底，两外侧壁由颊部构成并与齿龈相延续。

按照UICC标准，口腔包括以下几个解剖部位：颊黏膜（上下唇内侧黏膜、颊黏膜、磨牙后区域、上下颊龈沟）、上牙槽牙龈、下牙槽牙龈、硬腭、舌（包括舌背面、舌腹面和舌两侧缘）、口底。

（二）淋巴引流

口腔淋巴引流主要至颏下、下颌下、上颈深淋巴结，但不同解剖部位的淋巴引流又略有所不同，具体如下：

1. 舌的淋巴引流　主要至二腹肌淋巴结和下颌下淋巴结，然后引流至上颈深淋巴结，也可直接引流至上颈深淋巴结。初次就诊的患者30%已有颈部淋巴结转移，其中双侧转移的概率为10%～20%，尤其是病变过中线或位于舌尖时，对侧淋巴结转移几率更高；对颈部淋巴结阴性的患者，如行颈部淋巴结清扫术，则30%的的患者病理证实已有颈部淋巴结的微小转移；对颈部淋巴结阴性的患者如不做颈部处理则1/3的患者在疗后将出现颈部淋巴结的转移。

2. 颊黏膜的淋巴引流　主要至下颌下和二腹肌下淋巴结，首次治疗的患者10%～30%的已有颈部淋巴结转移，即使是临床检查颈部阴性的患者，也有15%的患者已有颈部淋巴结的微小转移。

3. 牙龈淋巴引流　主要至二腹肌下淋巴结和下颌下淋巴结，其中上牙龈癌容易发生颌下和上颈深淋巴结转移，下牙龈癌容易发生颌下、颏下淋巴结转移，然后至上颈深淋巴结。初次就诊的患者10%～20%已有颈部淋巴结转移，其中下牙龈癌发生颈部淋巴结转移的几率明显较上牙龈癌为高，最高可达50%左右。对临床检查阴性的患者，20%的患者其实已有颈部淋巴结的微小转移，但对侧淋巴结转移的几率较低。

4. 口底淋巴引流　主要至下颌下和二腹肌下淋巴结，而颏下淋巴结受侵的概率则较少，一般不超过5%。由于口底癌多接近中线或容易越过中线，因此口底癌发生双侧颈部淋巴结转移的概率较多。

三、病理

口腔癌肿瘤的大体类型分为浸润型、外生型与溃疡型。90%以上的口腔肿瘤为鳞癌，且绝大多数的肿瘤细胞分化程度较好。其他少见的口腔肿瘤主要为小涎腺来源的癌，包括腺样囊性癌、黏液表皮样癌等。

四、临床表现

溃疡、糜烂、白斑及浅表肿物等局部异常改变，伴有或不伴有局部疼痛是口腔癌的常见症状及体征。部分患者首先是以颈部肿大的淋巴结而就医的。随着肿瘤的发展，如舌深部肌肉的受侵，则可出现吞咽困难和发音困难，部分患者则以耳牵扯痛为唯一症状。由于口腔张口可见，因此通过仔细的观察发现肿瘤并不困难。对发现的肿物应强调手指触诊的重要性：即可明确病变范围、质地，又可了解肿瘤的局部浸润范围。

五、辅助检查

1. 下颌骨曲面体层片　对了解下颌骨有无受侵可提供一定的帮助，但对早期骨受侵诊断价值有限。

2. 胸正侧位片和上消化道造影　因为口腔癌合并上消化道或呼吸道第二原发肿瘤的概率较高，因此胸正侧位片和上消化道造影应为常规检查，一方面了解口腔癌有无合并上消化道或肺第二原发癌的发生，一方面又可除外肺部有无转移灶。

3. CT　由于口腔发生的肿瘤与周围软组织、肌肉的密度相似，而且由于舌的非随意性运动及周围骨伪影的影响，从而降低了CT在口腔癌中的应用价值。

4. MRI　MRI不受骨骼伪影的影响，较CT图像有更好的软组织对比度，而且可通过T1、T2等不同信号的转化以及三维成像的特点，可清楚地显示肿瘤与周围组织的关系，尤其是对早期骨受侵有其独到的价值，同时由于血液流空效应，可以很容易地将血管和淋巴结区分开。

5. 病理检查　是明确口腔癌诊断的主要依据，可根据肿瘤的大小、形态、范围及部位而实施咬取活检、切取活检和切除活检等。

六、诊断

口腔癌的检查诊断程序：

1. 一般检查 病史（包括烟酒嗜好及咀嚼烟草、槟榔的病史）、全身检查。

2. 头颈部检查包括以下内容 ①口腔、口咽（强调手指触诊的重要性）、鼻咽（间接鼻咽镜检查）、喉咽（间接喉镜或纤维导光镜检）。②颈部检查以确定有无肿大淋巴结。③活检（包括任何可疑部位）

3. 实验室检查 血常规、血液生化、尿分析。

4. 影像学检查 口咽侧位片、下颌骨曲面体层片、胸正侧位片、上消化道造影、腹部超声、口腔、咽部 CT 或 MRI（扫描范围上至颅底，下至喉咽）。

应当指出，口腔癌患者放疗前应有病理证实。

七、临床分期

AJCC（2010）的分期标准为：

原发肿瘤（T）

Tx 原发肿瘤无法评价。

T0 无原发肿瘤的依据。

Tis 原位癌。

T1 肿瘤的最大直径≤2cm。

T2 肿瘤的最大直径>2cm 但≤4cm。

T3 肿瘤的最大直径>4cm。

T4 （唇）肿瘤侵犯穿破骨皮质、下牙槽神经、口底或面部皮肤，即颏或鼻。

T4a 中晚期局部病变：（口腔）肿瘤侵犯邻近结构［例如，侵犯骨皮质、下颌骨、硬腭、深部舌外肌（如颏舌肌、舌骨舌肌、腭舌肌和茎突舌肌）、上颌窦、面部皮肤。

T4b 非常晚期局部病变：肿瘤侵犯咀嚼肌间隙、翼板或颅底和/或包绕颈内动脉。

注：牙龈原发肿瘤仅浅表地侵蚀骨/牙槽窝，不足应归为 T4。

区域淋巴结 N

Nx 区域淋巴结无法评估。

N0 无区域淋巴结转移。

N1 同侧单个淋巴结转移，其最大径≤3cm。

N2 同侧单个淋巴结转移，其最大径>3cm 但≤6cm；或同侧多个淋巴结转移，但 其最大径均≤6cm；或双侧或对侧淋巴结转移，但其最大径均≤6cm。

N2a 同侧单个淋巴结转移，其最大径>3cm 但≤6cm。

N2b 同侧多个淋巴结转移，但其最大径均≤6cm。

N2c 双侧或对侧淋巴结转移，但其最大径均≤6cm。

N3 转移淋巴结的最大径>6cm。

远处转移 M

Mx 远处转移无法评估。

M0 无远处转移。

M1 有远处转移。

临床分期

0 期	Tis	N0	M0
Ⅰ期	T1	N0	M0
Ⅱ期	T2	N0	M0
Ⅲ期	T3	N0	M0
	T1	N1	M0
	T2	N1	M0
	T3	N1	M0
ⅣA 期	T4a	N0	M0
	T4a	N1	M0
	T1	N2	M0
	T2	N2	M0
	T3	N2	M0
	T4a	N2	M0
ⅣB 期	任何 T	N3	M0
	T4b	任何 N	M0
ⅣC 期	任何 T	任何 N	M1

八、治疗

对局限于口腔的肿瘤包括手术、放疗、激光以及以上几种方法的综合。治疗方案的决定取决于原发肿瘤的部位和肿瘤的大小，有无颈淋巴结转移，相应治疗方法的优缺点，所在医疗机构外科医生和放疗科医生的经验及患者的愿望等。一般而言，手术和放射治疗是口腔癌的主要治疗手段。对 T1～2N0M0 患者，无论是采用放射治疗还是手术治疗都可获得较为满意的治疗效果，而放射治疗能保证患者口腔正常解剖结构和功能的完整性，因此对T1～2N0M0病变可首选放疗，手术留在放疗无效、放疗后残留或复发时用；对T3N0M0、T1～3N1～3M0、T4aN1～3M0患者，任何单一的治疗，其结果均不理想，而采用手术和放射治疗的综合治疗（主要为手术＋术后放疗或/和术前放疗＋手术）则可进一步改善晚期口腔癌的预后，因此晚期口腔癌强调手术和放疗的综合治疗。

其中对有颈部淋巴结转移的患者而言，尤其是淋巴结直径大于2 cm者，因口腔癌细胞分化程度较高，单一的放疗一般不能有效地控制颈部肿瘤，此类患者多需行颈淋巴结清扫术，因此对口腔癌的颈部转移淋巴结应以手术治疗为主。对T4bN0～3M0患者，根据功能状态评分（performance status，PS），推荐放疗联合化疗的综合治疗：同步放化疗、诱导化疗＋放疗、单纯放疗或姑息性化疗。

对晚期口腔癌，近年来临床试用化学治疗来配合放射治疗和手术治疗，所用药物多为Cisplatin、Carboplatin、5-Fu、Paclitaxel、Hydroxyurea等药，可分为诱导化疗及同步化疗等。诱导化疗主要是指在手术或放疗前先应用2～3个周期的化疗，休息2～4周后再进行放疗或手术；而同步治疗是指在放疗的同时应用化疗。但目前有关化疗在口腔肿瘤方面治疗上的效果仍不明确，以后有必要进一步研究。

九、放射治疗

1. 单纯放疗适应证

（1）任何部位的T1、T2肿瘤都可首选放射治疗。

（2）晚期不能手术的患者可考虑单纯放疗，作为一种姑息治疗手段来使用。

（3）手术后复发的患者。

2. 术前放疗适应证

（1）所有可手术的晚期口腔癌患者均可行术前放疗，可以有效地控制手术不易清扫的肿瘤亚临床病灶，并减少手术过程中可能引起的肿瘤播散机会。同时对放疗敏感的患者，如果瘤体缩小明显，也可改为根治性放疗，手术留待放疗失败或复发时作为一种挽救手段。

（2）不能手术的晚期口腔癌患者，通过术前放疗，部分放疗敏感的肿瘤，由于瘤体缩小满意，有可能使原来不能手术的患者变为可以手术，从而增加了手术切除率，降低了肿瘤的局部复发率。

3. 术后放疗适应证

（1）手术安全界不够或切缘不净，通过术后放疗可以降低局部复发机会。

（2）颈部多发性淋巴结转移，或颈部转移淋巴结的直径较大时，或已有淋巴结包膜外受侵，应行术后放疗以降低颈部的局部复发机会。

（3）颈部淋巴结阴性的患者，用放射治疗来代替颈部淋巴结清扫术。

十、放射治疗技术

（一）体外照射技术

1. 治疗设备　多采用^{60}钴或4～6MV直线加速器。

2. 照射技术　主要包括以下几种照射技术：

（1）两侧野对穿照射技术：是口腔癌放疗中最常采用的一种技术，适用于口底癌、舌癌、硬腭癌等容易侵及对侧的肿瘤，以及口腔其他部位肿瘤的晚期病变。一般而言，原发肿瘤和上颈部淋巴引流区同时包括在一个照射野内，开始时用大野，Dt40Gy时注意避开脊髓，继续照射至根治剂量。

（2）前后两野对穿照射技术：适用于早期的颊黏膜癌及牙龈癌，由于病变局限于一侧，其目的主要是保护了对侧正常组织免受照射。原发肿瘤和同侧上颈部淋巴引流区同时包括在一个照射野内，前后两野对穿照射。

（3）同侧前后两野交角照射技术：即对病变侧的原发肿瘤和上颈部淋巴引流区采用同侧一前一后两楔性交角照射技术。其适应证同上。

如何合理地选用以上几种照射技术，主要取决于原发肿瘤的部位和肿瘤的大小范围等，如对早期的颊黏膜癌、牙龈癌就可考虑用同侧照射技术，如果肿瘤较大、范围较广，则不论肿瘤部位，一律用两侧野对穿技术。

（4）立体适形放疗（3-DCRT）：是近年来放疗研究中的热点，Rakshak比较3-DCRT放疗与传统的二维放射治疗计划，95％的靶体积在3-DCRT计划接受的剂量为82％～93％，而二维计划为68％～87％；同时2/3腮腺所接受的的剂量3-DCRT明显减少，分别为46％和65％。他们的结论是：3-DCRT治疗计划有较好的剂量均匀度，增加平均肿瘤剂量，避免肿瘤靶区照射遗漏以及保护腮腺。

（5）调强放疗技术：对于根治性放疗 靶区定义GTVp：原发灶：所有临床体检及影像学可见病灶。颈部淋巴结：所有临床体检及影像学可见病灶。CTV1：原发灶：GTVp外扩5～10mm，颈部淋巴结：转移的淋巴结区域和邻近的同侧或对侧高危淋巴结引流区域（不同部位肿瘤包括区域不同）。CTV2：同侧或对侧低危淋巴结引流区域（不同部位肿瘤包括区域不同）。PGTVp＝GTVp＋3～5mm，PCTV1＝CTV1＋3～5mm，PCTV2＝CTV2＋3～5mm。剂量：PGTVp：69.96Gy/33F（2.12Gy/F），PCTV1：59.4 Gy/33F（1.8Gy/F），PCT2：54Gy/33F（1.64Gy/F）。

对于术后放疗患者 靶区定义GTVtb：原发肿瘤：包括软组织/骨侵犯区域，或者镜下残留区域，颈部淋巴结：包括包膜外侵犯区域。CTV1：术前肿瘤及整个手术区域，同侧或对侧淋巴结引流区域（不同部位肿瘤包括区域不同）。CTV2：同侧或对侧低危淋巴结引流区域（不同部位肿瘤包括区域不同）。PGTVtb＝ GTVtb＋3～5mm，PCTV1＝CTV1＋3～5mm，PCTV2＝CTV2＋3～5mm。剂量：PGTVtb：66Gy/33F（2.0Gy/F），PCTV1：60 Gy/30F（2.0Gy/F）PCT2：54Gy/30F（1.8Gy/F）。

3. 颈部的处理 口腔癌细胞颈部淋巴结转移相当多见，多发生于下颌下、二腹肌下及上颈深淋巴结转移，即便是颈部临床阴性，已有20％～30％的患者隐藏着微小转移，因此口腔癌颈部的照射非常重要，即使临床阴性，也必须行颈部的预防性照射。对早期的颊黏膜癌、上牙龈癌，由于颈部淋巴结转移的几率相对较低，允许只做同侧上颈部的预防性照射，但对舌癌、口底癌等，即使病变为早期，由于颈部淋巴结容易出现跳跃性转移及对侧转移，故治疗上也主张全颈的预防性照射：上、中颈一般和原发病变区包括在一个照射野内，以两侧面颈联合野水平对穿照射为主。上界随肿瘤部位的不同而不同，如颊黏膜癌照射野上界一般位于颧弓水平，而舌癌的上界则明显低于颧弓水平，一般为口角至外耳孔连线，下界一般置于喉结水平，前界位于口角垂直线上，后界则随T、N分期的不同而有所差别：T1N0病变，没有必要对颈后淋巴区预防性照射，后界置于舌根后缘即已充分包括了下颌下和二腹肌下淋巴结；T2以上的病变，或不论T病变如何，只要颈部有肿大淋巴结，照射野后界就必须以包括颈后淋巴引流区为准。开始时用大野，Dt40Gy时注意避开脊髓，继续照射。颈后区预防性剂量可通过9MeV电子线由40Gy加量至50Gy。对上颈部淋巴结阳性的患者下颈、锁骨上区必须预防性照射，应另设一个单前野垂直照射。对T3、T4患者，因为发生颈部转移的机会明显增加，故即使颈部淋巴结阴性，也应行下颈、锁骨上区预防性照射。

4. 体位 面颈侧野采用侧卧垂照固然简单易行，但由于精确性及重复性差不做提倡，主张仰卧位水平野照射，头、肩垫合适角度的头、肩枕，面罩固定，采用等中心照射技术。下颈、锁骨上区仰卧位垂直照射。

5. 剂量 预防性照射的剂量以50Gy为准。术前放疗剂量为40～50Gy，术后放疗剂量50Gy，但对有残留者应局部加量至根治剂量。单纯放疗的根治剂量为Dt66～70Gy，最多不要超过Dt80Gy。但具体总剂量的给予应根据病变大小、病理类型、疗中肿瘤的消退速度等多方面因素而定，且疗中注意定期缩野。

6. 分割方式 经典的放射治疗为常规分割放疗，即每天一次，每次2Gy，每周5次，连续照射至根治剂量。超分割方法为近年来对头颈部鳞癌较推崇的一种放疗方法，尤其是对中晚期患者，超分割放疗可以提高肿瘤放疗的局部控制率，即分次剂量1.1～1.4Gy，一天照射两次，中间间隔时间不少于6小时，总剂量可达到80Gy左右而不明显增加放疗的晚期后遗症，但治疗中的急性口腔黏膜反应明显增加。

（二）体腔管照射技术

采用100～250kV深部X线或6MeV的电子

线，通过体腔管直接对准病灶进行照射，一般用于舌、颊黏膜、口底肿瘤。对小于 3cm 的浅表性病变，可单纯应用这种照射技术，表面总剂量为 55～60Gy，在 18～26 天内完成，可获得满意的局部控制效果。同时这种技术也可用于外照射技术的局部加量照射，即体外照射达 40～50Gy 时，通过体腔管照射技术针对肿瘤区再局部加量 21～27Gy/7～9 次。其优点主要为既增加肿瘤的局部剂量，又可将降低正常组织的受照剂量，提高患者的生活质量。

（三）腔内近距离插植技术

早年应用的镭针插植技术在口腔癌的治疗上取得了满意的局部控制效果，但由于防护问题及近年来计算机、后装技术的进步，已被计算机控制的后装腔内近距离插植技术所代替。此项技术主要也是用于肿瘤的局部加量放疗，即体外照射达 40～50Gy 时，通过腔内近距离插植技术对肿瘤区再局部加量 20～30Gy/1～2 次。对颊黏膜、舌、口底的早期浅表性病变，也可单纯应用这种技术而起到治愈作用。应用的目的同体腔管照射技术，即达到了肿瘤局部有着较高的剂量，同时又降低了外照射引起的治疗后遗症。插植的体积依肿瘤的范围而定，可以采用单平面或多平面插植，至少包括肿瘤体积外 0.5～1cm 边界。目前采用高剂量率较多，但还没有报道显示在疗效方面高剂量率照射优于低剂量率。从目前舌癌插植治疗中，低剂量率照射的效果比较肯定，而高剂量率照射的效果报道不一，如何从放射生物学的角度与临床经验相结合，从中得出一个比较好的治疗方案，还需要做大量的工作。

十一、疗效

口腔癌治疗后总的 5 年生存率为 50%左右，预后与临床分期有显著相关性，Ⅰ期的 5 年生存率目前国内外文献报道为 65%～96%，Ⅱ期则为 40%～70%，Ⅲ期为 20%～50%，Ⅳ期少有生存 5 年者，文献报道的Ⅳ期最高 5 年生存率不超过 10%。

中国医学科学院肿瘤医院 1988 年报道的口腔癌治疗后的 5 年生存率为 58.3%，其中舌癌的 5 年生存率为 61.4%，牙龈癌为 65.0%。

【舌癌】

舌癌在口腔癌中最常见，男性发病率明显多于女性，好发年龄为 50～70 岁，常见于重度嗜好烟酒及口腔卫生不良者。近年来女性发病率有增加的趋势，且患病年龄也趋向年轻化。

一、病理

病理检查 95%以上为鳞癌，且分化程度高，一般为中等到高等分化。

侵犯范围：舌癌可以直接沿局部蔓延浸润、侵及周围结构如口底、舌根和下颌骨等。舌癌容易早期侵及肌层，生长较快；舌侧缘癌容易侵及舌腭弓，进而可侵及颊黏膜及口咽；舌腹部癌容易侵犯口底，晚期与口底癌舌受侵不易区分。30%～40%的患者在初次就诊时已有颈部淋巴结转移，最容易累及的是颈深上组淋巴结，其次为下颌下淋巴结和中颈深淋巴结，而颏下、下颈深淋巴结和颈后淋巴结受侵的机会则较少见。患者也可发生远处转移，主要转移至肺、肝、骨等，但其发生率最多不超过 10%。舌癌有 10%～20%的患者可以合并有上消化道和呼吸道的第二原发肿瘤。

二、临床表现

舌癌的好发部位为舌侧缘，其次为舌腹和舌背，而发生于舌尖者最少。多表现为溃疡或肿物，且逐渐增大，可合并有局部疼痛或同侧耳牵扯痛。晚期病变由于舌深部肌肉的广泛受侵而引起舌活动受限，此时患者则出现吞咽困难和言语困难。

查体可见舌部肿物，肿物形态分为外突型、乳头型和浸润型，表面可有浅表性溃疡。确诊依赖于活检证实。

三、治疗

（一）原发肿瘤的处理

1. T1 病变　尤其是肿瘤直径较小、边界清楚且位于舌尖及舌前外侧缘者，可行经口局部手术切除，而不影响功能，如病变靠后且边界不清，经口手术困难，此时应首选放射治疗。

2. T2 肿瘤 手术应行半舌切除术，半下颌骨切除术及颈部淋巴结清扫术，此类患者如首选放疗，则不仅能取得和根治性手术一样的效果，而且有效地保留了功能及解剖结构的完整性，手术可留在放疗失败或复发时用。

3. 晚期 T3、T4 病变 由于合并有深部肌肉、局部骨受侵，以及颈部淋巴结转移等，单纯放射治疗很难控制，因此此类患者主张手术和放射治疗的综合治疗，可根据具体情况采用术前放疗或术后放疗。

（二）颈部的处理

1. N0 的患者颈部如不做处理，则 1/3 的患者以后要出现颈部淋巴结的转移，因此舌癌颈部的处理非常重要。N0 病变行选择性颈淋巴结清扫术或全颈预防性照射均可，目前多以放疗来代替手术。

2. 对颈部淋巴结阳性的病变而言，因肿瘤细胞的分化程度较高，因此放疗的敏感性较低，单纯放疗多不能有效地控制，应以手术为主，做治疗性颈部淋巴结清扫术。放射治疗可根据具体情况做计划性的术前或术后放疗。

四、放射治疗技术

（一）常规体外照射技术

^{60}钴或 4～6MV-X 线照射，患者取仰卧位，口含瓶将舌体下压，采用双侧水平野对穿技术：原发肿瘤和上颈部淋巴引流区包括在一个照射野中，其体表标记为（图 4-3-33）：

上界：舌背上 2cm 左右，一般取口角至耳垂根部连线。

下界：喉结水平，或以充分包括转移的上颈淋巴结为准。

前界：包括舌前缘，一般沿口角垂直向下，尽可能避开下唇。

后界：以包括颈深上淋巴结为准。

下颈、锁骨上淋巴引流区采用一个单前垂直野：

上界：与双侧水平野的下界共线。

下界：沿锁骨下缘走行。

外侧界：肩关节内侧缘。

注意下颈、锁上野与双侧野在两野交界处应挡铅 2×2cm～3×3cm 以避免两野在脊髓处造成剂量重叠。

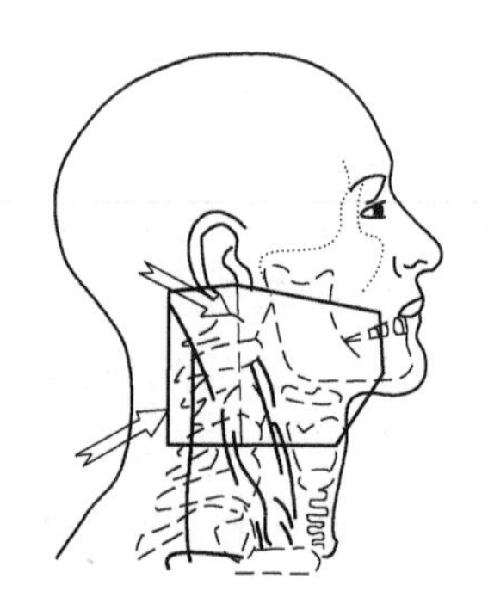
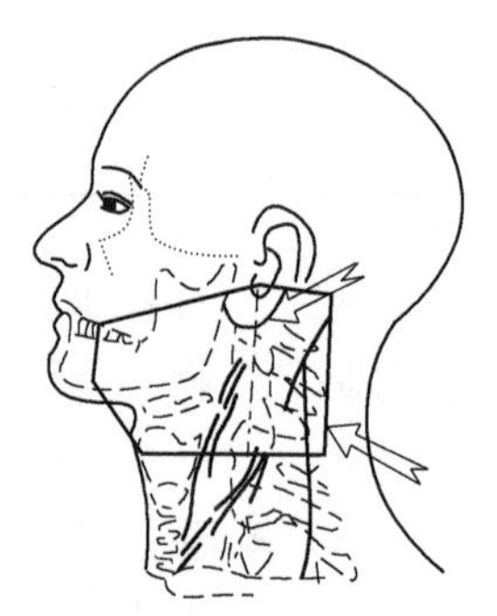
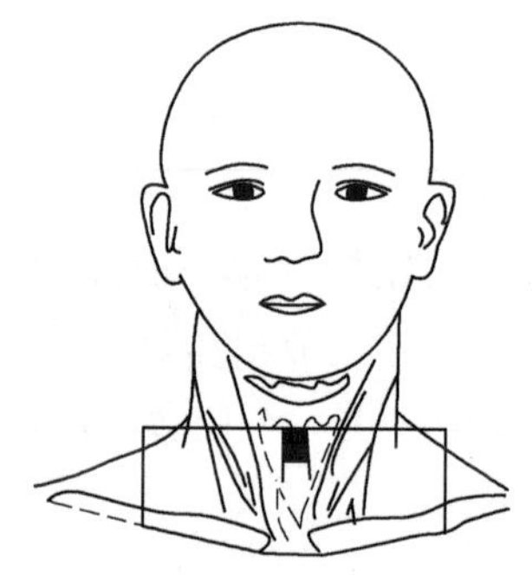

图 4-3-33 舌癌照射野的体表标记

剂量：常规分割照射技术，单纯放疗根治性剂量为 DT60～76Gy，预防性照射剂量 50Gy；术前照射剂量 50Gy；术后预防性剂量 50Gy，但对有明显残留者，局部应追加剂量至 60～70Gy。

（二）调强放疗技术

对于根治性放疗 靶区定义 GTVp：原发灶：所有临床体检及影像学可见病灶。颈部淋巴结：所有临床体检及影像学可见病灶。CTV1：原发灶：GTVp 外扩 5～10mm，颈部淋巴结：淋巴结阴性者，双侧颈部Ⅰ～Ⅳ区。淋巴结阳性者，同侧颈部Ⅰ～Ⅴ区；如果对侧淋巴结阳性，则包括双侧颈部Ⅰ～Ⅴ区。CTV2：淋巴结阴性者，双侧颈部Ⅰ～Ⅳ区。淋巴结阳性者，如果对侧淋巴结阴性，则包括对侧颈部Ⅰ～Ⅴ区。PGTVp＝GTVp＋3～5mm，PCTV1＝CTV1＋3～5mm，PCTV2＝CTV2＋3～5mm。剂量：PGTVp：69.96Gy/33F（2.12Gy/F）PCTV1：59.4 Gy/33F（1.8Gy/F）PCT2：54Gy/33F（1.64Gy/F）

对于术后放疗患者　靶区定义GTVtb：原发肿瘤：包括软组织/骨侵犯区域，或者镜下残留区域，颈部淋巴结：包括包膜外侵犯区域。CTV1：术前肿瘤及整个手术区域，颈部淋巴结阴性者，双侧颈部Ⅰ～Ⅳ区。淋巴结阳性者，同侧颈部Ⅰ～Ⅴ区；如果对侧淋巴结阳性，则包括双侧颈部Ⅰ～Ⅴ区。CTV2：淋巴结阴性者，双侧颈部Ⅰ～Ⅳ区。淋巴结阳性者，如果对侧淋巴结阴性，则包括对侧颈部Ⅰ～Ⅴ区。PGTVtb＝GTVtb＋3～5mm，PCTV1＝CTV1＋3～5mm，PCTV2＝CTV2＋3～5mm。剂量：PGTVtb：66Gy/33F（2.0Gy/F），PCTV1：60Gy/30F（2.0Gy/F）PCT2：54Gy/30F（1.8Gy/F）。

（三）体腔管照射技术及腔内近距离插植技术

可用于早期浅表性病变的单纯治疗，或作为体外照射的局部加量手段。

五、疗效

据中国医学科学院肿瘤医院117例舌癌治疗结果来看，单纯放疗的5年生存率为Ⅰ期75%，Ⅱ期62.5%，Ⅲ期11.5%，Ⅳ期4%。治疗失败的主要原因仍然为局部未控、复发或/和颈部淋巴结的复发、未控等。

【牙龈癌】

一、病理

在口腔癌中，牙龈癌仅次于舌癌而位居第二。由于牙龈无黏膜下层及腺体，仅为一层牙龈黏膜直接与牙槽骨紧密相连，因此该处发生的肿瘤几乎均为鳞癌，且在肿瘤的早期即可侵犯周围骨结构。

确诊的牙龈癌患者1/3已有颈部淋巴结转移，下牙龈癌较上牙龈癌更容易发生淋巴结转移。颌下淋巴结是牙龈癌最常见的转移部位，其次为二腹肌下淋巴结和上颈深淋巴结。如肿瘤偏后或位于舌侧牙龈，则可先转移至上颈深淋巴结。下牙龈癌容易侵犯下颌骨，50%以上的患者在确诊时已有下颌骨的受侵与破坏。

二、临床表现

牙龈癌多见于老年男性，40岁以下者少见。约80%的牙龈癌发生于下牙龈，而且肿瘤多发生于磨牙区及双尖牙区域的牙龈。上牙龈癌尽管少见，但可直接侵犯上颌窦和上颊龈沟，以至有时与上颌窦癌不易区分。

患者多表现为牙龈痛、牙痛或牙龈出血，其次为溃疡、牙齿松动等，检查可见牙龈处有小的溃疡，手指触诊边界不清。确诊有待于活检证实。

三、治疗

因牙龈癌与颌骨关系密切，且容易骨受侵，因此单存放疗不仅局部控制率低，而且容易产生放射性骨坏死，因此该病多以手术为主，放疗仅作为手术治疗的一种辅助治疗手段，目的在于降低手术的局部复发机会，增加肿瘤的局部控制率。当然，对小的T1病变，没有骨受侵，可首选放疗，放疗后可达到较好的肿瘤局部控制效果，惜临床上这种患者很少。

四、放射治疗技术

（一）常规放疗技术

（1）上牙龈癌的照射技术基本同上颌窦癌照射技术。

（2）下牙龈癌：对T1～2N0的牙龈癌可采用前后两野对穿照射，或同侧一前一后楔形交角照射技术，同侧上颈部淋巴引流区要做预防性照射，一般和原发肿瘤包在一个照射野内，T1～2N1病变，同侧上颈部做治疗性照射，同侧下颈部做预防性放疗，而对侧颈部不做处理；如为T3～4病变，多采用两侧野对穿照射技术，即使颈部阴性，全颈也主张预防性放疗。

（二）调强放疗技术

对于根治性放疗　靶区定义GTVp：原发灶：

所有临床体检及影像学可见病灶。颈部淋巴结：所有临床体检及影像学可见病灶。CTV1：原发灶：GTVp外扩5～10mm，颈部淋巴结：对T1～2N0者，双侧颈部Ⅰ～Ⅳ区。对T3～4N0者，同侧颈部Ⅰ～Ⅳ区。对T1～4N1～3者，同侧颈部Ⅰ～Ⅳ区，如对侧颈部淋巴结转移，则包括双侧颈部Ⅰ～Ⅴ区。CTV2：对T1～2N0者，同侧颈部Ⅰ～Ⅳ区。对T3～4N0者，对侧颈部Ⅱ～Ⅳ区。对T1～4N1～3者，如对侧无颈部淋巴结转移，则包括对侧颈部Ⅱ～Ⅴ区。PGTVp＝GTVp＋3～5mm，PCTV1＝CTV1＋3～5mm，PCTV2＝CTV2＋3～5mm。剂量：PGTVp：69.96Gy/33F（2.12Gy/F），PCTV1：59.4 Gy/33F（1.8Gy/F）PCT2：54Gy/33F（1.64Gy/F）

对于术后放疗患者 靶区定义GTVtb：原发肿瘤：包括软组织/骨侵犯区域，或者镜下残留区域，颈部淋巴结：包括包膜外侵犯区域。CTV1：术前肿瘤及整个手术区域，颈部淋巴结：对T1～2N0者，双侧颈部Ⅰ～Ⅳ区。对T3～4N0者，同侧颈部Ⅰ～Ⅳ区。对T1～4N1～3者，同侧颈部Ⅰ～Ⅳ区，如对侧颈部淋巴结转移，则包括双侧颈部Ⅰ～Ⅴ区。CTV2：对T1～2N0者，同侧颈部Ⅰ～Ⅳ区。对T3～4N0者，对侧颈部Ⅱ～Ⅳ区。对T1～4N1～3者，如对侧无颈部淋巴结转移，则包括对侧颈部Ⅱ～Ⅴ区。PGTVtb＝GTVtb＋3～5mm，PCTV1＝CTV1＋3～5mm，PCTV2＝CTV2＋3～5mm。剂量：PGTVtb：66Gy/33F（2.0Gy/F），PCTV1：60 Gy/30F（2.0Gy/F），PCT2：54Gy/30F（1.8Gy/F）。

五、疗效

据中国医学科学院肿瘤医院一组牙龈癌治疗结果来看，单纯放疗的5年生存率仅为21%，但对于＜4cm且无骨受侵的早期病变，单纯放疗的5年生存率为60%，而经术前放疗加手术治疗的牙龈癌的5年生存率达到70.4%。

【颊黏膜癌】

颊黏膜癌好发于咬和线处，颊黏膜后部多见，常有溃疡形成，伴深部浸润，少数表现为疣状或外生型，有些是在白斑的基础上癌变而来，故可同时合并白斑。肿瘤可同时向深层及外周浸润发展，常侵犯口咽、齿龈、颊部肌层以及皮肤等。

一、治疗

1. T1、T2病变 手术和放射治疗的效果相似，但考虑到对功能的影响，还是以放射治疗为首选。

2. T3、T4病变 以手术和放射治疗的综合治疗为主，根据具体情况采用计划性的术前放疗或术后放疗。

二、常规放射治疗技术

1. T1～2N0病变 原发肿瘤和同侧下颌下、二腹肌淋巴结共同包括在一个照射野内，对侧颈部及下颈、锁骨上淋巴结不做预防性照射。可采用前后两野对穿照射技术，或同侧一前一后两楔性野交角照射技术。

2. T1～2N1病变 原发肿瘤和同侧转移的淋巴结共同包括在一个照射野内，同侧下颈锁骨上要做常规预防性照射，而对侧颈部仍不做预防性照射。

3. T3～4病变或颈部淋巴结转移多发 则全颈均要做放射治疗，此时，原发肿瘤和上颈部淋巴结仍包在一个照射野内，但以双侧野对穿照射为主，同时下颈、锁骨上可另开一前垂直野进行照射。

调强放疗技术 基本同牙龈癌，请参阅相关内容。

三、疗效

Nair等人于1988年报告了一组颊黏膜癌使用单纯放疗（包括体外照射和/或腔内插植技术）的效果，表明颊黏膜癌的放疗效果随着T、N分期的增加，局部控制率明显下降，治疗失败率明显增加。具体见表4-3-6。

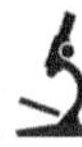

表 4-3-6　颊黏膜癌的放疗效果：治疗失败与 T、N 分期的关系

分期	原发灶失败数	百分率（%）	颈部失败数	百分率（%）	总失败数	失败率（%）
T1N0	0/13	0	0/13	0	0/13	0
T2N0	13/49	27	7/49	14	18/49	37
T3N0	15/49	31	1/49	2	15/49	31
T4N0	6/12	50	1/12	8	7/12	58
任何 T，N1	51/94	54	48/94	51	55/94	59
任何 T，N3	12/17	71	15/17	88	14/17	82

【硬腭癌】

一、病理

硬腭癌的病理类型与其他口腔肿瘤不同，腺癌的发生率明显多于磷癌，前者是后者的 2～4 倍。

硬腭腺癌主要为腺样囊性癌，黏液表皮样癌等，其中腺样囊性癌具有以下的特点：

1. 病变进展缓慢。

2. 淋巴结转移发生的概率较低，一般不超过 10%。

3. 容易血行转移至肺、骨等，但因其发展缓慢，故发生远处转移仍有长期存活的可能。

4. 有沿神经浸润生长的特性，因此硬腭腺样囊性癌可沿三叉神经第二枝上颌神经的走行而侵入颅中窝。

5. 腺样囊性癌对放疗不敏感，以手术为主，术后常规做术后放疗。

硬腭鳞癌的特点基本同口腔的其他鳞癌，以局部生长为主，颈部转移淋巴结较常见，可达 40%左右，且容易发生双颈淋巴结转移，而血行转移较少见。

二、治疗

对早期无骨受侵的病变可首选放射治疗，手术留在放疗失败挽救时用。对晚期合并有骨受侵的病变，单纯的放射治疗很难取得满意的局部控制效果，而且放射性骨坏死的几率又很高，因此晚期病变不宜单纯放疗，应配合手术使用。

照射野以两侧对穿照射野为主，即使 N0 患者，上颈部淋巴引流区也应和原发肿瘤包在一个照射野内，不主张下颈、锁骨上淋巴引流区的预防性照射，但上颈部阳性的患者，下颈部、锁骨上就要常规地行预防性放疗。具体调强放疗技术基本同牙龈癌，请参阅相关内容。

放射治疗的局部控制率 30%～50%，但有骨受侵和颈部淋巴结转移者，放射治疗的局部控制率明显下降，通过和手术的配合，则可进一步改善其局部控制率。Chung 等于 1980 年报告了硬腭癌的放疗加手术的治疗效果，结果如表 4-3-7。

表 4-3-7　硬腭癌的放疗加手术的治疗效果

病理学类型	5 年绝对生存率	5 年调整生存率
鳞状上皮癌	10/26　38%	10/17　59%
涎腺来源的肿瘤		
腺样囊性癌	5/7　71%	5/7　71%
黏液表皮样癌	3/3	3/3
恶性混合瘤	5/5	5/5

【口底癌】

口底为位于下齿槽与舌之间的U字形区域，其间发生的癌称之为口底癌，国外口底癌的发病率较高仅次于舌癌，而国内的发病率较低，常居口腔癌发病的末位。

一、临床特点

1. 口底癌多表现为口底的局部溃疡或肿物，伴有或不伴有局部疼痛，早期常局限于一侧，以后随肿瘤发展则易侵犯舌系带而至对侧。

2. 容易侵犯舌体，有时与舌癌口底受侵不能区分。

3. 容易侵犯下颌骨内侧骨膜及下颌骨体。

4. 1/3的患者有颈部淋巴结转移，颏下淋巴结和下颌下淋巴结最易累及，其次为上颈深淋巴结。淋巴结转移的几率与原发肿瘤分期有关：T1病变颈部淋巴结转移的几率为9%，T2为25%，而T3、T4病变则高达68%，远处转移少见，最高不超过9%，多为肺、肝、骨及上纵隔淋巴结，多同时伴有原发肿瘤的未控或复发。

二、治疗

因下颌骨容易受侵，单纯放射治疗不仅局部控制率低，而且放射性骨坏死的发生率明显升高，故有骨受侵的口底癌以手术为主，辅以术前或术后放疗。而无骨受侵的早期口底癌可用单纯放疗。对颈部而言，因口底癌细胞多数分化较高，颈部转移癌的放疗敏感性低，故一旦出现颈部淋巴结转移，应以手术为主，辅以术前或术后放疗；对N0病变，颈部的预防性放疗可以减少颈部淋巴结转移。

放射治疗技术主要包括外照射、腔内插植及体腔管照射等，其应用指症及具体放疗技术基本同舌癌，请参阅相关内容。

三、疗效

上海医科大学肿瘤医院放射治疗23例口底癌，5年生存率为39.1%，其中颈部淋巴结阴性的口底癌放疗的5年生存率为100%（6/6），而颈部淋巴结转移的口底癌的5年生存率仅为17.6%。而采用术前放疗＋手术的综合治疗方案可以明显改善局部区域控制率及远期生存。

第七节　上颌窦癌

上颌窦癌占居耳鼻咽喉肿瘤的20%，也是一种比较常见的肿瘤。

一、解剖学

上颌窦位于上颌骨体内，与筛窦、眼眶、颅底、鼻咽及口腔毗邻，呈不规则三角锥体形，其基底位于内侧，顶尖突向颧骨，后上直达眼眶底的尖端及翼腭裂。

上颌窦有顶、前、内、后外、底五个壁。与邻骨的骨性连接有四处：①外上壁与颧骨的上颌窦连接。②内上壁按前后顺序与鼻骨、额骨、筛骨及腭骨的眼眶壁相接，并构成眼眶内侧壁的下半。③内下壁按先后顺序与上颌骨的牙槽突、梨骨及腭骨水平板相连接。④后下壁在上颌结节后方与腭骨锥突及蝶骨翼板相接。

上颌窦黏膜为假复层纤毛柱状上皮。血管主要来自上颌动脉。淋巴与鼻腔淋巴汇合，注入颌下，颈深上组及咽后淋巴结。上颌窦淋巴系统不太丰富，早期较少发生淋巴结转移，但一旦至晚期，则颈部淋巴结发生转移的概率增加，多数先转移至颌下淋巴结，然后转移至颈内静脉链淋巴结即颈深淋巴结。但并非所有颈部肿大淋巴结都为转移，部分可能为炎性淋巴结肿大。

二、病理

上颌窦癌以鳞状上皮癌为最常见，占80%以上，其他有腺癌、恶性腺样上皮癌、未分化癌以及淋巴肉瘤，骨肉瘤和软骨肉瘤。

肿瘤早期沿窦内黏膜生长，继而破坏骨壁扩展至窦外、而侵犯其周围临近结构。本病较少且较晚发生转移，一般多在累及窦外组织后发生。

三、临床表现

（一）症状

1. 鼻涕　异常渗出液、约占50%，常出现于早期，以血性渗出液多见，少数并有恶臭。

2. 鼻塞　多数为鼻侧壁受压所致，少数见于瘤组织侵入鼻腔而致。

3. 疼痛　常被误诊为三叉神经痛，此疼痛为上齿槽神经受压所致，为上颌窦癌的早期症状之一。以牙痛为多，另外还表现在头痛，面颌部痛及鼻痛等。若上部病变亦可出现眼痛或眼眶痛。

4. 面部肿胀　为累及面部软组织所致，出现较晚。

5. 眼球移位、外凸　为肿瘤累及眼眶时，可压迫眼球向上移位或突眼，出现眼球运动受限、复视。

6. 感觉减退　压迫或累及眼下神经所致，有时可出现较早。

7. 张口困难　向后方扩展累及翼肌所致。

8. 上牙松动或脱落　向下破坏牙槽突所致。

（二）体征

1. 局部肿瘤占位体征　为本病主要体征，常为晚期表现。根据局部肿瘤侵犯范围的不同而表现不同，如向前方、侧方生长，则表现为一侧面部隆起畸形；如向下生长则可表现为硬腭突起性肿物；如向鼻腔生长，则可见鼻腔肿物；若累及眼眶可出现眼球移位、运动障碍、复现、球结膜水肿等。

2. 颈部淋巴结肿大　多为颌下淋巴结或上颈深淋巴结肿大。

四、辅助检查

（一）常规X线检查

1. 瓦氏位　主要显示上颌窦腔及其上、下、内、外四个壁的情况。

2. 颅底片　显示上颌窦前壁及外后壁的骨质变化。

3. 断层　可发现早期病变，表现为不规则分叶状软组织阴影或早期骨壁侵蚀。

（二）CT和MRI

可以精确地描绘出正常和异常的解剖关系。可以显示出一般X线投影所难以发现的上颌窦后壁骨质破坏和累及范围，还能确定病变与周围的关系，为治疗计划提供有价值的参考资料。

近十年来，在鼻腔与鼻窦肿瘤的影像学检查中，CT和MRI已经替代X线平片，首先选择CT，轴位或冠状位扫描，MRI对颅内侵犯有较好的检查功能，有时可以区分窦腔内的病变为炎症或肿瘤。有了这些先进的诊断技术，对肿瘤的局部浸润了解得更清楚。CT检查时要注意眶下裂、嗅沟及筛板，MRI在这些部位的检查要优于CT。大多数患者病变较晚，通常侵犯邻近的的窦腔，如鼻咽腔、口腔。上颌窦癌常累及眼眶，上颌窦前下的肿瘤容易侵犯口腔，向后则侵及颅底。如果肿瘤侵犯眼眶的外侧壁，眼球向内或向上移位。向内侧的侵犯可以达鼻腔、筛窦、泪腺以及眼眶的内下壁。当多个部位累及时，一般将最大肿瘤的部位作为原发部位。

（三）活组织病理检查

上颌窦穿刺细胞学检查最为简单实用，或采用齿龈颊沟穿刺吸取。

五、诊断

晚期上颌窦癌诊断无困难。早期患者，凡是遇到原因不明的上牙痛、鼻塞、黏膜渗液增多、间断性鼻腔血性渗出物以及张口困难，经对症治疗无效时，尤其>40岁的患者均应行上颌窦的X线、CT检查以及上颌窦穿刺活检以排除本病，对诊断困难者可采用鼻窦内镜下进行活检。

六、临床分期

AJCC（2010）的分期标准为：

原发肿瘤（T）

Tx　原发肿瘤无法评价。

T0　无原发肿瘤的依据。

Tis　原位癌。

T1　病变局限于窦腔内黏膜，无骨质受侵或破坏。

T2　病变引起除上颌窦后壁和翼板外的骨质破坏，包括硬腭和/或中鼻道。

T3　肿瘤侵犯以下任何一个部位：上颌窦后壁破坏、颊部皮下软组织和皮肤、眼眶底壁和内侧壁、翼腭窝、筛窦。

T4a　中晚期局部病变：肿瘤侵犯以下任何一个部位：眶内容前部、颊部皮肤、翼板、颞下窝、筛板、蝶窦或额窦。

T4b　非常晚期局部病变：肿瘤侵犯以下任何个部位：眶尖、硬脑膜、脑、颅中窝、除V2外其他颅神经、鼻咽或斜坡。

区域淋巴结N

Nx　区域淋巴结无法评估。

N0　无区域淋巴结转移。

N1　同侧单个淋巴结转移，其最大径≤3 cm。

N2　同侧单个淋巴结转移，其最大径>3 cm但≤6 cm；或同侧多个淋巴结转移，但其最大径均≤6 cm；或双侧或对侧淋巴结转移，但其最大径均≤6 cm。

N2a　同侧单个淋巴结转移，其最大径>3 cm但≤6 cm。

N2b　同侧多个淋巴结转移，但其最大径均≤6 cm。

N2c　双侧或对侧淋巴结转移，但其最大径均≤6 cm。

N3　转移淋巴结的最大径>6 cm。

远处转移M

Mx　远处转移无法评估。

M0　无远处转移。

M1　有远处转移。

临床分期

0期

TisN0M0

Ⅰ期	T1	N0M0	
Ⅱ期	T2	N0M0	
Ⅲ期	T3	N0M0	
	T1	N1M0	
	T2	N1M0	
	T3	N1M0	
ⅣA期	T4a	N0M0	
	T4a	N1M0	
	T1	N2M0	
	T2	N2M0	
	T3	N2M0	
	T4a	N2M0	
ⅣB期	任何T	N3M0	
	T4b	任何N	M0
ⅣC期	任何T	任何N	M1

七、鉴别诊断

（一）上齿龈癌

早期症状为牙龈黏膜病变，短期内破溃并形成外突肿块、病理多为高分化鳞癌，影像学可以协助诊断。

（二）筛窦癌

大部分患者有内眦部肿胀，鼻塞少见，常破坏眼眶内壁、眼球外突，X线、CT示筛窦骨质破坏较严重。

（三）良性瘤

较常见的全牙牙肿，造釉细胞瘤及骨化纤维瘤、病程长、无明显不适。X线示膨胀性生长，病理可明确诊断。

八、治疗原则

上颌窦癌的治疗手段主要有手术、放射治疗。对完全局限于窦腔内病变，采用单一的手术治疗既可获得满意的治疗效果，但此种病变临床上难以发现，临床确诊者绝大部分为超出窦腔的局部晚期病变，此种情况下采用任何单一治疗手段，疗效均不理想，而采用手术+放疗的综合治疗却可改善预后。术前放疗+手术的综合治疗方案是局部晚期上颌窦癌的标准治疗方案。近年来，有研究者为尽量保留上颌窦功能，而采用动脉介入灌注化疗+放疗的方法，可以避免手术，而其疗效并不低于手术+放疗综合治疗方案的效果，但因病例数少，有待临床的进一步研究。

九、放射治疗

放射治疗在上颌窦癌治疗的地位是不言而喻的。根据上颌窦的解剖位置，其放射治疗大多需要使用楔形板照射方法，以使剂量分布更加合理。

（一）术前放疗

术前放疗主要目的是控制瘤体周围的亚临床

病灶，并使肿瘤缩小、便于完全切除，所以照射野要大于肿瘤灶，杀灭手术边缘以外的肿瘤细胞，要求剂量要超过 50Gy，如果上颌窦后壁或顶壁即眼眶底壁有破坏时，术前放疗剂量要达到 60Gy。

（二）术后放疗

对于先行手术切除的患者，要根据手术记录和病理报告设计放疗方案，放射治疗技术基本同术前放疗，但肿瘤残留区域应争取达到 70～80Gy。

（三）单纯放疗

各种原因不宜手术的患者，以及病理上分化差的上颌窦癌患者可使用单纯放疗，照射野开始要大，对于已侵及上颌窦内壁的，照射野要包括筛窦。如果眼眶无破坏，照射野上缘平眼裂，如有破坏，则包括全眼眶至眼眶以上，当肿瘤量达到 50～60Gy 时酌情缩小照射野，推量至 70Gy 以上。

总之无论采用何种照射方法、都要注意眼球和脑干的受照量。有条件可根据 TPS 优选方案。另外，上颌窦冲洗对治疗有益。

对上颌窦癌患者颈部淋巴结引流区的预防性放疗的价值尽管有争议，但因局部晚期上颌窦癌颈部淋巴结发生转移的可能性 30%左右，因此多数学者还是主张对局部晚期上颌窦癌常规行颈部预防性放疗。

（四）放射治疗技术

1. 常规放疗技术　上颌窦癌常用的放射治疗技术为前正中野＋侧野两野交角照射技术，并加用合适角度的楔形板。

几种常见照射野布野示意图参见图 4-3-34、图 4-3-35。

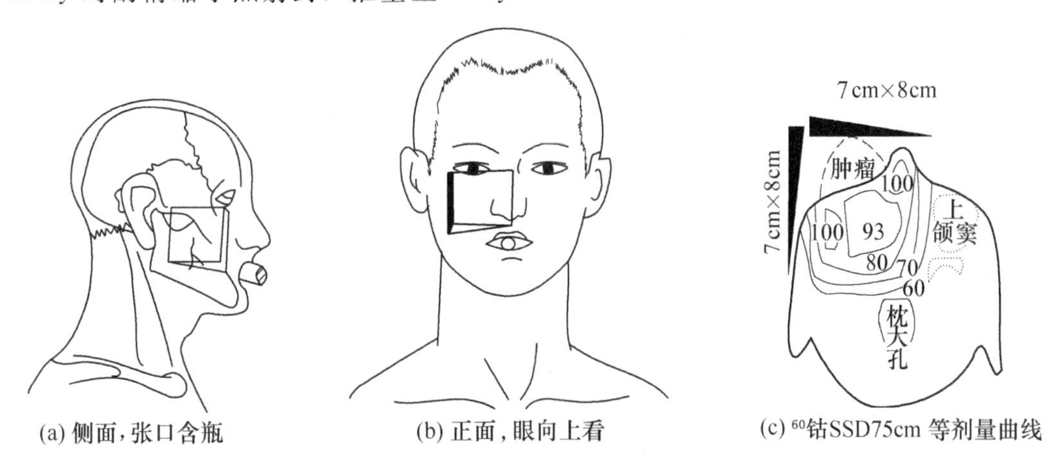

(a) 侧面，张口含瓶　　(b) 正面，眼向上看　　(c) ^{60}钴SSD75cm 等剂量曲线

图 4-3-34　侵犯前壁为主的上颌窦癌照射野

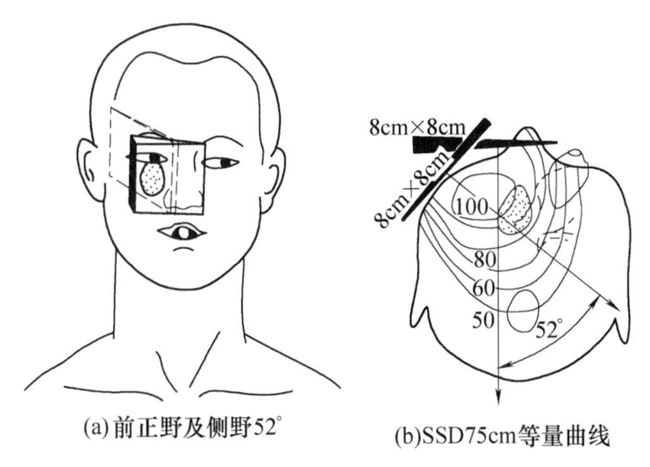

(a) 前正野及侧野52°　　(b)SSD75cm等量曲线

图 4-3-35　前正野及侧斜野 52°夹角照射 SSD75 cm 等剂量曲线图

图 4-3-36 a 眶下皮肤侵犯时在常规照射后需要提高前壁量，可用 X 线或低能量 β 线自前野补充照射；b 当前壁皮肤受侵时，患侧淋巴有转移时，在同侧全颈切线照射后；可作局部淋巴结补充照射，或作 c 的补充照射。

2. 调强放疗技术　靶区定义 GTVp：原发灶：所有临床体检及影像学可见病灶。GTVtb：肿瘤手术区域或镜下侵及的边缘区域。CTV1：大体肿瘤扩散的镜下高风险肿瘤区域。推荐的共识范围：上界：若筛板未行手术切除，包括筛窦；若已被切除，需覆盖硬脑膜，离筛板上缘至少 1cm 或包括治疗前可见肿瘤范围。下界：上颌骨和硬腭的

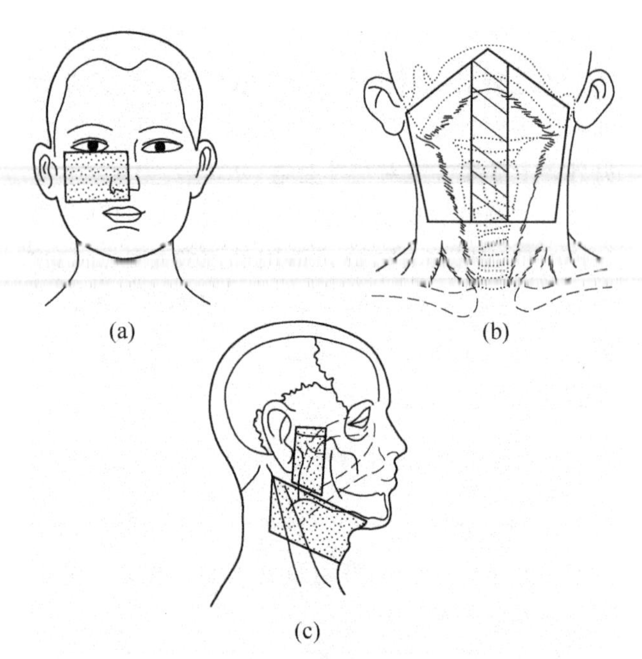

图 4-3-36　(a) 眶下皮肤侵犯时在常规照射后需要提高前壁量，可用 X 线或低能量 β 线自前野补充照射；(b) 当前壁皮肤受侵时，患侧淋巴有转移时，在同侧全颈切线照射后；可作局部淋巴结补充照射，或作 (c) 的补充照射

下界，离初始肿瘤 1cm 边界。侧界：肿瘤未累及到中线组织时，靶区侧界仅需至鼻中隔。后界：包括翼腭窝和颞下窝（尤其注意覆盖咀嚼肌间隙和眶下裂）。CTV2：同侧上颈部淋巴引流区。PGTVp/GTVtb = GTVp/GTVtb + 3 ～ 5mm，PCTV1 = CTV1 + 3 ～ 5mm，PCTV2 = CTV2 + 3～ 5mm。剂量：PGTVp/GTVtb：66 ～ 70Gy/33F（2.0 ～ 2.12Gy/F），PCTV1：60 Gy/30F（2.0Gy/F），PCT2：54Gy/30F（1.8Gy/F）

十、预后

随着肿瘤学发展及治疗经验的日益积累，上颌窦癌的治疗亦逐步趋于综合治疗，提高疗效，保留面容，提高生存质量。目前上颌窦癌术前放疗＋手术综合治疗的 5 年生存率 60%。

十一、并发症

放疗的后遗症主要有单侧或双侧的视力减退或失明，部分是由于肿瘤侵犯所致，部分为放疗后的并发症。另外有慢性副鼻窦炎，鼻腔狭窄、鼻腔萎缩、瘘管形成，张口困难、下颌骨坏死或放射性脊髓炎。

第八节　鼻腔筛窦癌

鼻腔癌较为少见，占全身肿瘤的 0.5%～1.5%左右。鼻腔癌中约 90%为鳞状上皮细胞癌，其他如未分化癌、腺癌较少见。原发于筛窦的癌极少见，常由鼻腔或上颌窦起源的癌侵至该区。有时病变较大时常无法断定是鼻腔癌侵犯筛窦，还是筛窦癌侵犯鼻腔，因此常将鼻腔筛窦癌合在一起进行讨论。

如单纯原发于筛窦的恶性肿瘤，则其发病率低于上颌窦，且其病理多为腺癌，此点与上颌窦癌好发鳞癌显著不同。但由于原发于筛窦的肿瘤相当少见，多数还是由鼻腔上颌窦侵犯而来，因此病理上以鳞癌多见。本病好发于男性，高发年龄为 40～60 岁。早期病变单纯放疗与手术治疗效果相似，中期晚期病变以综合治疗为佳。因此有计划地开展放疗及其与手术的结合，对提高治愈率有意义，此病预后较好，5 年存活率不低于 50%。

一、解剖学

筛窦位于筛骨中，主要由 8～10 个筛房组成，骨壁薄如纸。筛窦与眼眶，鼻腔，上颌窦、蝶窦、额窦以及颅前窝等毗邻。发生肿瘤时，容易突破其周围菲薄的骨壁，向临近结构侵犯。

筛窦淋巴注入咽后、颌下或颈深上组淋巴结，因此筛窦癌可发生这些部位的淋巴结转移。

二、病理

鼻腔筛窦癌中以鳞癌为最多见，主要是因为绝大多数为鼻腔上颌窦癌侵犯筛窦所至。而原发于筛窦的恶性肿瘤则以腺癌多见。其他各种肉瘤、淋巴系统肿瘤、黑色素瘤等也有散在出现。由于筛窦体积有限，一旦发生肿瘤，早期就有骨壁破坏而侵犯相邻组织。一般多向鼻腔或眼眶扩散，阻塞中鼻道或压迫眼球移位。病变也可以累及上颌窦或蝶窦，晚期可造成视力减退与失明或眼球运动障碍。

筛窦中的鳞癌可以出现颌下区淋巴结扩散，腺样囊性癌则多发生血性转移。

三、临床表现

1. 鼻部症状 患者可以出现耳塞、涕中带血，早期可误诊为鼻息肉，可有脓样分泌物与嗅觉减退。

2. 眼部症状 筛窦容易侵犯眶壁而引起较多的眼部症状，如突眼、溢泪、复现、视力减退，眼球活动障碍等。

3. 头部症状 头痛在临床上多见，出现也较早，若侵入颅底，颅内，头痛将持续，剧烈。

4. 颅神经麻痹的症状 因筛窦顶部仅靠菲薄而布满筛孔的骨板与颅内相隔，筛窦病变易侵及前组颅神经，出现前组颅神经麻痹症状。Ⅰ～Ⅵ对颅神经均有可能出现损害。

5. 颈部淋巴结转移 淋巴易发生颌下区转移，偶可见耳前淋巴结转移。

6. 晚期患者 可有贫血、衰弱、体重下降或恶液质。同时还会有远处转移。

四、诊断

根据病史、体征、专科检查、以及影像学（X线平片、断层片、CT、MRI）可以对此病做出诊断，最后诊断仍需根据病理。

许多病例，早期仅为量少，多次的涕血，若伴有突眼，眼移位等眼部症状，应首先考虑筛窦恶性肿瘤；若鼻侧或眶周隆起，排除感染因素外，亦提示筛窦占位的可能。出现鼻塞时，要及时活检做病理检查，以明确诊断。CT 及 MRI 检查对于确定病变部位和侵犯范围以及精确的分期至为重要。

五、临床分期

AJCC（2010）的分期标准为：

原发肿瘤（T）

Tx 原发肿瘤无法评价。

T0 无原发肿瘤的依据。

Tis 原位癌。

T1 肿瘤局限于任何解剖结构亚区，有或无骨质破坏。

T2 肿瘤侵犯一个解剖结构的两个亚区，或侵犯局限于鼻腔筛窦内邻近区域，有或无骨质破坏。

T3 肿瘤侵犯眼眶底壁或内侧壁、上颌窦、硬腭、或筛板。

T4a 中晚期局部病变：肿瘤侵犯以下任何一个部位：眶内容前部、鼻及颊部皮肤、翼板、颅前窝、蝶窦或额窦。

T4b 非常晚期局部病变：肿瘤侵犯以下任何一个部位：眶尖、硬脑膜、脑、颅中窝、除 V2 外其他颅神经、鼻咽或斜坡。

区域淋巴结 N

Nx 区域淋巴结无法评估。

N0 无区域淋巴结转移。

N1 同侧单个淋巴结转移，其最大径≤3 cm。

N2 同侧单个淋巴结转移，其最大径＞3 cm 但≤6 cm；或同侧多个淋巴结转移，但其最大径均≤6 cm；或双侧或对侧淋巴结转移，但其最大径均≤6 cm。

N2a 同侧单个淋巴结转移，其最大径＞3 cm 但≤6 cm。

N2b 同侧多个淋巴结转移，但其最大径均≤6 cm。

N2c 双侧或对侧淋巴结转移，但其最大径均≤6 cm。

N3 转移淋巴结的最大径＞6 cm。

远处转移 M

Mx 远处转移无法评估。

M0 无远处转移。

M1 有远处转移。

临床分期

0 期

TisN0M0

Ⅰ期	T1	N0M0
Ⅱ期	T2	N0M0
Ⅲ期	T3	N0M0
	T1	N1M0
	T2	N1M0
	T3	N1M0
ⅣA 期	T4a	N0M0
	T4a	N1M0
	T1	N2M0
	T2	N2M0
	T3	N2M0

	T4a	N2M0	
ⅣB期	任何T	N3 M0	
	T4b	任何N	M0
ⅣC期	任何T	任何N	M1

六、治疗原则

目前尚缺乏统一有效的治疗计划，治疗原则亦有分歧，但综合治疗被大家共同认识。根据各家治疗结果分析：放射治疗和手术治疗是主要治疗手段。早期患者，放射治疗与手术治疗效果相近；中晚期宜采用术前放疗十手术治疗，效果优于单纯放疗；对颈部无转移的早期患者，尤其是癌细胞分化程度较高者，一般不行颈部预防照射；但对于局部晚期、或病理为分化差的癌，即便颈部阴性，也主张颈部的预防性照射。

七、放射治疗

（一）常规放疗技术

1. 照射野的设计（图4-3-37、图4-3-38）

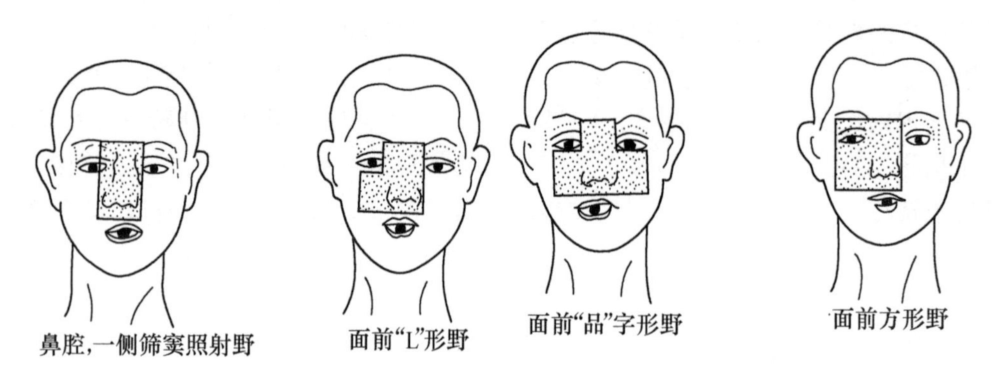

图4-3-37　鼻腔筛窦癌的面部照射野

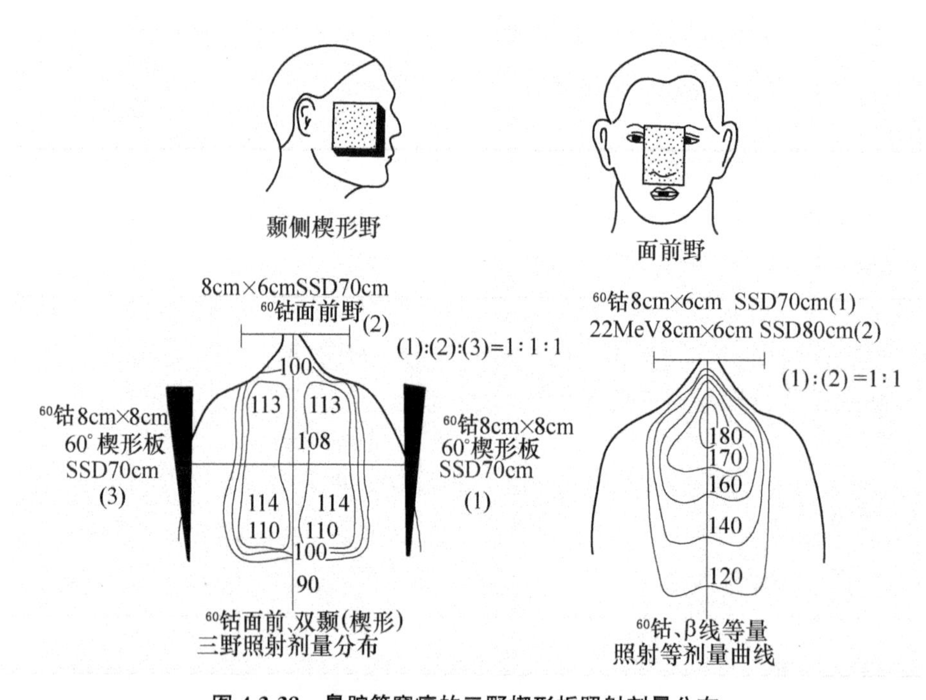

图4-3-38　鼻腔筛窦癌的三野楔形板照射剂量分布

（1）面前“矩”形野和“L”形野：矩形野适用于一侧鼻腔筛窦受侵而尚未侵及上颌窦的病变。照射范围应包括同侧鼻腔和筛窦，对侧过中线1～2cm，如果有同侧上颌窦受侵，则可改为“L”形野，包括同侧上颌窦内壁或整个上颌窦，下界要达到硬腭下缘水平。该野适用于T1、T2及部分T3病变。

（2）面前“凸”字形野：适用于侵犯鼻中隔

以及一侧或双侧上颌窦者。它包括鼻腔和全部筛窦、双则上颌窦内壁或全部，下达硬腭下缘，一般适用于T3、T4的病变。

（3）面前方形野：适用于肿瘤侵及筛窦后组，侵犯一侧或双侧筛窦、同侧眼眶或球后，或侵及上颌窦顶壁、后壁，但未侵及双侧眼眶的患者，也适用于肿瘤广泛侵犯眶骨、颅底、筛板、后组筛窦、上睑下垂、流泪、严重头痛的T4病变。

（4）加楔形滤过板的正、侧矩形野：主要适用于病变靠后，侵及眼后、上颌窦后部、鼻咽下颌区以及为提高后组筛窦剂量时采用。

（5）双上颈及颌下照射野：作为对上颈部淋巴结转移灶的治疗野。

2. 放射剂量

（1）鳞癌：应为综合治疗，术前放射治疗50～60Gy/5～6周，休息2周后手术。单纯放疗应把剂量追加到70Gy/7周左右，个别患者甚至更高。

（2）未分化癌或低分化癌：对射线敏感，照射剂量到50Gy/5周，应适当缩野，单纯放疗总量达70Gy/7周左右。

一般来讲，治疗鼻腔筛窦癌以肿瘤量50Gy作为缩野依据，但要根据实际情况及时缩野，要灵活掌握而又不失原则。根治剂量常为70Gy，少数抗拒肿瘤照射区至80Gy。术前放疗剂量为50～60Gy。

（二）调强放疗技术

靶区定义GTVp：原发灶：所有临床体检及影像学可见病灶。GTVtb：肿瘤手术区域或镜下侵及的边缘区域。CTV1：大体肿瘤扩散的镜下高风险肿瘤区域。推荐的共识范围：上界：若筛板未行手术切除，包括筛窦；若已被切除，需覆盖硬脑膜，离筛板上缘至少1cm或包括治疗前可见肿瘤范围。下界：下鼻甲；如果靶区下界的外扩边界达初始肿瘤下界的1cm，那么不需要包括整个硬腭。侧界：鼻腔、筛窦、同侧上颌窦。如肿瘤累及可能，眼直肌需包括在内。后界：包括蝶窦。如果肿瘤累及鼻咽附近或筛窦癌出现颈部淋巴结转移，咽后淋巴结需包括在内。CTV2：同侧上颈部淋巴引流区。PGTVp/GTVtb＝GTVp/GTVtb＋3～5mm，PCTV1＝CTV1＋3～5mm，PCTV2＝CTV2＋3～5mm。剂量：PGTVp/GTVtb：66～70Gy/33F（2.0～2.12Gy/F），PCTV1：60 Gy/30F（2.0Gy/F），PCT2：54Gy/30F（1.8Gy/F）

（三）并发症

在放疗过程中，急性放射反应主要是黏膜反应，及时对症处理，保护黏膜；眼球受照，会引起角膜、结膜的放射性损伤，甚至会引起全眼球炎，导致失明。因此保护眼球十分重要：在高能射线前野照射眼眶时，嘱患者睁眼正视，以使最大剂量点落在角膜晶体之后；而采用电子线前野照射眼眶时，应常规铅珠挡角膜晶体，如此可以将角膜晶体放射性损伤降低到最低点。放射治疗主要的后遗症仍然是单侧或双侧的视力减退或失明，但也应考虑到部分是由于肿瘤侵犯所致。其他如慢性副鼻窦炎，鼻腔狭窄、鼻腔萎缩、瘘管形成，张口困难、下颌骨坏死或放射性脊髓炎，这些都是在照射过程中需要注意保护，尽可能减少这方面的损伤，限制关键脏器的剂量，提高治疗效果，减少并发症的发生。

八、预后

此病预后较好，文献报道单纯放疗5年生存率为20%～30%，综合治疗有一定提高，可达到50%左右，主要失败原因为局部肿瘤未控。

（朱小东　肖绍文）

第九节　外耳道癌及中耳癌

外耳道癌和中耳癌是属于少见的恶性肿瘤，尤其中耳癌罕见，发病率在1万～5/100万。发病年龄以30～60岁为最常见，约占80%，男女之比为（2～6）∶1。鳞癌多见，占60%～80%。由于外耳道和中耳仅一膜之隔，原发于中耳的癌肿常易穿破鼓膜侵犯外耳道，而发生于外耳道的肿瘤向内常蔓延到中耳，同此临床上往往很难明确其原发部位。

一、病因

1. 慢性炎症 根据国内外文献报道，本病患者70%～85%并发慢性中耳炎病史，脓性分泌物及炎症的长期刺激使鼓室黏膜柱状上皮或立方上皮演变为复层鳞状上皮，最终导致癌变。

2. 外耳道乳头状瘤 一般认为乳头状瘤是介于良、恶性之间，良性乳头状瘤常恶变为乳头状癌。

二、应用解剖

1. 骨解剖 颞骨由颞骨鳞部、岩部、鼓窦和乳突四部分组成。

外耳道为弯曲的管道，起自外耳门，向内至鼓膜、成人长 2.5～3.0 cm，外 1/3 为软骨部，内 2/3 为骨部。鼓膜为椭圆形半透明的薄膜，呈斗笠状，凹面向外，将外耳道与中耳分开。中耳包括鼓室、咽鼓管、鼓窦及乳突小气房四部分。鼓室在鼓膜与内耳之间，由六壁围成：外壁为鼓膜；上壁为鼓室盖，由颞骨岩部前面构成，借此薄壁与颅中窝的大脑颞叶分隔，下壁为 薄骨板与颈静脉球相隔；前壁下部以薄骨板与颈内动脉相隔；后壁为乳突壁。此壁上部有鼓窦开口，与鼓窦、乳突小房相通，内壁即内耳的外壁，上有前庭窗，下有蜗窗。面神经的鼓室段在鼓室内壁的骨管，在前庭窗的上方达到鼓室后壁，此处骨质甚薄，中耳癌极易在此处侵犯面神经引起面瘫，鼓室腔内大部分区域为纤毛柱状上皮覆盖。（见图 4-3-39）

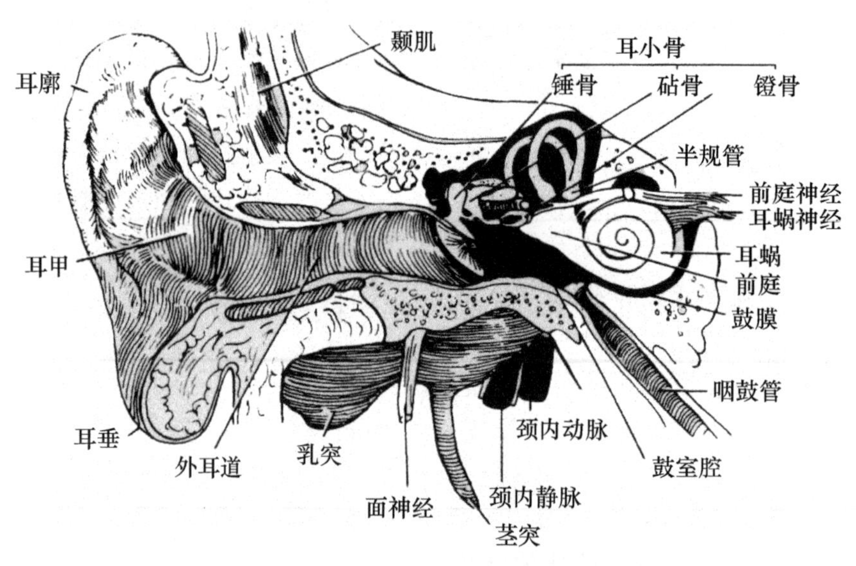

图 4-3-39 外耳道及中耳解剖图

2. 淋巴引流

（1）外耳：由于外耳道与中耳深藏于颞骨内，血供相对来说不丰富。自外耳道前壁发出的淋巴管，注入耳前淋巴结及腮腺淋巴结；起自外耳道下壁的淋巴管注入耳下淋巴结和腮腺淋巴结；来自外耳道后壁的淋巴管可向深处走行注入颈内静脉淋巴结上群。

（2）中耳：鼓室黏膜的毛细淋巴管网可与鼓膜及咽鼓管黏膜的淋巴网吻合，共同向内汇入咽鼓管处的淋巴管。然后注入咽后外侧淋巴结（也有少部分直接注入颈内静脉淋巴结上群）。当咽后外侧淋巴结发炎肿大时，咽鼓管淋巴引流阻滞，可引起浆液性中耳炎。

三、病理

1. 病理形态 外耳道及中耳的恶性肿瘤中，以鳞状细胞癌为多见，其次为乳头状癌、未分化癌、腺癌等。基底细胞癌较少见。近年来中耳乳突肉瘤屡有报道，多见于儿童，较常见的有纤维肉瘤、胚胎横纹肌肉瘤、骨肉瘤。肉瘤较癌发展迅速，短期内即可浸润周围组织，破坏面神经，出现同侧周围性面瘫，容易发生远处转移，预后很差。

2. 扩散途径

（1）直接浸润：中耳、外耳癌扩散的最常见方式是直接侵犯，外耳道原发肿瘤可穿破鼓膜侵犯中耳，原发于中耳癌亦可穿破鼓膜向外耳道扩展，所以中、晚期中耳、外耳道癌往往很难明确原发肿瘤的起始部位，文献常将两种肿瘤合并讨论。肿瘤易向深层浸润，从而破坏骨组织，如穿破软骨与骨交界处可侵及腮腺；向外扩展则侵犯耳郭。如穿破鼓膜下壁可累及颈静脉球，侵犯鼓室，向后破坏乳突气房，经后颅凹前壁直接侵犯乙状窦；向前可蔓延、破坏咽鼓管，可达鼻咽部，甚至侵犯颞下颌关节乃至颞下窝；肿瘤向上破坏鼓室盖累及硬脑膜。

（2）转移：由于外耳、中耳血液及淋巴供应不甚丰富。因此外耳道及中耳癌的淋巴结通过血道转移机会比其他头颈肿瘤要少的多，如发生淋巴结转移常有乳突下和颈内静脉上群、耳下淋巴结；而耳前淋巴结少见。血道转移更少见，个别癌可转移到肺、骨、肝等处。

四、临床表现

（1）血性分泌物：约占80%，为常见表现之一，一般出血量较少，由于多有慢性化脓性中耳炎之病史，故常为脓性分泌物中带血，伴臭味，晚期患者由于癌肿溃烂损坏重要血管导致大出血，甚至造成死亡。

（2）耳内疼痛：为早期症状之一，呈持续性隐痛、胀痛或跳痛，以夜间为重，常向面部及颌部、乳突部放射，晚期患者疼痛十分剧烈，即使注射吗啡亦难以止痛，疼痛原因是由于肿瘤侵犯或压迫耳道感觉神经。

（3）听力下降：为传导性耳聋，但听力障碍常被患者忽视，因患者往往已有数十年慢性化脓性中耳炎病史。

（4）外耳道肉芽及息肉样组织：检查时常发现外耳道或中耳有易于出血之肉芽或息肉样组织，表现为苍白而质实的肉芽或息肉。

（5）面神经麻痹：为本病之主要症状，由于面神经在鼓室后壁、内壁面神经管内通过；骨壁甚薄，肿瘤极易侵及面神经，其出现的早晚与肿瘤的位置有关。

（6）张口困难：多为晚期症状，为肿瘤穿破外耳道骨壁，侵犯颞颌关节、颞下窝、或三叉神经所致。

（7）耳周红肿：红肿出现往往由于并发感染，常被误认为炎症，但这种红肿较一般脓肿基底更广泛，质地亦较坚实，晚期患者可出现耳前、耳下、耳后、腮腺区和颈部淋巴结肿大。

（8）脑神经侵犯：当癌肿穿破脑膜即向颅内扩展，可引起Ⅴ、Ⅳ、Ⅸ、Ⅹ、Ⅺ、Ⅻ对脑神经损害。

（9）迷路刺激症状：外耳道和中耳病很少侵及内耳，但少数病例亦可出现眩晕、恶心、呕吐和眼球震颤，这些症状可能系并发感染所致，有时经过一段时间抗炎治疗症状能短期缓解，个别晚期病例亦可由于肿瘤侵犯内耳所致。

五、诊断

对慢性化脓性中耳炎患者如突然出现耳道流血，耳内疼痛或面瘫等症状，应用耳镜仔细检查耳部，如发现触之易于出血的肉芽、息肉或乳头状瘤样组织，必须作活组织检查，取材应深些。若病理为阴性，而临床又高度怀疑者应作治疗性乳突探查术。由于咽鼓管与鼓室及鼻咽腔相通，中耳肿瘤易于通过咽鼓管到达鼻咽腔。所以应仔细检查鼻咽腔，排除中耳癌侵犯鼻咽患者。中耳癌需与慢性化脓性中耳炎、中耳结核等疾病相鉴别，对可疑病例作病理检查可明确诊断。

六、辅助检查

1. X线摄片 乳突片可显示病变范围，结合临床检查可帮助诊断和决定治疗方案，常用有梅氏位、劳氏位片。在梅氏位片上可了解鼓窦和鼓室、岩骨尖部、下颌骨髁状突、乳突小房。在劳氏位片上可显示蝶骨大翼、卵圆孔、棘孔、破裂孔、枕骨斜坡、翼极和颞颌关节等处病变。

2. CT扫描 高分辨率CT扫描能检查颅底骨、颈骨、外耳道、中耳、内耳道及其周围结构，并可以估计手术能否切除癌肿。由于肿瘤可引起软组织和骨变化，所以CT检查是一种较理想的诊断方法，但肿瘤与继发感染之间尚难区分，当CT图像显示下列征象时应怀疑肿瘤：①正常软组织形态、密度改变；②异常软组织影和异常软组织增强改变；③骨破坏。

3. MRI扫描 在鉴别正常组织和肿瘤上优于CT，MRI能较好地显示肿瘤的范围，尤其是在采用脂肪抑制技术的增强扫描T1加权像能更准确显示肿瘤的真正范围、周围受侵的结构、中、后颅窝脑膜及脑实质受累的情况。

七、分期

AJCC、UICC目前均无耳部肿瘤的临床分期，临床上多参考应用1985年Stell和Mc Cormick提出的下列分期标准（表4-3-8）。

表4-3-8 外耳道及中耳癌分期

分期	表现
T1	肿瘤局限在原发部位，没有面神经麻痹或X片骨破坏
T2	肿瘤向外扩展，出现面神经麻痹或X片上有骨破坏
T3	临床或X片上有周围组织受侵，如：硬脑膜、颅底骨、腮腺、颞颌关节
Tx	患者缺乏分期资料或在其他单位已治疗

八、治疗原则

目前常用的治疗方案有以下几种：手术、放疗、放疗+手术的综合治疗。对每一病例具体治疗方案的选择，应根据病变部位、病变范围、患者全身情况和医疗条件等方面加以综合考虑。对发生于外耳肿瘤可采用局部手术或外照射治疗，常采用深部X线或合适能量的电子线照射；一旦肿瘤侵入中耳或内耳，则采用手术+放疗的综合治疗方案。

（一）外科手术

1. 乳突根治术 一般采用耳内或耳后切口。凿开乳突、切开乳突气房，开放外耳道后壁，使外耳道、鼓室、乳突、鼓窦四位一体，形成一大腔，尽可能切除病灶，这种手术的范围有限，难以达到彻底切除病灶并留有一定安全边界的目的，常用于和放射综合治疗。

2. 颞骨部分或全部切除 该手术范围大，并发症多，手术死亡率高，五年生存率不高，故不再广泛使用，多用于中耳癌乳突根治术后和放射治疗失败的病例。

3. 颈部转移淋巴结 一般采用颈部淋巴结清扫术，若为单个转移，亦可考虑颈淋巴结摘除术后加放射治疗。外耳道、中耳癌颈部淋巴结转移率仅为5%～15%。故一般不考虑作选择性颈清扫。但有学者指出，如病变超过4 cm、或有周围软骨结构受侵时，淋巴结转移的危险性增加，建议行预防性颈清扫。

（二）放射治疗

1. 放疗前准备及注意事项

（1）本病患者绝大多数继发于中耳炎，往往会合并局部感染，因此放疗前应控制局部感染灶。由于外耳、中耳血供不甚丰富，治疗重在局部处理，先用3%双氧水清洗外耳道，再用0.5%氯霉素或1%氯霉素甘油滴耳液滴耳，一日3～4次，严重者配合静脉注射抗生素。

（2）颅底骨质广泛受侵破坏，特别是乙状窦受累者，禁忌放疗，以免引起大出血导致患者立即死亡。

（3）注意口腔处理；拔除残根，修复龋齿。

（4）放疗中仍应注意保持外耳道、中耳腔清洁，控制感染，以利引流，促进肿瘤消退，减轻放射损伤。

2. 照射技术

（1）常规放疗：外耳道及中耳癌一般采用外照射，放射线常用^{60}钴和高能X线、电子束。在少数情况下配合腔内后装放射治疗。

1）中耳癌：用CT片或软铅丝绘制外耳道水

平的头颅横切面图，并标出肿瘤范围，连接两侧外可道口的中心，从病侧外耳道口中心，水平向内 4～4.5 cm，再向前 1 cm 作为耳前、耳后野的中心线交叉点，然后设置耳前、耳后两野成角照射，两野中心线束通过肿瘤中心，计算照射角度，一般耳前野与两外耳道连线成 20°～25°角，耳后野与连线成 50°～60°角，照射野的面积应视范围而定，一般采用 5×6 cm。为了使剂量分布均匀，避免热点，可采用 60°楔形板成角照射（见图 4-3-40）。

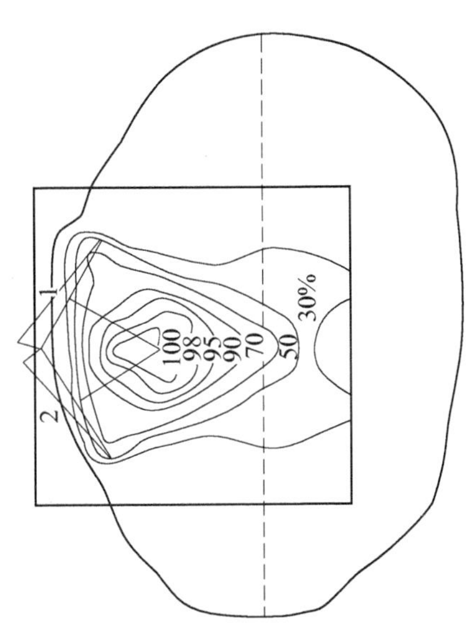

图 4-3-40 耳前后交叉野剂量分布

每日照射肿瘤量 1.8～2 Gy，每周照射 5 次。开始照射时剂量宜小，逐步增加，以免引起恶心呕吐、眩晕等内耳刺激症状。单纯放射和术后放疗的肿瘤量为 60～70 Gy/6～7 周，术前放疗肿瘤量为 50～60 Gy/5～6 周。

2）外耳道癌：单纯放疗，可设一野垂直照射或耳前、耳后野成角照射，但两野的中心线束交叉点与中耳相比外移 1.0 cm。一般在病侧外耳孔向内 3～3.5 cm，照射角度较中耳癌略大些。根据病灶情况有时先设一耳前垂直野（用 16 MeV 电子束照射），以后再分耳前、耳后两野成角照射。剂量及照射方法同中耳癌。

3）颈淋巴结：因外耳道及中耳癌的颈转移淋巴结对放疗欠敏感，一般主张手术治疗。若患者有手术禁忌证则可行单纯放疗，切线照射 50 Gy，然后缩小野常规 X 钱或电子线垂直照射 20 Gy。

（2）三维适形及调强放疗：常规放疗由于受解剖位置的限制，难以给予肿瘤区域更高剂量，而三维适形及调强放疗通过精确定位及 TPS 计划使肿瘤在接受高剂量的同时，可显著减少正常组织及器官的受照剂量，较常规放疗更易于提高肿瘤区域剂量，目前已逐步替代常规放疗成为主流放疗方式。

（3）姑息放疗：放射治疗可显著缓解复发或晚期肿瘤患者的痛苦，据报道 61％的外耳道及中耳肿瘤患者的痛苦可通过放疗得到缓解。

九、放疗并发症

常见的有耳道长期流液、耳道闭锁、骨坏死、张口困难、放射性脑损伤等。由于中耳接近脑干和脊髓，照射中要避开这些结构是非常困难的。骨坏死与剂量成正比，所以有些学者建议，剂量不宜太高。

十、预后

由于中耳癌患者获得早期治疗的机会不多，故预后较差。据统计总的手术死亡率为 5％～10％，5 年生存率为 30％～50％。

1. 局部复发 复旦大学肿瘤医院 274 例中局部复发者 42 例，复发率 15.3％。其中 45.2％的病例在 1 年内复发，83.8％ 在 3 年内复发。因此，患者生存在 3 年以上局部复发机会将大大减少。

2. 肿瘤的范围对预后的影响 肿瘤的范围是影响预后的主要因素，肿瘤范围越广泛，则疗效愈差。其中颈部淋巴结和远处转移时预后影响最大。面神经麻痹在某些情况下还不是晚期症状，如原发于中耳后壁者，由于局部骨壁菲薄，早期即可出现面瘫，仍有治愈的希望。

3. 病理 鳞癌比肉瘤预后好。

4. 死亡原因 53％死于局部复发，少数死于颈淋巴转移，肺转移、骨转移、肝和腹腔转移。

第十节 甲状腺癌

甲状腺癌（Thyroid cancer）包括乳头状腺癌、滤泡状腺癌、髓样癌和未分化癌等四种。一般而言甲状腺癌的生物学行为由于病理类型、年龄、临床分期的不同而表现出截然不同的预后，如分化好的乳头状、滤泡状甲状腺癌其发展相当缓慢，即使发生远地转移仍有长期存活的可能，而分化差及未分化甲状腺癌却发病迅速，有致命的危险。但即使是相同病理类型的甲状腺癌单单由于其年龄的不同也会造成其预后的显著不同，因此对甲状腺癌的治疗方式的选择及预后的判定，既要考虑肿瘤扩展的范围、病理类型，又要考虑年龄等因素。

甲状腺癌的发病率在全身恶性肿瘤中所占比例并不高，为1%左右，但在头颈部恶性肿瘤中其发病率却居首位。一般而言，发病率女性多于男性，20～40岁为发病年龄高峰，50岁以后其发病率则有明显下降。

一、病因

目前甲状腺癌的病因仍不明确，其发病可能与放射线及地方性甲状腺肿等因素有关。

二、应用解剖

1. 解剖 甲状腺分为左右两个侧叶，中间以峡部相连状如“蝶”状或“H”状分布于颈下部气管两侧，腺体由完整的、致密的结缔组织形成的包膜所包裹。上界在甲状软骨的中部，下界在第6气管软骨环水平，两侧叶贴近气管、食管及喉返神经，后方邻近颈动脉鞘。甲状腺腺体血供丰富，主要由甲状腺上、下动脉供血。

2. 淋巴引流 甲状腺的淋巴引流一般可分为三组。上组引流两侧叶上部、内侧壁及椎体叶淋巴液，经由喉前、气管前或直接注入颈深上淋巴结。中组引流峡部、两侧叶中部的淋巴液，伴随甲状腺中静脉经过颈动脉鞘注入颈深中、下组淋巴结。下组引流两侧叶下极、后部及峡部下缘的淋巴液，注入气管旁、喉返神经与气管前淋巴结，有的还可引流至纵隔淋巴结。甲状腺两侧淋巴管之间可直接或间接相通，与喉淋巴管之间也有吻合（图4-3-41、图4-3-42）。

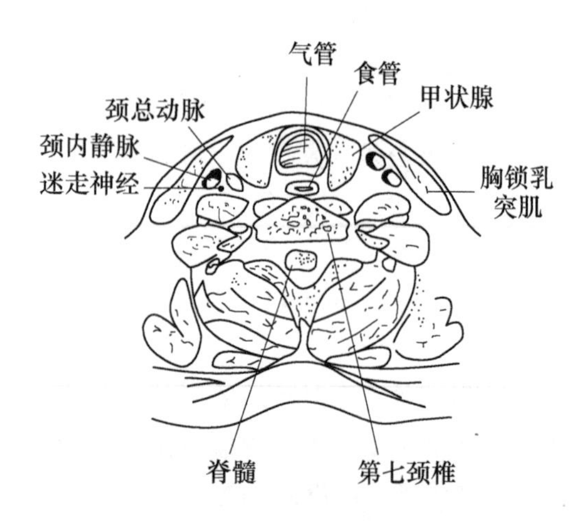

图4-3-41 甲状腺横断面结构

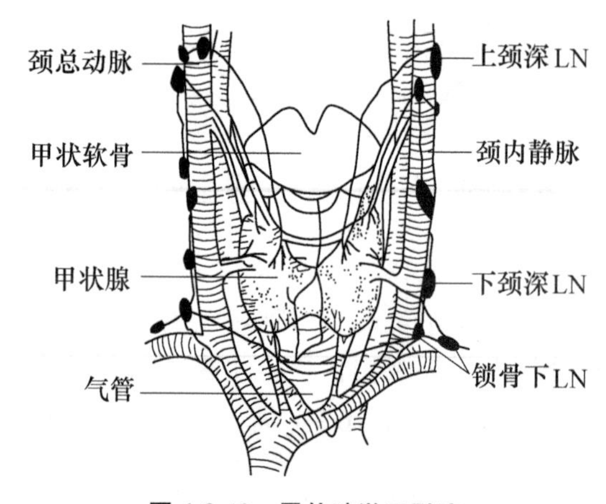

图4-3-42 甲状腺淋巴引流

三、病理

1. 病理形态 WHO将甲状腺癌分为四种：乳头状腺癌、滤泡状腺癌、髓样癌和未分化癌，其中前两种病理类型被称为分化好的甲状腺癌。其他少见的病理类型有鳞癌、黏液表皮样癌、转移癌、肉瘤、淋巴瘤等。

2. 扩散机制

（1）局部浸润生长：甲状腺癌表现为颈部肿快，随吞咽上下移动，以后随着肿瘤的继续生长并向周围组织浸润，如压迫气管、食管可出现呼吸困难、吞咽困难，侵犯喉返神经则表现为声音嘶哑、侵犯臂丛神经引起颈肩痛等。

（2）转移：不同病理类型的甲状腺癌有不同的转移特点，乳头状甲状腺癌以淋巴结转移为主，滤泡状腺癌则血行转移比较多见，而未分化甲状腺癌无论是淋巴转移，还是血行转移都比较常见。

四、临床表现

患者多是因为颈前肿块和/或颈部有肿大淋巴

结而就医；肿物生长较快，可伴有局部疼痛；或表现为肿瘤局部浸润压迫的症状如吞咽困难、呼吸困难、声音嘶哑等；少数患者也可以肺转移、骨转移的症状为首发临床表现。

查体：颈部肿物可随吞咽上下移动，质地较硬，边界不清，可有压痛，同时也可发现颈部转移的肿大淋巴结。

五、辅助检查

1. 颈部正侧位片 可以大概了解肿瘤的大小、范围及与周围组织的关系。现已基本被 CT 所代替。

2. 胸部正侧位片 了解胸骨后甲状腺肿瘤的病变范围、气管受压移位的程度、上纵隔是否有肿大淋巴结以及双肺有无转移等。

3. 食管造影 对有吞咽困难的患者可进行此项检查，了解食管受侵压迫的程度。

4. 颈部超声 简单实用，灵敏度高，3 mm 的结节既可被检出。通过颈部超声可明确颈部肿快是否位于甲状腺内，是单发还是多发，实性还是囊性，同时还可对位于甲状腺深部、临床不宜触摸的小结节进行超声引导下的细针穿刺术。

5. 甲状腺同位素扫描 通过甲状腺结节吸碘功能的检测，而将甲状腺结节分为热结节、温结节、凉结节、冷结节等，对判定甲状腺结节的性质有一定的帮助：甲状腺癌多表现为冷结节、凉结节，但应注意 4%～7%甲状腺癌表现为热结节，因此对扫描提示的热结节也不能完全掉以轻心。

6. CT、MRI 检查 可以清楚地显示甲状腺和肿瘤的关系，对了解肿瘤的包膜外受侵、颈部淋巴结和上纵隔淋巴结的转移都很有帮助。

7. 细针穿刺细胞学检查（FNA） 对明确甲状腺结节的性质、提高术前甲状腺结节良、恶性的确诊率有很大帮助。对 FNA 阴性者，可用甲状腺素抑制实验 3～6 个月，如结节缩小或消失，表明为良性，不需要手术治疗，如无变化或增大，以甲状腺癌可能性大，应即刻手术治疗。但应注意 FNA 有一定的假阳性及假阴性率，且其结果受操作者水平的影响。

8. 甲状腺素抑制实验 用甲状腺素治疗 3～6 月，若为良性结节则有可能缩小或消失，无变化甚或增大者则多为恶性。此实验一般和 FNA 相互配合使用来共同判定甲状腺结节的性质。但应注意经过甲状腺素抑止试验，部分良性结节也不一定有反应；或者即使有反应，肿物缩小，亦不能完全排除恶性的可能。

9. 实验室检查 血液 T3、T4 的检查可以了解甲状腺的内分泌功能；血清中的甲状腺球蛋白在分化好的甲状腺癌中常有升高；而髓样癌中的降钙素常常升高。

六、诊断

根据患者的临床表现及辅助检查而做出诊断。临床工作中甲状腺癌的诊疗程序如图 4-3-43。

七、临床分期

AJCC（2002）分期标准为：

原发肿瘤（T）

注：所有的分类可以再分为：a. 孤立性肿瘤；b. 多灶性肿瘤（其中最大者决定分期）。

Tx 原发肿瘤无法评估

T0 无原发肿瘤的证据

T1 肿瘤的最大直径≤2 cm，局限于甲状腺内。

T2 肿瘤的最大直径>2 cm，但≤4 cm，局限于甲状腺内。

T3 肿瘤的最大直径>4 cm，局限于甲状腺内或任何肿瘤伴有最小程度的甲状腺外侵犯（如：胸骨甲状肌或甲状腺周围软组织）。

T4a 肿瘤无论大小，超出甲状腺包膜，侵及皮下软组织、喉、气管、食管或喉返神经。

T4b 肿瘤侵犯椎前筋膜或包绕颈动脉或纵隔血管。

所有的未分化癌属 T4 肿瘤。

T4a 局限于甲状腺腺体内的未分化癌，手术可切除。

T4b 甲状腺外侵犯的未分化癌，手术不可切除。

区域淋巴结（N）

区域淋巴结为颈前、颈侧和上纵隔淋巴结。

Nx 区域淋巴结无法评估。

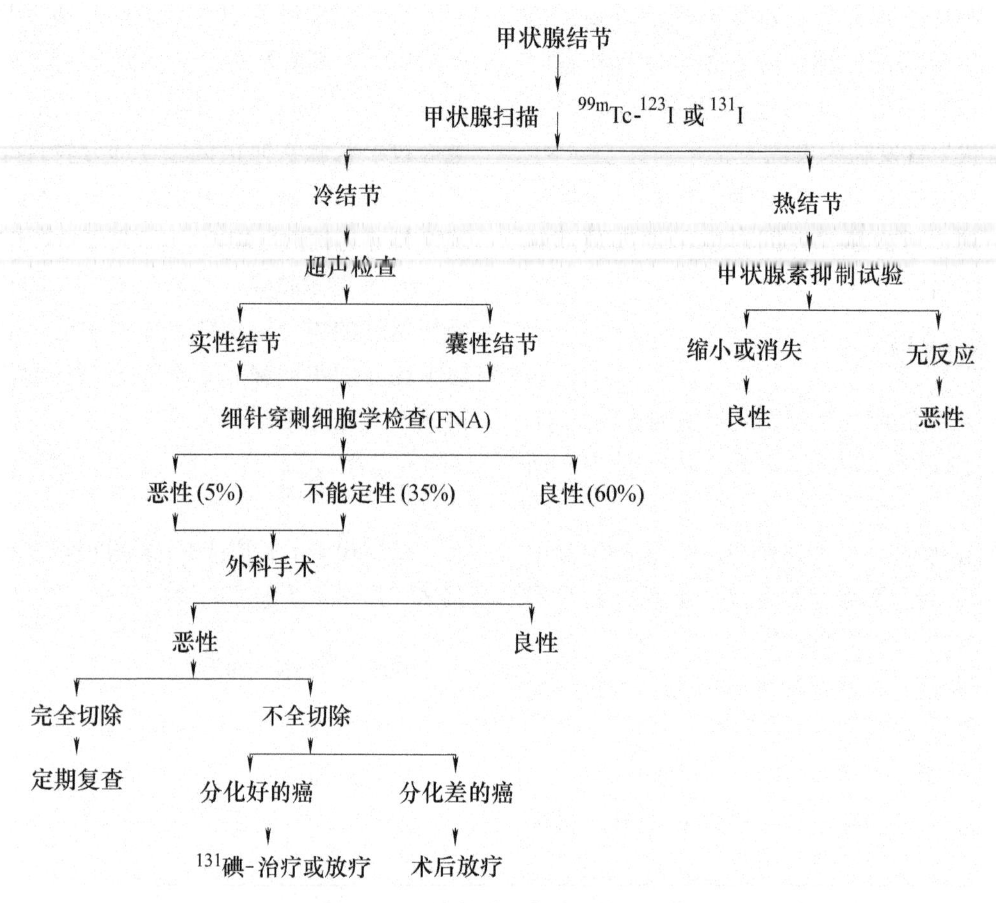

图 4-3-43　甲状腺结节的诊治程序

N0　无区域淋巴结转移。

N1　区域淋巴结转移。

N1a　Ⅵ组转移（气管前、气管旁和喉前/Delphian 淋巴结）。

N1b　转移至单侧、双侧或对侧颈部或上纵隔淋巴结。

远处转移（M）

Mx 远处转移无法评估。

M0 无远处转移。

M1 有远处转移。

临床分期：

乳头状癌或滤泡癌

45 岁以下

Ⅰ期　任何 T　任何 N　M0

Ⅱ期　任何 T　任何 N　M1

45 岁或 45 岁以上

Ⅰ期　T1　N0　M0

Ⅱ期　T2　N0　M0

Ⅲ期　T3　N0　M0

　　　T1　N1a　M0

　　　T2　N1a　M0

　　　T3　N1a　M0

ⅣA 期　T4a　N0　M0

　　　T4a　N1a　M0

　　　T1　N1b　M0

　　　T2　N1b　M0

　　　T3　N1b　M0

　　　T4a　N1b　M0

ⅣB 期　T4b　任何 N　M0

ⅣC 期　任何 T　任何 N　M1

髓样癌

Ⅰ期　T1　N0　M0

Ⅱ期　T2　N0　M0

Ⅲ期　T3　N0　M0

　　　T1　N1a　M0

　　　T2　N1a　M0

　　　T3　N1a　M0

ⅣA 期　T4a　N0　M0

　　　T4a　N1a　M0

　　　T1　N1b　M0

T2　N1b　M0

T3　N1b　M0

T4a　N1b　M0

ⅣB期　T4b　任何N　M0

ⅣC期　任何T　任何N　M1

间变癌（未分化癌）

所有间变癌都属Ⅳ期

ⅣA期　T4a　任何N　M0

ⅣB期　T4b　任何N　M0

ⅣC期　任何T　任何N　M1

八、治疗原则

甲状腺癌的治疗方式主要为手术切除和/或^{131}碘治疗。不论病理类型如何，只要有指征就应尽可能地手术切除。因甲状腺癌对放射敏感性差，单纯放疗对甲状腺癌的治疗并无好处。但对于手术后有残留者，术后放疗有价值，如医科院肿瘤医院的一组资料分析，甲状腺癌术后有残留癌者，加用术后放疗者的5年生存率为77%（33/43），未加放疗者的5年生存率仅为38%（17/45）。故放疗原则上应配合手术使用，主要为术后放疗。具体实施应根据手术切除情况、病理类型、病变范围、年龄等因素而定，对恶性程度较低的癌如分化好的乳头状癌或滤泡癌，术后微小残存可用^{131}碘治疗，即使是术后局部复发者也可再作手术或颈清扫术，仍能达到根治或长久的姑息作用。如对这些患者进行较大范围的放疗后，一旦复发则很难再次手术或已根本不能手术。如肿瘤累及较重要的部位如气管壁、气管食管沟、喉、动脉壁或静脉内有瘤栓等而手术又无法切除干净，且^{131}碘治疗又因残存较大无明显效果时才可考虑术后放疗，但宜用较小的照射野，包括残存病灶即可。对年轻患者，因病理类型一般分化较好，即使是出现复发转移也可带瘤长期存活，且^{131}碘治疗和再次手术都为有效的治疗手段，因此外照射的应用需慎重，否则不仅效果有限，而且影响下一步的治疗，同时放疗后遗症明显，既可导致颈部发育畸形，又有发生放射诱发癌的可能。但对分化差的癌或未分化癌，如手术后有残留或广泛的淋巴结转移，则不受以上原则的限制，应及时给予大范围的术后放疗，以尽可能地降低局部复发率，改善预后。

分化较好的甲状腺癌和甲状腺髓样癌对化疗药物均不敏感，故不应作为常规的术后辅助治疗。化疗被主要运用于甲状腺未分化癌和甲状腺恶性淋巴瘤的治疗，也有将其作为部分复发性分化较差的甲状腺分化性癌或髓样癌的术前辅助治疗。

内分泌治疗主要是指TSH抑制治疗，亦被称为甲状腺素替代治疗，是临床上最常用的甲状腺癌患者的辅助治疗手段之一。

（一）高分化的乳头状腺癌和滤泡状腺癌

乳头状腺癌占全部甲状腺癌的70%左右，女性多见，好发年龄为20～40岁，为低度恶性，病程缓慢，但颈部淋巴结转移相当多见。因为该类肿瘤具有多灶性及弥漫性浸润的特点，即使是局限性的病变也应行甲状腺次全切术。对术前可触及肿大淋巴结者常规行颈清扫术，但对临床检查淋巴结阴性的患者的处理则有分歧，因为其颈部淋巴结转移尽管多见，但可长期留置在淋巴结包膜内而不发展，且大量临床资料证实作预防性颈清扫术和对照组预后并无明显差异，因此对颈部淋巴结的处理不外乎以下三种治疗意见：①仅切除原发灶，颈部观察；②常规行颈淋巴结清扫术；③根据原发灶具体侵犯情况决定是否行颈清扫术。

滤泡状腺癌可发生于任何年龄，男性稍多见。同乳头状腺癌相比，较少淋巴结转移，但血行转移相对多见，为15%～20%。手术上原发灶的处理同乳头状腺癌，对有颈淋巴结转移者行颈清扫术，但对临床阴性者因颈部淋巴结转移的几率低，故治疗意见比较统一，一般不作预防性颈清扫。

上述两种病理类型的甲状腺癌具有高浓缩吸收^{131}碘的功能，所以对其术后微小残存或复发转移者可行^{131}碘治疗，一般不行术后放疗，除非是对高龄患者由于病理相应分化较差、不吸碘而外科又不能完全切除时才考虑术后放疗。

对分化好的乳头状腺癌和滤泡状腺癌，国外常用的治疗方法为：行甲状腺次全切或全切术。术后4周，常规行^{131}碘扫描，如甲状腺区域外无任何吸收区，定期复查甲状腺扫描即可；如有超出甲状腺区域外的吸收区存在，常规给予100 mCi的^{131}碘。其远期效果甚佳，且副作用有限。即使再次复发，也不影响下一步的治疗。

（二）髓样癌

占甲状腺癌的3%～7%，少数具有家族史，是来自甲状腺滤泡旁细胞的癌，又称为滤泡旁细胞癌或C细胞癌，属于APUD瘤的范畴，其特点是：①中度恶性，发生于任何年龄，男女发病率无明显差异。②除了甲状腺肿块和颈淋巴结肿大外，还有类癌综合征的症状。③血性转移多见。

治疗为甲状腺次全切除术＋颈清扫术，对手术不能全切者应行术后放疗。

（三）未分化癌

恶性程度较高的癌均归入此类，包括大、小细胞癌，及其他类型癌：鳞癌、巨细胞癌、囊腺癌、黏液腺癌和分化不良的乳头状、滤泡状腺癌。

临床少见，占甲状腺癌的5%左右，属高度恶性，老龄患者多见，男性稍多，颈淋巴结转移及血行转移相当多见。由于本病发展迅速，绝大多数患者在确诊时已无法手术切除，可行高剂量放疗（疗前有呼吸困难及憋气者可行气管切开术）以暂时控制瘤体生长，缓解症状，但不能根治，多于半年内死亡。但对有手术指征者仍应争取手术切除，术后常规行放疗，个别患者仍可长期存活。

九、放射治疗技术

1. 放疗适应证　除甲状腺未分化癌和甲状腺恶性淋巴瘤以放射治疗首选以外，其他甲状腺恶性肿瘤均对放射线敏感性较差。尤其是分化性甲状腺癌的患者其甲状腺原发肿瘤对术前放疗基本无效，应力求手术完整切除，如肿瘤手术根治彻底则补充放疗既不能提高治疗效果，反而会增加不良反应的发生，故术后常规辅助放疗应被禁止。

外放射治疗仅适用于：①原发肿瘤无法彻底切除有小区癌细胞残留者，术后补充放疗可以降低局部复发，并提高生存率。外照射范围应包括甲状腺床、颈侧部及上纵隔，尽量避开肺、喉及脊柱等重要器官。常规分割放疗，缩野后总剂量60～70 Gy。同时应注意放射治疗不良反应的发生，包括：臂丛神经损伤、喉水肿及喉或气管软骨的放射性坏死等。②甲状腺癌骨转移，特别是椎骨、颅底周围或可能引起病理性骨折导致功能障碍时。外放射治疗的优点在于能迅速缓解局部疼痛，使局部病灶重新钙化预防病理性骨折的发生，并能作为同位素治疗的补充。

2. 靶区的制定　靶区的设计应根据病理类型、病变范围、淋巴结有无受侵等具体情况而定。一般而言，对高分化癌用小野，低分化或未分化癌用大野。由于甲状腺位居舌骨至气管分叉水平之间，且颈部淋巴结很少发生舌骨水平以上的转移，所以甲状腺癌照射野在包括全部甲状腺体及区域淋巴引流的原则上，上界至舌骨水平即可，下界可根据具体病变侵犯范围而定。但对未分化癌而言，上界应至下颌骨下缘上1 cm以包括上颈部淋巴结，下界应至气管分叉水平以包括上纵隔淋巴结（图4-3-44）。

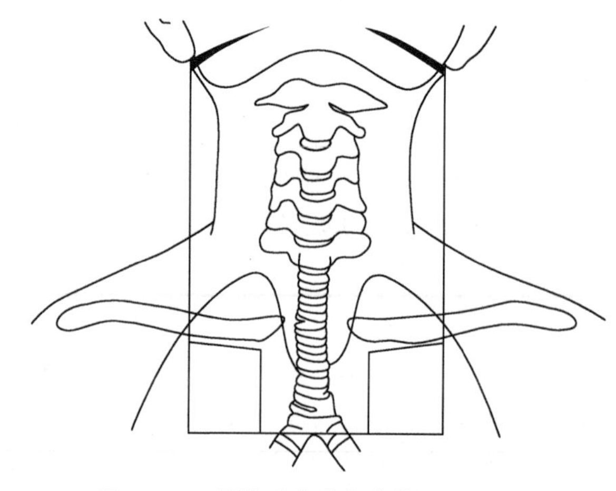

图4-3-44　甲状腺未分化癌的标准照射野

3. 体位和剂量　最佳体位为仰卧位，头垫合适角度的头枕（保证头尽量仰伸），面罩固定。

在剂量实施中，按常规剂量分割方式：分次剂量2 Gy，每日1次，每周5次，大野照射50 Gy，然后缩野针对残留区加量至60～70 Gy，注意脊髓量勿超过耐受量。

4. 调强放疗（IMRT）　对于术后有残留的局部晚期甲状腺癌患者，通常需要较大范围的照射，甲状腺周围的喉、气管、脊髓、以及腮腺等器官限制了靶区剂量的提高，IMRT作为上世纪80年代发展起来的一种新技术，可使剂量更好的分布于甲状腺瘤床、高危颈部及纵膈淋巴结引流区，而减少脊髓等周围正常组织的照射[2]。文献报道，甲状腺癌术后残留常规放疗5年生存率为63.0～78.3%[3]，湖北省肿瘤医院张九成等对55例甲状腺癌术后残留患者进行调强放疗，随访调查结果显示5年生存率达到85.5%[4]，5年生存率得到明显提高。

5. 靶区设计

GTV：GTVp（原发肿瘤）、GTVtb（术后残留病灶）同其他肿瘤要求

CTV：同常规大野包括范围，即CTV＝GTV＋全部甲状腺＋Ⅱ、Ⅲ、Ⅳ、Ⅴ、Ⅵ、Ⅶ区，也可根据危险度而分为2个CTV，如颈部阳性淋巴结区域置于CTV1、预防性照射区域置于CTV2。

剂量：GTVp 69.96Gy/2.12Gy/33次，GTVtb 66Gy/2.0Gy/33次，CTV 60.06Gy/1.82Gy/33次，或CTV1 60Gy/2.0Gy/30次、CTV2 56Gy/2.0Gy/28次。【见罗京伟，徐国镇，高黎等．头颈部肿瘤放射治疗图谱（M）．人民卫生出版社，2012：207】

6. 转移癌的治疗 对发生远地转移包括肺、骨等部位的高分化乳头状癌、滤泡状癌可采用^{131}碘治疗，可取得较好的效果甚至长期治愈。用^{131}碘治疗前需手术切除残存腺体或先用^{131}碘破坏残叶功能，否则会影响转移灶的聚碘功能；对分化差的乳头状癌、滤泡状癌和髓样癌由于其不吸碘或吸碘功能有限，因此不宜采用碘治疗，可采用放疗或加用化疗的方法，如对肺孤立转移灶可采用全肺放疗15～20 Gy，然后局部加量至55～60 Gy；骨转移者可采用局部小野放疗与全身化疗。经积极治疗，不少患者仍可长期存活。

十、内放射治疗

内放射治疗也就是放射性核素治疗。放射性核素^{131}I可以产生杀伤深度为1～2 mm的β射线，利用分化性甲状腺癌的肿瘤细胞和正常甲状腺细胞一样具有一定吸碘功能的特点，可以达到杀死甲状腺癌细胞的作用。临床上常将放射性核素^{131}I治疗用于两个方面：

1. 分化性甲状腺癌 全甲状腺切除术后残留甲状腺组织的灭活，可以消灭残留的微小的甲状腺癌细胞降低局部复发率，还可以提高术后放射性核素^{131}I扫描或检测血清TG以发现远处微小转移病灶的敏感性。治疗适用患者包括：年龄≥45岁、甲状腺原发肿瘤＞1.5 cm、癌细胞有明显的腺外侵犯或区域淋巴结转移。治疗前应停服甲状腺素（T4，levothyroxine）至少4～5周，如出现甲状腺功能减退症状可口服T3（liothyronine）10～25 μg/分2～3次服用。每1～2周递增10～25 μg，直至甲状腺功能恢复正常。对年龄大，心功能不全或长期甲状腺功能严重减退的患者，初始剂量要低，增加剂量时幅度要小，加量速度要慢。^{131}I的治疗剂量文献报道不一，约需100 mCi左右，也有学者推荐针对那些甲状腺乳头状癌原发肿瘤＜3 cm且无明显腺外侵犯者可采用约29 mCi的小剂量^{131}I治疗。治疗后5～7天复查甲状腺的131I扫描，了解治疗结果。

2. 在甲状腺癌原发肿瘤手术无法彻底或已出现远处转移而无法手术切除时 一般在治疗前均应常规先行全身^{131}I扫描，确定肿瘤组织有否吸碘功能才能进行。治疗前准备同前所述，有条件的可应用重组的人类TSH以提高病灶的吸碘率。治疗剂量较残留甲状腺灭活所需剂量略高，通常成人要达到100～150 mCi（幼儿为1 mCi/kg），也有学者采用200～250 mCi的大剂量治疗但疗效是否有所提高尚无定论。治疗后5～7天重复全身同位素^{131}I扫描并恢复口服T4，一般治疗后3～6个月见效，如病灶仍未消退可重复治疗，累计剂量超过600 mCi则说明治疗基本无效。针对甲状腺髓样癌患者的放射性核素治疗主要有99mTc-（V）-DMSA等，对伴有远处转移病灶的髓样癌患者有一定的疗效。放射性核素治疗的不良反应：①急性不良反应。包括恶心、暂时性的唾液腺炎、放射性甲状腺炎、中枢系统转移灶出血坏死导致的症状等。②远期不良反应。包括致畸、致突变、致癌、骨髓抑制和肺纤维化等。

十一、预后

影响甲状腺癌预后的因素很多，如分期、病理类型、年龄均显著影响预后。中国医学科学院肿瘤医院分析1958—1980年手术治疗的407例甲状腺癌患者，显示乳头状癌，滤泡状癌，髓样癌的10年总生存率及无瘤生存率分别为：87.1%，85.2%；59%，54%；69.7%，57.5%；而未分化癌的5年生存率仅为17.5%。前三种病理类型

的预后与年龄因素有关：40岁以下者10年生存率为92.6%，40岁以上者则为70.1%（$P<0.01$），因未分化癌82.4%发生于40岁以上者，所以未能看到这种差异。甲状腺癌术后有残留癌者，加用术后放疗的5年生存率为77%（33/43），未加放疗的5年生存率仅为38%（17/45）。

甲状腺未分化癌，文献上报道的5年生存率为5%～15%，其预后与瘤体大小，手术能否完整切除有显著的相关性，术后加用有效的放疗、化疗可望改善其预后。

Mayo Clinic医院根据大量患者治疗结果而总结的MACIS评分（表4-3-9），用于评定乳头状、滤泡状癌的预后，很有参考意义（表4-3-10）。

表4-3-9　MACIS评分

影响因素	评分
年龄＜39岁	3.1
＞40岁	0.08×年龄
原发肿瘤大小（cm）	0.3×cm
不全切除	1
甲状腺外受侵	1
远地转移	3

表4-3-10　MACIS评分与远地转移和死亡率的关系

MACIS评分	局部复发或远地转移率（10年）	20年死亡率
＜6	3%	1%
6～6.9	18%	13%
7～7.9	40%	45%
＞8	60%	76%

注：MACIS评分不适合用于甲状腺其他病理类型的肿瘤。

（康红兵　肖绍文　杨　立）

第四章　胸部肿瘤

第一节　肺　癌

原发于支气管黏膜和肺泡的恶性肿瘤称原发性支气管肿瘤简称肺癌。不包括气管癌及转移性肺癌。在发达国家和我国城市人口中因恶性肿瘤死亡的患者中死于肺癌者占20%～30%，位居第1位，是严重威胁人类健康和生命的常见恶性肿瘤，手术、放疗、化疗是主要治疗手段，精确放疗和放化综合治疗较大幅度提高了生存率。

一、流行病学、病因学及预防

近年来，肺癌的发病在世界范围内均呈逐年上升趋势。根据2015年全球癌症统计（Global cancer statistics）发表的最新数据，2012年全世界180万新发病例，约占全部恶性肿瘤患者13%，肺癌在男性中发病率和死亡率均占第一位，在女性患者中发病率占第三位和死亡率占第二位，其中欠发达国家，男性肺癌发病率和死亡率分别为30/10万和27.2/10万，女性肺癌发病率和死亡率分别为11.1/10万和9.8/10万，而东亚国家男性和女性肺癌发病率分别为50.4/10万和19.2/10万，尽管我国女性吸烟率低于一些欧洲国家，但是肺癌发病率高于这些国家，高达20.4/10万，考虑可能与室内污染有关（煤烟和油烟），最近认为室外污染同样可以导致肺癌，而在我国多于一半的肺癌患者死于空气中释放的细小颗粒物。

肺癌主要是环境性因素所引起的疾病，病因很复杂，目前认为与以下因素关系密切：①吸烟，目前已公认吸烟是引起肺癌的一个重要因素，特别是与肺鳞癌及小细胞肺癌的关系密切，在美国、英国、丹麦等一些西方国家，由于吸烟的有效控制，肺癌的发病率有所下降。②大气污染，工业生产、交通运输及建筑材料排放的烟尘废气中，往往含有某些致癌物质，与肺癌的发病密切相关。③职业性因子。长期接触某些化学物质，如无机砷、石棉、铬、镍、煤焦油、烟炭和煤的其他燃烧产物、二氯甲甲醚和氯甲甲醚等的人群。④其他。如肺部慢性感染。遗传物质的改变、免疫功能低下等，也与肺癌的发病有关。

肺癌是最能预防的癌症之一，着重两个方面。①消除或减少已知的致癌、促癌因子，积极开展一级预防，例如远离烟草、少接触厨房油烟、使用环保的装修材料等。②努力提高人民群众尤其是医务人员对肺癌的认识，对高危人群特别是职业性高危人群应定期进行X线检查，必要时行螺旋CT检查，美国对高危人群的筛查研究提示，CT检查与胸片相比可降低16%～20%肺癌死亡，力争早期发现、早期诊断、早期治疗，以提高肺癌疗效，做好肺癌的二级预防。

二、应用解剖及肿瘤扩散途径

肺位于胸廓内纵隔两侧，表面覆盖胸膜。脏层胸膜紧贴于肺的表面，壁层胸膜则围衬在胸壁内侧、纵隔及膈肌上，在肺门处和脏层胸膜相连接。右肺由斜裂及水平裂两个叶间裂将其分为上、中、下三叶，左肺只有斜裂将其分为上、下两叶，左肺上叶舌段相当于右肺中叶。气管自胸腔上缘进入上纵隔并在第五胸椎水平分成左、右支气管。肺门包括支气管，肺动、静脉，支气管动、静脉以及肺交感神经的分支。

肺癌可直接蔓延至邻近的组织器官，如侵犯胸膜产生胸水；侵犯胸壁而致肋骨及脊柱的破坏和局部软组织肿块；侵犯心包产生心包积液；侵犯压迫上腔静脉而出现上腔静脉综合征；侵犯喉返神经、膈神经或迷走神经可分别出现声音嘶哑、横膈麻痹、心跳加速等症状或征象；压迫或侵犯食管、气管则可引起吞咽困难和气急。肿瘤组织还可以沿气管管壁、间质而跨段跨叶生长，也可沿肺泡壁的孔氏孔蔓延。肺尖癌（Pancoast瘤）

可以侵蚀邻近椎体、肋骨，压迫臂丛神经及颈交感神经，引起同侧臂痛及霍纳（Horner）综合征。

肺部的淋巴结分布极为丰富，分为浅、深两部分，浅部与脏层胸膜并行，深部淋巴系统在肺内与支气管和肺血管并行，浅、深两部分在肺门淋巴结汇合。胸腔内淋巴结可分为 14 区（图 4 4 1）。

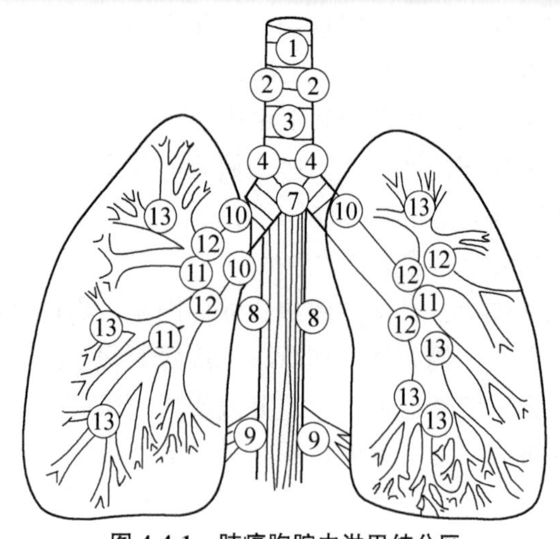

图 4-4-1　肺癌胸腔内淋巴结分区

肺癌往往沿淋巴道依次转移至同侧肺门淋巴结、隆突下淋巴结、纵隔淋巴结、锁骨上淋巴结，然后进入血循环。其中隆突下转移后就形成双侧纵隔的交叉转移。由于胸部还有丰富的淋巴管相互交错，以及在淋巴引流阻塞而出现逆流时，亦可发生对侧的交叉转移。当胸膜受累时，因与胸浅部的淋巴管网沟通，可出现腋下淋巴结转移。有横膈侵犯时，则易向膈下淋巴结转移。周围型和中心型鳞癌及腺癌纵隔淋巴结转移率分别为 25%～50%和 60%～70%。肺尖癌的纵隔淋巴结转移率为 30%左右。小细胞肺癌的纵隔淋巴结转移率高达周围型在 90%以上，中心型几乎 100%，并且腹部淋巴结转移度也 50%以上。文献报告肺原发癌小于 2cm 时，淋巴结阳性率也可达 35%。

肺癌容易仅犯血管导致血道转移。肺活动量大而致肿瘤区压力不断变换，也是肺癌细胞容易进入血道而致远处转移的重要因素。肺鳞癌约 30%有静脉侵犯，小细胞肺癌和肺腺癌几乎都有血管侵犯。肺癌远处转移的常见器官有肝、肾上腺、骨、乳腺、脑、肾、胰、肺及胸膜等。由于胸部有奇静脉系统与椎静脉系统直接沟通，故肺癌的脑转移远较其他部位癌多见。

三、病理学

1. 大体分型　按肺癌发生的部位可分三型：①中心型，肿瘤发生于肺段支气管以上至主支气管的肺癌。②周围型，肿瘤发生于肺段以下支气管。③弥漫型，肿瘤发生于细支气管或肺泡。

按肺癌的生长方式又可分为 5 型：①管内型，肿瘤限于支气管腔内，呈息肉或菜花样生长，可有管壁侵犯，但未侵及壁外肺组织。②管壁浸润型，肿瘤组织呈明显地破坏支气管并侵入周围肺组织。以上两型常见于中心型肺癌。③球型，肿瘤呈球状生长，与周围组织分界清楚，与支气管的关系不明确，边缘光滑可呈小分叶状，直径不超过 3mm。④块型，肿瘤形状不规则，与周围肺组织分界有时不清楚，直径大于 3mm。以上两型多见于周围型肺癌。⑤弥漫浸润型，肿瘤组织弥漫浸润累及肺叶或肺段的大部分，与大叶性肺炎类似，见于弥漫型肺癌。

2. 组织学分类　2004 年世界卫生组织将肺癌的组织学类型分为 8 类，常见者有 4 类，其主要特点及在我国的分布情况如下：①鳞状细胞癌，简称鳞癌。占 42.2%～42.5%，多见于男性，与吸烟关系密切，通常是中心型，肿瘤中心易发生坏死，生长较慢，常有肺门及纵隔淋巴结转移，血行转移较晚，对放射线中度敏感。②腺癌，近 20 年发病比例上升较快，占 37.6%～42.5%，过去多见于女性，近年来男性发病有增加趋势，与吸烟无明显关系，多为周围型，早期即可发生淋巴、血行及胸膜转移，对放疗、化疗敏感性均差。2011 年国际肺癌研究协会、美国胸科学会、欧洲呼吸学会联合在《胸部肿瘤学杂志》上公布了关于肺腺癌的国际多学科分类，新分类提供了统一的专业术语及诊断标准。该分类是由上述三个组织的肿瘤学家/呼吸病学专家、病理学家、放射学家、分子生物学家及胸外科专家共同完成，该分类强调对细支气管肺泡癌（BAC）、非手术肿瘤小标本的获取途径以及对进行分子标志物与免疫组化研究组织标本的多学科统筹管理至关重要，例如 EGFR 基因突变及 ALK 基因重排对肺腺癌靶向治疗的指导意义。③小细胞癌，占 8.5%～11.1%，较国外少，男性多见，与吸烟关系密切，多为中心型，发展快，易侵犯邻近组织，淋巴结及远处转移率极高，对放疗及化疗均较敏感。④大细胞型，占2.2%～8.6%，周围型多于中心型，空洞少见，多有肺门及纵隔淋巴结转移，对放射线中度敏感。

对于形态学不典型的病例或晚期不能手术的患者病理诊断需结合免疫组化染色尽可能进行亚型分类，尽量避免使用非特殊类型（NSCLC-NOS）的诊断。

值得重视的是含多种病理组织学成分的混合癌比以往认识的要多，在治疗这类混合型肺癌时，需按所含预后最差的肿瘤成分处理。

由于小细胞癌的生物学行为与其他上皮性肺癌显著不同，即临床上表现为高度恶性，早期即发生广泛的远处转移，对化疗及放疗较敏感，因而治疗原则也不同于其他上皮性肺癌。所以，从临床角度考虑，目前仍倾向于将肺癌但分为两大类：①小细胞肺癌（small cell lung cancer，SCLC）②非小细胞癌（non-small cell lung cancer，NSCLC）。后者包括除小细胞肺癌以外的其他上皮性肺癌。

四、临床表现

肺癌的临床表现取决于组织学类型，生长方式，发生部位及发展情况。早期肺癌可无症状，多在体检时发现。肺癌的常见症状有咳嗽、胸痛、咯血、发热等，但都没有特异性。

1. 呼吸道症状 ①咳嗽，约占首发症状的55%，多为阵发性刺激性干咳或有少量白泡沫痰，合并感染时痰量增多呈脓性，支气管狭窄时咳嗽加剧，且呈高调喘鸣音。②胸痛占首发症状的24%～27%。肿瘤位于胸腔附近时可产生胸部钝痛，常是早期而被忽视的症状。肿瘤侵犯胸膜时呈尖锐胸痛，且不因产生胸水而减轻。肋骨、脊柱受侵亦可引起胸痛。③咯血，占首发症状的19%～36%。多为痰中带血或少量咯血。晚期大块癌组织坏死或侵犯大血管时，可发生致命性大咯血。④胸闷、气急，占首发症状的7%～13%。癌肿生长在大支气管口阻塞气道、肺弥漫性病变、大量胸腔积液或淋巴结肿大压迫膈神经均可出现胸闷、气急。⑤支气管狭窄或不全阻塞时可出现局限性哮鸣音及肺气肿。

2. 全身症状 肿瘤坏死或并发阻塞性肺炎时可有发热，占首发症状的21%～30%。其他如乏力、食欲不振、消瘦或恶病质也是常见的症状。

3. 肿瘤压迫或侵犯邻近组织引起的征象 肺癌可直接蔓延或经转移淋巴结压迫或侵犯邻近组织器官而引起相应的临床表现已如前述。

4. 肺外表现 亦称肿瘤副征（Paraneoplastic syndrome），与肿瘤产生的某些特殊激素、抗原和酶有关，但尚有许多目前还难于解释，常见于肺癌的有：①杵状指和肺性肥大性骨关节病，多见于鳞癌及腺癌。②内分泌紊乱症状，多见于小细胞肺癌也可见于鳞癌。如促肾上腺皮质激素分泌过多引起库欣综合征（Cushing syndrome）。抗利尿激素分泌过多而出现低血钠症，甲状旁腺激素分泌过多导致的高血钙、低血磷症，促性腺激素分泌过多引起的男性乳房发育等。③神经肌肉综合征，亦多见于小细胞癌，表现有重症肌无力，小脑性运动失调，眼球震颤及精神异常等。

5. 远处转移引起的征象 ①转移至脑、中枢神经系统时，可发生头痛、呕吐、眩晕、共济失调、肢体麻痹等颅内高压和神经定位症状、体征。②转移至骨骼，特别是肋骨、脊柱、骨盆时，则有局部疼痛或压痛，甚至可引起病理性骨折。③转移至肝脏，可出现厌食、肝进行性肿大、疼痛、黄疸和腹水等。④转移至锁骨上、腋下等表浅淋巴结或皮下转移时，可触及转移部位的包块、结节。

五、辅助检查

（一）影像学检查

1. X线检查 X线检查不但可以显示肺部肿瘤本身的影像，还可显示肺癌造成支气管阻塞引起的肺部改变和肺癌侵犯或转移引起的的胸内、外改变。常规的正、侧位胸片，阳性率为56%～100%。

2. CT及MRI CT和MRI作为横断面的影像，更适合评估肺癌的范围和淋巴结转移的情况，尤其对X线片上易于重叠的部位的显示更是有效的补充，放疗科医生应熟练掌握国际肺癌研究协会最新版纵隔淋巴结分区（表4-4-1、图4-4-

2）。扫描时一般应包括上腹部直到腹腔动脉分叉水平，以确定有无肾上腺转移。在显示支气管内病灶及胸腔积液方面，CT优于MRI，而在显示血管侵犯、胸壁侵犯，以及在放射性纤维化与肿瘤复发的区别方面，MRI则优于CT。淋巴结转移与否是分期、选择治疗方案、制订放疗计划的重要依据。

表 4-4-1 纵隔淋巴结解剖分区与解剖要点

纵隔淋巴结解剖分区		解剖边界
锁骨上区	下颈部、锁骨上和胸骨颈静脉切迹淋巴结（第1组）	上界：环状软骨下缘，下界：锁骨和胸骨柄的上缘，气管中线作为1R和1L的边界
上纵隔区	右上气管旁淋巴结（2R）	延伸至气管左侧边界，上界：胸骨柄上缘，下界：无名（头臂）静脉尾端与气管交叉点的横断面
	左上气管旁淋巴结（2L）	位于气管左侧缘左侧，上界：胸骨柄上缘，下界：主动脉弓上界
	血管前淋巴结（3a）	不与气管紧邻，位于血管前面
	气管后淋巴结（3p）	不与气管紧邻，位于食管后椎体前
	右下气管旁淋巴结（4R）	从无名（头臂）静脉尾端与气管交叉点的横断面到奇静脉下界，延伸至气管左侧边界
	左下气管旁淋巴结（4L）	位于气管左侧缘左侧，包括所有位于肺动脉韧带内侧的气管旁淋巴结，从主动脉弓的上缘到左主肺动脉的上缘
主动脉肺动脉区	主动脉弓下淋巴结（第5组）	肺动脉韧带外侧或主动脉外侧或左肺动脉外侧，处于左肺动脉第一分支的近端，由纵隔胸膜包绕
	主动脉旁淋巴结（第6组）	位于升主动脉和主动脉弓的侧前方，主动脉弓上下缘之间
下纵隔区	隆突下淋巴结（第7组）	位于气管隆突末端，右侧延伸至右肺中叶支气管下缘末端，左侧延伸至左肺下叶支气管上缘末端
	食管旁淋巴结（第8组）	位于隆突下淋巴结之下，直至膈肌
	肺韧带淋巴结（第9组）	位于肺韧带之间淋巴结，包括下肺静脉下段和后壁的淋巴结。肺韧带是包绕肺门的纵膈胸膜反折后向下的延伸
肺门区/叶间区	肺门淋巴结（第10组）	位于主支气管周围和肺内，第10～14组淋巴结为N1淋巴结。包括所有主支气管和肺门血管旁的淋巴结，右侧肺门淋巴结从奇静脉下缘延伸至叶间区域，左侧肺门淋巴结肺动脉上缘延伸至叶间区域，根据左右分为10L、10R、11L、11R、12L、12R、13L、13R、14L及14R
	叶间淋巴结（第11组）	
周围区	肺叶淋巴结（第12组）	
	肺段淋巴结（第13组）	
	亚段淋巴结（第14组）	

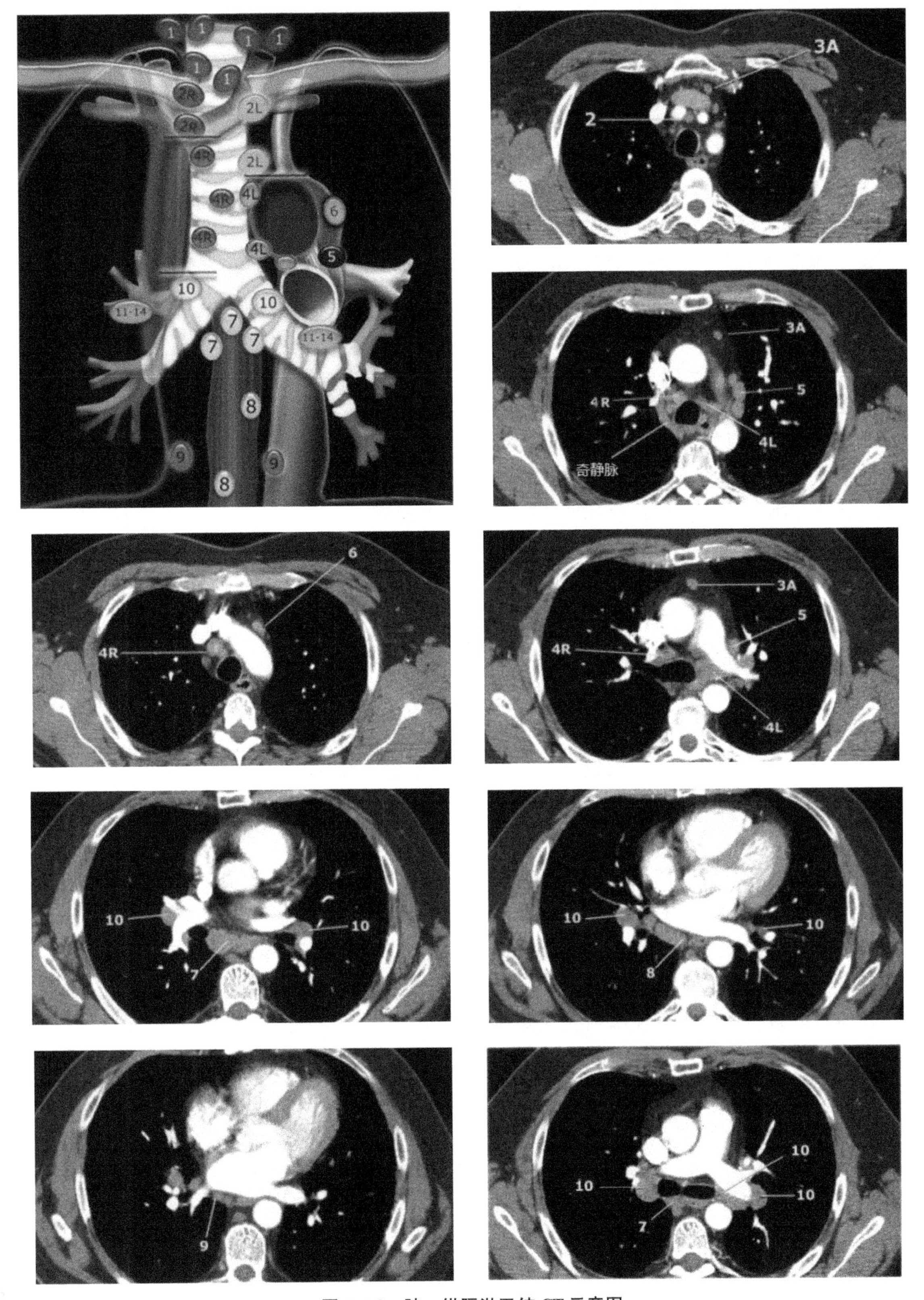

图 4-4-2 肺、纵隔淋巴结 CT 示意图

3. B 型超声波检查 由于肺内含有大量气体，B 超一般不用于肺部病灶的诊断，而主要用于寻找有无肝、脾、肾上腺及腹膜后淋巴结转移。对胸腔积液也有定位、定量作用。

4. 放射性核素骨扫描 骨显像灵敏度高，对骨转移的发现可较 X 摄片早 3～6 个月，惟影响骨扫描阳性的因素较多，对老年患者应特别注意与骨质增生鉴别，必要时可结合临床综合判断并作追踪观察。肺显像对肺癌的诊断价值不如X线摄片和纤支镜检查，新显像剂正在研究之中。

5. 正电子发射断层扫描（positron emission tomography，PET）和PET/CT检查 有条件者推荐使用，目前是肺癌诊断、分期与再分期、疗效评价和预后评估的最佳方法，因能发现CT或MRI不显示的纵隔淋巴结转移或残留病灶、区别肿瘤和周围不张的肺组织，有助于放疗靶区准确定位。

（二）内镜检查

1. 支气管镜检查 支气管镜检查技术是诊断肺癌最常用的方法，包括支气管镜直视下刷检、活检、针吸以及支气管灌洗获取细胞学和组织学诊断。上述几种方法联合应用可以提高检出率。

2. 经支气管针吸活检术（transbronchial needle aspiration，TBNA）和超声支气管镜引导的经支气管针吸活检术（endobronchial ultrasound-guided transbronchial needle aspiration，EBUS-TBNA） 可以穿刺气管或支气管旁的淋巴结和肿块，有助于肺癌诊断和淋巴结分期。传统TBNA根据胸部CT定位操作，对术者要求较高，不作为常规推荐的检查方法，有条件的医院应当积极开展。EBUS-TBNA实时进行胸内病灶的穿刺，对肺癌病灶及淋巴结转移能够获得精确病理及细胞学诊断，且更具有安全性和可靠性。

3. 经支气管肺活检术（transbronchial lung biopsy，TBLB） 可在X线、CT、气道超声探头、虚拟支气管镜、电磁导航支气管镜和细支气管镜引导下进行，适合诊断中外2/3的肺外周病变（peripheral pulmonary lesions，PPL），在诊断PPL的同时检查了管腔内情况，是非外科诊断肺部结节的重要手段。

4. 纵隔镜检查 作为确诊肺癌和评估淋巴结分期的有效方法，是目前临床评价肺癌纵隔淋巴结状态的金标准。

5. 胸腔镜检查 可以准确地进行肺癌诊断和分期，对于TBLB和经胸壁肺肿物穿刺针吸活检术（transthoracic needleaspiration，TTNA）等检查方法无法取得病理标本的早期肺癌，尤其是肺部微小结节病变行胸腔镜下病灶楔形切除，可达到明确诊断及治疗目的。

对于中晚期肺癌，胸腔镜下可以行淋巴结、胸膜和心包的活检，胸水及心包积液的组织和细胞学检查，为制订全面治疗方案和个体化治疗方案提供可靠依据。

（三）其他检查技术

1. 痰细胞学检查 痰细胞学检查简单易行，对中心型肺癌较有价值，痰液标本的质量直接影响检查的准确性，标本满意时，一次痰检阳性度41%～48%，二次为46%～72%，三次为69%～84%，四次为85%～91%。对周围型肺癌的阳性率很低。痰细胞学诊断与病理诊断的符合率为，鳞癌75%～91%，腺癌48%～95%，小细胞癌约80%。

2. 经皮针吸活检TTNA 可在CT或超声引导下进行胸内肿块或淋巴结的穿刺，对周围型肺癌的确诊有重要价值，准确率约80%。文献报道并发症有气胸（27.2%）、出血（11%）及血痰（2%）等，大多数病例可以自行缓解，勿需处理。

3. 胸腔穿刺术 胸腔穿刺术可以获取胸腔积液，进行细胞学检查。

4. 胸膜活检术 对于诊断不明的胸腔积液，胸膜活检可以提高阳性检出率。

5. 浅表淋巴结及皮下转移结节活检术 对于伴有浅表淋巴结肿大及皮下转移结节者，应常规进行针吸或活检，以获得病理学诊断。

（四）肿瘤标记物检查

目前美国临床生化委员会和欧洲肿瘤标志物专家组推荐常用的原发性肺癌标志物有癌胚抗原（CEA），神经元特异性烯醇化酶（NSE），细胞角蛋白片段19（CYFRA21-1）和胃泌素释放肽前体（ProGRP），以及鳞状上皮细胞癌抗原（SCC）等。以上肿瘤标志物联合使用，可提高其在临床应用中的敏感度和特异度。

六、诊断

1. 病理学诊断 ①肺手术标本经病理、组织学证实者。②行开胸探查，肺穿刺或经纤支镜采得肺或支气管活检组织标本，经组织学诊断为原发性支气管肺癌者。③颈和腋下淋巴结、胸壁、胸膜或皮下结节等转移灶活检，组织学表现符合原发性支气管肺癌，且肺或支气管里内疑有肺癌存在，临床上又能排除其他器官原发癌者。尽可能取得原发灶的病理诊断十分重要。④经尸检发现肺有癌灶，经组织学诊断符合原发性支气管肺癌者。

2. 细胞学诊断 痰液、纤支镜毛刷、抽吸、冲洗等获得细胞学标本，镜下所见符合肺癌细胞学标准者，诊断可以确立。须注意除外上呼吸道癌和食管癌。

七、分期

非小细胞肺癌的分期包括：病史、体检、肺功能、体能状况评分、CT 扫描胸腹部（含肾上腺)、血常规、血生化。根据 2015 版 NCCN 指南分期推荐所有分期患者应行 PET/CT 检查，对于Ⅱ期及Ⅱ期以上的患者应查脑核磁，IB 期推荐查脑核磁（2B 类证据)，IB-Ⅲ期建议行纵隔镜检查，IA 可行纵隔镜检查（2B 类证据)。

分期采用国际肺癌研究协会（International Association for the Study of Lung Cancer，IASLC）2009 年第七版分期标准（IASLC 2009)。

1. 原发肿瘤（T）分期

Tx 痰液中或纤支镜刷检找到癌细胞，但影像学或纤支镜检查未见到病灶；或原发灶大小无法测量。

T0 无原发肿瘤证据。

Tis 原位癌。

T1 肿瘤≤3 cm，局限于肺或脏层胸膜内，纤支镜检查肿瘤近端未累及叶支气管；或任何大小的浅表肿瘤仅局限在支气管壁蔓延，若延伸超过叶支气管到达总支气管，也分为 T1。

T1a 肿瘤最大径≤2cm。

T1b 肿瘤最大径>2cm 但≤ 3cm。

T2 肿瘤>3 cm 但≤7cm；或肿瘤侵犯主支气管，但距隆突 2 cm 以上；或肿瘤浸润脏层胸膜；或有阻塞性肺炎或肺不张，但未累及一侧全肺。

T2a 肿瘤最大径≤5cm。

T2b 肿瘤最大径>5cm 但≤7cm。

T3 肿瘤>7cm，或直接侵犯胸壁（包括肺上沟瘤）/膈/膈神经/纵膈胸膜/壁层心包，或肿瘤在主支气管内距隆突不到 2 cm，但未累及隆突，或一侧全肺的阻塞性肺炎或肺不张，或分开的肿瘤结节位于同一肺叶。

T4 任何大小肿瘤侵犯至心脏/大血管/气管/喉返神经/食管/椎体或隆突，或分开的肿瘤结节位于同侧不同肺叶。

2. 淋巴结转移（N）分期

Nx 区域淋巴结无法评估。

N0 无区域淋巴结转移。

N1 转移至同侧支气管周围和（或）肺门周围淋巴结及肺内淋巴结，包括直接蔓延累及。

N2 转移至同侧纵隔和（或）隆突下淋巴结。

N3 转移至对侧纵膈淋巴结、对侧肺门淋巴结、同侧或对侧斜角肌淋巴结、锁骨上淋巴结。

3. 远处转移（M）分期

Mx 远处转移无法评估。

M0 无远处转移。

M1 远处转移。

M1a 分开的肿瘤结节位于对侧一个肺叶，或肿瘤伴有胸膜结节或恶性胸水或心包积液

M1b 远处转移

根据上述 T、N、M 分期情况，归纳分期如下：

0 期 TisN0M0

ⅠA 期　T1　N0　M0

ⅠB 期　T2a　N0　M0

ⅡA 期　T1～2a　N1　M0　T2b　N0　M0

ⅡB 期　T2 b　N1　M0　T3　N0　M0

ⅢA 期　T1～3　N2　M0　T3～4　N1　M0　T4　N0　M0

ⅢB 期　任何 T　N3　M0　T4　N2　M0

Ⅳ期　任何 T　任何 N　M1

小细胞肺癌恶性程度高，多数患者确诊已达Ⅲ、Ⅳ期，TNM 分期很难适用，目前多采用美国退伍军人医院 1968 年制定的分期法。①局限期，(Limited disease）肿瘤局限于一侧胸腔、纵隔、前斜角肌及锁骨上淋巴结，但不能有明显的上腔静脉压迫、声带麻痹和胸腔积液；②广泛期（Extensive disease）肿瘤的发展已超过局限期。1989 年国际肺癌研究会（IASLC）建议局限期应包括

肺门、同侧或对侧纵隔、同侧或对侧锁骨上淋巴结转移，以及细胞学阳性或阴性的同侧胸水。2010年AJCC采用了国际肺癌研究学会（IASLC）修改的第七版肺癌TNM分期，局限期即Ⅰ～Ⅲ期（任何T任何N M0，除外同一肺叶内转移T3或同侧不同肺叶转移T4），广泛期即Ⅳ期（任何T任何N M1，包括同一肺叶内转移T3或同侧不同肺叶转移T4）。NCCN指南建议临床研究应用此分期。我国卫生部2015版肺癌诊疗指南（2015指南）建议，对于接受外科手术的局限期SCLC患者采用IASLC第七版分期标准。

八、治疗原则

应当采取多学科综合治疗与个体化治疗相结合的原则，即根据患者的机体状况、肿瘤的病理组织学类型和分子分型、侵及范围和发展趋向采取多学科综合治疗的模式，有计划、合理地应用手术、化疗、放疗和分子靶向治疗等手段，以期达到最大程度地延长患者的生存时间、提高生存率、控制肿瘤进展和改善患者的生活质量。

（一）非小细胞肺癌的治疗原则

Ⅰ．Ⅱ及ⅢA～T3N1期的患者，首选手术治疗，因内科疾病不能手术的患者可选择精确放疗。近几年来的随机和回顾性研究发现立体定向放疗（SBRT）/射频消融放疗（SABR）能较大幅度提高早期非小细胞肺癌的生存率，2015年MD Anderson Cancer Center的张玉姣教授在柳叶刀杂志上报道了T1～T2aN0可手术早期非小细胞肺癌的射频消融放疗（SABR）随机研究结果，放疗组31例，手术组27例，两组中位随访时间分别为40.2、35.4月，3年生存率分别为95%、79%（P=0.037），放疗组无放疗相关的4级毒性及死亡，手术组1（4%）例患者死于手术并发症。日本Uematsu等报告50例Ⅰ期非小细胞肺癌立体定向放疗的回顾性研究结果，其中21例因内科原因手术医生认为不能手术，29例患者拒绝手术，全部患者接受50～60Gy/5～10次/1～2周立体定向放疗，经过22～66个月（中位随访期为33个月）的随访，4年半的总生存率为81%，1例发生肋骨骨折，1例锥体骨折，保守治疗后症状消失，3例局部失败，5例远地转移，2例既有局部失败又有远地转移。因此对于不可手术的Ⅰ期肺癌患者，首选射频消融放疗，对于可手术的Ⅰ期肺癌患者，射频消融放疗可作为一种选择。

RoseⅡ 等、Roth等和Depierre的随机研究表明术前化疗能够提高患者生存率。多项随机研究标明手术切净的仅有肺门淋巴结转移的患者不需要术后放疗、术后放化疗，术后放疗会使2年生存率由55%降至48%；但纵隔淋巴结转移的患者可以考虑术后放疗，2015指南如果术后病理手术切缘阴性而纵隔淋巴结阳性（pN2期），除了常规接受术后辅助化疗外，建议加用术后放疗，建议采用先化疗后序贯放疗的顺序。对于切缘阳性的pN2期肿瘤，如果患者身体许可，建议采用术后同步化疗。对切缘阳性的患者，放疗应当尽早开始。朱广迎等回顾MD Anderson肿瘤医院的资料发现接受术后三维放疗患者的生存率明显高于二维放疗。

ⅢA～T3N2期的患者，RTOG-0139（研究对象为不可手术的局部晚期肺癌）和EORTC08941（研究对象为可手术的肺癌）两个多中心随机研究的结果表明，与放疗相比，手术既不能提高总生存率也不能提高无病生存率，放化综合治疗应成为有纵隔淋巴结转移非小细胞肺癌患者的标准治疗。放化综合治疗的疗效明显优于全肺切除术，后者应当被摒弃。

对于包括T4或N3患者在内的不能手术切除的局部晚期非小细胞肺癌，20世纪90年代以来的多个多中心随机研究得出如下结论：①放化综合治疗的疗效优于单纯放疗（包括超分割放疗）；Dillman等率先证明放化综合治疗的优越性[ab]，于1990、1996年先后报道155个可评价的患者，随机分为序贯放化疗组（CN+TRT）和单纯放疗组（TRT），7年生存率分别为13%和7%。随后Sause等于2000年报道了序贯放化疗组不仅优于单纯放疗组（中位生存期分别为13.2月和11.4月，P=0.04），而且优于超分割放疗组（中位生存期为12月）。②也优于单纯化疗；Sculier等1999年报告462例局部晚期非小细胞肺癌患者，采用丝裂霉素、环磷酰胺、顺铂方案化疗3个周期后115例获得客观缓解，随机分为继续化疗组和放疗 60Gy 组，两组的中位生存期和 2 年局部控制率分别为 25 周和 30 周（$P=0.17$）、24%和 57%（$P=0.0007$）。③同步放化疗优于序贯放化疗；Furuse 报道了 320 例患者，随机分为同步放化疗组和序贯放化疗组，中位生存期分别为 16.5 月和 13.3 月（$P=0.039$）。Curran 等进一步证实了同步放化疗组优于序贯放化疗组（RTOG9410），中位生存期分别为 17.0 月和 14.6 月（$P=0.04$）。④同步放化疗＋巩固化疗的疗效优于诱导化疗＋同步放化疗；Choy 等 2002 年报道了 276 例患者，随机分为诱导化疗＋单纯放疗组、同步放化疗＋巩固化疗组、诱导化疗＋同步放化疗组，中位生存期分别为 12.5 月、16.1 月、11 月，尽管统计学无差别，但是可以看出同步放化疗＋巩固化疗具有提高生存优势。国外把同步放化疗作为此类患者的标准治疗，2015 指南建议，不能手术的ⅢA 及ⅢB 期患者，建议同步放化疗方案为 EP 方案（足叶乙甙 ＋ 顺铂）、NP 方案（长春瑞滨 ＋ 顺铂）和含紫杉类方案。如果患者不能耐受，可以行序贯化放疗。放疗同时合并的最佳化疗方案尚在研究之中，方向是寻找疗效高、副作用少的化疗方案或新药。如化疗药物的小剂量、多分次的用法受到了重视；血管内皮生长因子受体（VEGF）抑制剂、表皮生长因子受体（EGFR）抑制剂、COX-2 等靶向治疗药物和放疗的联合应用都在研究之中。

Ⅳ期病例，都有远地转移。对于有症状的脑转移、骨转移患者应首选放疗，尽快缓解患者症状，然后化疗；对于无症状的患者应首选全身治疗，适当辅以小范围的姑息放疗，当患者全身治疗获益明显时，可以考虑采用 SBRT 技术治疗残存的原发灶和（或）寡转移灶，争取获得潜在根治效果。北京大学临床肿瘤学院朱广迎等回顾 147 例初诊即有脑转移的非小细胞肺癌患者全脑放疗结果，发现对于有症状的脑转移非小细胞肺癌患者在诊断脑转移后 1 个月内放疗患者的生存期明显长于 1 个月以后放疗，无症状患者全脑放疗的早晚并不影响患者生存期。北京大学临床肿瘤学院内科、放疗科的研究发现化疗基础上的肺癌原发灶放疗可以提高患者的一年生存率。

（二）小细胞肺癌的治疗原则

局限期小细胞肺癌，70 年代的随机研究证明局限期小细胞肺癌的放疗疗效优于手术，放疗的 5 年生存率为 4%，手术组为 1%（并且这一例也是起初选择手术，后来改为放疗）；局限期小细胞肺癌的治疗原则是：①首选放化综合治疗，其疗效优于单纯放疗，也优于单纯化疗。北京大学临床肿瘤学院朱广迎等的放疗期间顺铂、鬼臼乙叉甙方案化疗剂量递增试验表明中国局限期小细胞肺癌患者能耐受该方案足量化疗和同步 50～60Gy 放疗；②化疗期间早加放疗优于晚加放疗，建议初始治疗就行同步化放疗或先行 2 个周期诱导化疗后行同步化放疗。如果患者不能耐受，也可行序贯化放疗。如果病情允许，局限期 SCLC 的放射治疗应当尽早开始，可以考虑与第 1 或第 2 个周期化疗同步进行。如果病灶巨大，放射治疗导致肺损伤的风险过高的话，也可以考虑在第 3 个周期化疗时同步放疗；③化疗后放疗的照射范围以化疗后的病变范围为主；④全脑预防性照射：局限期 SCLC 患者，在胸内病灶经治疗达到完全缓解后推荐行预防性脑照射，荟萃分析表明脑预防照射把 3 年生存率提高 5.4%，达到部分缓解的患者也推荐行预防性脑照射。广泛期 SCLC 在化疗有效（完全/部分缓解）的情况下，行预防性脑照射亦可降低 SCLC 脑转移发生的风险。预防性脑照射推荐时间为所有化放疗结束后 3 周左右进行，之前应行增强脑核磁检查以排除脑转移，建议全脑放疗剂量为 25Gy，2 周内分 10 次完成。

广泛期以化疗为主，远处转移灶经化疗控制后加用胸部放疗也可以提高肿瘤控制率，延长生存期。

放化疗综合治疗是局限期 SCLC 的标准治疗。

九、放射治疗

（一）治疗前准备

治疗前应有完整的诊断、分期、患者一般状况的资料，并及时处理相应的合并症，如糖尿病、肺炎、肝肾功能异常、高血压等。

（二）放射治疗的适应证

非小细胞肺癌：根据治疗目的，目前常用的放射治疗有根治性放疗、姑息性放疗、手术前放疗、手术后放疗、腔内短距离后装放疗等。治疗前积极治疗患者的合并症，放疗期间应加强支持治疗措施，积极处理放射反应，以帮助患者顺利完成放疗。

1. 根治性放疗 适用于有手术禁忌或拒绝手术的Ⅰ、Ⅱ期病例和不可切除的局部晚期NSCLC，同时要求患者的心、肺、肝、肾功能基本正常，白细胞计数>3×10^9/L血红蛋白>100g/L，Karnofsky功能状态评分标准评分≥70分。对于不可手术的Ⅰ期肺癌患者，推荐射频消融放疗，对于可手术的Ⅰ期肺癌患者，射频消融放疗可作为一种选择。对于因身体原因不能接受手术的Ⅱ～Ⅲ期NSCLC患者，如果身体条件许可，应当给予适形放疗结合同步化疗。对于有临床治愈希望的患者，在接受放疗或同步放化疗时，通过更为适形的放疗计划和更为积极的支持治疗，尽量减少治疗时间的中断或治疗剂量的降低。

2. 姑息性放疗 适用于患者局部症状较重的局部晚期或Ⅳ期患者。旨在减轻患者痛苦、提高生活质量、延长生命，接近根治治疗的积极姑息治疗。亦有仅为减轻症状，如疼痛、瘫痪、气急及出血等的减症姑息治疗。姑息治疗的照射次数可自数次至数十次、应根据具体情况及设备条件而定。但必须以不增加患者的痛苦为原则，治疗中遇到患者放射反应较重时可酌情修改治疗方案。

3. 术前放疗 旨在提高手术切除率，减少术中造成肿瘤播散的危险。可切除肺上沟瘤推荐术前放化疗。

4. 术后放疗 用于手术后切缘阳性（R1和R2）的患者；外科探查不够的患者或手术切缘近者；对于术后pN2阳性的患者，鼓励参加术后放疗的临床研究。

小细胞肺癌：局限期小细胞肺癌的根治和广泛期小细胞肺癌的姑息性放疗。

（三）放射剂量

非小细胞肺癌：根治剂量通常为：60～70Gy（2Gy/次）/6～7周，至少应达60Gy。术前放化疗剂量通常为45～50Gy（1.8～2Gy/次）/5周。术后放射治疗，临床靶区应包括气管残端及高危淋巴引流区，放疗剂量通常为50～54Gy（1.8～2Gy/次）/5～6周，术后镜下残留或淋巴结结外侵犯高危区域可以局部推量治疗，肉眼残留应按根治量处理。由于正常肺组织充满空气，射线透射率比脂肪、肌肉或骨组织大得多，肺气肿时透射率更大，肺不张及炎症时则略低。在同样照射条件下，肺野内实质性肿瘤实际受照剂量比软组织中的肿瘤照射剂量大10%～20%（因射线经过的肺组织厚度不同而变），临床上应特别注意。

小细胞肺癌：局限期小细胞肺癌最佳放射剂量和方案尚未明确，目前已知超分割放疗45Gy（1.5Gy/次，2次/日）/3周方案优于45Gy（1.8Gy/次）/5周，五年生存率为34.8%，应用超分割方案要强调2次放疗间隔至少6个小时，以便正常组织得到及时修复。如采用常规放疗方案，放疗剂量推荐为60～70Gy（2Gy/次）/6～7周。CALGB 30610/RTOG 0538比较上述两种方案优劣的随机研究正在进行。

（四）射线选择

适合的射线选择应根据肿瘤的大小及其在肺内的位置而定，对巨大且贴近胸壁的肿瘤，用相对斜野照射时，15MV以下X射线，因其70%剂量区可大于野间距的1/2，故剂量分布明显优于10MV以下的X射线。对位于肺内位置深、体积小的肿瘤，射线能量则不宜选择太高，以免在肿瘤表面形成二次剂量建成区会影响肿瘤的受照剂量。

（五）剂量分割

1. 常规分割照射 为数十年来最基本的照射方法。每周治疗5天，每天照射1次，每次照射1.8～2Gy。因对非小细胞肺癌的局部有效率为30%～40%。

2. 超分割照射 近年来基于对肺组织属于放射迟反应组织的认识，有的单位采用减少每次照射剂量，增加照射次数，总疗程时间不变，总剂量增加的超分割射照方法，旨在保护肺组织免受过分损伤的前提下，提高肿瘤受照剂量。通常采用每周治疗5天，每天照射2～3次，间隔4～6小时，每次照射1.1～1.2Gy，该方法早期放射反应比常规分割重。

3. 加速超分割照射　主要是期望通过缩短疗程时间，克服分割放疗期间肿瘤细胞的再增殖，而又不增加正常组织的后期反应。方法是减少每次照射剂量，增加照射次数，并缩短疗程时间，增加总剂量，称为加速超分割照射。例如采用每周治疗5天，每天大野照射2次，间隔8小时，其间针对肿瘤灶局部补充小野照射1次，每次各1.1Gy。

4. 分段照射　在疗程中休息一段时间，一般为2～3周；意在便于减轻前一阶段的急性放射反应或中间插入化疗。但若仍按常规分割，则疗程时间延长，故放疗进度或总量应作适当调整，才不致降低生物效应。

5. 大剂量少分割照射　对旨在缓解症状、减轻痛苦的姑息治疗病例，可采用每次照射3～5Gy，每周2～3次，个别情况下可一次给予10Gy，每周1次，2～3次结束，以减少往返搬动患者的负担。也可用于术前放疗。

（六）常规放射治疗设野原则及定位

常规放射治疗设野原则应满足以下基本条件：①靶区剂量均匀；②纵隔区剂量＞50Gy/ 5周；③脊髓受照射区＜10cm，最高剂量＜45Gy/4、5周；④尽量减少正常肺组织及心脏受照射的体积和剂量；⑤照射面积不宜超过150cm²。

为达到上述要求，通常先采用前后不规则大野平行相对照射，至脊髓区剂量达30～40Gy/3～4周后，改为前后斜野或侧野并加用楔形滤板，照射至纵隔区总剂量达50Gy/5周以上，最后缩小野针对病灶区照射至根治剂量。原发灶的照射范围要超过可见肿块边界1～2cm。纵隔区上自胸骨上切迹起，下到隆突下5cm，侧线过中线达对侧纵隔边缘。周围型下叶肺癌可转移食管旁及膈下韧带淋巴结，故在定位时应注意。

非小细胞肺癌根治性放疗的照射范围，要包括原发灶，肺门和纵隔淋巴结区，照射面积不宜超过150平方厘米。不同部位肺癌照射范围示意图见图4-4-3。

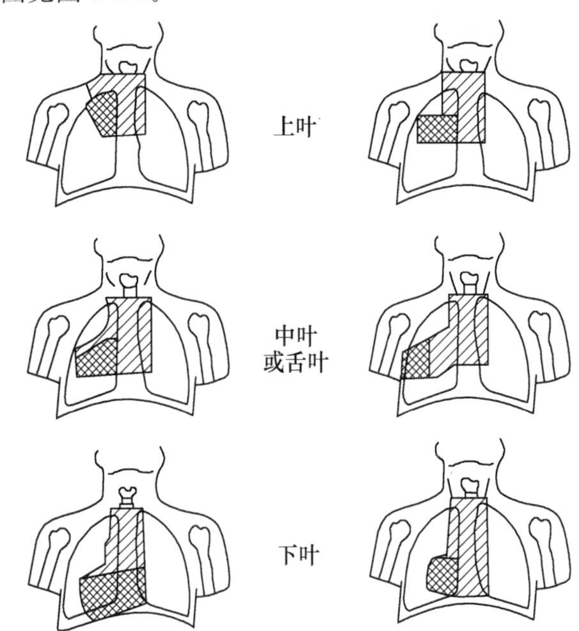

图4-4-3　不同部位非小细胞肺癌常规放疗照射范围示意图

小细胞肺癌的照射范围，要包括原发灶，肺门和同侧纵隔淋巴结区，照射44～46Gy后缩野至原发灶、同侧肺门和纵隔。治疗结束后胸部病灶完全缓解的患者应接受全颅预防照射。

肺尖癌的照射范围要包括原发灶，同侧锁骨上区及椎间孔，如无肺门淋巴结肿大，则可不必包括肺门及纵隔。

减症治疗只照射引起症状的那位，照射面积不宜过大。如骨转移时只对转移部位照射。

定位时首先要根据正、侧位X线胸片、CT或MRI图像等完整的检查资料，正确诊断病灶范围的大小、深度以及周围正常组织的情况，使用放射治疗计划系统设计和优化照射野，然后用模拟定位机验证，并在患者体表画出照射野，为保证患者在治疗时与定位时的体位一致，应同时将左右水平及垂直上方激光定位灯的投照光迹标在患者体表皮肤上。

（七）三维适形和调强放射治疗

定位CT的扫描范围上界为环甲膜，下界为肝下缘。GTV应在肺窗勾画，包括肺癌原发灶、短径大于1.0～1.5cm的淋巴结。鳞癌CTV为GTV外放6毫米，腺癌需外放8毫米。合并肺不张患者应事先进行葡萄糖代谢显像，以准确确定GTV

的范围、减少正常肺体积的受照射剂量。北京大学朱广迎医师率先提出 IGTV 的概念，定义为 GTV+呼吸运动，主要用于同时性放化疗时的精确放疗。基于化疗能有效控制肿瘤周围的显微侵润灶和减少放射性肺炎的考虑，同步放化疗重放疗靶区主要为 GTV。

评价肺癌放疗计划的主要指标是：①DVH 图、肺 V20、食管受照射的体积和剂量、心脏受照射的体积和剂量、脊髓受照射的体积和剂量，美国安德森肿瘤医院肺癌放疗危及器官剂量限值见表 4-4-2。②横断面上剂量分布，有无热点等；③射野方向观（beam's eye view，BEV），确保 GTV 或 IGTV 在照射野内。此外，同时性放化疗时 V20 应在单纯放疗的基础上降低五个百分点。

表 4-4-2　美国安德森肿瘤医院肺癌放疗危及器官剂量限值

	单纯放疗	放化疗	放化疗+手术
脊髓	50 Gy	45 Gy	45Gy
肺	20 Gy （<40%）	20 Gy（≤35%） 5 Gy（≤65%） MLD≤20Gy	10Gy（<40%） 15Gy（<30%） 20Gy（<20%）
心脏	40 Gy（<100%）， 50Gy（<50%）	40 Gy（≤80%） 45 Gy（≤60%） 60 Gy（≤30%） Mean≤35Gy	未知
食管	60 Gy（<50%）	55 Gy（<50%）	未知
肾脏	20 Gy <50% 双肾或 <75% 一侧肾（对侧肾无功能）	未知	未知
肝脏	30 Gy（<40%）	未知	未知

（八）放疗并发症

放疗过程中至少每周检查患者、复查血常规各一次，及时对症处理。

1. 放射性肺炎　急性放射性肺炎是放射治疗肺癌的多见且危害甚大的并发症。肺组织受照射 30～40Gy/3～4 周后，受照肺组织呈现急性渗出性炎症。但大多数不产生症状，若有感染，则可出现咳嗽、咳痰、发烧、胸痛、气短等症状，查体可闻罗音。一般发生在放疗结束前后，诊断要点是 X 线片、CT 或 MRI 检查显示肺炎的范围应与照射野一致，没有照射部位较少发生放射性肺炎。处理应及时给予抗生素、肾上腺皮质激素、支气管扩张剂等积极治疗，必要时吸氧。急性症状控制后还应继续使用激素数周并减量停药，以免突然停药导致病情反复。后期的肺纤维化发生于照射后 6 个月左右，逐渐加重，到一年左右达到高峰。多数无症状或仅有轻微咳嗽，但易继发感染。较大体积肺纤维化可产生右心衰竭，可予以对症处理，雾化吸入。放射性肺炎的形成与照射面积、总剂量及分割剂量有关，文献报道照射面积>120cm^2 照射剂量达 40Gy 或面积>210cm^2 照射 30Gy 者容易发生。吸烟、肺部慢性病变及某些化疗药物加博莱霉素等，可加重放射性肺损伤。

2. 放射性食管炎　急性放射性食管炎较常见，常出现于放射开始后两周左右。表现为进食疼痛或胸骨后疼痛。当放疗与化疗药物如环磷酰胺、阿霉素等合用时更为严重。一般给予对症治疗，可口服少量黏膜表面麻醉剂。文献报道后期食管损伤有食管狭窄、粘连、溃疡和瘘管形成等，均少见。

3. 心脏损伤　急性放射性心脏损伤往往是亚临床的，可表现为心电图 ST 段改变及心脏收缩力减弱。后期损伤表现为心包炎，少见。某些化疗药如阿霉素类可增加放射线对心脏的损伤，应避免两者同时使用。

4. 脊髓损伤　主要是后期损伤，常有1年以上的潜伏期。表现为横断性截瘫。现在根据CT或MRI图结合TPS治疗计划，特别是使用模拟机精确定位验证，能将脊髓受照射剂量严格控制在脊髓耐受剂量范围内，后期脊髓损伤已少见。

十、疗效及预后

决定预后的主要因素包括肺癌的组织学类型、病变范围，患者的一般状况及治疗方法等。一般而言，非小细胞肺癌0～ⅢA期手术切除率约80%，术后3年生存率40%～60%，5年生存率23%～47%，0～1期病例所占比例对预后有直接影响，手术死亡率在3%以下。病变本身可以手术切除但因心肺功能等原因不能手术的患者单纯放射治疗的5年生存率为6%～32%，精确放疗后4年生存率可达81%。放化综合治疗局部晚期非小细胞肺癌的中位生存期为18～22个月，5年生存率达20%～30%。局限期小细胞肺癌患者经放化综合治疗后5年生存率为20%～30%，中位生存期为12～16个月。各期肺癌的累积生存率见表4-4-3、表4-4-4。

表4-4-3　非小细胞肺癌不同临床分期患者的累积生存率

临床分期/TNM	病例数	1年（%）	2年（%）	3年（%）
ⅠA-T1N0M0	675	90	71	61
ⅠB-T2NOM0	1130	72	46	38
ⅡA-T1N1M0	26	84	42	37
ⅡB	329	60	33	24
T2N1M0	227	63	35	26
T3N0M0	102	54	30	21
ⅢA	445	52	19	13
T3N1M0	38	58	12	9
T1-3N2M0	407	51	20	13
ⅢB	836	33	7	5
	396	34	8	7
	440	32	6	3
Ⅳ	1166	17	2	<1

表4-4-4　非小细胞肺癌不同病理分期患者的累积生存率

病理分期/TNM	病例数	1年（%）	2年（%）	3年（%）
ⅠA-T1N0M0	511	91	71	67
ⅠB-T2N0M0	549	94	67	57
ⅡA-T1N1M0	76	88	65	55
ⅡB	375	77	47	39

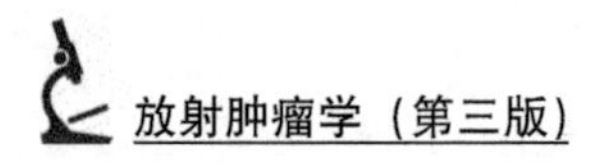

续表

病理分期/TNM	病例数	1年（%）	2年（%）	3年（%）
T2N1M0	288	78	47	39
T3N0M0	87	76	47	38
ⅢA	388	64	32	23
T3N1M0	55	65	30	25
T1-3N2M0	344	64	32	23

（朱广迎　石安辉）

第二节　食管癌

食管癌是原发于食管黏膜上皮的恶性肿瘤，以局部侵犯为主，是我国常见恶性肿瘤之一，尤其好发于中老年。其典型症状为进行性吞咽困难，诊断以内镜病理检查最可靠，钡餐造影、CT、MRI有助于确定病变范围，治疗方法以手术、放疗为主，单纯放射治疗总5年生存率20%左右，单纯手术的5年生存率30%～40%左右；Ⅰ期食管癌的生存率（无论放射治疗或手术）可高达90%。放疗失败病例中，局部未控和复发者占60%～80%，远地转移占20%～40%。

一、流行病学和病因学

几十年来，我国科学工作者对食管癌的发病情况进行了数次大规模的调查，发现了河南林县、河北磁县、山西阳城、四川盐亭4个高发现场，进行了干预试验。在流行病学和病因学方面取得了一系列国际水平的成果。

（一）流行病学

1980年调查表明我国食管癌男、女合计粗死亡率为16.7/10万，仅次于胃癌居第二，男性食管癌发病率为21.0/10万，在男性肿瘤中位居第二，女性发病率12.3/10万，位居第三。全世界每年新发食管癌病例约为31.04万，我国约占16.72万。近年来我国食管癌发病率有下降趋势。从全球来看食管癌发病率很不平衡，伊朗黑海地区男性发病率为165.5/10万，女性为195.3/10万，拉丁美洲发病率为（10～15）/10万，欧、美国家的发病率较低。

食管癌的好发年龄为50～69岁，占全部病例75%以上，35岁之前很少，70岁之后逐渐下降。

（二）病因学

食管癌的病因尚未完全明确，流行病学发现与生活习惯、物理化学刺激、局部黏膜损伤、环境及遗传因素有关。酸菜、霉变食物含有大量黄曲霉素亚硝胺。动物实验证明霉变食物能诱发大鼠食管、前胃鳞癌；酗酒嗜烟的发病率是烟酒不沾者的156倍；喜食烫粥、烫茶者发病率亦明显增高；我国高发现场多缺微量元素铜；食管癌高发区多为贫困、营养不良地区；食管癌具有显著的家族聚集现象，表明其遗传性。高发区可出现连续3代或3代以上的家族性食管癌患者，如伊朗北部某一村庄14例食管癌中有13人是一对夫妻的后裔。另一迹象为高发区居民迁移至低发区后，仍保持上百年的高发趋势。

二、食管解剖及淋巴引流

（一）解剖

食管是一个长管状的肌性器官，它是连接咽与胃的通道，上端起自咽下口（即环状软骨下缘，约相当于第六颈椎水平），下端终止于贲门（约十一胸椎水平）。成人的食管长度一般为25cm，男性一般25～30cm，女性一般为23～28cm。由上门齿至食管末端一般为40cm，从上门齿至食管起始部为15cm。关于食管分段问题，国内外有好几种分法，有3段、4段分法等，为在临床上易于操作，我们提倡 UICC（国际抗癌联盟）的分段法。颈段：食管入口至胸骨切迹；上胸段：胸骨切迹至气管分叉；胸中段：气管分叉至贲门全长的上一半；胸下段：气管分叉至贲门全长的下一半。如此分割为 4 段，结合解剖标记对指导临床放疗定位和手术描述等均有实际意义（图 4-4-4）。

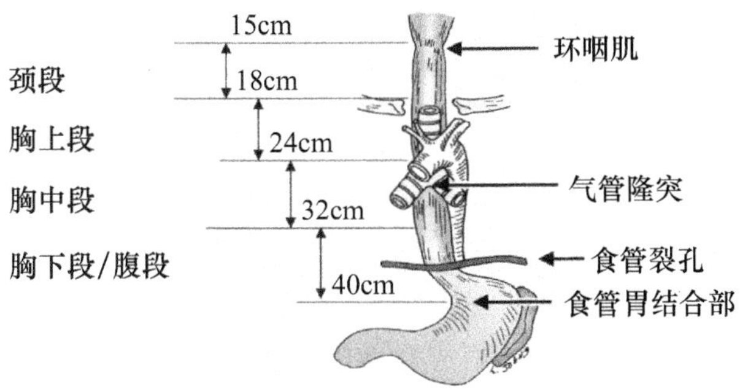

图 4-4-4　国际食管癌病变部位分段标准

（二）淋巴引流

食管淋巴引流主要集中在食管壁的黏膜下与

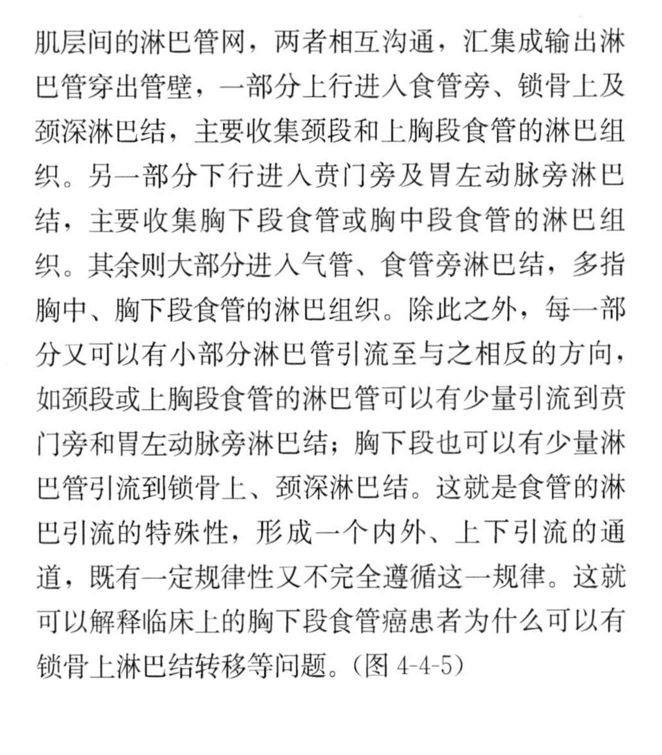

肌层间的淋巴管网，两者相互沟通，汇集成输出淋巴管穿出管壁，一部分上行进入食管旁、锁骨上及颈深淋巴结，主要收集颈段和上胸段食管的淋巴组织。另一部分下行进入贲门旁及胃左动脉旁淋巴结，主要收集胸下段食管或胸中段食管的淋巴组织。其余则大部分进入气管、食管旁淋巴结，多指胸中、胸下段食管的淋巴组织。除此之外，每一部分又可以有小部分淋巴管引流至与之相反的方向，如颈段或上胸段食管的淋巴管可以有少量引流到贲门旁和胃左动脉旁淋巴结；胸下段也可以有少量淋巴管引流到锁骨上、颈深淋巴结。这就是食管的淋巴引流的特殊性，形成一个内外、上下引流的通道，既有一定规律性又不完全遵循这一规律。这就可以解释临床上的胸下段食管癌患者为什么可以有锁骨上淋巴结转移等问题。（图 4-4-5）

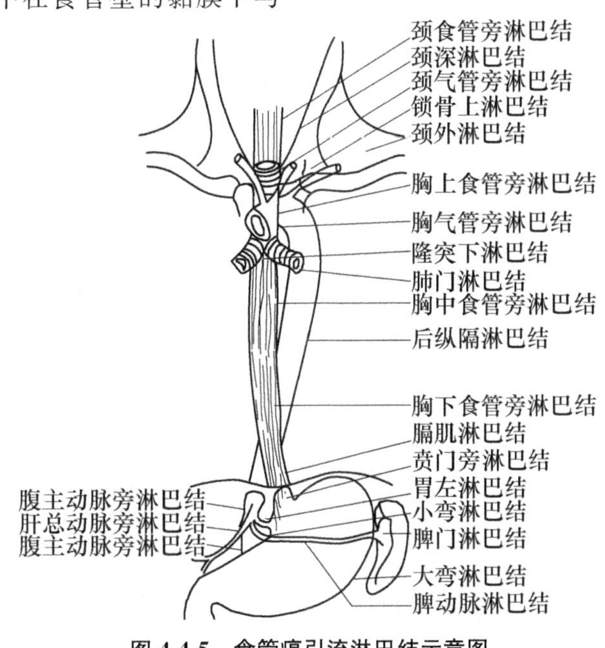

图 4-4-5　食管癌引流淋巴结示意图

三、病理学

（一）分子病理学与发病机制

上述遗传和环境因素在食管癌发病分子机制中表现为抗癌基因失活与癌基因激活。高发家族患者出生后即可能存在抗癌基因 p53、RB 基因等的杂合性丢失，出生后由于环境因素使抑癌基因的另一条单链也失去功能，此时如环境因素或其他因素可激活原癌基因（如 H-ras，C-myc，EGFR，int-2 等），产生癌蛋白直接影响细胞增殖/分化信号调节或产生生长因子及其类似物促进增殖，使正常食管黏膜上皮细胞发生癌变。近几年关于 Cyclin D1 基因在所测食管癌中有较多扩增现象，并且同时伴有细胞核内的高水平的 Cyclin D1 蛋白表达。在 Cyclin D1 蛋白扩增的标本中还可见到癌旁组织中的该基因的扩增，因此提示 Cyclin D1 有启动和促进食管癌发生发展作用。目前较多研究表明，食管癌的发生发展是一个涉及多种癌基因和抗癌基因共同作用的结果，上述基因在食管癌发生的不同阶段依次作用、彼此协同，最终导致食管癌。非高发家族的正常细胞必须受两次打击后才能发生两个等位的抗癌基因功能丧失，因此非癌高发家族食管癌发生率低于癌高发家族。

（二）病理学形态

在我国 90%～95%食管癌为鳞状细胞癌，腺癌占 5%～7%，少见的病理类型为小细胞癌、癌肉瘤等。

1. 早期食管癌的病理形态 早期食管癌是指局限于黏膜或黏膜下层，尚未侵犯肌层，无淋巴结和远地转移的癌。认识早期食管癌的病理形态有助于发现早期食管癌，提高食管癌的疗效。根据外科切除的标本，早期食管癌可分为：①隐伏型（充血型）：食管黏膜仅有轻度的充血或黏膜粗糙，肉眼不易辨认，手术切除的未固定新鲜标本仅见癌病变色泽较正常红，固定后难以发现，镜下多为上皮内癌（即原位癌），是食管癌最早阶段。②糜烂型：癌变处食管黏膜轻度糜烂，呈地图状，与周围黏膜分界清楚，边缘轻度隆起。切面上病变处呈浅表缺损、下陷。镜下见癌组织限于黏膜肌层，此型原位癌与早期浸润癌各占一半，较隐伏型稍重。③斑块型：癌变处食管黏膜稍肿胀隆起，色暗，食管纵行皱襞中断，横行皱襞变粗、紊乱，外观似牛皮癣，切面及镜检见癌变上皮增厚，癌细胞分化程度不一。侵及范围较大，亦可侵及食管全周，多为早期浸润癌。④乳头型：肿瘤明显隆起至乳头状或息肉状，边缘清楚，切面上见食管腔内突出，镜检见癌组织分化较好，绝大多数为早期浸润癌。

2. 中晚期食管癌的病理类型 中晚期食管癌占临床放疗所治疗全部食管癌病例的 95%以上。1958 年吴英恺等根据 100 例食管癌的研究结果，提出食管鳞癌分为髓质型、溃疡型、蕈伞型、缩窄型，几十年的临床实践证明该分型对于放射诊断、临床治疗都有重要意义。

（1）髓质型：最多见，占 56.7%～58.5%，肿瘤在食管壁内浸润生长，一般范围较广，多侵犯管壁全层，全周或大半周，致使管壁明显增厚，并向腔内、外扩展，表面伴深浅不一的溃疡，纵切面是灰白色如脑髓，食管周围纤维组织常有侵犯。镜检：多数病例黏膜上皮比较完整，癌组织在黏膜下层或肌层中浸润。癌细胞分化程度不一，浸润食管各层，肌束间夹杂癌细胞。边缘都可见癌组织浸润于完整的黏膜上皮下面，间质一般炎症较轻，仅有轻、中度结缔组织增生。

（2）蕈伞型：占 17%～18.4%，瘤体是类圆型扁块状，向食管腔内呈蘑菇状突起，隆起的边缘与正常食管黏膜分界清楚，表面多有浅溃疡，多数瘤体仅占食管周径的一部分或大部分。切面上见肿瘤向腔内生长为主，侵透肌层者并不少见。镜检见癌细胞排列成片状，间质结缔组织轻度增生，血管及湿润细胞均较多。

（3）溃疡型：占 11%～13.2%，瘤体表面呈深陷边缘清楚的溃疡，边缘多较整齐，少数稍隆起；溃疡底部凹凸不平，常常深达肌层或已侵及食管周围纤维组织。瘤体仅占食管周径的一部分。切面上瘤体较薄。镜检：溃疡表面为坏死组织，癌组织内炎性细胞浸润明显，有较多结缔组织增生。

（4）缩窄型：占 8.5%～9.5%，瘤体常累及食管全周，呈明显的环行狭窄，与上下正常食管无明显界限，移行处黏膜呈放射状，近端食管腔显著扩张，病变长度一般不超过 3～4cm。切面上瘤体内含纤维结缔组织多，质硬。镜检癌组织排列成条索状浸润于结缔组织及肌层深部，炎性细胞较少。

（5）腔内型：占 3%左右，20 世纪 70 年代后我国多数临床与病理学专家提出腔内型食管癌这一概念。此型特点为：肿块向腔内突出生长，肿块往往巨大，或单发或多发，有蒂或广基无蒂；瘤体表面有不规则的浅表糜烂区；外侵程度轻；常常侵及食管壁的一部分；X 线表现病变部位呈梭形扩张，空泡状充盈缺损，临床梗阻症状不明显；病理多为低分化鳞癌，偶可见癌肉瘤成分；无论手术或放射治疗预后都比较差。

四、食管癌的生长、扩散规律

1. 生长规律

（1）腔内生长为主，癌组织伴随着固有膜结缔组织呈乳头状生长，形成早期食管癌乳头型，及中晚期食管癌的蕈伞型。

（2）浅表扩展为主，病变范围广，癌细胞分化差，癌灶呈不规则糜烂或溃疡。

2. 食管癌的扩散规律

（1）直接浸润：由于食管无浆膜，肿瘤浸及食管全层后常直接浸润相邻器官。上段食管癌可侵犯下咽、喉、气管、喉返神经甚至甲状腺等；中段食管癌可侵犯气管、支气管、隆突、肺门、无名静脉、奇静脉、胸导管、胸主动脉等；下段食管癌可侵犯纵隔、膈肌、下肺静脉、心包、贲门甚至胃等。严重者可致食管气管瘘、食管支气管瘘、食管纵隔瘘、食管主动脉瘘，继发感染、出血等引起死亡。外侵严重常常增加手术切除的难度。

（2）淋巴转移

①淋巴管转移：食管的黏膜和黏膜下层有着丰富的淋巴管，淋巴管之间相互交通形成致密的淋巴管网。食管的淋巴管主要沿纵行方向引流，食管的上2/3主要引流向头侧，下1/3向尾侧，黏膜下淋巴管转移形成的病灶肉眼不易识别，少数病例可见苍白色结节，酷似多发癌。扩散的方向向上为主，可达5cm以上，少数病例远达10cm；向下扩散很少超过10cm。

②淋巴结转移：上述黏膜内淋巴管、黏膜下淋巴管、肌间淋巴管汇集成淋巴输出管，穿出食管壁注入邻近淋巴管、淋巴结，各段食管淋巴引流上下连通，形成食管淋巴管侧副通道，最后注入胸导管或静脉交通支成为食管癌远处转移的途径。

颈段食管癌主要转移至颈深淋巴结、锁骨上淋巴结、左右上气管旁淋巴结；胸上段食管癌主要转移至食管旁、气管旁淋巴结，左右上气管旁淋巴结、左右支气管旁淋巴结、锁骨上淋巴结、隆突下淋巴结；胸中段食管癌主要转移至食管旁、胸主动脉旁、气管支气管旁淋巴结、隆突下、心包旁淋巴结、下肺韧带淋巴结；胸下段食管癌主要转移至食管旁、心包旁、下肺韧带淋巴结、膈肌淋巴结、贲门旁、胃左动脉旁淋巴结（图4-4-6）。表4-4-5为研究763例食管癌手术清扫发现的淋巴结转移情况，由表可见，总体来讲纵隔淋巴结转移率较高；中下段食管癌转移至腹腔淋巴结者较多。

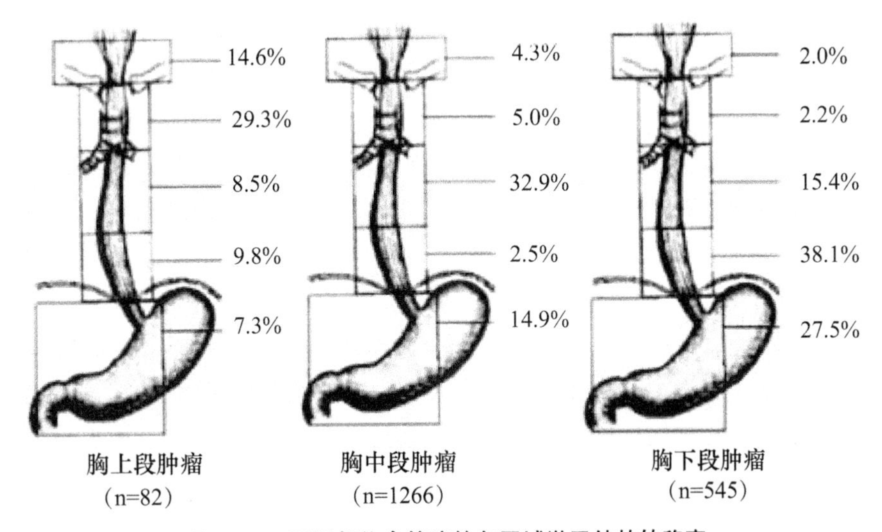

图4-4-6　不同部位食管癌的各区域淋巴结的转移率

表4-4-5　不同部位食管癌的各部位淋巴结转移率

淋巴结部位	胸上段			胸中段			胸下段		
	清扫淋巴结（枚）	阳性淋巴结（枚）	转移率（%）	清扫淋巴结（枚）	阳性淋巴结（枚）	转移率（%）	清扫淋巴结（枚）	阳性淋巴结（枚）	转移率（%）
锁骨上	26	8	30.8	12	8	66.7	3	3	100.0
气管旁	94	28	29.8	158	57	36.1	8	2	25.0
主肺动脉窗	18	0	0.0	58	4	6.9	30	4	13.3

续表

淋巴结部位	胸上段			胸中段			胸下段		
	清扫淋巴结（枚）	阳性淋巴结（枚）	转移率（%）	清扫淋巴结（枚）	阳性淋巴结（枚）	转移率（%）	清扫淋巴结（枚）	阳性淋巴结（枚）	转移率（%）
肺门	44	5	11.4	259	12	4.6	84	0	0.0
隆窝下	238	16	6.7	1080	72	6.6	380	21	5.5
食管旁	132	11	8.3	995	115	11.6	392	51	13.0
贲门	50	4	8.0	311	45	14.5	145	25	17.2
胃左动脉旁	136	12	8.8	722	115	15.9	326	67	20.6
腹腔	9	1	11.1	30	4	13.3	14	0	0.0
合计	747	85	11.4	3634	432	11.9	1382	173	12.5

(3) 血源性转移：食管癌远处转移主要见于晚期患者，Mandar 等和 Sons 等的尸检材料发现可达 30%～50%。转移器官以肺最多见，达 20.5%～31%，其次为肝可达 14%～23%，骨、肾、肾上腺、大网膜、腹腔、脑等部位也可见转移。

五、临床表现

（一）早期食管癌

绝大多数患者都有一种或几种症状，间歇出现，反复发作，易受饮食、情绪等因素的影响，持续数月或 2～3 年。

1. 吞咽哽咽感 最常见，出现率 50.6%～63%，乳头型和斑块型患者中更多。多于大口吞咽干硬食物时突然出现，患者常描述咽下食物时食管内似有气体阻挡，自觉发生部位位于咽喉或食管上段，常与实际部位不符合。该症状的发生多与癌变部位的炎症水肿，局部痉挛有关，而非机械性梗阻所致，故常可短期缓解。

2. 胸骨后疼痛 出现率 48.5%～48.8%，糜烂型患者更多见，主要为胸背部沉闷疼。烧灼痛或针刺痛，多因吞咽粗糙硬食、热食或刺激性食物诱发或加重。而在进食软食、温食、流质时较轻，多数患者在咽下第一、二口食物时疼痛明显，而后减轻或消失。疼痛主要与黏膜糜烂浅溃疡受食物刺激所致。故疼痛部位多与病变部位一致。

3. 胸骨后闷胀不适 出现率 13%～18%。

4. 食管内异物感 出现率 15.3%，部位与病变部位一致。

5. 咽喉紧缩不适 与食管癌引起的咽部腺体分泌减少及食管收缩有关。

6. 食管通过缓慢但有滞留感 与食管舒缩功能异常有关。

（二）中、晚期食管癌

1. 吞咽困难 中晚期食管癌最常见的典型症状，也是 2/3 患者的首发症状。开始时较轻，只在吃硬食、过快吞咽时出现。以后进行性加重，呈持续性，晚期患者进食软食、流质也很困难。约 10%的患者病变虽然广泛，但仍无吞咽困难，容易误诊。吞咽困难是否出现与食管癌病变的范围、病理类型、病变部位有关。一般而言只有当病变发展到一定程度时才出现，缩窄型、髓质型多累及食管全周，较容易出现吞咽困难；而蕈伞型、腔内型常较轻；上段食管癌可引起吞咽动作失调，故出现较早。此外，炎症、水肿、痉挛可使吞咽困难加重，而肿瘤坏死脱落、痉挛解除又会使其吞咽困难的症状暂时减轻。

2. 呕吐泡沫状黏液 由于食管癌浸润，炎症、水肿刺激引起分泌功能增强唾液增多，狭窄的管腔和病变段食管蠕动功能的减退影响分泌液、唾液不能入胃、潴积于狭窄上部引起食管逆蠕动而呕吐。吐出的液体呈蛋清样，夹杂泡沫，食物残渣，偶见脱落肿瘤组织。严重时吐出液多达 1000～2000 毫升，吸入呼吸道后可引起呛咳，吸入性肺炎等并发症。

3. 胸背部疼痛 是常见症状之一，位于前胸或后背，疼痛部位常与病变部位一致；为钝痛、隐痛、灼痛、刺痛或牵拉痛，重者影响进食及睡眠。持续性固定部位的疼痛提示病变外侵明显，严重的胸背部疼痛如伴发热常为穿孔前的征兆。疼痛出现的原因主要为肿瘤外侵伴食管周围炎、纵隔炎刺激神经所致。

4. 声音嘶哑和呛咳 肿瘤直接侵犯或转移淋巴结压迫喉返神经引起声带麻痹所致，常伴有饮水呛咳。食管内容物返流进入气管或食管气管瘘、食管支气管瘘容易呛咳；重者影响进食，加速病情恶化。

5. 其他 主要为淋巴结或远地转移引起的相应症状及恶液质，压迫臂丛神经引起臂部酸痛、无力；压迫上腔静脉引起上腔静脉压迫综合征；转移至肝引起黄疸、腹水、肝昏迷等。

中晚期食管癌典型的体征为营养不良，淋巴结转移及远地转移，淋巴结转移以双侧锁骨上及双侧胸锁乳突肌下端深面较多见，左侧锁骨上淋巴结转移略多于右侧，气管食管沟转移淋巴结容易漏诊。转移淋巴结可单发或多发，大小不定；直径为0.5cm至7cm或更大，质硬，固定，可有压痛。近20年来CT扫描在临床上广泛应用，发现右上纵隔淋巴结转移率较高，在已有纵隔淋巴结转移病例中，右上纵隔淋巴结转移者占50%～60%。

六、辅助检查

（一）X线检查

是食管癌最基本的无痛苦检查，常用的为钡餐造影，主要表现为黏膜皱襞增粗、迂曲或连续性中断，管腔的充盈缺损或狭窄，管壁舒张度变小及管壁僵硬、管腔狭窄、钡剂通过障碍、软组织肿块或溃疡形成等，不同期别和类型的食管癌又有相应的表现，气钡双重对比造影技术有助于早期食管癌的发现。

1. 常见食管癌的X线分型

（1）髓质型：可表现范围较广的黏膜不规则破坏、大小不等的龛影或充盈缺损，管壁僵硬，管腔狭窄，钡剂通过受阻，狭窄上方食管不同程度扩张，病变周围可见软组织块影。

（2）蕈伞型：以充盈缺损为主，表面伴有不规则浅溃疡，上下端与正常食管交界清楚，切线位多呈锐角，病变处食管呈轻中度狭窄，其上方食管相应扩张，邻近很少见软组织块影。

（3）溃疡型：以龛影为主，大小不等，形状不同，轮廓不规则，正位表现为圆形或椭圆形钡斑，病变往纵向发展时可呈长条扁平状，切线位可见病变呈结节状，类似环堤，中心钡斑存留，类似半月征，病变部食管狭窄不明显，邻近可见软组织块影。

（4）缩窄型：以长约3cm的狭窄为典型表现，病变常累及食管全周，故狭窄对称、钡剂通过受阻。上下端与正常食管无明显界限，近端食管明显扩张，形成漏斗状表现。

（5）腔内型：病变部位食管呈梭形扩张，可达5～8cm；有典型的空泡状充盈缺损，管壁可见；病变上端梗阻不明显或几乎不梗阻；病变一般较长，大于或等于7cm。作者在临床曾见过长达15cm的腔内型食管癌。

2. 食管癌穿孔前X征象

（1）尖刺突出：在食管病变处出现尖刺状突出，小者如毛刺，大者为楔形。

（2）龛影形成：多由大溃疡造成，钡剂常充填显示在食管轮廓之外。

（3）憩室样病变：多发生在放疗后，在病变部位及食管壁上有边缘光滑的小袋状憩室突出，边缘可光滑。

（4）扭曲成角：食管壁失去正常走行，出现明显角度，类似长骨横断骨折移位。

（5）纵隔炎：纵隔阴影增宽，患者体温升高，脉搏加快，伴有胸背疼。

（二）胸、腹部CT检查

CT检查可作为X线钡餐造影的补充。有助于准确判断病变范围、制定正确的治疗方案。但CT是一种断面检查，不能显示食管黏膜，故早期诊断价值不大。CT检查食管癌时应重点观察食管壁的厚度、病变外侵程度、邻近器官的受侵情况，淋巴结转移等。CT上显示的正常食管壁厚度一般为 3mm，超过 5mm 则为异常。食管癌侵犯邻近器官的表现是：①肿瘤与器官间脂肪层消失；②肿瘤压迫侵入或包绕器官，当肿瘤包绕管腔 1/4 周径以内时常无明显浸润，手术切除可能性仍然存在，当包绕 3/4 周径时，几乎都有浸润，手术已不能切除。介于两者之间时要参考其他指标而定。上段食管癌主要侵犯气管，可引起气管移位或后壁隆起突向腔内，胸段食管癌侵犯主支气管、隆突下、主动脉、心包、奇静脉、肺门等结构。食管癌侵犯胸主动脉的诊断标准：正常人在胸主动脉、食管及椎体三者间围成一个脂肪三角区，如果此三角区被软组织肿物影所取代，就预示着食管癌导致了胸主动脉受侵。CT 诊断胸主动脉受侵的敏感性、特异性和准确性分别为 100%、82%和 84%。CT 对食管癌侵犯气管、支气管的价值明显，表现为气管支气管变形、受压移位或有肿物突入腔，此时支气管镜检查可以确诊，CT 诊断气管、支气管受侵的敏感性、特异性和准确性分别为 31%～100%、86%～100%和 90%～100%。CT 上显示的正常淋巴结横径多小于 1.0cm，如大于 1.5cm 时则异常，介于 1.0～1.5cm 时为可疑，一般来说淋巴结肿大多由肿瘤转移引起，但 CT 难以明确分辨是肿瘤还是炎症性淋巴结肿大。目前认为上纵隔气管食管旁沟和膈肌下淋巴结如大于 0.5cm 即认为是转移，CT 对诊断淋巴结转移的敏感性、特异性和准确性分别为 47%～100%、57%～90%和 55%～86%。下段食管癌转移至腹腔动脉旁淋巴结的发生率高达 60%～70%，故 CT 扫描范围应包括上腹部。

X 线机和模拟机主要显示食管腔内和管壁情况，外侵情况难以明确。近年来食管癌 CT 研究发现，食管癌外侵常具有偏心性，CT 可以明确显示外侵的范围和部位以及邻近转移淋巴结，食管壁的厚度被认为是判断食管癌是否外侵的一个指标，如若管壁大于 3.0cm 则绝大多数已有外侵，成为放疗照射野设计的重要依据。

（三）MRI 和 PET-CT

NCCN（2015）指南推荐为常规检查（有远地转移患者除外），但我国卫生部食管癌规范化诊治指南（2011）均不作为常规应用。MRI 和 PET-CT 有助于鉴别放化疗后肿瘤未控、复发和瘢痕组织，PET 检查还能发现胸部以外更多的远处转移。推荐有条件单位和患者治疗前可以选择 PET-CT 检查。

（四）纤维食管镜及食管超声内镜检查

是一种临床应用广泛，能取得病理材料的确诊方法，超声内镜为准确判断病变深度、分期提供了良好的手段，使临床分期更接近于病理分期，NCCN（2015）指南推荐超声内镜为常规检查（有远地转移患者除外）。超声内镜可以清晰地显示食管壁为 3 层或 5 层，食管病变范围≤10mm，周围淋巴结≤5mm，EUS 均可显示，病变多呈低回声或以低回声为主的不规整杂乱回声

1. 适应证 ①患者有症状，细胞学阴性，钡餐阳性，疑为浸润型则首选食管镜，如为其他型亦可重复细胞学检查，再选食管镜；②细胞学检查阳性，钡餐阳性或可疑，不论患者有无症状，均应行食管镜确诊；③各种治疗后患者是否复发及疗效的判定。

2. 禁忌证 恶液质；严重心血管病；急性感染；食管穿孔、出血可能性大或已穿孔者。

3. 早期食管癌的镜下表现 主要有黏膜局限性充血、浅表糜烂、粗糙不平等。内镜下有多种改变。可分为：

（1）充血型：病变区黏膜平坦，仅见局限性斑块状充血，色泽潮红，边界不清，触之易出血。

（2）糜烂型：病变区轻度凹陷，呈点片状浅表糜烂。

（3）斑块型：病变部位轻度隆起，表面呈颗粒或散在斑块，典型者呈橘皮样。

（4）乳头型：肿瘤呈乳头样或息肉状，单发或多发，直径一般不超过 1 厘米，基底宽，表面黏膜部分正常，偶见糜烂。

（5）出血灶：分为自动出血和接触出血，前者为器械未接触病灶之前观察到的病灶自动出血；后者为内镜通过病灶部位或由于呕吐动作，使食管黏膜被内镜冲撞所造成的病灶出血。早期食管癌自动出血者约占 28%。

（6）结节：早期食管癌结节状病灶一般为单个，直径在 1cm 以下，质脆易出血，周围黏膜

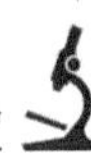

正常。

（7）白脊：食管黏膜纵行皱襞的脊背上有时呈白色，称之为“白脊”。

（8）脱皮状改变：似脱落的上皮后改变，病变部位呈红色，边界清楚，红区内可见黏膜下血管网。

（9）黏膜增厚：局部黏膜增厚稍隆起，呈苔癣样改变。

4. 中晚期食管癌的镜下表现 在食管镜下易于辨认，可见息肉状或菜花状肿物，表浅部黏膜常破溃易于出血；有的病变已形成明显溃疡，周边可见肿瘤结节，有的病变以狭窄为主，重者食管镜难以通过。

（五）纤维支气管镜检查

根据 NCCN（2015）指南，对位于隆突及隆突以上部位的食管癌推荐为常规检查（有远地转移患者除外），以除外气管受侵。

七、诊断

食管癌的诊断主要依据症状、体征、钡餐检查，细胞学检查，食管镜检查。早期食管癌常常症状轻微，且无体征，X 线钡餐表现不典型。主要依据食管镜检查。

早期食管癌无任何自觉症状或仅有轻微症状，无持续性胸背痛，无进行性吞咽困难及声嘶，能进普食，无肿大的淋巴结及远处转移。X 线表现：病变长度小于 3cm，黏膜粗糙、中断，黏膜皱襞排列紊乱或有表浅性溃疡，局限性小充盈缺损，食管腔限局性僵硬，舒张度差。无环形狭窄和肿瘤侵犯肌层的现象。所有病例的确诊都需要组织学的证实。

中晚期食管癌典型临床表现和 X 线钡餐诊断正确率已在 90%以上，确诊依据为：①X 线钡餐发现明确病变同时拉网细胞学阳性；②食管镜取得阳性病理结果。

八、鉴别诊断

需要鉴别诊断的疾病包括：

1. 食管癌外压性改变 外压的原因有先天性血管异常、主动脉瘤、胸内甲状腺、纵隔肿瘤、纵隔淋巴结肿大等，要点是钡餐摄片食管黏膜正常、胸部 CT 扫描进一步明确病变部位。

2. 食管贲门失弛缓症 鉴别要点是病情进展缓慢，X 线钡餐造影呈“鸟嘴状”改变。

3. 返流性食管炎 症状类似于早期食管癌，鉴别主要依据食管镜和反复拉网细胞学检查。

4. 食管良性狭窄 多为化学性灼伤后遗症，明确的病史及 X 线检查有助于鉴别，食管镜可以明确诊断。

5. 食管良性肿瘤 病理及细胞学可以鉴别。

九、分段和分期

目前国际通用的是美国癌症联合会（AJCC）2009 分段和分期标准，多因素分析表明食管癌术后生存期与 TNM 分期密切相关。由于该分期的依据为病变侵犯深度、淋巴结转移个数，主要适合于外科病例，未手术病例的 TNM 分期的推广有赖于腔内超声及食管内镜超声引导下细针活检（EUS-FNA），国内目前尚未普及。

颈段食管：上接下咽，向下至胸骨切迹平面的胸廓入口，内镜检查距门齿 15～20 cm。胸上段食管：上自胸廓入口，下至奇静脉弓下缘水平，内镜检查距门齿 20～25 cm。

胸中段食管：上自奇静脉弓下缘，下至下肺静脉水平，内镜检查距门齿 25～30 cm。

胸下段食管：上自下肺静脉水平，向下终于胃，内镜检查距门齿 30～40cm

食管胃交界：凡肿瘤中心位于食管下段、食管胃交界及胃近端 5cm，并已侵犯食管下段或食管胃交界者，均按食管腺癌 TNM 分期标准进行分期；胃近端 5 cm 内发生的腺癌未侵犯食管胃交界者，可称为贲门癌，连同胃其他部位发生的肿瘤，皆按胃癌 TNM 分期标准进行分期（表 4-4-6、表 4-4-7）。

表 4-4-6　食管癌 2009 年 AJCC 国际 TNM 分期

食管癌的 T 分期	
Tx	原发肿瘤不能测定
T0	无原发肿瘤证据
Tis	重度不典型增生
T1	肿瘤只侵及黏膜固有层、黏膜肌层或黏膜下层
T1a	肿瘤只侵及黏膜固有层、黏膜肌层
T1b	肿瘤只侵及黏膜下层
T2	肿瘤侵犯食管肌层
T3	肿瘤侵犯食管纤维膜
T4	肿瘤侵及食管周围结构
T4a	肿瘤侵犯胸膜、心包或膈肌，可手术切除
T4b	肿瘤侵犯其他邻近结构，如主动脉、椎体、气管等，不能手术切除

食管癌的 N 分级标准	
Nx	区域淋巴结不能测定
N0	无区域淋巴结转移
N1	1～2 枚区域淋巴结转移
N2	3～6 枚区域淋巴结转移
N3	≥7 枚区域淋巴结转移

注：必须将转移淋巴结数目与清扫淋巴结总数一并记录

食管癌的 M 分级标准	
M0	无远地转移
M1	有远地转移

G 分期标准——肿瘤分化程度	
Gx	分化程度不能确定
G1	高分化
G2	中分化
G3	低分化
G4	未分化

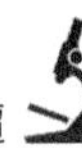

食管鳞癌及其他非腺癌 TNM 分期标准

分期	T 分期	N 分期	M 分期	G 分期	肿瘤部位
0 期	Tis	N0	M0	G1，Gx	任何部位
ⅠA 期	T1	N0	M0	G1，Gx	任何部位
ⅠB 期	T1	N0	M0	G2～3	任何部位
	T2～3	N0	M0	G1，Gx	下段，X
ⅡA 期	T2～3	N0	M0	G1，Gx	中、上段
	T2～3	N0	M0	G2～3	下段，X
ⅡB 期	T2～3	N0	M0	G2～3	中、上段
	T1～2	N1	M0	任何级别	任何部位
ⅢA 期	T1～2	N2	M0	任何级别	任何部位
	T3	N1	M0	任何级别	任何部位
	T4a	N0	M0	任何级别	任何部位
ⅢB 期	T3	N2	M0	任何级别	任何部位
ⅢC 期	T4a	N1～2	M0	任何级别	任何部位
	T4b	任何 N	M0	任何级别	任何部位
	任何 T	N3	M0	任何级别	任何部位
Ⅳ期	任何 T	任何 N	M1	任何级别	任何部位

注：肿瘤部位按肿瘤上缘在食管的位置界定；X 指未记载肿瘤部位

食管腺癌 TNM 分期标准

分期	T 分期	N 分期	M 分期	G 分期
0 期	Tis	N0	M0	G1，Gx
ⅠA 期	T1	N0	M0	G1～2，Gx
ⅠB 期	T1	N0	M0	G3
	T2	N0	M0	G1～2，Gx
ⅡA 期	T2	N0	M0	G3
ⅡB 期	T3	N0	M0	任何级别
	T1～2	N1	M0	任何级别
ⅢA 期	T1～2	N2	M0	任何级别
	T3	N1	M0	任何级别
	T4a	N0	M0	任何级别
ⅢB 期	T3	N2	M0	任何级别
ⅢC 期	T4a	N1～2	M0	任何级别
	T4b	任何 N	M0	任何级别
	任何 T	N3	M0	任何级别
Ⅳ期	任何 T	任何 N	M1	任何级别

2009 年国内食管癌学组讨论通过的临床分期草案如下：

表 4-4-7　非手术治疗食管癌的 T 分期标准

期别	病变长度[a]	食管病变最大层面的食管直径[b]	邻近组织或器官受累[c]
T1	≤3 cm	≤2 cm	无
T2	>3～5 cm	>2～4 cm	无
T3	>5～7 cm	>4 cm	无
T4	>7 cm	>4 cm	有（任何一处）

注：[a] 病变长度以 X 线钡餐造影检查结果为准；[b] 应以 CT 所示食管病变最大层面的食管直径为准；对于全周型肿瘤管腔消失，应测阴影最大直径；[c] 邻近组织或器官包括气管、支气管、主动脉及心包

淋巴结肿大认为是癌转移的标准，一般标准为淋巴结短径≥10 mm，食管旁、气管食管沟、心包角淋巴结长径≥5 mm，腹腔淋巴结长径≥5 mm。

N0：无淋巴结肿大；

N1：胸内（食管旁、纵隔）淋巴结肿大，食管下段癌胃左淋巴结肿大，食管颈段癌锁骨上淋巴结肿大；

N2：食管胸中段、胸下段癌锁骨上淋巴肿大，任何段食管癌腹主动脉旁淋巴结肿大。

非手术治疗食管癌的 M 分期标准

M0：无远处转移；

M1：无远处转移。

非手术治疗食管癌的临床分期标准

Ⅰ期：$T_{1-2}N_0M_0$

Ⅱ期：$T_2N_1M_0$，$T_3N_{0-1}M_0$

Ⅲ期：$T_4N_{0-2}M_0$

Ⅳ期：$T_{1-4}N_{0-2}M_1$

国内外资料均表明食管癌病变长度与外侵程度呈正比，与手术可切除性呈反比，如果病变长度小于 5cm，术后标本研究证明 40%限于局部，25%为局部晚期，35%有远地转移或不可治愈。如果病变长度大于 5cm，仅 10%限于局部，15%为局部晚期，75%远地转移或不可治愈。本分期在一定程度上反映了食管癌的手术可切除性和预后。

十、治疗原则

食管癌治疗方法主要有手术、放疗和化疗，目前多强调食管癌的综合治疗，尤其是前瞻性和回顾性的研究均证实了术前新辅助放化疗能明显改善食管癌预后，并且肯定了放化同期作为中晚期不能手术切除食管癌患者的标准治疗方案，推荐术后预防性放疗能够显著地改善Ⅲ期和 N+患者的局部区域控制。

食管癌治疗的基本原则是：①早期食管癌应首选手术，不能手术者应行根治性放化疗。②颈段和胸上段癌首选放疗，因为胸上段食管癌放疗效果与手术相同，而上段食管附近大血管丰富，手术危险性大。胸下段首选手术，胸中段则视具体情况而定，浸润型区域淋巴结转移者宜首选手术。③重视综合治疗。术前放化疗可以提高手术切除率和生存率，但术后并发症发生率也有所增加；术后病理 T3 以上或有淋巴结转移者应行术后预防性放疗。

下面介绍食管癌治疗原则的循证医学依据：

术前放疗：80 年代后有 8 个随机对照实验研究术前放疗与单纯手术对比的结果（表 4-4-8）。其中 6 个研究结果显示术前放疗并不能增加手术切除率，亦不能提高长期生存率。汪楣报道术前 40Gy 放疗能降低术后 TNM 分期和淋巴结转移率、局部复发率、提高 5 年生存率。美国食管癌协作组统计 5 个随机对照试验共 1147 例食管癌患者进行 Meta 分析，结果显示术前放疗能提高生存率 3%～4%。术前放疗对不同部位食管癌的作用也不一样（表 4-4-9）该表结果显示，术前放疗能够提高胸上段癌的根治性切除率，并降低开胸探查术比例，同时也表明术前放疗对胸下段癌并没有好处。

表 4-4-8　随机对照实验比较术前放疗与单纯手术治疗的效果

作者	年限	治疗分组	例数	中位生存期（月）	2年生存率	5年生存率
Launois	1981	S	57	12	35%	12%
		R（40Gy）+S	67	11	20%	10%
Gignoux	1987	S	106	11	30%	10%
		R（33Gy）+S	102	11	28%	10%
Wang	1989	S	102			30%
		R（40Gy）+S	104			35%
Arnott	1992	S	86	10	30%	17%
		R（20Gy）+S	90	10	25%	9%
Nygaard	1992	S	41	9%		
		R（35Gy）+S	48	21%*		
张毓德	1998	S	100	30%		
		R（30～40Gy）+S	100	34%		
汪楣	2001	S	223	33.1%		
		R（40Gy）+S	195	42.8%*		
刘敦序	2000	S	100	31.3%		
		R（24～40Gy）+S	100	32.6%		

S：单纯手术组，R+S：术前放疗组　　* $P<0.01$

表 4-4-9　术前放疗对不同部位食管癌切除率的影响

部位	术前放疗	根治术	姑息术	探查术	P 值
颈、胸上段	无	21（67%）*	3（9%）	8（24%）	
	有	28（76%）	7（19%）	2（5%）	0.021
胸中段	无	25（81%）	4（13%）	2（6%）	
	有	28（80%）	5（14%）	2（6%）	0.981
胸下段	无	31（82%）	7（18%）	0（0%）	
	有	19（73%）	3（12%）	4（15%）	0.037

* 表示颈、胸上段食管癌行单纯手术者中，其手术性质属“根治术”者所占的比例

术前化疗：有关术前化疗的 Meta 分析有两篇报道，Urschel[统]计 11 组术前化疗与单纯手术比较的随机对照实验，共 1976 例食管癌病例入组，结果发现食管癌术前化疗后手术切除率明显提高，且不增加手术相关的死亡率，但对生存率没有明显影响。2004 年 Malthaner 对 11 组随机对照的可切除胸段食管癌的术前化疗与单纯手术患者研究结果进行 Meta 分析，共 2051 例入组患者，发现 3、4、5 年生存率均有提高，但仅 5 年生存率有统计学意义，并发现术前化疗增加了手术死亡率和毒副反应。

术前放化疗：2003 年 Urschel 应用 Meta 分析评价术前放化疗的价值，他统计 9 个术前放化疗加手术与单纯手术比较的随机对照研究，共 1116 例患者入选。术前放化疗组 3 年生存率优于单纯手术组，$P=0.016$，并发现同步放化疗比序贯的效果要好。2004 年 Fiorica 报道 6 个随机对照实验的 Meta 分析，共 768 例入组，结果术前放化疗显著降低了 3 年死亡率（OR=0.53，$P=0.03$），术后病理显示分期明显降低 $P=0.001$，但围手术期死亡率显著上升（OR=2.10，$P=0.011$）。2012 年荷兰 van Hagen 在新英格兰医学杂志上报道了 CROSS 研究结果，术前放化疗+手术组与单纯手术组的中位生存期有显著差异（49.4 个月对 24.0 个月，$P=0.003$），术前放化疗组与单纯手术组的 R0 切除率有显著差异（92% 对 69%，$P<$

0.001），术前同期放化疗组获得了29%的PCR率，研究对象局部晚期食管癌，其中75%是食管下段和胃交接部腺癌，这是第一项Ⅲ期随机研究证实术前放化疗的优越性。然而2014年法国Mariette在临床肿瘤学杂志上报道了FFCD9901研究结果，术前放化疗+手术组与单纯手术组的3年生存率无显著差异（47.5%对53.0%，$P=0.94$），术前放化疗组与单纯手术组的根治性（R0）切除率无显著差异（93.8%对92.1%，$P=0.749$），术前同期放化疗组获得了33%的PCR率。研究对象Ⅰ～Ⅱ期食管癌，其中70%是胸中段食管鳞癌，因此目前NCCN食管癌诊疗指南推荐Ⅰ～Ⅱ期食管鳞癌治疗模式包括内镜下黏膜切除（EMR）或手术（T1aN0M0）、手术（T1bN0M0）、手术或术前诱导放化疗或根治性放化疗（T1bN+或T2～T4aN0～N+），证据等级为2A，亦即基于队列研究的荟萃分析。通过分析FFCD9901研究和CROSS研究结果我们不难发现，术前同期放化疗的主要作用可能是通过使肿瘤降期获得更高的R0切除率、从而改善局部控制率、提高长期生存率，而对于病灶根治性切除没有困难的早中期食管癌，术前同期放化疗究竟有多少益处，仍然需要通过针对性的进一步临床研究来加以解决。2014年DUKE大学Paul.J Speicher对美国国家癌症数据库中cT2N0食管癌患者进行分析，接受术前诱导治疗（化疗或放疗或放化疗）者688例（44.1%），与首选手术切除者871例（55.9%）进行对比，结果两组中位生存期分别为41.9个月和41.4个月$P=0.51$；进一步多因素分析也没有证实诱导治疗会降低死亡风险（HR=1.16 $P=0.32$），认为食管癌早期患者不能从术前诱导治疗中获益。另外放疗对下段食管病变肺的毒副作用较小，心脏毒性又可以通过先进的放疗技术（调强放疗或质子放疗）进一步降低，因此可能使下段食管癌患者更多受益，而对胸中上段食管的病例何种诱导治疗模式值得进一步研究。

术后放疗：食管癌术后局部复发率高达40%～60%，也是食管癌术后的主要死亡原因。且术后复发者再行放疗效果很差。90年代后的4个随机实验比较了术后放疗与单纯手术的疗效，结果4个实验的局部复发率都显著下降，仅1个实验结果表明术后放疗对生存有益。其中肖泽芬等的研究为495例食管癌，275例行单纯手术治疗，220例接受术后50～60Gy常规分割放疗，照射野包括全食管床及双侧锁骨上引流区。单纯手术组与术后放疗组1、3、5年生存率分别为79.1%、43.5%、37.1%和79.3%、50.9%、41.3%，$P=0.4474$；术后病理检查转移淋巴结阳性者5年生存率分别为14.7%和29.2%，$P=0.0692$；TNM分期为Ⅲ期者5年生存率分别为13.1%和35.1%，$P=0.0027$；两组局部复发率分别为25%和16.2%，$P=0.0015$，该结果说明术后放疗对淋巴结阳性者和Ⅲ期患者有益，而对淋巴结阴性或Ⅰ、Ⅱ期患者生存率提高并无明显优势。2010年纽约SUNY Downstate医学中心报道了1046例T3～4N0M0和T1～4N1M0N食管癌治疗结果，其中鳞癌358例占34%，腺癌688例占66%，Ⅲ期者居多571例占55%，N+病例744例占71%，接受单纯手术者683例65.3%，手术再术后放疗者363例占34。7%，研究结果发现术后放疗使Ⅲ期患者的3年总生存和疾病特异性生存均明显高于单纯手术者，而对于Ⅱa和Ⅱb并无明显影响。进一步分析还发现术后放疗使鳞癌获益较腺癌更明显，3年总生存为35.7%明显高于单纯手术者的28.4%，$P=0.049$。该研究进一步明确了食管癌Ⅲ期和鳞癌患者术后放疗的意义。食管癌姑息性切除术后行放射治疗的价值比较明显，杨宗贻1999年报道46例食管癌姑息术后放射治疗，1、3、5年生存率分别为43%、20%、19%，明显高于未行术后放疗者的9%、0、0。

术后化疗：食管癌单纯术后化疗的文献报道较少，总的结果是术后单纯化疗对改善局控率和长期生存价值都不大。

中晚期食管癌放化综合治疗：Herskovic报道RTOG 85-01Ⅲ期随机临床实验，将123例食管癌患者分为放化疗组和单纯放疗组。放化疗组放疗剂量为50Gy/25f/5W，化疗采用4疗程顺铂加5-Fu，顺铂75mg/m²静滴d_1, 5-Fu1000 mg.m^{-2}.d^{-1}静滴d_{1-4}，单纯放疗组剂量为64Gy/32f/6.4W，结果放化疗组和单纯放疗组2年生存率分别为

38%和10%，5年生存率分别为26%和0。随后进行剂量增加的单组 RTOG 90-12 实验，即将 RTOG 85-01、RTOG 94-05 实验中放化疗组的放疗剂量提高至 64.8Gy，但并未取得预期提高生存率的效果，提示放化综合治疗时高剂量放疗对提高生存率并无明显优势。加拿大 Wong 的 Meta 分析结果显示同期放化疗组的死亡率和局部复发率均较单纯放疗组低，而序贯放化疗与单纯放疗相比并不能明显改善长期生存。2002 年日本 Nakadi 报道 64 例Ⅲ、Ⅳ鳞癌随机分组接受单手术和术前放化疗，结果显示术前放化疗提高了手术切除率和根治切除率，获得较高的 pCR 率，但也有很高的手术死亡率，因此建议中晚期食管癌以单纯放化综合治疗为主，不建议手术参与。2014 年 M. Hategan 报道 102 例食管癌中术前放化疗再手术者 55 例（53.9%），单纯根治性放化疗者 47 例（46.1%），结果发现 2 年、5 年总生存率分别为 77.8%和 57.3%、58%和 38%，均未见统计学差异，认为对于合并有内科原因者、胸上段病变者、拒绝手术者，给予根治性放化疗是较好的选择。

十一、放射治疗

食管癌的放射治疗是一种疗效肯定、副作用小、性价比值较高的治疗手段，中国医学科学肿瘤医院 9104 例食管癌统计表明，单纯手术或手术加放疗综合治疗仅占 19.8%，单纯放疗占 71.4%，化疗或其他治疗占 8.8%，充分体现放疗在食管癌治疗中的地位。20 年前采用后程加速超分割的方法使食管癌放疗的 5 年生存率由 14.3% 提高到 32.6%。但是也应该看到食管癌总体 5 年生存率仅 10%左右，严重外侵及广泛淋巴结转移者放疗难以治愈，某些放疗后已达 CR 的部分患者黏膜虽正常，肌层可有肿瘤残存导致复发，总之食管癌放疗疗效有待进一步提高。

随着三维适形特别是调强技术的临床应用，食管癌放疗后的 5 年生存率已由传统二维时代的 10%提高至 20%～30%，特别是在给予足够处方剂量的同时保护了肺和心脏，降低了毒副反应，为放化疗同期应用创造了条件，使根治性放化疗的效果进一步提高。

尽管美国国立综合癌症网络（NCCN）食管癌诊疗指南推荐放疗技术采用三维适形放疗，特殊情况下可以采用调强放疗技术（如调强放疗技术与三维适形放疗相比可以更好的保护肺和心脏），但是考虑我国放疗技术、装备等地区差异较大，此书会继续保留常规放疗部分内容。

（一）常规放射治疗

1. 根治性放疗适应证和禁忌证

适应证：能顺利进食流质饮食，无锁骨上淋巴结转移，一般情况中等以上，卡氏评分在 70 分以上者，病变长度小于或等于 7cm，无气管侵犯，无穿孔前 X 线征象者。

禁忌证：恶液质，狭窄明显，食管穿孔或瘘已形成，远地转移。

2. 放射线选择　颈段及上胸段食管癌宜选用^{60}钴 γ 线或 4～8MV 高能 X 线，如采用楔形板照射技术，则应适当提高射线能量，以便保证受照区有较高的百分深度剂量。中胸段及下胸段食管癌因部位较深，宜选用 8～15MV 的高能 X 线。

3. 照射野设计　根据我国多家放疗单位的多年经验，多主张采用三野照射法，即一前垂直野和两后背斜野等中心或非等中心照射。三野交叉照射治疗食管癌的优点是：前一后二交叉照射无论是定位还是实施摆位治疗都是最简单和最准确的，除可以最大限度的包括原发灶外，还可以较好的包括食管旁淋巴结，因而疗效好；另外可以很好地避开脊髓，降低或杜绝放射性脊髓炎的发生。

4. 照射范围　照射野大小的确定根据治疗目的而定。根治性放疗时照射区应包括原发灶可能侵犯的范围和区域淋巴结，原则上根治的可能性越大，照射范围亦相应扩大，照射野长度一般大于病变上下端各 5cm 为宜，不得小于 3cm；宽度一般为前野 7～8cm，后野 6～7cm，有条件单位可根据 CT 检查结果来确定。等中心照射野应略大于源皮距照射野。有治疗计划时病灶应包括在 90% 剂量曲线内。区域淋巴结照射范围应按照食管癌淋巴结转移规律设野，颈段和上胸段可设双锁骨上照射野；中下胸段应包括腹腔动脉旁、胃左动脉旁淋巴结设胃左野，即男性采取前后野 6×9cm，女性为 5×7cm，中心为胸 12 椎体上缘下和椎体左外侧缘交界处。侧野大小男性 5×9cm，女性 4×7cm，中心为胸 12 椎体上缘水平，椎体前 3cm（后界压椎体前 1/3）。

早期食管癌由于病变局限于黏膜或黏膜下层，淋巴和血行转移率低；肿瘤组织中乏氧细胞数相对较少，放疗疗效明显好于中晚期食管癌。但由于早期食管癌 X 线表现不明显，在模拟定位、确定靶区时，必须结合内镜所见，才能定位准确。另外，早期食管癌也应注意黏膜下播散所形成的多灶问题；多点起源和双原发癌及多原发癌问题。因此，照射野应够大，包括所有亚临床病灶。

5. 定位技术 模拟机定位的优点是，定位准确、快捷、直观等，下面介绍的是三野等中心照射的步骤。

（1）透视：嘱患者口腔内含钡剂，仰卧，双手置体侧，透视两肺，嘱患者吞咽钡剂，透视食管，确定肿瘤长度、位置、蠕动情况，注意有无穿孔前征象。

（2）选定升床高度：机架垂直的条件下，确定前野的中心线，然后把机架转至 90°或 270°，确定病变的中心线，机架回 0°，此时的源皮距被 100cm 所减得的数值即为升床高度。

（3）选定前野：根据患者肿瘤的长度、外侵情况、细胞类型确定前野的大小、范围。

（4）选定两后斜野：根据患者具体情况采取选择角度（一般为 40°～60°不等），并转动小机头，以至完全包括病灶和避开脊髓为止，并记录照射野大小、照射深度查表并计算出各野的剂量分配，开始治疗。

6. 剂量与照射方式

（1）放疗剂量：食管癌原发灶放疗总剂量 60～70Gy 为宜，低于 60Gy 或高于 70Gy 生存率均有所下降。淋巴引流区的预防照射剂量一般为 50Gy。

（2）布野方式：采用一前垂直野、二后斜野的三野交叉法，三野剂量比为 1∶1∶1。

其剂量分布见图 4-4-7、图 4-4-8。四野照射 5 年生存率不如三野照射，分别为 13.5%和 33.7%。

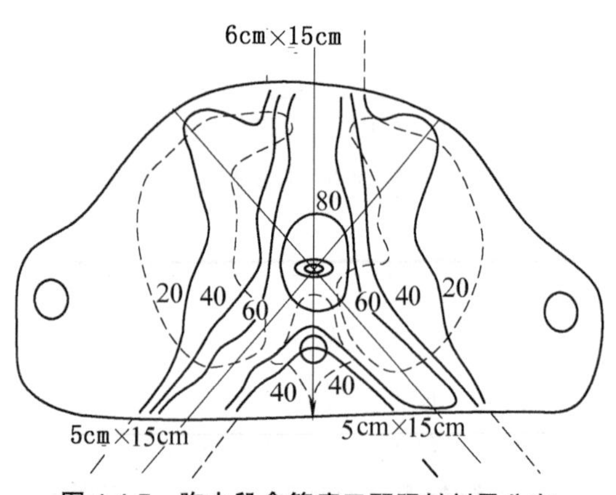

图 4-4-7　胸中段食管癌三野照射剂量分布

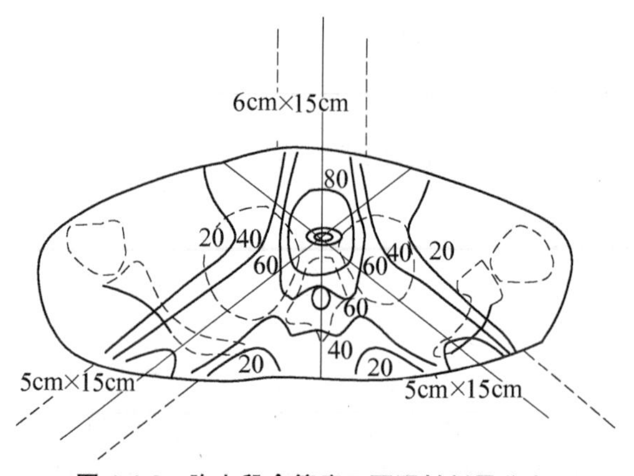

图 4-4-8　胸上段食管癌三野照射剂量分布

颈段食管癌因位置较高、与脊髓距离较近，常规角度不易避开脊髓时亦可采用两前斜野加楔形板照射，机架角宜采取 40°～60°，楔形板采用 15°或 30°，尖角向下，二前野照射，使剂量均匀。锁骨上野用^{60}Coγ 线或 4～6MVX 线照射，剂量参考点深度选皮下 3cm 处，有条件单位在高能射线照射到 30Gy 后可改用 12Mevβ 线补量至 50Gy。

（3）剂量分割：以常规分割为主，但近些年（20 世纪 90 年代以来）常规分割模式受到了挑战。国内较多单位及较多病例资料显示，后程加速超分割放疗的 5 年生存率可达 30%左右。具体分割方式为，总疗程的前半采取常规分割，30～35Gy/3～3.5 周；后半则采取每天 2 次照射，每次 1.5Gy，间隔 6 小时以上。淋巴引流区预防性照射仍采取常规分割。淋巴引流区预防野一般采用垂直照射。河北医科大学第四医院从 1997 年 6 月开始，采用后程加速超分割放射治疗内镜下早期食管癌，从近期疗效来看，后程加速超分割治疗早期食管癌也是可行的。

7. 姑息性放疗、腔内近距离治疗

（1）姑息性放射治疗：适应证：①患者一般情况差；②食管病变大于 10cm 者；③梗阻严重，只能进水或滴水不入者；④已有区域淋巴结或远处转移或声带麻痹者；⑤有严重大出血或穿孔倾向或已穿孔者；⑥复发病例；⑦单纯手术探查或手术切缘阳性或纵隔淋巴结肉眼残留者。以上病例积极要求治疗并有姑息治疗价值，以缓解进食困难或缓解气道压迫为目的。照射野：根据情况设一局部小野即可，不必包括相应淋巴引流区。比如术后隆突下淋巴结残留或上残阳性，仅对残留淋巴结或吻合口上缘给一小野即可。剂量：不宜过高，50～55Gy。

(2) 腔内近距离治疗：由于治疗中放射源位置难以固定、食管黏膜受照剂量高、治疗后反应重等原因，目前临床已较少应用于食管癌的治疗。

(二) 三维适形和调强放疗技术

1. 食管癌单纯放射治疗时靶区的勾画标准

肿瘤靶区（GTV）：以CT片的纵隔窗显示的食管原发肿瘤，参考结合食管钡餐造影和内镜所显示的病变长度确定GTV的长度；同时CT扫描纵隔窗显示的肿大淋巴结或食管腔内超声内镜针吸证实的肿大淋巴结定义为GTVn（包括远离食管原发病灶的纵隔内或贲门、胃左、锁骨上、气管食管旁沟淋巴结等处的肿大淋巴结）。

临床靶区（CTV）：在GTV前后左右方向均匀外扩0.8～1.0cm，食管癌原发灶上下两端各外扩2～3cm，并且在外扩后根据解剖屏障和相应淋巴引流区范围做适当调整修正。GTVn一般均匀外扩0.5～0.8cm，但要考虑食管癌纵隔淋巴结转移规律，在不同部位相应给予不同外放边界。

计划靶区（PTV）：在CTV基础上均匀外放0.5～0.8cm，CTVn基础上均匀外扩0.5cm，各医院应根据自己单位的摆位误差标准和生理运动适当外放边界，以保证CTV能够接受规定的处方剂量。

选择性淋巴引流区临床靶区（CTV1）：是指包括预防照射的淋巴引流区：①颈段及胸上段食管癌应包括双锁骨上淋巴引流区、上纵隔2区（2R和2L即上上纵隔气管旁）、纵隔4区（4R和4L即上纵隔气管旁）、5区（主肺动脉窗）、7区（隆突下）的范围及隆突下3.0～4.0cm范围，见图4-4-9。②胸中段食管癌应包括食管床、纵隔内的2区、4区、5区、7区、8区、9区和16区（贲门周围）和17区（胃左血管淋巴引流区）。③胸下段食管癌应包括4区、5区、隆突下、8区、9区、和16区、17区和腹腔动脉旁。

引流区计划靶区1（PTV1）：在CTV1基础上均匀外放0.3～0.5cm，以保证CTV2得到规定的处方照射剂量。

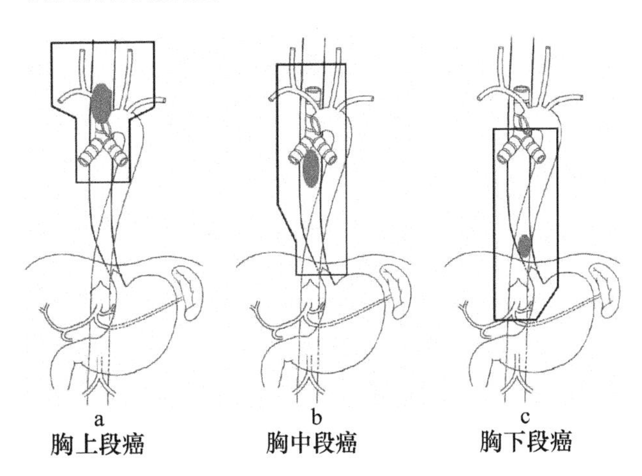

图4-4-9　食管癌引流区计划靶区

2. 食管癌适形放疗的处方剂量规定与描述

尽管NCCN食管癌2015版诊疗指南推荐Ⅰ～Ⅱ期食管鳞癌治疗模式包括内镜下黏膜切除（EMR）或手术（T1aN0M0）、手术（T1bN0M0）、手术或术前诱导放化疗或根治性放化疗（T1bN＋或T2～T4aN0～N＋）和根治性放化疗（T4bN0～N＋），术前诱导放化疗（非颈段食管癌）放疗剂量41.4～50.4Gy/23～28次/5～6周，根治性放化疗（拒绝手术或颈段食管癌或T4b除外侵犯气管、大血管及心脏）放疗剂量50～50.4Gy/25～28次/5～6周。但是我国目前食管癌放疗剂量仍然较高，食管癌行单纯根治性放射治疗时，推荐处方剂量为：95%PTV体积包括在60～70Gy/30～35次/6～7周剂量范围内。对于中晚期食管癌建议进行同步放化综合治疗，化疗方案为5-Fu1000mg/m^2，d1～5，CDDP20mg/m^2，d1～5，28天为一个周期，放疗同期用两个周期化疗，放疗后再巩固2～3个周期，推荐放疗的处方剂量为95%PTV体积接受50～60Gy/25～30次/5～6周。

对于两种不同剂量放疗方案的优劣，目前国内尚无随机研究证据，北京大学肿瘤医院朱广迎教授正在组织国内多家研究中心开展此项研究。

3. 食管癌根治切除术后适形放疗靶区的勾画

食管癌根治性切除术后进行术后预防性照射时，此时靶区仅有临床靶区CTV，而没有肿瘤靶区 GTV。①胸上段食管癌术后靶区（CTV）范围：上界达环甲膜水平，其间应包括吻合口局部、中下颈及锁骨上、上纵隔 2 区、4 区、5 区、7 区、8 区、16 区和 17 区的范围，见图 4-4-10。②胸中段食管癌术后靶区（CTV）范围：上界为胸 1 椎体上缘包括锁骨头水平气管食管旁沟淋巴引流区或食管原发病灶长度再加上下两端各外放 5cm 范围，同时相应淋巴引流区应包括纵隔 2 区、4 区、5 区、7 区，8 区、9 区、16 区和 17 区的范围，或下界一般为肿瘤瘤床下缘 3～5cm。③胸下段食管癌术后靶区（CTV）范围：上界为胸 4 椎体上缘包括气管旁 4 区淋巴结，同时包括 5 区、7 区、8 区、9 区、16 区、17 区的范围和腹主动脉旁，见图 4-4-10，或下界一般为肿瘤瘤床下缘 3～5cm，至少包括胃左血管区。应当注意，AJCC 2002 版中食管癌淋巴结分区并不和肺癌完全一致。

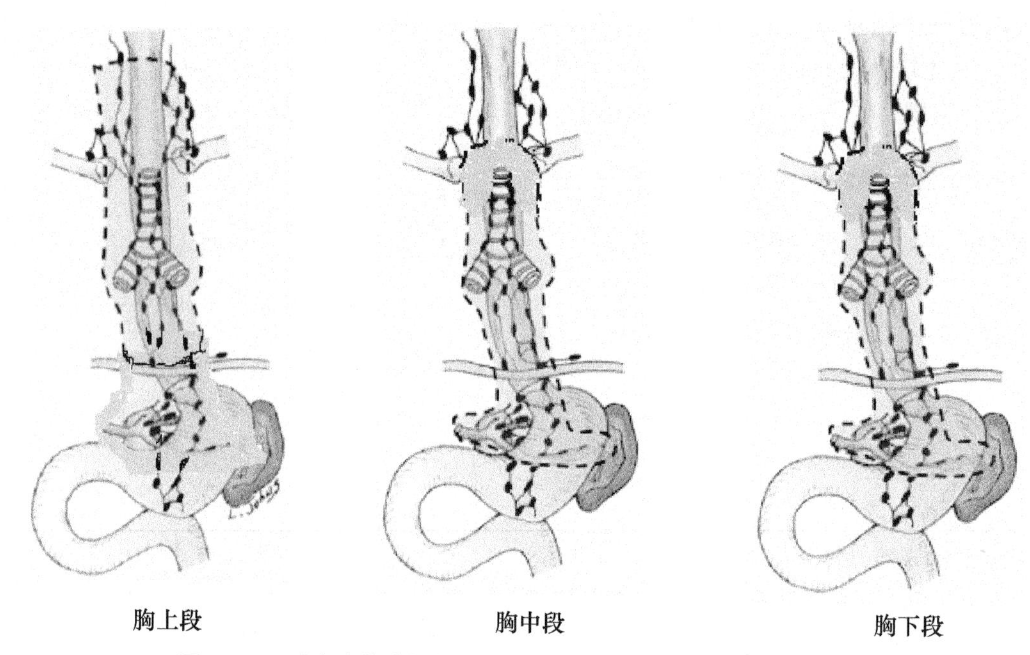

图 4-4-10　胸段食管癌根治术后适形放疗靶区范围与淋巴引流示意图

食管癌根治术后的计划靶区（PTV）：颈段和胸上段、胸中段、胸下段食管癌术后预防照射的 CTV 均匀外扩 0.5～0.8cm 即为其 PTV，以保证 CTV 得到规定的照射剂量。

食管癌根治术后预防照射的处方剂量：推荐食管癌根治术后预防照射淋巴引流区处方剂量为 95% PTV 体积接受 50.4/28 次/5.6 周，靶区内剂量均匀度的允许范围为 95%～105% 的等剂量曲线范围，PTV 内剂量均匀度的允许范围为 93%～107%。

4. 食管癌适形放疗计划评估和危及器官剂量限制　食管癌放射治疗计划设计过程中，既要保证肿瘤靶区得到规定的处方剂量，又要保证周围正常组织和器官所接受的剂量在允许范围内，计划才能实施执行。Duke 大学 Marks 等前瞻性研究 100 例胸部肿瘤接受 3DCRT 放疗（67 例肺癌,），21 例出现有症状性肺炎或肺纤维化，发现 V30（两肺受照 30Gy 以上体积占总体积的百分比）大小能够明显预示肺炎发生概率，V30 介于 5%～35% 之间时，放射性肺炎发生率为 20%，而 V30＞35% 时肺炎发生率快速上升为 46%。华盛顿大学 Graham 采用单因素分析 99 例非小细胞肺癌，发现 V20 小于 22%、22%～31%、32%～40%、大于 40% 时 2 级以上放射性肺炎的发生率分别为 0、7%、13% 和 36%；两肺平均剂量（Dmean）与放射性肺炎明显相关，Dmean＜20Gy 时放射性肺炎发生率仅 8%，而 Dmean＞20Gy 时发生率上升到 24%。

对于同步放化疗的患者两肺 V15＜30% 很可能是较好的评估放射性肺炎发生的指标。2005 年 MD Anderson 医院 Shulian Wang 等回顾性分析了 110 例食管癌接受 3DCRT 技术放疗后再行手术治疗，其中 72 例接受了依立替康为基础的诱导化疗，97 例接受了 5-Fu 为基础的同步放化疗，放射治疗总剂量为 41.4～50.4Gy，每次 1.8～2.0Gy，放疗完成后

45 天接受手术治疗，多因素分析发现仅 VS5（受照剂量低于 5Gy 的肺体积）为肺炎或/和 ARDS 发生的独立性相关因素。一般掌握在V5≤60%～65%，V10≤40%～50%，V20≤25%～30%，V30≤15%～20%，双肺平均剂量≤17Gy。

为防止放射性脊髓炎，要求脊髓平均剂量在 9～21Gy，最高剂量不能超过 45Gy/6 周（常规分割时），因脊髓属于“串联”组织且为晚反应组织，当大分割照射（或每日剂量>2Gy）时，脊髓耐受剂量降低，如果患者接受每日 3Gy/次照射，脊髓剂量的上限为 40Gy。一般讲脊髓剂量不应超过 45Gy，对于下胸段和腰段脊髓在非常情况下可以限量在≤50Gy，但要有知情同意书，即便是很小的体积也会引起截瘫的发生。

心脏耐受剂量为 V30≤50%，V40≤30%。食管癌术后将整个残胃提入胸腔内，术后淋巴引流区放疗时大部分胃在照射野内，三维适形放疗时尽量保护胃组织，要求术后胸腔胃 V40≤50%，并且不能有高剂量点落在胃上。对于正常的食管黏膜组织，如果接受 V50>32%时，晚期食管毒副反应发生率将明显增加，成为预测食管晚反应发生率的有效指标，同时如果接受>50Gy 照射的食管长度>3.2cm 时，也使食管晚期毒副反应明显增加。

十二、放射治疗反应及并发症

1. 局部反应

（1）食管反应：当肿瘤剂量达 10～20Gy/1～2 周时，照射野内的正常食管黏膜可发生充血水肿，这时的表现可有吞咽困难加重，轻微的疼痛等，可不做处理；当照射剂量达 30～40Gy 后，食管黏膜充血进一步加重，表现为局部疼痛或胸骨后烧灼感，尤以进食时为著。

处理方法：①首先向患者作好解释工作，指出这一反应为放射治疗中的必然过程，不是病情加重。嘱患者进食流食或半流食，并控制饮食的温度在 30℃以下。②轻者嘱其多饮水，或庆大霉素 8 万单位口服，每日 3 次；重者给青霉素 800 万单位，静脉点滴，每日一次，连续 7～10 天，同时可给养阴生肌类中药。③必要时可给止痛镇静剂如曲马多 30mg，肌内注射，每日 1～2 次，或口服美施康定（吗啡控释片）10 mg，q12h。对剧烈疼痛者暂停放疗，给予适当补液，待度过严重反应期以后再行放疗。

（2）气管反应：当剂量达 30～40Gy/3～4 周后，患者出现咳嗽，多为少痰的干咳，程度不等。处理方法：①轻者一般给一些口服止咳药，如复方甘草片，川贝枇杷止咳糖浆等。②有感染者可适当给予抗生素静脉点滴，同时给止咳药。③对反应严重者可暂停放疗。

（3）放射性肺炎：易发生于放疗开始后 4～6 周左右，即放疗即将结束时，总发生率约 16.7%，常伴有肺部感染，主要表现为刺激性咳嗽、咳痰、气短、胸闷、高热。听诊可闻及啰音和哮鸣音，X 光片表现在照射野内可见均匀的致密阴影，形状与照射野基本一致。治疗原则是抗生素、激素（必要时可用大剂量）、维生素及对症处理。激素常需使用数周并逐渐减量，过早或过快停药均可导致放射性肺炎复发。主要预防措施为放疗中加强营养，避免感冒，尽量降低肺的受照剂量。

（4）放射性脊髓炎：食管癌放射治疗最严重的并发症是放射性脊髓病，在 20 世纪 80 年代以前尚未普及模拟定位机时，该并发症的发生率为 3%左右，到了 80 年代以后，因为有了模拟定位机，发生率为 0.5%左右。一般在放疗结束后 2～5 年内发生。主要表现为：肢体麻木不适或疼痛。低头时下肢过电感，肢体无力，严重者可出现瘫痪。主要治疗措施为大剂量激素、维生素，避免感染。预防的关键是严格设野，避免脊髓受量超过 45Gy/6 周。

（5）食管单纯瘢痕狭窄：临床表现和诊断：单纯瘢痕狭窄多发生在放射治疗后 3～6 个月，个别可发生在放疗后更长一段时间。表现为放疗后进食梗噎症状重新出现，且有加重趋势。食管造影显示原来病变处食管高度狭窄，扩张差或不扩张，狭窄部位及其上缘光滑，无或无明显充盈缺损；食管镜检查可见食管黏膜正常或基本正常，也可见黏膜部分消失或有小的瘢痕区，但无新生物，局部弹性差，刷检无癌细胞。根据狭窄的严重程度可分为轻、中、重三度，管腔直径在 10 毫米以上者为轻度；小于 3 毫米者为重度，介于这两者之间者为中度。处理：轻度可以不作处理。中度者视情况处理。对于重度者必须作处理，如安装内支架，以解决进食问题。经过积极处理后，可以存活较长时间。

(6) 食管癌放疗后良性溃疡：一般发生在放疗后1～6个月，表现进食疼痛或胸背痛，经久不愈，尤以进食时为著，食管造影显示在原病变处有溃疡龛影，这时单从食管造影很难看出是良性还是癌性溃疡，必须借助内镜检查。食管镜检查溃疡表面平整，可有被膜也可没有被膜，一般边界较规整，刷检无癌细胞，符合良性溃疡的诊断。

处理：①改善全身营养：加强营养，多食有营养的高蛋白、高碳水化合物食品。另外应嘱患者饭后多饮温开水，以起到冲洗食物残渣，保持局部清洁，减轻炎性反应，有利于溃疡的恢复。②消炎止痛：可给适当的抗生素口服或肌注，如庆大霉素8万单位口服，每日3次，清热解毒方面的中药口服液，如仍然疼痛严重的话，可给广普抗生素静脉点滴，每日一次，连续10～15天。同时给止痛药物如岩舒静脉点滴，每天20毫升，连续10～20天，或口服吗啡控释片，每次30毫克，每日2次。③大量维生素口服，及中药生肌粉等，有利于溃疡的愈合。④定期复查食管镜，以防癌灶复发，及早治疗。

2. 全身反应 多在放疗进行到2至4周时出现全身乏力，白血球下降（血常规显示接近正常或低于正常值）、血小板下降。处理方法：①口服升血药物，如维生素、鲨肝醇、升白胺等。②白血球过低者（低于3×10^9/ml或更低时，可给予粒细胞刺激因子肌注，如惠儿血等，一般50～150ug/每日，连续5天，白血球可基本恢复正常，如仍低则暂停放疗。③加强营养，进食富有维生素和高蛋白的食物，如新鲜蔬菜、新鲜鱼肉等易消化的食物。由于放疗技术的改进和经验积累，放射性损伤已越来越少，但放射反应尚难避免。

十三、疗效和影响预后的因素

影响预后的主要因素有：

1. 病变长度 病变越短，预后越好；病变越长预后越差。

2. 病变位置 位置越高，预后越好，颈段、胸上、中、下段的5年生存率分别为18.1%～24.3%，11.8%～23.7%，7.1%～13.4%，3.4%～5.9%。随着三维适形调强放疗技术的临床应用，病变部位对预后的影响变的越来越不明显了。

3. 病理分型 蕈伞型好于髓样型、溃疡型、缩窄型及腔内型。

4. 锁骨上淋巴结转移 锁骨上淋巴结转移阳性者5年生存率为2.6%～3%。

5. 剂量 50Gy，60Gy，70Gy组5年生存率分别为11%，18.5%，10.2%。河南医科大学报道，早期食管癌放疗剂量50Gy、55Gy者41例，5年、10年生存率分别是75.6%和53.7%；60Gy、70Gy者共11例，5年、10年生存率分别是63.6%和36.4%。故目前认为早期食管癌的单纯放疗不宜追求高剂量，以50～55Gy/5～5.5周为妥。

6. 分割方式 现在研究证明后程加速超分割放射治疗效果好于常规放疗。

7. 治疗结束时X线表现 治疗结束时X线片显示基本正常、明显好转、改善、不变及恶化5组的5年生存率分别为17.5%，10%，7.5%，2%，2%。

中国医学科学院肿瘤医院林县小分队，用^{60}Co体外照射治疗早期食管癌27例。X线病变表现不明显，阳泉会议分期0期，即病变限于黏膜层，5年生存率为77%（10/13）；X线病变明显但<3cm，阳泉会议Ⅰ期，即病变浸及黏膜下层，5年生存率为43%（6/14），总的早期食管癌5年生存率为59.3%。河南医科大学第一附属医院报道^{60}Co外照射52例早期食管癌10年生存情况。^{60}Co常规分割三野照射50～70Gy/5～7周，5年、10年生存率分别是73.1%（38/52）和50.0%（26/52），局部复发是患者死亡的主要原因，其次是远处转移。结果说明，早期发现、早期诊断、早期治疗是治疗食管癌的关键。

三维适形放疗计划治疗食管癌后的长期生存文献报道较少（表4-4-10），从总体上看确实较传统模拟机定位二维放疗时的生存率和局控率提高了，更重要的是保证了肺和脊髓在正常的耐受剂量范围内，尤其对肺损伤的减少为放化疗同期进行提供了条件，可能成为提高食管癌长期生存的重要手段。

表 4-4-10　食管癌三维适形放疗疗效比较研究结果

作者年限	例数	治疗方案	局部控制率（%）			生存率（%）			并发症（%）		死亡原因（%）	
			1年	3年	P值	1年	3年	P值	气管炎	肺炎	局部	远转
张宜勤	52	3DCRT	80.2	61.6	<0.05	72.4	51.5	<0.05			28.8*	7.7#
2005年	52	常规	60.5	31.7		53.4	27.8				57.7	5.8
牛道立	67	3DCRT	71.6	49.3	0.011	62.7	43.3	0.027	38.8（Ⅰ～Ⅳ级）		41.5	35.8
2004年	112	常规	53.6	33.9		49.1	30.4		18.8（Ⅰ～Ⅱ级）		64.4	32.2
任宝志	49	3DCRT+化	82	69	<0.05	76	55	<0.05			42.1	
2004年	49	3DCRT	76	49		73	35				53.3	

* $P=0.003$　# $P=0.7$

（朱广迎　祝淑钗　吕长兴　石安辉）

第三节　纵隔肿瘤

【总论】

纵隔内的解剖结构种类繁多，有的源于此处，有的由此穿过，其中任何一种组织都可发生肿瘤。纵隔肿瘤有原发性和继发性，实质性和囊性，良性和恶性，先天性和后天性之分，纵隔肿瘤是相对少见的肿瘤，其中多数为良性肿瘤。放射影像检查是其诊断和定位的最重要的方法，外科手术是纵隔肿瘤的首选治疗方法，放疗和化疗也是其治疗的重要手段，近年来纵隔肿瘤的防治不断取得进展，使该类患者的预后得以改善。

一、流行病学

纵隔各分区和各年龄组的人都可发生纵隔肿瘤，而最常见于30～50岁年龄组。虽然纵隔肿瘤多数是良性的，但据文献报导仍有10.1%～25%是恶性的，儿童纵隔肿瘤的恶性率更高，可达50%。神经源性肿瘤，畸胎类肿瘤，胸腺肿瘤，各类囊肿和胸内甲状腺肿占原发纵隔肿瘤的80%～90%，其中前三者肿瘤占原发纵隔肿瘤的2/3，成人前上、中、后纵隔的肿瘤分布分别是54%、20%、26%，儿童纵隔肿瘤发生在前上纵隔的为43%，中纵隔为18%，后纵隔为40%。

二、应用解剖学

纵隔位于胸腔正中，在两侧胸膜腔之间。上界为第一胸椎与胸骨柄形成的胸廓入口，下界为隔肌，前为胸骨，后界为脊柱及其两侧椎旁沟。

由于纵隔肿瘤在纵隔内有其好发部位，所以纵隔分区对纵隔肿瘤的诊断十分重要。纵隔分区方法较紊乱，下面列举几种常见的分区方法。

1. 纵隔的四区分法　将纵隔分为上、前、中及后纵隔。这种分法临床上最为常用，以胸骨角与第四椎间盘做一连线，此线以上为上纵隔区，此线以下为下纵隔区。下纵隔以心包为界，又分为三个区。心包前缘前为前下纵隔区，心包后缘以后为后下纵隔区，心包前后缘之间则为中纵隔区。

2. 纵隔的五区分法　此分法亦较常用，即在四区分法基础上将上纵隔以气管为界为分二个部分。气管前的部分称为前上纵隔，气管后部分称之为后上纵隔。

3. 纵隔的三区分法　将纵隔分为前上纵隔区、中纵隔区及后纵隔区。他们认为将上纵隔作为一个独立的区域是不切实际的，因为许多病变可同时发生于上纵隔及前纵隔；而且，上纵隔肿物常向下发展到胸部，也可累及前纵隔。许多后纵隔肿物向上伸展也可占据上纵隔，故他们认为将前上纵隔合二为一是有价值的。

三、病理学

纵隔肿瘤和囊肿有其好发部位，前上纵隔肿瘤主要为胸腺瘤，其它肿瘤发病率依次为淋巴瘤，生殖细胞肿瘤和癌。气管、肠源性及心包囊肿和结缔组织、血管来源的肿瘤偶尔也可见到，异位甲状旁腺肿瘤和甲状腺瘤也可发生在该区内；囊性肿瘤是中纵隔最常见的肿瘤，其次为淋巴瘤，间质肿瘤和癌；后纵隔以神经源性肿瘤最常见，其次为囊肿，间质肿瘤和内分泌肿瘤。

Dawis 等曾对 1900 例不同年龄组的原发性纵隔肿瘤患者进行回顾性综合分析，其结果显示，原发性纵隔肿瘤中神经源性肿瘤大约占 25%，胸腺瘤占 23%，淋巴瘤占 15%，生殖细胞瘤占 12%，内分泌肿瘤和间质肿瘤各占 8%，原发癌则为 6%。另外有 439 例纵隔囊肿患者在全部研究病例中占纵隔肿瘤总发病率的 18%，成人和儿童纵隔肿瘤的分布亦有所不同，成人以胸腺瘤和淋巴瘤为多，儿童则以神经源性肿瘤发病率较高。

为便于诊断，根据纵隔分区方法，将各区的解剖结构和纵隔肿瘤的好发部位，病变性质列表为表 4-4-11。

表 4-4-11　纵隔各区的解剖结构和肿瘤分类

	前上纵隔	中纵隔	后纵隔
解剖结构	胸腺、无名静脉、上腔静脉、主动脉弓、大血管、淋巴结、淋巴管	心脏、心包、隔神经、气管、主支气管、肺门、淋巴结	交感神经干、迷走神经、胸导管、食管、奇静脉、半奇静脉、淋巴结
纵隔肿瘤	胸腺肿瘤 淋巴瘤 生殖细胞肿瘤 癌 囊肿 间质肿瘤 内分泌肿瘤 先天性胸骨后膈疝	囊肿 淋巴瘤 间质肿瘤 癌 裂孔疝 结节病	神经源性肿瘤 囊肿 间质肿瘤 内分泌肿瘤 食管肿瘤 裂孔疝 主动脉瘤

四、临床表现

约 40%的纵隔肿瘤患者无症状，往往因与纵隔肿瘤无关的原因，而行常规胸部 X 线检查时偶然发现，其余约 60%的患者，由于肿瘤直接压迫或浸润纵隔结构，或由原发肿瘤引起的综合征而出现症状。有学者报道，无症状者 90%～95%为良性肿瘤，有症状者 47%为恶性肿瘤。恶性以胸腺肿瘤为主，其次为畸胎性肿瘤与恶性神经性肿瘤。

纵隔肿瘤最常见的症状是胸痛、咳嗽和呼吸困难，疲劳、吞咽困难，体重减轻和盗汗也颇为常见。许多纵隔肿瘤伴有全身表现，大约 40%的胸腺瘤患者合并重症肌无力，亦常并发单纯性红细胞再生障碍和低丙种球蛋白血症，其他有关的全身性症状包括神经源性肿瘤引起的骨关节病，霍奇金病引起的周期热和酒精诱发性疼痛及由胸腺类癌引起的原发性内分泌肿瘤。

纵隔肿瘤患者常无明显体征，当肿块体积较大压迫或浸润纵隔结构时可出现相应的体征，体格检查可发现发热、淋巴结肿大、哮喘、上腔静脉综合征、声带麻痹、Horner 综合征和神经方面的异常。

五、辅助检查

1. 影像学　影像检查是纵隔肿瘤诊断和定位的最重要的定位、定性方法。胸部正侧位片可做出初步诊断，并且可确定包块的位置、大小密度及有无钙化，畸胎类肿瘤密度不均，内可见软骨、骨、牙等特征性表现，20%～25%的胸内甲状腺肿伴斑点样钙化，约 10%胸腺瘤伴斑点状钙化。

计算机体层摄影（CT或MRI）检查，明显提高了纵隔肿瘤和囊肿的诊断正确性。它在确立病变大小、形态和范围以及鉴别血管异常方面优于普通X线片，由于可显示组织间隙的改变，它有助于肿瘤定性和估计手术切除的可能性，它还可以检出纵隔或肺内转移灶，从而避免不必要的开胸检查。

2. 实验室检查　纵隔肿瘤分泌的某些血清产物可用放射免疫分析法检测，这些检测对诊断、治疗反应的评价和监测肿瘤复发方面都有所帮助。生殖细胞肿瘤可分泌AFP和β-HCG，嗜铬细胞瘤可分泌儿茶酚胺，甲状腺瘤可分泌甲状腺素，因而放免分析有助于多种纵隔肿瘤的鉴别诊断。

3. 同位素扫描　^{131}碘扫描可用于异位甲状腺的诊断，其阳性诊出率为55%～89%。有作者报道应用肾上腺髓质显像剂同位碘代苄胍（^{131}I－MIBG）作显像诊断，嗜铬细胞瘤灵敏度为87.8%，特异性为97.1%；对恶性嗜铬细胞瘤的灵敏度91.6%，特异性为100%。

4. 超声波检查　有助于实体和囊性病变的鉴别，阳性检出率达74%，尤其对贴于胸骨后的肿瘤，它的结果是可靠的。

5. 其他特殊检查　如支气管造影，心血管造影或纵隔充气造影，光导纤维镜检查等能进一步明确病变范围，并有助于鉴别大血管的异常。

6. 创伤性诊断方法　经各种非损伤性检查仍不能明确诊断的纵隔肿块，往往需要行活检或手术切除明确诊断并做为治疗。针吸活检是一种简单而有效的获得组织细胞学诊断的方法；纵隔镜检查适用于气管前、气管旁、左侧无名静脉及右侧支气管上动脉区肿大淋巴结的活检；胸腔镜检查对于后纵隔肿瘤有时颇为有用，可避免剖胸探查而获得活组织检查。

六、诊断

纵隔肿瘤的诊断步骤 见表4-4-12。

表4-4-12　纵隔肿瘤的诊断步骤

一般检查	病史
体格检查	对男性纵隔生殖细胞肿瘤应作详细睾丸检查
影像学	常规检查：胸片，体层相，胸部CT或MRI，纵隔超声检查 补充检查：对男性生殖细胞肿瘤和不正常睾丸检出者，则应作泌尿系造影或/和淋巴造影。
实验室检查	血常规，血生化，尿分析 生殖细胞肿瘤：β-HCG，AFP，CEA 胸腺瘤：可作抗乙酰胆碱受体的放射免疫学测定
特殊检查	甲状腺同位素扫描、记波造影、支气管造影、血管造影、光导纤维镜检查，纵隔充气造影、纵隔镜和前纵隔切开活检术，颈、锁骨上肿大淋巴结活检术

纵隔镜损伤少、能取得活检材料而确诊；同位素扫描有利于胸内甲状腺的诊断；血清肿瘤标记物检测有利于胚胎性肿瘤的诊断。

七、鉴别诊断

原发性纵隔肿瘤与囊肿需与许多纵隔疾病鉴别：

1. 纵隔淋巴结转移瘤　较多见，偶为单个孤立且原发灶不明，多继发于肺、胃肠道、肾、睾丸、子宫颈、乳腺等癌。常见症状有胸骨后疼痛，咳嗽和呼吸困难。X线上常为中纵隔块影，呈圆形、卵圆形、分叶状或不规则，密度均匀致密，边缘常较锐利。多偏于一侧，根据病史和其他临床所见可诊断。

2. 恶性淋巴瘤　原发于纵隔的恶性淋巴瘤较少见，多为全身性恶性淋巴瘤纵隔受侵。症状常有发热、咳嗽、胸痛、无力、盗汗、上腔静脉综合征以及胸内一些神经受累表现。X线片上病变多位于气管旁或隆突下，为致密、分叶状、边缘光滑，向纵隔一侧或双侧突出的块状阴影；约1/4

位于前纵隔，亦表现为分叶状块影，颇似胸腺肿瘤。少数位于后纵隔，轻者仅显示椎旁线向侧方移位及轻度局限性膨出，位于后纵隔或隆突下病变可造成食管局限性压迹。晚期病变可见肺内浸润和心包侵犯，出现心包积液，心影扩大。

3. 纵隔淋巴结结核 多为中青年患者，常有乏力、咳嗽、体重减轻、低烧、食欲减退、盗汗等症状，也可出现咳血及胸痛。连X线片上多位于右上纵隔，邻近上腔静脉，呈现圆形或卵圆形肿块阴影，正位片上阴影界限清晰，侧位片上边界模糊。血沉可快，多在40mm/h以上；OT试验阳性，按恶性肿瘤化疗无效，有其他结核病史。有些患者肺门，肺野及隆突有钙化灶，也有一些患者抗结核治疗无效。

4. 胸腔甲状腺 胸内甲状腺可为甲状腺肿、甲状腺囊肿或腺瘤，多无甲状腺机能亢进，良性居多。先天性者深居胸内，极少见，与颈部甲状腺无关。后天性者为颈部甲状腺向下延伸至上纵隔，其中3/4起自甲状腺峡部下极，居气管前方，另1/4起自甲状腺侧叶的下极，可位于气管旁和大血管的后方，一般无症状，发生腺肿则可有呼吸不畅、呼吸时喘鸣、胸骨后不适和其它压迫症状。^{131}I扫描有助于胸内甲状的诊断。X线片示上纵隔肿物阴影，向纵隔一侧或双侧突出；密度均，边缘光滑清晰，常可有钙化。

5. 血管肿块 （包括主动脉迂曲膨隆、右位主动脉弓、静脉瘤样扩张、动脉瘤及各种血管先天异常等），CT或MRI对鉴别大血管畸形很有价值，血管造影可以确诊血管性病变。本组疾病鉴别诊断意义很大，如被误诊为纵隔肿瘤而放疗或手术，可因大出血造成死亡。其中动脉瘤最为多见：升主动脉瘤应与胸腺瘤，畸胎类肿瘤鉴别；降主动脉瘤与神经源肿瘤鉴别；无名动脉瘤与胸内甲状腺鉴别。其鉴别点是：一般动脉瘤患者胸前有血管杂音，X线片上动脉瘤密度较高，多轴透视与主动脉分不开，肿块有搏动，其根部与动脉交成钝角，边缘有时有致密分层现象，梅毒血清反应阳性；无名动脉瘤不随吞咽而上下活动。反之，纵隔肿瘤密度较低，肿瘤与主动脉区可见主动脉边缘，肿瘤根部与主动脉呈锐角，局部主动脉不但不宽反而偶有缩窄现象，必要时做血管造影明确诊断。

八、治疗原则

原发纵隔肿瘤或囊肿的首选治疗是外科手术，除了已有明确远处转移外，一般情况下均应给予开胸探查。手术应力争切除病变或取得组织学病理诊断，以便术后放疗或化疗。

九、放射治疗

放射治疗分单纯放射治疗和与手术综合的放疗。单纯放疗又根据患者和肿瘤两方面的情况分为试探性放疗、姑息性和根治性放疗。

1. 单纯放疗

（1）诊断性放疗：试探性放疗主要用于经临床仔细检查未能取得病理证实的患者或上腔静脉压迫综合征患者，压迫症状明显的急症减状性放疗。但试探性放疗仅对放射线极其敏感的肿瘤有价值，对放射线不敏感的肿瘤价值不大，甚至会使以后诊断和治疗造成混乱，故不应轻易使用试探性放疗。一般常用于位于前中纵隔的巨大肿瘤，压迫症状明显又不宜手术治疗的患者，其目的在于鉴别肿块对放射线的敏感性，从而做出推测性临床诊断，可以决定下一步治疗方案。放疗方法可采用前后野或单前野，给予肿瘤吸收剂量10～20Gy/1～2周，应强调至少每周胸透1～2次观察肿块退缩情况，记录肿瘤消退剂量，以利诊断。

（2）姑息性放疗：主要用于晚期患者，目的是解除患者痛苦，缓解压迫征。一般采用单前野或前后二野对穿，给予肿瘤吸收剂量20～40Gy/2～4周。

（3）根治性放疗：主要用于淋巴肉瘤和不宜手术的胸腺瘤和纵隔生殖细胞肿瘤等。一般多采用多野等中心照射，通过X光定位片或根据CT扫描图，画出靶区范围，通过计算机作治疗计划，要求靶区剂量分布均匀，重要器官受量尽量小，至少限于常规耐受量以下，总剂量根据不同病理类型和放疗敏感性而定。给予肿瘤吸收量45～60Gy/4.5～6周，至少每二周胸透一次，根据肿瘤退缩情况，及时缩野。

2. 与手术综合的放射治疗 放射与手术综合治疗分术前和术后放疗二大类。术前放疗在纵隔肿瘤中不常用，有时用于临床诊断为非淋巴系肿瘤，估计单纯手术困难的患者，采用前后野，给予肿瘤吸收量30～40Gy/3～4周，或采用多野技术，设野时要注意避免在手术切口部位给予太高的剂量，放疗后2～4周进行手术。术后放疗常用于浸润型胸腺瘤术后和其他纵隔肿瘤因术前估计不足，术后肿瘤有残存者（术中已有金属夹标记），一般手术后2～4周给予局部放疗，剂量根据不同病理类型给予肿瘤吸收剂量45～60Gy/4.5～6周。

【胸腺瘤】

一、流行病学

胸腺瘤是最常见的前纵隔原发肿瘤，其发病率占纵隔肿瘤的10%～20%，居纵隔肿瘤的第三、四位。胸腺瘤与其它肿瘤的不同之处在于其局部侵犯倾向和肿瘤相关的全身综合征，最常见的是重症肌无力。胸腺瘤发病无性别差异，最常见于50～60岁的人，约一半的胸腺病患者无症状，因常规胸片检查而发现。

二、应用解剖学

正常胸腺位于前上纵隔，是不规则的、分叶状的器官，完全发育的胸腺相当于一个淋巴器官，它是细胞免疫过程中具有活性的T淋巴细胞成熟的场所。胸腺在胎儿末期相对最重，但在青春期其绝对重量增至最大，30～40g，成年后胸腺逐渐萎缩并主要被脂肪组织取代。

胸腺位于前上纵隔，正中位，上可达颈部甲状腺下缘，下界可达第四肋软骨水平，前方紧贴于胸骨后面，后方紧贴于气管，无名静脉、主动脉弓和心包。胸腺略呈三角形或锥体形，下宽而上尖，胸腺有2个不对称的左右侧叶，两叶中间为峡叶，细长。每一腺叶由结缔组织分隔成若干小叶。胸腺分甲状腺韧带部（颈部）和胸腺体部（胸部）。胸腺由皮质和髓质组成，内部为髓质，以上皮网状细胞为主，其内尚可见胸腺特有的Hassall氏小体，由上皮细胞呈同心圆状围绕集合而成。直径30～100μm，小体的外周与上皮网状细胞相连。外部为皮质，内充满淋巴细胞。皮质有丰富的血供，髓质较少。胸腺瘤可以发生在腺体内任何部分，典型的胸腺瘤是指发源于正常胸腺上皮样细胞的肿瘤，其内可伴有不同数量的淋巴细胞。

三、病理学

（一）大体病理

肿瘤大小不一，中数为5～10cm。重量为30～250g，中数为130g，多数为实质性，结节状，切面呈灰色或灰黄色，常可见纤维组织分隔成多个小体，其内可有出血或坏死，少部分区域可见小囊肿。

（二）镜检

主要成份有二种即上皮样细胞和淋巴细胞，有时可见角化的上皮细胞形成胸腺小体结构，有诊断意义。根据肿瘤中的细胞成份，病理类型分为三大类：①淋巴细胞为主型，即以淋巴细胞为主形成弥漫结节样增生，上皮样细胞不多。②上皮细胞为主型，即以上皮样细胞为主，淋巴细胞不多。有时上皮样细胞成巢状排列，伴核分裂等恶性表现时，诊断为胸腺癌。③混合型，二种细胞成分均匀地增生，参差其间有较多结缔组织间质变。

真正的胸腺瘤含有良性的胸腺上皮细胞，并且应与胸腺癌相鉴别，后者含恶性细胞成分并且预后较差。以前的分类方法将胸腺瘤描述成良性和恶性，这种命名方法现已废弃，而用“浸润”和“非浸润”来描述这类肿瘤的生物学行为。非浸润型的胸腺瘤有完整的纤维性包膜，活动而且容易切除，虽可与周围组织相连，但显微镜下无包膜的侵犯。相反，浸润型胸腺瘤肉眼观察即可见肿瘤浸润周围结构而且切除困难，需要对粘连的纵隔结构整块切除。尽管如此，显微镜下浸润型胸腺瘤仍然具有良性细胞形态。

四、临床表现

30%～40%的胸腺瘤患者无症状，因常规胸片检查而发现，胸腺瘤与一系列的全身紊乱有关，最常见的为自身免疫、免疫、内分泌紊乱，重症肌无力是最常见的自身免疫性疾病，见于30～

50%的胸腺瘤患者，其他自身免疫疾病如系统性红斑狼疮，多肌炎、溃疡型结肠炎、甲状腺炎、类风湿性关节炎、结节病和硬皮病偶尔也可以见到，血液方面的疾病如红细胞再生障碍、低丙种球蛋白血症、血细胞减少症、恶性贫血亦有报道。相关的内分泌紊乱有甲亢、Addison病和垂体机能减退症等。重症肌无力主要表现为活动后某些横纹肌异常容易疲劳，休息或使用抗胆碱酯酶类药物后，症状减轻或消失。90%以上累及眼肌，导致眼睑下垂，眼球活动受限，但眼内肌不受影响，其他可累及面肌、咽肌及近端肢体肌肉，甚至累及呼吸肌导致呼吸麻痹。

当肿瘤较大压迫肺或支气管时，可有咳嗽、胸痛、气急以及声嘶，晚期患者可出现颈淋巴结肿大，上腔静脉压迫及胸腔积液。胸腺瘤可发生转移，最常见种植于胸膜表面或转移至肺部淋巴结，但很少经血行转移至胸部以外，转移几乎都发生在浸润型胸腺瘤中。肝、肺、骨是最常见的转移部位。

五、诊断

1. 详细询问病史及有关症状

2. 全面体格检查

3. 胸部X线检查 胸腺瘤的X线表现为圆形或椭圆形，边界清晰的肿块，位于前纵隔内，大多位于一侧，肿块可呈分叶状，10%～15%可见到钙化点，同时伴有胸腔积液者多提示浸润型胸腺瘤。胸部CT或MRI检查可显示胸腺瘤的肿块全貌，对判断肿瘤范围及与周围结构的关系是有利的。

4. 实验室检查 重症肌无力是一种身身免疫疾病，通过放射免疫学测量，约87%有抗乙酰胆碱受体抗体，如怀疑胸腺瘤可做此项检查。

5. 纵隔镜检查 对不能行开胸检查术的病例，治疗前经皮针吸活检或纵隔镜检查是必要的，可以明确病理诊断，尤其是对前纵隔广泛的肿瘤应与淋巴瘤鉴别。

六、分期

通过对Bergh等以前分类法的改良，Masaoka等于1981年提出了一个实用的临床分期方法，该发类方法包含四个临床分期。

Ⅰ期 肉眼见肿瘤包膜完整且显微镜下无包膜浸润。

Ⅱ期 肉眼见肿瘤浸润周围脂肪组织或纵隔胸膜，显微镜下浸润包膜。

Ⅲ期 肉眼见肿瘤浸润周围脏器（心包、大血管、肺）。

Ⅳa 胸膜或心包播散。

Ⅳb 有淋巴或血行转移。

1985年Verley建议将胸腺瘤分为Ⅲ期。

Ⅰ期 完整包膜，无浸润，完整切除。

ⅠA 与周围无粘连。

Ⅰb 与纵隔结构有纤维粘连。

Ⅱ期 局部浸润即包膜周围生长至纵隔脂肪组织或邻近胸膜或心包。

ⅡA 完整切除。

Ⅱb 不完全切除伴局部肿瘤残存。

Ⅲ期 大量浸润性的肿瘤。

ⅢA 浸润性生长至周围组织或/和胸内种植（心包、胸膜）。

Ⅲb 淋巴或血行转移。

七、治疗原则

1. 无论是非浸润型或浸润型胸腺瘤，除非已有广泛胸内外转移者，外科是首选的治疗方法。

2. 对浸润型的胸腺瘤，即使外科大夫认为肉眼已完整切除的，术后一律应予根治性放疗。非浸润型胸腺瘤根治术后局部复发率不高（<2%），不主张常规给予术后放疗，但需密切观察，一旦复发，争取再次手术后加根治性放疗，仍有望得到治愈。

3. 对晚期胸腺瘤包括已有胸内外转移的患者，只要患者情况许可，不应轻易放弃治疗，而应给予积极的局部放疗或化疗，仍有获得长期生存的可能。

胸腺肿瘤常与心包及大血管相连，术中应细心操作，避免损伤血管，但在可能的情况下，应尽量完整切除肿瘤或尽可能多地切除肿瘤包括部分胸膜，心包或肺，甚至部分血管加重建术。并应做周围纵隔脂肪的清扫。不能切除的则取病理活检，用金属夹标记出明确的肿瘤范围，以利于术后放射治疗。

八、放射治疗

1. 放射源　^{60}钴或高能X线或电子束线。

2. 照射范围　局部瘤床边缘外放1cm（包括胸腺肿瘤和可能被浸润的组织或器官），对已有明确心包转移或心包积液的，应先给予全纵隔，全心包放疗，给予肿瘤吸收剂量30～35Gy/3～3.5周后，局部瘤床加量。如已有胸膜或肺转移结节的可先给予半胸或全胸放疗，肿瘤的吸收剂量达15～20Gy/2～3周后，局部瘤床和转移结节加量。如为明确转移性血性胸水而转移结节不明显时可采用同侧胸膜电子束线旋转照射。

3. 照射剂量　淋巴细胞为主型给予肿瘤吸收剂量50Gy/5周，上皮细胞为主型或混合型给予肿瘤吸收剂量60～70Gy/6～7周。

4. 照射野设计　对肿瘤巨大，病期较晚的可以采用高能X线和电子束线综合使用，前后野不同剂量比，注意脊髓受量控制在肿瘤吸收剂量40Gy以下。因为胸腺肿瘤位于前纵隔，故一般多采用二前斜野加楔形板等中心照射（图4-4-11），如肿瘤巨大位置较深时，可采用二前斜野加楔形板和正中后野等中心照射，剂量分配为后野剂量为二前斜野的四分之一或三分之一（图4-4-12），双锁骨上区不需常规作预防照射。

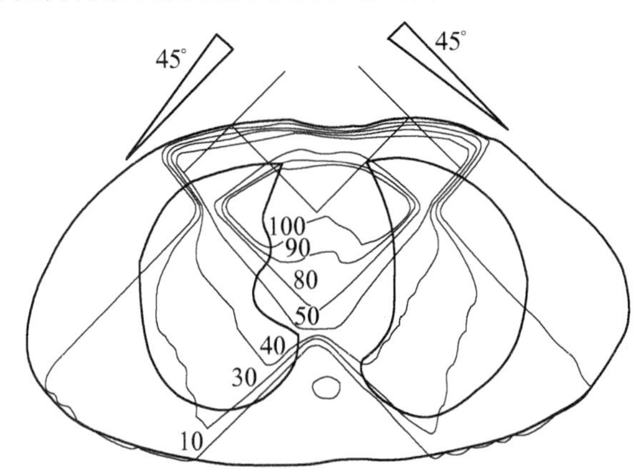

图4-4-11　X线二前斜野剂量分布

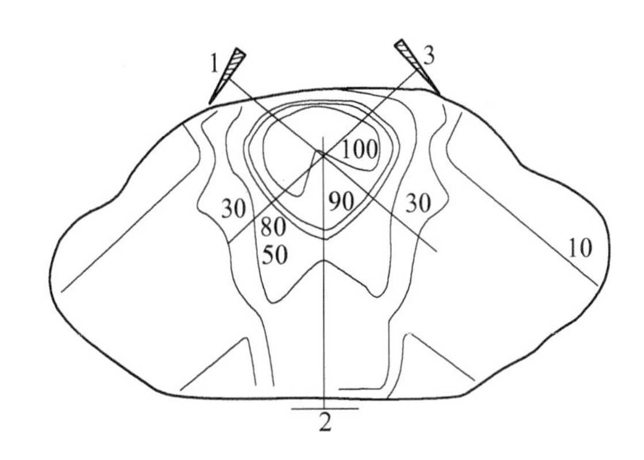

图4-4-12　X线二前一后正中野剂量分布

5. 重症肌无力的处理　重症肌无力是一种神经肌肉间传递功能障碍的慢性疾病，主要特征为受累横纹肌稍行收缩即易疲劳和经休息可恢复，且用新期的明的治疗可获得暂时缓解。对重症肌无力的治疗，首先用新斯的明控制肌无力，可从小剂量开始，每日肌注新斯的明1～2.5mg或口服15mg，多数患者在服用新斯的明15～45mg或相当剂量的溴化吡啶斯的明（60～180mg）或酶抑宁（5～15毫克），每日3～4次可取得满意效果。如药量过大而出现腹痛、腹泻、呕吐、出汗、流涎等胆碱能危象时，可用阿托品缓解之。放疗前应先观察几天，了解肌无力的程度、呼吸次数、脉搏、体温和新斯的明的用量，开始时剂量宜小，应在新斯的明用后不久进行，一般开始为0.5～1Gy，逐渐增加到1.5～2Gy，总的肿瘤量为40Gy/4～5周。重症肌无力症状改善很慢，甚至在结束治疗后尚能持续几个月。

九、疗效和预后因素

胸腺瘤总体预后较好，中国医学科学院肿瘤医院105例胸腺病分析，总的5年生存率为69%，10年生存率为62%。

1. 临床资料显示肿瘤分期与胸腺瘤的预后密切相关，有文献报道Ⅰ、Ⅱ、Ⅲ、Ⅳ期患者10年无病生存率分别为74%、71%、50%和29%。

2. 肿瘤的浸润性是最重要的预后因素，非浸润型胸腺瘤100%可完整切除，疗后局部复发率为1%～5%，5年生存率为85%～100%，而浸润型胸腺瘤58%可完整切除，疗后局部复发率20%，5年生存率为33%～55%。

3. 重症肌无力曾被认为是一预后差的指标，但围手术期质量的改善提高了生存率，现已不再认为是预后差的指标，而且由于可早期发现胸腺瘤反而可提高生存率。

4. 手术的完整程度也是一个预后因素。不少报道肿瘤完整切除，部分切除和探查术后加根治性放疗的长期生存率有明显的统计学差异。

【恶性纵隔生殖细胞肿瘤】

纵隔恶性生殖细胞肿瘤有原发与继发之分，后者是指睾丸恶性生殖细胞瘤纵隔淋巴结转移，此时常伴有腹膜后淋巴结转移。恶性纵隔生殖细胞瘤占所有纵隔肿瘤的1%～4%，占恶性纵隔肿瘤的5%～13%，它的发病中数年龄是25～35岁，男性发病率9倍于女性。

恶性纵隔生殖细胞肿瘤分为精原细胞瘤、无性生殖细胞瘤和非精原细胞瘤，非精原细胞瘤包括胚胎癌、畸胎癌、绒毛膜癌、卵黄囊肿瘤和不成熟畸胎瘤。

20%～30%恶性纵隔生殖细胞瘤患者是无症状的，是胸透或X线片检查时偶尔发现的。有症状的，多数与压迫或浸润周围纵隔结构有关，胸痛、呼吸困难、咳嗽、发热是最常见的临床症状。体格检查可发现上腔静脉压迫症、神经麻痹、心包或胸腔积液等，对男性纵隔生殖细胞肿瘤患者必须仔细检查睾丸。

纵隔生殖细胞肿瘤最常依据胸部正、侧位片诊断，该病患者95%以上的胸片不正常，几乎所有患者可在前上纵隔发现肿块，3%～8%的患者变病变位于后纵隔，胸部CT或MRI可显示病变程度，与邻近结构关系，肿瘤内有无囊肿和钙化，腹部影像用于确定有无肝脏转移或腹膜后受累的情况，对睾丸检查不正常者，应进一步行超声检查。

血清肿瘤标志物测定在纵隔生殖细胞肿瘤诊断和随访中的作用尤为重要，所有疑为纵隔恶性生殖细胞肿瘤者须行β-HCG和AFP免疫测定。良性畸胎瘤患者的血清标志物呈阴性，HCG和AFP升高提示有恶性肿瘤成分。真正的精原细胞瘤患者HCG水平低，而AFP检测不到。非精原细胞瘤患者AFP和HCG常为阳性。这些肿瘤AFP检出率为60%～80%，而HCG检出率为30%～50%，CEA的滴度在畸胎癌患者常上升，它可以做为畸胎癌患者术后随访期间的监测指标。

纵隔生殖细胞肿瘤的治疗选择依赖于组织病理类型，对原发精原细胞瘤患者应以手术首选，一般术后辅以放射治疗。精原细胞瘤是放射高度敏感性肿瘤，放疗范围应包括全纵隔和锁骨上区。先给予全纵隔及瘤床肿瘤吸收剂量30～35Gy/3～3.5周后，缩野局部瘤床加量达50～55Gy/5～5.5周，双锁骨上区预防照射肿瘤吸收剂量50Gy/5周。设野技术同胸腺瘤。纵隔精原细胞瘤单纯放疗长期生存率50%～70%，无复发生存率54%，局部失败率10.5%。

肿瘤的组织学病理类型是最重要的预后因素，单纯精原细胞瘤对放化疗极敏感，预后明显优于非精原细胞瘤。另外病变的广泛程度也是一个重要预后因素。对单纯精原细胞瘤来说，患者年龄≥35岁，伴上腔静脉压迫症，颈部或锁骨上区淋巴结转移，肺门受侵，发热为起始症状者及巨大肿块或AFP滴度水平明显上升的易出现远地转移，所以把上述因素列为纵隔精原细胞预后的危险因素。

（朱广迎　石安辉　程玉峰　张　天　李宝生）

第五章　消化系统肿瘤

第一节　肝癌

肝癌（liver cancer）泛指肝脏内生长的恶性肿瘤，包括原发性肝癌（primary hepatic carcinoma，PHC）和转移性肝癌（secdonary hepatic carcinoma)，本节主要介绍原发性肝癌。原发性肝癌在我国恶性肿瘤发病率中占第三位。以肝区疼痛、纳差、乏力、消瘦、黄疸为基本临床表现。早期患者以手术为首选治疗方法，对于有手术禁忌证的患者，亦可采用三维适形放射治疗。临床大部分患者属中、晚期，以非手术治疗为主，包括肝动脉栓塞化疗术，射频消融，无水乙醇注射，放射治疗等，平均中位生存期为 3～6 个月。

一、流行病学、病因学及预防

肝癌男性发病率高于女性，在西、中和东非，肝癌是主要恶性肿瘤；在南非和东南亚是第二位常见恶性肿瘤；在中国肝癌处于第三位，但在欧、美大部分地区、北非和中东部是罕见肿瘤。全世界每年新发原发性肝癌约 26 万例，占恶性肿瘤 4%，我国约占其中 55%，其中 90%患者合并肝炎病毒感染。在中、高发区中男性病例多于女性，发病率随年龄增长而升高。我国统计表明，沿海高于内地，东南和东北高于西北、华北和西南，沿海江河海口或岛屿又高于沿海其他地区。有些地区死亡率大于 30/10 万，如广西扶绥、浙江岱山、江苏启东、福建同安等。乙肝病毒感染、肝硬化、霉变饮食、饮水不洁、吸烟、遗传等均为发病相关因素。

二、肝脏的应用解剖

肝脏位于右上腹，是人体最大的腺体，重 1100～1450 克。受肋骨保护，质软，外形呈楔形，色质暗红，表面部分覆盖壁层腹膜，被冠状韧带、镰状韧带、肝圆韧带所固定。外观上分为左叶、右叶、方叶和尾叶。胆囊附着于方叶、右叶之间，胆管与肝总管融合形成胆总管。肝上界体表投影于右腋中线第 7 肋，锁骨中线第 5 肋，前正中线平胸骨下端。肝与右肺、膈肌、心脏毗邻。肝下界体表投影在腋中线第 11 肋，沿肋弓下缘左行至第 8、第 9 肋软骨结合处离开肋弓，向左上至右侧第 7、第 8 肋软骨结合处至肝左端，在前正中线处突出于剑下 3～5 cm，与腹前壁相贴。下界与结肠、右肾、大网膜、胃、十二指肠毗邻。

三、肝癌病理及转移

原发性肝癌据起源细胞可分成肝细胞癌、胆管细胞癌、混合细胞癌等，其中肝细胞癌最多见，约占 90%。以肿块大小、数目及分布为依据，可分为结节型、巨块型、弥漫型。单个肿块在 3 cm 以下，数目不超过 2 个，可认为是小肝癌。以肿块生长方式可分为膨胀型、浸润型、混合型、弥漫型、特殊型，因肿块外围生长方式不同而异。值得注意的是，癌肿的浸润，卫星结节形成的发生率，与肿块大小呈正相关。组织分化程度随着肿块增大而逐渐变差。肝癌转移途径较一般的胃肠道癌稍复杂，详述如下：①肝内转移：肿块周围卫星灶，远离肿块产生新的病灶。有的学者认为是通过诱发而产生新生的病灶，两肿块间不是同一细胞株，即多中心型。②门静脉转移：肿瘤细胞脱落，浸润到门静脉内，随血流到肿块边缘；部分癌细胞在门脉内定居，并可能因血液层流因素影响，运动到门静脉主干中生长，形成门静脉阻塞，称之为“门静脉癌栓”，尤以晚期肝癌多见。③血行转移：癌细胞随血流进入肝静脉，向远处转移，最常见的播散部位是肺和骨。④淋巴转移：晚期可转移到肝门，腹腔淋巴结。⑤腹腔种植：癌细胞在肝表面脱落，在腹腔器官表面种植，或在腹水中生长。

四、临床表现

肝癌早期无明显症状。在出现临床症状时，多为晚期。主要症状有疼痛、黄疸、腹胀、呕吐、消化不良、腹泻、出血、消瘦等。疼痛是由肿块浸润至肝包膜使肝包膜张力增高。黄疸的原因是由于肝细胞被破坏或/和肝内胆管梗阻。其余症状均为肝功损坏，门脉高压及肿瘤压迫所引起。在远处转移时可出现相应症状，如胸闷、骨骼疼痛等。最终患者往往死于肝昏迷、消化道出血或恶液质。肝癌体征有黄疸、肝大、上腹肿块、锁骨上淋巴结肿大等。尚有肝功损害、门脉高压所产生的体征，如肝掌、蜘蛛痣、乳腺增生、黄疸腹水、脾大，皮肤牙龈出血等。晚期肿块局部大量血管增生，可闻及吹风样血流声。

五、辅助检查

（一）实验室检查

甲胎球蛋白（alpha-fetoglobulin，AFP）是部分胚胎细胞所产生的一种蛋白。在胎儿及出生后一段时间较高。正常成人血中浓度＜20μg/L。甲胎球蛋白对69.1%的肝细胞癌和13.5%的胆管细胞癌有诊断作用。引起AFP增高的其他因素有妊娠、生殖系统肿瘤、畸胎瘤等，临床上应通过细心体检和必要的检查加以排除。

（二）超声检查

可见肝内强或弱回声光闭，肿块周围有一片晕圈，肿块内回声不均等表现，可以确定肝内占位病变的存在，提示或确定病灶性质，定位并活检。确定肿块播散及转移，甚至通过带孔探头行局部注药。有普查中与AFP结合使用，可提高诊断率。

（三）多排计算机断层扫描（computed tomography，CT）检查

CT是肝癌诊断中最主要的手段之一，能反映肝癌的病理形态表现，如病灶大小、形态、部位、数目、病灶内有无出血坏死、钙化等，从病灶边缘可了解其浸润性，从门脉血管的癌栓和受侵犯情况了解其侵犯性，也可以在CT引导下经皮肝肿块活检。CT平扫可见肿块呈不规则低密度，周围有一层更低密度环影；碘剂增强后早期病灶增强，持续10～30秒后与肝组织等密度，再以后成为低密度，可持续数分钟。增强尚可为门脉，腔静脉受累提供依据。近年来开展的CT动脉造影（CT angiography，CTA）、动态CT（dynamic CT，DCT）为肝癌诊断提供更多的信息。

（四）血管造影

肝动脉造影的X线表现如下：肿瘤血管、肿瘤染色、肝内动脉移位、扭曲、拉直或扩张，肿瘤包绕动脉，动静脉瘘，“池样”或“湖样”造影剂充盈区，肝内充盈缺损或不规则斑驳区。

（五）磁共振成像（magnetic resonance imaging，MRI）

在T1W1加权像上肿物表现低信号，在T2W2加权像上肿物表现略高信号，有出血或坏死液化时表现为明亮高信号。增强扫描（Gd DT-PA增强扫描）特别有助于与肝海绵状血管瘤的鉴别诊断。MRI在肝癌治疗后的随访中很有价值。

（六）其他有定性、定量价值的检查

有γ-谷氨酰转移酶、碱性磷酸酶、醛缩酶同工酶、α-抗胰蛋白酶、异常凝血酶原、铁蛋白、运铁蛋白、血浆神经紧张素、绒毛膜促性腺激素、丙酮酸激酶同工酶、胎盘型谷胱甘肽转移酶等。

六、诊断和鉴别诊断

肝癌的诊断是进一步治疗的前提条件。标准仍以病理学诊断为金标准，包括肝脏占位病变或肝外转移病灶或手术切除组织标本经病理组织学和（或）细胞学检查确诊。但由于一些特殊原因无法获取组织标本或细胞学检查的，目前国内外公认的所有实体肿瘤中，惟有原发性肝癌可采用临床诊断标准。结合我国的国情、既往的国内标准和临床实际，卫生部于2011年颁布“原发性肝癌诊疗规范”，制定规范的专家组提议要从严掌握和联合分析，要求当同时满足以下条件中的1+2（1）两项或者1+2（2）+3三项时，可以确立原

发性肝癌的临床诊断：

1. 具有肝硬化以及乙型肝炎病毒 （hepatitis B virus，HBV）和（或）丙型肝炎病毒（hepatitis C virus，HCV）感染［HBV 和（或）HCV 抗原阳性］的证据

2. 典型的 HCC 影像学特征　同期 CT 增强扫描和（或）动态对比增强 MRI 检查显示肝脏占位在动脉期快速不均质血管强化，而静脉期或延迟期快速洗脱。

（1）如果肝脏占位直径≥2 cm，CT 和 MRI 两项影像学检查中有一项显示肝脏占位具有上述肝癌的特征，即可诊断 HCC；

（2）如果肝脏占位直径为 1～2 cm，则需要 CT 和 MRI 两项影像学检查都显示肝脏占位具有上述肝癌的特征，方可诊断 HCC，以加强诊断的特异性。

3. 血清 AFP≥400μg/L 持续 1 个月或≥200μg/L 持续 2 个月，并能排除其他原因引起的 AFP 升高，包括妊娠、生殖系胚胎源性肿瘤、活动性肝病及继发性肝癌等。

需与肝癌鉴别的疾病包括肝硬化、肝脓肿、阿米巴肝脓疡、肝血管瘤、肝内胆管囊肿、包囊虫病、肝错构瘤等，经上述几种检查，多可明确。

七、临床分期

原发性肝癌由于多数在肝脏功能损伤，合并有肝硬化的基础上发生，而肝脏储备功能的情况也成为影响肝癌患者的预后因素之一，故原发性肝癌的的分期不同于其他恶性肿瘤国际通用的 TNM 或者美国抗癌联盟（american joint committee on cancer，AJCC）和国际抗癌联盟（union for international cancer control，UICC）分期，目前广泛应用的为巴塞罗那（barcelona clinic liver cancer，BCLC）分期，其他分期系统包括：香港中文大学预后系数（CUPI）评分系统、日本 JIS 评分法等。

（一）BCLC 分期

BCLC 分期是 1999 年巴塞罗那肝癌小组提出的，将肝癌患者分为 4 期：早期 stage A：（能接受根治治疗的患者）、中期 stage B、进展期 stage C（中期和进展期定义为不能采用根治性治疗的患者）及晚期 stage D（生存时间预计不超过 3 个月者），归纳出每期中对预后有明显作用的因素，合并后形成新的分期方法（表 4-5-1）。BCLC 分期最大的特点是将肝脏储备功能情况和肿瘤情况充分结合，对肝癌患者的治疗方案和预后进行指导和评估，具有很强的临床实用性。

表 4-5-1　BCLC 分期

BCLC 分期	行为状态（PST）	肿瘤状态	肝功能状态
0（最早期）	0	单个≤2cm	胆红素正常，无门脉高压
A（早期）			
A1	0	单个≤5cm	胆红素正常，无门脉高压
A2	0	单个≤5cm	胆红素正常，有门脉高压
A3	0	单个≤5cm	胆红素不正常，有门脉高压
A4	0	三个肿瘤都≤3cm	Child-Pugh A-B
B（中期）	0	多个或单个＞5cm	Child-Pugh A-B
C（晚期）	1～2	血管侵犯或转移	Child-Pugh A-B
D（终末期）	3～4	任何肿瘤	Child-Pugh C

PST：病情评分（performance status test），PS0：正常活动；PS1：有症状但是几乎不影响下床活动；PS2：白天卧床时间＜50％；PS3：白天卧床时间＞50％；PS4：完全卧床。

（二）国际抗癌联盟（UICC）和美国癌症联合会（AJCC）联合制定的肿瘤TNM分期

在2009年第七版《恶性肿瘤的TNM分期》一书中颁布了肝癌TNM分期。

T　原发肿瘤。

Tx　原发病灶不明。

T0　无原发肿瘤的证据。

T1　孤立的肿瘤，无血管浸润。

T2　孤立的肿瘤伴血管浸润或多发肿瘤最大径≤5 cm。

T3　多发肿瘤最大径>5 cm或者肿瘤侵犯门静脉或肝静脉分支。

T3a　多发肿瘤最大径>5cm。

T3b　单个或者多发肿瘤，无论大小，侵及门静脉的主要属支或者肝静脉。

T4　肿瘤直接侵犯邻近器官（除外胆囊）或者穿透脏层腹膜。

N　区域淋巴结。

包括：肝门淋巴结、肝十二指肠韧带淋巴结、腔静脉淋巴结，其中最突出的是肝动脉和门静脉淋巴结。超越这些范围的淋巴结应视为远地转移。

NX　不能确定有无区域淋巴结转移。

N0　无区域淋巴结转移。

N1　区域淋巴结转移。

M　远处转移。

Mx　远处转移不明。

M0　无远处转移。

M1　远处转移。

AJCC/UICC分期

Ⅰ期　T1N0M0

Ⅱ期　T2 N0M0

ⅢA期　T3aN0M0

ⅢB期　T3bN0M0

ⅢC期　T4N0M0

ⅣA期　任何T N1 M0

ⅣB期　任何T任何N M1

此项分期方案考虑了肿瘤、区域淋巴结及远处转移的情况，能较为全面地反映肝癌的病期。尤其关于肿瘤大小的划分十分精确，能准确地表明肝癌发展的情况。更适用于外科手术后的患者。

八、肝癌的治疗原则

肝癌治疗有许多方案，大体可分局部治疗和全身治疗两类。局部治疗方法有外科手术、肝动脉介入栓塞化疗（transarterial chemoembolization，TACE）、经皮射频消融治疗（radiofrequency ablation，RFA）、瘤内无水乙醇注射（percutaneous ethanol injection therapy，PEIT）、放射治疗（radiation therapy RT）、微波治疗（percutaneous microwave eoagulation therapy，pMCT）等等。全身治疗包括化学治疗（chemotherapy）、免疫治疗等。目前肝癌治疗多提倡多学科综合治疗（oncology multidisciplinary team，MDT），以确定患者最佳的治疗方案。外科手术治疗是治愈肝癌的重要手段，病灶局限，肝功能储备较好，肿块不在肝门区（第一、第二肝门），应争取手术治疗。但目前国内有手术机会的患者只有10%左右，大部分患者失去手术机会，在放疗、化疗、生物治疗、中医药治疗中获得生存机会。放射治疗可以结合其他的治疗方法或者单独治疗在各期肝癌患者中均适用。目前非手术治疗方法中，最常见的为经肝动脉栓塞化疗，部分文献报道与放疗联合取得较好的效果。

九、肝癌放射治疗

（一）放射治疗在肝癌治疗中的地位

目前放疗已成为治疗早、中晚期肝癌的一种重要方法，部分早、中期肝癌亦可获得根治。仅以上海医科大学附属医院为例，20世纪60年代中期到70年代初，只有近20%的患者接受放疗；自20世纪自80年代起，放疗比例上升为60%～70%，疗效也在稳步提高。目前的观点认为肝细胞肝癌是放射敏感的肿瘤，但由于肝脏亦是对放射敏感的器官，所以限制了常规放疗对于大肝癌的治疗应用。随着三维适形放疗技术，影像引导放射治疗技术等精确放疗技术的应用，正常肝组织的受照体积和剂量得以大幅度降低，放射治疗在肝癌的治疗中将起更大的作用。

（二）肝脏的放射耐受性

20世纪60年代Ingold提出了全肝放射耐受

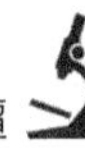

量为30～35 Gy/3～4周，局部肝脏放射的耐受量可提高到55 Gy/6周。目前根据有限的研究，将肝脏划分为晚反应组织。全肝正常组织耐受量与照射次数及每次照射量的关系如表4-5-2。

表4-5-2 全肝正常组织耐受量与照射次数及每次射量的关系

每次剂量	次数	耐受量
1	36	36
1.5	20	30
2.5	13～15	26～30
3	6～7	18～21

肝组织的耐受剂量与体积关系密切，Lawrence的资料表明全肝受照时，耐受剂量为35 Gy；70%肝组织受照射时耐受剂量为42 Gy；50%肝组织受照射时耐受剂量为52 Gy；30%肝组织受照射时耐受剂量可达70 Gy之多。

（三）放射治疗的原则

最大限度地保护正常组织的前提下提高肿瘤的照射剂量。大肿瘤通常采用常规分割，即2 Gy/次，5次/周，总剂量控制在50～60 Gy。小肿瘤（通常直径在5 cm以内），采用低分割，单次剂量5～9 Gy，隔日一次，6～10次完成。区域淋巴结通常不进行预防照射，如果发生区域淋巴结的转移，则可以预防照射至下一站淋巴结引流区。应尽量采用适形放疗技术。疗效观察：放疗期间，密切随访患者的甲胎蛋白、肝功能、局部肿瘤的退缩和患者的一般情况改变。对治疗期间患者一般情况恶化，肿瘤增大，AFP上升者，应及时终止放疗。

（四）放疗适应证和禁忌证

1. 适应证 ①一般情况较好，能耐受放射反应，没有严重的肝功能损害和肝硬化，白蛋白大于35g/L，ALT正常或稍高，无黄疸、腹水、肿瘤发展相对较慢，癌块局限，无静脉癌栓，无远处转移的患者。②肿瘤已有肝内播散，只要还局限在肝脏，一般情况好，中等程度肝大，亦可试行全肝放疗。③肿瘤位于第一肝门区，压迫肝门所引起的黄疸和腹水，则可试行肝门区放疗，以缓解梗阻症状。④肝癌引起的骨转移剧痛或椎管转移、脑转移引起瘫痪，采用放疗可缓解症状。

2. 禁忌证 ①炎症型肝癌发展迅速，病情凶险，不宜进行放疗。②肝功能损害严重，Child-Pugh C级，特别有胆酶分离现象，凝血酶原时间明显延长。③多种并发症，如肝性脑病、消化道出血，特别是脾功能亢进明显者。④肿瘤巨大，伴大量腹水或腹腔广泛转移者。

（五）放射治疗模式

进行肝脏的放射治疗必须根据放射治疗指征严格选择患者。治疗前根据病史、体检、生化、影像检查确定病灶部位、大小、转移情况，在设野和给量时宁愿保守一些，以防止发生严重的放射性肝脏损伤。放射治疗方式包括外照射和内照射，其中外照射包括X线常规外照射、三维适形照射、立体定向放射治疗、质子治疗等；内放射治疗包括经肝动脉的介入内放疗、^{125}粒子植入放射性核素的短距离内放疗等。

1. 常规照射 设野有全肝野、条形野、局部野。全肝野谨慎使用。在弥漫型或肝内广泛转移的患者，可以试用，每次剂量1～1.5 Gy为宜。条形野是将肝脏分成十数个条形区域，每条宽2～2.5 cm，分别依次照射。目前随着三维适形照射技术的普及，已经较少应用。

2. 三维适形照射（3D-CRT） 定位以CT定位为宜。在CT扫描过程中，根据CT机上激光线，确定肿块在体表相应部位的投影，根据CT图像确定的照射野大小、角度。最后在模拟机上验证。接受过经动脉栓塞化疗治疗的部分患者病灶内沉积碘油，可在模拟机上直接定位。GTV根据增强CT，MRI等其他影像学表现确定，CTV为影像可见病灶外扩2～4mm，PTV根据放疗设备的误差和呼吸运动幅度等确定。

3. 立体定向放射治疗（SBRT） 对于肝癌中的单个或者数个小体积靶区，体部立体定向放射治疗是一种可选的治疗模式，一般适用于肝内1～3个病灶，病灶小于5cm，有足够正常的肝脏。推荐肝功能Child-Pugh A患者接受治疗，Child-Pugh B患者需要更加严格控制剩余肝脏的耐受剂量，Child-Pugh C级患者治疗安全性数据有限。综合国内外文献报道，推荐的放疗剂量≥48Gy/3次。关于最佳的分割剂量和总剂量暂无定论，文献报道单次分割剂量5～15Gy不等，总剂量30～50Gy。

4. 影像引导的放射治疗技术（IGRT） 随着近年来新的放疗技术的发展，特别是影像引导放射治疗（IGRT）技术，能够在患者治疗过程中利用各种先进的设备对肿瘤和正常器官进行监控，使之能够做到真正意义上的精确放疗。并与上述放疗技术结合使用，从而最大限度的提高肿瘤局部控制率，同时也降低了正常组织的急性和晚期损伤发生率。

（六）放射性肝脏损伤

1. 正常肝脏的剂量控制 放射剂量全肝不超过30 Gy/4周，肝功能Child-Pugh A级控制在≤23Gy，Child-Pugh B级控制在≤6Gy。目前大肿瘤常用局部剂量为50～60 Gy/6～8周，小肿瘤50 Gy/10f/3周～54 Gy/6f/2周。设置照射野时需要充分保留正常肝脏组织免受照射以保护肝脏的再生功能。治疗过程中要密切观察肝功能变化，加强保肝治疗，必要时果断停止治疗，不要为追求提高剂量而耗竭肝功能储备。

2. 肝脏的放射性损伤 肝癌放疗并发症多在2～6周后发生。放射性肝炎表现为肝大，大量腹水，类似于肝静脉阻塞。主要原因：X线作用于肝血管系统，主要是静脉，使血管内皮细胞坏死脱落，血管腔内阻塞，肝循环紊乱，致肝功能减低，肝细胞坏死，肝小叶结构改变。其诊断标准：放疗后突然出现症状，尤其大野照射DT>30 Gy；表现为肝突然肿大、腹水、黄疸；肝功能损害，最早表现为血清碱性磷酸酶升高，较AST、ALT敏感、可靠；肝穿刺标本病理检查表现为急性损害。影响因素包括放射区域大小、全肝照射剂量、肿瘤侵犯程度、同期化疗与否、肝硬化程度、患者营养状况等。治疗措施：卧床休息，高蛋白、高热量饮食，限制盐的摄入，对症处理。

（七）疗效评价

肝癌放疗的近期疗效评价指标亦采用RECIST标准，同时需要结合AFP等肿瘤标记物和肝功能指标的动态变化等。值得注意的是：肝癌的放射敏感性不高，病灶近期往往缩小不明显，MRI灌注显像或者PET-CT对于评价放疗后肿瘤活性具有一定的意义。远期疗效评价指标亦为半年、1年、2年、3年生存率。

十、预后

一般而言，临床上确诊的患者，早期5年生存率为50%～70%，晚期平均中位生存期3～6个月。大肝癌或弥漫性肝癌预后差，但小肝癌的预后相对较好，因此建议对乙肝患者、丙肝患者以及肝炎肝硬化患者，每1～3个月进行AFP和B超随访，以发现较早的肝癌，使他们获得早发现、早治疗的机会。预后的相关因素如下：①肿瘤因素：包括肿瘤大小、部位、细胞类型、细胞分化程度、生物学行为、血供丰富程度、有否门静脉瘤栓等。可以肯定的是：癌恶性程度高，分化差，有门脉瘤栓者，预后差。②患者因素：包括有否肝硬化、肝功能级别、门脉高压程度、就诊早晚、经济条件以及对治疗配合的程度等，其中肝功能级别、门脉高压程度是重要因素。③治疗因素：新的技术，如肝门部手术、肝亚段介入治疗、局部适形调强放疗、放疗增敏、化疗药敏试验及治疗方案个体化等，将进一步提高患者的生活质量，延长生存时间。

十一、小结

自20世纪60年代开始肝脏放射治疗以来，放疗在肝癌治疗中地位初步得到肯定，不过由于各家使用射线种类、剂量不同，肝癌分化程度不一，总体疗效评价尚未定论，姑息剂量、根治剂量尚无统一标准。一般多在姑息治疗原则下尽可能提高放射剂量。目前精确放疗的应用，在肝癌治疗取得了显著的进步，其成果有待多中心研究

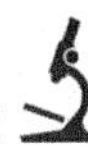

加以结论或回答。

（包永星　肖绍文　张　天）

第二节　胃癌

胃癌（carcinoma of stomach）指原发于胃的贲门到幽门间的恶性上皮性肿瘤，是常见恶性肿瘤之一，世界年发病率为17.6/10万，我国农村胃癌占恶性肿瘤死亡率的第一位。早期患者多无自觉症状，晚期表现为上腹胀痛、消瘦、呕吐、黑便。以X线钡检，胃镜检查为主要诊断手段。治疗以手术为主。平均生存期7.25个月，5年生存率12.57%～34.08%，根治性切除术后5年生存率为20%～54%。

一、流行病学、病因学

国内1975—1978年统计，我国胃癌死亡率男性列第二位，女性第三位。男性年死亡率为20.93/10万，构成比26.11%；女性年死亡率为10.16/10万，构成比18.72%。男女之比为2.06。我国青海、宁夏、甘肃、西藏、江苏、吉林、浙江、上海、福建、辽宁等地为高发区，年死亡率20/10万以。

相关因素包括社会经济水平、饮水饮食因素、生活方式、地理环境、遗传因素、癌前病变。通常经济收入低的阶层胃癌死亡率高。

二、胃的应用解剖

胃是一袋状器官，位于上腹部的左季肋区和腹上区。其长轴呈斜位，由左后上方斜向右前下方。有上下两口，前后两壁，左右两缘。近端膨大与腹段食管相连，构成胃的入口称贲门，位置比较固定。其远端逐渐缩窄与十二指肠近段相连，构成胃的出口称幽门，位置有一定的活动范围。前壁朝向前上方，后壁朝向后下方，前后壁向上相互移行形成一条较短的凹缘称胃小弯，与十二指肠上部共同由小网膜连于肝门。前后壁向下相互移行，形成较长的缘，称胃大弯；其长度为小弯的3～4倍；与大网膜相接。胃是从左后上向右前下伸展的可动器官，活动范围因人而异，其前壁大部分为肝脏所覆盖，贲门部位置较高，固定不动，贴近于后腹壁在人体前后径的后2/5处。幽门位置低，距前腹壁较近，活动度大，立位和卧位相差5cm以上。胃的背侧有胰腺和肾脏。

（一）胃动脉

腹主动脉腹腔干分出胃左动脉、肝总动脉、脾动脉。胃左动脉行至贲门处向上分出食管升支，与食管动脉吻合，向下分出前后两个胃降支，沿小弯的前后侧向下向右走行，其末端与胃右动脉吻合。肝总动脉分支肝固有动脉发出胃右动脉，与胃左动脉形成胃小弯侧动脉。脾动脉发出胃短动脉与胃网膜左动脉，于胃大弯侧前行与胃十二指肠动脉发出的胃网膜右动脉吻合，形成大弯侧动脉。由此发出许多小分支到胃壁前后，在壁内相互吻合形成十分丰富的动脉网。

（二）胃的静脉

胃壁内静脉与动脉一样形成广泛的吻合，在黏膜表面毛细血管后小静脉收纳许多细支，汇成星状静脉，分布于胃黏膜的下方。该静脉经固有膜的脉体至黏膜下层，形成二次静脉丛，最后汇集成小静脉与小动脉伴行。穿出胃壁构成许多胃静脉，以与胃动脉同名血流方向相反行走。最后从不同部位汇入静脉。

（三）淋巴分布

1. 淋巴引流　对胃癌的转移有很重要的临床意义。胃壁的各层中都分布着丰富的毛细淋巴管。胃壁诸层的毛细淋巴管中黏膜下层最为丰富，黏膜内的局限性肿瘤，能够通过淋巴管网插散到胃的各部。此外胃与贲门、食道下段的黏膜下淋巴管网互相吻合丰富，胃黏膜内肿瘤可以侵犯贲门食道，幽门端淋巴管吻合少，肿瘤向十二指肠播散的可能性小，但在浆膜下胃与十二指肠淋巴管网吻合广泛，肿瘤可在浆膜下向十二指肠播散。

胃浆膜下汇合成较大的淋巴集合管区，沿胃大、小弯到达胃周相应的区域淋巴结，继之与腹腔动脉分支伴行汇入腹腔淋巴结，这些淋巴管的输出管参与组成肠干，最终注入乳糜池。

2. 胃淋巴引流的分区　胃的壁外淋巴管在整

个行程中要经过3～4个淋巴结，淋巴结在胃周均有其相对固定的位置。而且对胃壁的各部分有其相应的引流区，胃的淋巴结和淋巴管基本上是伴随着由腹腔动脉的四个主要分支而排列分布的，各区如下：

（1）胃小弯区（胃左淋巴结）：指胃左动脉供血的胃区及其相应的淋巴引流区，包括贲门部、胃底的右半侧和靠近胃小弯左半侧的前后壁，分别注入贲门前、后和贲门旁淋巴结、胃胰淋巴结、胃上淋巴结，其输出淋巴管最后注入腹腔淋巴结。

（2）肝区、幽门部（胃右淋巴结）：指胃右动脉供血的胃区及其相应的淋巴引流区，包括胃幽门部小弯侧的前、后壁、大部分注入幽门上淋巴结，其输出管汇入肝总淋巴结，最后注入腹腔淋巴结。

（3）肝区、胃网膜右部（胃网膜右淋巴结）：指胃网膜右动脉供血的胃区及其相应的淋巴引流区，包括胃体大弯侧右半部和门部，大部分注入胃右下淋巴结，再沿胃网膜右动脉注入幽门下淋巴结，少部分直接注入幽门下淋巴结，其输出管再经幽门后淋巴结和幽门上淋巴结，注入肝总淋巴结，汇入腹腔淋巴结。

（4）脾区（胃网膜左淋巴结）：指胃短动脉和胃网膜左动脉供血的胃区及其相应的淋巴引流区，包括胃底左半侧的前后壁、胃体大弯侧左半部的前后壁，分别注入脾淋巴结、胰脾淋巴结、胃左下淋巴结，最后注入腹腔淋巴结。

胃的四个淋巴引流区，表明各部分的淋巴均有一定的引流方向，是各部胃癌转移的主要途径，因此在放疗设野时要充分考虑淋巴引流的方向及区域，尤其小野放疗、术中放疗时，包括面积要充分。

三、病理

（一）胃癌的病理形态

1. 早期胃癌的病理 早期胃癌指局限于胃黏膜及黏膜下层的胃癌，好发于胃窦及胃体部，小弯侧多见，癌肿大小与病期长短，就诊早晚等多因素有关，形态有隆起型，浅表型（浅表隆起型、浅表平坦型、浅表凹陷型），凹陷型。国内规定隆起型超过黏膜5mm以上，凹陷型不超过黏膜下层，组织学类型有乳头状腺癌、管状腺癌、低分化腺癌、印戒细胞癌、黏液腺癌、硬癌、未分化癌及混合癌。影响淋巴结转移的最主要因素是浸润深度，浸润越深，淋巴转移越多。

2. 进展期胃癌的病理 临床所见绝大部分为中晚期，进展期胃癌。胃癌常用的分型包括：Borrmann分型、Lauren分型和WHO分型。

Borrmann分型：根据癌瘤在黏膜面的形态特征和在胃壁内的浸润方式进行分类，分为4型：Ⅰ型（结节型），Ⅱ型（溃疡局限型），Ⅲ型（浸润溃疡型），Ⅳ型（弥漫浸润型），Ⅳ型胃癌胃壁呈广泛增厚变硬，又称“革囊胃”。

Lauren分型：根据胃癌的组织结构和生物学行为，分为肠型和弥漫型。

WHO分型：以组织来源及其异型性为基础的国际分型。将胃癌分为上皮性肿瘤和类癌两类，上皮性肿瘤包括腺癌（乳头状腺癌、管状腺癌、低分化腺癌、黏液腺癌、印戒细胞癌）、鳞腺癌、未分化癌和不能分类癌。

目前提出了一种新的胃癌分子分型，将其分为四个亚型：EBV感染型；微卫星不稳定（microsatellite instable，MSI）型；基因组稳定（genomically stable，GS）型；染色体不稳定（chromosomal instability，CIN）型。

（二）胃癌的扩散与转移方式

1. 直接浸润 是癌细胞在胃壁内的主要扩散方式，侵犯到邻近脏器以大网膜多见，贲门胃底癌以侵犯食管、肝及大网膜为主，胃体及胃窦癌以侵犯大网膜、肝、胰为主，病变广泛则侵犯亦广，浸润方式有三种：团块状浸润或膨胀性增殖，弥漫性浸润或浸润性增殖，巢状浸润，有时这几种方式可以并存。

2. 沿淋巴管扩散 胃壁各层均存在淋巴管网，特别是黏膜下及浆膜下层的淋巴管网尤为丰富，为淋巴道扩散转移提供了条件，方式有两种：①连续性扩散，癌细胞在淋巴管内进行性增殖，沿着管腔不断地向所属淋巴结（逆行）蔓延，达到一定距离或到达引流区淋巴结内，多见于巢状浸润生长的胃癌；②非连续性扩散，癌细胞脱落到淋巴管内，不形成连续的癌细胞条索，而是比较分散地漂浮或游走于淋巴管腔内，或以阿米巴样运动的方式从淋巴管内游出或是顺淋巴管到达引流的淋巴结内。当癌细胞到达淋巴结时，在淋巴窦内也仍以浮游状态继续扩散，此种方式多见于低分化腺癌或弥漫性浸润生长的黏液细胞癌。

3. 血行转移 癌组织浸润破坏一些局部的血管，使癌细胞或癌栓得以进入血流，被运送到身体其他部位或脏器，形成远隔脏器转移，以肝、肺最多，其次为胰、肾上腺、骨等部位。

4. 特殊形成扩散

(1) 跳跃式转移指近处淋巴结尚未转移时，远处淋巴结已发现转移。

(2) 腹膜播散，当胃癌侵至浆膜或浸润到相连的腹膜时，随着胃肠蠕动与其他脏器相互摩擦，使癌细胞在腹膜或其他脏器表面形成种植性转移。

(3) 女性生殖器官的转移，包括卵巢、子宫颈转移，有关途径尚不清楚。

(4) 其他：通过胸导管运行到左锁骨上淋巴结；通过肝圆韧带转移到脐周围，形成腹壁转移癌。

5. 影响扩散转移的因素

(1) 胃癌大体类型：蕈伞型易出现肝转移；浸润型癌易发生腹膜种植。

(2) 组织生长方式：团块状浸润生长者淋巴结转移较少，而弥漫性或巢状浸润生长者淋巴结转移较多。

(3) 组织学类型：分化腺癌、黏液腺癌及印戒细胞癌浸润广泛，淋巴结转移发生率高。

(4) 机体免疫状态：免疫活性细胞反应比较明显的胃癌患者淋巴结的转移比较少见，而免疫活性细胞反应不明显者，淋巴结转移则比较广泛。

四、分期

胃癌是内脏肿瘤，应用现有临床检查方法往往难以在术前确定胃癌的浸润深度与腹腔内扩散情况，因此除根据临床体检、影像学检查、胃镜检查，初步估计病变类型、范围外；尚须结合术中所见与术后病理检查，才能确定分期。现将UICC2010年TNM第七版分期介绍如下：

原发肿瘤（T）

TX 原发肿瘤无法评价。

T0 切除标本中未发现肿瘤。

Tis 原位癌：肿瘤位于上皮内，未侵犯黏膜固有层。

T1a 肿瘤侵犯黏膜固有层或黏膜肌层。

T1b 肿瘤侵犯黏膜下层。

T2 肿瘤侵犯固有肌层。

T3 肿瘤穿透浆膜下层结缔组织，未侵犯脏层腹膜或邻近结构。

T4a 肿瘤侵犯浆膜（脏层腹膜）。

T4b 肿瘤侵犯邻近组织结构。

区域淋巴结（N）

NX 区域淋巴结无法评价。

N0 区域淋巴结无转移。

N1 1～2个区域淋巴结有转移。

N2 3～6个区域淋巴结有转移。

N3 7个及7个以上区域淋巴结转移。

N3a 7～15个区域淋巴结有转移。

N3b 16个（含）以上区域淋巴结有转移。

远处转移（M）

M0 无远处转移。

M1 存在远处转移。

分期：

0期 TisN0M0。

ⅠA期 T1N0M0。

ⅠB期 T1N1M0 T2N0M0

ⅡA期 T1N2M0 T2N1M0 T3N0M0

ⅡB期 T1N3M0 T2N2M0 T3N1M0 T4aN0M0

ⅢA期 T2N3M0 T3N2M0 T4aN1M0

ⅢB期 T3N3M0 T4aN2M0 T4bN0M0 T4bN1M0

ⅢC期 T4aN3M0 T4bN2M0 T4bN3M0

Ⅳ期 任何T任何NM1

五、临床表现

(一) 症状

早期胃癌多无明显自觉症状，当病变发展使胃功能及全身状态有了改变，才出现明显的自觉症状，但并非胃癌所特有，常与胃炎、胃溃疡等胃疾病症状相类似，当发现腹部肿块、锁骨上淋巴结转移、明显消瘦或幽门梗阻时，多已失去根治机会。据统计，出现症状 1 年内就诊者只有 67.4%，故对胃癌应有足够的警惕，尽可能早期发现，早期诊断。

（二）体征

一般胃癌无明显体征，部分患者上腹部有轻度压痛，其范围比溃疡病小，少数患者上腹有肌紧张。部分患者有肿块，右上腹（胃窦部）最多，肿块为实质性、结节状，如癌已向周围组织浸润则活动度明显受限。肿块多为原发肿瘤，也可能是肿大的转移淋巴结，如肿块活动度好，大多可切除。

如果癌肿侵犯浆膜外，在腹腔各部、膀胱直肠窝、卵巢、脐部可扪到转移结节和肿块，有时可出现腹膜炎体征。

转移淋巴结，临床上扪及最多的是锁骨上淋巴结。

腹腔内脏器、腹膜发生转移时，常出现腹水，腹水中可查到癌细胞。

其他症状包括贫血、恶病质、消瘦、胸内转移、肝转移所致的有关体征。

六、辅助检查

（一）X 线检查

简单有效，可确定是否有癌，精心检查可以早期发现、早期诊断；如拟诊胃癌则应通过检查提供尽可能多的病变情况，如病变的位置、大小、范围、浸润深度及病变数目，因而要透视、摄片相结合，特别应强调提高双对比造影的质量。

1. 早期胃癌表现　隆起型共同特征是黏膜面上隆起结节或软组织肿块，在充盈或加压像上可见大小不同的充盈缺损，后壁隆起型见不规则透亮像，边缘分叶及切迹清晰，应与胃息肉、腺瘤型异型增生、疣状胃炎、局限型巨大皱壁症、反应性淋巴网织增生症、息肉型早期淋巴瘤相鉴别。

2. 中、晚期胃癌表现　中期癌只有肌层浸润而无明显浆膜下浸润者，表现除早期癌表现外，尚有周围有明确结节隆起，胃壁隆起及凹陷较为显著。

巨块型：境界锐利的限局性隆起阴影。边缘可有切迹，表现凹突不平或有小溃疡凹陷。直径多在 30mm 以上，邻近黏膜、胃壁正常，无浸润征象。

局限溃汤型：表现为盘状溃疡，边缘不整，常有指压痕和裂隙征。周围多有完整环堤，外缘与正常黏膜间境界清楚。侧位呈典型的半月征。

浸润溃疡型：溃疡大而浅呈地图状，周围环堤宽窄不均。外缘呈斜坡状，附近胃壁，黏膜有僵硬浸润征象。

弥漫浸润型：局部或大部胃壁肥厚僵硬，不同程度的胃腔狭窄变形，晚期病变表现为典型的皮革囊胃。

混合型：不属于上述单一型或无法区分者，需要鉴别的是巨皱襞淋巴瘤、良性巨大皱襞、胃底静脉瘤、良性溃疡。

（二）胃镜检查

1. 早期胃癌　1962 年日本内镜学会提出早期胃癌的概念，其定义为癌组织浸润深度仅限于黏膜层或黏膜下层，而不论有无淋巴结转移，也不论病灶面积大小，后被国际上公认。

内镜分型及所见：

（1）隆起型：带蒂的结节状隆起，表现呈大小不等颗粒状或乳头状，色泽苍白，有的出现小的浅灰色隆起。

（2）浅表型：又分成三个亚型。①浅表隆起型：隆起高度小于两倍黏膜厚度，呈平台状隆起，表面不平、糜烂，附有白苔，周边黏膜可有出血。②浅表平坦型：黏膜不隆起也不凹陷，仅见黏膜发红或苍白，失去光泽，境界不明显。③浅表凹陷型：是最常见的早期胃癌类型，黏膜凹陷伴糜烂，部分细小颗粒，边缘不规则，如虫咬或齿状。

（3）凹陷型：病灶有明显凹陷或溃疡，底部为坏死组织，形成白苔或污秽苔，边缘不规则呈锯齿或虫咬状，周边隆起不规则结节，境界不明显，呈锯状，周围黏膜颜色可为苍白、淡红、淡黄，皱襞中断，断端的结节状隆起呈虫咬状边缘，周围常有广泛糜烂。

2. 进展期胃癌

（1）息肉样癌：癌肿呈息肉样隆起，多为广基底，直径常大于 2cm，与周围境界清楚。表现不光滑，可有大小不等的结节，有的呈菜花状，表现常有充血、出血，浅糜烂或溃疡。组织较脆，接触易出血。

（2）溃疡浸润型：癌肿呈凹陷型，溃疡四周环堤突然高起，与正常黏膜境界不清；溃疡周围黏膜有结节，出血、颜色改变，局部不光滑，覆有黄苔。

（3）溃疡型：癌肿呈凹陷型，溃疡大、深，境界清楚，四周环堤隆起明显、高低不平，质地硬、脆，基底不平污秽。

（4）弥漫浸润型：癌肿在胃壁内浸润，表面不平，可伴溃疡；与周围正常黏膜境界不清；病变处有壁增厚、僵硬、局部蠕动消失。

3. 超声内镜检查　不仅可直接观察病变本身，而且可以通过超声探头探测肿瘤浸润深度及胃周肿大淋巴结，是一种较为可靠的胃癌术前分期方法，有助于胃癌的诊断、临床分期及制定最佳治疗方案。

（三）胃黏膜活检及病理诊断

由胃镜下活检取材，应在正常黏膜、病变中心、边缘三处多次活检，以防遗漏。

近年开展的镜下胃黏膜上皮染色，活检标本核仁组成区银染（AgNOR）观察，提高了诊断、分型的准确性，并对胃癌生物学特点起到一定提示作用。

（四）胃癌脱落细胞学诊断

采取细胞方法包括线网气囊摩擦法、加压冲洗法，取材后离心、涂片、固定、染色，多可以取得满意结果。

（五）CT、B 超检查

对观察病变位置、浸润范围、转移等情况有一定的帮助。

腹腔镜探查对于腹腔内影像学不能明确的可疑转移有确诊的作用。

七、诊断

重视早期胃癌症状是早期诊断的关键。X 线检查常可提示诊断，确诊有赖于胃镜活检病理检查。

八、治疗原则

不同期别胃癌的治疗原则大致如下：

Ⅰ期：早期胃癌。以手术切除为主，对黏膜下层癌，淋巴结有转移者，应配合化疗。

Ⅱ期：中期胃癌。以手术切除为主，术后进行放疗和化疗可提高生存率。

Ⅲ期：多侵及周围组织或出现较广泛淋巴结转移，虽以手术切除为主，但也应很好地配合化疗、放疗、免疫治疗及中医药治疗。

Ⅳ期：已属晚期。多数采取非手术疗法。有的适于手术者，尽量切除原发灶与转移病灶，配合化疗、放疗、免疫、中医药治疗，以获得较好的姑息疗效。

九、放射治疗

过去认为胃腺癌对放射线敏感性低，甚至是抵抗性的，而胃正常黏膜耐受量低，胃周围正常组织敏感性高，照射时急性反应和照射后迟发性损伤均较严重，随着放疗方法改进和放射生物学研究的深入，放疗作为胃癌的辅助手段，可提高手术切除率和治疗效果。美国 GI 协作组 2001 年在新英格兰医学杂志上发表根治术后同步放化疗的随机对照研究报告，胃癌根治术后同步放化疗的重要性引起了重视。603 例原发灶穿透浆膜和或淋巴结阳性的胃癌行根治术后随机分为观察组和放化疗组，放化疗方案为：化疗 1 周期-放化疗-化疗 2 周期。具体为 5-Fu 425mg/m^2、甲酰四氢叶酸 20mg/m^2 连续应用 5 天，第 28 天开始放疗 45Gy（1.8Gy/次，5 次/周，共 5 周），放疗的头 4 天和最后 3 天同步化疗（5-Fu 400mg/m^2 · d、甲酰四氢叶酸 20mg/m^2 · d），放疗后休息一个月，最后进行 2 周期化疗（方案同第一周期）。结果表明，术后放化疗提高了 3 年无复发生存率（48%：31%），同时也提高了总生存率（50%：41%，$P=0.05$），中位生存期由 27 个月延长到了 36 个月，在随访 10 年后报道仍有统计学差异。目前美国国家癌症综合网络（NCCN）已推荐ⅠB、Ⅱ、ⅢA 和部分Ⅳ期（M0）胃癌根治术后常规应用放疗＋5-Fu 为主的同步化疗。

（一）设野方法（加 IMRT）

理想化的设野范围应考虑到可能局部失败的部位，但需要依据患者个体的病变程度来变化，在所有胃癌患者瘤床、吻合口、残胃、局部淋巴结应包括在内，主要的高危淋巴链包括胃大小弯、腹腔干、胰十二指肠、脾门、胰腺上、肝门，有些患者腹腔动脉淋巴链到腰 3 水平，对近端肿瘤，食管旁淋巴结也是高危的。

对多数患者，最常用前后/后前（AP/PA）照射野，为避开脊髓和肾常常要使用侧野追加照射 10～20Gy，后界到胃后壁。如果想改善正常组织的长期耐受性应使用三维多野适形技术（3D-CRT），改变照射野的权重。

对近端的肿瘤（贲门部），胃一食管连接处 3～5cm 的远端食管应包括在内，对远端肿瘤（胃窦/远端 1/3 肿瘤），右肾的照射野难以避免，应尽可能降低肾脏受照剂量，对大多数病例治疗野的下界应在 L3，左界应包括残留的所有胃周淋巴结，右界必须包括原发肿瘤术前的位置（通过术前 CT、上消化道造影、术后银夹）及肝门。

对幽门和胃窦病变应特别注意，通常这部位的病变会引起梗阻。

IMRT 靶区定义：GTV：术后如有肿瘤残存则需画为 GTV；术前或根治性放疗的 GTV 指影像学资料确定的肉眼可见原发肿瘤及转移淋巴结区。

CTV：术后包括 GTV（有肿瘤残存者）、吻合口、瘤床（T3、T4）和区域淋巴引流区。

PTV：在 CTV 基础上形成，一般前后左右方向外放 5～7mm，头脚方向外放 10mm。

CTV：（1）近端三分之一/贲门/胃食管结合部癌 CTV 包括远端食管 3～5cm、左半横膈膜和邻近的胰体部。

高危淋巴引流区包括：邻近的食管周围（110 组）、贲门右（1 组）、贲门左（2 组）、胃小弯（3 组）、胃左动脉（7 组）、腹腔动脉（9 组）、脾门（10 组）、脾动脉（11 组）。

（1）中三分之一/胃体癌：靶区包括胰体部。高危淋巴引流区包括：贲门右（1 组）、贲门左（2 组）、胃小弯（3 组）、幽门上（5 组）、幽门下（6 组）、胃左动脉（7 组）、肝总动脉（8 组）、腹腔动脉（9 组）、脾门（10 组）、脾动脉（11 组）、肝十二指肠韧带（12 组）、胰十二指肠后（13 组）、腹主动脉旁（16a 组，下界到左肾静脉下缘水平）。

（2）远端三分之一/胃窦/幽门原发癌：术前靶区：如果肿瘤扩展到为十二指肠结合部，靶区包括胰头、十二指肠第一、第二段。

术后靶区：如果肿瘤扩展到为十二指肠结合部，靶区包括胰头、十二指肠残端 3～5cm。

高危淋巴引流区包括：胃小弯（3 组）、幽门上（5 组）、幽门下（6 组）、胃左动脉（7 组）、肝总动脉（8 组）、腹腔动脉（9 组）、脾动脉近端（11p 组）、肝十二指肠韧带（12 组）、胰十二指肠后（13 组）、腹主动脉旁（16a 组，下界到左肾静脉下缘水平）。

（3）正常组织限制剂量：肝脏 V30＜40%，肾脏 V20＜30%，脊髓≤40 Gy，残胃 V40＜50%，小肠 V50＜10%，心脏 V30＜30%，双肺 V20＜20%，尽量减少肠道和十二指肠照射剂量。避免热点落在胃及肠道上。

（4）照射剂量：术后剂量：CTV45～50.4 Gy，1.8Gy/f，共 25～28 次；有肿瘤和/或残留者，GTV 局部加量 5～10 Gy，或同步推量到 50～55Gy。

术前剂量：GTV45～50Gy，CTV40～45Gy，1.8Gy/f，如仍无手术切除可能性，可对肿瘤区域进行缩野补量至 50～55Gy。

（二）单纯放射治疗

1. 适应证 以未分化癌最敏感，其次为乳头状腺癌、管状腺癌、低分化腺癌，而黏液腺癌和印戒细胞癌最不敏感。

（1）不适于手术或拒绝手术者。

（2）手术探查病例，但病变局限无远处转移者。如病变已侵及浆膜层可用大网膜包裹受侵部分，以防放射中由于肿瘤消退而致穿孔，同时用银夹标记肿瘤的最大（上、下、左、右）范围。

（3）术后复发者，病变局限，射野可以包括全部肿瘤者。

2. 剂量 不低于 45～50Gy，应注意避免周围正常组织超量照射。

3. 效果 部分患者（40%～50%）可使肿瘤缩小，对减轻症状亦有帮助。

（三）术前、术中、术后放疗

1. 术前放疗

（1）适应证：病理类型对放射线敏感并估计术中切除有一定困难的Ⅱ或Ⅲ期病例，如为未分化癌，不论大小，均应术前放疗。但这方面目前还缺乏随机对照研究结果。

（2）目的：①防止和减少术中转移；②减少瘤细胞进入血液的机会；③缩小肿瘤，便于手术，使手术更加符合肿瘤外科原则。

（3）效果：3～5年生存率可提高11%～12%。

（4）剂量：40～45Gy较为合适，与手术间隔时间6周为主。

（5）不良反应：常见食欲不振、恶心、全身乏力。多能完成放疗，如果发生穿孔应终止放疗。

2. 术中放疗 在开腹后推开正常器官，将肿瘤和可能转移的区域充分暴露，直接对准病灶区进行一次大剂量的放射，或在手术中将肿瘤尽量切除，对其最小残瘤或亚临床残瘤，行一次性放射，这样可以较准确地给肿瘤以致死剂量或亚致死剂量，不足剂量待手术后可从体外补充照射，可以避免或减少周围正常组织照射剂量。

（1）适应证：主要适用于原发灶已切除、无腹膜转移、淋巴转移较局限和原发灶侵及浆膜、胰头的胃癌患者。Ⅱ期患者大多适于术中放疗，Ⅲ期、Ⅳ期患者术中放疗同时，必须同其他疗法综合应用。

（2）效果：大多患者可改善症状，延长生命；不能切除者偶可长期生存；肿瘤已切除，未能清扫淋巴结，生存期可有所提高。

（3）剂量：18Gy，无效；30Gy以下，尚有瘤细胞残余；40Gy见不到瘤细胞，却出现急性放射性损伤，因而剂量控制在30～40Gy。已行根治切除者30Gy即可。

（4）实施：患者全麻下消毒到剖腹探查切除肿瘤的顺序与普通外科相同，术中测量射野大小、靶区深度，然后将患者移至放疗机器下，根据测量选择大小合适的五边形限光筒，6～8MeV电子线，靶区剂量相当于空气量80%，必要时在靶区上垫些小纱布，加速器机头上际设观察镜观察靶区是否对准、纱布是否铺平。五边形野要求包括腹腔动脉淋巴结、胃左动脉干淋巴结、脾动脉干淋巴结、幽门淋巴结及相应肿瘤区，推开残胃、肝脾、十二指肠，避开肾脏，可不考虑脊髓受量。照射前后观察患者生命体征，照射后迅速移回手术室关腹。

（5）并发症：胰腺受照射，可出现胰腺淀粉酶一过性升高。

3. 术后放疗

（1）适应证：①胃癌根治术后（R0），病理分期为pT3～4或淋巴结阳性（T3～4/N+M0）者，如未行标准D2手术，且未行术前放化疗者，建议术后同步放化疗，但对进行了标准的D2手术者，根据术后病理分期及高危因素确定是否进行术后放疗；②对于术后病理分期为T1N0M0期和T2N0M0期患者术后不行辅助治疗，但对于T2N0M0期患者<D2根治术有高危因素的患者（肿瘤低分化或组织学分级高、淋巴管浸润、神经浸润或年龄小于50岁），术后应接受化放疗。③对胃癌非根治性切除，有肿瘤残存的患者（R1或R2切除），行术后同步放化疗；④内镜下黏膜切除后，如果为pT1低分化癌、脉管侵犯、切缘阳性（肿瘤距切缘小于1mm或电刀切缘可见癌细胞），应当再行外科手术扩大切除范围。其他情况，内镜下切除充分即可，但术后需定期随访。但如患者拒绝外科扩大切除，建议行同步放化疗。

（2）照射范围应包括瘤床、吻合口、淋巴引流区，剂量最低40Gy/20f，对高危区可局部加量到50～55Gy。

（四）合并化疗

对于胃癌放疗提倡同步结合化疗达到增敏或联合治疗的作用，化疗药物的选择应根据治疗目的来确定是单药还是双药联合，通常选用有放疗增敏作用的5-Fu类、铂类或紫杉类为主的方案，提高放疗效果，同时化疗药物可缩小肿瘤，杀灭血行转移到射野以外的转移灶。所有药量较平时单独化疗时减少，合并治疗不良反应并不大，80%病例可达到足量放射。

对浅表的无溃疡肿瘤治疗效果好，浸润型效果较差，弥漫浸润型几乎无效。

（五）放射治疗效果

一些最早的胃癌放疗资料来自 Mayo 医院，该院在 60 年代即开始对各种胃肠道恶性肿瘤进行放疗和 5-Fu 的治疗研究。Childs 小组将晚期胃癌患者随即给予单纯放疗，剂量约 40Gy，或将 5-Fu 作为放疗的增敏剂配合应用［5-Fu15mg/（kg·d)，连用 3 天］。此项研究显示放疗配合 5-Fu 化疗生存期较单纯放疗明显改善。

英国胃癌研究组随机将患者分为术后放疗组，术后 5-Fu、阿霉素、丝裂霉素 C 化疗组和单纯手术组。随访 5 年，3 组间无明显差异，但放疗组局部复发率下降了（单纯手术组 54%：放疗组 32%，$P<0.001$）。来自 Mayo 医院的 Moertel 等对预后较差的患者（包括硬癌、有区域淋巴结转移、邻近组织浸润或起源于贲门的肿瘤），随机分为放疗组（37.5Gy，24f）加 5-Fu［15mg/（kg·d）×3 天］和单纯手术组，结果放疗组和单纯手术对照组 5 年生存率分别为 20%和 4%。

十、放疗并发症

胃的最大安全剂量 45Gy/5 周，因而放射性胃炎是常见的，主要表现为胃纳不佳、恶心、上腹痛、呕吐，尚有胃溃疡、穿孔的可能，轻者继续放疗同时对症处理，重者停止放疗。肝、肾损伤见肝癌章节。

十一、预后

影响预后因素包括胃癌的生物学行为（如：胃壁受侵深度、淋巴结受累范围和肿瘤生长方式)、患者的机体状态、治疗方案合理性，而且各因素往往相互影响，构成复杂的变化。胃癌浸润胃壁越深，生存越短，区域淋巴结的转移可能是更为重要的预后因素。总体而言，放疗在胃癌治疗中只是辅助性的，可以改善其生活质量，单纯放疗对远期生存影响不大。

第三节　胰腺癌

外分泌胰腺癌一直是严重威胁人类健康的疾病之一。近 40 年来胰腺癌的发病率国内外均呈上升趋势，已进入常见的消化道恶性肿瘤之列。由于胰腺癌诊断困难、侵袭性强、手术切除率较低（10%～20%）以及缺乏有效的治疗措施，总体 5 年生存率仅为 1%～9%，是目前预后最差肿瘤之一。

一、流行病学和病因学

（一）发病率

世界上大多数国家的胰腺癌发病率多年来呈上升趋势。国内资料显示北京首都医院 1955—1964 年，每 1 万住院患者中仅有 3 例胰腺癌患者，而 1965—1974 年每 1 万住院患者中，增至 11 例，增长 3～4 倍。上海市肿瘤防治办公室的资料显示，1963 年胰腺癌发病率为 1.16/10 万；在各种恶性肿瘤中，胰腺癌已由过去的第 20 位上升为第 7 位，发病率提高了近 4 倍以上；性别方面，上海市男女之比为 1.8∶1，但近年来，在高年龄组中，女性有上升趋势，胰腺癌患者很少有 45 岁以下者。

（二）病因

近年研究发现，有多种因素与胰腺癌的发病相关。可将危险因素划为几类大的范畴，包括环境因素、内外科相关因素、遗传因素和职业因素。

吸烟：吸烟是胰腺癌发病中最为肯定的危险因素。饮食中含有大量的高蛋白、高脂肪饮食可增加胰腺癌发病率。另外尚有咖啡、糖尿病等可能与胰腺癌发生有关。

二、胰腺癌的应用解剖

（一）胰腺的部位与分区

胰腺横卧于上腹部的腹膜后，长轴略向前突，左半侧向上抬高，相当于第 1、第 2 腰椎高度，长 12～15cm，宽 3～4cm，厚 1.5～2.5cm。胰腺与胃、十二指腺、小肠、肾、脾和降主动脉相邻，胰腺分区临床上多用四分法。

1. 胰头　位于十二指肠窗口，第 2 腰椎高度，与胆总管下段相邻，胰头后下方向左侧突出称钩突。

2. 颈部 位于胰头左侧，是连接胰头与胰体的狭窄而薄的部分，在肠系膜上静脉前，长2～2.5cm。

3. 体部 位于胰腺的中部，在第1腰椎水平，前方隔网膜囊与胃后壁为邻。在肠系膜上静脉的左侧，越过降主动脉达左肾前侧。

4. 尾部 是胰腺与脾门相接的较细的末端。胰管贯穿于胰腺的长轴，呈纵向走行的管状结构，沿途收集细小胰管的胰液，最后斜穿十二指肠降部的后内侧壁与胆总管汇合，共同开口于十二指肠乳头处。

（二）胰腺的血运

1. 动脉 胰腺动脉大部分来自腹腔动脉的分支，另一部分来自肠系膜上动脉。分支如下：

胰十二指肠上、前、后动脉：均来自胃十二指肠动脉，给胰头的上半部分供血。

十二指肠下动脉：来自肠系膜上动脉，给胰头的下部供血。

胰头上缘支：来自胃十二指肠上动脉，给胰头上部供血。

胰背动脉及胰下动脉：前者可来自腹腔动脉，亦可来自脾动脉、肝总动脉，后者即胰背动脉下行的分支，给胰体部供血。

脾动脉胰支及胰大动脉：前者是脾动脉发出的胰支，为4～5支，给胰尾部供血；后者是脾动脉向胰发出的数支中最大的一支，给胰体部供血。

胰尾动脉：来自脾动脉的终支或脾门部的动脉干。

2. 胰静脉 胰静脉多与同名动脉平行。胰头和胰颈部静脉汇入胰十二指肠上静脉和十二指肠下静脉及肠系膜上静脉；胰体、胰尾部静脉在胰后汇入脾静脉。最终均回流到门静脉系统。

（三）胰腺淋巴引流

胰腺小叶间内有丰富淋巴管网，最后达到胰腺表面，多与十二指肠的淋巴管汇合，最后注入以下各淋巴结。

胰的左半侧流入脾门淋巴结和胰上淋巴结、胰韧带、胰尾上缘或下缘的淋巴结，最后注入腹腔淋巴结。上干支大部分流向胰体部，再向上流入胰腺上淋巴结。下干支也流向胰体部，再流向胰腺下、肠系膜和主动脉左侧淋巴结。

胰的右半侧胰头前面的淋巴管有的流入幽门下淋巴结，有的流入胰十二肠和肠系膜淋巴结，胰头后面的淋巴管流入胰十二指肠后淋巴结和主动脉右侧淋巴结。

胰的中间部：近左侧的上部流入腹腔淋巴结和胃左淋巴结或向下流入主动脉外侧及主动脉前淋巴结；近左侧的下部流入结肠中淋巴结。近右侧上部的淋巴管沿肝总动脉经多个淋巴结入腹腔淋巴结；近右侧下部淋巴管直接入肠系膜上淋巴结。胰体后面的淋巴管流入主动脉外侧和主动脉前淋巴结。

三、病理学

（一）发病部位

胰腺癌可发生于胰腺任何部位，其中以胰头部最为多见（60%左右），体部次之（约25%），尾部则相对较少（约占5%），另外还有10%左右为弥漫性或多灶性癌肿。UICC1987年按病变部位将胰腺癌分为胰头癌、胰体癌、胰尾癌和全胰癌。原发于肠系膜上静脉左缘以右区域的癌肿为胰头癌，位于肠系膜上静脉左缘至主动脉左缘之间的肿瘤为胰体癌，起源于主动脉左缘至脾门之间的癌肿为胰尾癌，癌肿起源多处且范围超出上述界线者则为全胰癌。

（二）大体形态

肉眼观癌肿可大小不等。较小时癌肿可藏于胰腺实质内，仅在用手触及时有结节感而不能在表面看到。癌肿一般呈不规则状，与周围组织界线不清，质地较硬，但腺泡癌较软。切面观，胰腺癌呈灰白色或灰黄色，近似结缔组织外形，有时可见到棕色出血和坏死斑块，或形成囊肿内有棕灰色黏液。胰头部或胰尾部按期还分别可见有胰管扩张或萎缩硬化。

（三）组织学变化及转移

1. 病理组织学

按组织学发生，分为导管来源和腺泡来源两

大类肿瘤。1978年世界卫生组织推荐方案：上皮性肿瘤，良性包括腺瘤、囊性瘤，恶性包括腺癌、鳞状细胞癌、囊腺癌、腺泡细胞癌、分化癌、胰岛细胞瘤；非上皮性肿瘤；其他肿瘤。

未分类肿瘤：造血及淋巴性肿瘤、转移性肿瘤。

2. 转移

胰头癌与胰体、尾癌的转移途径不完全一致，胰头癌常侵犯到胆总管、十二指肠、胃及腹腔动脉，淋巴转移径主要是以肠系膜上动脉周围淋巴结向主动脉周围淋巴结转移。胰体、尾部癌常沿神经鞘向腹腔神经丛及脊髓方向转移，或沿淋巴管转移至胰上及肝门淋巴结等处。此外，胰腺癌还有以下转移特点：一是出现转移早。胰腺癌由于生长较快，加之胰腺血管、淋巴管丰富，而胰腺本身包膜又不完整，往往早期就发生转移。二是沿神经分布转移。沿神经转移是胰腺癌有别于其他消化道肿瘤的又一生物学特征。

四、临床分期

2002年UICC/AJCC第六版胰腺癌TNM分期如下：

原发灶（T）：

Tx 无法确定原发灶。

T0 未见到原发灶。

T1 肿瘤局限在胰腺内，最大径≤2cm。

T2 肿瘤局限于胰腺，最大径>2cm。

T3 肿瘤超出胰腺，但未累及腹腔干或肠系膜上动脉。

T4 肿瘤累及腹腔干或肠系膜上动脉（原发肿瘤不能切除）。

局部淋巴结（N）。

Nx 无法确定有无局部淋巴结转移。

N0 未查到局部淋巴结的转移。

N1 有局部淋巴结转移。

远处转移（M）。

Mx 无法确定有无远处转移。

M0 无远处转移。

M1 有远处转移

ⅠA期　T1N0M0

IB期　T2N0M0

ⅡA期　T3N0M0

ⅡB期　T1～3N1M0

Ⅲ期　T4任何N M0

Ⅳ期　任何T任何N M1

五、临床表现

（一）症状

一般来说，胰头癌常较早出症状（特别是胆总管被浸润或压迫时），而体尾部癌早期时症状甚少。

1. 腹痛　15%～55%的患者以腹痛为首发症状，定位不精确，一般上腹部最多见，晚期常出现腰背部或束带状痛，性质可为钝痛、锥痛、重压痛、啃咬痛等。

2. 黄疸　主要见于胰头癌。黄疸可以是波动性或为进行性，仅有25%为无痛性黄疸。

3. 消化道症状　食欲不振、消化不良、恶心呕吐、腹泻、便秘或黑便。

4. 消瘦　占65%～90%，发展速度快。

5. 发热　约占10%。

6. 血栓性静脉炎　晚期出现，原因不清。其他尚有症状性糖尿病、精神症状。

（二）临床体征

一般情况消瘦、黄疸、肝大约50%。胆囊肿大。腹部肿块。其他转移、血栓、压迫等。

六、胰腺癌的检查

（一）生化检查

1. 淀粉酶　胰腺癌可及早使胰管狭窄或堵塞、胰液滞留，在胰尾部发生胰腺炎，从而淀粉酶升高。继之胰尾出现纤维化、萎缩、硬化、胰腺功能下降，血、尿淀粉酶可能正常或有降低。

2. 血、尿糖　当胰腺癌侵及或破坏胰岛时，使胰岛素分泌减少，血、尿糖升高。

（二）肿瘤标记物

1. 胰腺癌胚抗原（pancreatic oncofetal antigen，POA）　是从正常胎儿胰腺及胰腺癌细胞中分离出来的抗原。它不仅在胰腺癌患者血清中可以升高，在胰腺炎、胆总管梗阻、胆管癌及胃癌中均可升高，故特异性不强。

2. 癌胚抗原（CEA） 有消化道肿瘤中，如胃癌、胰腺癌和结肠癌的血清中均可查得。常被用来检查判断胰腺癌的治疗效果或术后是否有复发。

3. CA19-9（单涎神经节苷脂胃肠道肿瘤相关抗原） 1979年由Koprowiski等发现属胰腺癌、胃癌等腺癌细胞上的相关抗原，胰腺癌患者血清中性更高，有相对特导性。

（三）影像学检查

1. 超声检查 胰腺实质的回声呈现均匀的细小点状回声，强度略高于肝脏，老年人较为明显。患胰腺癌时的基本表现有：胰腺形状异常，胰腺轮廓呈现凸凹不平状或向周围有蟹足状突起或部分呈局限性肿大或呈弥漫性不规则肿大。胰腺出现类圆形或不整形的异常回声区。胰腺出现低回声区或不均质粗大光点，如肿瘤有液化坏死则呈现无回声区。胰管可能有不均等的扩张或窄，如为胰头癌可能压迫到胆总管，引起胆系扩张，甚至肝脏出现转移灶。门静脉系统出现瘤栓等征象时可佐证诊断。

2. CT检查 正常胰腺因含脂肪不同，扫描影像可能均匀也可能欠均匀，肥胖老年人又因胰腺已处在萎缩状态，则胰腺可清晰显示，并可见到小叶结构。

检查胰腺肿瘤时，应作增强扫描。正常胰腺经增强后影像均匀，并可清楚地辨认被增强的胰周血管，如门静脉、脾静脉，从腹主动脉发出在胰后走行的肠系膜上动脉，如能在根部断层，则肠系膜上动脉断面呈现苹果状，即有果有蒂，称“苹果蒂征”，如用薄层扫描，可显示出与胰腺走行一致的宽度为2～3cm的胰管形态。患胰腺癌时的CT所见如下：

（1）直接征像：胰腺呈现局限性增大或有肿块影像，胰腺边缘轮廓呈分叶状。平扫时肿块可呈等密度或低密度影。肿块较大时，因肿瘤内部结构不同或囊肿形成，可呈不均匀密度影。增强后正常的胰腺部分因血运正常而被增强，肿瘤部分因血运较少而增强不明显。

（2）间接影像：胰腺内肿瘤侵及周围器官时可产生一些间接征象，如胰周围血管的位置改变、血管内瘤栓的有无、胰周脂肪层是否消失或部分消失、肿瘤压迫胆管或胰管时所造成的胰管扩张。如为胰头癌可同时压迫两管至两管同时扩张，称“双管征”，或称潴留性囊肿。有无淋巴结转移，对诊断也有意义。

3. 磁共振成像（MRI） 对软组织的分辨率较CT检查好，易于发现较小病灶。有肿瘤存在的部位，胰腺轮廓呈膨出性改变，T_1加权时大部分为低信号；如有液化、坏死区或出血时，T_2加权呈混杂不均匀的高信号；并能清晰也显示出肿瘤近端受梗阻而产生的胆管或胰管的扩张。

（四）病理学检查

胰腺癌位于门静脉的邻近，胰腺的流出静脉又多流入门静脉，故极易发生肝转移。

根据胰腺癌所发生的部位分为胰头部癌（占57%）、胰体部癌（占10.8%）、胰尾部癌（占4.5%），长在两个部位和胰整体癌占27.8%。

根据胰腺癌原发的组织又将胰腺癌分为胰管癌（duct cell carcinoma）、腺泡细胞癌（acianar cell carcinoma）、胰岛细胞癌（islet cell carcinoma）。

从胰管上皮发生的癌约占60%，包括乳头状腺癌、管状腺癌、囊腺癌、鳞状细胞癌和黏液癌等。胰岛细胞癌和囊腺癌预后较好。

七、胰腺癌的诊断

明确诊断、分期，以便确定治疗方案。B超和CT应作为一线检查方法。对胰头癌，若CT检查发现肿块，并有胆管扩长存在，可直接手术，而不必再作穿刺检查或其他检查。对胰体尾癌，若CT检查阳性并伴有转移者，则需通过穿刺获得确诊，从而避免不必要的手术。对CT检查结果不典型或正常，但仍有可疑者，可进一步通过ERCP（内镜逆行胰胆管造影）或/和穿刺检查以明确诊断。此外，EUS（内腔镜超声显像）、酶学检查、生化指标的变化应注意；CA19-9的灵敏度和特导性均较好，但在早期癌中常为阴性。

八、治疗

半个世纪以来，胰腺癌的外科疗法已取得了较大进步，但由于胰腺位于上腹部的腹后壁，与胃、十二指肠、小肠、肾、大血管等器官相邻，又因胰腺的淋巴丰富、流出路复杂，与肝的门静脉系统相接，极易出现肝转移，且胰腺癌恶性度高，临床上见到的病例多为中晚期病例，手术难度较大，手术死亡率高，除早期病例以外，术后效果十分不佳。1995 年 National Cancer Data Base（NCDB）收集了 3 年间 490 例胰腺癌病例，切除率为 14.2%，只是日本的 1/3，但生存率却与日本的疗效相仿，说明较晚的病例不宜勉强作手术切除（表 4-5-3）。

表 4-5-3　胰腺癌手术切除的疗效

作者	病例	例数	切除率（%）	手术死亡率（%）	生存率（%）			平均生存月数
					1 年	3 年	5 年	
Nakase 等	胰头癌	230	18.3	25.3	29	4	3	12.3
	胰体尾癌	66	14.5	10	27	3	2	9.6
大藤等	胰头癌	26	21.3	10.3	46	29	11	25.3
	胰体尾癌	7	8.2	0	14	0		8.4
Nagakawa	胰头痛	42	36.6	14.3	68	30	26	—
日本胰腺		3.692	44	50	23	18		—
癌学会		1471	34	11	8			
Baumel	全部	697	10			12.3		
	N0M0	217	60	40	18	15.5		
	N2M0	149	50	10	4	10.4		
N2M0		98	47	4	0	10.2		

胰腺癌的化疗，Arbuck DENG 等在 30 种以上的抗肿瘤药物中，只有 5-Fu 的有效率达 20%以上，使用含有 5-Fu 在内的各种联合化疗方案，平均生存期 4.6～10 个月，并未见到生存率的提高。

近年来，由于放射治疗技术的进步，以及放射增敏剂的出现，放疗同化学疗法的综合应用，使既往一向很少采用放疗的肿瘤，甚至是低敏感的肿瘤，采用放疗为主的综合治疗也能收到减轻症状的效果，甚至有长期生存的病例，值得进一步探讨与应用。

（一）单纯放疗

胰腺所处的周围环境较深，又处在胃、十二指肠、小肠、大肠、肝、肾和脊髓的包围之中，且这些器官的放射耐受性低，而胰腺癌的放射敏感性也低，从而治疗比率小，放疗有一定难度。因此，要求放疗时必须有先进的设备和方法以及周密的设计，才可收到预期的疗效。需用高能射线或高线性能量转换（LET）射线。

1. 放射野的确定

在明确诊断后，还须利用 X 线模拟定位机，空腹状态下服钡剂，仰卧位观察十二指肠窗的位置，即可间接确定出胰头的位置，胰体和胰尾高出胰头 2～3cm。当然也可利用 CT 片或 MRI 片根据扫描层次同腰椎的对应关系，在模拟机下找出胰腺的位置。通常用前后两野。放射治疗胰头癌时应包括 13 组（胰、十二指肠淋巴结），12 组（肝门部淋巴结），9 组（腹腔周围淋巴结）和胰上淋巴结。据营原报道胰头癌切除的 74 例中有转移的 57 例占 77 %。其中最多的是 13 组（胰、十二指肠淋巴结）和 14 组（肠系膜根部淋巴结）；胰体尾部癌时应包括胰上淋巴结、胰下淋巴结、16 组（主动脉淋巴结）和 10 组（脾门淋巴结）。即将射野超出肿瘤边缘外 2～3cm。其中转移最多的为11组（脾门淋巴结）、16组（主动脉淋巴结）和18组（胰下淋巴结）。亦可将前野改成左右各一野计三野放射，为避开肠管，亦可采用侧卧位，使部分肠管堆到前腹部，垂直照射左右野。亦可采用前后左右各一野计四野放射，侧向放射时射野的后界应尽量避开肾脏。

立体定向三维适形放射治疗方法：在螺旋CT下先将患者放置在体部定位框架负压袋上，平卧舒适后抽真空，做皮肤标记点；然后行螺旋CT平静呼吸下的强化扫描，扫描层厚3～5mm，再将影像数据传输至TPS工作站，勾画靶区，三维重建后根据靶体积形状、大小选取等中心1～3个不等，采用5～7个适形放射束照射，分割剂量视情况为2～7 Gy，每日或隔日一次，总生物有效剂量达60～70Gy等，80％～90％的等剂量线包括靶区。与其他治疗手段相比，三维适形放射治疗胰腺癌有如下特点：体部负压袋固定体位，重复性好；螺旋CT扫描，使病灶勾画定位准确。多个适形放射束使病灶区得到根治剂量，而周围正常组织可以得到很好的保护，不良反应小，对症支持即可。缓解症状快速，生活质量较高。无手术创伤，无医源性感染的可能。痛苦小，患者易于接受。总之，对不能手术的局部晚期胰腺癌，立体定向三维适形放射治疗是有效的治疗手段，缓解症状快，近期生存率满意，不良反应轻微，可以作为局部晚期胰腺癌非手术治疗的首选治疗方法。

2. 放射剂量　鉴于肿瘤的放射敏感性低，故剂量不能太小，但又考虑胰腺周围的正常组织耐受量也低，所以剂量又不宜太大，从而为确定剂量增加了难度。利用上述的多野多线束射入的办法，尽量给到60～70Gy。此间，应在肾脏和脊髓能够耐受的前提下，即30～40Gy，将线束移出肾脏和脊髓，亦可降低每次量。

3. 放疗效果

胰腺癌容易侵及腹腔神经丛和胰头神经丛，从而引起难以忍受的腰痛，尤以胰体部癌更为严重，放射疗法是最好的止痛手段。但是，即使在现有多种影像学诊断手段的协助下，有时确切判定肿瘤侵及范围，也有一定困难，故有时在放射之后也难以完全止痛。如为手术中放射或术后放置标志物——银夹之后可能更为好些，止痛效果可达70 ％～100 ％。如剂量合适，止痛效果可持续2～4个月之久。加贺美报道13例经体外放射后显效44 ％，有效48 ％，总有效率92 ％。Shibamoto报道13例，显效31％，有效46 ％，总有效率77 ％。这两组病例都是从体外放射的，很难说病灶是否都能包括在射野之内，否则效果将会更好。

局部晚期胰腺癌单纯放疗后的生存效果，2年生存率为10％左右，平均生存月数为4～12.6个月（表4-5-4），有淋巴结转移者预后不佳。

表4-5-4　胰腺癌体外放疗的疗效

作者	例数	治疗法	生存率（％）			平均生存月数
			1年	2年	3年	
Whitington	36	60～70Gy 1.8Gy/次				7.3
Roldam	122	40～60Gy	53	10	—	12.6
Shibamoto	51	50～60Gy	48	8	8	11.5
加贺美等	24	48～65Gy （2.2 Gy/次）	21	0		4.0

4. 放疗的不良反应　放射性急性反应有恶心、呕吐、食欲不振、肠炎等。Whittington报道的单纯体外放射的病例中，晚发性损伤有胆管炎2例、肠梗阻2例、消化道出血2例、胰腺囊肿1例。另外，加贺美报道7例胰腺癌单纯体外放射治疗，其中4例出现难治性胃溃疡。总剂量超过60Gy时

可能出现重度损伤。

（二）术前放疗

Yeung提出术前放疗可改善临床分期，提高切除率。术前放疗的射野同单纯放疗。但照射剂量应该是能在一定程度上使癌细胞生存能力低下，部分敏感细胞达到死亡，从而使肿瘤体积缩小，使手术易于进行，更加符合肿瘤外科的无瘤术原则，扩大切除率，提高生存率。Ishikawa 报道术前放疗 50Gy 时，对 23 例原来不适于手术的病例，其中 17 例得到切除，但 5 年生存率未见提高。作者提出，为预防肝的转移，在放疗后等候手术的期间应该合并使用化疗。术前放疗所用剂量是根治剂量的 2/3 左右，即 40Gy 左右。放疗后到手术的时间间隔是 2～3 周，最迟不能超过 1 个月，否则术前放疗将失去意义。术前放疗可提高生存率 10％～15％（表 4-5-5）。

表 4-5-5　胰腺癌术前放疗的疗效

作者	例数	治疗法	生存率（％）			平均生存月数
			1 年	2 年	3 年	
FOO	29	术前放疗 60Gy	—	48	34	22.7
	101	单纯手术	—	—	—	16.5
YEUNG	26	术前放疗 50Gy	40	20		10.5

（三）术中放疗

鉴于胰腺癌的低放射敏感性及其周围正常组织的低放射耐受性，体外放疗难以给予足够的剂量，并可能造成比较严重的放射损伤。阿部于 1964 年开展术中放疗，即在手术过程中、关腹之前，在充分暴露肿瘤的前提下，推开正常组织，选择合适限光筒，直接对准肿瘤进行一次大剂量放射。

1. 放射源的选择　为避免胰腺深面的器官，特别是脊髓的损伤，应选择合适能量的电子束，即当射线穿过胰腺后，穿出射线量急剧降低。如为探查术，有胰腺存在时，所需照射深度均较深，故所用电子束的能量应稍高些；如胰腺已切除，则胰腺的瘤床到脊髓的厚度较薄，所用电子束的能量宜稍低些，勿使脊髓受到过量照射，出现神经系统损伤。所用电子束的能量选择，可按射线的有效作用深度来计算，即能量的 1/3，就是 80％的剂量穿透深度。例如，拟照射 4cm 深度的病变时，应该选用 12MeV 所产生的电子束能量。

2. 射野的确定　应包括原发灶和瘤床组织及其易转移的淋巴区。根据肿瘤的原发部位、所出现的淋巴转移区来确定之。为避免放射后损伤，射野不宜超过 10cm ×10cm，如有根治可能时射野可稍大些。

3. 放射剂量　各家也有分歧。Zerbi 主张一次照射 12.5～20Gy，较多学者主张一次照射为 20～25 Gy。如感到剂量仍有不足时，仍可在关腹后从体外补充照射。为预防胰腺的放射损伤，放射量不宜超过 30Gy。但 Nishimura 认为，剂量达 40 Gy，胰腺也是可以耐受的。

4. 放疗的效果　Zerbi 等报道，术中照射 12.5～20 Gy 后，局部复发率约下降 50％，1 年生存率从 19％上升到 71％，2、3 年生存率未见提高。多数文献报告术中放疗可提高生存率，但平均生存月数未见提高。因术中放疗是一次放射，无分次放射的优点，故杀伤细胞的作用小。因此，单纯术中放射的平均生存月数一般不超过 8 个月。

5. 放疗后的并发症　有愈合不全、消化道出血、十二指肠溃疡、结肠穿孔、末梢神经麻痹等。

（四）术后放疗

术后放疗的目的，主要是消除术后的残存肿瘤或亚临床病灶。此时，对肿瘤的残留区应用银夹标记，以便放射线能准确地放射到肿瘤的残留灶。术后放射野应根据手术提供的放射范围，用X模拟定位机或CT模拟定位确定靶区。采用前后两野或左、右 和后三野或前、后、左和右四野放射。或根据靶区剂量曲线来确定射野数目和权重。如为临床残留，所用剂量应与单纯放疗时所需剂量相同，即60Gy，如为亚临床残留应是根治量的4/5。

术后放疗同化疗合用有提高疗效的作用。辛广亮等（1996）报道Ⅱ、Ⅲ期胰腺癌均经探查术或姑息性手术，进行^{60}Co体外放疗，常规分割，剂量55～65Gy/6～7周，同时给氟尿嘧啶500～700mg静注，每周2～3次，总量8～10g。体质较好者并用丝裂霉素（MMC）10mg，静注，每周1次，以后定期化疗2～3个疗程。经治疗后腹痛有缓解甚至消失，黄疸减轻直至消退，肿瘤也可见缩小或消失，1、2和3年生存率分别为75%、41.7%和25 %，中位生存期为12.5个月。胡继顺（1996）报道5例晚期胰腺癌和胰腺转移癌，用^{60}Co放疗全胰腺，给40Gy，然后缩野追加放射到60～70 Gy，其中4例合用PVF（DDP＋VCR＋5-Fu）。治疗后全部黄疸消失，疼痛缓解，有4例B超见肿瘤消失，其中1例剖腹证实，4例存活1年以上，平均生存13.2个月，2例合并糖尿病。

（五）组织内放疗或重离子放疗

Whittington和Joicet等试用^{125}I植入胰腺癌的病灶区，也未见到局部抑制率的改善和生存率的提高。所以对不适于手术的胰腺癌病例^{125}I疗法是无用的。Castro等用氦（He）粒子进行治疗，但同X射线治疗比较，局部控制率、生存率也未见改善。另外，Woudruff对氦粒子治疗的病例进行解剖发现，肿瘤受到损伤较重（表4-5-6）。

表4-5-6　胰腺癌的^{125}I组织间放疗或氦粒子治疗的疗效

作者	例数	治疗法	平均生存月数
Castro等	94	氦粒子	10
Whittington	13	^{125}I＋外放射55～60Gy	5.5（1984）
		^{125}I＋外放射55～60Gy＋化疗（5-Fu. CCNU. MMC）	11.3
Joice	19	tuI＋外放射22～44Gy	4.6

（六）辅助性放疗和化疗

一般认为胰腺癌不论对放疗或化疗均不敏感。但从20世纪50年代末期起，就有人注意到联合应用放疗和化疗可收到迥然不同的效果。美国胃肠道肿瘤研究组（GITSG）对227例晚期胰腺癌患者进行分组治疗研究：一组仅用放疗，剂量60Gy，另一组除放疗外还加用5-Fu，结果联合组的疗效更好，两组的平均生存期分别为42周和23周。Kahn等在36例晚期胰腺癌中对比仅做手术分流者和手术分流加放疗、化疗联合治疗者的疗效，结果两组的平均生存期分别为8.9个月和13.5个月。

近年来Gemicitabine作为新合成的脱氧胞苷类似物，具有完全不同的抗癌活性。国内外研究表明，在进展期胰腺癌患者中，用Gemicitabine化疗比用氟尿嘧啶能获得更高的反应率、更长的生存期，并且Gemicitabine在疾病相关性症状的改善方面也优于氟尿嘧啶。另有研究表明，对氟尿嘧啶化疗无效的胰腺癌患者对Gemicitabine仍然有效。因此美国FDA已批准Gemicitabine作为胰腺癌一线治疗用药。目前单药化疗方案是750～800mg/m^2 血管内给药，每周1次×3周，休息1周，此为1个周期。2002年来自日本Ikeda M的Ⅰ期临床研究报道，以Gemicitabine 150～350 mg/m^2 每周1次给药联合局部适形放疗50.4Gy/28F，缓解率达到40%。

（七）免疫治疗

20世纪80年代起，过继免疫治疗（adoptive

immunotherapy）的兴起为免疫治疗开创了崭新的局面，但费用昂贵，目前认为 TIL（肿瘤浸润淋巴细胞）是一种有希望的免疫治疗细胞，估计在胰腺癌根治术后应用有望提高疗效。

九、预后因素

局部无转移的胰腺腺癌行手术切除大约 20% 可长期生存，平均生存期为 12～20 个月。局部广泛侵犯，无远处转移者的平均生存期为 6～10 个月。有转移者的生存期较短，只有 3～6 个月，生存期的长短还取决于肿瘤的扩散程度和身体状况。

（蔡　勇　陈龙华　吴君心　张　天　余忠华）

第四节　大肠癌

大肠癌（carcinoma of colon and rectum）指发生于回盲瓣至肛门的恶性肿瘤，是常见的恶性肿瘤之一，其中直肠癌占大多数。占我国常见恶性肿瘤的第 4～6 位，约占全部恶性肿瘤死亡的 5%，临床表现主要为便血、大肠梗阻、消瘦，治疗以手术为主。

一、流行病学、病因学及预防

我国长江下游与东南沿海的江苏、浙江、上海、福建、台湾及香港地区为本病高发区。东北及华北的部分地区发病率也较高。国内外资料均表明，随着经济的发展和饮食水平的提高，大肠癌的发病率和死亡率正在上升。这种情况已日益引起人们的关注，国内流行病学特点如下：发病年龄较国外提前，年龄中位数为 45 岁左右；低位大肠癌多见，直肠癌占 60%～70%；合并血吸虫病者多见。

流行病学研究资料表明，大肠癌病因中，饮食、环境因素的重要性大于遗传、种族因素。预防措施包括：①合理饮食，以低脂肪多纤维素饮食为妥；②积极治疗癌前病变大肠腺瘤，积极防治与消灭血吸虫病；③对高发人群进行研究；④开展大肠癌致病因子抑制剂的研究，如饮水中加入亚硒酸钠。

二、大肠的应用解剖

右半结肠起源于中肠，左半结肠及直肠起源于后肠，肠壁可分成五层，即大肠黏膜层、黏膜肌层、黏膜下层、肌层、浆膜层。

大肠从盲肠到肛门，全长约 1.5 米，可分为结肠、直肠和肛管，结肠分五段，即盲肠（附阑尾）、升结肠、横结肠、降结肠和乙状结肠。结肠起于回盲瓣，在第三骶椎水平处与直肠相接。直肠与乙状结肠相连，向下沿 4、5 骶椎和尾骨的前面下行，穿过盆膈移行于肛管而止于肛门，全长 12～15cm，直肠下段肠腔明显扩张，称为直肠壶腹，外形上已失去结肠特征，已无结肠带及结肠袋，肠脂垂也不明显。直肠在矢状面上顺骶前下降，形成一向后方的弯曲，称为直肠骶曲；再绕过尾骨尖转向后下方，形成一向前的弯曲，称为直肠会阴曲。在额状面上形成三个侧曲，上下两个向右，中间一个明显向左，直肠上中段由腹膜覆盖，前面腹膜反折形成直肠膀胱陷凹。肛管指直肠壶腹下端向下突然变细的部分，向下后方绕尾骨尖终于肛门，全长 1.5～2.0cm，与直肠壶腹以齿状线为界。

1. 血供　肠系膜上动脉供应右结肠、中结肠，肠系膜下动脉供应左结肠、乙状结肠、直肠上段，髂内动脉供应直肠下段及肛门。

2. 静脉回流　结肠各静脉供应右结肠、中结肠，肠系膜下动脉供应左结肠、乙状结肠、直肠上段，髂内动脉供应直肠下段及肛门。

3. 淋巴引流　结肠的淋巴输出管始于黏膜下和浆膜下淋巴网，出肠壁后其内淋巴液经结肠上淋巴结、结肠旁淋巴结、中间结肠淋巴结、终末结肠淋巴结注入腹主动脉旁淋巴结。

直肠、肛管的淋巴液在齿状线以上，主要向上引流，经直肠旁淋巴结，沿直肠上动脉及肠系膜下动脉而行，最后注入肠系膜下动脉根部的淋巴结。在有淋巴结转移的患者中，约有 12% 的病例先出现肠系膜下动脉旁淋巴结转移，称为“跳跃性转移”。齿状线以下的淋巴液可引流至腹股沟淋巴结，再进而向上至髂外淋巴结。有时也有向上引流入直肠上动脉旁的淋巴结。

直肠淋巴管丛与周围阴道、子宫、输卵管前

列腺、精囊有很多复杂的交通吻合。

三、病理学

（一）大肠癌的部位分布

直肠占60%～70%，乙状结肠12%～14%，降结肠3%左右，脾曲0.6%～3%，横结肠2%～4%，肝曲0.7%～3%，升结肠2%～13%，盲肠4%～10%。

（二）肿瘤的大体分类

1. 早期大肠癌　分为息肉隆起型（Ⅰ型）、扁平隆起型（Ⅱa型）、扁平隆起伴溃疡型（Ⅱa+Ⅱb型）。

2. 中晚期大肠癌

（1）隆起型：肿瘤向肠腔突出，呈结节状、息肉状或菜花状隆起，境界清楚，有蒂或为广基。

（2）溃疡型：①局限溃疡型：溃疡边缘肿瘤组织围堤状隆起于黏膜面，肿瘤底部向肠壁深层浸润，有时可浸润至肠壁外脂肪组织。②浸润溃疡型：肿瘤主要向肠壁深层浸润性生长，与周围分界不清，肿瘤中央坏死，形成溃疡。

（3）浸润型：肿瘤向肠壁各层浸润，使局部肠壁增厚，但表面无明显溃疡或隆起。

（4）胶样型：外观及切面呈半透明胶冻状。

（三）组织学类型

1. 乳头状腺瘤　癌细胞组成粗细不等的乳头状结构，占5%左右。

2. 管状腺癌　可分高、中、低分化腺癌三级，其他化程度不一，腺管结构完整程度不一，占66%～80%。

3. 黏液腺癌　以癌组织中出现大量黏液为特征，占16%。

4. 印戒细胞癌　癌细胞呈中小圆形细胞，胞浆内充满黏液，核偏一侧，呈圆型或卵圆型，占3%～7.5%。

5. 未分化癌　癌细胞弥漫成片，或成团，不形成规则的组织结构。与恶性淋巴瘤难以区分，占0～1.6%。

6. 腺鳞癌　瘤内腺癌、鳞癌成分混合出现，占0.6%。

7. 鳞状细胞癌　呈典型的鳞癌结构，多为中度到低度分化，占1%。

（四）影响大肠癌预后的病理因素

1. 肿瘤的大体类型　隆起型生长较慢，转移晚，预后较好。溃疡型的生长要向肠壁深层浸润，预后较差。浸润型的生长及侵袭力强，向肠壁弥漫浸润，预后最差。

2. 肿瘤的组织学类型和分级　肿瘤细胞分化程度与肿瘤的恶性程度和生物学行为有关。分化程度愈低愈容易局部扩散并浸润淋巴管、血管和神经组织，愈易发生淋巴结转移和远处转移。高分化腺癌预后较好，低分化腺癌及胶样癌预后较差，而印戒细胞癌预后最差，很少存活2年以上。

3. 肿瘤浸润程度　癌浸润肠壁越深，其静脉、神经浸润及淋巴结受累的发生率越高。在肠壁各层中，肌层是防止癌组织侵犯的主要屏障，一旦被癌细胞突破，生存率明显下降。

4. 淋巴结转移　不伴有淋巴结转移的患者多数可治愈，5年生存率可达52%～80%以上，伴有淋巴结转移，生存率明显下降，5年生存率低于30%～45%，相关因素包括淋巴结转移的数目、转移淋巴结的部位。

5. 淋巴管、血管、神经的浸润　有浸润者5年生存率均显著下降。

6. 免疫反应　5年生存率随癌灶周围淋巴反应的增强而相应升高；局部引流淋巴结反应强烈者，5年生存率高。

（五）大肠癌播散途径

1. 浸润　大肠癌生长速度较慢，直肠癌环绕肠管一周需18～24个月。肠癌在黏膜下层、肌层及浆膜下层中蔓延，主要以黏膜层为广，因而结肠癌要求在术中切除远、近端各10～20cm的结肠。大肠癌浸润穿透肠壁时，即可直接浸润邻近的组织器官，如腹壁、肝、胆囊、大网膜、胃、膀胱、子宫、阴道、前列腺、精囊、输尿管及骶骨。

2. 种植播散

（1）腹膜面种植播散：大肠癌浸透肠壁浆膜

层时，癌细胞即可脱落入游离腹腔而发生种植播散，可散布于大网膜、肠系膜、内脏等腹膜面上。膀胱直肠陷凹是种植播散的好发部位。腹膜转移灶有时可刺激腹膜引起渗出，常可出现癌性腹水。

（2）肠腔内的种植播散：肿瘤上的癌细胞可以脱落进入肠腔，如脱落在正常黏膜下不会形成种植。如肠黏膜有破损，癌细胞可以存活而形成一个种植转移灶。

（3）医源性的种植播散：医务人员在进行诊断、治疗时造成的肿瘤播散，称为“医源性播散”。

3. 淋巴道转移 大肠癌淋巴结转移率与癌的浸润程度、病理类型、分化程度密切相关。从癌灶向外浸润出去的癌细胞可经细胞外间隙渗入淋巴管，沿淋巴管转移。此外更主要的是癌灶直接浸及淋巴管，使癌细胞进入淋巴管而发生淋巴道转移。进入淋巴管的癌细胞一般首先被引流至肿瘤所在肠管附近的淋巴结，然后再引流到此肠段的供应动脉旁淋巴结，随后再沿各自的引流途径而抵达肠系膜上或下动脉根部淋巴结，以后则沿腹主动脉旁的淋巴结继续向上转移。因此晚期患者亦可出现左锁骨上淋巴结转移。直肠癌的区域淋巴结包括：直肠周、乙状结肠系膜、肠系膜下、骶外侧、骶前、髂内、骶岬、髂外、直肠上、直肠中、直肠下淋巴结。

4. 血道转移 血道转移相当常见。肿瘤通常极少侵入动脉，但侵入静脉的机会很多。有报告静脉受侵的5年生存率为38%。无静脉受侵的5年生存率为75%。有静脉受侵者5年内27%发生肝转移，无静脉受侵者仍7%发生肝转移。静脉受侵的机会与癌灶所在位置、癌的分化程度及病期相关。术前术中的触摸、搬动或挤压肿瘤时，侵入静脉中的癌细胞即可脱落进入血流。

四、分期

（一）我国大肠癌临床病理分期试行方案

Ⅰ期（Dukes'A）

0. 病变限于黏膜层（原位癌）。

1. 病变侵及黏膜下层。

2. 病变侵及肠壁肌层。

Ⅱ期（Dukes'B）病变侵及浆膜，或侵及周围组织和器官，但尚可一起做整块切除。

Ⅲ期（Dukes'C）

1. 伴病灶附近淋巴结转移（指肠壁旁或边缘血管旁淋巴结转移）。

2. 伴供应血管和系膜根附近淋巴结转移。

Ⅳ期（Dukes'D）

1. 伴远处脏器转移（肝、脑、肺、骨等转移）。

2. 伴远处淋巴结转移（如锁骨上淋巴结转移），或供应血管根部广泛转移无法全部切除者。

3. 伴腹膜广泛播散，无法全部切除者。

目前这种分期方法临床应用广泛，能帮助确定大肠癌的治疗方案，但该分期偏重于外科治疗，并有一定的主观因素，能否切除与术者经验有关。

（二）国际TNM分期第七版（2010年UICC/AJCC）

原发肿瘤（T）

Tx 原发肿瘤无法评价。

T0 无原发肿瘤证据。

Tis 原位癌：局限于上皮内或侵犯黏膜固有层。

T1 肿瘤侵犯黏膜下层。

T2 肿瘤侵犯固有肌层。

T3 肿瘤穿透固有肌层到达浆膜下层，或侵犯无腹膜覆盖的结直肠旁组织。

T4a 肿瘤穿透腹膜脏层。

T4b 肿瘤直接侵犯或粘连于其他器官或结构。

区域淋巴结（N）。

Nx 区域淋巴结无法评价。

N0 无区域淋巴结转移。

N1 有1～3枚区域淋巴结转移。

N1a 有1枚区域淋巴结转移。

N1b 有2～3枚区域淋巴结转移。

N1c 浆膜下、肠系膜、无腹膜覆盖结肠/直肠周围组织内有肿瘤种植（TD，tumor deposit），无区域淋巴结转移。

N2 有4枚以上区域淋巴结转移。

N2a 4～6枚区域淋巴结转移。

N2b 7枚及更多区域淋巴结转移。

远处转移（M）

M0 无远处转移。

M1 有远处转移。

M1a 远处转移局限于单个器官或部位（如肝，肺，卵巢，非区域淋巴结）。

M1b 远处转移分布于一个以上的器官/部位或腹膜转移。

解剖分期/预后组别：

期别	T	N	M	Dukes	MAC
0	Tis	N0	M0	—	—
Ⅰ	T1	N0	M0	A	A
	T2	N0	M0	A	B1
ⅡA	T3	N0	M0	B	B2
ⅡB	T4a	N0	M0	B	B2
ⅡC	T4b	N0	M0	B	B3
ⅢA	T1～2	N1/N1c	M0	C	C1
	T1	N2a	M0	C	C1
ⅢB	T3～4a	N1/N1c	M0	C	C2
	T2～3	N2a	M0	C	C1/C2
	T1～2	N2b	M0	C	C1
ⅢC	T4a	N2a	M0	C	C2
	T3～4a	N2b	M0	C	C2
	T4b	N1～2	M0	C	C3
ⅣA	任何 T	任何 N	M1a	—	—
ⅣB	任何 T	任何 N	M1b	—	—

注：1. cTNM 是临床分期，pTNM 是病理分期；前缀 y 用于接受新辅助（术前）治疗后的肿瘤分期（如 ypTNM），病理学完全缓解的患者分期为 ypT0N0cM0，可能类似于 0 期或 1 期。前缀 r 用于经治疗获得一段无瘤间期后复发的患者（rTNM）。

Dukes B 期包括预后较好（T3N0M0）和预后较差（T4N0M0）两类患者，Dukes C 期也同样（任何 TN1M0 和任何 TN2M0）。MAC 是改良 Astler-Coller 分期。

2. Tis 包括肿瘤细胞局限于腺体基底膜（上皮内）或黏膜固有层（黏膜内），未穿过黏膜肌层到达黏膜下层。

3. T4 的直接侵犯包括穿透浆膜侵犯其他肠段，并得到镜下诊断的证实（如盲肠癌侵犯乙状结肠），或者位于腹膜后或腹膜下肠管的肿瘤，穿破肠壁固有基层后直接侵犯其他的脏器或结构，例如降结肠后壁的肿瘤侵犯左肾或侧腹壁，或者中下段直肠癌侵犯前列腺、精囊腺、宫颈或阴道。

4. 肿瘤肉眼上与其他器官或结构粘连则分期为 cT4b。但是，若显微镜下该粘连处未见肿瘤存在则分期为 pT3。V 和 L 亚分期用于表明是否存在血管和淋巴管浸润，而 PN 则用以表示神经浸润（可以是部位特异性的）。

五、临床表现

不少早期大肠癌患者在临床上可毫无症状，随着病程的发展，病灶不断增大，从而产生一系列大肠癌的常见症状，如大便次数增多、大便带血和黏液、大便变细、腹痛、腹泻、肛门坠痛、里急后重、肠梗阻及全身乏力、体重减轻、贫血等全身症状，由于癌肿的部位及病理类型等不同，其症状出现先后亦各不相同。

体检：全面体检是正确诊断的重要步骤。体检中至关重要的是直肠指检，对有便血、便频、黏液便以及里急后重等排便习惯改变者，应常规直肠指检。患者取胸膝位或截石位，屏气，检查者戴手套，外涂石蜡油或肥皂水后，将食指缓缓推进，了解肛门或直肠有无狭窄，如有肿块，应明确病灶的部位、形态、长度、占肠周的范围、基底部的活动度，以及与骶骨、盆壁的关系，男性患者注意与前列腺关系，女性患者了解是否累及阴道后壁。

六、辅助检查

血常规了解有无贫血，大便隐血试验可做大规模普查筛选。肝肾功能、心电图、胸片、肝脏、后腹膜B超检查是了解一般情况的基本检查。

1. 肿瘤标志物 大肠癌患者在诊断、治疗前、评价疗效、随访时必须检测CEA、CA19-9，建议检测CA242、CA72-4。怀疑卵巢转移时，则应监测CA125以排除卵巢原发肿瘤。有肝转移患者建议检测AFP。

2. 内镜检查 凡便血或大便习惯改变，经直肠指检无异常发现者，应常规进入结肠镜检查。

3. X线检查 是诊断结肠癌的有效手段之一，一般作钡灌肠检查。重点观察蠕动、结肠袋的形态、肠腔形态的异常、肿块、局部压痛及肿块的活动度等。

4. MRI 直肠癌的术前TN分期推荐直肠增强MRI；结直肠癌肝转移病灶的评价推荐肝脏增强MRI；怀疑腹膜以及肝被膜下病灶建议腹腔MRI。

5. CT 如不能行盆腔MRI，则行盆腔CT检查。腹腔CT或B超排除腹腔内转移。

6. 经直肠腔内超声 推荐直肠腔内超声或内镜超声检查为中低位直肠癌诊断及分期的常规检查。

7. DSA 经肠系膜上、下动脉造影可见肿瘤染色，对肿瘤出血可做明确的定位诊断，并进行止血治疗。亦可局部化疗，提高化疗效果，减少化疗副作用。

七、诊断与鉴别诊断

结肠镜是诊断大肠癌的重要依据，确诊有赖于病理检查。

大肠癌中的结肠癌常被误诊为阑尾脓肿、肠结核、胆道疾患、溃疡性结肠炎、血吸虫病肉芽肿等。直肠癌更易被误诊为痔、菌痢、阿米巴痢疾、血吸虫病、慢性结肠炎。需要与痔、肛瘘、阿米巴肠炎、日本血吸虫病、肠结核、局限性肠炎、溃疡性结肠炎、如花柳性淋巴肉芽肿病、子宫内膜异位症、结肠息肉伴肛旁脓肿鉴别。

八、治疗原则与放射治疗

外科治疗在大肠癌中仍占有主导地位，手术治疗失败的患者中，50%～75%有局部复发。术后5年内复发转移死亡的患者中，48.6%系死于局部复发。

直肠癌放射治疗的指征：T3～4或N+的直肠癌均应行术前或术后放射治疗。

1990年NCI建议对所有Ⅱ～Ⅲ期直肠癌都给术后联合放化疗，1999年德国GCSCC推荐术后Ⅱ～Ⅲ期患者用于联合放化疗。2001年直结肠癌协作组发表的META分析表明，术前或术后放疗均可降低直肠癌术后的局部失败率，对于年轻、高危的病例术前放疗可能提高生存率。近年来的随机研究证实直肠癌术后或术前放疗与化疗同步应用不仅可以提高局控率，还可明显提高生存率。

（一）直肠癌的术前放疗

1. 术前放疗的意义

（1）提高切除率：由于术前肿瘤细胞氧合状态比较好，可以改善肿瘤的放射敏感性，引起肿瘤缩小，提高根治切除（R0）的概率，使原来无法切除的肿瘤可以切除。

（2）减少局部复发：术前放疗杀死肿瘤细胞，减少手术引起细胞散落的概率，降低局部复发率，文献报告经过术前放疗一般局部复发率可降低一半左右。

（3）提高保肛率：对于低位直肠癌通过术前放疗使肿瘤缩小，使不能保肛的手术变为可保肛的手术。

（4）提高生存率：通常要联合化疗，对此目前尚有争议，有报道5年生存率可提高10%～15%。

2. 术前放疗的方法

（1）常规放疗：通常采用等中心三野照射（1后2侧野），上界L5锥体下缘，下界为闭孔下缘，低位直肠癌下界为肛门括约肌。外界真骨盆外放1 cm。两侧野后界包括骶骨外侧皮质，前界包括膀胱后1/3处。

（2）三维适形放疗或IMRT靶区：包括原发肿瘤高危复发区域和区域淋巴引流区照射。

①CTV：原发肿瘤高危复发区域包括肿瘤、直肠系膜区和骶前区，低位直肠癌侵犯肛提肌或肛管者靶区应包括坐骨直肠窝。区域淋巴引流区包括直肠系膜区、髂内血管淋巴引流区和闭孔淋巴结区。

②GTV：全盆腔照射后或同步推量照射，包括直肠肿瘤及系膜内。

正常组织受量：膀胱 V50＜50%，股骨头 V50＜5%。应尽量减少射野中的小肠，其剂量 V50＜5%。

（3）放射剂量：短程高强度放疗　采用大分割短程放疗 25Gy/5 次，1 周后手术。

常规分割放疗　总量 45～50.4Gy/5～6 周，可能的话联合化疗，6～8 周后手术。

非常规分割放疗 如北京肿瘤医院采用 30Gy/10 次/2 周，放疗期间有或无化疗，放疗后 2 周手术。

短程放疗治疗时间短，可以更早地手术，费用低，患者方便，但由于手术间隔时间短，肿瘤缩小不明显，对需要保肛的患者不适合，应采取常规分割放疗，给于较高的照射剂量，并间隔足够的时间让肿瘤降级。

（4）放疗反应：全身反应有乏力、恶心、呕吐、白细胞下降，多不严重，仅需对症处理。少数反应严重者需暂停放疗，予以补液支持，等好转后继续放疗，局部反应主要指小肠、膀胱的反应。小肠反应表现为大便次数增多、小泻，轻者仅对症处理，严重者暂停或中止放疗，有腹部手术史者因小肠移动性差，所受剂量较大，放疗反应重，应特别注意。膀胱放射反应可表现为尿路刺激症状，一般不严重，放疗结束即趋恢复。

术前放疗结束时，便血、肛门坠感有明显好转；但因为直肠黏膜放射损伤，便频症状改善不多，偶尔加重。较高剂量放疗后照射区域手术切口愈合可能延缓。

（5）术前放疗效果：近期有 10 项研究是关于可切除直肠癌的术前放疗（不含化疗）的随机研究。各组患者的局部复发率和生存率结果见表 4-5-7。全部患者都使用低到中等剂量放疗。有些研究显示局部复发率降低。最近的 4 项研究结果显示斯德哥尔摩Ⅰ组，斯德哥尔摩Ⅱ组，瑞典直肠癌研究组，和英国直肠癌研究组，这种差别具有统计学的显著意义。斯德哥尔摩Ⅰ组（斯德哥尔摩—马尔摩）的研究表明这种治疗对提高无病生存率有重大帮助。斯德哥尔摩Ⅱ组某些次分组患者的生存率有所改善。最振奋人心的是圣保罗天主教大学的研究报告，但他们的报告没有提供统计学分析。虽然有些研究中，次分组的结果分析表明局部控制率或生存率有明显改善，但没有一项研究报告整组治疗的情况有明显改善。在表 4-5-7 之外还有一项 EORTC 的研究，患者接受小剂量的 5-Fu 化疗和术前放疗（375mg/m^2，放疗 1～4 天），其生存率的改善也达到了临界显著意义（P＝0.06）。

表 4-5-7　短程放疗与长疗程放疗的研究结果

资料来源	治疗方案	时间	OS	CSS	DFS	LC
Swedish rectal cancer trial	短程放疗＋手术	5 年	58%	74%		11%
	手术		48%	65%		27%
	P 值		0.004	0.002		＜0.001
Dutch TME trial (2007)	短程放疗＋TME 手术	5 年	64.2%	75.4%		5.6%
	TME 手术		63.5%	72.4%		10.9%
	P 值		0.902	0.260		＜0.001
MRC CR07 & NCIC-CTG C016 (2009)	短程放疗＋手术	5 年	70.3%		73.6%	4.7%
	长程放疗		67.9%		66.7%	11.5%
	P 值		0.400		0.013	＜0.0001

续表

资料来源	治疗方案	时间	OS	CSS	DFS	LC
Dutch TME trial (2011)	短程放疗＋TME 手术	10 年	48%	72%	74%	5%
	TME 手术		49%	69%	68%	11%
	P 值		0.86	0.200	0.030	＜0.0001
Bujko et al. (2006)	短程放疗＋手术	4 年	67.2%		58.4%	9.0%
	长程放疗＋手术		66.2%		55.6%	14.2%
	P 值		0.960		0.820	0.170
Ngan et al. (2012)	短程放疗＋手术	5 年	74%		64.9%	7.5%
	长程放疗＋ 手术		70%		60.3%	4.4%
	P 值		0.620		0.470	0.240

（二）术中放疗

随着直线加速器的推广应用，术中放疗的器械得到配备。由于术中放疗能够大大提高肿瘤剂量，使正常组织损伤达到最小限度，已引起越来越多的注意。

术中发现不能切除的肿块，或明确有肿瘤残余的“高危险区”，给予术中 15～17Gy，并发症轻，感染无明显增加。对局部晚期或复发的直肠癌或其他原因不能切除的癌块，因外放疗受小肠耐受剂量限制，难以达到根治剂量。可以外放疗 50Gy 后手术，术中推开小肠、输尿管、暴露肿瘤一次给予 15Gy 左右，可使局部肿瘤获得较满意的控制。

（三）术后放疗

（1）TME 术后放疗的适应证：根治术后病理诊断为Ⅱ/Ⅲ期直肠癌，如果未行术前放化疗者，必须行术后同步放化疗。手术时盆腔内有无法切除的残留病灶者术中应留置银夹。

（2）局切后放疗适应证：Ⅰ期直肠癌不推荐放疗，但局部切除术后，有以下因素之一，推荐行根治性手术；如拒绝或无法手术者，建议术后放疗。①术后病理分期为 T2；②肿瘤最大径大于 4cm；③肿瘤占肠周大于 1/3 者；④低分化腺癌；⑤神经侵犯或脉管瘤栓；⑥切缘阳性或肿瘤距切缘＜3mm。

（3）术后放疗缺点：术后血供减少，癌细胞放射敏感性降低；术后小肠粘连，不能移动，容易出现放射损伤。

（4）术后放疗时机：直肠癌根治术后同步化放疗时放疗应尽早进行，延迟放疗将降低治疗疗效。韩国进行了一项随机对照研究，308 例Ⅱ～Ⅲ期直肠癌根治术后随机分成两组，一组术后立即开始同步放化疗＋6 周期辅助性化疗（早放疗组）；另一组术后先化疗 2 周期＋相同方案的同步放化疗，再继续 4 周期化疗（晚放疗组），该研究的结果显示两组的 4 年无病生存率分别为 81%和 70%（$P=0.043$），4 年总生存率分别为 84%和 82%（$P=0.387$），复发率分别为 17 %和 27%（$P=0.047$）。

（5）术后放疗的方法（加常规和三维、调强放疗）：术后 1～2 个月会阴部创口完全愈合后开始。

①二维常规放疗：设野如图 4-5-1。俯卧位，垫有孔塑料泡沫板；一后两侧野照射，剂量比为 2∶1∶1，侧野用 30 度楔形板。照射范围：包括瘤床、骶前软组织、髂内血管周围淋巴引流区和会阴手术疤痕。上界 L5 锥体下缘，下界为闭孔下缘（Dixon 手术）或会阴瘢痕放置金属标记处（Mile's 手术），外界真骨盆外放 1 cm。两侧野后界包括骶骨外侧皮质，前界在造影剂显示直肠前壁前 2～3 cm（Dixon 手术），或根据术后盆腔 CT 片，包括膀胱后 1/3 处（Mile's 手术）。野不宜过大。一般认为 45～50Gy/4.5～5 周的中等剂量放疗已可根治 90%的亚临床灶，对术中肉眼见有癌残留的患者，再缩野加 10～15Gy，使癌残留区的照射量达 60Gy 左右。

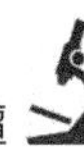

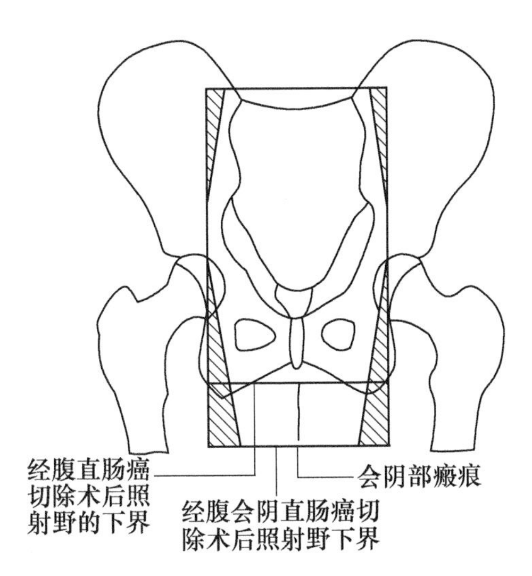

A 前后野

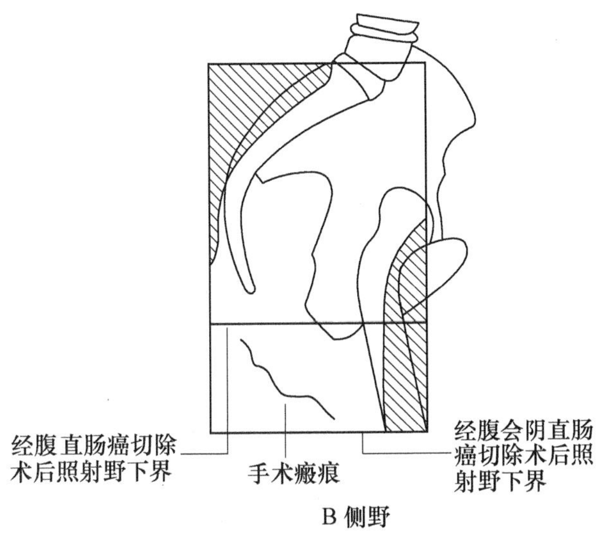

B 侧野

图 4-5-1　直肠癌术后放疗照射野示意图
（A、前后野，B、侧野）

②三维适形放疗/调强放疗靶区：CTV：包括瘤床、骶前软组织、骶 3 上缘以上的髂外血管和部分髂总血管、骶 3 上缘以下的髂内血管周围淋巴引流区和会阴手术疤痕（Mile's 手术）。具体范围：上界 L5 锥体下缘，下界为闭孔下缘（Dixon 手术）或会阴瘢痕（Mile's 手术）。侧界为真骨盆内缘，前界包括充盈膀胱后壁 1/4～1/3，后界包括骶骨皮质一半（骶 3 上缘以上）和骶骨皮质后缘（骶 3 上缘以下）

（6）术后放疗的效果

直肠癌术后放疗可使原来局部复发危险性高的患者局部复发明显减少，治愈率随之有较明显上升，因而近年来术后放疗已日益引起人们重视，但要注意防止发生严重并发症，如小肠穿孔、肠梗阻等。

有 3 项随机研究对 T 3～4N 1～2M0 期直肠癌的术后放疗进行了评估，患者分为两组：单纯术后放疗组和手术对照组（表 4-5-8）。Odense 大学的研究有两项，比较了术后和单纯手术，其中有两组，包括放疗加化疗［国家外科辅助疗法腹腔计划（GITSG）］。在 Mayo 医院/北方中央癌症医院（NCCTG）的第 79-47-51 号研究中没有单纯手术对照组。

表 4-5-8　术后放疗的随机实验

资料来源	剂量	例数		分期	局部复发率（%）		生存率（%）	
		手术例数	放疗例数		手术例数	放疗例数	手术例数	放疗例数
GITSG	40～48	58	50	T1～3N1～2M0	24	20	27	43（8 年预期）
NSABP	46～47	184	184	T1～3N1～2M0	25	16（P=0.06）	43	41（5 年预期）
Odense 大学	45～50	250	244	T2～3N0M0	6	6		
	分为若干疗程			T2～3N1～2M0	9	6	67	82（2 年 LRS）

GITSG：消化道肿瘤研究组，NSABP：国家乳腺及大肠癌手术辅助治疗研究项目，LRS：无局部复发生存。

（四）大肠癌的单纯放射治疗

大肠癌患者中，无法耐受手术者、手术探查无法切除者、术后复发转移者，放射治疗是常用的治疗方法。此外少数经过选择的直肠癌患者亦可用单纯放疗而根治。

1. 无法耐受手术或手术无法切除的大肠癌患者　控制局部症状的最好办法是放射治疗。直肠癌一般采用等中心三野照射或三维适形放疗/调强放疗，40～50Gy4～5 周，以姑息为目的。直肠癌放疗消退较慢，要6～9个月才完全消退。

2. 直肠癌的根治放疗 对坚决拒绝手术的患者或有手术禁忌的患者，可试用根治性放疗。根治性放疗应以外放疗为主45～50Gy后，可局部缩野加量或行后装治疗补量达60～70Gy，治疗中要注意肠壁穿孔情况。此外，对病灶小、局限于肠壁浅层、分化良好的直肠癌患者，可选择后装治疗。

（五）放化结合治疗大肠癌

直肠癌术前、术后放疗均同步结合以5-Fu或5-Fu类似物为基础的化疗药物，起到放疗增敏的作用。

一般采用5-Fu静脉泵入或卡培他滨口服化疗增敏。

大量的前瞻性随机对照研究表明，放疗结合化疗可进一步提高疗效。

（六）复发转移患者的放疗

(1) 局部复发：如果局部复发病灶范围局限，而且临床无其他部位的复发，宜手术探查。但盆腔内复发患者就诊时复发病灶常已较广而且紧贴盆壁生长，手术治疗几乎是不可能的，所以一般都采用放射治疗。

有的学者对复发患者进行根治性放疗，盆腔量>50Gy，有17%患者2～7年无瘤生存。因而在患者一般情况允许的条件下，可尝试根治性放疗。但应注意这一类术后复发患者盆腔内有时有小肠粘连，大剂量放疗时，出现放射性小肠炎及小肠坏死、穿孔的几率增加。

(2) 转移：对肝、肺、脑转移患者，参阅肝癌，颅内肿瘤，肺癌的放疗章节。骨转移患者如转移灶1～2处，建议给予30Gy止痛放疗，如转移灶较多，可行同位素内放疗。

卵巢转移、腹腔内复发患者，建议二次手术或化疗。

九、预后

与消化系统其他肿瘤相比，大肠癌的生物学行为较好，预后也较好。5年生存率为38%左右。影响大肠癌预后的因素如下：

1. 性别和年龄 男女性别无显著差异。老年患者由于接受治疗（如手术）的耐受性较差，预后较差。

2. 病程 一般而言，病程愈长，病灶发展愈严重，预后愈差。

3. 肿瘤大小 肿瘤愈大预后愈差，无症状患者预后明显好于有症状患者，因而肠壁周径浸润愈多，淋巴结转移率愈高，预后愈差。病灶在4cm以下者5年生存率在60%左右，4cm以上者为39%左右。

4. 肿瘤部位 结肠癌好于直肠癌，腹膜返折以上的直肠癌预后好于腹膜返折以下者。

5. 免疫状态 参见影响预后的病理因素。

6. 病期 Dukes分期，TNM分期由病灶大小，转移情况决定。

（蔡　勇　吴君心　张　天　陈龙华　余忠华）

第六章　泌尿系统肿瘤

第一节　前列腺癌

前列腺是男性泌尿生殖系统最大的附属腺体，从胚胎起源上可分为移行带、中央带和外周带，前列腺癌多发生于外周带。前列腺癌是男性泌尿生殖系统最常见的恶性肿瘤。据统计，2014年美国前列腺癌新发病例位居美国男性肿瘤首位。近年来我国发病率显著增加，2013年在北京市恶性肿瘤新发病例中居第5位。放射治疗是前列腺癌的根治性治疗手段之一，它具有疗效好、适应证广、并发症少等优点，适用于各期前列腺癌患者。近年来，随着放疗技术和设备的发展，特别是随着调强适形放疗技术和图像引导放疗技术的开展，放疗剂量和疗效进一步提高，毒副反应明显降低。

一、病因

前列腺癌的病因尚未明确，但下列有些危险因素应引起注意。

（一）已确定的前列腺癌危险因素

1. 年龄因素　前列腺癌发病率随年龄增长而增加，50岁以后，发病率和死亡率均以近似指数的比例增加，其增长比例高于其他肿瘤。据估计发生前列腺癌的可能性在39岁以下男性为万分之一，在40～59岁男性为1/103，而在60～79岁男性则为1/8。

2. 家庭因素　许多研究均证实，前列腺癌患者男性亲属中发病率较普通人群明显升高。有研究表明前列腺癌家族的发生与某些基因突变有关。

3. 种族因素　东方人发病率很低，而北欧斯堪的那维亚人则很高。此外，生活在美国的黑人比起类似的教育水平和社会经济地位的白人高很多，可高达30%左右。与白人相比，黑人患病更晚期且存活率要低。5年生存率在美国黑人为62%，而白人则为72%。

（二）可能的危险因素

1. 脂肪　根据32个国家的统计，前列腺癌死亡率与饮食脂肪摄入高度相关，这类似于乳腺癌。有人认为是因为饮食形式能改变性激素的产生，从而影响前列腺内的致癌区危险性。

2. 激素　前列腺是一个雄激素依赖性器官，睾酮对于正常前列腺上皮的生长是必要的，早期前列腺癌已被证明是内分泌激素依赖性的。

（三）潜在的危险因素

输精管结扎术、镉、维生素A、维生素D、男性秃顶等。

二、病理

（一）细胞学分类

1. 腺癌　占95%以上，多为高分化细胞癌。
2. 鳞癌　占3%左右。
3. 未分化癌及其他　很少见。

（二）组织学分级

Gleason评分是对前列腺癌分化程度的一种评定方法，WHO已将此方法作为判断前列腺癌分化程度的标准推荐使用。根据前列腺的组织构型，即按照腺体结构、大小、密度和分布等情况的不同，将肿瘤分成1～5级，1级分化最高，5级最低。在对肿瘤进行评分时，首先观察肿瘤中不同分级所占的比例大小，前列腺癌常有不同分级的结构同时存在，以所占比例最大的和其次的两个级别作为组织学分级标准，两个Gleason级数相加即为该例前列腺癌的组织学总分。

（三）易发部位

临床T2期以及85%直肠指检阴性，经活检阳性的前列腺癌中的大部分源于前列腺外周部直至包膜下，只有小部分病例源于前列腺移行区，即尿道周围和前叶部分。

（四）蔓延及转移

1. 直接浸润 通常前列腺癌局限于腺体内，后期可向周围蔓延。

（1）原发于腺体后叶肿瘤：常见侵犯侧叶，及膀胱三角区下的组织、精囊和输尿管，很少侵犯尿道和膀胱黏膜。

（2）原发于腺体前叶肿瘤：较常见向外侧侵犯。

（3）原发于腺体侧叶肿瘤：一般局限于叶内，但当侵犯被膜后，则侵犯方向与后叶肿瘤相似。

（4）晚期肿瘤侵犯膀胱时，可继发输尿管不同程度的梗阻，可致肾盂积水、肾感染、肾衰等。

2. 淋巴道转移 通过淋巴管到达盆腔淋巴结，继之可到髂内、髂外、腹主动脉旁淋巴结、纵隔旁淋巴结，甚至可转移到颈部，腋下淋巴结。

3. 血行转移 因前列腺静脉和椎静脉系统相连接，故其成为血行转移途径之一。通过血液可转移到骨骼，多见盆骨、腰椎、股骨、肋骨，亦可到颅骨。内脏转移以肺居多，其次可达肝、胸膜、肾、肾上腺、脑等。

三、临床表现

（一）症状

1. 早期症状 早期大多没有症状，有些患者有尿频、夜尿，渐发展成尿道狭窄，尿流变细，排尿困难，尿程延长，尿痛及潴留等症状，和前列腺增生症有相似的症状，没有特异性。

2. 晚期症状 在早期症状中显示渐进性发展，特别是单纯前列腺癌，往往已是晚期表现、可出现尿急、尿频、尿不尽，尿不远、血尿等。

3. 转移癌症状 以疼痛为主要症状。可出现腰痛，背痛，是骨转移引起疼痛，或为肾盂积水、肾感染。也有引起坐骨神经痛，可向会阴或直肠放射。可有病理性骨折，影响到下肢静脉、淋巴回流者可有下肢肿胀，侵及直肠可有直肠刺激症状。

4. 一般症状 晚期身体衰弱，可有食欲不好、消瘦、乏力和进行性贫血等症状。

（二）体征

1. 直肠指检 可早期发现肿瘤，检查时要注意前列腺大小，形状、硬度、边界，在腺体内任何部位出现硬度加大的区域，并有坚实的边缘者，即可能有癌灶存在，但同时要注意并非所有肿瘤都是坚硬的。晚期者较易触及肿大、坚硬、固定的结节状病变。侵及精囊时可触及硬索状并向两侧盆壁伸展的肿块。总之，前列腺发现结节的50％为癌。

2. 转移癌出现的体征 如腹部肝脏转移可触及肿大肝脏或肿块，骨骼转移时疼痛或肿块、骨折的体征，表浅淋巴结转移时可能触及肿块。

四、诊断及辅助检查

（一）症状

根据尿流变细、尿急、尿频、排尿不尽、尿不远、尿血、急性尿潴留，转移部位的疼痛，体重下降等，并呈渐进性发展，但没有特征性表现。

（二）体征

主要靠直肠指检发现前列腺质地较硬、较固定的结节，及精囊、膀胱、肝脏、骨骼以及浅表淋巴结等浸润和转移的表现，常为晚期表现。

（三）实验室检查

1. 血常规、尿常规、血生化检查

2. 前列腺特异性抗原（prostatic specific antigen，PSA） 自20世纪80年代开始广泛应用于临床并作为前列腺癌最重要的肿瘤标记物。国际通用的血清总PSA（t PSA）正常参考值为0～4.0ng/ml。目前认为PSA 4～10ng/ml是前列腺癌检出的“灰区”，此时可参考游离PSA（f PSA）与t PSA比值，国内目前推荐f PSA/t PSA＞0.16为正常参考值。需要注意，血清PSA半衰期为2.2～3.2天，有许多因素如药物、前列腺及其他泌尿系统疾病及一些泌尿外科操作都有可能在短时间内影响PSA。一般规定监测PSA需要在前列腺按摩、直肠指检、导尿等操作48小时后，性行为48小时后，前列腺穿刺4周后进行，且检测时无急性前列腺炎、尿潴留等疾病。

3. 血清酸性磷酸酶　前列腺癌浸润没有越过被膜时，癌组织中的酸性磷酸酶不进入血液循环，其值不升高；一旦癌肿扩散或转移时，其值显著增加。因此这项检查可认为是前列腺癌转移的标志。

（四）影像检查

1. 盆腔超声检查　可探查盆腔肿块。

2. 盆腔增强MRI　是目前最常用的检查方法。MRI检查显示前列腺癌主要依靠T2WI，表现为周围带有低信号缺损区，和高信号的周围带有明显差异。T1WI序列上癌组织和正常前列腺信号相似，无法发现局限于前列腺内部的肿瘤。癌结节在弥散加权成像（DWI）为高信号，ADC值至下降。动态增强扫描时癌灶明显强化，曲线为流出型。MRI能直接观察前列腺癌是否穿破包膜，表现为病变侧前列腺外缘不规则膨出，双侧血管神经束不对称。MRI对显示前列腺癌侵犯精囊敏感，表现为正常T2WI高信号的精囊内的低信号灶，前列腺精囊角消失。

3. 放射性同位素全身骨扫描（ECT）　用于早期骨转移的检查。

（五）前列腺穿刺活检

前列腺活检是临床上诊断前列腺癌的主要手段，可采用多种方式，目前多采用经直肠超声引导下前列腺系统活检，活检针数有6针、8针、10针、12针、5区13针，其中以5区13针最为常用。

（六）膀胱镜检查

可发现膀胱三角区有皱纹或结节，如见到溃疡应活检。晚期患者可见输尿管梗阻情况。

五、鉴别诊断

1. 前列腺增生症　直肠指检时可发现有结节，结节位于腺体中间沟的多为良性病变，腺体增生多数呈对称性、质韧、光滑、中间沟浅平，并可推动。

2. 前列腺结石　主要依靠X线照片鉴别，因结石可合并腺癌，故有时活检也很重要。

3. 前列腺结核　常有结核病史，身体其他部位存在结核病灶，特别是并发附睾结核时，难于鉴别可行活检。

4. 其他　还须与前列腺肉瘤、非特异性前列腺炎、原发性尿道球腺腺癌、原发性精囊癌及变形性骨炎等疾病相鉴别，主要依靠活检等手段。

六、分期（表4-6-1～表4-6-2）

表4-6-1　2010年第7版AJCC前列腺癌TNM分期

TNM分期	标准
T	原发肿瘤的有无
Tx	原发肿瘤不能评估
T0	没有原发肿瘤的证据
T1	临床检查没发现肿瘤而病理检查有肿瘤
T1a	组织学检查偶然发现肿瘤≤5%
T1b	组织学检查偶然发现肿瘤占>5%
T1c	血清PSA升高，针刺活检发现肿瘤
T2	肿瘤局限在前列腺内
T2a	肿瘤侵犯前列腺的一叶的1/2或更少
T2b	肿瘤侵犯前列腺一叶的1/2以上

续表

TNM 分期	标准
T2c	肿瘤侵犯前列腺的两叶
T3	肿瘤穿透前列腺包膜
T3a	向包膜外扩展（单侧或双侧）
T3b	肿瘤侵及精囊
T4	肿瘤侵犯精囊以外的邻近组织并与之固定，比如膀胱颈、外括约肌、直肠、提肛肌和/或固定盆壁
N	有无淋巴结转移
Nx	局部淋巴结不能评估
N0	无局部淋巴结转移
N1	局部淋巴结转移
M	有无远处转移
Mx	不能评价是否有远处转移
M0	无远处转移
M1	远处转移
M1a	非区域淋巴结转移
M1b	骨转移
M1c	其他部位转移±骨转移

表 4-6-2　前列腺癌复发风险分级（NCCN）

临床分期	局限期			极高危	转移性
	低危	中危	高危		
tPSA（ng/ml）	＜10	10～20	＞20	/	/
Gleason 评分	2～6	7	8～10	/	/
临床分期	T1～T2a	T2b～T2c	T3a	T3b～T4	N1 和/或 M1

注：极低危：T1c；GS≤6；PSA＜10ng/ml；穿刺活检＜3 针阳性，每针肿瘤所占≤50%；PSA 密度＜0.15ng/ml/g。

七、治疗原则（表 4-6-3）

表 4-6-3　前列腺癌的治疗原则

危险度分级	治疗方案
极低危	预期寿命＜10 年：观察等待 预期寿命 10～20 年：积极监测 预期寿命＞20 年：积极监测；放疗或近距离治疗；前列腺癌根治术
局限期低危	预期寿命＜10 年：观察等待 预期寿命＞10 年：观察等待；积极监测；放疗或近距离治疗；前列腺癌根治术

续表

危险度分级	治疗方案	
局限期中危	预期寿命＜10年：观察等待；积极监测；放疗±内分泌治疗（4～6个月）±近距离治疗或单用近距离治疗 预期寿命＞10年：前列腺癌根治术；放疗±内分泌治疗（4～6个月）±近距离治疗或单用近距离治疗	
局限期高危	放疗＋内分泌治疗（2～3年）［1类证据］；放疗＋近距离治疗±内分泌治疗（2～3年）；前列腺癌根治术	
极高危	放疗＋内分泌治疗（2～3年）［1类证据］；放疗＋近距离治疗±内分泌治疗（2～3年）；前列腺癌根治术（仅限于前列腺无固定的患者）；一般状况差者仅用内分泌治疗	
淋巴结转移	放疗＋内分泌治疗（2～3年）［1类证据］；内分泌治疗	
远处转移	首选内分泌治疗。放疗可作为减症治疗手段	
术后放疗	辅助放疗：pT3～4，或切缘阳性，或GS8～10者	术后症状如尿失禁缓解后开始，原则上不超过1年
	挽救放疗：适用于术后PSA未降至接近0，或生化复发	尽早开始

（以上参考NCCN指南，但鉴于中国尚无预期寿命预测模型，可参照当地男性平均寿命）

八、根治性放疗

（一）放疗技术

三维适形放疗和调强适形放疗可增加肿瘤局部的照射剂量和靶区的照射总量，提高前列腺癌局部控制率和无病生存率，同时最大限度地降低对周围正常组织如直肠和膀胱的照射剂量，降低并发症，是目前前列腺癌外放疗的主流技术。高剂量照射时强烈推荐每日图像引导。大分割照射时强烈推荐实时图像监测。

（二）照射范围

1. 定位 目前国内最常采用的定位方式是CT定位。定位前排空直肠，扫描前1 h先排空膀胱，后饮500 ml水充盈膀胱。仰卧于全身体架上，双手上举抱肘置于额前，热塑成型体膜或真空负压气垫固定下腹部。扫描范围自腰3椎体至坐骨结节下5 cm。有条件者可行MR定位或MR融合，其在分辨前列腺及包膜方面有明显优势。

2. 靶区

（1）肿瘤靶区GTV：由于前列腺癌常为多灶病变，影像学等手段不能发现前列腺内的所有癌灶，因此需要把前列腺和包膜整体视为GTV。T_3期以上者需要把明确受侵的部分划入GTV，如明确的精囊受侵部分、膀胱及直肠受侵部分等，以便局部加量。转移淋巴结定义为GTV_{nd}。

（2）临床靶区CTV

低危：CTV＝前列腺及包膜。

中危：CTV＝前列腺及包膜＋1cm精囊根部±盆腔淋巴结引流区。

高危：CTV＝前列腺及包膜＋2cm精囊根部＋盆腔淋巴结引流区。

T_{3b}：CTV＝前列腺及包膜＋全部精囊＋盆腔淋巴结引流区。

（3）计划靶区PTV：要考虑直肠、膀胱的充盈状态，器官生理运动，呼吸运动，摆位误差等。推荐前列腺和精囊腺的PTV在CTV基础上外扩5～10mm，其中上下方向10mm，左右、前后方向5mm。但直肠方向要适当缩小，特别是在高剂量照射时更要注意保护直肠，如果有条件每天做IGRT，PTV外扩范围可缩小至3～5mm，可以明显减少直肠出血等不良反应的发生，如果直肠前壁超量不能从物理学上达到满意时，有时需要人工修改该方向的PTV。盆腔淋巴引流区的PTV在CTV基础上外扩5～10mm，其中上下方向10mm，左右、前后方向5mm。

（4）盆腔淋巴结照射：低危患者无需盆腔预防照射，中危患者视具体情况决定，高危病例盆腔淋巴结引流区照射合并内分泌治疗可降低生化复发率。若淋巴结转移风险＞15％（盆腔淋巴结转移经验公式：LN＋＝2/3 PSA＋（Gleason Score－6）×10），建议预防性照射盆腔淋巴引流区。

盆腔照射范围包括部分髂总、髂外、髂内及骶前淋巴结引流区，闭孔淋巴结引流区。参照RTOG共识指南，具体范围为：①起自L5～S1水平，即髂总血管远端、骶前淋巴结区近端；②髂内、髂外血管外扩7mm，避开肠道、膀胱、股骨头等；③骶前淋巴结（S1～S3）后界为骶骨前，前界为骶骨前1cm，避开肠道、膀胱、股骨头等；④外淋巴结区终止于股骨头上缘（腹股沟韧带的骨性标志）；⑤闭孔淋巴结终止于耻骨联合上缘。

3. 剂量

（1）常规分割处方剂量推荐：前列腺±部分精囊：每日照射剂量1.8～2.0Gy，每周5次，处方剂量可依据危险度选择76～81Gy，并建议使用每日IGRT技术。不具备条件的医院可适当降低总剂量，原则上不低于70Gy。盆腔淋巴结引流区剂量：每日照射剂量1.8～2.0Gy，每周5次，总量45～50Gy。

（2）前列腺癌大分割放疗剂量推荐：单次2.4～4Gy，每周5次，共治疗4～6周，强烈建议使用每日IGRT技术。

（3）危及器官限量见表4-6-4。

表4-6-4　各器官限量

器官	限量	器官	限量	器官	限量
直肠	V50≤40％ V60≤30％ V66≤20％ V70≤10％	膀胱	V50≤30％ V60≤20％ V70≤10％	股骨头	V50≤5％ Dmax＜52Gy
		耻骨联合	V70≤25％	小肠	V50≤5％ Dmax＜52Gy

九、术后放疗

（一）原则

术后放疗分为辅助放疗和挽救放疗。术后PSA下降至测不出水平，但符合pT3～4、切缘阳性、GS8～10至少一条的患者，需要在手术的并发症如尿失禁得到改善后（最好一年之内）行辅助放疗。生化失败定义为根治术后PSA未降到测不出水平，或降至很低水平后连续2次升高的患者，同时各种临床检查未见临床失败证据。生化失败者需尽快行挽救行放疗。国内习惯将术后PSA升高超过0.2ng/ml界定为生化失败。术后发现淋巴结阳性者可考虑放疗联合内分泌治疗。

（二）照射范围（表4-6-5）

表4-6-5　前列腺癌术后CTV范围

	耻骨联合上缘以下水平
前界	耻骨联合后边界
后界	直肠前壁
下界	膀胱尿道吻合口向下8～12mm，若分辨不清，可定为尿道球上方
侧方	闭孔内肌、肛提肌的内侧缘
	耻骨联合上缘以上水平
前界	膀胱后壁1～2cm
后界	直肠系膜
上界	输精管断端水平或耻骨联合上方3～4cm
侧方	侧方系膜（如果有包膜外侵犯，范围应适当扩大至闭孔内肌）

 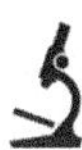

（三）剂量

推荐术后常规分割照射剂量 64～72Gy，单次 1.8～2Gy。

十、毒副作用

正常组织不良反应主要包括直肠和泌尿道毒性以及血液系统毒性。直肠反应表现为排便次数增多、里急后重。泌尿道反应多表现为尿频、夜尿次数增多。但这些急性症状是可逆的，多在放疗后 3 周左右恢复。影响患者生活质量的 3 级及以上的晚期泌尿系和直肠反应随着新技术的应用逐渐减少，在 IMRT 中为 5%左右，在图像引导技术中不足 1%，很少有过去常见的尿路狭窄、长期脓血便。约 30%患者放疗过程中会出现轻微的白细胞、血红蛋白、血小板减低。

十一、内分泌治疗

下丘脑以一定的节律分泌促性腺激素释放激素（GnRH）受体，GnRH 可以作用于腺垂体释放促性腺激素，包括黄体生成素（LH）和卵泡刺激素（FSH）。LH 可作用于睾丸的 Leydig 细胞，从而激发睾酮的合成。FSH 可作用于睾丸的 Sertoli 细胞，促进睾酮转化为雌激素。90%～95%睾酮来源于睾丸合成，另外 5%～10%来源于肾上腺皮质醇及类固醇的转化。睾酮在 5a 还原酶催化作用下转换为双氢睾酮（DHT）。DHT 与雄激素受体相结合调节性腺激素信号传导通路，导致生精和性成熟。因为雄激素是前列腺癌发生、发展和进展的源头，阻断睾酮的合成或作用即可治疗前列腺癌。持续给予 GnRH 类似物可以阻断 LH 和 FSH 的释放，从而达到阻断雄激素治疗前列腺癌的目的。

雄激素阻断治疗（ADT）指任何通过降低睾酮水平或阻断雄激素受体的方式使得雄激素受体不能被激活的治疗手段，包括手术去势、药物去势、抗雄药物治疗或以上方式的联合方案。其中抗雄药物是指能直接与雄激素受体结合，竞争性抑制睾酮及双氢睾酮与受体结合的药物。而抗雄药物与 GnRHa 联合使用被定义为联合雄激素阻断治疗（MAB），是目前最常用的方式。（表 4-6-6）

表 4-6-6　前列腺癌内分泌治疗药物

药物名称	作用机制	适应证	短期副反应
GnRH 类似物 亮丙瑞林 戈舍瑞林 曲普瑞林 组胺瑞林	下调下丘脑 GnRH 受体，导致 LH 水平以及下游睾酮水平降低	局限期、局部进展 生化复发 远地转移前列腺癌	睾酮短期一过升高，需辅以抗雄药物预防“肿瘤闪烁现象”。体重增加、潮热、盗汗、乏力、性欲降低
GnRH 拮抗剂 地加瑞克	直接抑制下丘脑 GnRH 受体	转移性前列腺癌	过敏、潮热、注射区疼痛、体重增加、肝酶升高
抗雄药 比卡鲁胺 尼鲁米特 氟他胺 恩杂鲁胺	直接与雄激素受体结合、竞争性抑制其与睾 酮和双氢睾酮的结合 同时还可以阻止雄激素受体转移到细胞核内	与 GnRH 类似物联合使用（CAB）用于各期别前列腺癌	男性乳腺发育、乳房胀痛、肝酶升高
CYP17 抑制剂 酮康唑 氨鲁米特 阿比特龙	CYP17 抑制剂抑制由肾上腺和瘤内甾体类物质转化来的雄激素	进展期二线用药；阿比特龙用于多西他赛化疗失败进展的前列腺癌	恶心、呕吐、肾上腺功能不全（需合用氢化可的松）、皮肤反应、肝酶升高、神经肌肉毒性

十二、预后

前列腺癌是男性老年疾病，一般发展缓慢，病程较长预后因素包括肿瘤分期、疗前 PSA 水平、Gleason 评分、淋巴结转移情况、远地转移情况。根据 2014 年中国发布的最大型癌症生存数据报告，前列腺癌 5 年生存率为 53.8%（2003～2005 年）。美国 SEER 数据库最新数据显示其 5 年总体生存率高达 98.9%（2004～2010 年），其中局限期病例 5 年生存率高达 100%，而远处转移患者 5 年生存率仅有 28%。以上数据说明中国前列腺癌患者的分期普遍偏晚。

第二节　膀胱癌

膀胱癌是泌尿生殖系统中最多见的肿瘤之一。在全世界范围内，膀胱癌发病率在男性中占全身肿瘤的第 8 位，女性中占第 25 位；死亡率在男性中占全身肿瘤第 9 位，女性中占第 16 位。好发发病年龄在 50～70 岁，男女发病比例为 3∶1。

一、病因

（一）化学物质

长期接触工业污染持别是芳香族的胺类容易发生膀胱癌，但个体差异很大、潜伏期长。另外日常生活中接触的染料、橡胶塑料制品、油漆、洗涤剂等也可能是致癌因素之一。药品中氮芥类及镇痛药物亦可致癌。

（二）慢性炎症

膀胱结石、尿潴留导尿管的长期置留、血吸虫病、慢性膀胱炎及体内代谢异常如色氨酸、烟酸的代谢紊乱是膀胱癌的病因及诱因。

（三）癌前期状态

发育不良转变为原位癌，乳头状瘤病是危险的癌前病变，以及膀胱白斑等。

（四）其他

1. 吸烟和过量咖啡的饮用。
2. 膀胱曾接受过放射线的照射。
3. 人造糖精有可能导致膀胱癌。
4. 核糖核酸病毒的感染可能致癌。

二、病理

（一）组织类型

1. 上皮性肿瘤占大多数

（1）移行细胞乳头状瘤：大多数为此型，在 2004 年新版 WHO 分级中将名称由移行细胞癌改为尿路上皮癌，分级由过去的 G1，G2，G3 改为低级别和高级别两级，根据核异型和组织结构分为低级别或高级别。

（2）鳞状上皮癌：不多见，约占 3%左右。

（3）腺癌：较少占 3%左右。

2. 非上皮性肿瘤　极少，有肉瘤等。

（二）生长方式

为原位癌、乳头状癌以及浸润性癌。原位癌：局限在黏膜内，无乳头及浸润。移行细胞癌多为乳头状，鳞癌及腺癌常有浸润。

（三）浸润深度

是肿瘤临床（C）和病理（P）分期的依据，可分为：原位癌 Tis，pTis；限于固有层以内 pT1；浸润浅肌层 pT2；浸润深肌层或穿透膀胱壁 pT3；浸润前列腺或膀胱邻近组织 pT4。

（四）转移方式

1. 直接侵犯　浸润型膀胱癌可直接侵犯邻近器官，在男性肿瘤在膀胱底时能侵犯前列腺和后尿道，女性则侵犯阴道和子宫。少数直接侵犯直肠，晚期者可侵及盆壁、腹壁。

2. 淋巴道转移　常见，浸润浅肌层者约 50% 淋巴管内有癌细胞，浸润深肌层者几乎全部淋巴管有癌细胞。侵及周围组织时多数有远处淋巴结转移。

3. 血行转移　晚期可转移到肝、肺、骨、皮肤等部位。

三、临床表现

（一）血尿

特点是间歇性、无痛性肉眼全程血尿，有时血尿能自行停止，特别在应用药物治疗以后，容易给患者造成“治愈”的错觉。通常为全程血尿，终末时增多，出血量与肿瘤大小关系不大。分化较好的乳头状瘤血尿较重，而分化不好的浸润癌和非上皮性肿瘤则较轻。

（二）尿路刺激症状

为晚期症状，表现为尿频、尿痛、排尿困难、尿潴留、尿不尽等症状，较晚期还可出现下腹部肿块，严重贫血及水肿，盆腔广泛浸润时有腰骶部疼痛，下肢水肿。膀胱刺激症状一般由肿瘤坏死、溃疡、或合并感染引起，排尿困难和尿潴留是因肿块压迫所致。

四、辅助检查

（一）脱落细胞检查

此方法简便，宜多次反复检查，作为常用的初步检查的手段。但分化好的肿瘤细胞不易查出。

（二）超声检查

可以区别结石与软组织病变，肿瘤与坏死乳头、血块、基质结石等超声所见不易区别。

（三）X线检查

排泄性尿路造影可以了解肾盂、输尿管有无肿瘤，肿瘤对肾功能的影响，肾积水或显影不良提示肿瘤浸润输尿管口，膀胱造影可见充盈缺损。

（四）膀胱镜检查

最直观可靠的检查方法，可观测肿瘤部位、大小、数目、形态、蒂的情况、基底部浸润情况等。

（五）实验室检查

1. 血常规　可确定有否贫血。

2. 尿常规　应特别注意红细胞。

3. 肾功能和肝功能

（六）其他

1. 肺和纵隔X线摄片　排除远处转移灶。

2. 淋巴造影　已渐为CT所代替。

3. CT检查　可以代替淋巴造影和血管造影。用于膀胱肿瘤分期准确性达80%以上。

4. 骨扫描检查　对疑有骨转移的患者选择性使用。

五、诊断

40岁以上的患者出现间歇性、无痛性肉眼全程血尿，或血尿伴有膀胱刺激症状时，要提高警惕，进一步检查，膀胱镜活检有助于确诊。影像学检查有助于分期。

六、鉴别诊断

1. 肾输尿管肿瘤　通常没有膀胱刺激症状，血块可为条状，排尿无障碍，血尿全程均匀，常无坏死瘤组织。可以触及肿大的肾脏。

2. 非特异性膀胱炎　血尿常突然发生，常在膀胱刺激症状以后出现。

3. 泌尿系统结核　常在尿频以后出现少量终末血尿，尿中可查到抗酸杆菌，可有低热、盗汗、消瘦等一般症状。

4. 泌尿系结石　血尿伴尿痛，多为镜下血尿，少有膀胱刺激症状。

5. 放射性膀胱炎　有接受放疗的病史，常于放疗后2年出现，可行膀胱镜检查及活检。

七、分期

2010年第7版AJCC膀胱癌TNM分期。

Tx 原发肿瘤无法评估

T0 无原发肿瘤证据

Ta 非浸润性乳头状癌

Tis 原位癌

T1 侵及上皮下结缔组织

T2 侵及固有肌层

　pT2a 侵及浅肌层（内1/2）

　pT2b 侵及深肌层（外1/2）

T3 侵及膀胱周围组织

pT3a 镜下可见

pT3b 肉眼可见

T4 侵及以下任何部位：前列腺，精囊，子宫，阴道，盆壁，腹壁

T4a 侵及前列腺，子宫，阴道

T4b 侵及盆壁，腹壁 Nx 区域淋巴结无法评估

N0 无区域淋巴结转移

N1 单个真骨盆内淋巴结

N2 多个真骨盆内淋巴结

N3 髂总淋巴结

M0 无远处转移

M1 远处转移

分期	T	N	M
0a 期	Ta	N0	M0
0is 期	Tis	N0	M0
Ⅰ期	T1	N0	M0
Ⅱ期	T2a	N0	M0
	T2b	N0	M0
Ⅲ期	T3a	N0	M0
	T3b	N0	M0
	T4a	N0	M0
Ⅳ期	T4	N0	M0
	任何 T	N1～3	M0
	任何 T	任何 N	M1

八、治疗原则

1. 非肌层浸润性膀胱癌（Tis Ta T1） 首选经尿道膀胱肿瘤切除术（TURBT），术后根据分期和病理分级选择后续治疗方案，如膀胱灌注化疗/BCG 治疗，之后定期复查膀胱镜，若肿瘤复发，可再次 TURBT 或根治行手术或放疗。对于高危患者（高级别、肿瘤多灶、CIS、大肿瘤），可直接选择根治行手术或放疗。

2. 肌层浸润性膀胱癌（T2～T4a） 可选择术前化疗（铂类为基础）＋根治性膀胱切除术，术后切缘阳性、肿瘤外侵、高复发风险、姑息性肿物切除建议行术后放疗及辅助化疗。

对于希望保留膀胱者，可行最大程度 TURBT 联合同步放化疗。放疗 45～50Gy 时进行膀胱镜评价，若肿瘤消失或非浸润病变，继续完成后续放化疗。同步放化疗中常用化疗方案有单药顺铂、顺铂＋5Fu、顺铂＋丝裂霉素、顺铂＋紫杉醇、低剂量吉西他滨等。若肿瘤残留或进展或新发肿物，可考虑挽救手术治疗。

3. T4b N＋ M＋者 以全身化疗或放化疗为主的综合治疗。

九、放射治疗

（一）TURBT

术后的放射治疗：对于希望保留膀胱的肌层浸润性膀胱癌患者，研究显示 TURBT 术后行同步放化疗可明显降低局部复发率。

1. 定位 定位前排空直肠和膀胱，仰卧于全身体架上，双手上举抱肘置于额前，热塑成型体膜固定下腹部。扫描范围自腰 3 椎体至坐骨结节下 5 cm。

2. 靶区 GTV 是指影像学手段、膀胱镜确诊的任何膀胱肿物，GTVnd 为转移淋巴结，因 GTV 通常难以精准定位，需要结合 CT、MRI、TURBT、或 PET/CT 等结果。CTV1（盆腔）包括髂总血管分叉以下的盆腔淋巴引流区（髂内、髂外、骶前、闭孔、膀胱周）、膀胱、前列腺；CTV2 指全膀胱；PTV 根据各自单位实测值进行外扩。目前对是否需要照射盆腔尚无高级别循证医学证据。

3. 剂量 整个膀胱±盆腔予 45～50Gy，单次 1.8～2Gy，肿瘤加量至 60～66Gy。RTOG 0524 采用的照射模式：盆腔 39.6Gy/22f，全膀胱 50.4Gy/28f，肿物 64.8Gy/36f。

（二）术前放疗

有争议，肌层浸润性膀胱癌可行术前放疗，pCR 率 10%～30%，推荐整个膀胱±盆腔予 45～50Gy，单次 1.8～2Gy。4～6 周后行根治性膀胱切除术。

（三）术后放疗

有争议，局部复发风险高的病例、术后切缘阳性、局部病变较晚（pT4b）或仅行姑息性肿物

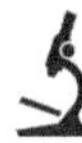

切除的患者建议行术后放疗，推荐盆腔予 45～50Gy，单次 1.8～2Gy，术后有残存者局部推量至根治剂量。

十、毒副作用

正常组织副作用主要有两方面：消化系统和泌尿系统。如果联合化疗，血液系统副作用也应该得到重视。消化系统：排便次数增多、里急后重。肠道黏膜照射后发生充血、水肿、吸收减少，以及对刺激敏感所致。绝大多数局限于 1～2 级消化道反应（RTOG 不良反应分级标准）。泌尿系统：最多见的是尿频、尿急等尿路刺激症状。照射后肉眼血尿大多会消失，但是尿路刺激症状仍会持续，这是膀胱黏膜受照射后发生损伤引起的，放射治疗 1 月后多数患者会明显缓解。血液系统：放射治疗对血液系统影响较化疗小，如果患者合并化疗药物，应密切监测血象。主要表现为白细胞降低、贫血等。

十一、预后

非肌层浸润性膀胱癌 TURBT 术后 5 年生存率可达 75%～90%，但其中 70%病例将在随诊过程中复发，20%～25%将发展为肌壁浸润癌。肌层浸润性膀胱癌行根治性膀胱切除术后的 5 年总生存率 40%～50%，疾病特异性生存率为60%～70%。有阳性淋巴结患者 5 年无复发生存率为 30%～40%。保留膀胱的 TURBT 联合放化疗治疗后 CR 率超过 50%，MGH 的数据 cT2 患者 5、10、15 年疾病特异性生存率为 74%、67%、63%，cT3～cT4a。患者 5、10、15 年疾病特异性生存率为 53%、49%、49%。超过 70%的病例可保存正常膀胱的功能。

第三节 肾盂癌和输尿管癌

泌尿系统各器官，包括肾脏集合小管、肾盏、肾盂、输尿管、膀胱、尿道，它们的黏膜表面均被覆移行细胞，统称尿路上皮细胞。因其共同的胚胎起源，肾盂输尿管癌的病因、病理、治疗原则等与前一节膀胱癌相似。

一、病理

1. 原发肿瘤 上尿路细胞癌（又称移行细胞癌）常表现为多灶性分布，这种现象成为“区域癌变”，其原因可能是因为尿路上皮通常暴露在一些潜在的致癌因素下，包括尿液或者在尿液里水解活化的酶等。

原发肿瘤病理类型绝大多数为上尿路细胞癌（又称移行细胞癌），所占比例超过 90%。鳞状细胞癌约占 8%，与长期尿石、感染刺激有关，鳞癌通常浸润较深，预后较尿路上皮癌更差。腺癌罕见。

在 2004 年新版 WHO 分级中将名称由移行细胞癌改为尿路上皮癌，分级由过去的 G1，G2，G3 改为低级别和高级别两级，根据核异型和组织结构分为低级别或高级别。

2. 下行转移 尿路上皮肿瘤常沿泌尿系统转移，这可能是因为肿瘤细胞具有一定倾向性，可经肾盂向下或从膀胱反流到上尿路，故上尿路肿瘤常同时伴有膀胱癌。下行转移灶有时很难与原发病灶鉴别。如果膀胱内复发，肿瘤通常簇状生长在输尿管口，这也提示了膀胱内的肿瘤是转移而来。

3. 转移瘤 通过血行转移、淋巴转移，或直接侵犯周围器官。出现转移后症状通常不明显。

二、临床表现

1. 流行病学 上尿路肿瘤男性发病率是女性的 2 倍，中位诊断年龄 73 岁。肾盂和输尿管肿瘤占所有肾脏肿瘤的 10%。多灶性生长是突出特点，但是双侧上尿路肿瘤的发生率很低，仅占不到 2%。

2. 病因

（1）与膀胱癌的关系：40%～50%的上尿路肿瘤患者会出现膀胱癌，可能是同时或异时发生。尽管在一般人群中有上尿路肿瘤的患者出现膀胱原发肿瘤的概率增加，但是上尿路肿瘤患者既往有膀胱癌病史的却非常少。有膀胱癌病史的人群中，10 年累计出现上尿路肿瘤的概率为 20%～25%。

（2）其他环境因素

巴尔干地方性肾病：一种不明原因的家族性肾病，在巴尔干地区（保加利亚、希腊、罗马尼亚、前南斯拉夫），肾间质的炎症反应与肾盂和输尿管尿路上皮肿瘤的发展有关。在该地区，这些尿路上皮肿瘤几乎占据了50%的肾癌。

Lynch综合征：与DNA错配修复异常有关，最经典的是跟结直肠癌和子宫内膜癌。近年来有些研究显示这些异常也与肾盂和输尿管癌有关。Lynch综合征患者70岁时患泌尿系统肿瘤的风险是8%。

砷暴露：有研究显示砷暴露与上尿路肿瘤有关。

非那西丁：与经常使用含非那西丁的止疼药相关。

中药：中药相关肾损伤导致的进行性肾纤维化可引发肾盂输尿管恶性肿瘤。

3. 临床表现 血尿为最常见的初发症状，70%～95%患者表现为血尿。8%～40%的患者会出现因血块或肿块通过肾盂输尿管时梗阻而引起的绞痛。还有一些常见症状如膀胱刺激症状。约10%无临床症状，仅在检查时偶然发现。查体通常无阳性体征，少数病例因患侧肿瘤引起肾积水，能在体表触及大包块。

三、诊断

影像学检查和输尿管镜检查是诊断肾盂输尿管癌最重要的手段。由于上尿路肿瘤经常为多灶性，所以特别是对于肾盂和上段输尿管病灶的病例，需仔细排查整个输尿管、膀胱黏膜是否有病灶。

1. 影像学检查 常用检查手段有CTU、排泄性泌尿系造影（又称静脉肾盂造影IVP）、逆行性肾盂输尿管造影。很多地方CTU已完全替代了IVP，典型的CTU表现是肾盂输尿管内肿块。MRU可选择性使用。排泄性泌尿系造影最常见表现是病灶部位充盈缺损，肾盂肿瘤可表现为多处充盈缺损、肾盂输尿管连接处梗阻积水或狭窄、肾盏扩张、输尿管不显影。

2. 肾盂输尿管镜及逆行输尿管镜 输尿管镜检查对输尿管肿瘤的诊断最为可靠，它不仅直接观察肿瘤的形态和位置，还可行组织学活检和治疗。需要注意的是，活检得到的组织学标本通常较小，有可能会高估了病变程度。

3. 尿脱落细胞检查 上尿路肿瘤的脱落细胞学检查不如膀胱癌可靠。对于低级别肿瘤的检出率低。阳性结果也有可能是因为同时合并了膀胱癌。收集尿液前可适当予呋塞米利尿。经验丰富的细胞学病理医生是至关重要的。

4. 尿液生物标志物 正在研究中，但目前仍未发现能够用于诊断的可靠的标志物。

四、分期

根据第7版AJCC分期TNM分期，上尿路肿瘤分为：

原发肿瘤（T）：

Tx：原发肿瘤无法确定。

T0：无原发肿瘤。

Ta：乳头状非浸润癌。

Tis：原位癌。

T1：肿瘤浸润上皮下结缔组织。

T2：肿瘤浸润肌层。

T3（仅适用于肾盂肿瘤）：肿瘤浸润超过肌层达肾周脂肪或肾实质。

T3（仅适用于输尿管）：肿瘤浸润超过肌层达输尿管周围脂肪。

T4：肿瘤侵犯邻近器官，或通过肾脏达肾周脂肪。

区域淋巴结（N）：

Nx：区域淋巴结无法评估。

N0：无区域淋巴结转移。

N1：有单个的区域淋巴结转移，且最大径≤2cm。

N2：单个淋巴结转移，最大直径≥2cm，但≤5cm，或多个淋巴结转移，最大直径≤5cm。

N3：单个淋巴结转移，最大直径>5cm。

注：单侧或双侧不影响淋巴结分级。

远处转移（M）：

Mx：远处转移无法评估。

M0：无远处转移。

M1：有远处转移。

分期	T	N	M
0a期	Ta	N0	M0
0is期	Tis	N0	M0
Ⅰ期	T1	N0	M0
Ⅱ期	T2	N0	M0
Ⅲ期	T3	N0	M0
Ⅳ期	T4	N0	M0
	任何T	N1	M0
	任何T	N2	M0
	任何T	N3	M0
	任何T	任何N	M1

五、治疗原则

根据患者的综合情况决定治疗方案，手术是主要的治疗方法，一般治疗原则如下：

1. 肾盂癌

（1）可手术者：低级别：尽量选择肾输尿管全长＋膀胱袖状切除术，如患者存在肾功能不全或孤立肾情况可考虑保留肾脏的手术或内镜下切除±膀胱灌注化疗；高级别、体积较大、侵犯肾实质者：肾输尿管全长＋膀胱袖状切除术＋区域淋巴结清扫，可选择部分患者行新辅助化疗。术后pT1者定期复查即可。pT2－4，pN＋者需考虑术后化疗。pT3－4、N＋、切缘阳性者需行术后放疗。

（2）远处转移者：全身化疗为主，化疗方案参考膀胱癌。

2. 输尿管癌

（1）可手术者：低级别可内镜治疗；高级别行肾输尿管全长及膀胱袖状切除术＋区域淋巴结清扫，可选择部分患者行新辅助化疗。术后pT1者定期复查即可。pT2－4，pN＋者需考虑术后化疗。pT3－4、N＋、切缘阳性者需行术后放疗。

（2）远处转移者：全身化疗为主，化疗方案参考膀胱癌。

六、术后放射治疗

1. 定位 定位前充盈膀胱，仰卧于全身体架上，双手上举抱肘置于额前，热塑成型体膜固定中下腹。扫描范围自膈肌至坐骨结节。保持CT模拟时和每次照射时处于相近的膀胱充盈。

2. 靶区 根据上尿路肿瘤术后好复发部位，CTV定义为患侧肾窝＋原输尿管走行区＋输尿管入口处周围部分膀胱＋膀胱三角区（约1/3膀胱），PTV＝CTV＋10mm。

3. 剂量 45～50Gy/1.8～2Gy。如手术残端阳性，缩野追量至54～60Gy。

七、毒副作用

不良反应和并发症与上腹部和盆腔放疗不良反应相似，主要包括恶心、呕吐、腹痛腹泻，右侧放疗者需注意十二指肠以及肝脏的受照剂量。

八、预后

上尿路肿瘤根治性治疗后的预后情况与肿瘤的分期、有无区域淋巴结转移以及肿瘤分级有关。有项研究统计了1992—2006年来自12个中心的1363例上尿路肿瘤患者，接受开放性肾输尿管切除术和腹腔镜的患者各占77％和23％，43％患者接受了淋巴结清扫，中位随访时间是37个月。结果显示总的5年肿瘤特异性生存率（CSS）是73％，pT0/Ta/Tis、pT1、pT2、pT3和pT4分别为94％、91％、75％和12％。低级别和高级别肿瘤患者5年CSS分别为89％和63％。淋巴结阴性（或未接受淋巴结清扫）和阳性患者5年CSS分别为77％和35％。肾盂肿瘤和输尿管肿瘤预后相近。

第四节 睾丸精原细胞瘤

睾丸恶性肿瘤虽然仅占男性恶性肿瘤的1％，但却是20～35岁青壮年男性最常见的恶性肿瘤，它的病因不明，隐睾、乙烯雌酚、克兰费尔特综合征、HIV等是可能的危险因素。第一站淋巴结转移是腹主动脉旁淋巴结。血清肿瘤标志物甲胎蛋白（AFP）、绒毛膜促性腺激素（HCG）和乳酸脱氢酶（LDH）在睾丸生殖细胞瘤的诊断、预后中起重要作用。

一、病因

（一）隐睾和异位睾丸

据一组统计资料表明在505例睾丸肿瘤中有

隐睾的占 28.5%，中国医学科学院肿瘤研究所 317 例睾丸肿瘤中有腹部隐睾的 78 例，下降不全的 29 例，共 107 例，占 33.8%。恶变的机制主要是位置关系和先天发育不良，隐睾所处的环境温度比在阴囊中高 2～4℃，能使睾丸萎缩、精子生成障碍，引起恶变，另一方面睾丸的先天发育不良和内分泌失调导致睾丸下降不全，终致恶变。

（二）创伤

睾丸肿瘤患者有局部创伤史者较多，但创伤不是直接因素，而是诱因，动物实验证明创伤是促癌因素。

（三）遗传因素

统计资料显示睾丸肿瘤有一定的家族倾向。

（四）内分泌功能障碍

有些睾丸肿瘤伴有内分泌功能异常，如男性乳腺发育、早熟等，说明两者间有关。

（五）感染

病毒性疾病如流行性腮腺炎，常并发睾丸炎，是否引致睾丸癌，目前尚有争议。

二、病理

（一）常见睾丸肿瘤类型

睾丸肿瘤病理分成两大类：生殖细胞瘤和非生殖细胞瘤。生殖细胞瘤占 95%，其中精原细胞瘤占生殖细胞瘤的 50%，常见的精原细胞瘤病理类型有经典型、间变型以及精母细胞型。

（二）转移途径

1. 淋巴道转移　是精原细胞瘤转移的主要通路。

（1）通过深层淋巴道转移：由睾丸沿精索上达腹膜后，顺腰大肌于第四腰椎水平跨过输尿管，分别向上、向内进入腹主动脉旁、下腔静脉淋巴结。腹膜后淋巴通过乳糜池及胸导管到纵隔和左锁骨上淋巴结，较少转移到右锁骨上。

（2）浅层淋巴道转移：睾丸鞘膜和阴囊皮肤淋巴汇流于腹股沟淋巴结，经髂淋巴链上行。当肿瘤累及阴囊皮肤或腹膜后淋巴结有梗阻时，癌细胞逆流时可转移至腹股沟。

2. 血行转移　晚期患者可经血道转移，特别是滋养层细胞癌易往血道转移，胚胎性癌和畸胎瘤晚期可发生血行转移，主要到达肺、肝、骨等处。

三、临床表现

（一）症状

1. 早期症状

（1）阴囊无痛性肿块，往往偶然发现。

（2）睾丸沉重感，阴囊、下腹部或腹股沟牵拉感。

（3）阴囊疼痛：类似睾丸炎，特别是经抗炎治疗无效时应高度警惕。见于瘤内出血、坏死。

2. 腹部肿块　有时伴有腰痛、尿路刺激症状及下肢水肿。

3. 转移症状　背痛、腰痛、腹内肿块、锁骨上淋巴结肿大等。转移到各部位会引起相应的症状。

4. 内分泌失调　多发生于滋养层细胞癌、胚胎性癌及间质细胞瘤。表现为男性乳腺发育、性早熟或女性化。

（二）体征

检查睾丸时要用双手同时检查，两侧对照，对比大小、重量、质地，手法要轻柔。

1. 睾丸肿大　早期肿瘤表面光滑，晚期可有结节，与阴囊粘连。

2. 睾丸坚实沉重感　较沉重的为患侧。

3. 透照试验不透光

4. 其他　隐睾者肿块多在腹部或腹股沟处；两性畸形者肿块可在“大阴唇”内；有些患者直接因转移部位肿块而就诊，应注意阴囊的检查。

四、辅助检查

（一）X 线检查

1. 胸部 X 线检查排除转移。

2. 静脉肾盂 X 线造影　观察肾盂和输尿管是否有移位、梗阻，肾是否显影。

（二）CT

腹部CT检查腹部肿块，如疑有胸部或中枢神经系统转移时，可做胸部CT或头颅CT检查。

（三）双下肢淋巴造影

（四）超声波检查

1. 睾丸超声波检查　以区别肿瘤呈囊性或实性。

2. 腹部超声检查　探查腹部肿块及随访。

（五）实验室检查

重点检查肿瘤标志物。

1. 常用检查项目

（1）β-人类绒毛膜促性腺激素：（β-HCG）。

（2）甲胎蛋白（a-FP）。

（3）乳酸脱氢酶（LDH）。

（4）妊娠特异性β1糖蛋白（SP1）：为新发现的胎盘蛋白。

2. 检查结果意义

（1）生殖细胞肿瘤（表4-6-7）

表4-6-7　生殖细胞肿瘤标志物

α-FP	β-HCG	SP1	
精原细胞瘤	—	—	—
胚胎癌	+	+	—
胚胎癌或畸胎瘤混有绒癌成分	+	+	+
绒毛膜癌	—	+	+

（2）非精原细胞性生殖细胞肿瘤中价值

A. α-FP：70%～90%增高。

B. β-HCG：40%～60%增高。

C. 淋巴结切除前，肿瘤标志物增高预后较差。

D. 睾丸切除、淋巴结清扫后，仍增高者提示肿瘤残存。

（六）病理检查

对高度怀疑者应手术后病理检查，尽量避免穿刺活检。

五、诊断

阴囊无痛性肿块、睾丸沉重时应警惕肿瘤，有些肿瘤引起内分泌失调，晚期可出现腹部肿块及转移症状。特别是有隐睾，睾丸萎缩、增大、下降不全和有性畸形者须注意有无变化。术后病理检查是确诊依据。

六、鉴别诊断

1. 睾丸炎、附睾炎　发病急、发热、压痛，患者症状明显，治疗后迅速缓解。

2. 结核　常有结核病史，或有肺内结核，主要侵犯附睾尾部，早期侵及皮肤。

3. 积血　常有外伤史，可逐渐吸收。

4. 鞘膜积液、精液囊肿　通过透照试验较易区别。

七、分期

表4-6-8～表4-6-10为TNM分期，表4-6-11为Royal Marsden分期，后者在临床上更为常用。

表 4-6-8　TNM 分期（AJCC，2010 年第七版）

原发肿瘤
pTx　不能评价
pT0　无原发肿瘤证据
pTis　原位癌
pT1　肿瘤限于睾丸，无血管/淋巴受侵
pT2　局限于睾丸和附睾，伴血管/淋巴浸润，或肿瘤侵透白膜达鞘膜
pT3　肿瘤侵及精索，伴或不伴血管/淋巴浸润
pT4　肿瘤侵及阴囊，伴或不伴血管/淋巴浸润
区域淋巴结
Nx　不能评价
N0　无淋巴结转移
N1　腹腔淋巴结≤2cm
N2　腹腔淋巴结>2cm，≤5cm
N3　腹腔淋巴结>5cm
远处转移
M0　无远处转移
M1　远处转移
M1a　非区域淋巴结转移或肺转移
M1b　其他部位的远处转移

表 4-6-9　血清肿瘤标志物（S）

	LDH		HCG（mIU/ml）		AFP（ng/ml）
S0	正常	和	正常	和	正常
S1	<1.5＊正常	和	<5000	和	<1000
S2	1.5～10＊正常	或	5000～50000	或	1000～10000
S3	>10＊正常	或	>50000	或	>10000

表 4-6-10　睾丸肿瘤临床分期

Ⅰ期	T1～4	N0	M0	Sx
IA	T1	N0	M0	S0
IB	T2～4	N0	M0	S0
IS	T0～4	N0	M0	S1～3
II 期	T0～4	N1～3	M0	Sx
IIA	T0～4	N1	M0	S0～1
IIB	T0～4	N2	M0	S0～1
IIC	T0～4	N3	M0	S0～1
Ⅲ 期	T0～4	N0～3	M1	Sx
ⅢA	T0～4	N0～4	M1	S0～1
ⅢB	T0～4	N0～4	M0～1	S2
ⅢC	T0～4	N0～4	M0～1	S3
	T0～4	N0～4	M2	S0～3

表 4-6-11　Royal Marsden 分期

Ⅰ期　原发肿瘤局限于睾丸，无淋巴结及远处转移
Ⅱ期　膈下（腹盆腔、腹股沟）淋巴结转移
　ⅡA　淋巴结≤2cm
　ⅡB　2cm<淋巴结≤5cm
　ⅡC　淋巴结>5cm
Ⅲ期　膈上淋巴结转移
Ⅳ期　远处转移

八、睾丸精原细胞瘤的治疗原则

睾丸精原细胞瘤应首选手术治疗，经腹股沟高位睾丸切除术，然后根据术后分期决定后续治疗方案。放射治疗是Ⅰ期和ⅡA～B期的标准治疗，腹腔大肿块的ⅡC期和Ⅲ～Ⅳ期主要选择以化疗为主的治疗手段。

九、放射治疗

（一）靶区

Ⅰ期精原细胞瘤术后建议行腹主动脉旁野照射。研究显示，与“狗腿野”相比，腹主动脉旁照射野可以明显减少毒副反应的发生。注意，如果肿瘤侵及阴囊皮肤，或既往有腹股沟手术史如腹股沟疝手术和睾丸固定术，造成局部淋巴引流改变，这种情况即使Ⅰ期患者也建议“狗腿野”照射。

Ⅱ期患者建议行“狗腿野”照射，即包括腹主动脉旁+同侧髂血管淋巴引流区。如果有阴囊或白膜损伤病史，可以考虑阴囊电子线加量。

CTV：需包括下腔静脉和腹主动脉周围±同侧髂外淋巴引流区，上下界参考下表。PTV：CTV外放，头脚方向10mm，左右方向和腹背方向5～7mm。危及器官：脊髓、肾脏、肝脏、小肠、胃、直肠、膀胱。（表 4-6-12）

表 4-6-12 “狗腿野”和腹主动脉旁照射野

照射野和靶区	照射野范围和靶区体积定义
狗腿野	上界：T10 和 T11 椎体中间水平 下界：闭孔下缘 侧界：包全腰椎横突（L3 一般认为是肾脏水平）；所有可见淋巴结需包括周围 20mm 范围；向下包全髋臼外侧缘。
腹主动脉旁照射野	上界：T10 和 T11 椎体中间水平 下界：L5 和 S1 椎体中间水平 侧界：包全腰椎横突（L3 一般认为是肾脏水平）；所有可见淋巴结需包括周围 2cm 范围；腹主动脉旁淋巴结的 CTV 为血管（腹主动脉、下腔静脉）轮廓＋7mm，不包括骨性结构。
CTVnd（阳性淋巴结）	CTVnd＝GTV＋15mm（不包括骨性结构）

（二）照射剂量

Ⅰ期：20～26Gy/10～13F，2Gy/F。Ⅱ期：PTV 30Gy/15F，2Gy/F，局部肿瘤区补量 6Gy。EAU 推荐 IIA 期 30Gy，IIB 期 36Gy。建议遮挡保护健侧精囊，特别是接受“狗腿野”放疗的患者。

十、预后

（一）5 年生存率（表 4-6-13）

表 4-6-13 5 年生存率

	精原细胞瘤%	非精原细胞瘤%
Ⅰ期	90～100	80～90
Ⅱ期	65～80	50～70
Ⅲ期	20～25	50～60

（二）随访

1. 早期肿瘤在单纯切除手术后，定期随访，如有复发可争取早期治疗机会。

2. 治愈后第 1～2 年内每个月复查一次，以后 2～6 个月复查一次。

（三）检查项目

1. 体检　注意睾丸、淋巴结、腹部、乳头、阴囊等部位。

2. 实验室检查　β-绒毛膜促性腺激素、甲胎球蛋白、乳酸脱氢酶、妊娠特异性 β-糖蛋白（SP1）。

3. 胸部 X 线正侧位摄片，腹部 B 超、睾丸超声波检查等。

第五节　肾癌

肾脏肿瘤在我国泌尿系统肿瘤中发病率仅次于膀胱肿瘤，位居第二。肾癌发病率和死亡率在各种恶性肿瘤中占 1%～3%，男女发病之比为2～3∶1，高发年龄多在 50～60 岁。由于平均寿命的延长和医学影像的进步，肾癌的发病率比以前增加，临床上无明显症状而在体格检查时偶然发现的肾癌可达 1/3～1/2。在儿童恶性肿瘤中，肾母细胞瘤占 20%以上，是小儿最常见的恶性肿瘤。成人肾癌以手术治疗为主，配合放疗及其他治疗，而肾胚胎癌术后放化疗更为重要，能显著提高生存率。

一、病因

肾癌病因至今不清楚，危险因素包括：吸烟、肥胖、职业、经济文化背景、高血压、输血史、糖尿病、放射、药物、利尿剂、饮酒及家族史等。

1. 家族遗传　肾脏肿瘤与胚胎发育异常有关，特别是肾母细胞瘤呈现家族聚集性。曾有人对58例肾母细胞瘤患者调查，其中38%为遗传型。

2. 物理因素　肾实质及尿路长期机械、炎症刺激，如肾结石、肾创伤等，引起上皮细胞增生最终癌变。

3. 化学因素　致癌物质的长期刺激，如吸烟特别是每日吸烟达10支以上者肾癌和膀胱癌的发病率较高，有研究表明吸烟增加肾癌危险30%至2倍，Tatami报告肾癌1732人，对照2309人，吸烟发生肾癌相对危险因素（RR）＝2；滥用含非那西汀药物，经常受胶质造影剂二氧化钍的污染肾癌发病率亦高。

4. 代谢因素　长期高蛋白营养及在体内代谢异常时，排泄物转变的致癌物质也是原因之一。

二、病理

肾癌常为单侧单病灶，左右侧发病数相似，有2%双肾同时或先后出现肾癌。常为单个肿瘤，边界清楚，多病灶发病者仅占5%左右。

（一）病理类型

1. 腺癌　肾实质癌常见；好发生于髓质部，多向肾包膜浸润而少向肾盂穿透。

（1）透明细胞癌：发生于肾小管细胞，占肾恶性肿瘤的75%，对放射线敏感度不高。因癌细胞胞浆有较丰富的糖原和脂肪故呈透明状，其中血管壁较薄，容易出血。

（2）嗜色细胞癌乳头型：占肾癌10%～15%，在肿瘤小于3cm时常为腺瘤，米黄色或白色，圆形有包膜。对放射线较敏感。此型肾癌细胞排列成乳头状，有时乳头状结构仅见于一部分区域，另外的区域为透明细胞和颗粒细胞结构。

（3）嗜色细胞癌颗粒细胞型：对放射线敏感。癌细胞中充满细小的颗粒，颗粒细胞表示癌的生长活跃，所以恶性程度较高。

根据目前的病理学分类方法，肾癌还包括以下几个类型：嫌色细胞癌、肾集合管癌、神经内分泌型肾癌、小儿透明细胞癌、获得性肾囊性疾病（acquired renal cystic disease，ARCD）。

2. 移行细胞癌　按形态分为乳头状和实体性（或称弥漫性），占肾盂癌75%～85%。

3. 鳞形细胞癌　在肾盂癌中占2%，与慢性肾盂肾炎和结石等长期刺激有关。

4. 肾母细胞瘤（nephroblastoma）　或称肾胚胎瘤、威尔姆斯（Wilms）瘤，多发生于儿童，发病年龄在1～5岁。按组织学分类：①神经母细胞瘤型、肾胚胎癌型等，这些类型经正规治疗预后较好。②未分化型肾胚胎癌、肾透明细胞癌型，肾横纹肌样肉瘤型，预后均较差。

（二）转移途径

1. 淋巴道转移　按站转移依次为由肾蒂淋巴结转移到腹主动脉旁淋巴结，再到纵隔气管旁淋巴结，最后到达锁骨上淋巴结。

2. 血行转移　肾癌容易向静脉内扩散，形成癌栓，癌栓可以在肾静脉、下腔静脉内，甚至进入右心房。常见的远处转移为肺、骨骼，其次是肝脏。少数有巨大肿瘤仍不发生转移。

3. 种植　移行细胞癌可沿肾盂、输尿管、膀胱转移。肾实质肿瘤穿破包膜导致种植。

4. 直接浸润　肾癌长大可侵犯肾髓质和肾盂，向外可穿破肾被膜，到肾周围组织，如侵入血管，能引起血行播散。如侵犯肾盂则常引起无痛性血尿。

三、临床表现

肾癌患者的主诉和临床表现多变，容易误诊为其他疾病。肾癌可能在有明确临床症状时已有远处转移，以肺和骨骼最为常见，甚至先发现转移症状，追溯原发肿瘤时始诊断有肾癌。

（一）症状

典型症状有血尿、腰部或上腹部肿块、腰部疼痛，只要有其中之一，就要高度怀疑。

1. 无痛性血尿　占患者就诊主诉的40%～60%，是最重要的症状。出现血尿是由于肿瘤侵犯肾盏或肾盂后，表面破溃出血随尿排出，故不一定是早期症状。特点是无痛性、间歇性反复发作和自行停止。

2. 腰部或腹部肿块 肿瘤增长到一定体积后，在腹部可触到肿块。如实体肿块能随呼吸运动，说明与周围组织没有固定，反之则说明已侵犯肾周组织。属较晚症状，出现率约50%。

3. 腰部疼痛 肾癌患者30%～50%出现腰痛。常为钝痛，可局限于背部肾区或上腹部，多因增大的肿块牵扯肾被膜或向肾周侵犯引起的症状。有些患者出现和腰背部相连的腹部有压迫感。

4. 转移症状 转移部位出现疼痛，脑转移时头痛，四肢骨转移时肢体痛，腰椎、骨盆转移时腰腿痛。有时患者就诊时就是因转移部位的症状，因而更须注意原发灶的寻查。

5. 全身症状 多出现于进展较快的肿瘤。

（1）发热 20%可出现，有时甚至是唯一症状，表现为持续性低热或弛张热。发热原因是肿瘤内出血、坏死物吸收热，或伴有感染。

（2）胃肠道症状 常见恶心呕吐、食欲减退，晚期则出现消瘦、贫血、全身衰竭。

（二）体征

主要是肾脏增大，消瘦患者用双合诊可触及肾脏及肿瘤。肿瘤边缘清楚，质坚硬，表面有隆起、未侵及肾周组织时，肿块可随呼吸运动。另外，体检过程中还应注意转移灶的体征，如：骨骼压痛和骨折、肝大及肿块等。

（三）类肿瘤综合征

1. 造血系统 晚期患者可出现贫血，是因消耗引起。有些患者出现红细胞增多；因肿瘤组织分泌类似促红细胞生成素增高而致。

2. 内分泌系统 柯兴氏综和征、肾上腺性高血压，高血钙。

3. 神经系统 神经肌肉出现朗泊氏-牙通综合征（Rambert-Eaton综合征），即肌无力综合征。

四、辅助检查

（一）影像检查

对肾癌诊断有重要意义。

1. 腹部平片 平片可见肾外形增大，不规则，偶有点状、絮状或不完整的壳状钙化。

2. 尿路造影 可见肾盏、肾盂因受压有不规则变形、狭窄、拉长及充盈缺损。可见肾脏增大及钙化、如肿瘤较大，破坏严重时，病肾在排泄性尿路造影时不显影。须行逆行性肾盂造影。

3. 血管造影 早期应用很有必要，因肿瘤血管生长活跃、故有明显变化。此检查对手术的指导有意义。

4. 腔静脉造影 主要适用右肾肿瘤及静脉侵犯者。

5. 超声波检查 可以识别囊肿和实性肿瘤，并且可以辅助针吸活检，排除肝脏、胰腺转移。

6. CT检查 能使大多数肾癌明确诊断，并能引导细针活检，对腹膜后和肝脏是否受侵多能明确诊断。疑有脑、肺转移时，可做胸部及头颅扫描。Wilms瘤横纹肌肉瘤型须做脑CT。

7. ECT检查 对疑有髋骨转移时，可行此项检查。肾母细胞瘤透明细胞型必须检查。

（二）实验室检查

1. 血液检查

（1）红细胞：部分晚期患者出现贫血，占20%～30%，另有些患者红细胞增多；占1%～5%。

（2）白细胞增多，血小板增多。

（3）血沉加快。

2. 生化检查

（1）肝脏酶学：碱性磷酸酶、谷草转氨酶、γ球蛋白和胆红质升高，Quick试验减低。

（2）高血钙：占5%左右。

3. 尿液检查 行红细胞、白细胞及蛋白质等检查。为明确血尿部位可行“尿三杯”试验，尿液脱落细胞检查对早期诊断有意义，但假阳性、假阴性较多，故仅能作为辅助诊断。尿中乳酸脱氢酶升高有一定价值。

（三）膀胱镜

可以直接观察肿瘤的部位、大小、数目、形态，进行活检、确诊。

五、诊断

典型患者有三大症状，即血尿、疼痛、肿块，但出现时均已为晚期。故当有任何一种症状时，就应引起足够重视，特别是有间歇性无痛肉眼血尿时，应系统地对患者彻底检查。

尿液脱落细胞检查阳性、影像学检查发现明确的肿块均为重要诊断依据，膀胱镜活检可以确诊。

六、鉴别诊断

（一）多囊肾

为先天性，常双侧性，而肾肿瘤常为单侧性；体积较大，常是正常肾的5～6倍，双侧肾增大，表面不光整，肾区钝痛，部分伴高血压，晚期伴肾衰竭。

（二）肾血管瘤

40岁以下的患者，长期反复发作血尿，临床上无其他症状，血尿经检查证实为单侧性，而查不出任何原因，应注意本病。特别是身体别处同时有多发性血管瘤，可能性就更大。

此外应注意和肾结核、肾结石、肾炎、先天性孤立肾及错构瘤等疾病鉴别。

七、分期

1. 2010年第7版AJCC前列腺癌TNM分期

Tx 原发肿瘤无法评估

T0 无原发肿瘤证据

T1 局限于肾脏，最大径小于或等于7cm

T1a 局限于肾脏，最大径小于或等于4cm

T1b 局限于肾脏，最大径大于4cm，小于或等于7cm

T2 局限于肾脏，最大径大于7cm

T2a 局限于肾脏，大于7cm，小于或等于10cm

T2b 局限于肾脏，超过10cm

T3 侵及大静脉或肾周组织，但未到达同侧肾上腺或超出肾筋膜

T3a 肉眼可见的深静脉侵犯，或侵及肾周和/或肾窦脂肪，但未超出肾筋膜

T3b 肉眼可见的膈下腔静脉受侵犯

T3c 膈上腔静脉受侵，或侵及腔静脉壁

T4 超出肾筋膜

Nx 区域淋巴结无法评估

N0 无区域淋巴结转移

N1 转移至区域淋巴结

M0 无远处转移

M1 远处转移

分期	T	N	M
Ⅰ期	T1	N0	M0
Ⅱ期	T2	N0	M0
Ⅲ期	T1～2	N1	M0
	T3	N0～1	M0
	T4a	N0	M0
Ⅳ期	T4	任何N	M0
	任何T	任何N	M1

2. 肾母细胞瘤分期

根据美国国家肾母细胞瘤研究组（即NWTS）分期。

Ⅰ期 肿瘤局限在肾脏，能完整切除。

Ⅱ期 肿瘤已扩展到肾外。但仍可完全切除；肿瘤已穿过肾包膜进入肾周软组织或主动脉周围淋巴结，并浸润到肾血管系统。

Ⅲ期 局限于腹腔的非血源性残余肿瘤，肿瘤活检，手术前或术中肿瘤破裂，腹膜种植，腹主动脉旁淋巴结阳性，肿瘤浸润重要器官。

Ⅳ期 血源性转移（诊断确定时已有20%），肺（占全部转移的80%）、肝、骨、脑转移。

Ⅴ期 双侧肾肿瘤（5%～10%患者），既可能为原发性，也可能为继发性。

八、治疗原则

肾癌属于难治肿瘤，发现时20%～30%已有转移，预后差。肾癌的病理以腺癌为主，属于对放射线抗拒的肿瘤，同时肾脏周围与肝脏、小肠、脊髓等脏器关系密切，限制了放射剂量，因此肾癌治疗主要以手术为主，放疗只适用于手术的辅助治疗和姑息治疗。

一般来说，Ⅰ、Ⅱ、Ⅲ期肾癌患者行肾切除术。Ⅳ期肾癌患者：（1）有可外科切除的孤立转移病灶时行肾及转移病灶切除术；（2）身体状况允许，并有手术可切除的原发病灶时应在系统治疗前行减瘤手术；（3）因内科或外科原因不能手

术者行姑息治疗。

其他治疗如传统细胞毒药物治疗的缓解率很低，在身体状态允许的患者，健择单药有些疗效（Ⅲ类证据），Bevacizumab（Avastin）可作为二线治疗药物（Ⅲ类证据）。内分泌治疗客观受益很少，免疫治疗如α干扰素在转移肾癌患者中客观缓解率可达10%～20%，有随机研究表明肾根治术后使用α-干扰素有生存优势；IL－2在选择性肾癌患者中完全缓解率可达5%～10%，部分缓解率10%～15%。因该药心、肺、肾、胃肠、血液学等方面的毒性作用，因此应充分考虑患者的耐受程度。

根据前瞻性及回顾性资料的研究结果，认为下列情况可考虑辅助放射治疗：

（1）不能切除的非转移病灶可行术前放疗。

（2）不能完全切除，有残余病灶或切缘阳性的病灶。

（3）局部进展的肿瘤有肾周脂肪或肾上腺受侵。

（4）淋巴结转移病灶。

九、外科治疗和放射治疗

（一）外科治疗

肾癌手术可分为单纯性肾癌切除术和根治性肾癌切除术，目前比较公认的是根治性肾癌切除术，能够提高生存率。根治性肾癌切除术包括肾周筋膜及其内容：肾周围脂肪、肾和肾上腺。关于根治性肾癌切除术是否进行局部淋巴结清扫术尚有争议。

1. 原发肿瘤

（1）首选手术治疗，手术方法为肾切除术。即肾动、静脉结扎后“无接触性”完整的肾切除，切除范围包括肾上腺、区域淋巴结及2/3段的输尿管。根据肿瘤大小还要考虑腹膜后淋巴结的清扫。

（2）如是肾盂癌须切除输尿管及部分膀胱。

（3）双例肾癌可选择一侧尽量施行肿瘤摘除术，而残余肾有足够的肾功能时，再行另侧肾切除。但如果不能保留肾脏者，行双肾切除，以血液透析治疗，维持2到3年仍无复发者再做肾移植。

2. 远处转移的肾癌

（1）根据患者情况行姑息治疗。

（2）术后2年仍无复发者，出现脑、肺、骨骼等处的远处单个转移，可以手术摘除。

（二）成人肾癌的放射治疗

肾癌属于对放射线不敏感的肿瘤，单纯放疗虽可减少局部复发，但不能取得根治的效果，对总生存率未证明有影响。放疗时需根据肿瘤大小、部位、手术及术后病理所见，采用CT模拟机定位，确定照射范围，可获得较好的局控率，并尽可能保护周围器官免受损伤。放疗在术前、术后均可进行，还可用于局部转移病灶的姑息治疗。

（1）靶区定义

GTV：影像学所能确定的病灶范围。

CTV：肾癌的放射治疗多为术后放射治疗，应包括手术瘤床、淋巴引流区和手术银夹区。局部转移病灶行姑息放疗时，应包括病灶边缘2～3cm的范围。Stein和Cowork报道2例手术瘢痕复发的病例，他们建议包括手术切口部位。

PTV：根据各单位摆位误差适当确定，一般0.5～0.7cm。

（2）照射方法：可采用高能X射线，应根据体检、静脉尿路造影、手术所见、术后病理及CT检查，在模拟机下准确定位。单一使用前、后两野，尤其在右肾癌可能导致大面积肠、肝超出耐受剂量范围，因此建议应用三维适形多野照射技术如前、后、斜、侧野照射，每野不同权重剂量可优化剂量分布，最大覆盖靶区体积的同时保证肠、肝等器官受量最少。

（3）照射剂量：术前放疗给予40～50Gy，可提高手术切除率。

放疗总照射剂量45～50Gy，单次剂量1.8～2.0 Gy。肾切除术后的瘤床和区域淋巴结、镜下残余病灶补量10～15Gy（总量50～60Gy）。

姑息放疗剂量推荐3～4.5周内45～50Gy。

肾癌术后由于原瘤床为小肠、肝脏填充，因此术后放疗提高并发症发生率，肿瘤放疗医师应重视放疗计划，30%肝脏受量不大于36～40Gy，对侧肾脏剂量2～3周内不超过20Gy，脊髓受量限制在45 Gy，常规分割每天1.8～2.0 Gy。

十、预后

肾癌预后受到以下因素影响：病理分期、肿瘤大小、瘤细胞分期。最重要的是病理分期。肾癌5年生存率，7组报告4131例肾癌，总生存率41%～73%。其中Robson分期Ⅰ期65%～93%，Ⅱ期47%～68%，Ⅲ期34%～80%，Ⅳ期2%～20%。

肾静脉内癌栓、局部淋巴结浸润、肿瘤侵犯肾周筋膜外、邻近脏器、远处转移等因素是严重影响肾癌预后的因素。关于肾静脉受累对肾癌预后的影响，有认为只要术前诊断并予以切除，可以不影响预后。

第六节 阴茎癌

阴茎癌占所有男性恶性肿瘤的0.3%～0.5%，为成人肿瘤。阴茎癌的发病率由于国家、地区、民族、种族、卫生习惯等因素，很不一致，一般欧美国家发病率较低，亚、非、拉丁美洲各国发病率高，而犹太民族及信奉伊斯兰教的穆斯林国家发病率很低。过去在我国是常见恶性肿瘤，随卫生、生活条件的提高已经大幅下降。上海防癌普查：1963年至1965年发病率为1.62/10万人，至1972—1978年降为0.92/10万人。1991—1997年，北京大学第一医院收治的阴茎癌患者仅占0.5%（40例/7785人），是20世纪50年代的1/40以下。我国阴茎癌的死亡率0.39/10万人，呈现少数民族地区低于全国水平，而农村则高于城市。

一、病因

（一）包茎或包皮过长

国内报告90%患者有这个病史，由于包茎或包皮过长，致排尿不畅，常留存尿液，同时易累积包皮垢，这样长期慢性刺激致癌。已在动物实验中得到证实，但是目前还不清楚是哪种物质致癌，有待研究。在犹太教和伊斯兰教中男孩行洗礼时施行包皮环切除术，故患阴茎癌者很少，说明阴茎包皮环切术能预防阴茎癌。

（二）病毒感染

研究发现阴茎癌患者血清型单纯疱疹病毒（HSV-2）阳性检出率78.13%（25/32），高于正常对照组人群的9.31%（19/204）。提示阴茎癌与病毒感染有关。

（三）性病

国内有报告在阴茎癌患者之中血清华康氏反应阳性的都有冶游史，并且发病年龄提前。

（四）与宫颈癌的关系

通过性接触而传递的化学药品和病毒等物质可致癌。

（五）还有不少癌前期病变可以转化成阴茎癌

如阴茎乳头状瘤、巨大尖锐湿疣、阴茎黏膜白斑等。

二、病理

（一）病理分类

1. 癌前病变 黏膜白斑、增殖性红斑、角质增生、乳头状瘤、包温氏（Bowen）病、巨大湿疣等为癌前病变，能发展成癌。

2. 大体分型

（1）乳头状癌（外生型）：多见，为突起乳头状，可单发或多发，好发于包皮内板、冠状沟、阴茎头部。呈现体积较大，浸润不深，局限生长，较少淋巴道转移。对放疗敏感。

（2）浸润型癌：初起为湿疹样斑，冠状沟多见，表面结节状有溃疡，体积较小但浸润较深，一旦侵至海绵体则迅速生长。

3. 组织学分类 绝大多数是分化好的鳞癌、少见乳头状瘤、腺癌、基底细胞癌及未分化癌。鳞癌按照分化程度一般分为高分化（G1）、中分化（G2）、低分化（G3），其中低分化占50%。

（二）转移途径

1. 淋巴道转移 是阴茎癌最主要的转移途径，

占30%～60%。生长于包皮、龟头的癌常转移到腹股沟淋巴结，向上可转移到髂动脉、腹主动脉周围的淋巴结。癌侵及海绵体或原发于尿道者可达髂动脉周围深部淋巴结。

2. 直接浸润　因阴茎癌大多数是分化较好的鳞癌，并有Buck's筋膜屏障作用，故肿瘤生长常局限。筋膜被穿透后，可侵及海绵体，瘤体增生快，可侵及淋巴结，晚期可侵及尿道，并能侵到阴茎全部、阴囊、会阴部皮肤、耻骨及前列腺。

3. 血行转移　晚期患者可转移到肝、肺、脑和骨等部位。

三、临床表现

（一）症状

早期常在包皮内板可见丘疹、湿疹、疣、小疱及溃疡等，渐增大一般治疗无效，如呈乳头状生长或溃疡经久不愈者应高度警惕，包茎患者仅感包皮内刺痒，烧灼感，疼痛。如果合并症可有脓液流出，或血性渗出物，并有恶臭味，可出现尿路刺激症状，晚期出现全身症状如消瘦、贫血、食欲不佳、恶病质表现。

（二）体征

大多数肿块位于龟头和冠周，溃疡或外突肿物常合并细菌感染，可触及肿块。晚期侵犯海绵体，触及较大的肿块，但排尿可以仍然正常。转移到腹股沟淋巴结的可以检查到淋巴结增大，但有时合并感染时亦可出现腹股沟淋巴结转移，并增大，应进一步检查，以免误诊。出现远处转移时可出现相应部位体征。

四、辅助检查

（一）放射线检查

1. 胸部摄片　排除肺转移。

2. B超　探查腹部及肝脏的转移肿块及胸、腹腔积液检查。

3. 腹部CT　因淋巴造影不确切，故应用CT作腹部常规检查。

（二）细胞学检查

对原发病变及可疑转移癌，施行活组织检查，细胞涂片检查。

（三）实验室检查

晚期患者可出现贫血，合并感染者可有尿路炎症表现。

五、诊断

阴茎位于体表肿瘤容易发现，有典型症状、体征的患者诊断并不困难，细胞涂片、活组织检查可以确诊。

六、鉴别诊断

（一）阴茎乳头状瘤

是阴茎良性肿瘤，部分可发生癌变，常不易与阴茎乳头状癌相区别，确诊靠活检。

（二）阴茎白斑症

属癌前病变，常发生于包皮、阴茎头及尿道外口的黏膜处，质地较阴茎癌硬。

（三）阴茎增生性红斑症（凯腊氏症Queyrat's disease)

位于龟头和包皮，平坦，红色，其中10%向恶性发展。

（四）包温氏病

小的湿疹性黏膜斑，常和胃肠道癌及肺癌并发。

（五）巨型湿疣合并菜花样改变

病变突起呈菜花状、乳头状、颗粒状或结节状，色紫红，大小及数目不等，表面可糜烂。

（六）阴茎结核

临床不易与阴茎癌区别，靠分泌物涂片查抗酸杆菌，或作活检。

七、分期

2010年第7版AJCC前列腺癌TNM分期：

Tx 原发肿瘤无法评估

T0 无原发肿瘤证据

Tis 原位癌

Ta 非浸润性疣状癌

T1a 侵及上皮下结缔组织，无淋巴血管浸润，非低分化

T1b 侵及上皮下结缔组织，伴淋巴血管浸润，或低分化

T2 侵及阴茎海绵体或尿道海绵体

T3 侵及尿道

T4 侵及其他临近结构

Nx 区域淋巴结无法评估

pNx 区域淋巴结无法评估

N0 无可触及的或可见的腹股沟肿大淋巴结

pN0 无区域淋巴结转移

N1 可触及的活动的单侧腹股沟淋巴结

pN1 单个腹股沟淋巴结

N2 可触及的活动的多发或双侧腹股沟淋巴结

pN2 多发或双侧腹股沟淋巴结

N3 可触及的固定的腹股沟肿块或盆腔淋巴结，单侧或双侧

pN3 结外浸润或盆腔淋巴结，单侧或双侧

M0 无远处转移

M1 远处转移

分期	T	N	M
Ⅰ期	T1a	N0	M0
Ⅱ期	T1b	N0	M0
	T2	N0	M0
	T3	N0	M0
Ⅲa期	T1～3	N1	M0
Ⅲb期	T1～3	N2	M0
Ⅳ期	T4	任何 N	M0
	任何 T	N3	M0
	任何 T	任何 N	M1

八、治疗原则

阴茎癌一般来说以手术为主。对 T_1～T_2 的患者，尤其是年轻、希望保留功能的患者，建议行放射治疗，局控率70%～90%，与手术治疗类似。术后腹股沟淋巴结阳性和/或切缘阳性者需行术后放疗。

九、根治性放疗

1. 放疗前准备工作 放疗前行包皮环切术，可减少放疗并发症如放疗引起的肿胀、皮肤刺激、湿性脱皮、继发感染等。注意控制感染，因阴茎癌几乎都合并感染，而感染又会影响放疗效果。可应用抗生素1∶5000的高锰酸钾洗泡。

2. 定位 仰卧于全身体架上，双手上举抱肘置于额前，热塑成型体膜或真空负压气垫固定下腹部。扫描范围自腰3椎体至坐骨结节下5 cm。阴茎癌位置浅表，应选用低能X线（KV级）或电子线，选用电子线时应加用组织补偿膜，补偿膜可选用塑料类材料，原则是能够有合适的厚度和每次摆位的固定性，补偿膜与阴茎间不能留有间隙。

3. 靶区 GTV定义为触诊、视诊及影像诊断确定的原发灶及肿大淋巴结。CTV：T1病变为GTV＋2cm以上，T2病变为全阴茎＋双侧腹股沟淋巴结引流区，根据情况决定加照骨盆淋巴引流区。PTV：根据阴茎固定方法决定。

4. 剂量 50Gy，缩野到肿瘤追加10～20Gy。淋巴结引流区预防照射50Gy，转移淋巴结缩野追加10～16Gy。一般采用每次2Gy的分割剂量。

十、术后放疗

术后腹股沟淋巴结阳性和/或切缘阳性者需行术后辅助放疗。腹股沟淋巴结阳性者需照射腹股沟及盆腔内淋巴结45～50.4Gy，然后将肿大淋巴结以及有淋巴结包膜受侵区域加量至60～70Gy，强烈建议同步化疗。切缘阳性者需照射原发病灶区和手术区域60～70Gy，若未充分清扫淋巴结，还需照射腹股沟及盆腔淋巴结引流区。

十一、毒副作用

放疗中应用铅块保护睾丸，以免影响生育能力；注意摆位的正确，以免剂量分布异常。

放疗反应的处理：出现急性尿道炎和蜂窝组织炎应选用抗生素治疗；发生皮肤、黏膜反应时，要保持患处清洁，适当应用抗生素，阴茎水肿可选用50%硫酸镁湿敷。

放疗后遗症的治疗：尿道狭窄时如有炎症表现应抗炎，必要时行尿道扩张；发生下肢水肿、

阴囊水肿、照射区纤维化及坏死性溃疡等应作相应处理。

十二、预后

局控率与 T 分期关系密切，T1 80%～95%，T2 45%～80%。淋巴结有无转移对预后影响较大，5 年生存率阴性 70%～90%，阳性 12%～40%。

（高献书　亓　昕　邢月明　李洪振）

第七章 恶性淋巴瘤

第一节 淋巴瘤总论

恶性淋巴瘤是指原发于淋巴系统的一组疾病，来源于B淋巴细胞、T淋巴细胞或自然杀伤（natural killer，NK）细胞的非正常克隆性增殖，包括霍奇金淋巴瘤（Hodgkin's lymphoma，HL）和非霍奇金淋巴瘤（non-Hodgkin's lymphoma，NHL）两大类。过去十多年中，恶性淋巴瘤的研究取得了巨大的进展，产生了新的淋巴瘤病理分类，推动了临床治疗方式、方法的变革。

一、流行病学和病因

全世界在2002年约有30万NHL新发病例，占全部恶性肿瘤的2.8%。与欧美淋巴瘤发病特点相比，中国淋巴瘤的流行病学特点主要表现为发病率较低，原发结外NHL、结外NK/T细胞淋巴瘤、原发于韦氏环NHL和鼻腔NK/T细胞淋巴瘤发病率高，而皮肤淋巴瘤如蕈样霉菌病发病率低。

流行病学研究证实肿瘤家族史、免疫缺陷、自身免疫性疾病、感染和环境等多种因素和恶性淋巴瘤的发生相关。

二、病理分类

20世纪70年代以前的恶性淋巴瘤分类以HE染色形态学为基础，如Rappaport分类。70年代后的分类引入了免疫学的概念，如Lukes-Collins根据细胞来源进行分类。在1982年提出的工作分类（working formulation，WF）则以临床预后和HE形态学为基础，依各种恶性淋巴瘤的自然病程、治疗反应和生存率综合分类。最近十多年来，随着免疫学和分子遗传学的进展，免疫组化广泛应用于NHL的病理分类。产生了许多新的病理类型，如套细胞淋巴瘤、结外黏膜相关淋巴瘤、脾边缘带淋巴瘤、鼻腔/鼻型NK/T细胞淋巴瘤、原发于纵膈大B细胞淋巴瘤和间变性大细胞淋巴瘤等。

国际淋巴瘤研究组于1994年提出了新的修正欧美淋巴瘤分类（REAL），此后，世界卫生组织（WHO）根据REAL分类原则对NHL的病理分类做了进一步修改。新的REAL/WHO分类明确指出，NHL不是一种疾病，而是一类疾病，它包含不同的病理类型，每一种病理类型即一种疾病，它有各自的病理形态学、免疫表型、遗传学特征、相应的正常组织来源、临床表现和预后等特点。不同病理类型的治疗方法不同。

（一）REAL和WHO淋巴瘤分类

WHO和REAL分类先将恶性淋巴瘤分成NHL和HL两大类，NHL根据细胞来源分为B细胞淋巴瘤和T/NK细胞淋巴瘤两大类。T细胞和B细胞淋巴瘤再分为前体细胞（或淋巴母细胞）淋巴瘤和成熟（外周）细胞淋巴瘤（表4-7-1）。在WHO分类中，B细胞淋巴瘤共有13种，T/NK细胞淋巴瘤共有14种。HL分为两大类：结节性淋巴细胞为主型和经典型HL。

表4-7-1 修订欧美淋巴瘤（REAL）分类和WHO淋巴瘤分类

REAL分类	WHO分类
B细胞肿瘤	
Ⅰ 前体B细胞肿瘤	
● B淋巴母细胞白血病/淋巴瘤	● B淋巴母细胞白血病/淋巴瘤

续表

REAL 分类	WHO 分类
Ⅱ 外周 B 细胞肿瘤	
● B 细胞慢性淋巴细胞性白血病/小淋巴细胞淋巴瘤/幼淋巴细胞性白血病	● B 细胞慢性淋巴细胞性白血病/小淋巴细胞淋巴瘤
	● 幼淋巴细胞性白血病
● 淋巴浆细胞淋巴瘤（免疫母细胞瘤）	● 淋巴浆细胞淋巴瘤
● 套细胞淋巴瘤	● 套细胞淋巴瘤
● 滤泡中心淋巴瘤	● 滤泡淋巴瘤
● 边缘带 B 细胞淋巴瘤	
结外黏膜相关淋巴组织淋巴瘤	● 结外黏膜相关边缘带 B 细胞淋巴瘤
结内边缘带 B 细胞淋巴瘤*	● 结内边缘带 B 细胞淋巴瘤
● 脾边缘带 B 细胞淋巴瘤*	● 脾边缘带 B 细胞淋巴瘤
● 弥漫性大 B 细胞淋巴瘤	● 弥漫性大 B 细胞淋巴瘤
● 伯基特淋巴瘤	● 伯基特淋巴瘤（包括伯基特样淋巴瘤）
● 高恶 B 细胞淋巴瘤，伯基特样*	
● 毛细胞白血病	● 毛细胞白血病
● 浆细胞瘤/浆细胞骨髓瘤	● 浆细胞瘤/浆细胞骨髓瘤
T 细胞和假设 NK 细胞肿瘤	
Ⅰ 前体 T 细胞肿瘤	
● T 淋巴母细胞白血病/淋巴瘤	● T 淋巴母细胞白血病/淋巴瘤
Ⅱ 外周 T 细胞和 NK 细胞肿瘤	
● T 细胞慢性淋巴细胞性白血病/幼淋巴细胞性白血病	● T 细胞幼淋巴细胞性白血病
● 大颗粒淋巴细胞白血病（LGL）（T 或 NK 细胞）	● T 细胞颗粒淋巴细胞白血病
	● 侵袭性 NK 细胞白血病
● 蕈样霉菌病/赛塞利（Sézary）综合症	● 蕈样霉菌病/赛塞利（Sézary）综合症
● 外周 T 细胞淋巴瘤，未定型*	● 外周 T 细胞淋巴瘤，未定型
● 血管免疫母 T 细胞淋巴瘤	● 血管免疫母 T 细胞淋巴瘤
● 血管中心性淋巴瘤	● 结外 NK/T 细胞淋巴瘤，鼻腔和鼻型
● 肠 T 细胞淋巴瘤	● 肠病型 T 细胞淋巴瘤
● 肝脾 T 细胞淋巴瘤*	● 肝脾 T 细胞淋巴瘤

续表

REAL 分类	WHO 分类
● 皮下脂膜炎样 T 细胞淋巴瘤*	● 皮下脂膜炎样 T 细胞淋巴瘤
● 间变性大细胞淋巴瘤	● 间变性大细胞淋巴瘤，原发全身型
（T 细胞/裸细胞（null））	● 间变性大细胞淋巴瘤，原发皮肤型
● 成人 T 细胞淋巴瘤/白血病	● 成人 T 细胞淋巴瘤/白血病
霍奇金淋巴瘤（霍奇金病）	霍奇金淋巴瘤（霍奇金病）
Ⅰ 结节性淋巴细胞为主型霍奇金淋巴瘤	Ⅰ 结节性淋巴细胞为主型霍奇金淋巴瘤
Ⅱ 经典型霍奇金淋巴瘤	Ⅱ 经典型霍奇金淋巴瘤
● 结节硬化型	● 结节硬化型
● 混合细胞型	● 混合细胞型
● 淋巴细胞衰减型	● 淋巴细胞衰减型
● 富于淋巴细胞经典型霍奇金淋巴瘤*	● 富于淋巴细胞经典型霍奇金淋巴瘤

*为暂定分型。

REAL 和 WHO 分类已在国际上得到广泛应用，其诊断精确性和重复率均为 85%。通过应用免疫组化诊断的精确性提高了 10%～45%，免疫组化在改善套细胞淋巴瘤、弥漫性大 B 细胞淋巴瘤和 T 细胞淋巴瘤等的诊断精确性方面发挥了重要作用。基因突变、过度表达和基因重组等分子生物学检测技术开展，对某些特殊类型的淋巴瘤特别是间变性大细胞淋巴瘤、外周 T 细胞淋巴瘤和 T 淋巴母细胞淋巴瘤等 T 细胞来源的 NHL 有非常重要的诊断价值。

新的 REAL/WHO 仍有不足之处，例如原发纵隔（胸腺）B 细胞淋巴瘤和结内弥漫性大 B 细胞淋巴瘤组织病理形态相似，单纯依靠组织学和免疫学诊断的准确性较低，还需结合临床特点才能有较高的诊断率。某些 NHL 如结内边缘带 B 细胞淋巴瘤和淋巴浆细胞样淋巴瘤无论应用组织学、免疫组化或结合临床表现的诊断准确性都低。

（二）免疫表型和遗传学异常

NHL 来源于相应的淋巴细胞，大部分 B 细胞或 T 细胞淋巴瘤具有相应正常淋巴细胞不同分化阶段的免疫特征。不同病理类型的淋巴瘤具有相应正常淋巴细胞的抗原表达，免疫组化是鉴别诊断的重要依据。NHL 具有系列基因变异，包括癌基因激活和抑癌基因失活等。染色体易位是 NHL 癌基因激活的主要机制，导致相关癌基因产物的高表达。此外，NHL 常有特异性染色体缺失、体细胞突变等。

三、临床分期

Ann Arbor 分期和 Cotswolds 分期是应用最广泛的适用于 HL 和 NHL 分期手段。但对于结外原发 NHL，该分期未能有效地反映原发肿瘤侵犯程度对预后的影响，因此，结外原发 NHL 如胃肠道、皮肤原发 NHL 等也同时应用其他临床分期原则。

Ann Arbor 分期主要根据淋巴受侵区域的部位和个数、横膈上下以及有无远处结外器官受侵作为临床分期原则。分期诊断时，淋巴结区域划分见图 4-7-1。

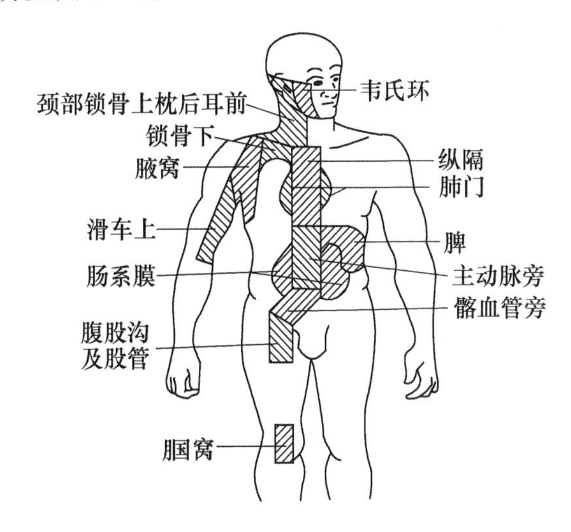

图 4-7-1　淋巴结受侵区域分布图

在 Ann Arbor 分期（表 4-7-2）中，将对称部位考虑为不同的区域或部位，例如双颈淋巴结受侵应诊断为Ⅱ期，而非Ⅰ期；并将韦氏环和脾归于类淋巴样结内器官。原发于淋巴系统的恶性淋巴瘤局部直接侵犯临近结构或组织时，不改变临床分期，仅用 E 表示直接侵犯。原发结外 NHL，当肿瘤直接侵犯邻近器官/结构或组织时，也不改变 Ann Arbor 分期。例如鼻腔 NHL，当肿瘤直接侵犯鼻咽、副鼻窦，而无区域淋巴结受侵或远处器官转移时，仍应为 I_E。

表 4-7-2　Ann Arbor 分期

分期	描述
Ⅰ期	一个淋巴结区域或淋巴样结构（如脾、胸腺或韦氏环）受侵（Ⅰ期）；或一个淋巴结外器官或部位受侵（I_E）。
Ⅱ期	横膈一侧两个或两个以上淋巴结区域受侵（Ⅱ）；或者一个淋巴结外器官/部位局部延续性受侵合并横膈同侧区域淋巴结受侵（II_E）。
Ⅲ期	横隔两侧的淋巴结区域受侵（Ⅲ），可合并局部结外器官或部位受侵（III_E）；或合并脾受侵（III_S）；或结外器官和脾受侵（III_{S+E}）。
Ⅳ期	同时伴有远处一个或多个结外器官广泛受侵。
下列定义适用于各期	
A	无全身症状
B	有全身症状，定义如下，只要具有其中之一即认为 B 症状。
E	连续性的结外部位受侵，或淋巴结侵及邻近器官或组织，或原发于结外。
S	脾受侵
CS	临床分期
PS	病理分期

B 组症状定义为下列任何症状之一：①连续 3 天不明原因发热超过 38℃；②6 个月内不明原因体重减轻＞10％；③盗汗。因感染或其他原因引起的发热，或因胃肠道疾病等引起的体重减轻，不能认为是 B 组症状。

Ann Arbor 分期没有考虑肿瘤大小和肿瘤侵犯淋巴结区域范围对预后和治疗选择的影响，对肝脾受侵的定义不明确。1989 年英国 Cotswolds 会议上对 Ann Arbor 分期做了一些修改，主要有以下几方面的变化：①两种影像诊断证明肝脏或脾脏有局灶缺损，即可诊断为临床肝、脾受侵，但肝功能可以正常；②用下标 X 表示大肿块，大肿块定义为肿瘤最大直径＞10 cm 或者纵膈肿块。

第二节　霍奇金淋巴瘤

霍奇金淋巴瘤（Hodgkin's lymphoma，HL）又名霍奇金病（Hodgkin's Disease，HD）。1832 年 Thomas Hodgkin 首次描述了和结核等炎症不同，以淋巴结为原发病变的一类疾病。1865 年 Samuel Wilks 将这类疾病命名为霍奇金病，并在显微镜下初步描述了肿瘤细胞的形态。Sternberg 和 Reed 分别在 1898 年和 1902 年详细描述了显微镜下 HD 肿瘤细胞的形态，以后被称为 RS 细胞。最近几十年的研究证明了 RS 细胞的克隆源性，为单一的恶性 B 淋巴细胞。

一、病理

HL 定义为在非肿瘤细胞性反应细胞的背景上具有少量特征性的 RS 肿瘤细胞及其变异型 RS 细胞的恶性淋巴瘤，根据 RS 肿瘤细胞形态和免疫表型以及反应细胞组成的背景进行进一步病理分类。

1966 年 Rye 会议上提出了 HL 的四种病理分类：淋巴细胞为主型、结节硬化型、混合细胞型和淋巴细胞削减型。REAL 和 WHO 分类法将 HL 分为两大类疾病：结节性淋巴细胞为主型 HL 和经典 HL，后者包括结节硬化型、混合细胞型、淋巴细胞富有经典 HL 和淋巴细胞削减型。

二、临床表现

HL 的临床表现主要为无疼痛性淋巴结肿大，孤立或多个融合，质地中等、软或韧，肿块活动或固定。肿瘤主要侵犯横膈上淋巴结，纵隔淋巴结受侵常见，但极少原发结外组织和器官，Ⅰ～Ⅱ期占全部 HL 的 80%，约 20%的患者有全身症状。

80%的 HL 发生于横膈以上淋巴结。纵隔淋巴结受侵在结节硬化型和混合细胞型中较常见，部分患者出现肺受压或肺侵犯表现如咳嗽、气短等，上腔静脉压迫综合征少见。最常侵犯的外周淋巴结包括颈部、锁骨上和腋窝，而腹股沟淋巴结较少侵犯。HL 极少侵犯韦氏环、耳前、滑车上、后纵隔和肠系膜淋巴结。膈下淋巴结肿大常引起腹膜后、椎旁或腰部不适或疼痛，腹主动脉淋巴结直接侵犯硬膜外可引起神经症状。巨大腹膜后病变压迫邻近器官可导致输尿管或肾静脉阻塞、腹水。脾受侵在 B 症状、MC 或 LP 组织类型、膈下原发患者中常见。

HL 可直接侵犯邻近结外器官（临床分期为 E），通过血行转移播散至远处结外器官（Ⅳ期），最常受侵的结外部位为肺、肝和骨髓。＜5%的患者有肝受侵，肝受侵时常合并脾受侵。骨髓受侵可局灶性，在大部分病例则表现为广泛性骨髓病变。中枢神经系统受侵极少见。结外器官侵犯可产生相应的症状，如肺受侵引起咳嗽，肝受侵引起的黄疸等。

结节性淋巴细胞为主型 HL 占全部 HL 的 5%～6%，临床特点主要有以下几方面：中位发病年龄 30 岁，但年青人和老年人均可发病。男性多见，男女比为 3∶1 或更高。肿瘤常侵犯周围淋巴结，而非中央淋巴结，纵隔受侵极少见。病期较早，80%患者为临床Ⅰ期或Ⅱ期，常无 B 组症状，死亡率低，90%患者生存超过 10 年。死亡原因主要为 NHL、其他癌症、治疗并发症，死于 HL 极少见。淋巴细胞富有经典型 HL 的预后介于 NLPHL 和经典 HL 之间，分期早、男性多见、常无 B 组症状、非大肿块或大纵隔。

HL 转移途径从一个淋巴结区向邻近淋巴结区转移，而不象 NHL 那样出现跳跃性转移。淋巴结从一个部位向邻近部位转移是早期 HL 放射治疗扩大野照射的理论基础。

三、治疗

放射治疗是早期 HL 的根治性治疗手段，为降低治疗毒副作用，目前多采用综合治疗。晚期（Ⅲ/Ⅳ期）HL 的治疗以化疗为主，放疗主要应用于化疗前大肿块或化疗后残存肿瘤的治疗。

（一）治疗原则

根据临床研究证据，对早期和晚期 HL 的治疗提出下列建议：IA 结节性淋巴细胞为主型 HL 可以单纯放疗，预后好临床Ⅰ～Ⅱ期 HL 建议综合治疗或次全淋巴结照射，综合治疗时需采用 2～4 周期 ABVD＋20～30 Gy 受累野照射。预后不良临床Ⅰ～Ⅱ期 HL 应考虑综合治疗，4～6 周期 ABVD 方案化疗后行受累野照射。Ⅲ～Ⅳ期 HL 先接受 4 周期 ABVD 化疗，病变达到部分缓解或完全缓解，则继续 2～4 周期化疗，如果化疗前肿瘤＞5 cm 或未达完全缓解，化疗结束后予受侵区域 20～40Gy 照射（表 4-7-3）。

表 4-7-3　HL 首程治疗规范性指导原则

分组	分期和定义	治疗建议
结节性淋巴细胞为主型	IA	单纯放疗
预后好早期 HL	临床Ⅰ～Ⅱ期，无预后不良因素	2～4 周期化疗＋受累野照射（20～36 Gy）或扩大野照射（30～36 Gy）
预后不良早期 HL	临床Ⅰ～Ⅱ期，有预后不良因素	4～6 周期化疗＋受累野照射（20～40 Gy）
晚期 HL	临床Ⅲ～Ⅳ期	6～8 周期化疗±放疗（20～36 Gy），大肿块或残存肿瘤时做放疗
ABVD 是临床各期 HL 的标准化疗方案		

（二）Ⅰ～Ⅱ期HL的临床研究证据

1. 预后因素及预后分组

Ⅰ～Ⅱ期HL根据预后因素划分为预后好和预后不良两组，并采用不同的治疗原则。影响早期HL最重要的预后因素包括年龄、大纵隔或大肿块、受侵部位个数、血沉和B组症状。目前，全世界主要应用欧洲EORTC或德国GHSG两种标准。在EORTC有关预后好和预后不良因素的定义中，预后好的临床Ⅰ～Ⅱ期HL指年龄<50岁、非大纵隔、无B症状且ESR<50或有B症状但ESR<30、病变局限于1～3个部位。预后不良Ⅰ～Ⅱ期HL指具有下列因素之一：年龄≥50岁、大纵隔、无B症状但ESR>50或有B症状且ESR>30、≥4个部位受侵。

2. 放射治疗

放射治疗是早期HL的根治性治疗手段，大面积扩大野照射取得了非常好的疗效。预后好和预后不良临床Ⅰ～Ⅱ期、病理Ⅰ～Ⅱ期HL单纯放疗的10～15年总生存率为73%～91%，无病生存率为75%～93%。中国医学科学院肿瘤医院报道，预后好或预后不良临床Ⅰ～Ⅱ期HL接受次全淋巴结照射或全淋巴结照射，5年总生存率和无病生存率分别为94%和80%。

HL放疗后15～20年，其他死亡原因超过了HL本身，其他死因中主要为第二原发肿瘤。有证据表明，第二原发肿瘤的发生和HL的照射范围有关。治疗范围的减少降低第二原发肿瘤发生的可能性。

3. 综合治疗

化疗加受累野照射的综合治疗方案已成为早期HL的标准治疗。Ⅰ～Ⅱ期HL作为一种可以治愈的疾病，研究的重点在于不降低生存率的前提下，减少治疗引起的并发症。系列随机对照研究比较了综合治疗和单纯放疗或单纯化疗的疗效，并研究综合治疗时的最佳化疗方案和化疗周期数、照射野大小和照射剂量。

(1) 综合治疗和单纯放疗比较：Ⅰ～Ⅱ期HL综合治疗和单纯放疗的随机对照研究证明，综合治疗提高10%～15%的无病生存率，但未提高总生存率。Specht等应用荟萃分析，收集全世界23组早期HL临床随机研究，分析综合治疗和单纯放疗时照射野大小对长期生存的影响。在这些随机研究中，包括预后好Ⅰ～Ⅱ期、预后不良Ⅰ～Ⅱ期HL和极少部分ⅢA期，化疗多应用MOPP或MOPP类似方案。共有13项随机对照研究比较综合治疗和单纯放疗的疗效，两组的10年复发率分别为15.8%和32.7%（$P<0.0001$），10年实际生存率分别为79.4%和76.5%（$P>0.1$）。IA期单纯放疗和综合治疗10年复发率分别为20.4%和11%。综合治疗显著改善了无病生存率，但未提高总生存率。

(2) 综合治疗和单纯化疗比较：综合治疗和单纯化疗比较，显著提高了无病生存率或无进展生存率，在预后不良早期HL，综合治疗显著提高了总生存率。因此，单纯化疗不是Ⅰ～Ⅱ期HL的标准治疗方案，综合治疗是早期HL特别是预后不良Ⅰ～Ⅱ期的标准治疗原则。

国际上共有七项研究比较综合治疗和单纯化疗的疗效，大部分研究包括了预后好和预后不良Ⅰ～Ⅱ期HL，仅有两项研究也包括了Ⅲ～Ⅳ期，后两项研究对象主要为儿童。由于儿童HL的预后好于成人，即使是Ⅲ～Ⅳ期的患者，也可以取得很好的疗效，因此，在这两项以儿童为主要对象的研究中包括了晚期病例。

(3) 化疗方案和化疗周期数：ABVD已经取代MOPP成为HD的标准化疗方案。ABVD的疗效优于MOPP方案，而且毒副作用更少。

为确定预后好早期HL综合治疗的化疗周期数，已完成或正在进行多项随机研究。这些研究多采用2～4周期联合化疗，结合受累野或斗蓬野照射。预后不良Ⅰ～Ⅱ期HD综合治疗时至少需要4周期化疗，是否需6周期ABVD化疗仍在研究中。

(4) 综合治疗照射野大小（表4-7-4）：早期HD应采用综合治疗，ABVD化疗后应采用受累野照射，而不是扩大野照射。已有四项临床随机研究预后不良早期HL综合治疗时比较射野大小对预后的影响，标准ABVD化疗后应用受累野照射和扩大野照射的疗效完全相同。近年由于化疗进展以及PET-CT在HL诊断和疗效判定应用的日益普及，部分肿瘤中心已开始应用受累部位照

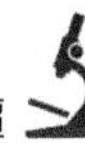

射（involved-side radiotherapy，ISRT）手段取代受累野照射的临床实践。

表 4-7-4　预后不良Ⅰ～Ⅱ期 HL 治疗的随机对照研究：综合治疗时照射野大小

临床试验	入组条件	治疗方案	例数	5 年 DFS（%）[A]	5 年 OS（%）[A]
1. French Cooperative，1976—1981	预后不良，临床Ⅰ～Ⅱ	A. 3 MOPP+IF+3 MOPP B. 3 MOPP+EF+3 MOPP	82 91	87（6－y） 93（6－y）	92 91
2. Italian Milan 1990—1997	所有临床Ⅰ～Ⅱ期	A. 4 ABVD + STNI B. 4 ABVD + IF	65 68	97 (FFP) 94 (FFP)	93 94
3. GHSG HD8 1993—1998	预后不良，临床ⅠA～ⅡA 和ⅢA	A. 4COPP/ABVD + EF B. 4COPP/ABVD + IF	532 532	85.8 (FFTF) 84.2 (FFTF)	90.8 92.4
4. EORTC H8U 1993—1998	预后不良，临床Ⅰ～Ⅱ	A. 6 MOPP/ABV + IF B. 4 MOPP/ABV + IF C. 4 MOPP/ABV+ STNI	995	中期分析结果无显著差别	

EF：扩大野照射；IF：受累野照射；STNI：次全淋巴结照射。
DFS：无病生存率；FFP：无进展生存率；FFTF：无治疗失败生存率。
EORTC：欧洲癌症研究与治疗协作组；GHSG：德国霍奇金淋巴瘤研究组。
[A]所有生存率比较均无显著性意义。

（三）Ⅲ～Ⅳ期（晚期）HL 的治疗

1. 化疗方案

HL 联合化疗始于 20 世纪 60 年代，1970 年 NCI 发表了 MOPP 治疗晚期 HL 的结果。晚期 HL 应用 MOPP 化疗后完全缓解率达 80%，约 50%的患者可以治愈，但 MOPP 方案的毒副作用大，长期毒副作用主要为生殖功能损害和第二原发肿瘤发生率增高，50%的女性不育和停经，大部分男性因精子减少而不育，髓细胞性白血病和骨髓异常增生综合症达 3%～5%。Bonadonna 首次使用 ABVD 方案，化疗疗效得到提高，ABVD 治疗晚期 HL 的 5 年无病生存率达 60%～70%，20%经 MOPP 方案治疗失败的患者能用 ABVD 治愈。

预后不良早期 HL 和晚期 HL 的大量随机研究证明，阿霉素联合方案 ABVD 和 MOPP/ABV(D) 疗效明显优于烷化剂联合方案，但阿霉素为基础的不同化疗方案之间疗效无显著差别。但是，MOPP/ABV 或 MOPP/ABVD 杂交或交替方案的急性和远期毒副作用显著高于 ABVD 方案，并且有较高的治疗相关死亡率和第二原发肿瘤的发生率。因此，ABVD 方案已成为 HL 的标准化疗方案。ABVD 的主要毒副作用为平阳霉素的肺毒性和阿霉素的心脏毒性。

2. 放疗在晚期 HL 治疗中的作用

非大纵隔或非大肿块晚期 HL 在有效的化疗方案如 ABVD 达到完全缓解后不需考虑辅助性放疗。化疗前肿块＞5cm 或大纵隔，或化疗后仍有肿瘤残存，应做受累区域照射。

四、放射治疗技术

霍奇金病扩大野照射的靶区包括受侵的淋巴区域和相邻未受侵的淋巴区域，包括斗蓬野、次全淋巴结照射（subtotal node irradiation，STNI）和全淋巴结照射（Total Node Irradiation，TNI）。全淋巴结照射包括斗蓬野和倒 Y 野，后者分为锄形野（腹主动脉旁和脾脏）和盆腔野，次全淋巴结照射指斗蓬野和锄形野照射（图 4-7-2）。小斗蓬野（Mini-Mantle）指在斗蓬野的基础上不做腋窝照射。受累野照射指照射野仅包括临床上肿瘤受侵的淋巴区域，而不包括相邻的未受侵淋巴区域，仅在综合治疗时应用。

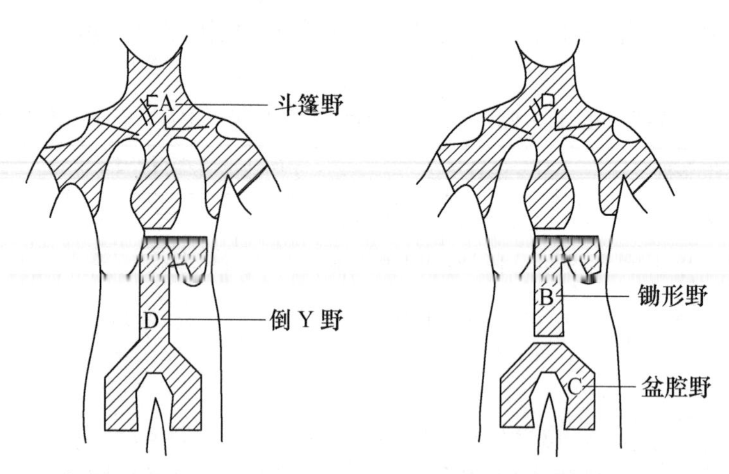

图 4-7-2　全淋巴结照射、次全淋巴结照射、斗篷野、锄形野和盆腔野照射示意图

（一）斗篷野

1. 治疗体位

斗篷野常用的治疗体位有两种：双手上举位和双手体侧位（akimbo）。治疗时，患者仰卧或俯卧，头尽量后仰，仰卧时可使用平架B或C枕，使下颌骨和耳垂或乳突底联线基本垂直，即射野上界，仰卧位时，头后仰使1/2下颌骨体与乳突尖联线垂直于床面。

2. 定位片

仰卧或俯卧位，以胸骨切迹为中心，源皮距110～120 cm，以减少野内剂量分布不均匀性。为减少摆位误差，也可采用仰卧位，头颈肩网罩固定，等中心照射。模拟机下摄前野和后野定位片。在射野中心左侧、右侧和下方各10 cm做标记，以作摆位标记。

3. 靶区确定、校位和验证

斗篷野照射范围包括颌下、颈部、锁骨上下、腋窝、纵隔、隆突下和肺门淋巴结。在定位片下勾划照射野上下界、射野中心、摆位标记和要保护的重要器官。重要器官主要包括双肺、喉、脊髓和肱骨头。

上界：1/2下颌骨体与乳突尖或耳垂联线。

下界：第十胸椎椎体（T10）下缘。

外界：双侧肱骨头外缘。

肺：前野肺挡块上界位于锁骨下缘下2 cm，以包括锁骨下腋顶淋巴结；后野上界位于锁骨下缘，或第三后肋下缘，未包括锁骨下淋巴引流区，以减少肺组织照射。当锁骨下淋巴结有明确受侵时，后野照射时可考虑前野电子线补量照射锁骨下淋巴结。肺挡块向外沿胸壁内0.5cm至第8胸椎椎体下缘。内界包括纵隔和肺门，宽度应有8～10 cm，以完全包括纵隔淋巴结。

喉：前野照射时，以声带为中心3X3 cm挡喉，如果上颈淋巴结明显受侵，可不挡喉。

小脑和颈段脊髓：如果肿块未达体中线，由于斗篷野内照射剂量的不均匀性，颈段脊髓剂量较高，在105%～110%，后野从开始即保护小脑和颈段脊髓。颈段脊髓挡铅2 cm，下界至第7颈椎椎体下缘。如果颈部肿块较大，可不挡颈段脊髓。

肱骨头：前后野都勾划出肱骨头，圆形。

定位片送模室做模板，然后在模拟机下校位，观察和调整铅挡块位置，做治疗计划后在加速器室照前后野验证片（图4-7-3）。

4. 照射剂量

斗篷野照射剂量应限制在30～36 Gy。对于淋巴结受侵部位，斗篷野照射结束后可局部加量至40 Gy，总量一般不超过40 Gy。综合治疗时，特别是肿瘤对化疗反应良好，预防照射剂量应减少至20～30 Gy，受侵区域至35～40 Gy。大纵隔早期HL综合治疗时，不需要使用全肺预防照射和全心照射。

前后野剂量比为1∶1，而不是2∶1，每天前后野同时照射，以减少长期心脏毒性。斗篷野内不同部位照射剂量差别在20%～30%。通过离轴比校正和延长源皮距至110～120 cm，可减少野内剂量分布的不均匀性。如果应用治疗计划系统做斗篷野设计，可采用野中野技术，减少颈部照射剂量，使剂量分布均匀。单次剂量在1.5～

1.8Gy，如果照射野包括整个心脏或全肺，单次剂量应≤1.5Gy。喉和颈段脊髓剂量在105%～110%，应考虑保护脊髓和喉。

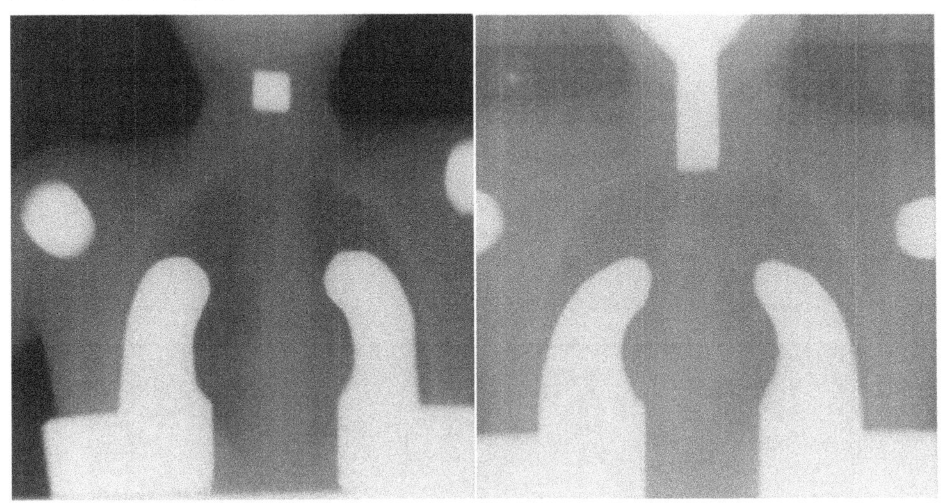

A. 前野　　B. 后野

图 4-7-3　斗蓬野验证片前野（A）和后野（B）

（二）锄形野

锄形野靶区包括脾脏和腹主动脉旁淋巴结，脾切除术后则仅包括脾蒂。射野上界从第10胸椎椎体下缘至第4腰椎椎体下缘，两侧包括腹主动脉旁淋巴结，一般为9～10 cm宽。脾切除时，术中应置银夹于脾蒂，射野包括脾蒂即可。未做脾切除时，照射野应包括整个脾脏。根据CT确定脾的位置，并尽量保护左侧肾脏。模拟定位时，脾脏上界位于左侧膈顶，下界在12肋下缘，如果脾大，射野则相扩大至脾下缘下1 cm，脾外界至侧腹壁。

腹主动脉旁没有大肿块时，单纯放疗照射剂量不超过35 Gy。由于斗蓬野和腹主动脉旁照射野存在连接问题，必须在腹主动脉旁照射野中的后野上界挡铅2 cm×2 cm，以防止斗蓬野和锄形野脊髓剂量重叠。或者根据斗蓬野和锄形野大小、源皮距计算两野间距。

（三）盆腔野

盆腔野靶区包括髂血管旁淋巴结、腹股沟和股三角淋巴结。射野上界位于第四腰椎体下缘，左右各旁开4～5 cm，与髋臼外缘连线，垂直向下。如果腹股沟淋巴结有明显受侵，射野外界应外放至髂前上棘外缘。中央保护睾丸，上界位于耻骨联合上缘，两侧至闭孔内缘，垂直向下。下界至可触及腹股沟淋巴结的下缘或股骨小转子下缘水平。

盆腔野照射时，用铅保护双侧睾丸，防止射线对睾丸的散射剂量。

（四）受累野

受累野照射（involved-field radiotherapy，IF）适用于综合治疗患者，射野应该包括整个受侵淋巴结区域。下列概念应用于受累野照射的定义和设计中。图4-7-4为单颈照射野、纵隔野、单颈纵隔野和腋窝野的DRR图像。

（1）治疗一个区域，而非治疗具体的淋巴结。因此，受累野照射不是局部照射，照射野应该包括受侵部位的整个淋巴区域。

（2）受累野区域的定义主要包括以下几个淋巴区域：A. 颈部（单侧）；B. 纵隔（包括双侧肺门和锁骨上淋巴结）；C. 腋窝（包括锁骨上和锁骨下淋巴结）；D. 脾；E. 腹主动脉旁淋巴结；F. 腹股沟淋巴结（包括股三角和髂血管旁淋巴结）。

（3）使用化疗前受侵部位和体积概念：对Ⅰ～Ⅱ期HL，化疗后达到CR或未达CR的病灶区域都应该进行照射。Ⅲ～Ⅳ期HL化疗后，只对肿瘤残存的区域或化疗前有大肿块的区域进行受累野照射。

（4）确定射野时，需明确化疗前和化疗后淋巴结部位和大小。对纵隔和腹主动脉旁淋巴结，照射靶区应使用化疗后缩小的体积，应用CT检查肿瘤退缩后靶区，以减少照射体积，保护周围正常组织。

（5）锁骨上淋巴结是颈淋巴区域的一部分，如果锁骨上淋巴结受侵或锁骨上合并其它颈部淋巴结受侵，须做单侧全颈照射。假如纵隔受侵延伸至锁骨上淋巴结区，而其它颈部淋巴结未受侵，需保护喉以上的颈部，并保护腮腺。

（6）纵隔受侵时，无论肺门淋巴结是否受侵，受累野照射时，纵隔和两侧肺门都应作为一个整体，靶区包括纵隔和肺门。

（7）所有界线最好使用骨性标记，并容易钩划。CT数据用于钩划纵隔和肺门区，并用于定义腋窝野。

（8）根据淋巴区域概念，一侧颈部和锁骨上淋巴结考虑为一个淋巴结区，而腹股沟和股三角考虑为一个淋巴结区，受累野照射应包括整个腹股沟和股三角区域。

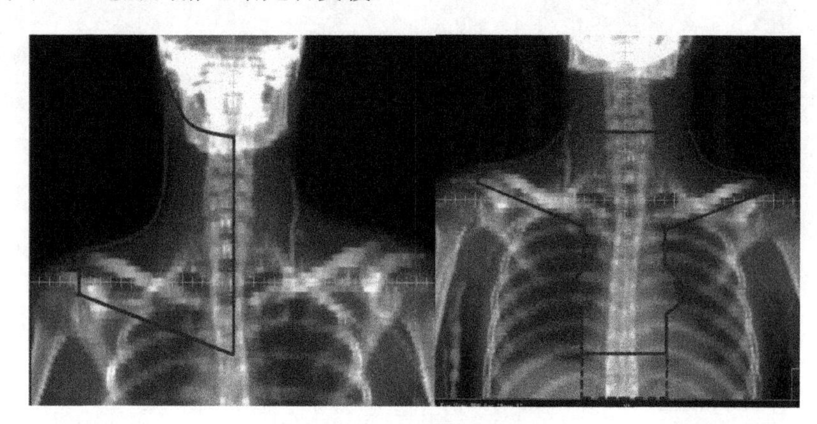

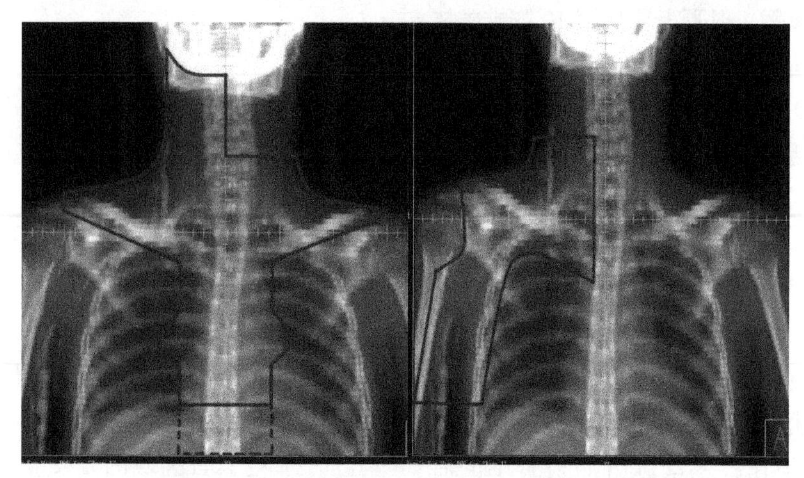

图 4-7-4　部分受累野照射示意图（DRR 图像）

第三节　B细胞淋巴瘤

一、弥漫性大B细胞淋巴瘤和侵袭性淋巴瘤

弥漫性大B细胞淋巴瘤（Diffuse large B-cell lymphoma，DLBCL）是最常见的非霍奇金淋巴瘤（NHL），占全部NHL的30％～40％。它可原发于淋巴结或结外器官和组织，也可从惰性淋巴瘤转化而来。DLBCL为非均质性疾病。病理形态学上存在多种变异型，但其治疗和预后无显著差别。

（一）病理

DLBCL在Kiel分类中属于中心母细胞、B免疫母细胞和B细胞来源的间变性大细胞淋巴瘤。在工作分类中，属于弥漫性大细胞（有裂或无裂）或免疫母细胞型，偶属于弥漫性大小混合细胞型。在REAL和WHO分类中，DLBCL包括三种病理亚型和六种变异型。DLBCL病理形态上肿瘤细胞表现为大细胞，胞核大，两倍于小淋巴细胞淋巴瘤。大部分情况下，主要的肿瘤细胞和中心母细胞（大无裂细胞）或免疫母细胞相似，最常见的表现为中心母细胞样和免疫母细胞样混合。

（二）免疫表型和基因异常

DLBCL 表达 B 细胞相关抗原：CD19、CD20、CD22 和 CD79a 阳性，SIg 和 $CIg^{+/-}$，$CD45^{+/-}$，$CD5^{+/-}$，$CD10^{+/-}$。30%的患者有 Bcl-2 基因重组。

根据基因分析结果，DLBCL 可分为两种或三种亚型：生发中心 B 细胞型（GCB）、激活外周 B 细胞样型（ABC）和第 3 型。生发中心 B 细胞型的预后明显优于后两型。Bcl-6 和 CD10 是生长中心 B 细胞的标志物，MUM1 主要表达于浆细胞和 B 细胞发育的晚期阶段。因此，应用免疫组化检测 Bcl-6、CD10 和/或 MUM1 表达，以确定 DLBCL 为生长中心 B 细胞型，可以较准确地预测患者的预后。P53 突变在 DLBCL 占 6%～33%，P53 蛋白表达占 13%～70%。

（三）临床表现

DLBCL 可发生于任何年龄段，中位发病年龄 50～60 岁，男性略多于女性。DLBCL 可原发于淋巴结，约占 60%，也可原发于结外器官或组织，占 40%。约 55%的患者为临床Ⅰ～Ⅱ期。结内 DLBCL 常表现为淋巴结进行性肿大。DLBCL 的临床病程为侵袭性，可治愈，治疗后 CR 率达 67%左右，5 年生存率约为 50%。

（四）治疗

1. Ⅰ～Ⅱ期（早期）

化疗和放疗综合治疗是Ⅰ～Ⅱ期侵袭性 NHL 的标准治疗方案，综合治疗和单纯放疗或单纯化疗比较，显著改善了患者的无病生存率和总生存率。综合治疗的原理和优势在于，全身化疗能有效地控制远处器官亚临床转移，而放疗能有效地控制局部复发。

（1）单纯放疗

放射治疗曾经是Ⅰ～Ⅱ期侵袭性 NHL 的主要治疗手段，放疗剂量为 35～50 Gy，局部控制率达 90%以上。Ⅰ～Ⅱ期中高度恶性 NHL 单纯放疗的疗效，5～10 年生存率为 40%～60%，无病生存率仅为 31%～50%。中国医学科学院肿瘤医院报道，84 例Ⅰ期结内和结外 NHL 单纯放疗的 5 年总生存率为 84%。

（2）综合治疗

化疗加受累野照射的综合治疗方案是目前中高度恶性或侵袭性 NHL 的标准治疗原则。有多项随机研究证明，综合治疗和单纯放疗或单纯化疗比较，显著改善了患者的无病生存率和/或总生存率。Ⅰ～Ⅱ期弥漫性大细胞淋巴瘤综合治疗后的 5～10 年总生存率和无病生存率为 63%～85%。

2. Ⅲ～Ⅳ期的化疗

CHOP 是中高度恶性 NHL 和 DLBCL 首程治疗的标准化疗方案，晚期中高度恶性 NHL 常规化疗的长期缓解率为 30%～50%。高剂量化疗加骨髓移植作为首程治疗未能改善晚期中高度恶性 NHL 生存率，但可能对高危侵袭性 NHL 或复发患者的治疗有益。化疗同时合并抗 CD20 免疫治疗可改善老年/成年 DLBCL 的生存率。

（五）预后

DLBCL 的预后因素包括临床分期、LDH、结外受侵、年龄、国际预后指数（表 4-7-5）。和预后相关的其它因素包括：CD5 表达、Bcl-2、P53 等基因表达。

表 4-7-5 国际预后指数（International Prognostic Index，IPI）

	预后不良因素
一般状况	2～4 级
分期	Ⅲ/Ⅳ期
年龄	＞60 岁
乳酸脱氢酶	LDH 高于正常
结外受侵	＞1 个结外器官受侵

国际预后指数对判断NHL的预后有非常重要的指导意义，每一个预后不良因素计算为一分，根据分数，将其划分为低危（0～1分）、低中危（2分）、中高危（3分）和高危（4～5分）四组。国际预后指数和患者的生存率有显著相关性，随着危险度的增加，完全缓解率、生存率和无病生存率逐步下降。

IPI在NHL得到了广泛的应用，已经扩展应用至淋巴结外NHL、低度恶性NHL、套细胞淋巴瘤及CD30阳性间变性大细胞淋巴瘤（ALK淋巴瘤）等。中国医学科学院肿瘤医院的资料证明，韦氏环NHL和鼻腔NK/T细胞淋巴瘤的预后和IPI密切相关。

二、滤泡淋巴瘤

滤泡淋巴瘤（follicular lymphoma，FL）是占成人结内原发NHL的22%～35%，仅少于弥漫性大B细胞淋巴瘤。早期滤泡淋巴瘤Ⅰ～Ⅱ级单纯放疗可取得好的疗效，而Ⅰ～Ⅱ期Ⅲ级滤泡淋巴瘤应考虑综合治疗。晚期滤泡淋巴瘤则难以治愈。滤泡淋巴瘤Ⅲ级含有较多的大细胞成分，治疗原则和弥漫性大B细胞淋巴瘤相似，预后相似。

（一）病理

滤泡淋巴瘤定义为滤泡中心细胞淋巴瘤，常为中心细胞（核裂滤泡中心细胞）和中心母细胞混合（大无裂滤泡中心细胞）。肿瘤细胞以中心细胞为主，而中心母细胞较少。生长类型至少部分为滤泡性，但可见弥漫性区域生长。根据WHO和REAL淋巴瘤分类建议，对FL进行分级的同时，要记录和定量分析弥漫区域。根据中心母细胞数量，将滤泡淋巴瘤分为3级：Ⅰ、Ⅱ和Ⅲ级。

（二）免疫表型和基因异常

FL来源于生发中心B细胞，B细胞相关抗原如CD19、CD20阳性和SIg+，而CD5和CD45阴性，$CD10^{+/-}$，$CD23^{-/+}$。CD5和CD45阴性可鉴别套细胞淋巴瘤，而CD10阳性可鉴别边缘带B细胞淋巴瘤。70%～95%的滤泡淋巴瘤有t（14；18）染色体易位，导致Bcl-2基因表达和重组。Bcl-2蛋白抑制凋亡的发生，在正常生发中心细胞，Bcl在转录水平处于关闭状态。t（14；18）染色体易位发生于早期发育的B细胞（Ig基因重组阶段）。

（三）临床表现

滤泡淋巴瘤主要发生于成人，男女比例基本相同，大部分患者表现为广泛性病变，Ⅰ～Ⅱ期少见，仅为10%～20%，80%为Ⅲ～Ⅳ期。FL主要侵犯淋巴结，并常侵及脾和骨髓，结外器官受侵较少见。肿瘤进展缓慢，晚期FL认为不可治愈，但恶性程度低，病情进展缓慢，预后好。FL可进展为弥漫性大B细胞淋巴瘤。

（四）治疗

FL的治疗主要根据病理分级和临床分期，Ⅰ～Ⅱ级FL的治疗同Ⅲ级FL不同，后者的治疗原则和弥漫性大B细胞淋巴瘤相同。

滤泡淋巴瘤的治疗策略如下：

Ⅰ～Ⅱ期

- 可被治愈，不应延迟治疗。
- 单纯放疗，受累野或扩大野照射。
- 受累野低剂量照射4Gy～8Gy / 2f
- 可以考虑放疗和化疗联合治疗，目前仍无肯定证据表明，化疗加入放疗提高总生存率。

Ⅲ～Ⅳ期

- 绝大部分患者不可治愈，为姑息性治疗。
- 单药化疗如苯丁酸氮芥或氟达拉宾有效，临床缓解率为65%。
- 联合化疗改善了完全缓解率，但未改善总生存率。
- 化疗和美罗华联合治疗改善了完全缓解率和生存率。
- 高剂量干扰素和化疗联合同时应用治疗改善了生存率。
- 高剂量化疗加骨髓移植对年龄小于60岁的患者可能有益。
- 放疗对有选择的部分患者可能有益，为姑息治疗手段。

（五）预后

滤泡淋巴瘤的预后和年龄、性别、结外部位

受侵数目、B组症状、血清LDH和血沉有关。2004年根据4167例滤泡淋巴瘤的结果，提出了滤泡淋巴瘤国际预后指数（FLIPI），共有5个预后不良因素：年龄>60岁比≤60岁；Ann Arbor分期Ⅲ～Ⅳ期比Ⅰ～Ⅱ期；血红蛋白<120g/L比≥120g/L；淋巴结受侵数目>4个比≤4个；血清LDH异常比正常。将上述不良预后因素计分后分成三组，低危组（0～1分，占36%的患者），中危组（2个因素，占37%），高危组（≥3个因素，占27%）。三组的5年生存率分别为90.6%，77.6%和52.5%，10年生存率分别为70.7%，50.9%和35.5%。

三、边缘带B细胞淋巴瘤

边缘带B细胞淋巴瘤（marginal zone B cell lymphoma，MZCL）包括三种病理类型：结外黏膜相关淋巴瘤，结内边缘带B细胞淋巴瘤和脾边缘带B细胞淋巴瘤。三种病理类型具体明显的临床特征和预后，治疗原则也有所不同。

（一）边缘带和边缘带细胞

淋巴结、脾和结外淋巴组织的次级淋巴滤泡组成了两个形态学和功能相同的区域：滤泡中心和外套细胞（mantle），后者组成淋巴冠和边缘带。边缘带在脾脏白髓、派氏集合淋巴结（Peyer's Patches）等次级淋巴组织和肠系膜淋巴结中得到了很好发育，但在除肠系膜淋巴结以外的其他淋巴结发育差，极少见明显的边缘带形成。边缘带B淋巴细胞胞浆丰富，核苍白而不规则，核位于细胞中央。

（二）黏膜相关淋巴组织概念

黏膜相关淋巴组织（mucosal-associated lymphoid tissue，MALT）主要指呼吸道、胃肠道及泌尿生殖道黏膜固有膜和上皮细胞下散在的无被膜淋巴组织以及某些带有生发中心的器官化的淋巴组织，如扁桃体、小肠的派氏集合淋巴结、阑尾等。MALT包括三部分：（1）鼻相关淋巴组织（nasal-associated lymphoid tissue，NALT）包括咽扁桃体、腭扁桃体、舌扁桃体及鼻后部其他淋巴组织；（2）肠相关淋巴组织（gut-associated lymphoid tissue，GALT）包括派氏集合淋巴结、淋巴滤泡、上皮间淋巴细胞和固有层淋巴组织等；（3）支气管相关淋巴组织（bronchial-associated lymphoid tissue，BALT）主要分布于肺叶的支气管上皮下，其结构与派氏集合淋巴结相似，滤泡中淋巴细胞受抗原刺激常增生成生发中心。除胃肠道和支气管外，其他部位如腮腺、甲状腺和肺等有相似的结构。这些结外MALT淋巴瘤有共同的病理特点，在病理、免疫学和临床表现上不同于其他低度恶性B细胞淋巴瘤。

（三）边缘带B细胞的免疫表型

边缘带B细胞的免疫表型和单核细胞样B细胞大部分相似，两者都表达B细胞抗原：CD20和CD79a阳性，但缺乏CD5、CD10、CD23和CD43表达。边缘带B细胞通常表达IgM和Bcl-2，而单核细胞样B细胞缺乏IgM和Bcl-2表达。边缘带B细胞IgD低表达或阴性，这点有别于套区淋巴细胞IgD强表达。MALT淋巴瘤缺乏CD5和CD10的表达可鉴别结内慢性B细胞白血病/小淋巴细胞淋巴瘤、滤泡淋巴瘤和中心细胞淋巴瘤。

（四）病理分类

在REAL分类中，边缘带B细胞淋巴瘤被认为是一种具有明显临床病理特征的B细胞来源NHL，在新的REAL和WHO分类中，将边缘带B细胞淋巴瘤分为三种独立病理类型：结外边缘带B细胞淋巴瘤（结外MALT淋巴瘤），淋巴结MZCL和脾MZCL。

（五）临床特点和治疗

虽然三种MZCL的形态学、免疫表型和基因表型相似，但其临床表现各不相同。三种MZCL均表现为惰性淋巴瘤，病程进展缓慢。结内边缘带B细胞淋巴瘤的预后明显差于结外MALT淋巴瘤和脾MZCL。

1. 结内边缘带B细胞淋巴瘤

结内MZCL和滤泡淋巴瘤相似，病变广泛，Ⅲ～Ⅳ期多见，常侵及外周和中央区淋巴结、骨髓、肝和脾，其生存率明显低于结外MZCL。化疗是主要治疗手段，预后差，5年总生存率和无病生存率分别为56%和31%。

2. 脾边缘带B细胞淋巴瘤

SMZL的发病年龄从22～79岁，中位年龄68岁，女性略多，男女之比为1∶1.8。大部分患者表现为无症状性脾大，淋巴结肿大极少见。非特异性症状包括贫血、血小板减少。50%的患者有IgM或IgG表达，通常低于30g/L。B组症状如发热和盗汗极少见。血清白蛋白、LDH和β_2微球蛋白也可出现异常变化。SMZL可见自身免疫现象，包括原发胆汁性肝硬化、风湿性关节炎、免疫性血小板减少症、自身溶血性贫血和红斑狼疮等。

SMZL是一种低度恶性淋巴瘤，自然病程长。许多患者长期无症状生存，脾切除或化疗效果好。目前主要有四种治疗方法：观察，脾切除，脾照射和化疗。5年总生存率为65%～78%。既使在未治疗或治疗未达完全缓解的情况下，肿瘤进展时间仍超过5年。

3. 结外黏膜相关淋巴瘤

结外边缘带B细胞淋巴瘤原发于结外部位，称之为MALT淋巴瘤，占所有淋巴瘤的4%～13%。MALT淋巴瘤最常见的原发部位为胃肠道，占全部MALT淋巴瘤的45%～56%，其他结外部位包括肺、眼和结膜、皮肤、甲状腺、腮腺和乳腺等。Ⅰ～Ⅱ期多见，占66%～74%。同时发生多部位MALT淋巴瘤11%～23%。MALT淋巴瘤有时转移至远处淋巴结和其他血液系统如骨髓、肝或脾，但外周淋巴结转移相对少见。

中位年龄60岁，以女性多见。放射治疗是Ⅰ～Ⅱ期结外MALT淋巴瘤最重要的治疗手段，既可取得非常好的疗效，又可保留器官功能。在最近的大宗文献报道中，早期结外MALT淋巴瘤单纯放疗的5年生存率达95%以上，无病生存率为77%。胃和甲状腺MALT淋巴瘤的预后优于其它结外部位MALT淋巴瘤。

胃MALT淋巴瘤的治疗方法包括抗HP感染、放疗和化疗，5年总生存率从80%～95%。IE期胃低度恶性B细胞MALT淋巴瘤对抗HP感染治疗有效，抗HP感染治疗失败、HP阴性的IE-ⅡE期胃MALT淋巴瘤单纯放疗可取得很好的治疗效果。治疗失败、无HP感染或晚期胃MALT淋巴瘤的有效治疗方法包括手术、放疗和化疗。单纯化疗文献报道较少，对大部分胃MALT淋巴瘤仅能取得部分缓解，容易局部复发。

早期非胃肠道部位MALT淋巴瘤的治疗以受累野放疗为主要治疗手段。Zinzani等治疗75例IE～Ⅳ期非胃肠道MALT淋巴瘤，其中57例IE～ⅡE期，主要为受累野照射，其5年无进展生存率为71%。Tsang等用30 Gy受累野照射7例IE～ⅡE期甲状腺MALT淋巴瘤的4年局部控制率和无病生存率均为100%。

第四节　T/NK细胞淋巴瘤

REAL和WHO分类中的T淋巴细胞包括前体（胸腺或淋巴母）或外周（成熟或胸腺后）淋巴细胞。新的淋巴瘤分类方法在依赖于生物学的同时，更重要的是需要考虑临床病理特点。这一点在结外原发淋巴瘤显得尤其重要。

根据外周NK/T细胞淋巴瘤的临床表现，可分类为白血病为主、淋巴瘤为主和结外病变为主的恶性肿瘤，后者又可根据疾病的进程分为惰性和侵袭性两种（表4-7-6）。鼻腔NK/T细胞淋巴瘤是我国最常见的结外T细胞淋巴瘤，其次为间变性大细胞性淋巴瘤、皮肤蕈样霉菌病等。

表4-7-6　胸腺后（外周）T细胞和NK细胞肿瘤：WHO/REAL分类

1. 白血病为主恶性肿瘤
● 前体T淋巴细胞白血病
● T细胞颗粒性淋巴细胞白血病
● 侵袭性NK细胞白血病
● 成人T细胞白血病/淋巴瘤（HTLV－1＋）

续表

2. 淋巴瘤为主恶性肿瘤
● 外周 T 细胞淋巴瘤，未分型
● 血管免疫母 T 细胞淋巴瘤（AILD 样）
● 成人 T 细胞白血病/淋巴瘤（HTLV－1＋）
● 间变性大细胞淋巴瘤（T 细胞和裸细胞）
3. 结外病变为主恶性肿瘤
惰性
● 蕈样霉菌病/赛塞利综合症
● 原发皮肤间变性大细胞淋巴瘤
侵袭性
● 结外 NK/T 细胞淋巴瘤，鼻腔和鼻型
● NK 母细胞淋巴瘤
● 肠病型 T 细胞淋巴瘤
● 皮下脂膜炎样 T 细胞淋巴瘤
● 肝脾 T 细胞淋巴瘤

一、鼻腔 NK/T 细胞淋巴瘤

原发鼻腔非霍奇金淋巴瘤（NHL）是亚洲、拉丁美洲和南美洲较常见的恶性淋巴瘤。在中国，鼻腔是韦氏环以外最常见的结外 NHL，占全部恶性淋巴瘤的 2%～10%。欧美鼻腔 NHL 极少见。鼻腔 NHL 可来源于 T/NK 淋巴细胞或 B 淋巴细胞，在 REAL 淋巴瘤分类中，来源于 T/NK 细胞的原发鼻腔 NHL 是一种独立的病理类型，并被命名为血管中心性淋巴瘤。WHO 分类中命名为鼻腔、鼻型 NK/T 细胞淋巴瘤。

鼻腔 NK/T 细胞淋巴瘤以血管中心性病变为主要病理特征，和 EB 病毒感染有关，临床表现为鼻腔肿瘤坏死性改变、中年男性多见，诊断时病变常为局限性Ⅰ～Ⅱ期，较少有区域淋巴结，极少有远处转移。肿瘤对放疗敏感，对化疗抗拒，晚期预后极差。早期鼻腔 NK/T 细胞淋巴瘤通过放射治疗可以取得好的效果，放射治疗是主要治疗手段。

（一）病理和免疫表型

鼻腔、鼻型 NK/T 细胞淋巴瘤指原发于结外 NHL，具有广泛的病理形态学表现，以血管中心性病变、血管破坏和坏死为主。大部分患者表现为 NK 细胞来源（$CD3\varepsilon^{+}$ $CD56^{+}$ EBV^{+}），极少病例表现为 $EBV^{+}CD56^{-}$ 的 T 细胞表型，故命名为 NK/T 细胞（而不是 NK 细胞）淋巴瘤。鼻腔 NK/T 细胞淋巴瘤专指原发于鼻腔的病例，其它结外部位原发、具有鼻腔 NK/T 细胞淋巴瘤临床病理特征的淋巴瘤称为鼻型 NK/T 细胞淋巴瘤。

发生于不同部位的结外鼻型 NK/T 细胞淋巴瘤的病理特征相似，表现为原发黏膜部位常有广泛的溃疡和弥漫性淋巴细胞浸润。特征性表现为血管中心性病变，肿瘤细胞侵犯小血管壁或血管周围组织，导致组织缺血和广泛坏死，血管坏死性病变 60%～80%。病理形态上表现为非均质性，大部分肿瘤细胞为中等大小细胞或小细胞和大细胞混合，极少见大细胞、免疫母细胞或间变性大细胞形态。众多反应性细胞的背景容易模糊肿瘤细胞浸润。活检样本小、肿瘤细胞少、常伴坏死等使鼻腔 NK/T 细胞淋巴瘤的病理诊断很困难，需多次活检以获得病理确诊。

（二）临床表现

鼻腔 NK/T 细胞淋巴瘤男性多见，男女比为 2～4：1，中位年龄约 44 岁。最常见的症状为鼻塞，局部病变广泛受侵时，出现眼球突出、面部肿胀、硬腭穿孔、颅神经麻痹、恶臭和发热等症状和体征。B组症状常见，约30%。肿瘤常局限于鼻腔及其邻近结构，邻近器官或结构受侵以同侧上颌窦和筛窦最常见，其他依次为鼻咽、局部皮肤、硬腭、软腭、眼球和口咽等。42%的患者有多部位直接侵犯。

在亚洲，67%～98%的患者在诊断时为临床IE或ⅡE期，肿瘤常局限于鼻腔或直接侵犯邻近结构或组织，而较少有远处淋巴结受侵或结外器官转移。中国医学科学院肿瘤医院最近报道了107例经过免疫组化证实的鼻腔NK/T细胞淋巴瘤中，105例为Ⅰ～Ⅱ期，83例Ⅰ期（78%），22例ⅡE期（21%）Ⅳ期仅2例（2%）。就诊时，颈部淋巴结受侵和远处结外器官转移少见，颈淋巴结受侵以颌下淋巴结最常见，其次为中上颈淋巴结。远处转移以皮肤最常见。

（三）治疗

放射治疗是早期鼻腔NK/T细胞淋巴瘤的主要治疗手段。放疗作为IE期鼻腔NK/T细胞淋巴瘤的主要治疗手段能取得较好的疗效。鼻腔NK/T细胞淋巴瘤对放疗敏感，但对化疗抗拒。现有四项较大宗病例回顾性研究表明，单纯放疗或放化疗综合治疗的疗效优于单纯化疗，另外四项临床研究则显示，化疗加入放疗并未显著改善早期NK/T细胞淋巴瘤的生存率，即单纯放疗和放疗加化疗的疗效相同。晚期鼻腔NK/T细胞淋巴瘤病例数少，由于肿瘤对化疗抗拒，化疗疗效差，预后极差，极少有Ⅲ～Ⅳ期患者能生存5年以上。

1. 治疗建议

目前鼻腔、鼻型NK/T细胞淋巴瘤的临床研究证据和治疗策略总结如下。无预后不良因素的局限IE期鼻腔NK/T细胞淋巴瘤建议单纯放疗，IE期伴有预后不良因素和ⅡE期建议放疗后巩固性化疗。Ⅲ/Ⅳ期应以化疗以主，辅以原发部位的放疗。由于ⅡE期Ⅲ/ⅣE期化疗疗效差，肿瘤对化疗抗拒，需要考虑新的有效的全身治疗方案。鼻腔外鼻型NK/T细胞淋巴瘤是否具有和鼻腔NK/T细胞淋巴瘤相同的临床特征有待进一步的研究。

Ⅰ～Ⅱ期（局限期）

- Ⅰ～Ⅱ期鼻腔和头颈部鼻型NK/T细胞淋巴瘤对放疗敏感，完全缓解率达80%以上，以放疗为主要治疗的5年生存率为40%～92%。
- 肿瘤对化疗抗拒，完全缓解率仅为0～59%，单纯化疗5年生存率仅为15%～40%。
- 化疗失败后可经放疗挽救治疗。
- 单纯放疗或放疗加化疗疗效优于单纯化疗或化疗为主的治疗。
- 常规化疗方案加入放疗未能提高无病生存率或总生存率。
- 早期应以放疗治疗为主要治疗手段，受累野照射，不做颈部预防照射。照射剂量为50～55Gy，肿瘤残存时，应补量照射10～15 Gy。

Ⅲ～Ⅳ期（晚期）

- 化疗为主要治疗手段，合并局部区域放疗，但预后极差。
- 需考虑更为有效的全身治疗方案。

2. 放疗和化疗近期疗效和生存率比较（表4-7-7）

已报道的鼻腔和鼻型NK/T细胞淋巴瘤的5年总生存率从34%到86%，生存率的巨大差别可能和以下因素有关：以化疗为主的治疗、晚期病例多、局部复发率高和地域差别等。中国医学科学院肿瘤医院报道105例Ⅰ～Ⅱ期鼻腔NK/T细胞淋巴瘤，5年总生存率和无进展生存率分别为71%和59%，IE期分别为78%和63%，ⅡE期为46%和40%。

（1）近期疗效比较：鼻腔NK/T细胞淋巴瘤对化疗抗拒，单纯化疗或首程化疗近期疗效较差，但对放疗敏感。表4-7-7总结了最近几年首程化疗或首程放疗治疗鼻腔或鼻型NK/T细胞淋巴瘤的近期疗效，全部病例经免疫组化证实。虽然鼻腔NK/T细胞淋巴瘤主要为临床Ⅰ/Ⅱ期，以化疗为首程治疗时，化疗后的完全缓解率仅为0～59%，大部分低于40%。而早期弥漫性大B细胞淋巴瘤化疗的完全缓解率可达85%～90%。以放疗为首程治疗或短程化疗（1～2周期）后放疗的近期疗效CR率达到52%～100%，显著高于以化疗为主要治疗手段的疗效。中国医学科学院肿瘤医院的资料显示化疗的CR率为20%，放疗为83%，这一结果和国内外的大宗报道结果相似。

表 4-7-7　鼻腔和鼻型 NK/T 细胞淋巴瘤不同治疗方法的近期疗效和生存率比较

作者（%）	时间	总例数	原发鼻腔例数（%）	临床分期	治疗	化疗或放疗近期疗效（CR，%）	5年生存率（%）
Aviles 等（墨西哥）	2000	108	108（100）	Ⅰ～Ⅱ	放疗＋CHOP-bleo	92	86（8年）
Kim WS	2001	17	17（100）	Ⅰ～Ⅱ	1－2 CHOP→放疗：2	100	
					4 CHOP→放疗：15　40		
Ribrag	2001	20	20（100）	Ⅰ～Ⅱ	RT/RT→化疗：6＋2	100	NA
					化疗（放疗：12　25		35个月（中位）
Cheung 等	2002	79	79（100）	Ⅰ～Ⅱ	放疗（化疗：18	78	29.8
（香港）					化疗（放疗：61　49[A]	40.3	$P=0.693$
Chim 等	2004	67	67[B]（100）	Ⅰ～Ⅳ	放疗：7例[C]	100	83.3（10年）
（香港）					化疗→放疗：59例	59　32	$P=0.03$
You JY 等	2004	46	46（100）	Ⅰ～Ⅱ	放疗：6例	—	83.3
（台湾）					化疗（放疗：40例　—	28.5	$P=0.027$
李晔雄等	2006	105	105（100）	Ⅰ～Ⅱ	单纯放疗：31	97	66
					放疗＋化疗：34	71	77
					化疗＋放疗：37	19　74	$P=0.23$
					化疗：3	1/3　1/3死亡	
Kim GE 等	2001	143	74（52）	Ⅰ～Ⅱ	单纯放疗：104例	69	35
（南朝鲜）					化疗后放疗：39例	8　38	$P=0.93$
勇威本等	2001	37	19（51）	Ⅰ～Ⅳ	CHOP→放疗	10（27）　43（2年）	
Kim BS 等（南朝鲜）	2003	59	45（76）	Ⅰ～Ⅳ	化疗（放疗：59例	35.6　44.2（2年）	
Li CC 等	2004	56	43/77[D]（56）	Ⅰ～Ⅱ	单纯放疗：11	55	50
（台湾）					放疗＋化疗：27	74	59
					单纯化疗：18	50　15	$P=0.01$
Kim K 等	2005	53	29（55）	Ⅰ～Ⅱ	放疗：33	52	76
					化疗＋放疗：20	38　59	$P=0.27$
潘战和等	2005	93	未分析	Ⅰ～Ⅳ	放疗：2	50	
					化疗：34	41　约0	
					化放疗：54	83E　约30	$P<0.05$

[A]CR＋PR；[B]全部为鼻腔 NK 细胞淋巴瘤；[C]一例单纯手术，未做化放疗；[D]共77例Ⅰ～Ⅳ期头颈部 T/NK 细胞淋巴瘤，56例为Ⅰ～Ⅱ期，后者供分析用；[E]为化疗和放疗综合治疗后的 CR 率；＊包括鼻腔、副鼻窦、韦氏环、口腔和软腭 T/NK 细胞淋巴瘤。

（2）放疗为主的治疗疗效优于化疗：来自香港、台湾和中山医肿瘤防治中心四个大宗回顾性研究表明，以放射治疗为主的治疗（单纯放疗或化疗和放疗综合治疗）优于单纯化疗或化疗为主的治疗结果。

(3) 化疗加入放疗未改善生存率：对于局限Ⅰ～Ⅱ期鼻腔 NK/T 细胞淋巴瘤，中国医学科学院肿瘤医院的研究表明，化疗加入放疗并没有带来更好的治疗结果。IE 期患者综合治疗的 5 年 OS 和 PFS 分别为 80% 和 64%，和单纯放射治疗结果相似，5 年 OS 和 PFS 分别为 73%（P=0.9274）和 63%（P=0.8533）。在另外三项研究中，单纯放射治疗的疗效与综合治疗结果相似，反映了化疗加入放疗并未提高生存率。

(4) 化疗后局部失败可被放疗挽救治疗：香港 Cheung 等治疗 79 例Ⅰ～Ⅱ期鼻腔 NK/T 细胞淋巴瘤，51 例化疗后放疗，10 例单纯化疗，16 例单纯放疗，2 例放疗后化疗。61 例首程化疗的患者中，31 例（51%）在化疗中病变进展，其中 17 例为局部区域进展，后者经放疗挽救治疗，9 例达到完全缓解。18 例首程治疗为放疗的患者中，14 例（78%）完全缓解，4 例病变进展，进展患者中无 1 例被化疗挽救治疗。

（四）照射方法和剂量

1. 照射靶区

肿瘤局限于一侧鼻腔，未侵犯邻近器官或组织结构（局限 IE 期），射野靶区应包括双侧鼻腔、双侧前组筛窦、硬腭和同侧上颌窦。肿瘤超出鼻腔时（广泛 IE 期），靶区应扩大至受累的邻近器官或结构，如果前组筛窦受侵，应包括同侧后组筛窦。如果肿瘤邻近后鼻孔或侵犯鼻咽，照射野应包括鼻咽。ⅡE 期在原发病灶和受侵器官/结构照射时，需同时做双颈照射。Ⅲ～Ⅳ期化疗后放疗，照射野包括原发灶和区域淋巴引流区。

常规照射野有时不能很好地包括靶区，靶区剂量分布不均匀。病变广泛时，难以很好地保护正常组织。应用三维适形放疗或调强适形放疗能更好地包括肿瘤，使靶区剂量分布均匀，并更好地保护正常组织，如腮腺、脑干、晶体等重要器官（图 4-7-5）。

肿瘤根治性照射剂量 DT 50～55 Gy，IE 期病变不必做颈部淋巴引流区预防照射。

2. 照射剂量

中国医学科学院肿瘤医院一直使用 50～55Gy 作为鼻腔 NK/T 细胞淋巴瘤的根治剂量，取得了非常好的局部控制率。Ⅰ～Ⅱ期鼻腔 NK/T 细胞淋巴瘤放疗后的局部复发或进展为 7.8%。有几项研究显示，放疗剂量≥50Gy 和<50Gy 的局部控制率有显著差别。

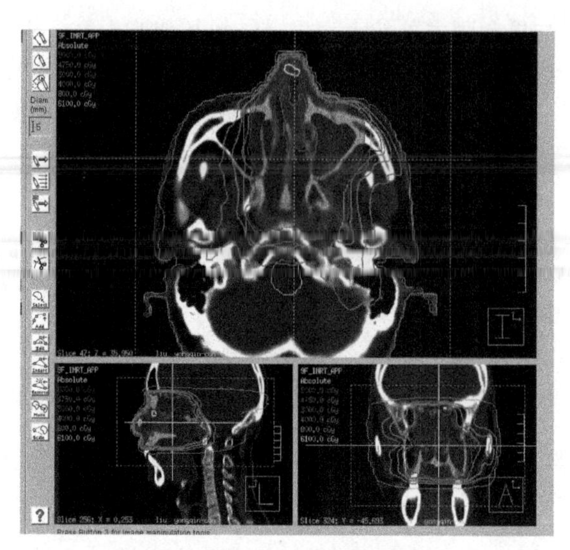

图 4-7-5　L 型野调强放疗剂量分布

二、大细胞间变性淋巴瘤

1985 年 Stein 等首次描述间变性大细胞淋巴瘤（anaplastic large cell lymphoma，ALCL），并确认为一种新的淋巴瘤类型。ALCL 具有下列特征：肿瘤细胞呈间变性，生长具粘合成团倾向，侵犯淋巴结窦，肿瘤细胞 CD30（Ki-1）强阳性。ALCL 以前称之为 Ki-1 阳性大细胞淋巴瘤。虽然 ALCL 具有上述共同特征，但病理形态、基因表型和临床表现有广泛的异质性。ALCL 从细胞来源可分为 B 细胞或 T/null 细胞（非 T 非 B 细胞），从原发部位可分为原发系统型 ALCL、原发皮肤型 ALCL 和继发性 ALCL，后者从其它淋巴瘤转化而来。B 细胞来源 ALCL 在 REAL 和 WHO 分类中归于弥漫性大 B 细胞淋巴瘤。本文中如未提到细胞来源，则特指 T/null 细胞 ALCL。

（一）病理

ALCL 诊断性病理特点为淋巴结结构部分消失，肿瘤细胞易侵犯淋巴窦，类似于转移性肿瘤。常被误诊为转移癌、黑色素瘤或恶性组织细胞增生症。肿瘤生长类型常聚合成团，肿瘤细胞常和炎性成分如组织细胞和浆细胞混合，较少见红细胞和多形性粒细胞。有时炎性细胞丰富，掩盖了肿瘤细胞成分，使诊断更加困难。肿瘤细胞显间变性，细胞大小从小到大。

形态学上将 ALCL 分为普通型、小细胞型、淋巴组织细胞型、巨细胞富有型、霍奇金样等变异型。以普通型最常见，占 ALCL 的 70%，肿瘤细胞大、多形性，胞浆丰富，胞核显马蹄型或肾型。小细胞型和淋巴组织细胞型各占 5%～10%。

（二）免疫表型和分子异常

ALCL 特征性的免疫表型为 CD30（Ki-1）阳性。ALCL 仅依靠病理形态学诊断的准确性和可靠性仅为 46%，如果形态学结合 CD30 阳性，诊断准确性提高到 85%。

原发系统型 ALCL 来源于 T 细胞和 null 细胞，常表达一种或多种 T 细胞抗原，特别是 CD3 阳性。裸细胞 ALCL 常表达细胞毒分子如颗粒酶 B 和 TIA-1，并有重组 TCRγ? β。原发皮肤型 ALCL 总是来源于 T 细胞，但它和系统型 ALCL 不同的是 ALK 阴性，而且常不表达 EMA（epithelial membrane antigen）和细胞毒分子。

ALCL 主要遗传学变化为 t（2；5）（p23；q35）染色体易位，产生 NPM-ALK（nucleophosmin-anaplastic lymphoma kinase）融合蛋白，30%～60%的 ALCL 表达 NPM-ALK 蛋白。应用 RT-PCR、原位杂交、FISH 和免疫组化等技术可检测到基因融合产物。免疫组化应用广泛，特异性高、快速和价廉。ALK 融合蛋白还存在其他的形式，如 TPM（tropomyosin）3-ALK，CLTCL（clathrin chain polypeptide-like）-ALK，ATIC（amino-terminusof 5-aminoimidazole-4-carboxamide ribonucleotide formyltransferase/IMPcyclohydrolase）-ALK 等。

（三）临床表现

临床上，ALCL 可区分为原发性和继发性，后者从其他淋巴瘤转化而来。原发系统型 ALCL 占成人 NHL 的 5%，占儿童大细胞淋巴瘤的 20%～30%。系统型间变性大细胞淋巴瘤 ALK 阳性和阴性的比例分别为 60%和 40%，ALK 阳性和阴性的系统型 ALCL 的临床特点和预后不同。系统型 ALCL 病理和临床特点的非均质性总结如表 4-7-8。

表 4-7-8　原发系统型 ALCL 和原发皮肤型 ALCL 的病理形态和临床特点比较

类型	病理形态	ALK	年龄	临床特点
ALK 阳性系统型 ALCL	所有变异型	阳性	30 岁	常Ⅲ～Ⅳ期伴 B 症状，预后好
ALK 阴性系统型 ALCL	普通型多	阴性	老年	常为Ⅲ～Ⅳ期，预后差
原发皮肤 ALCL	普通型或淋巴细胞型	阴性	老年 预后好	单发或多发皮肤结节，无 B 症状

1. ALK 阳性系统型 ALCL

ALK 阳性系统型 ALCL 大部分发生于 30 岁以内，男性多见，男女比为 1.2～2∶1。常表现为外周或腹部淋巴结肿大，大肿块多见，占 30%～54%。40%的患者为弥漫性广泛浸润，常伴腹股沟淋巴结受侵。纵隔受侵比 HD 少见，25%的患者有脾大。43%～63%的患者为Ⅲ/Ⅳ期并伴 B 组症状，高热和体重下降常见。60%的患者有结外受侵，而多个结外部位受侵占 40%，皮肤、骨和软组织是最常见的结外受侵部位，胃肠道和中枢神经系统受侵极少见。和 HD 不同的是，ALCL 较少侵犯纵隔。表达 NPM-ALK 和其他 ALK 融合蛋白 ALCL 的临床表现和预后无差别。在儿童 ALCL，ALK 阳性率更高。

2. ALK 阴性系统型 ALCL

ALK 阴性系统型 ALCL 的病理形态、免疫表型、临床表现和 ALK 阳性系统型 ALCL 基本相似，主要区别为 ALK 阴性，发病年龄较大，预后差。

霍奇金样 ALCL 常发生于年青人，85%的患者为 ALK 阴性，常为ⅡA 期，约 60%的患者表现为大纵隔，但无皮肤和骨受侵。这些临床表现和

ALK 阳性系统型 ALCL 有较明显差别。

（四）治疗和预后

原发系统型 ALCL 的治疗以化疗为主要治疗手段，辅以放疗，预后较好。早期 ALCL 行化疗后做受累野照射，晚期以化疗为主。化疗多采用含有阿霉素的方案如 CHOP、ABVD 和 MACOP-B 等，也有人应用强化的化疗方案加骨髓移植治疗晚期系统型 ALCL。全部 ALCL 的 5 年总生存率为 52%～95%，ALK 阳性 ALCL 的预后明显优于 ALK 阴性 ALCL，5 年生存率分别为 71%～95%和 15%～46%。

三、肝脾 T 细胞淋巴瘤

肝脾 T 细胞淋巴瘤少见，侵犯肝脾红髓窦。肿瘤细胞显均质性，中等大小，染色质部分分散，核不清晰，胞浆通常少而不规则。在疾病过程中，外周血中可见 25%～50%的肿瘤细胞。大部分肿瘤细胞来源于 γδT 细胞，αβT 细胞少见，但两者的临床和病理相似。60%～70%表达 NK 细胞相关抗原 $CD56^{+}$，因此，大部分病例为 NK 样 T 细胞基因表型。所有患者 TIA-1 阳性，约 50%缺乏颗粒酶、穿孔素。约 20%肝脾 T 细胞淋巴瘤发生于肾移植免疫抑制的患者。

肝脾 γδT 细胞淋巴瘤发病年龄较小，中位年龄 34 岁，临床上主要表现为肝脾肿大和血小板减少，但无淋巴结肿大。肝功能正常或异常，即使在肝功能正常情况下，肝活检仍可见肿瘤侵犯。病变进展时，局限于肝脾和骨髓，而无淋巴结转移，其他结外部位受侵少见。几乎所有患者都有血液学异常，血小板减少最常见，见于大部分患者。化疗缓解期短，中位生存期仅为 16 个月，预后差。

第五节　原发皮肤淋巴瘤

原发皮肤淋巴瘤（primary cutaneous lymphoma，PCL）是一组来源于 T 细胞或 B 细胞的异质性淋巴瘤，在组织学、免疫表型、分子特点、临床表现和预后明显不同。其临床表现和同样组织来源的结内淋巴瘤存在很大的差别。PCL 是欧美常见的结外恶性淋巴瘤，占结外原发淋巴瘤的第二位。在中国，皮肤淋巴瘤相对少见。EORTC 的原发皮肤淋巴瘤分类定义中，严格限定在诊断时和诊断 6 个月内无皮肤外病变。最近，提出了新的 WHO EORTC 皮肤淋巴瘤分类。

一、定义

原发皮肤淋巴瘤定义为具有高度临床和病理特征的皮肤淋巴瘤，临床表现、预后和同样组织学类型的原发结内淋巴瘤（或侵犯皮肤）明显不同，诊断时未同时合并皮肤以外病变。PCL 存在特异的染色体易位、癌基因表达、病毒序列和粘附受体的表达。原发皮肤淋巴瘤具有明显的临床病理特点，其病程常表现为惰性，不同病理类型需采用不同的治疗方法。

二、流行病学

PCL 是欧美常见的结外恶性淋巴瘤，占结外原发淋巴瘤的第二位，仅次于原发胃肠道非霍奇金淋巴瘤，年发病率为 0.5～1/10 万。皮肤 T 细胞淋巴瘤（CTCL）占全部原发皮肤淋巴瘤的 65%～80%，其余 20%～25%为皮肤 B 细胞淋巴瘤。皮肤 T 细胞淋巴瘤中以蕈样霉菌病（Mycosis Fungoides，MF）最常见，$CD30^{+}$间变性大细胞淋巴瘤次之，占 25%，其次为 CD30 阴性原发皮肤外周 T 细胞淋巴瘤。皮肤 B 细胞淋巴瘤中以滤泡中心细胞淋巴瘤最常见，其次为腿原发大 B 细胞淋巴瘤和皮肤边缘带 B 细胞淋巴瘤。国内原发皮肤淋巴瘤少见，以皮肤蕈样霉菌病较多见。

三、病理分类

原发皮肤淋巴瘤的形态学和结内原发淋巴瘤有明显不同。REAL/WHO 分类方案应用临床特点来定义淋巴瘤的病理亚型，不同原发部位的 NHL 病理类型常常意味着不同的生物学行为。1997 年 EORTC 提出了原发皮肤淋巴瘤的病理分类，2005 年提出了新的 WHO-EORTC 病理分类原则（表 4-7-9）。

表 4-7-9 WHO-EORTC 原发皮肤淋巴瘤的病理类型

皮肤 T 细胞和 NK 细胞淋巴瘤
● 蕈样霉菌病（Mycosis Fungoides，MF）
● 蕈样霉菌病亚型和变异型
嗜毛囊性 MF
佩吉特病样网状细胞增多症（Pagetoid reticulosis）
肉芽肿性皮肤松弛症（Granulomatous slack skin）
● 赛塞利综合征（Sézary's syndrome，SS）
● 成人 T 细胞淋巴瘤/白血病
● 原发皮肤 $CD30^+$ 淋巴增殖性疾病
原发皮肤间变性大细胞淋巴瘤
淋巴瘤样丘疹病（Lymphomatoid papulosis）
● 皮下脂膜炎样 T 细胞淋巴瘤
● 结外 NK/T 细胞淋巴瘤，鼻型
● 皮肤 T 细胞淋巴瘤，未分类
原发皮肤侵袭性嗜表皮 CD8 T 细胞淋巴瘤（建议）
皮肤 γδT 细胞淋巴瘤（建议）
原发皮肤 $CD4^+$ 中小细胞多形性 T 细胞淋巴瘤（建议）
B 细胞淋巴瘤
● 原发皮肤边缘带 B 细胞淋巴瘤
● 原发皮肤滤泡中心淋巴瘤
● 原发皮肤弥漫性大 B 细胞淋巴瘤-腿型
● 原发皮肤弥漫性大 B 细胞淋巴瘤-其他
血管内大 B 细胞淋巴瘤
前体血液肿瘤

四、原发皮肤 B 细胞淋巴瘤（PCBCL）

原发皮肤 B 细胞淋巴瘤在欧洲占所有皮肤淋巴瘤的 5%～10%，美国占 4.5%。有 6%～10% 的全身 B 细胞淋巴瘤出现继发性皮肤受侵。PCBCL 女性略多于男性，男女比为 1∶2，平均年龄 59 岁。病理类型以低度恶性淋巴瘤多见，侵袭性淋巴瘤少见。在 WHO-EORTC 分类中，低度恶性皮肤淋巴瘤包括皮肤边缘带 B 细胞淋巴瘤和皮肤滤泡淋巴瘤。原发皮肤大 B 细胞淋巴瘤主要分成两种亚型：原发皮肤大 B 细胞淋巴瘤-腿型（PCLBCL-leg）和原发皮肤大 B 细胞淋巴瘤-其他。原发皮肤滤泡中心淋巴瘤病变局限于头颈和躯干皮肤，不论其大细胞的多少或组织亚型，预后极好。而原发皮肤大 B 细胞淋巴瘤-腿型主要为大细胞形态，和 PCFCL 有显著的差别（表 4-7-10）：发病年龄较大、易多灶性皮肤受侵、多为无裂细胞（圆形细胞）、Bcl-2 表达，预后差。最近的基因谱分析显示，PCLBCL-leg 的细胞增殖、原癌基因 Pim-1/pim-2/c-Myc、转录因子 Mum1/IRF4/Oct-2 表达明显增高，而 PCFCCL 的 SPINK2 表达显著增高。PCFCL 和 PCLBCL-leg 具有分别类似于生发中心 B 细胞样和激活 B 细胞样弥漫性大 B 细胞淋巴瘤的基因表达谱。原发皮肤弥漫性大 B 细胞淋巴瘤-其他的临床表现和预后则介于两者之间。

临床上，PCBCL 常表现为单发病变，红色到青灰色丘疹，疱疹，斑疹，结节，偶表现为多发或广泛的皮肤病变。后者和组织病理亚型有关。

表 4-7-10 原发皮肤滤泡中心淋巴瘤（PCFCL）和原发皮肤大 B 细胞淋巴瘤-腿型（PCLBCL-leg）的临床病理、基因特征和治疗

	PCFCL	PCLBCL-leg type
病理形态学		
细胞形态	中心细胞，大裂细胞为主（85%）；中心母细胞可存在，但不成片；	中或大细胞为主，圆细胞形态（90%）；类似中心母细胞或免疫母细胞；
生长类型	生长类型为滤泡、混合或弥漫；	为弥漫生长类型。
遗传学		
Bcl-2	－/＋，如阳性则为弱表达	＋＋，大部分肿瘤细胞强、均匀表达
Bcl-6	＋	＋/－
CD10	＋/－，弥漫区域大部为阴性	—
Mum1	—	＋
基因谱	生发中心 B 细胞样（GCB）	激活 B 细胞样（ABC）
临床表现		
中位年龄	62 岁（14～88 岁）	75 岁（27～92 岁）
男女之比	1∶1	1∶3
部位	躯干和头（90%）	腿，常位于小腿，＜10%发生腿以外
肿瘤形状	肿瘤结节，可有卫星灶	有时为双侧病变
广泛转移	11%	50%
预后		
5-年生存率	＞95%	52%
治疗原则	放疗	化疗为主

五、原发皮肤 T 细胞淋巴瘤

（一）蕈样霉菌病（Mycosis Fungoides，MF）

1. 定义 MF 是一种嗜上皮的皮肤 T 细胞淋巴瘤，肿瘤细胞中小形态、筛状核。MF 定义应为经典的“Alibert-Bazin”型 MF：病变从红斑期、斑块期至瘤块期逐步进展，或定义为组织学、临床表现和典经 MF 临床过程相似的其它临床变异型 MF。MF 是皮肤 CTCL 最常见的病理亚型，占所有皮肤淋巴瘤的 50%。MF 是原发皮肤淋巴瘤中最常见的病理类型，病变可进展为 $CD30^{+}$ 或 $CD30^{-}$ 大 T 细胞淋巴瘤，转化后淋巴瘤和病程进展有关。

2. 病理、免疫表型和基因特征 MF 嗜表皮、斑块样侵犯，侵及乳头状真皮，肿瘤细胞小、中等大小，偶有大的单核细胞、核深染、筛状，伴有不同数目的混合性炎症细胞。随着病变进展至瘤块期，真皮受侵更为广泛，肿瘤细胞数目增多，形态增大，同时伴有反应性 T 细胞数目减少，嗜表皮现象不再存在。

肿瘤细胞 $CD3^{+}$，$CD4^{+}$，$CD45RO^{+}$，$CD8^{-}$，$CD30^{-}$。极少数病例表达 $CD3^{+}$，$CD4^{-}$，$CD8^{+}$ 成熟 T 细胞免疫表型。在瘤块期，某些 T 细胞抗原可缺乏。大部分病例有 TCR 基因重组，但无稳定的细胞遗传学异常。

3. 临床特点和分期

中老年发病，中位发病年龄 55～60 岁，男性多见，男女之比为 1.6～2∶1。MF 病程进展缓慢，从红斑、斑块至瘤块期需数年或十多年时间，晚期可合并淋巴结和内脏器官受侵。皮肤蕈样霉菌病病程长，病变进展缓慢。因此，皮肤蕈样霉菌有独特的TNM临床分期原则（表4-7-11）。

表4-7-11 皮肤蕈样霉菌病TNM分期（1979年Bunn和Lamber）

分期	定义
T 皮肤	
T0	临床或组织学怀疑的病变。
T1	斑片状或湿疹样病变<10%皮肤面积。
T2	T1病变面积超过10%皮肤面积。
T3	出现肿瘤。
T4	红皮病。
N 淋巴结	
N0	无淋巴结受侵。
N1	临床上异常淋巴结肿大，但病理阴性。
N2	临床无异常淋巴结肿大，但病理阳性。
N3	临床发现异常淋巴结肿大和病理阳性。
M 内脏器官	
M0	无内脏器官受侵。
M1	有内脏器官受侵。
B 血液	
B0	外周血无非典型单核细胞（赛塞利细胞）（<5%全部淋巴细胞）
B1	外周血有非典型单核细胞（赛塞利细胞）（≥5%全部淋巴细胞）

临床分期：

分期	T	N	M
ⅠA期	T1	N0	M0
ⅠB期	T2	N0	M0
ⅡA期	T1～2	N1	M0
ⅡB期	T3	N0～1	M0
ⅢA期	T4	N0	M0
ⅢB期	T4	N1	M0
ⅣA期	T1～4	N2～3	M0
ⅣB期	T1～4	N0～3	M1

4. 治疗和预后

病变局限于皮肤时，治疗包括皮肤靶向治疗如光化学治疗（PUVA）、氮芥或BCNU和放射治疗。全身电子线照射是广泛期（斑块期和红斑期患者的主要治疗方法，斑块期和红斑期不考虑化疗。瘤块期对局部治疗相对不敏感，淋巴结受侵和器官受侵时应考虑多药联合化疗。病变广泛时，可考虑大剂量化疗加自体干细胞移植。预后好，DCLWG报道278例的5例生存率为87%。

（二）CD30阳性皮肤间变性大细胞淋巴瘤

1. 定义 原发皮肤ALCL定义为病变局限于皮肤、未见全身受侵，无蕈样霉菌病、外周T细胞淋巴瘤、淋巴瘤样丘疹病或HD病史。

2. 病理和免疫表型 根据WHO分类原则，原发全身型ALCL和原发皮肤型ALCL是两种独立的病理亚型，其临床表现和预后明显不同，两者是不同的病种。原发系统型ALCL为侵袭性，需全身化疗，而原发皮肤型ALCL表现为惰性，仅需局部治疗（手术或放疗）。原发皮肤型ALCL常需和淋巴瘤样丘疹病鉴别。

3. 临床特点 原发皮肤ALCL占皮肤淋巴瘤的10%，中位发病年龄60岁。和ALK阳性系统型ALCL不同的是，皮肤ALCL的ALK为阴性，缺乏细胞毒基因表达。预后好，临床病程多为惰性。临床表现为单发、无症状的皮肤或皮下紫红色结节，表面常可破溃。多发结节少见。常发生于四肢和躯干。约25%的患者可出现部分或完全性自发性肿瘤消退。

4. 治疗和预后 原发皮肤型ALCL局限期的治疗以局部治疗为主，手术切除或活检后局部放疗可取得极好的治疗效果，5年生存率达90%～100%。广泛期病变应考虑化疗，但化疗后易复发。化疗抗拒的原发皮肤ALCL维生素A酸治疗有效。

（三）皮下脂膜炎样T细胞淋巴瘤

1. 定义 皮下脂膜炎样T细胞淋巴瘤（subcutaneous panniculitis-like T-cell lymphoma，SPTL）是一种细胞毒性T细胞淋巴瘤，小、中或大的多形性T细胞和巨噬细胞主要侵犯皮下，腿是主要侵犯部位，常伴溶血综合症。SPTL分为两个亚型：α/βT细胞和γ/δT细胞，前者CD8阳性，病变局限于皮下，无真皮和表皮侵犯，病程进展缓慢，惰性。而γ/δT细胞SPTL占25%，CD4和CD8阴性，但常表达CD56，病变不仅侵犯皮下，也侵犯真皮和表皮，预后极好。在WHO-EORTC分类中，SPTL仅指α/βT细胞源性淋巴瘤，γ/δT细胞表型包括在皮肤γ/δT细胞淋巴瘤中。

2. 病理、免疫表型和基因特征

SPTL病理形态表现为小、中或大的多形性T细胞和巨噬细胞，主要侵犯皮下，腿部最常受侵，表皮和真皮无受侵，独立的脂肪细胞有助于诊断。肿瘤细胞为α/βT细胞、$CD3^+CD4^-CD8^+$、细胞毒蛋白阳性，极少表达CD30和CD56。有TCR基因重组，EBV阴性。

3. 临床特点

见于成人和儿童，男女比例相同，病变为单个或多个结节、斑片，多侵犯腿部，但也可见广泛病变。溃疡少见，可见全身症状如发热、体重下降和盗汗。合并溶血综合症的患者预后差，但具有脂膜炎样病变的皮肤γ/δT细胞淋巴瘤较少合并溶血综合征。皮肤外受侵少见，病程进展缓解，脂膜炎样病变持续几年到十多年。

4. 治疗和预后

阿霉素联合方案加放疗是SPTL的治疗原则，最近报道，全身激素治疗也可较好地控制病变。CD8+T细胞SPTL的预后好，5年生存率为80%以上。

（李晔雄　徐　博　章龙珍　杨　林）

第八章　乳腺癌

乳腺癌是女性常见恶性肿瘤，占全部肿瘤的第四、第五位，占女性肿瘤的第一、第二位。临床以乳腺肿块为主要表现，多数患者需以手术为主的综合治疗，放射治疗是综合治疗的主要方法之一。

一、流行病学和病因学

乳腺癌主要发生在女性，男性仅约占1%。据世界卫生组织统计，2012年全世界有大约167万例新发乳腺癌患者，约52.2万人死于此病。在世界范围内各地区的发病率、死亡率有较大的差异。自20世纪90年代以来，西欧、澳大利亚和美洲的乳腺癌死亡率呈下降趋势，但是，中欧、东欧、日本和中国香港等地的乳腺癌死亡率仍呈上升趋势。近期统计资料显示，我国乳腺癌发病呈快速上升趋势，居城市女性恶性肿瘤的第一或第二位(22.1/10万～41.9/10万)，其中上海乳癌发病率已高达41.9/10万；我国农村地区乳腺癌发病率为2.0/10万～11.7/10万，占恶性肿瘤发病率的第四或第五位。乳腺癌病因尚不清楚，发病的危险因素见4-8-1。

表4-8-1　乳腺癌危险因素

	相对危险度	高危人群
年龄	＞10	老年群体
地理位置	5	发达国家
乳腺组织密度	＞5	乳腺片显示乳腺组织广泛高密度
月经初潮年龄	3	＜11岁
绝经年龄	2	＞54岁
初次生育年龄	3	初次生育＞40岁
家族史	≥2	直系亲属患乳腺癌
乳腺良性疾病	4～5	不典型性增生
对侧乳腺癌	＞4	曾患乳腺癌
体重指数		
绝经前	0.7	体重指数高
绝经后	2	体重指数高
饮酒	1.07	较日常饮酒量增加7%
电磁辐射	3	＞10岁年轻女性接受超常辐射
哺乳及生育状况	危险度每哺乳12个月降低4.3%，每生育一次降低7%	未哺乳女性
应用外源性激素		
口服避孕药	1.2	目前使用者
激素替代治疗	1.66	目前使用者
己烯雌酚	2	在孕期使用

二、乳腺癌的化学预防

乳腺癌的预防工作目前主要集中在化学药物预防方面，即应用三苯氧胺等内分泌药物预防乳腺癌的发生。对全世界五组随机分组资料的荟萃分析显示，口服三苯氧胺（20 mg/d，至少用 5 年）能够使乳腺癌发生率降低 38%（95% CI 28～46，$P<0.0001$），其中使雌激素受体（ER）阳性的乳腺癌发生率降低 48%（95% CI 36～58，$P<0.0001$），但是对 ER 阴性乳腺癌没有明显预防作用（HR1.22［0.89～1.67］；$P=0.21$）；年龄因素对化学预防没有影响。值得注意的是三苯氧胺组的子宫内膜癌发生率（RR 2.4，$P=0.0005$）和静脉血栓发生率（RR 1.9，$P<0.0001$）均明显增加。因此目前应当重视对 ER 阴性乳腺癌的预防研究以及如何有效降低三苯氧胺的不良反应。芳香化酶抑制剂等新型药物的预防作用有待进一步评价。

三、应用解剖学

成年妇女乳房位于胸大肌的浅面，约在第 2 肋和 6 肋水平之间。乳头位于乳房的中心，由乳晕包围。乳房具有 15～20 个腺叶，以乳头为中心呈放射状排列，每一腺叶有单独的导管，开口于乳头。乳房腺体的腺叶、腺小叶都由纤维组织包围，将腺体形成一个半球形器官，位于浅筋膜浅、深层之间，浅筋膜浅层与皮肤紧密相连，浅筋膜深层则借疏松的结缔组织附着在胸大肌筋膜的前面。与皮肤垂直的腺叶间纤维束连接浅筋膜深层，称 Cooper 韧带。乳房的淋巴网非常丰富，淋巴输出有四个途径（图 4-8-1）：

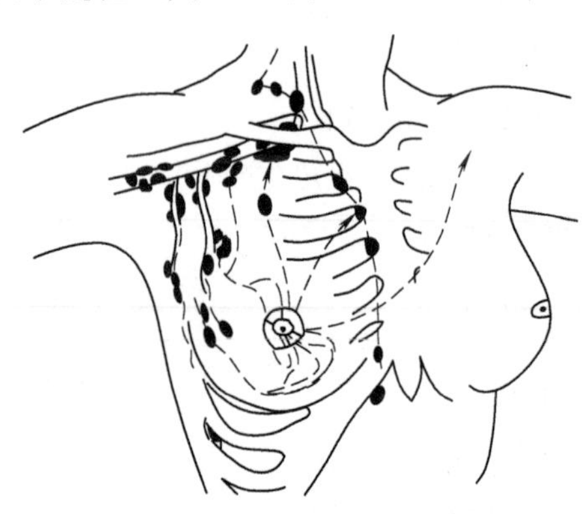

图 4-8-1　乳腺癌淋巴引流途径

（1）约 75%淋巴沿胸大肌外缘流向腋淋巴结，继而到达锁骨下淋巴结。这是最主要的途径，在此途径上存在 20～30 个淋巴结。腋淋巴结分成三组，第一组，位于胸小肌外侧缘以下；第二组，位于胸小肌后方；胸小肌内侧缘以上为第三组，再从锁骨下淋巴结流向锁骨上区淋巴结。但亦有少量淋巴（多来自乳房上部）流向胸大、小肌间淋巴结，直接到达锁骨下淋巴结。

（2）约 25%淋巴（多来自乳房中央区和内侧）沿肋间隙流向胸骨旁淋巴结，或称内乳淋巴结。继而直接或经胸导管（或右淋巴导管）进入静脉。胸骨旁淋巴结沿着胸廓内动、静脉排列，深 3～4 cm，一侧仅有 3～4 个，乳腺癌内乳淋巴结转移以第 1～3 肋间最常见。

（3）乳房深部淋巴网还沿腹直肌鞘和肝镰状韧带通向横膈和肝。

（4）乳房皮肤淋巴网与胸壁、颈部、腹壁的皮肤淋巴网有广泛的联系，因此，一侧乳房的淋巴不仅可以流向对侧乳房，还可以流向对侧腋窝，甚至两侧腹股沟的淋巴结。

四、病理学

1. 病理形态学　乳腺癌的病理形态复杂，类型繁多，往往在同一块癌组织中，甚至同一张切片上出现两种以上的病理类型，给临床工作带来一定的难度。世界卫生组织（world health organization，WHO）2003 年制定公布了新的分类方法，与 1981 年的分类相比其特点是：①将非浸润癌（包括导管内癌和小叶原位癌）划入癌前病变；②对可疑有浸润，但不能肯定的病例也划入原位癌类；③真正的乳腺癌只有浸润癌，各种浸润癌只做分型，不再分类。2012 年的第四版乳腺肿瘤 WHO 分类（表 4-8-2）更强调了病理和临床的联系。

2. 组织学分级　从 2003 版开始正式采用经 Elston 和 Ellis 改良的 Bloom 和 Richadson（1957）提出的分级法，根据腺腔形成、核多形性、核分裂记数确定组织学分级，分为高分化、中分化和低分化，主要用于占 80%以上的非特殊型浸润性导管癌。

表 4-8-2　乳腺肿瘤组织学分类（2012）：上皮性肿瘤部分

1　非特殊型浸润性乳腺癌	15　嗜酸细胞癌
1.1　多型性癌	15　腺样囊性癌
1.2　伴破骨细胞样间质巨细胞的癌	16　腺泡细胞癌
1.3　伴有绒癌特征的癌	17　富于糖原的透明细胞癌
1.4　伴有黑色素特征的癌	18　皮质腺癌
2　浸润性小叶癌	19　黏液表皮样癌
3　小管癌	20　癌前病变
4　浸润性筛状癌	20.1　小叶原位癌
5　伴髓样特征的癌	20.2　导管原位癌
5.1　髓样癌	21　导管内增生性病变
5.2　不典型髓样癌	21.1　通常型导管增生
5.3　伴髓样特征的非特殊型浸润性癌	21.2　柱状细胞病变，含扁平上皮非典型增生
6　黏液癌	21.3　非典型导管增生
7　伴印戒细胞分化的癌	22　微小浸润导管癌
8　伴大汗腺分化的癌	23　导管内乳头状肿瘤
9　浸润性微乳头状癌	24　导管内乳头状癌
10　非特殊型化生性癌	25　包裹性乳头状癌
10.1　低级别腺鳞癌	26　实性乳头状癌
10.2　纤维瘤病样化生性癌	24　良性上皮增生
10.3　鳞状细胞癌	24.1　包括各种类型腺病
10.3　梭形细胞癌	硬化腺病
10.4　伴间叶分化的化生性癌	大汗腺腺病
10.5　混合性化生性癌	微腺管腺病
10.6　肌上皮癌	放射性瘢痕/复合性硬化性病变
11　伴神经内分泌特征的癌	腺瘤
11.1　高分化神经内分泌肿瘤	小管腺瘤
11.2　低分化神经内分泌癌（小细胞癌）	泌乳腺瘤
11.3　伴神经内分泌分化的癌	大汗腺腺瘤
12　分泌型癌	导管腺瘤
13　浸润性乳头状癌	
14　富脂癌	

五、扩散机制

乳腺癌的平均倍增时间为 90 天，临床发现肿块前的隐匿时间约 12 年（6～20 年），一旦肿块形成之后容易通过下列途径扩散：

1. 局部浸润　起源于导管上皮的乳腺癌容易沿筋膜间隙扩散累及乳房悬韧带，使之缩短，相应部位皮肤凹陷，形成“酒窝征”。皮下淋巴管被癌细胞堵塞，引起淋巴回流障碍真皮水肿，皮肤表面呈“橘皮样”改变，继续浸润可致皮肤增厚、变硬、变色、类似铠甲。皮肤散在浸润呈结节状，晚期肿瘤供血不足、坏死、破溃形成溃疡。如肿瘤向深部浸润可侵犯胸肌筋膜、胸肌、肋间肌、肋骨等。癌细胞侵及皮肤及深部小血管，导致血流不畅、充血，在临床上表现为“炎性乳癌”。

2. 淋巴管扩散　乳腺癌的淋巴扩散途径主要有腋下、内乳和锁骨上区。各部位淋巴结转移的发生率主要与病期、病变部位和病理类型有关。50%～70%临床就诊患者已有腋窝淋巴结转移，即使临床Ⅰ、Ⅱ期患者中腋淋巴结转移的发生率也高达 40%～50%，术前未扪及淋巴结肿大的患者中 22%～46%术后病理检查发现淋巴结转移。由于很少有下群未受累而侵犯上群者，因而近来有人认为对腋淋巴结的处理只需先做活检或清除第一组淋巴结，而对腋淋巴结的不适当的清除可导致复发率增加。有腋淋巴结转移的患者中，约 1/3 可发生锁骨上淋巴结转移，内乳淋巴结转移的发生与原发肿瘤所在部位和大小及腋淋巴结转移有密切关系。病灶位于外侧、中央区和内侧且腋窝淋巴结阳性时内乳淋巴结阳性率分别为 26.3%、39%和 45%，腋窝淋巴结阳性患者内乳淋巴结转移率是阴性患者的 4～12 倍。锁骨上淋巴结是乳房淋巴引流的第二站，肿大的淋巴结多位于胸锁乳突肌锁骨头的深面，其转移主要来自腋窝淋巴结或内乳淋巴结，多数为同侧，少数可转移到对侧淋巴结。

3. 血行转移　乳腺癌患者较早发生血行转移，常见的部位包括肺、骨骼、脑、肝脏、胸膜、卵巢等。淋巴转移和血行播散在时间次序上不存在先后关系，两者可同时发生，血行转移也可发生在疾病的早期。但淋巴结转移数目越多，肿瘤越大，则远地转移的发生率越高，肿瘤直径 4.5 厘米的患者 50%有远地转移，淋巴结转移数目超过 10 个后，即使原发肿瘤直径仅 2 厘米，远地转移发生率亦可达 30%～67%。

六、临床表现

乳腺癌发病年龄以 45～54 岁为高峰，死亡高峰年龄是 60～64 岁，男性乳癌的发病率明显低于女性，男女比为 1∶100。乳腺癌患者多数以乳房内无痛性肿块就诊，少数患者因乳房疼痛、乳头溢液或其他异常就诊。乳头溢液可以是生理性的，也可以是病理性的，但乳腺癌以乳头溢液为唯一症状者少见，多数伴有乳腺肿块。少数病例以腋窝淋巴结肿大为首发症状，而乳头糜烂则是乳腺湿疹样癌的典型症状。

在询问病史时，要详细了解乳房肿块的发生时间、大小、部位等，并仔细记录患者月经、婚育情况和家庭史。以乳头为中心作一垂直和一水平线，将乳房分四个象限，在外上象限外上有一突出部分为乳房尾部。体格检查时，要注意两侧乳房是否基本对称，注意观察乳房皮肤有无轻微局部下陷。乳癌侵入皮肤淋巴管，可致皮肤呈深红色且毛囊及毛囊孔明显下陷，而呈橘皮状或猪皮状。还应观察皮肤有无破溃、色素沉着、瘢痕等。注意乳头的位置、大小、形状是否对称，近期发生的乳头回缩可能为癌变所致。乳头血性分泌物多见于乳腺癌。湿疹样癌在乳头、乳晕表面发生皲裂、结痂，可逐渐扩展并浸润。炎性乳癌皮肤表现有红肿热痛等炎症表现，并常伴周围组织水肿，肿块及皮肤改变均可使乳腺外形轮廓变化。触诊乳房时，被检查者采取坐位，两肩下垂，先作一般触诊，或者作双臂高举和双手叉腰检查，以后再卧位检查。触诊时先由一侧乳房开始，先查健侧，后查患侧，检查者的手指和手掌必须平置在乳房上，轻施压力按一定顺序作滑动触诊，对所发现的病灶要记录所在部位、大小、质地、活动度以及与皮肤、乳头、乳晕、胸壁肌肉的关系。

淋巴引流区的淋巴结，主要有腋窝和锁骨上、下区。检查腋窝时应以手扶持被检查者前臂，医师以右手检查患者左侧，以左手检查患者右侧，触诊时由浅入深直达腋窝顶部。对于所触到的淋巴结应记录其部位、大小、数目、硬度、活动度、有无压痛与粘连。胸锁乳突肌锁骨头外侧缘是锁骨上转移淋巴结的好发部位，应重点检查。

炎性乳癌的临床特点是明显的皮肤水肿、发红、发热、变硬、边缘类似丹毒。以前认为具有上述表现即可诊断为炎性乳癌，目前则要求取得病理资料，皮肤活检病理可见真皮淋巴管内有癌栓，很少有炎症细胞，病变进展快，出现远地转移早，预后差。

乳腺位于身体表面，乳腺癌较其他深部肿瘤容易被发现，教会妇女定期进行自身检查是早期诊断的重要措施。

七、辅助检查

1. 热图诊断　包括红外线、液晶热图、微波热图等检查，对鉴别肿块性质有帮助。

2. 超声诊断　对肿块的诊断正确率可达 90%以上，对 X 片不能清晰显影的致密型乳腺内肿块以及区分囊、实性肿块，超声分辨力较强，采用高频探头或 C 型超声可以提高诊断的准确率。在超声图像上，乳癌一般呈不均质的弱回声肿块，形状不规则，边缘凹凸不平或有角状突起。

3. X线摄影　目前乳腺X片仍是女性乳腺癌最主要的诊断手段，对于绝经后女性，乳腺X片是发现临床不能触及的小肿块的最好方法。近年的不断研究，使乳腺摄影时乳腺组织受到的照射量大大减少，诊断符合率不断提高，特别对临床摸不到的早期病变，可通过X线摄影发现。X线摄影可采用钼靶摄片或干板摄影。文献报道乳腺X线摄影的诊断正确率为60%～70%。

4. MRI　敏感性高，用于诊断查体不能发现的乳房小肿块或原发灶不明的腋窝淋巴结转移，或用于BRCA基因突变的高危患者的筛查。

5. PET　目前主要用于诊断常规检查方法不能发现的转移病灶，在术前分期中也用于评价腋窝淋巴结状况，但费用较高，且不易发现低分级肿瘤或小于5 mm的肿块。

6. 细胞和组织学检查　当体检是阴性而其他辅助检查提示肿瘤或临床上怀疑是乳腺癌而X片为阴性时应作针吸活检。细针穿刺的阳性率可达80%～90%，假阳性率为10%～20%。有可疑的病灶而针吸结果为阴性时肯定诊断的方法是取活检作组织学检查。如果肿块很大时可以做切取活检，但临床常用的是肿块切除活检。活检后应尽早手术，超过1个月再做根治性治疗，可能会影响预后。

八、诊断与分期

乳腺的诊断依据病史、体检及辅助检查的资料，综合分析得出。确诊有赖于详尽的病理资料。乳腺癌分期的目的是指导治疗、估计预后和比较各种不同方法的疗效，临床分期的依据是体检和影像检查；病理分期的依据是详尽的病理资料。本文介绍2010年UICC TNM分期，见表4-8-3和表4-8-4。

表4-8-3　乳腺癌的TNM分期的确定（1）

原发肿瘤（T）	
TX	原发肿瘤无法评估
T0	无原发肿瘤证据
Tis	原位癌
Tis（DCIS）	导管原位癌
Tis（LCIS）	小叶原位癌
Tis（Paget's）	不伴肿瘤的乳头Paget's病（注：Paget's病伴有肿瘤时按照肿瘤的大小进行分期）
T1	肿瘤最大径≤2 cm
T1mic	微小浸润的最大径≤0．1 cm
T1a	肿瘤最大径>0．1 cm但是≤0．5 cm
T1b	肿瘤最大径>0．5 cm但是≤1 cm
T1c	肿瘤最大径>1 cm但是≤2 cm
T2	肿瘤最大径>2 cm但是≤5 cm
T3	肿瘤最大径>5 cm
T4	任何大小的肿瘤直接侵及（a）胸壁或（b）皮肤，具体如下所述
T4a	侵及胸壁，但不包括胸肌
T4b	乳腺皮肤水肿（包括橘皮样变）或溃疡，或局限于同侧乳腺皮肤的卫星结节
T4c	同时出现T4a和T4b
T4d	炎性乳癌
区域淋巴结（N）	

续表

临床分期	
NX	区域淋巴结无法评价（例如已被切除）
N0	无区域淋巴结转移
N1	同侧腋窝可活动的淋巴结转移
N2	*转移的同侧腋窝淋巴结相互融合固定，或临床显见*的同侧内乳淋巴结转移而无腋窝淋巴结转移的临床证据
N2a	转移的同侧腋窝淋巴结相互融合固定或与其他结构固定
N2b	仅有临床显见*的同侧内乳淋巴结转移，无腋窝淋巴结转移的临床证据
N3	同侧锁骨下淋巴结转移伴或不伴腋窝淋巴结受累；或临床显见的同侧内乳淋巴结转移伴腋窝淋巴结临床转移；或同侧锁骨上淋巴结转移伴或不伴腋窝或内乳淋巴结转移
N3a	同侧锁骨下淋巴结转移
N3b	同侧内乳淋巴结及腋窝淋巴结转移
N3c	同侧锁骨上淋巴结转移
病理学分期（pN）[a]	
pNX	区域淋巴结无法评价（既往已被切除，或未切除行病理学检查）
pN0	组织学检查无区域淋巴结转移，未进一步行孤立瘤细胞群（ITC）检查
注：孤立瘤细胞群（ITC）的定义是指不超过0．2 mm的孤立细胞群或小簇的肿瘤细胞，通常仅被免疫组化（IHC）或分子学检查发现，但H-E染色也可能发现。ITCs通常没有恶性行为，如增殖或基质反应	
pN0（i-）	组织学检查无区域淋巴结转移，IHC阴性
pN0（i＋）	组织学检查无区域淋巴结转移，IHC阳性但最大径不超过0．2 mm
pN0（mol-）	组织学检查无区域淋巴结转移，分子学检查（RT-PCR）[b] 阴性
pN0（mol＋）	组织学检查无区域淋巴结转移，分子学检查（RT-PCR）[b] 阳性
[a] 依腋窝淋巴结清扫为依据进行分期，伴或不伴前哨淋巴结解剖。仅根据前哨淋巴结解剖进行分期，未进一步行腋窝淋巴结清扫时，用标识（Sn）代表“前哨淋巴结”，如pN0（i＋）（Sn） [b] RT-PCR：逆转录多聚酶链反应	
pN1	1～3个腋窝淋巴结转移，和/或临床未见**但前哨淋结解剖后发现内乳淋巴结镜下病灶
pN1 mi	微小转移（大于0．2 mm但不超过2．0 mm）
pN1a	1～3个腋窝淋巴结转移
pN1b	临床未见**但前哨淋巴结解剖后发现内乳淋巴结镜下病灶
pN1c	1～3个腋窝淋巴结转移伴有临床未见但前哨淋巴结解剖后发现内乳淋巴结镜下病灶（如果伴有3个以上腋窝淋巴结转移，内乳淋巴结转移的分期为pN3b，以表示肿瘤负荷增加）
pN2	4～9个腋窝淋巴结转移，或临床显见*的内乳淋巴结转移不伴腋窝淋巴结转移
pN2a	4～9个腋窝淋巴结转移（至少一个肿瘤灶＞2 mm）
pN2b	临床显见*的内乳淋巴结转移不伴腋窝淋巴结转移
pN3	10个或更多腋窝淋巴结转移，或锁骨下淋巴结转移，或临床显见*的内乳淋巴结转移伴有一个或更多腋窝阳性淋巴结；或3个以上腋窝淋巴结转移伴内乳淋巴结镜下转移但临床阴性；或同侧锁骨上淋巴结转移
pN3a	10个或更多腋窝淋巴结转移（至少一个肿瘤灶＞2 mm），或锁骨下淋巴结转移

续表

pN3b	临床显见*的内乳淋巴结转移伴有一个或更多腋窝阳性淋巴结，3个以上腋窝淋巴结转移伴有临床未见**但前哨淋巴结解剖后发现内乳淋巴结镜下病灶
pN3c	同侧锁骨上淋巴结转移
临床显见的定义是影像学检查（淋巴闪烁成像除外）或临床检查发现	
**临床未见的定义是影像学检查（淋巴闪烁成像除外）或临床检查未发现	
远地转移（M）	
MX	远地转移无法评价
M0	无远地转移
M1	远地转移

表 4-8-4　乳腺癌的TNM分期（2）

乳腺癌分期			
0期	Tis	N0	M0
Ⅰ期	T1（包括T1mic)	N0	M0
ⅡA期	T0	N1	M0
	T1（包括T1mic)	N1	M0
	T2	N0	M0
ⅡB期	T2	N1	M0
	T3	N0	M0
ⅢA期	T0	N2	M0
	T1*	N2	M0
	T2	N2	M0
	T3	N1	M0
	T3	N2	M0
ⅢB期	T4	N0	M0
	T4	N1	M0
	T4	N2	M0
ⅢC期	任何T	N3	M0
Ⅳ期	任何T	任何N	M1

注：在肿瘤没有进展，患者没有接受新辅助化疗的前提下，诊断4个月内所做的术后影像学检查如果发现远地转移，应改变原分期。

九、治疗原则

1. 手术治疗

乳腺癌手术治疗的适应证主要包括Ⅰ、Ⅱ期及部分Ⅲ期乳癌。下列情况下不适于手术，手术甚至反可缩短患者生命，故应列为手术的禁忌证：①乳房及其周围组织有多数转移性皮肤结节；②乳房及其周围有广泛的皮肤水肿；③癌肿广泛固定于胸壁；④患侧手臂水肿；⑤腋淋巴结融合肿块大于乳房肿块，或与深部组织紧密粘连；⑥锁骨上淋巴结已有转移；⑦远处转移，尤其是肺或肝的转移；⑧炎性乳癌。

乳腺癌根治切除术（Halsted 手术）始于 1894 年，现在已较少应用。手术范围是切除整个乳房、包括肿瘤周围到至少 5 cm 皮肤以及乳房周围脂肪组织，同时切除胸大肌（胸肋部）、胸小肌及其筋膜，连同腋窝和锁骨下所有的脂肪组织及淋巴结并腋动静脉向腋下分支。上述部分应与乳房连着作一整块切除，以避免癌组织的分离和扩散。在乳腺癌根治术基础上发展起来的改良根治术是指将乳房连同胸小肌及淋巴结整块切除，而保留胸大肌，或保留胸大、小肌。改良根治术是我国目前乳腺癌治疗的主要术式。

随着乳腺癌综合治疗水平的提高和患者对改善自身生活质量要求的提高，在我国乳房保留手术（保乳术）的比例逐渐增加。保乳术包括肿块切除、区段乳房切除和 1/4 乳房切除等，是目前发达国家主要的术式，占 75%～85%。保乳术后进行常规放疗。

前哨淋巴结解剖和检测是乳腺外科近年来的重要发展之一。前哨淋巴结是指原发肿瘤区域淋巴引流的第一个淋巴结，其是否转移可以预测该肿瘤的区域淋巴结的转移状况。资料证实，采用活性蓝染料和（或）放射性物质示踪法能够准确发现和定位前哨淋巴结。与传统的腋窝淋巴结清扫术相比，前哨淋巴结解剖和检测技术的优势在于对于前哨淋巴结阴性的病例可以不必清扫区域淋巴结，从而避免了上肢水肿和上肢功能障碍的发生；对前哨淋巴结的连续切片病理学检查能够有效降低微小转移灶的漏诊率。

2. 放射治疗　放射治疗是预防乳腺癌术后局部复发的最有效手段，是乳腺癌综合治疗的重要组成部分。随着治疗手段的不断丰富和临床经验的日益积累，乳腺癌放射治疗的作用和地位也出现了一定的变化，具体体现在以下几个方面。

（1）早期乳腺癌根治术或改良根治术后的放射治疗：目前我国可手术乳腺癌的术式仍以改良根治术为主，因此乳腺癌术后放射治疗的合理应用在我国尤为重要。近期统计资料显示，乳腺癌改良根治术后放疗占所有乳腺癌放疗的 92.3%。

1）术后放射治疗的作用：近年来，乳腺癌术后化疗和内分泌治疗日益普及。目前至少有 18 个随机分组研究对术后全身治疗加或不加放射治疗进行了比较，结果一致认为术后放射治疗能够使局部和区域复发率降低 2/3～3/4，特别是对腋窝淋巴结阳性≥4 个或 T3 期患者，辅助化疗或内分泌治疗后复发率与单纯手术相似，仍高达 14%～36%，对这部分患者，术后化疗或内分泌治疗降低局部区域复发的作用相对较弱，放射治疗仍是最有效的手段。部分文献认为术后放射治疗不能提高生存率，但还存在一定的争议。当术后有残存的亚临床病灶，而且能被放射治疗有效消灭、不伴有潜在的远地转移灶，或远地转移灶能被化疗消灭时，放射治疗在理论上可以提高生存率。Fowble 对 15 组随机研究的总结表明，对于术后、化疗后局部区域淋巴结复发达 25%～30%的患者，放射治疗可提高生存率 8%～10%，其效果与辅助化疗或内分泌治疗相似。近期三组前瞻性随机分组资料也显示术后放疗能够提高总生存率或无病生存率。早期乳腺癌试验者协作组 2000 年对 20 000例患者的荟萃分析显示，术后放疗能降低 2/3 的局部复发率，并使 20 年绝对生存率提高 2%～4%，但放疗后严重心肺发症导致非肿瘤死亡率增加，使得放疗未能明显提高患者的总生存率。可见，术后化疗或内分泌治疗，能减少远地转移的发生率，为术后放射治疗提高生存率创造前提条件。但是术后放射治疗本身是否可以提高生存率，还需更严格的随机分组试验进一步证实。

2）术后放射治疗适应证：乳腺癌术后并非所有的患者都能从放射治疗中获益，因为放射治疗的绝对收益与原发肿瘤大小、腋窝淋巴结的转移状态等因素密切相关。乳腺癌术后放射治疗适应证和放射治疗技术的合理选择是发挥放射治疗优势的前提，临床证据在权衡放射治疗指征和建立放射治疗常规时至关重要。目前国际上公认的术后放射治疗适应证及其临床证据评价见表 4-8-5。

表 4-8-5　乳腺癌改良根治术后放射治疗适应证及其证据类型和级别

1. 腋窝淋巴结转移≥4 个
   原则：推荐对腋窝淋巴结转移≥4 个的患者行术后放射治疗
   证据类型：Ⅱ
   推荐级别：A
2. T3 或Ⅲ期乳腺癌
   原则：推荐对 T3 或可手术的Ⅲ期乳腺癌患者行术后放射治疗
   证据类型：Ⅱ，Ⅲ
   推荐级别：C
3. 腋窝淋巴结转移 1～3 个
   原则：目前没有充分的证据显示 T1～2N＋1～3 个的患者是否应该接受术后放射治疗
4. 某些特定条件下患者的治疗建议
   原则：对于其他一些肿瘤相关、患者相关或治疗相关因素（如淋巴结清扫数目少、淋巴结包膜受侵等），目前没有充分的证据显示是否应常规应用术后放射治疗

我国放射治疗医生目前对腋窝淋巴结转移≥4 个、T3N0 或Ⅲ期患者需进行术后放射治疗的看法较为一致，认可率高达 97.1%；有 87.6%的医院常规对 T1～2N＋1～3 个的患者作术后放射治疗；另外仍有 11.9%和 63.8%的医院分别对 T1～2N0、T1～2N0 病变位于内象限或中央区的患者进行放射治疗，从国内已发表的回顾性分析看，术后放射治疗对这部分患者的生存率无明显影响，因此其术后放射治疗的合理性值得商榷。

3）术后放射治疗的靶区：在确定放射治疗适应证后，最重要的步骤就是选择照射靶区和照射技术。恰当的照射靶区和合理的放射治疗技术不但可以提高乳腺癌术后放射治疗的疗效，还能够最大程度减少放射治疗并发症。目前对乳腺癌术后放射治疗靶区的建议及其临床证据评价见表 4-8-6。

表 4-8-6　乳腺癌改良根治术后放射治疗靶区及其证据类别型和级别

1. 胸壁
   原则：推荐对所有接受术后放射治疗的患者都进行胸壁照射
   证据类型：Ⅲ
   推荐级别：A
2. 锁骨上淋巴结
   原则：腋窝淋巴结转移≥4 个的患者临床复发率较高，推荐对其进行锁骨上区放射治疗
   证据类型：Ⅲ
   推荐级别：A
3. 内乳淋巴结
   原则：有临床可见的内乳淋巴结肿大的患者，应该考虑接受内乳区放射治疗
4. 腋窝
   原则：对腋窝接受彻底或Ⅰ/Ⅱ组淋巴结清扫的患者，不建议进行全腋窝放射治疗；目前没有充分的证据显示哪类患者能从腋窝放射治疗中获益
   证据类型：Ⅲ
   推荐级别：B

乳腺癌根治或改良根治术后胸壁和锁骨上区复发在所有局部和区域复发中比例最大，因此推荐对所有接受术后放射治疗的患者常规进行胸壁和锁骨上区照射。内乳淋巴结照射争议很大，因

为临床上内乳淋巴结复发较为少见，而且术后内乳淋巴结照射可能会导致心血管病变和肺损伤，增加患者的非肿瘤死亡率。因此，虽然 EORTC 22922-10925 和 NCIC MA20 临床研究显示包括内乳区的广泛淋巴引流区照射可以改善总生存，仍不推荐把内乳区作为乳腺癌改良根治术后放射治疗的常规靶区。乳腺癌改良根治术后腋窝区控制满意，术后腋窝照射对降低复发收益不大，而且还会导致同侧上肢水肿等并发症，故不建议术后常规照射腋窝。

（2）乳腺癌保乳手术后的放射治疗：20 世纪七八十年代以前，早期乳腺癌的主要治疗手段是根治术或改良根治术。随着早期患者的增多、放射治疗技术的不断完善，以及患者对美容效果要求的提高，联合应用局部手术加术后放疗以保留乳房的治疗逐渐增多。在欧美进行的 6 组大规模前瞻性试验一致认为，对 I、II 期乳腺癌患者有选择的应用保乳手术加术后放疗，其疗效（包括局部区域复发率、远地转移率和总生存率）与根治术或改良根治术相同。EBCTCG 对更多临床试验（4891 例患者）的荟萃分析显示，根治术或改良根治术组患者的局部复发率为 6.2%，保乳手术加放疗组为 5.9%，两组在生存率上也没有差异，保乳手术加放疗已成为发达国家早期乳腺癌的主要治疗方法之一。

随着保乳治疗地位的确立，放射治疗在保乳治疗中的作用也备受关注。目前共有 6 组大的前瞻性研究对局部手术后加或不加术后放疗的结果进行了比较，结果显示，对于腋窝淋巴结阴性的早期乳腺癌患者，术后放疗可以使同侧乳腺癌复发率从 20%～30%降低到 5%～10%，生存率相应提高 1%～4%；对于腋窝淋巴结阳性的患者，加用术后放疗使同侧乳腺癌复发率从 30%～50%降低到 10%，其中 NSABPB-06 试验组生存率提高 8%。目前早期乳腺癌患者保乳手术后应常规行术后放疗，其美容效果满意或一般者可达 92%左右。

从保乳手术加术后放疗的发展方向来看，其适应证进一步扩大，有从早期乳腺癌向局部晚期乳腺癌扩展的趋势。目前保乳手术和放疗的绝对禁忌证如下：①不同象限内两个或两个以上肿瘤或弥散性显微钙化；②乳腺区做过放疗者；③肿瘤切缘持续阳性；④妊娠期妇女。保乳手术和放疗的相对禁忌证为：①有胶原性脉管病史；②肿瘤与乳房比例失调；③大乳房与下垂型乳房。下列情况不应成为拒绝的理由：①临床或病理证实腋窝淋巴结有转移；②乳晕区肿瘤应按具体情况而定；③有全身转移高危因素者。

保乳术后放疗靶区主要包括整个乳腺和胸壁，腋窝淋巴结转移数≥4 时还应照射锁骨上区。乳腺一般采用 4～6MV X 线，两侧切线野照射。全乳剂量为 50Gy/5～6W，然后局部瘤床补量放疗 10～20Gy，取决于肿瘤的大小和切缘的病理情况。T1、T2 期肿瘤照射时不需要皮肤填充物，因为皮肤复发危险低，而且使用填充物照射会损害美容效果。

（3）放射治疗在乳腺原位癌治疗中的作用：乳腺原位癌的合理治疗一直是有争议的问题。随着乳腺癌筛查的普及，乳腺原位癌的发病比例不断上升，据统计美国在 1978 年仅为 1.4%～5.1%，1985 年为 9%，到 1995 年则上升至 15%。因此，正确掌握放射治疗在乳腺原位癌治疗中的应用就变得更为重要。

导管原位癌（DCIS）是最为常见的乳腺原位癌，发病年龄广，常局限于一侧乳腺或单个象限，一般因为在乳腺摄片上表现为微小的钙化灶而经进一步的活检被证实。DCIS 的传统治疗手段是单纯乳房切除术，但近年来肿瘤局部切除术加放疗或单纯局部切除术已成为 DCIS 的主要治疗方法。

Boyages 等对 DCIS 治疗的荟萃分析显示，单纯肿瘤局部切除术、肿瘤局部切除术加放疗和乳房切除术 3 组的总复发率分别为 22.5%、8.9%和 1.4%，肿瘤局部切除术加术后放疗能够使患者在保留乳房的同时降低局部复发率。在研究早期乳腺癌治疗的 NSABP B-06 试验中，76 名 DCIS 患者被随机分入肿瘤扩大切除、扩大切除加术后放疗和单纯乳房切除 3 组，随访 12 年局部复发率分别为 43%、7%和 0，乳腺癌死亡率分 10%、0 和 4%，结果支持对 DCIS 患者给与局部切除加术后放射治疗。随后有 4 项前瞻性临床试验对 DCIS 保乳术后加或不加放疗进行了比较，结果见 4-8-7。

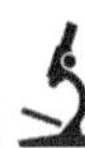

表 4-8-7　导管原位癌术后加与不加放疗的前瞻性临床试验结果

研究组	病例数	乳腺癌复发率（浸润性）(%)		随访时间（年）
		单纯保乳手术	保乳手术加放疗	
NSABP B-17	818	35 (19.6)	19.8 (10.7)	17.3
EORTC 10853	1010	30 (15)	17 (9.5)	15.8
SweDCIS	1067	27.1 (1.23)	12.1 (7.2)	8.4
UK/ANZ DCIS	1030	19.4 (9.1)	7 (3.3)	12.7

这四项随机临床试验均证实，术后放疗可以减少近一半原位癌和浸润性癌的局部复发。而且，NSABP B-17 和 EORTC 10853 试验还显示，对于低分级、肿瘤小于 2cm、切缘阴性的低危患者，术后放疗依然可以明显减少复发。

Winchester 等对 39010 例 DCIS 患者的调查结果显示，采用保乳手术治疗 DCIS 的比例已由 1985 年的 31%上升至 1993 年的 54%，后者中有 45%的患者采用术后放疗，保乳手术加术后放疗有逐渐代替单纯乳腺切除的趋势。但是，考虑到 DCIS 确实存在一些复发的高危因素，美国放射学会、美国外科学会、外科肿瘤协会和美国病理学家学会在 1998 年就 DCIS 治疗标准达成共识：符合以下条件之一者首选单纯乳腺切除术：①病理或临床检查原发肿瘤>4cm；②保乳手术切缘无法达到阴性；③临床证实病灶位于不同象限；④患者选择乳腺切除术。符合以下条件者予以保乳手术加术后放疗：①病理或临床检查肿瘤≤4cm；②保乳手术切缘阴性；③临床证实病灶位于同一象限。同时符合以下条件者可考虑作单纯肿物扩大切除术：①中到低分级（病理检测 2cm）；②切缘阴性（>2mm）；③术后乳腺摄片阴性。

放射治疗一般在术后 2～4 周开始，全乳腺切线野照射 46～50Gy/4.5～5W，原发灶是否需要补量放疗目前尚无定论，部分临床试验对原发瘤床补量放疗 10～16Gy；DCIS 患者的腋窝淋巴结阳性率≤4%，所以腋窝淋巴结毋需手术或放射治疗。

小叶原位癌目前的主要处理手段是密切随访。放射治疗在小叶原位癌治疗中的地位尚未确立，一般认为没有放疗指征。

（4）局部晚期乳腺癌的放射治疗：局部晚期乳腺癌是指乳腺和区域淋巴引流区有严重病变，但尚无远地脏器转移的一组病变。这组病变相当于 UICC 分期中的Ⅲ期，治疗失败的原因主要在于远地转移。目前普遍采用的治疗方案为先作诱导化疗，然后作局部治疗（手术、放疗或手术＋放疗），最后再做辅助性化疗。

在局部治疗方面，单独手术或单独放疗的疗效相同，但有的临床研究报告放疗和手术综合治疗后局部控制率最高。局部晚期乳腺癌作放疗时，照射范围应包括乳腺、腋窝、锁骨上和内乳淋巴结。全乳腺剂量在 45～50Gy，然后缩野对残留病灶作追加剂量照射，依据残留病灶的大小，追加剂量在 10～25Gy。淋巴引流区剂量为 45～50Gy/4.5～5 周，然后对有肿大淋巴结部位加照 10～15Gy。在诱导化疗后作改良根治术者，术后放疗范围包括胸壁、锁骨上、下淋巴结和内乳淋巴结。只是在腋窝淋巴结转移≥4 个或有淋巴结包膜外侵犯时才考虑照射全腋窝。局部晚期乳腺癌皮肤及皮下区有肿瘤侵犯的概率很大，作放疗时应提高皮肤及皮下区的照射量，可采用隔日加用填充物的办法来解决。

局部晚期乳腺癌经诱导化疗后，如果肿瘤缩小符合保乳手术标准，也可进行保乳手术加术后放疗。资料显示，其 5 年局部区域复发率仅 9%。

（5）转移性乳腺癌的放射治疗：对晚期乳腺癌患者，放疗的姑息作用不容忽视。对较局限的骨转移，放疗可以达到缓解疼痛、预防病理性骨折的目的，其止痛的有效率可以达 80%～90%，联合应用双磷酸盐类药物能够提高放疗疗效。对脊髓压迫者，放射治疗是一种简单而且见效快的手段。而脑转移放疗后有一半的患者的神经功能有所改善，自觉症状改善可达60%～90%。

近几年来，国内外纷纷用立体定向放疗治疗脑、肝、肺等器官的孤立转移灶。越来越多的临床资料显示，立体定向放疗能够消除或控制转移瘤的生长，改善患者生活质量，甚至延长患者生存期。用立体定向放疗治疗转移瘤日益受到放疗学家的重视。

（6）乳腺癌放射治疗进展

1）乳腺癌的调强适形放疗：调强适形放疗在乳腺癌治疗中主要用于全乳腺的放疗，其优势体现在以下几点：①使乳腺的剂量分布更均匀（尤其是乳腺上、下象限）；②使心脏、大血管和肺的照射剂量和受照体积进一步降低，尤其是对于左侧乳腺癌；③也可以使瘤床的剂量分步稍高于靶区其他乳腺组织，当全乳照射剂量达 50Gy/25f 时，瘤床剂量可以同步达到60～70Gy/25f，而毋需像常规放疗那样对瘤床进行补量照射。

目前应用两侧切线野加楔形板技术进行全乳腺照射时，远期并发症发生率并不高。但是，由于乳腺上下部外形的变化，使常规照射靶区的剂量分布很不均匀，差异可高达 20%。调强适形放疗为进一步改善乳腺的剂量分布提供了可靠的方法。Hong 等报道，应用调强适形放疗技术照射全乳腺与常规技术相比，左侧乳腺癌患者冠状动脉区域照射范围减少了 25%，对侧乳腺的照射剂量减少了 42%，同侧肺照射剂量＞46Gy 的体积减少了 31%，靶区内的剂量分布更加均匀，尤其是乳腺上下部的剂量均匀性得到了明显的改善。Hurkmans 等的研究显示，与常规切线照射技术相比，适形切线野照射可以使晚期心脏毒性的 NTCP 平均降低 30%，调强适形放疗可以降低 50%。

调强适形放疗在乳腺癌放疗中的应用值得进一步的研究。

2）部分乳腺照射：近年来部分乳腺照射（partial breast irradiation，PBI）在欧美国家发展较快。原因在于①全乳照射后心脏并发症增加，但目前仍无法区分可以避免照射的复发低危人群，因此需要更加安全的照射技术替代常规的全乳照射；②资料显示，全乳照射仅能显著降低瘤床及其附近区域的肿瘤复发率，对乳腺其他部位的肿瘤复发或发生率没有明显影响，这使得全乳（而非部分乳腺）照射的必要性受到质疑；③资料显示，早期乳腺癌肿瘤细胞的镜下扩散范围通常在原发灶周边 5～15mm，皮肤受浸罕见，治疗靶区可以被 PBI 涵盖；④统计资料显示，近年来早期乳腺癌和原位癌等适合 PBI 治疗的患者比例逐渐增加。

综合美国近距离放疗学会和美国乳腺外科学会的共识，目前适合 PBI 治疗的患者应具备以下条件：①年龄 45～50 岁以上；②单发浸润性导管癌或导管原位癌；③肿瘤直径在 2～3cm 以内；④手术切缘镜下检查阴性；⑤无淋巴结转移。

PBI 可以通过 IMRT、常规插植照射、Mammosite 插植照射和术中照射等方式实现。除术中照射为单次照射外，其余通常采用大分割剂量分次照射模式。PBI 具有疗程短、副作用小等优点。近期临床资料显示，采用 PBI 治疗后患者的 5 年局部复发率仅为 1.2%～4.4%，美容效果好，心肺等正常组织并发症罕见。目前 PBI 在靶体积的确定、治疗的可重复性以及治疗的生物效应等方面仍然存在一定的问题，最终疗效也有待于长时间、大规模的临床试验来确定。

美国 RTOG-NSABP 及欧洲正在进行几组前瞻性随机分组研究，其结果将对 PBI 的应用提供进一步的指导。

3. 内科治疗（化疗、内分泌治疗和分子靶向治疗）

20 世纪 50 年代以来，越来越多的证据显示不少乳癌患者就诊之初即已有了微小远处转移灶，并且有人提出乳腺癌本身就是一个全身性疾病。因此，化学治疗和内分泌治疗不仅是对晚期患者有作用，对于早期患者的治疗也逐渐转向着重于局部治疗和全身治疗并用。一般来说，化疗和内分泌治疗的作用可分为：

（1）辅助治疗：目的是通过消灭术后和/或放疗后的亚临床病灶，以降低复发、转移，延长生存。其疗效要靠大规模的随机分组研究来验证。

1）辅助性内分泌治疗：NIH 2000 年乳腺癌辅助治疗原则认为，辅助性内分泌治疗应根据受体情况决定，如果不能有效地检测受体情况，则按受体阳性处理，特别对于绝经后女性；小部分患者 ER-/ PR+，内分泌治疗仍有好处；HER-2 / neu 过度表达对乳腺癌内分泌疗效的影响尚不明确。辅助性内分泌治疗原则上适应于所有受体阳性的患者，不管年龄、月经状态、淋巴结是否受侵、肿块大小。对于受体阴性的患者，不推荐使用内分泌治疗。三苯氧胺是最常见的内分泌治疗药物。Meta 分析表明，用药 5 年疗效明显优于 1～2 年。而近期，ATLAS 和 aTTom 两项临床试验显示，将三苯氧胺的治疗时间延长至 10 年，可以得到更好的生存获益。对 ER 阳性的绝经后乳腺癌患者，ATAC、M17 及 IES 等大规模随机研究显示，新一代芳香化酶抑制剂（阿那曲唑、来曲唑、依西美坦）疗效可能优于三苯氧胺。

2）辅助化疗：早期研究显示对于年龄 ≤70 岁，LN +/－的患者，化疗能提高长期生存率、无瘤生存率、总生存率。2007 年 St Gallen 会议共识根据腋窝淋巴结、激素受体、肿瘤大小、病理组织学分级、年龄、HER-2 状态和肿瘤周边脉管是否浸润等因素，把乳腺癌患者分为低危、中危和高危三个等级。对于低危患者（肿瘤小于 2cm、病理 1 级，没有广泛脉管浸润、ER 和/或 PR 阳性、无 HER-2/neu 基因扩增、年龄大于 35 岁），共识不推荐辅助化疗；对于中危患者，根据激素受体情况可考虑化疗；而对于高危患者，应常规给予化疗。2013 年的 St Gallen 会议共识进一步根据基因分析或者免疫组化结果，将乳腺癌分为 4 种不同亚型，从而为辅助化疗的选择提供了更多的依据。随机临床试验及回顾性临床分析显示，多药化疗（>2 个药物）优于单药化疗，而最佳的化疗疗程尚无明确结论。含蒽环类药物（阿霉素/表阿霉素）的化疗方案，与不含蒽环类药物的化疗方案相比，其生存率提高程度小，但有统计学意义。而 CALGB9344、NSABP B28、BCIRG 0013 项研究显示，蒽环类化疗加紫杉醇化疗的辅助化疗方案进一步降低了乳腺癌复发率。

（2）诱导治疗（新辅助治疗）：即术前全身治疗，常用于治疗较大肿瘤或局部晚期肿瘤，其另一主要目的是通过治疗使原发肿瘤和区域淋巴结退缩，增加保乳治疗的概率。通过术前用药也可以了解肿瘤对治疗的敏感性。

新辅助治疗以化疗为主。蒽环类药物和紫杉醇类药物是最常用的药物。内分泌治疗可用于 ER 阳性的患者，近期资料显示，新一代芳香化酶抑制剂和三苯氧胺相比，药物有效率和疗后保乳手术率均显著增加。

（3）肿瘤远地转移后的全身治疗：乳腺癌出现远地转移后即被认为“不可治愈”。尽管一些临床研究认为化疗药物、内分泌药物或某些免疫制剂能够在一定程度上延长患者的生存时间，但该类患者进行全身治疗的主要目的仍然是通过控制肿瘤进展来缓解症状，改善生存质量。在消除或显著降低肿瘤相关症状的前提下，力争延长患者的生存期。同时要非常重视药物治疗的副作用，避免因治疗导致患者身体机能的恶化。

（4）靶向治疗：近年来，在乳腺癌的治疗中，最重要的进展就是在 HER-2/neu 基因高度扩增的患者中辅助使用曲妥珠单抗治疗。NSABP B31 和 NCCTG N9831 两项研究结果表明，与单纯应用多柔比星和紫杉醇类化疗相比，加用曲妥珠单抗可进一步降低 52% 的相对复发风险。但同时，应用曲妥珠单抗也增加了心脏射血分数下降的风险。因而，在使用该药过程中应监测心功能。

十、放射治疗

早期乳腺癌保乳手术后或局部晚期乳腺癌作单纯放疗时均需照射乳腺及胸壁区。由于乳腺的大部分或全部保留，应采用^{60}钴或 4～6MV X 线作切线照射，使乳腺和胸壁剂量分布均匀。

常规切线照射野的界限如下：上界：第二前肋水平；下界：乳房皱襞下 2cm；外界：腋中线或腋后线；内界：视肿块大小、位置以及是否需要包括内乳淋巴结而定。如果切线野包括内乳淋巴结则内界至少为体中线健侧 3cm，如果切线野不包括内乳淋巴结则内界为体中线。切线野的高度应包括全部乳腺组织、胸壁及部分肺组织，一般情况下所包括的肺组织厚度不应超过 2～3cm。照射的体位一般采取仰卧位，并且肩部垫楔形枕，如图 4-8-2 所示。切线野的机架角应在模拟机下确定。由于上部胸廓的前后径短于下部胸廓，照射时应当旋转小机头角使切线野的底边平行于胸廓的走行，防止照射野下部受照射的体积过大。采用高能 X 线照射时应在胸壁表面加用填充物，以提高表面皮肤的剂量。应当注意，照射野相邻处容易出现剂量热点或冷点，不对称野照射技术能较好地解决这一问题（图 4-8-3）。

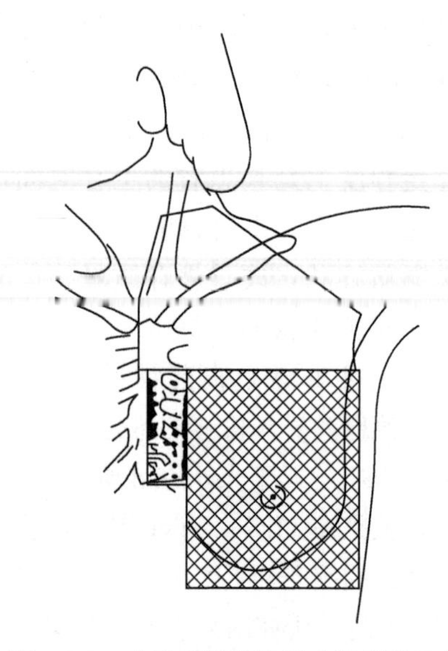

图 4-8-2 乳腺癌根治性放疗照射野示意图

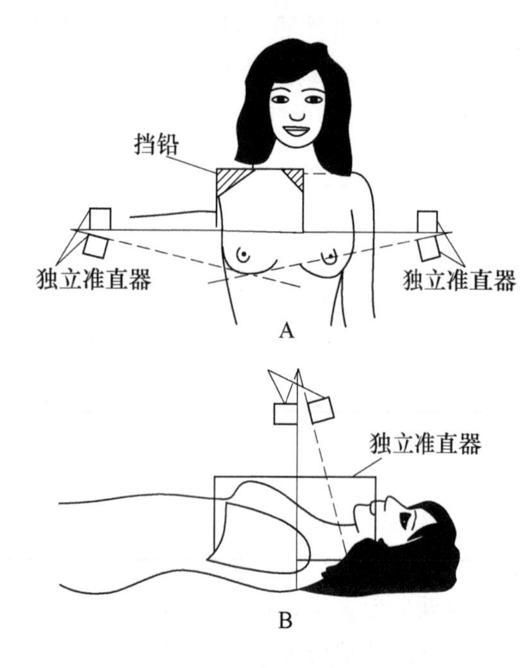

图 4-8-3 不对称照射野设野技术

对于局部肿瘤区或手术后残留病灶做加量照射时，除了用高能电子线垂直照射外，也可采用高剂量率铱放射源作插植治疗，不但肿瘤区剂量高和均匀，而且局部美容效果更佳。

胸壁照射也可选用电子线垂直照射或X线切线野照射。由于胸壁的厚度在1.5～2cm，电子线能量以6～8MeV为宜。

内乳淋巴链照射野的设计可有三种方法：①用切线野来照射内乳淋巴链，这种方法的缺点有：内乳淋巴链的剂量不确切，受内乳淋巴链深度的影响很大和肺组织受照射的体积多。②内乳淋巴链单野垂直照射，可按内乳淋巴链的深度选择适当能量的电子线或用^{60}钴、高能X线和千伏X线按不同比例混合照射，既使内乳淋巴链得到足量照射，又减少深部组织的受量。内乳野的内界为体中线，外界为体中线患侧5～6cm，上、下界应包括第1～3肋间隙在内，其优点是剂量可靠，受内乳淋巴链深度的影响小，但只适用于乳腺外象限的病变，尤其是胸廓宽大的患者。③内乳淋巴链单野偏角照射：内乳野的外界与内切线野相邻，宽度视患者的具体情况而定，一般为4～6cm，机架角与内切野的机架角一致。按射线中心轴与内乳淋巴链间的距离选用合适能量的电子线照射。这种方法的优点是内乳淋巴链的剂量可靠、不受病变部位及患者胸廓宽窄的影响，而且内乳淋巴链深度的变化对剂量影响小。

锁骨上淋巴结照射野设计：锁骨上淋巴结和腋窝顶部可用单前野照射。照射野的上界达环状软骨水平，下界与切线野上界相连，外界因是否照射腋窝顶而异，内界应充分包括位于胸锁乳突肌锁骨头附着处深部的淋巴结，设在体中线或体中线健侧1cm处。照射时患者头部取正中位或偏向健侧，机架角向健侧偏15°以保护其下方的气管、食管和脊髓。从人体前表面计算，腋窝淋巴结比锁骨上区淋巴结的位置深，用同一前野照射时腋窝剂量不足，应用腋后野来补量。

总之，乳腺癌的放疗技术特别是根治性放疗是一个比较复杂的照射技术，其原因是：①有多个靶区；②每个靶区完全在不同的解剖部位和不同的深度；③靶区的下方是对放射线敏感的重要器官，如肺。要使靶区之间的交界处既无重叠又无遗漏是很困难的，目前解决的办法是使用独立准直器的不对称光阑。有条件的单位可采用CT模拟机定位和三维计划设计，能够在最大程度保护心、肺等重要器官的同时，保证靶区剂量的准确性和均一性。

乳腺癌保乳术后三维适行或调强放疗：保乳术后全乳的三维治疗可以有效地改善照射区域的剂量均匀性，并最大限度的减少正常组织损伤。采用三维适行或调强治疗通常需要专用的身体固定装置，以保证治疗位置的精确。定位方式多采用仰卧位CT扫描，在扫描时可在体表对乳腺进行标记，以方便治疗靶区的勾画。对于早期乳腺癌患者，放疗靶区包括全部CT可见的乳腺腺体组织并参考体表标记和解剖边界。头侧通常在第二前肋水平；尾侧在乳腺从CT上消失；前界在皮肤或皮下3～5mm处；后界在胸肌前缘；外界在腋中线水平；内界于胸肋关节，一般不超过中线。如果肿瘤大小超过5cm或腋窝淋巴结转移数超过3个，则靶区后界应包括胸肌、胸壁肌肉和肋骨。

乳腺癌根治术后辅助性放疗，各靶区剂量一般以50Gy/5～5.5周为宜。而保乳手术加根治性放疗时，首先乳腺及胸壁切线照射45～50Gy/4.5～5周，然后再用适当能量的电子线或X射线对瘤床补量10～20Gy，使瘤床总量达DT60～70Gy。淋巴引流区预防照射剂量为50Gy/5周。局部晚期乳腺癌的放疗剂量视手术情形来定，大致与根治性放疗时类似。乳腺癌的姑息放疗剂量与其他肿瘤的姑息性放疗剂量无明显差异。

十一、放射治疗并发症

放疗中的急性放射性反应，主要表现为中度到重度干性皮炎，有时也可能出现湿性皮炎。照射内乳区时可引起轻度食管反应，表现为吞咽时胸骨后不适感或下咽痛。部分患者治疗期可出现白细胞和/或血小板减少，一般都不严重，经对症处理后缓解。常见后期放射反应及并发症：①皮肤可出现轻度毛细血管扩张及皮下纤维化；②放射性肺炎及肺纤维化，大多数放射性肺炎患者无症状，在随访行X线检查时才被发现。放射性肺纤维化以肺尖及胸壁后肺组织多见；③放射引起的慢性心脏并发症多表现为缺血性心肌病，多数为左侧乳腺癌放疗后，是导致乳腺癌放疗后非肿瘤死亡的主要原因之一；④晚期乳癌行高剂量放疗后部分患者可出现乳腺坏死、胸壁纤维化和上臂水肿；⑤胸壁照射量在50Gy或以上时有5%的患者可出现肋骨骨折，通常为单发性。

十二、预后

一般讲影响乳腺癌预后最重要的因素是患者的临床期别，尤其是其腋淋巴结转移的数目和原发肿瘤的大小。据各类报道其它预后不良的因素大致有激素受体的阴性、肿瘤分化程度低、HER-2过表达等，近年来，已逐步发现某些基因的表达和缺乏与预后亦有关系。

（铁　剑　惠周光　田　野　吴君心）

第九章　软组织肉瘤

软组织是指间叶组织和与其交织生长的外胚层神经组织，包括除淋巴造血组织外的非上皮组织，即纤维、脂肪、平滑肌、横纹肌、间皮、滑膜以及分布于这些组织中的血管、淋巴管和外周神经。凡来源于上述软组织的恶性肿瘤称为软组织肉瘤（soft tissue sarcoma，STS）。多发生于四肢、躯干和腹膜后等部位。软组织肉瘤的特点为具有局部侵袭性，呈浸润性或破坏性生长，可复发和远处转移。

一、流行病学及病因学

软组织肉瘤约占成人恶性肿瘤的1%，占儿童肿瘤的15%。其年发病率2.4～5/10万，好发年龄为30～50岁。男性略多于女性。软组织肉瘤最常见的好发部位主要为四肢（43%～60%）、躯干（10%～19%）、内脏（19%）、腹膜后（15%）和头颈部（9%）。男性以血管肉瘤、纤维肉瘤、横纹肌肉瘤和脂肪肉瘤多见；女性主要为平滑肌肉瘤。其中横纹肌肉瘤是青少年最常见的软组织肉瘤。脂肪肉瘤的预后较好，5年生存率约为75%，血管肉瘤预后最差，5年生存率约为15%。

软组织肉瘤的病因尚不清楚，其发生多不是单一因素所致。临床发现相关因素有下列几种：①异物刺激：动物实验和临床观察发现，异物对机体的长期物理刺激，可诱发软组织肿瘤，如金属片、子弹头等诱发纤维肉瘤、软骨肉瘤；石棉诱发间皮瘤等。②化学物质刺激，长期接触聚氯乙烯的工人会产生肝血管肉瘤。③病毒感染：HIV感染，可诱发Kaposi肉瘤。④外伤因素：临床上发现许多患者是过去受伤部位或手术疤痕处发生了软组织肿瘤。⑤电离辐射：有报道接触放射治疗的部位，数年后发生软组织肉瘤。⑥遗传因素：家族性流行病学调查发现神经纤维瘤病、Li-Fraumeni综合征、家族性视网膜母细胞瘤等与软组织肉瘤发生相关。

二、病理学

1. 分类　目前已知软组织肉瘤有19个组织类型及100多种的不同亚型，以多形性未分化肉瘤最多见，占25%～35%；其次是脂肪肉瘤，占25%～30%；平滑肌肉瘤占12%；滑膜肉瘤占10%；恶性周围神经鞘膜瘤占6%。其恶性程度差异较大。按恶性程度分类如下：

（1）低度恶性软组织肉瘤：黏液肉瘤、高分化纤维肉瘤、隆突性皮纤维肉瘤、高分化脂肪肉瘤、脂肪瘤样脂肪肉瘤、恶性平滑肌母细胞瘤、纤维型间皮瘤、纤维组织细胞肉瘤、黄色肉芽肿等。

（2）中度恶性软组织肉瘤：低分化黏液脂肪肉瘤、平滑肌肉瘤、多形性横纹肌肉瘤、混合型间皮肉瘤、间叶肉瘤、上皮样肉瘤、腺泡状软组织肉瘤等。

（3）高度恶性软组织肉瘤：低分化纤维肉瘤、圆形细胞脂肪肉瘤、腺泡性横纹肌肉瘤、胚胎性横纹肌肉瘤、上皮型间皮肉瘤、滑膜肉瘤、血管肉瘤、深部恶性纤维组织细胞瘤等。

2. 扩散与转移　软组织肉瘤生长迅速，体积较大，肿瘤沿着神经、肌束、筋膜和血管等向周围或深层组织浸润生长，肿瘤本身也可有坏死、出血和继发感染，对人体危害很大。软组织肉瘤以血行转移为主，肺是软组织肉瘤最常见的转移部位。其他转移部位主要有骨、脑和肝脏等，淋巴道转移较少见，只有少数肿瘤如滑膜肉瘤、脂肪肉瘤等偶尔出现区域淋巴结肿大，一旦出现淋巴道转移，其后果与血行转移同样严重，预后较差。

三、临床表现

软组织肿瘤可发生在身体任何部位的软组织内，由于类型不同和发生部位不同，决定了各自的特点，也产生了一系列不同的临床表现，但它们有些共同特点，概述如下：

（1）好发部位：临床上不同类型的肉瘤有其各自的好发部位，如纤维肉瘤大多发生于躯干的皮内、皮下及浅筋膜等；脂肪肉瘤多发生在脂肪较多的臀部及大腿和腹膜后；滑漠肉瘤多发生于上肢和下肢关节；横纹肌肉瘤多发生于下肢肌层内；胚胎性横纹肌肉瘤多发生在眼眶、耳道、鼻腔和泌尿生殖器官；间皮肉瘤多发生于胸膜、腹膜等。

（2）疼痛：疼痛是软组织肉瘤常见的症状，其程度由其发生部位、肿瘤来源及与神经的关系等因素决定。血管平滑肌肉瘤及平滑肌肉瘤多有疼痛；纤维肉瘤则在肿块增长到一定程度才出现疼痛。所有肉瘤当侵犯骨组织或压迫侵犯神经组织时可出现顽固性疼痛。

（3）肿块：患有软组织肉瘤时，常能触到大小不等、形态不规则、质地各异的肿物。有些恶性程度高、发展迅速；位于隐匿部位（如腹膜后）的肿瘤如平滑肌肉瘤、横纹肌肉瘤等直径常超过 5cm，甚至达 20～30cm。纤维肉瘤、平滑肌肉瘤、横纹肌肉瘤等质地较硬，而血管肉瘤、淋巴管肉瘤、黏液肉瘤、脂肪肉瘤则较软，常有分叶或假波动感，有的肿块因生长迅速表面可破溃或内部出血等。

（4）其他表现：肿瘤侵犯胸腹膜、心包可出现胸腹水、心包积液；软组织肉瘤也可因淋巴结转移而出现区域淋巴结肿大，常见于滑漠肉瘤（上皮型）、横纹肌肉瘤及恶性纤维组织细胞瘤等。

体检过程中应注意检查手法要轻柔，切勿用力挤压按摩，以免导致医源性扩散。

四、辅助检查

1. X 线摄片检查 X 线检查有助于了解肿瘤范围及其与邻近骨质的关系。钙化点表明肿瘤有过出血和坏死。肿瘤有低密度区则提示肿瘤来源于脂肪组织或实质囊性变；软组织肉瘤患者胸部正侧位片可用于检查有无肺转移。

2. CT 检查 可清楚地显示出肿瘤与正常软组织及邻近骨组织的系列横切面层次关系。动脉造影有助于了解肿瘤内血管的形态和分布，通过动态扫描、三维成像弥补平片和 CT 平扫的不足。软组织肉瘤表现为供血动脉增粗，并包绕受侵，其周围血管粗细不均，有狭窄甚至中断，出现增生的肿瘤血管，血流加快，还可出现动静脉瘘，造影剂在肿瘤内停留时间延长。

3. MRI 检查 对于软组织肿瘤的诊断显著优于 CT，它能从多切面显示各种组织的层次，明确肿瘤的侵犯范围。磁共振血管造影（MRA）有利于显示肿瘤与大血管的关系。

4. 超声检查 该检查可确定肿瘤是实质性或有液化及含气，可检查肿瘤的侵犯范围、包膜边界和瘤内肿瘤组织回声，从而鉴别良恶性。恶性肿瘤边界不清，回声模糊，可见侵犯血管的征象。

5. PET-CT 在给予 ^{18}F-FDG 后，软组织肉瘤病灶中 FDG 摄取均有不同程度增高，并随坏死区域及程度的不同而表现 FDG 摄取不均匀，通过对于活性度的测定可以对组织学分级做出判断。术后随访 PET-CT 可以根据手术时间及代谢程度判断是否复发，并可以较早发现远处转移病灶，根据全身病灶情况评估疗效及预后。

6. 病理学检查 病理形态学检查是软组织肉瘤诊断的金标准。为了防止医源性扩散，应行根治术或整个肿瘤切除后做病理检查，除非晚期才能做穿刺或表面咬取活检。免疫组织化学检查，可利用极微量的组织抗体检测标识软组织肉瘤的组织来源，从而弥补肿瘤病理学检查形态学诊断的不足。

软组织肉瘤病理报告中应包括肿瘤发生的器官和部位，侵犯深度、肿瘤大小、组织学分级、有无坏死、手术切缘、淋巴结转移情况以及有无血管侵犯等。免疫组化、细胞病理及分子病理可用于辅助诊断和鉴别诊断。融合基因对于某些肉瘤的诊断和预后判断有一定的价值。

五、诊断

根据病史和临床表现，可做出软组织肉瘤的初步诊断，甚至能估计出组织来源。确诊则依靠术后病理诊断。但有些病变良恶性的判断需要结合临床。

六、分期

软组织肉瘤分期目前主要沿用美国癌症联合委员会（AJCC）2010 年第 7 版分期系统。主要依据肿瘤大小（T）、淋巴结状态（N）、有无远处转移（M）和组织学分级（G）来划分。其中组织学分级是影响预后的重要因素。

原发肿瘤（T）

Tx　原发肿瘤无法评价

T0　无原发肿瘤证据

T1　肿瘤最大径≤5cm

T1a　表浅肿瘤

T1b　深部肿瘤

T2　肿瘤最大径>5cm

T2a　表浅肿瘤

T2b　深部肿瘤

（表浅肿瘤指肿瘤位于深筋膜浅层且未侵犯深筋膜层；深部肿瘤指肿瘤位于深筋膜深层、肿瘤位于深筋膜浅层但已侵犯深筋膜或肿瘤同时位于深筋膜浅层及深层。腹膜后、纵隔及盆腔肉瘤都归属于深部肿瘤。）

区域淋巴结（N）

Nx　局部淋巴结无法评价

N0　无局部淋巴结转移

N1　局部淋巴结转移

远处转移（M）

M0　无远处转移

M1　有远处转移

病理分级

Gx　病理分级无法评价

G1　1级

G2　2级

G3　3级

分期

ⅠA期	T1a	N0	M0	G1，Gx
	T1b	N0	M0	G1，Gx
ⅠB期	T2a	N0	M0	G1，Gx
	T2b	N0	M0	G1，Gx
ⅡA期	T1a	N0	M0	G2，G3
	T1b	N0	M0	G2，G3
ⅡB期	T2a	N0	M0	G2
	T2b	N0	M0	G2
Ⅲ期	T2a，T2b	N0	M0	G3
	任何T	N1	M0	任何G
Ⅳ期	任何T	任何N	M1	任何G

七、治疗原则

软组织肉瘤治疗的关键是早期发现和早期治疗，而获得理想效果则取决于首次治疗的正确性和彻底性。目前手术切除依然是软组织肉瘤局部治疗的首选治疗方式。然而，通常由于肿瘤较大及肿瘤生长的浸润性行为，即使行局部广泛切除术，其复发率仍高达20%～30%。

20世纪80年代以后，软组织肉瘤特别是肢体软组织肉瘤的治疗发生了明显变化，从单一外科手术治疗方式转变为手术和放疗相结合为主，配合化疗或局部热疗以及靶向治疗的综合治疗模式。它既能达到局部控制肿瘤的目的，又能保留肢体的功能。Yang等对肢体软组织肉瘤进行一项保留肢体手术后加用或不加用辅助外照射治疗的随机临床研究，中位随访期为9.6年。结果显示，在组织学高分级的软组织肉瘤患者中，接受放疗的患者未出现局部复发，而未接受放疗患者的肿瘤局部复发率高达22%（P=0.0028）；组织学低分级的患者接受放疗的肿瘤复发率为4%，未接受放疗的达33%（P=0.016），证实术后辅助放疗可显著降低保留肢体术后肿瘤患者的局部复发率。Pisters等采用近距离放疗做了类似的随机临床试验。结果显示，放疗提高组织学高分级患者的5年局控率（89% vs. 66%，P=0.0025），但并未影响组织学低分级患者的局制率。2008年美国纽约纪念斯隆-凯特琳肿瘤中心（MSKCC）的Alektiar等报道41例肢体软组织肉瘤，其中68%的患者肿瘤直径>10cm，组织学高分级患者占83 %，大部分患者先行肿瘤完全切除，但保留肢体。放疗采用适形调强技术。术后放疗平均剂量为63Gy，5年肿瘤局部控制率达94%，5年总生存率为64%。近年来对于肢体软组织肉瘤，国内外各家报告综合治疗的疗效不一，但5年局部控制率基本上为80%～90%，5年生存率为60%～77%，同时使90%左右的患者保存了良好的肢体功能。

MD Anderson癌症中心对76例ⅢB期肢体软组织肉瘤患者进行术前新辅助化疗的回顾性研究，术前化疗以多柔吡星为主，总客观缓解率为27%。中位随访85个月，5年无局部复发率为83%，总生存率为59%。无疾病相关事件总生存与行术后辅助化疗结果相似。2008年Cancer上发表的一项Meta分析结果表明，在局部可切除的软组织肉瘤中，术后辅助化疗可使局部复发率下降27%，远处复发率和总复发率下降33%。尤其是阿霉素+异环磷酰胺化疗可使死亡率下降44%，且与未化疗组的差异有统计学意义。2013年在Eur J Cancer发表的EORTC 62771和62931临床试验，同样肯定了辅助化疗在软组织肉瘤中的作用。[European Journal of Cancer，2013；49127：449－456]

近年来，随着对软组织肉瘤分子机制研究的深入，分子靶向药物应用于进展期软组织肉瘤的治疗。帕唑帕尼（Pazopanib）是一种多靶点酪氨酸激酶抑制剂。在一项Ⅲ期临床研究（PALETTE）中，369例既往蒽环类为基础化疗方案治疗失败的转移性软组织肉瘤（脂肪肉瘤除外）患者随机分入Pazopanib单药治疗组和安慰剂组。研究结果显示：Pazopanib较安慰剂相比可以显著提高患者的PFS（4.6个月 vs.1.6个月；$P<0.0001$）。2013年4月美国国立卫生研究院Shivaani Kummar博士等在JCO上发表了一项Cediranib治疗转移性腺泡状软组织肉瘤临床II期临床研究（NCT00942877）结果，该研究是目前腺泡状软组织肉瘤全身性治疗方面的最大规模的前瞻性临床试验，研究结果显示应用Cediranib后ORR可达35%，在24周时的病情控制率为84%。在软组织肉瘤的研究中靶向药物的应用越来越多，充分说明了靶向治疗是软组织肉瘤的未来发展趋势。

综上所述，软组织肉瘤强调多学科综合治疗与术前和/或术后辅助放化疗的作用。通过术前辅助治疗，手术切除范围呈现逐渐缩小的趋势。若非肿瘤较大、高分级以及累及肌肉筋膜，无须常规进行整个解剖间室的切除。恶性程度低的肢体肉瘤或补充广泛切除的手术，不应盲目扩大手术切除范围，减少对肢体功能的影响。重要血管、神经主干只要未受侵犯包绕，都应该尽量保留。

手术时应当有适当的阴性切缘，接受放疗的患者可以切缘较小。为了保留未受侵犯的重要血管神经，可以采用小切缘。镜下切缘阳性的肢体肉瘤患者局部复发率较高。对于肢体肉瘤，有研究发现切缘阳性、切缘<2cm，切缘≥2cm的患者5年存活率分别为47%、70%和72%。

对于肿瘤组织学低分级和T1期的软组织肉瘤，在达到切缘阴性的情况下可以考虑单纯手术治疗，无须辅助放疗。对于R1切除，只要不会带来明显的功能障碍，强烈建议再次手术切除。对于R2切除必须进行再次手术。对于切缘高风险的区域，术中应放置银夹以指导术后放疗，对于切缘<1cm或邻近骨、重要血管神经部位的切缘镜下阳性，应该进行术后辅助放疗。对I期肢体肉瘤切缘应>1cm或包含有完整的深筋膜。对一些腹腔内或腹膜后肉瘤，毗邻重要脏器，只能紧贴包膜完整切除，而无法达到足够的切缘。术中无水乙醇灭活，术后辅助放化疗等都可以提高切缘不满意或高分级肉瘤的局部控制率。

八、放射治疗

放射治疗是软组织肉瘤除手术以外最有效的治疗方式之一。以往认为软组织肉瘤是放疗不敏感的肿瘤。但近年来研究发现，软组织肉瘤与上皮肿瘤有着同样的放射敏感性。同时亚临床灶对放射治疗是敏感的、有效的。另外软组织肉瘤中，不同的组织类型的放射敏感性不同。大剂量放疗对软组织肉瘤有效。术前术后放疗也有良好效果。随着放疗技术的进步，IMRT、IGRT、螺旋断层放疗、近距离照射和术中放疗等放疗技术应用于软组织肉瘤。随着这些技术的应用，最大限度地保护了肿瘤周边的正常组织，提高了肿瘤靶区的剂量，尤其对位于躯干部位（如腹膜后）的软组织肉瘤更具有剂量学的优势，因而提高了软组织肉瘤的治疗效果。

一直以来，多数研究显示术后辅助放疗仅仅改善了肿瘤局部控制率，并不能改善患者的总生存。然而，最近有研究报道放疗能够改善患者的总生存。一项纳入6960例患者的SEER研究显示：放疗提高了肢体高级别软组织肉瘤患者的3年总生存率（73% vs.63%，$P<0.001$）。多因素分析显示：放疗可以降低患者的死亡风险（HR 0.67，95% CI 0.57～0.79）。另一项纳入8249例软组织肉瘤患者的多中心研究显示，放疗延长了患者的中位生存时间（27个月 vs.24个月，$P<0.001$）。

多因素分析证实放疗显著降低患者的死亡风险，未接受放疗患者的死亡风险是接受放疗患者的1.151倍（95% CI 1.070～1.239，$P<0.001$）。此外，一项纳入294例原发性软组织肉瘤患者的单中心研究报道，放疗可以显著改善患者的5年生存率，放疗患者的5年生存率达到62.2%，而无放疗患者的仅为32.1%（$P<0.0001$）。

（一）术前放疗

术前放疗的目的是刺激形成致密的纤维组织区取代假包膜以及除去反应区内的卫星灶，因此经放疗后仅在纤维包壳之外切除就可以获得广泛的外科边界。虽然放疗也可以造成肿瘤的坏死，但放疗的目的在于刺激包膜形成，从而可以施行保肢手术。由于包膜形成是机体对放疗的反应而非肿瘤对放疗的效应，因此这种刺激包膜形成的效应不仅仅局限于那些对放疗敏感的病变。

对于腹膜后肉瘤术前放疗的优势在于，相对照射野较小；照射野内正常组织少；可减少腹膜肿瘤种植；肿瘤血管完整，具有潜在的放射生物学优势。对不可切除的腹膜后肉瘤，可以通过术前放疗或化疗使其缩小从而增加切除的可能性。

目前术前放疗在软组织肉瘤治疗中的作用尚未获得共识，仅推荐用于肿瘤较大、与血管神经关系密切、局部切除困难的病例，其伤口并发症相对较高。

术前放疗主要并发症的发生率约为20%。首要原因是组织血运减少，延迟或阻碍了伤口的愈合，继发感染。减少这些并发症的方法包括：①放疗结束后短期内（大约2周）施行手术，因为在经过照射的组织内，血管损伤在照射后6个月内逐渐加重且不恢复。②使用带血管蒂的皮瓣以增加伤口的愈合能力。③仔细地进行手术操作，减少损伤。④术后预防性使用高压氧疗法。其次是放疗显著减少了骨的强度，使之易于发生病理骨折。在放疗前或在手术时使用预防性内固定可以显著减少这一并发症。另外是放疗引起的迟发性水肿和/或纤维化，使活动受限，力量丧失。减少此并发症的方法包括：①仔细地计划照射野；②放疗期间及放疗后进行适量的物理治疗；③在合适的病例中植入放射源进行局部放疗。

1. 适应证 ①肿瘤生长迅速；②肿瘤体积大，估计手术切除困难或难以切除的病变；③分化差，周围浸润严重者；④复发性病变。

2. 照射范围 GTV：通过临床和影像学检查可见的肿瘤病灶。建议采用与定位CT相同体位的增强MRI实施影像融合后进行靶区勾画。CTV：长轴方向GTV外扩4m，横向边界GTV外扩1.5～2cm。某些解剖结构如骨和筋膜可视为天然屏障而自然成为CTV边界。肿瘤周边水肿区域，可能存在临床播散风险，需要单独勾画并适当外扩1～2cm的边界。PTV：CTV外扩1cm或以上。胚胎性横纹肌肉瘤和其他分化差、生长快的肉瘤，照射野应适当扩大，如有可能最好包括被侵肌肉的起、止点。不常规照射淋巴引流区。当肿瘤接近淋巴结区，照射范围应包括邻近的淋巴结区。

对于腹膜后肉瘤CTV：长轴方向GTV外扩1.5～2cm，横向边界包括周边0.5～2cm，不包括某些解剖屏障和重要器官。例如，肿瘤靠近肝组织，则肝内边界为0.5cm的肝组织，而肿瘤后方需包括2cm边界以包括脂肪组织和血管。PTV：CTV外扩2～3cm。腹膜后器官在治疗中移动幅度比较大，通过CBCT、ABC、呼吸门控等技术的应用，可以减少因为器官移动而带来的PTV外放边界。关键的正常组织（如肝脏、肾脏、脊髓、肠和胃）也需要勾画并计算剂量。常规分割下，脊髓剂量应控制在45Gy/5周；接受>50Gy的肝脏体积不超过20%，接受>25Gy的肝脏体积不超过50%；至少保证一个功能肾脏的2/3体积接受的剂量<20Gy；胃和肠的最大剂量应控制在45Gy以下。

3. 照射技术 软组织肉瘤治疗通常使用6MV-X线。肢体部病变可应用前后两野或两个侧野，躯干部病变应采用3D-CRT、IMRT或IGRT等照射技术，使剂量分布均匀，减少正常组织损伤。

4. 剂量 术前放疗推荐剂量为50Gy/25f/5周。休息2～4周后手术。术后切缘阴性者，追加10～16Gy；切缘阳性者：镜下残留追加16～18Gy；肉眼残留追加20～26Gy。对于腹膜后软组织肉瘤，或者采用45～50Gy/25～28f包括全部CTV区域，并同步给予高危区域总剂量57.5Gy/

25f，术后不再加量。[NCCN Guidelines Soft Tissue Sarcoma. V2. 2014.]

（二）术后放疗

术后放疗是应用最广泛的一种放疗与手术联合的方式。肢体和躯干某些部位的软组织肉瘤由于受临近血管、神经、肌腱、关节等条件的限制，手术难以彻底切除，常有肿瘤残存。在这种情况下，术后放疗对软组织肉瘤的治疗起到辅助作用。

对于术后放疗，目前的建议是：对于低度恶性软组织肉瘤（G1，Ⅰ期），如果切缘>1cm或包含有完整的深筋膜，可以不进行术后放疗；如果切缘≤1cm，应该进行术后放疗，尤其是当肿瘤>5cm时；对于高度恶性软组织肉瘤（G2～3，Ⅱ～Ⅳ期），除非肿瘤非常小，能够做到大范围的广泛切除，否则不论切缘状态如何均建议进行放疗。对于高度恶性的深部软组织肉瘤、直径>5cm，广泛切除加放疗是标准的治疗方法。但是在一些特殊的病例，即使为低度恶性、表浅，但直径>5cm，或者虽为低度恶性、但深在，即使直径<5cm，在手术后也应追加放疗。术后放疗可提高切缘阳性、高分级软组织肉瘤的局控率。

1. 适应证　①肿瘤局部切除术后，不准备再做更彻底手术时，应做术后放疗；②手术安全范围不够，估计手术切除可能不彻底者；③广泛性切除术后，切缘阳性有残存病变者；④以广泛性切除术配合术后放疗来代替截肢术或半盆切除术；⑤多次术后复发，有复发倾向者。

2. 照射范围　根据术前影像学检查以及手术银夹来确定临床靶区（CTV），最初的治疗体积确定为整个手术区域，包括手术切口、引流口，但是不扩大到超出自然的屏障，如筋膜面和骨膜等。CTV1：整个手术区域，包括手术切口、引流口。长轴方向：外放3～6cm；横向方向：外放1.5～2cm。CTV2：瘤床以及术中银夹标记的部位。PTV：CTV1外扩1cm或以上。放射治疗野不应横贯肢体横径，至少应留有1cm以上的条形区不受照射，以利于体液的回流。同时还应考虑到必要的骨和关节的保护。一般不行预防性淋巴结照射。

对于腹膜后肉瘤，CTV：瘤床外扩2～5cm。PTV：CTV外扩2～3cm。但有研究认为，腹膜后软组织肉瘤术后放疗部位主要应集中在术前明确定位的肿瘤后切缘区域，尽量避免照射术后被正常组织填充的区域。这不仅降低了小肠受照剂量和体积，减少了小肠的放疗毒性，而且也为肿瘤放疗剂量的提高提供了空间。研究结果显示，仅针对肿瘤后切缘的放疗并未显著增加肿瘤复发的风险。

IMRT与3D-CRT相比，靶区适形指数明显提高，对腹膜后软组织肉瘤，IMRT极大地减少了肠道的高剂量照射体积。IMRT的急性及晚期胃肠道放疗副反应发生率比普通的术后放疗明显降低，有研究结果显示，3～4级胃肠道放疗副反应发生率为10%，而普通术后放疗则为27%。有研究证实，当小肠受照剂量达到45～50Gy时，小肠梗阻的概率增加，采用IMRT技术可以降低小肠和其他重要器官的受照剂量。腹膜后软组织肉瘤IMRT照射45Gy后，要将照射野从各个方向缩小至瘤床+2cm范围。

3. 照射技术　同术前治疗，但要注意，如果射线沿手术瘢痕切线照射，皮肤表面不必加填充物，如果射线垂直照射手术瘢痕，那么应该加填充物以确保皮肤切口剂量足够。使用6MVX线照射时，应考虑到剂量建成区在皮下1.5cm处，手术疤痕表面需覆盖1.5cm厚的蜡膜。

4. 剂量　放射治疗在术后10～20天开始。CTV1：50Gy/25f/5周（腹膜后肉瘤45～50.4Gy，1.8～2Gy/f）；再缩野至CTV2加量，根据手术病理结果，R0切除者追加10～16Gy；R1切除者追加16～18Gy；R2切除者追加20～26Gy。对术前行放疗者，术后病理为R0切除但切缘≤1cm或R1切除者，需补充术后放疗，追加16～18Gy；R2切除者追加20～26Gy。[NCCN Guidelines Soft Tissue Sarcoma，V2. 2014.]腹膜后肉瘤在缩野加量时，要充分考虑周围正常组织的耐受量。

为避免局部复发应该注意以下几点：①应该完善放疗前的检查，最好是MRI或PET-CT检查，确认手术区域及手术以外区域无明确肿瘤生长；②要充分了解术前肿瘤的影像学资料和术中探查情况，放射野在避免重要器官损伤的基础上，要有足够宽阔的边缘；③要积极预防和处理放疗的不良反应，特别是急性皮肤反应，确保靶体积有足够的剂量。

（三）单纯放疗

一般不推荐单纯放疗治疗软组织肉瘤，主要作为姑息性治疗手段。结合化疗可达到缩小肿瘤，缓解疼痛，解除压迫的效果。特别是对放疗较为敏感的脂肪肉瘤、黏液脂肪肉瘤、尤文肉瘤、胚胎性横纹肌肉瘤等治疗后可产生较为满意的的结果。

1. 适应证 ①肿瘤较小，有手术禁忌或患者拒绝手术者；②肿瘤巨大，与重要器官结构无法分离而不能切除者；③多次手术复发不能再手术者。

2. 照射范围 根据肿瘤大小，照射野应超过肿瘤边缘5～10cm。多次手术复发或肿瘤边界不清，应适当扩大，应注意照射野不能包括肢体全周，以避免肢体产生纤维化收缩和肢体水肿、疼痛、缺血性坏死等。

3. 照射技术 同术前放疗，应充分利用缩野技术，一般50Gy后缩小照射范围，最后集中照射肿瘤区。最好利用3D-CRT、IMRT等放疗技术。

4. 剂量 一般治疗60～70Gy/6～7周，姑息治疗50Gy/5周。对于直径3～5cm的肉瘤，大剂量照射75～80Gy/7.5～8周，肿瘤控制率可以达到90%。

（四）近距离照射

外照射治疗软组织肉瘤的亚临床病灶确能起到减少局部复发的效果，对于肢体低度恶性软组织肉瘤来说，外照射要优于近距离照射。然而对于肿瘤侵犯重要血管、神经或由于解剖部位关系致使肿瘤无法切除干净的部位，用常规的体外照射剂量是不够的，这就需要提高残留处的局部剂量而采用组织间近距离照射。手术时尽量切除原发肿瘤，并在术中按大约1cm的间距放置后装施源管排列在肿瘤残留处。术后1周左右开始进行后装近距离照射，低剂量16～20Gy；或高剂量率14～16Gy。目前高剂量率分割剂量推荐为3～4Gy/f。同时结合体外照射50Gy。若单纯应用近距离治疗时，常常采用每天2次，每次2～5Gy，总剂量35～50Gy的治疗方案。近距离照射的CTV只要包括瘤床和2cm的边缘就可以获得满意的局部控制。后装近距离照射的应用，可准确提高肿瘤残留处的剂量，同时避免单用高剂量外照射所引起的严重组织纤维化以及减少肿瘤周围正常器官的并发症。

（五）术中放疗

术中放疗既可以采用近距离放疗，也可以采用体外照射。对于腹膜后肉瘤，尤其是复发性腹膜后肉瘤，术中放疗有其独特的优势，可取得较好的肿瘤局部控制率。腹膜后肿瘤易复发，且位置特殊，术后放疗已成为重要的辅助治疗方法，但只有大剂量放疗才能达到预期疗效，由于肿瘤周围正常器官的受量限制，阻碍了大剂量放疗的实施。术中放疗，即手术中切除肿瘤后，对周围的正常组织器官进行保护，充分暴露瘤床和/或肿瘤残留区，直视下应用9～15MeV的电子束或近距离照射10～16 Gy，术后再给予50Gy的体外照射。亦可采用术前放疗50Gy，术中放疗10～15Gy的方式。采用术中放疗，能补充单纯体外放疗的不足，成为软组织肉瘤有效的治疗方法之一。

（六）快中子/质子放疗

多数软组织肉瘤对常规放射线的反应性较差。快中子属于高LET射线，具有氧增强比低，在乏氧条件下可有效杀死肿瘤细胞；对细胞周期各时相细胞的杀伤作用差异较小；细胞亚致死损伤修复率低等特点。因此，快中子治疗对软组织肉瘤比常规射线有更高的相对生物学效应。对于广泛侵犯局部组织、不能完全手术切除的软组织肉瘤；或复发的分化较好、生长缓慢的软组织肉瘤；或术后病变残留者；进行快中子治疗，能取得很好的疗效，肿瘤局控率为53%～56%。

质子由于质量相对较大、旁向散射少，因此，可用于对聚焦性能要求更高的照射，使照射野深部及肿瘤周围的正常组织受照射量减少。对于紧贴重要器官（如脊髓）的肿瘤，还可进行再次照射。同时，质子治疗的放疗毒性更低。

九、放疗并发症及其预防措施

1. 皮肤损伤 术后放疗最常见的急性反应主

要是高剂量区的皮肤反应，Ⅱ，Ⅲ级湿性反应约占10%，主要是放射野临近腋窝、大腿根部和会阴部的患者，常伴随明显的疼痛。大剂量照射后，晚期可出现皮下组织纤维化，易发生溃疡、坏死。

2. 肌肉损伤　大剂量照射后可能发生肌肉纤维化，大部分患者肌肉纤维化不严重，患者能耐受，少数患者因为同时发生严重皮下和肌肉纤维化，影响下肢运动功能，个别患者出现软组织坏死。

3. 骨关节损伤　大剂量照射后，少数患者在外伤等诱因下可发生病理性骨折，关节周围纤维化也会影响关节的活动。

4. 小肠损伤　腹膜后肉瘤放疗的主要晚期并发症包括：小肠炎、狭窄、穿孔、瘘、梗阻等。

软组织肉瘤放射损伤发生率在6%左右，处理很困难，关键在预防。照射计划要合理，既要把该照射区包括在治疗范围内，同时又要尽量保护正常组织，减少不必要照射。位于表浅部位的肿瘤，可采用部分电子线与光子束混合照射，尽量避免整个治疗区域加填充物；同时要有足够的愈合时间（至少3周）；预防应用三乙醇胺等药物保护皮肤，以尽量减少严重的皮肤反应，保证足量的靶区剂量。出现皮肤溃疡坏死时，如范围小，损伤轻可用维生素 B_{12} 湿敷，重者可考虑全层植皮术。术中放疗可以降低单纯体外放疗造成的放射性小肠炎的发生率。

十、疗效及预后

放射治疗大大提高了外科手术后的局部控制率，但疗后仍会有10%～20%的患者局部复发，局部复发者发生远处转移和死亡的危险度均会增加。软组织肉瘤80%复发病例发生在2年内，单纯手术5年生存率在40%～55%，加术后放疗者则在60%～77%。

软组织肉瘤的预后与肿瘤所在部位、肿瘤大小、切缘阳性与否、病理类型和分级程度有关。肿瘤发生在上肢、下肢和胸腹壁的疗效好；发生在腹膜后的肿瘤由于发现晚，瘤体大，切除困难，故预后较差；分化好的肿瘤疗效好；肿瘤越小越容易根治因此预后好。纤维肉瘤和脂肪肉瘤的淋巴转移和血行转移率相对较低，治疗效果较好，而滑膜肉瘤和横纹肌肉瘤转移率较高，故预后较差。

MD Anderson 癌症中心进行的一项关于软组织肉瘤保守术后和辅助放疗后预后预测因子的研究显示，组织学高分级、肿瘤>5cm、头颈部和躯干深部、横纹肌肉瘤、表皮样肉瘤、透明细胞肉瘤、年龄>64岁和切缘阳性是肿瘤特异性生存的预后不良因素。

（王　慧　肖绍文　刘长青　乔天奎）

第十章　妇科肿瘤

第一节　宫颈癌

宫颈癌（carcinoma of the cervix）是最常见的女性生殖道恶性肿瘤，占女性生殖系统恶性肿瘤的半数以上。在一些发展中国家妇女中其发病率居全身恶性肿瘤的第一位。Parkin（1988）报告20世纪80年代全世界每年发生宫颈癌病例数为46.5万（占妇女新发癌症病例的15%），3/4在发展中国家。据统计，1989年—2008年我国宫颈癌的发病率以每年8.7%的速度递增，每年新增病例约为13.15万，占世界新发病例总数的1/5，且呈年轻化趋势。近年回顾性调查显示，随着社会整体卫生状况、医疗条件的改善，我国宫颈癌死亡人数呈明显下降趋势，其世界人口年龄标化死亡率由70年代的14.61/10万降至20世纪的2.45/10万。

一、流行病学

世界各国宫颈癌的发病率差异很大。宫颈癌发病率最高在发展中国家，尤其是亚洲、南美洲及非洲的一部分地区，最低在澳大利亚、新西兰、南欧、北美及西亚（中东）。地理分布反映了宫颈癌的发病与经济发展有关，但不是唯一因素。在我国宫颈癌的分布主要在中部地区，从内蒙、山西、陕西经湖北、湖南到江西，形成一个高发地带，且农村高于城市，山区高于平原。死亡率最高是山西省（20.47/10万），超过全国平均水平一倍，最低是西藏（2.97/10万）。

二、病因学

宫颈癌有较明确的病因学资料和高危因素。研究表明，性生活过早或紊乱、早婚、初产早、多产等都是宫颈的高危因素，而教育及经济状况低下、叶酸缺乏及吸烟也会增加宫颈癌变风险。多种病原体也与宫颈癌关系密切，尤其是人类乳头状瘤病毒（HPV）和单纯疱疹病毒Ⅱ型（HSVⅡ），HPV已被视作宫颈癌发病的首要因素。由高危型HPV（HPV16/18/31/33）感染引起的癌前病变发展到子宫颈浸润癌通常需要10～20年，因此HPV疫苗（针对HPVl6/11/6/18型的四价疫苗Gardasil和针对HPVl6/18型的二价疫苗Cervarix）的研制成功为宫颈癌的防治迈出了具有历史意义的一步。美国妇产科医师学会（ACOG）联合免疫规范顾问委员会（ACIP）共同批准认可针对9～26岁女性常规注射疫苗，宫颈癌将有望成为人类第一个可预防的肿瘤。

三、病理

宫颈癌以鳞状上皮细胞癌为主，占90%～95%，腺癌仅占5%～10%。但两种癌在外观上并无特殊差异，且均发生在宫颈阴道部或颈管内。

1. 大体病理形态　宫颈癌在发展为浸润癌前，肉眼观察无特殊异常，或类似一般宫颈糜烂。随着浸润癌的出现，宫颈可表现为以下4种类型：①外生型：最常见。病灶向外生长，状如菜花，又称菜花型。初起为息肉样或乳头状隆起，继而发展为向阴道内突出的大小不等的菜花状新生物，质脆易出血。②内生型：癌组织向宫颈深部组织浸润，使宫颈扩张并侵犯子宫峡部。宫颈肥大而硬，但表面仍光滑或仅见轻度糜烂，整个宫颈段膨大如桶状。③溃疡型：不论外生型或内生型进一步发展后，癌组织坏死脱落，形成溃疡，甚至整个子宫颈为一大空洞所替代，因常有继发性感染，故有恶臭的分泌物排出。④颈管型：癌灶发生在宫颈外口内，隐蔽在宫颈管，侵入子宫颈及子宫峡部供血层以及转移到盆壁的淋巴结。

2. 组织学分类

（1）原位癌：原位癌（carcinoma in situ，

CIS）又称上皮内癌。上皮全层极性消失，细胞显著异型，核大，深染，染色质分布不均，核分裂相增多，细胞拥挤，无极性。但病变仍限于上皮层内，未穿透基膜，无间质浸润。异型细胞还可沿着宫颈腺腔开口进入移行带区的宫颈腺体，致使腺体原有的柱状细胞为多层异型鳞状细胞所替代，但腺体基底膜仍保持完整，这种情况称为宫颈原位癌累及腺体。

（2）镜下早期浸润癌：在宫颈原位癌基础上，发现有癌细胞小团已穿破基膜，似泪滴状侵入基膜附近的间质中，浸润的深度不超过 5 mm，宽不超过 7 mm，无癌灶互相融合现象，也无侵犯间质内脉管迹象时，临床上无特征。

（3）宫颈浸润癌：指癌灶浸润间质的范围已超出可测量的早期浸润癌，呈网状或团块状融合浸润间质。根据细胞分化程度分 3 级：Ⅰ级：高分化（角化性大细胞型），癌巢中有相当数量的角化现象，可见明显的癌珠，核分裂象<2/高倍视野；Ⅱ级：中分化（非角化性大细胞型），达宫颈上皮中层细胞的分化程度，细胞大小不一，癌巢中无明显角化现象，核分裂象 2～4/高倍视野；Ⅲ级：低分化（小细胞型），无角化珠形成，亦无细胞间桥，核分裂象>4/高倍视野。

（4）腺癌：宫颈腺癌来源于被覆宫颈管表面和颈管内腺体的柱状上皮。镜检时，可见到腺体结构，甚至腺腔内有乳头状突起。如癌细胞充满腺腔，以致找不到原有腺体结构时，往往很难将腺癌与分化不良的鳞癌区别。如腺癌与鳞癌并存时称为宫颈腺鳞癌。腺鳞癌恶性程度高，转移早、预后差。

3. 蔓延和转移　宫颈癌的蔓延和转移主要为直接蔓延和侵入淋巴管再转移到淋巴结。血行转移极少。

（1）直接侵袭：癌细胞可向上侵犯子宫体肌层，向下蔓延到阴道。最多见的是向两侧经宫颈旁和宫旁淋巴管侵犯输尿管周围，甚至达骨盆壁。由于膀胱三角区与宫颈及阴道前壁紧密相依，当肿瘤扩展到阴道壁，穿破肌层后，很容易侵犯膀胱，首先受波及的是膀胱三角区。宫颈癌向后扩展，可侵犯子宫骶骨韧带，甚至直肠。

（2）转移：淋巴管是宫颈癌最多见也是最重要的转移途径（图 4-10-1）。宫颈癌向盆腔淋巴结转移，一般是由原发病灶通过附近的淋巴管首先向宫颈旁、闭孔、髂内、髂外等淋巴结向髂总淋巴结转移，进而转移到腹主动脉旁淋巴结。血行转移极少，多发生在晚期，最常见的转移脏器为肺、肝、骨等。

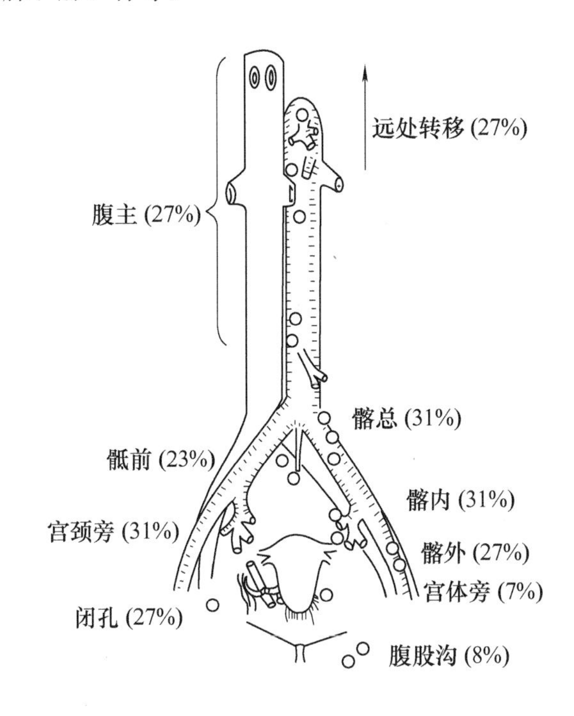

图 4-10-1　宫颈癌的淋巴转移

四、临床表现

1. 症状　早期宫颈癌常无明显症状，也无特殊体征，与慢性宫颈炎无明显区别。有时甚至宫颈光滑，尤其在老年妇女宫颈已萎缩者。在某些颈管癌患者，由于病灶位于颈管内，阴道部宫颈外观仍表现正常，易被忽略而漏诊或误诊。随着病情进展，患者可出现异常阴道流血。由于年轻妇女处于性活跃期，雌激素水平和性交频率均较高，故更易以性交出血为首发症状。此外，白带增多也为宫颈癌常见症状，约 80%的宫颈癌患者有此症状。

（1）阴道流血：患者常表现为接触性出血，发生在性生活、妇科检查及便后出血。出血量可多可少，一般根据病灶大小、侵及间质内血管的情况而定。早期出血量少，晚期病灶较大表现为大量出血，一旦侵蚀较大血管可能引起致命性大出血。年轻患者也可表现为经期延长、周期缩短、经量增多等。老年患者常主诉绝经后不规则阴道流血。

（2）阴道排液：是宫颈腺癌的主要表现，表现为阴道排液增多，白色或血性，稀薄如水样或米汤样，有腥臭味。晚期因癌组织破溃，组织坏死，继发感染等，有大量脓性或米汤样恶臭白带排出。

（3）晚期癌的症状：伴随病灶侵犯周围邻近组织而出现相关继发性症状。病灶波及盆腔结缔组织、骨盆壁、压迫输尿管或直肠、坐骨神经时，常诉尿频、尿急、肛门坠胀、大便秘结、里急后重、下肢肿痛等，严重时导致输尿管梗阻、肾盂积水，最后引起尿毒症。到了疾病末期，患者可出现消瘦、贫血、发热及全身衰竭。

2. 体征 临床检查时，宫颈癌常见以下类型：

（1）外生型：最常见的一种。病灶来自宫颈外口，向外生长，较少侵犯宫颈旁组织。组织脆，易出血。由于症状出现早，患者较早就医，预后相对较好。

（2）内生型：肿瘤向周围组织生长，浸润宫颈管组织，使宫颈扩张并侵犯子宫下段、宫颈旁组织，因此颈管及子宫下段变大，质硬，这种癌预后较差。腺癌多见于此型。

（3）溃疡型：肿瘤组织合并感染坏死后可形成溃疡，特别是内生型，溃疡可很深，有时整个宫颈及阴道穹窿部组织可溃烂而完全消失。

五、辅助检查

定期的宫颈刮片检查和盆腔检查可避免大多数浸润性宫颈癌的发生。

1. 宫颈脱落细胞涂片（巴氏涂片，Pap Smear） 普遍用于宫颈癌筛检。通常在宫颈移行带区取少量细胞样品，均匀涂抹在玻片上，95%酒精固定15～20min，巴氏染色，然后在显微镜下观察是否异常，可侦测到子宫颈细胞微小的早期变化。最适宜的检查时间是在每次月经周期结束后至下次排卵期之前。

此法简便易行、经济有效，但假阴性率较高。

2. 液基薄层细胞检测（thin-cytologic test，TCT） 收集宫颈外口和颈管的脱落细胞，将其浸入试剂中裂解红细胞，保存固定白细胞、脱落上皮细胞等有价值的细胞，将有效细胞制备成细胞悬液，通过过滤离心方法清除黏液对制片的干扰，制成脱落细胞薄片并固定。TCT从根本上解决了常规巴氏涂片假阴性率高、丢失细胞率高和涂片质量差等问题，使宫颈癌的阳性检出率达95%以上。

3. 妇科检查 观察子宫颈和阴道的上半部，双合诊和三合诊检查盆腔内的器官如子宫、卵巢、输卵管、阴道、膀胱及直肠是否有异常。

4. 阴道镜检查 阴道镜检查是利用40倍的显微镜，在特殊的光源下详细检查子宫颈。从上皮细胞的变化，分辨出良恶性的病变。利用阴道镜从可疑病灶处做直视下病理活检取材。

5. 活体组织检查 最后确诊必须依据宫颈活检的病理检查。国内外不少作者已对不同取材方法的准确性进行了比较，其中盲目活检的癌漏诊率最高12%～26%。

6. 宫颈锥切术 当子宫颈刮片或妇科检查发现异常时，就要做更进一步的测试以找出问题之所在。如妇科检查未见明显外生性病灶时可在子宫颈及子宫颈周围由外向内呈圆锥形切下一部分宫颈组织，再送病检以确定有无病变。目前宫颈锥切除术主要包括高频电波刀（100p electrosurgical excision procedure，LEEP）和冷刀宫颈锥切术（cold-knife conization，CKC）。LEEP刀系微创手术，采用金属环通以高频电流锥形切除宫颈病变组织，出血少，创伤小，切割速度快，手术时间仅5～10min，且不需麻醉，目前在临床广泛应用。

7. 宫颈搔刮术（ECC） 宫颈扩张后，通过刮匙以刮取子宫内膜和子宫颈的组织进行检查。ECC多用于细胞学异常或临床可疑，但阴道镜检查阴性或不满意或镜下活检阴性的患者。

8. 其他相关检查 包括血液、尿液测试及胸部X光等。当确定是宫颈癌后需进行盆腔及腹部B超、盆腔CT或MRI等检查以了解宫颈癌是否有外侵及范围、是否有区域性淋巴结转移或腹腔转移。

六、诊断

宫颈癌在妇科肿瘤中的高患病率、好疗效、长期临床经验及宫颈的特殊解剖部位等被认为是易于诊断的有利因素。一般来说根据临床症状和体征，诊断宫颈癌并不困难。在早期宫颈癌或癌前病变患者往往无症状，体征也不明显，一般用肉眼很难分辨，可用前面提到的辅助检查方法协助诊断。单凭肉眼观察不能最后确诊宫颈癌，最后确诊必需依靠活组织检查的病理结果。有些较晚期的病例尚需用以下方法协助诊断：

1. 膀胱镜 阴道前壁受侵犯较深或临床可疑膀胱被累及者，应行膀胱镜检查。

2. 肛窥和直肠镜 临床可疑直肠受侵犯者行之。

3. 影像检查

（1）胸部透视：常规检查项目。有胸部症状者尤应注意，必要时摄胸片检查。

（2）静脉肾盂造影：检查输尿管及肾盂有无积水，同时可以了解肾脏排泄功能，以帮助临床分期。晚期宫颈癌可以选择进行。此项检查对治疗后宫旁复发的诊断有一定帮助。

（3）淋巴造影及血管造影：对盆腔及腹主动脉旁淋巴结转移的诊断可能有帮助，但准确性尚有待进一步提高。

（4）B超：可以测出肿块大小，宫颈肿块与宫体比例，宫腔有无积液，肿块与膀胱及直肠的关系，了解有无盆腔其他脏器、组织转移，对治疗后的随访有一定的指导意义。

（5）CT或MRI：可以测出肿块的从属性、结构、部位及大小。鉴定肿瘤向宫旁及盆壁播散情况。可以显示增大的淋巴结。

（6）^{18}F-FDG PET/CT：在诊断宫颈癌腹膜后淋巴结转移以及早期宫颈癌颈部淋巴结转移和直径＜1cm小淋巴结的发现上，PET/CT较CT、MRI更具优势。

4. 放射性核素肾图 用来检查输尿管梗阻及肾脏排泄功能及分期、随访。

七、分期

分期是指导治疗、估计预后、疗效评价的指南，甚有价值。由于各人对盆腔肿瘤扩展情况在检查和判断上的差异，因此在临床分期上常有分歧。对患者进行分期时需遵照下列规则：①分期必须根据认真仔细的临床检查，且需在治疗前确定。分期一经确立，不得再行变更。②分期有疑问不能确定时，应列入较早期。③确定分期需根据全身检查、妇科三合诊检查、阴道镜检查、宫腔镜检查、膀胱镜及直肠镜检查、静脉肾盂造影、肺及骨骼X线检查，膀胱或直肠黏膜受累必须经活检组织学证实。④淋巴造影、血管造影、腹腔镜检查所见不能作为更改临床分期的依据，但这些检查有助于制订治疗计划。

宫颈癌的临床分期目前采用的是国际妇产科联盟（FIGO）2009年修订后的临床分期标准：

Ⅰ期病灶局限于宫颈。

Ⅰa期浸润癌只能是经显微镜下确认的。所有肉眼所见病灶，即使是表浅浸润，亦属Ⅰb期。Ⅰa期只限于间质浸润经测量的深度不超过5 mm，宽度不超过7 mm。

Ⅰa1期测量的间质浸润深度不超过3.0 mm，宽度不超过7.0 mm。

Ⅰa2期测量的间质浸润深度超过3.0 mm，但不超过5 mm，宽度不超过7.0 mm。

Ⅰb期临床病灶局限于宫颈或临床前期病灶大于Ⅰa2期。

Ⅰb1期临床病灶不超过4.0 cm。

Ⅰb2期临床病灶大于4.0 cm。

Ⅱ期癌灶超出宫颈，但阴道浸润未达下1/3，宫旁浸润未达盆壁。

Ⅱa期癌累及阴道为主，无明显宫旁浸润。

Ⅱb期有宫旁浸润。

Ⅲ期癌灶超越宫颈，阴道浸润已达下1/3，宫旁浸润已达盆壁。凡有肾盂积水或肾无功能者，除非已知其他原因所致，均列入Ⅲ期。

Ⅲa期宫旁浸润未达盆壁，但累及阴道已达下1/3。

Ⅲb期癌浸润已达盆壁，或肾盂积水或肾无功能者。

Ⅳ期癌播散超出真骨盆或癌浸润膀胱黏膜或直肠黏膜。

Ⅳa期癌扩散到邻近器官。

Ⅳb期癌扩散至远处器官。

八、治疗

（一）治疗原则

1. 宫颈上皮内瘤样病变（CIN） 由于没有

症状及特异性体征，因此大多由涂片细胞学检查发现，经活体组织检查确诊。如为轻度不典型增生（CIN1），则按炎症处理，并随访观察；中度不典型增生（CIN2）可用激光、冷冻或锥切；重度不典型增生（CIN3）或原位癌一般须进行子宫全切术。但如果迫切要求生育，也可在锥切后密切定期随访。

2. 镜下早期浸润癌 如经锥切证实确系镜下早期浸润癌，可行全子宫切除或次广泛子宫切除术。

3. 宫颈浸润癌 宫颈癌的治疗原则是既要提高患者的生存率，又要改善其生存质量。治疗的趋势是采用多种手段的综合治疗。宫颈癌的治疗主要为手术治疗、放射治疗、或手术加放射治疗，并辅以化学药物治疗。

（1）早期宫颈癌的综合治疗：早期宫颈癌主要指临床分期为Ⅰ～Ⅱa期的宫颈癌。对于Ⅰa和Ⅰb1期的治疗已形成较统一的意见，认为手术治疗与放射治疗的疗效无明显差异，但多采用手术，对于有手术禁忌证或年老体弱者可以采用放疗，总的5年生存率可达90%。但是Ⅰb2期和Ⅱa期患者进行单纯手术或放疗后的复发或转移的概率明显升高，单一治疗手段难以进一步提高疗效，需要探索联合应用化疗、放疗和手术等不同治疗手段的不同联合方式对早期宫颈癌患者的治疗效果。

2015NCCN宫颈癌临床实践指南中建议：

1）ⅠA1期无淋巴脉管间隙浸润：对不保留生育功能者行单纯子宫切除术；要求保留生育功能者（其卵巢转移率小于1%）可行锥切（切缘需阴性）。

2）ⅠA1期伴有淋巴脉管间隙浸润和ⅠA2期：对不保留生育功能者可选择：①改良根治性子宫切除＋盆腔淋巴结切除术±主动脉旁淋巴结取样；②盆腔放疗＋近距离放疗（A点剂量为70～80 Gy）。要求保留生育功能者推荐：①根治性宫颈切除术＋盆腔淋巴结切除±主动脉旁淋巴结取样；②锥切＋盆腔淋巴结切除±主动脉旁淋巴结取样，切缘阴性者术后随访观察，切缘阳性者再次锥切或行根治性宫颈切除术。

3）ⅠB1和ⅡA1期：宫颈小细胞神经内分泌癌及腺癌不适合保留生育功能。不保留生育功能者可选择：①根治性子宫切除＋盆腔淋巴结切除±主动脉旁淋巴结取样；②盆腔放疗＋阴道近距离放疗（A点总剂量80～85 Gy）±顺铂为基础的同期化疗。保留生育功能的ⅠB1期鳞癌患者，推荐行根治性宫颈切除术＋盆腔淋巴结切除±主动脉旁淋巴结取样。4）ⅠB2和ⅡA2期：可选择：①盆腔放疗＋顺铂同期化疗＋阴道近距离放疗，A点剂量≥85 Gy；②根治性子宫切除＋盆腔淋巴结切除±主动脉旁淋巴结取样；③盆腔放疗＋顺铂同期化疗＋近距离放疗，A点剂量75～80 Gy，放疗结束后仍有肿瘤残留行辅助性子宫切除术。

（2）中晚期宫颈癌的综合治疗：中、晚期宫颈癌是指Ⅱb～Ⅳ期，其综合治疗包括放疗与化疗，放疗与热疗等。过去一直公认对中、晚期宫颈癌最佳的治疗方式是放疗。近年来的临床研究证实以顺铂为基础的同步放化疗使各期相对死亡危险率降低了30%～50%。放射治疗在中晚期宫颈癌治疗中仍处于主导地位，放疗计划的设计是否完善，直接影响到局部肿瘤的控制。治疗上如无主动脉旁淋巴结转移，可行盆腔放疗＋顺铂同期化疗＋阴道近距离放疗；如有主动脉旁淋巴结转移，可行延伸野放疗＋含顺铂同期化疗＋阴道近距离放疗。

（二）放射治疗

放射治疗是宫颈癌的主要治疗手段，适应范围广，各期均可应用。高龄及不宜手术的早期癌及原位癌亦可行放射治疗，疗效好。宫颈癌的放射治疗以腔内照射配合体外照射的方法应用最普遍。一般需腔内与体外放疗相结合，才能达到理想的疗效，达到根治的目的。腔内照射：主要照射宫颈癌的原发区域；体外照射：主要照射宫颈癌的盆腔蔓延和转移区域。宫颈癌的放射治疗，由腔内镭疗开始至今，已超过一个世纪，目前仍是宫颈癌治疗的基本方法。宫颈癌放疗的有利因素有：①无论对鳞癌或腺癌均有一定敏感性；②宫颈癌的发展在相当长的时间内，病变局限于盆腔内；③达到宫颈癌根治剂量时，直肠、膀胱受量基本在耐受量以内；④有自然腔道（阴道及宫腔），便于腔内放疗。

1. 放疗技术 宫颈癌的放射治疗，照射区包括肿瘤原发区及盆腔转移区。肿瘤原发区的治疗目前仍以腔内照射为主，其照射有效范围包括宫颈、阴道、宫体及宫旁三角区。盆腔转移区的治疗目前仍以体外照射为主，其照射范围包括：宫旁组织（子宫旁、宫颈旁及阴道旁组织）、盆壁组织及盆腔淋巴引流区。腔内照射与体外照射相互配合。在盆腔范围内形成一个以宫颈为中心的有效照射区。

（1）近距离放疗：即腔内后装，是将不带放射源的容器放入宫腔或阴道内，然后通过远距离控制传送装置将放射源从贮源罐输入容器进行近距离照射的方式，它能减少或避免工作人员的放射受量，并有可靠的剂量监测和安全保障设备。其剂量分布特点遵循距离平方反比定律，治疗距离短，在放射源周围剂量下降的梯度很大。因此，可给予肿瘤局部高剂量，减少周围正常组织的受量。一般是指在子宫腔及阴道两侧穹窿内放置放射源，针对宫颈癌原发区进行照射。这是宫颈癌原发区的主要治疗方法。宫颈癌腔内放疗的剂量参考点：1938 年 Tod 及 Meridith 在曼彻斯特系统中提出了剂量参考点“A”“B”点的概念（图 4-10-2），目前这一概念仍为多数学者所采用。“A”点：子宫颈外口水平上方 2 cm，距子宫中线旁开 2 cm，相当于输尿管与子宫动脉交叉处，即子宫颈旁三角区，它反应宫颈原发灶的剂量。“B”点：在“A”点同一水平线，“A”点旁开 3 cm，相当于闭孔淋巴结的位置，代表盆腔淋巴区的剂量。

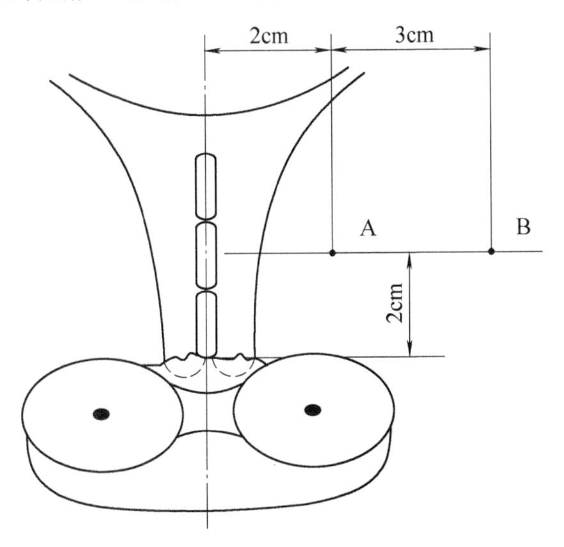

图 4-10-2 宫颈癌腔内放疗“A”“B”点示意图

腔内后装治疗机种类：按剂量率可分为三种：高剂量率（HDR）：剂量率＞0.2 Gy/min；低剂量率（LDR）：剂量率 0.01～0.03 Gy/min，与传统镭疗相仿；中剂量率（MDR）：介于高低剂量率之间。按后装放射源运动方式可分为固定式、振荡式和点源步进式。目前国内常用为高剂量率点源步进式后装治疗机。后装放射源：目前最常用者为^{60}Co、^{192}Ir 和^{137}Cs3 种放射性核素。^{60}Co 的缺点是射线能量太高，对周围正常组织影响较大。^{192}Ir 虽有较高的放射比度，但半衰期太短，仅 74 天，须经常换源，但仍是目前最常用的放射源。^{137}Cs 的缺点是放射比度太低。近年来，有少数医疗机构应用^{252}Cf 作为放射源进行腔内治疗。传统的腔内放疗均是以二维剂量为分析基础，用参考点来表示剂量。无法准确反映三维空间上肿瘤和危及器官的剂量及相互关系，并对治疗过程中靶区遗漏的具体情况不清楚。当肿瘤的体积较大、或者肿瘤空间形状极不规则时，由于源本身的较大梯度变化，使得剂量分布本身就不均匀，从而导致靶区欠剂量或过剂量。而近年以三维影像（CT、MRI、PET）为基础的宫颈癌近距离治疗可以弥补传统二维近距离治疗的不足，更能提高靶区剂量，减少正常组织受量，提高后装治疗疗效并设计个体化的治疗方案。

（2）外照射放疗（external-beam radiation therapy，EBRT）：用加速器进行盆腔外照射，与腔内照射相互补充（图 4-10-3）。照射野面积：一般为 15 cm～18 cm×13 cm～15 cm。全盆腔照射：上界：L4～5 水平；下界：闭孔下缘或坐骨结节下缘；侧界：为股骨头中线，此照射野包括髂总下组、髂内、髂外、闭孔及骶前诸淋巴结群。盆腔四野照射：全盆腔照射，中央挡铅 3 cm～4 cm×13 cm～15 cm（图 4-10-4、图 4-10-5）。照射方式：前后相对全盆照射；盆腔四野照射。

随着计算机、影像技术和放射物理学的发展，传统的全盆腔照射治疗逐渐被三维适形放射治疗（three dimensional conformal radiation therapy，3D-CRT）、调强放疗（intensity-modulated radiation therapy，IMRT）、图像引导放射治疗（image guided radiation therapy，IGRT）等更精确的放疗技术所代替。近年的研究表明，调强放疗在提高

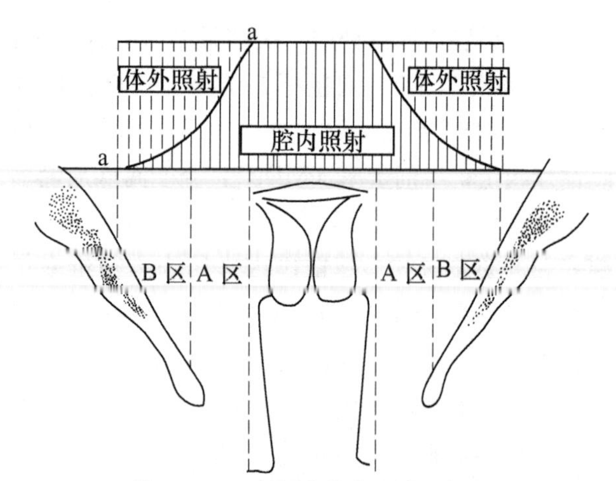

图 4-10-3　宫颈癌放疗区域示意图

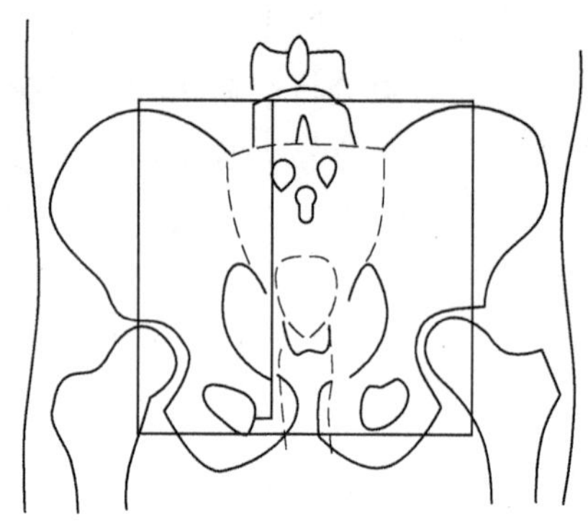

图 4-10-4　盆腔大野照射图

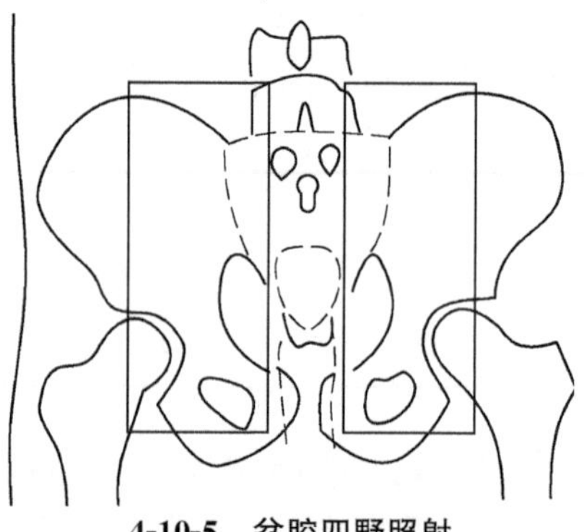

4-10-5　盆腔四野照射

靶区剂量、降低正常器官受量、减轻急、慢性毒性反应等方面均有明显优势，使患者获得良好的长期生存。对于接受调强放疗的宫颈癌，靶区勾画主要包括大体肿瘤靶区（gross tumor volume，GTV）和不同的临床肿瘤靶区（clinical target tumor，CTV）。而计划靶区（planning target volume，PTV）主要在CTV的基础上产生。剂量限制危险器官（organs at risk，OAR）包括小肠、膀胱、直肠、骨髓和股骨头。

根据放射治疗协作组（RTOG）2011 靶区勾画指南建议：

（1）宫颈根治性调强放疗靶区：①GTV：基于影像学检查所显示的原发肿瘤；②CTV1：包括GTV＋宫体＋宫颈（没有包括在GTV当中的宫颈）；③CTV2：宫旁/阴道旁组织、宫旁组织、卵巢和近段阴道。如果肿瘤未侵犯阴道或仅少部分受累，则包括上1/2阴道；如果上段阴道侵犯，靶区包括上2/3阴道；如果阴道侵犯超过上段，靶区包括整个阴道；④CTV3：包括髂总、髂内、髂外淋巴引流区（即盆腔血管及周围7mm区域以及所有可疑淋巴结、淋巴囊肿和手术银夹）及骶前区域（即S1～2骶骨前缘至少1cm软组织）。上界在L4～L5椎间隙下7mm水平，下界位于股骨头上缘和相当于阴道断端水平的阴道旁组织；⑤PTV：PTV1是CTV1外扩1.5cm，PTV2是CTV2外扩1.0cm，PTV3是CTV3外扩0.7cm。

（2）宫颈术后调强放疗靶区：①CTV1：阴道残端，包括膀胱和直肠间阴道残端前后的脂肪和软组织；②CTV2：阴道旁/宫旁组织、近端阴道（包括阴道残端）；③CTV3：包括髂总、髂内、髂外淋巴引流区（即盆腔血管及周围7mm区域以及所有可疑淋巴结、淋巴囊肿和手术银夹）及骶前区域（即S1～2骶骨前缘至少1cm软组织）。上界在L4～L5椎间隙下7mm水平，下界位于股骨头上缘和相当于阴道断端水平的阴道旁组织；④PTV：PTV1是CTV1外扩1.5cm，PTV2是CTV2外扩1.0cm，PTV3是CTV3外扩0.7cm。

2. 治疗方案

（1）外照射＋近距离放疗：研究表明对ⅠB1期和ⅡA期的小肿瘤患者，无论是外照射＋近距离放疗还是根治性子宫切除术＋盆腔淋巴结切除±主动脉旁淋巴结取样，其预后相似。而对ⅡB-ⅣA期患者外照射＋近距离放疗是其标准的治疗模式。

全盆腔照射加高剂量率腔内后装联合盆腔四野照射：先作全盆腔照射，照射完后开始腔内后装治疗。后装与盆腔四野照射同期进行（腔内放疗当日不作体外照射）。全盆腔照射：每周5次，每次DT2 Gy，盆腔中心总剂量30 Gy/3周左右。腔内后装：每周1次，宫颈及阴道治疗可同时进行。每次给予“A”点剂量5～6 Gy，总剂量30～36 Gy。盆腔四野照射：每周4次。每次DT2 Gy，宫旁总剂量20～25 Gy/3周左右。

全盆腔照射加中剂量率腔内后装联合盆腔四野照射：全盆腔照射：每周5次，每次DT 2Gy，盆腔中心总剂量20～25Gy/3周左右。腔内后装：每周1次，每次"A"点剂量5～6 Gy，"A"点总剂量36～40Gy。盆腔四野照：每周4次，每次DT 2 Gy，宫旁总剂量20～25 Gy。

低剂量率腔内后装联合盆腔四野照射：腔内后装：每周1次，每次"A"点剂量12～16 Gy，"A"点总剂量52～65 Gy。盆腔四野照射：每周4次，每次DT 2 Gy，宫旁总剂量40～50 Gy。

(2) 术前放疗：术前放疗目的在于使肿瘤缩小，增加手术切除率；减少手术引起的癌细胞播散。主要采用腔内放疗，少数配合进行全盆腔体外照射。其适应证为：①Ⅰb期宫颈癌，有较大的外生性肿瘤；②Ⅱa期宫颈癌累及阴道较多；③病理检查为细胞分化差，Ⅲ级以上；④黏液腺癌、鳞腺癌等。术前腔内放疗一般给腔内放疗量的1/3～1/2。

(3) 术后放疗：术后放疗为补充手术的不足。主要采用体外照射，其适应证为：①盆腔或腹主动脉旁淋巴结有癌转移；②病理检查血管、淋巴管有癌栓；③手术不彻底者。术后放疗一般给组织量45～50 Gy。如术后明显肉眼残留，则照射量应接近根治性照射量。

3. 放射治疗并发症

(1) 早期并发症：包括治疗中及治疗后不久发生的并发症。①全身反应：主要表现为头痛、眩晕、乏力、食欲不振、恶心、呕吐及血象变化等。一般经对症处理多能继续放疗。②直肠反应：表现为里急后重，大便疼痛、黏液便、腹泻、便血等。直肠镜检查可见宫颈水平附近的直肠前壁黏膜充血，水肿。必要时暂停放疗，给予对症处理，待症状好转后再恢复放疗。③膀胱反应：表现为尿急、尿频、尿痛、血尿、排尿困难等。经抗炎、止血及对症治疗，症状可很快消退，必要时暂停放疗。④阴道外阴反应：表现为阴道黏膜充血水肿、疼痛及分泌物增加，外阴局部肿胀疼痛甚至感染，应注意阴道冲洗并保持外阴干燥及清洁。

(2) 远期并发症：①放射性肠炎：多数发生在放疗结束后半年至1年内，根据RTOG/EORTC晚期放射损伤分级标准分为4级。Ⅰ级：轻度腹泻、轻度痉挛、轻度直肠分泌物增多或出血；Ⅱ级：中度腹泻或肠绞痛，大便>5次/日，多量直肠粘液或间断出血；Ⅲ级：肠梗阻或出血需手术治疗；Ⅳ级：肠坏死/穿孔，瘘。一般Ⅰ～Ⅱ级放射性直肠炎以保守治疗为主，可消炎、止血及对症治疗，也可以药物保留灌肠。②放射性膀胱炎：多发生在放疗结束后1年以上，根据RTOG/EORTC标准也分为4级。Ⅰ级：轻度上皮萎缩，镜下血尿；Ⅱ级：中度尿频，间断性肉眼血尿；Ⅲ级：重度尿频和排尿困难，频繁血尿，膀胱容量减少（<150ml）；Ⅳ级：坏死/膀胱挛缩（容量<100ml），重度出血性膀胱炎。对Ⅰ～Ⅱ级放射性膀胱炎，可采用保守疗法，消炎、止血及对症治疗，保持膀胱空虚，失血多者输新鲜血。重度损害者，必要时可考虑手术治疗。③盆腔纤维化：在大剂量全盆腔放疗后，可引起盆腔纤维化，重者可继发输尿管梗阻及淋巴管阻塞，引起下肢水肿，治疗较困难，可用活血化瘀类中药治疗。④生殖器官的改变：表现为阴道弹性消失、阴道变窄，宫颈及宫体萎缩变小，卵巢纤维化则功能消失而出现绝经期症状。盆腔纤维化严重者，可引起循环障碍及压迫神经而引起水肿及疼痛。

九、预后

宫颈鳞状细胞癌5年存活率：Ⅰ期为90%，Ⅱ期75%，Ⅲ期～Ⅳ期10%～50%。宫颈腺癌远期效果不如宫颈鳞癌。其可能原因为：①症状与体征不明显，易发生漏诊和误诊延误治疗。②对放疗不敏感。影响预后的因素包括临床期别、病理类型、淋巴结转移、贫血、盆腔感染、治疗方法等。

第二节　子宫内膜癌

发生于子宫内膜上皮的癌称为子宫内膜癌(carcinoma of the endometrium)，又称为宫体癌(carcinoma of the corpus uteri)。绝大多数为腺癌。可发生于任何年龄，但以老年妇女更常见，一般认为，内膜癌的好发年龄约比宫颈癌推迟10年。80%以上的病例发生在50岁以上妇女，平均年龄在55岁上下，40岁以下的妇女较少发病。在我国子宫内膜癌远低于宫颈癌，但在一些西方发达国家，发病率高于宫颈癌，位于妇科恶性肿瘤的首位。

一、病因与发病因素

子宫内膜癌的发病与生活方式密切相关，内、外源性雌激素增多，EC三联征（肥胖、糖尿病、高血压），月经婚育史（绝经延迟、月经周期紊乱、未孕未产），遗传因素及吸烟饮酒等。

二、病理

1. 大体形态病变 多发生于子宫底部的内膜，以子宫角附近为多见，其次为子宫后壁。子宫体可为正常大小，随肿瘤发展，子宫可呈均匀性或结节状增大，子宫大小可由丰满到8～12周妊娠大小或更大。就病变的形态和范围而言，可分为2种：①弥漫型：病变沿内膜蔓延，向两侧可至输卵管，向下可及宫颈管，受累内膜显著增厚，可呈息肉状或菜花状；色灰白，质脆，易出血与坏死脱落而形成溃疡。虽广泛累及内膜，但较少浸润肌层，晚期侵犯肌壁全层并扩展至宫颈管，一旦癌灶阻塞宫颈管则可导致宫腔积脓。②局限性：癌灶局限于一处，常位于宫底或宫角部，隆起呈息肉状、乳头状或菜花状。早期癌灶局限于内膜层，诊刮可能将其刮净。若溃疡形成，变硬而脆，呈灰白色或灰红色，可有出血与坏死。局限型癌灶易侵犯肌层，有时病变虽小，但却已浸润深肌层。

2. 显微镜检 子宫内膜起源于苗勒氏管（又称中肾旁管，雌性哺乳动物在胚胎发育期中肾管逐渐退化，苗勒氏管演变为雌性生殖管道），因此它具有向苗勒管各种上皮分化的潜能，所以子宫内膜癌可表现为各种亚型，主要有4种。①子宫内膜样腺癌：此型最多见，占80%以上，癌细胞异型明显，核大、不规则、深染，核分裂活跃。②腺鳞癌：腺癌组织中含有鳞状上皮成分。③透明细胞癌：癌细胞呈实性片状，腺管状或乳头状排列，恶性程度较高，易早期转移。④浆液性腺癌：复杂的乳头样结构，恶性程度很高，易广泛累及肌层、脉管，无明显肌层浸润时，也可能发生腹膜播散。

3. 扩散与转移 ①直接蔓延：沿子宫内膜蔓延，向两侧经子宫角蔓延至输卵管；向下至宫颈管、阴道；也可直接浸润肌层、宫旁组织及邻近器官。②淋巴转移：最重要的转移途径。当癌侵及肌层，易出现淋巴转移。底部的腺癌可经阔韧带上部、输卵管、卵巢等转移至腹主动脉旁淋巴结。位于子宫角的腺癌可经圆韧带转移至腹股沟淋巴结。位于子宫下段或宫颈管的癌灶可沿宫颈的淋巴引流途径转移至宫颈旁、输尿管、髂内及髂总淋巴结等。可以通过逆行淋巴引流而转移至阴道的前壁和下段。③远处转移：子宫内膜癌晚期可通过血流转移至肺、胸膜、肝、骨等部位。④种植：肿瘤细胞可以脱落种植在盆腔、腹腔、阴道残端等处。

三、临床表现

极早期患者可无明显症状，仅在普查或其他原因作妇科检查时偶然发现。一旦出现症状，则多表现为：

1. 阴道出血 绝经期前后的不规则阴道出血是子宫内膜癌的主要症状，常为少量至中等量出血，很少为大量出血。不仅较年轻或近绝经期患者易误认为月经不调，不及时就诊，即使医生亦往往疏忽。个别也有月经周期延迟者，但表现不规律。在绝经后患者多表现为持续或间断性阴道出血。晚期出血中可杂有烂肉样组织。子宫内膜癌患者一般无接触性出血。

2. 阴道排液 因腺癌生长于宫腔内，感染机会较宫颈癌少，故在初期可能仅有少量血性白带，但后期发生感染、坏死，则有大量恶臭的脓血样液体排出。有时排液可夹杂癌组织的小碎片。倘若宫颈腔积脓，引起发热、腹痛、白细胞增多。一般情况也迅速恶化。

3. 疼痛 由于癌肿及其出血与排液的淤积，刺激子宫不规则收缩引起阵发性疼痛，占10%～46%。这种症状多半发生在晚期。如癌组织穿透浆膜或侵蚀宫旁结缔组织、膀胱、直肠或压迫其他组织也可引起疼痛，往往呈顽固性和进行性加重；且多从腰骶部、下腹向大腿及膝放射。

4. 其他 晚期患者自己可触及下腹部增大的

子宫或（及）邻近组织器官；可致该侧下肢肿痛，或压迫输尿管引起该侧肾盂输尿管积水或致肾脏萎缩；或出现贫血、消瘦、发热、恶液质等全身衰竭表现。子宫内膜癌发生年龄较晚，合并妊娠似不可能，但文献曾有个别合并妊娠或输卵管妊娠的病例报道。

四、辅助检查

1. 细胞学检查 有后穹窿涂片、宫腔吸管、宫腔刷等，作为筛选检查。因子宫内膜细胞除行经期外，平时不易脱落，一旦脱落又往往发生退化、变形、溶解等，所以应用细胞学诊断内膜癌的阳性率一般不高，在50%左右，尚不能作为确诊方法，只是进行筛选的依据之一。

2. 宫腔镜检查 可直接窥视宫腔情况，能较早发现子宫内膜的癌变，估计癌肿范围，有助于子宫内膜癌的定位和分期。可在镜检直视下准确地采取标本作组织病理检查。

3. 分段诊刮 分段诊刮是先刮取宫颈管的组织，再刮宫体部，将刮出物分别送检。是确诊子宫内膜癌最常用、最有价值的方法，不但可以明确病变性质，还可以了解部位和累及程度。对于围绝经期阴道大量出血或出血淋漓不断的患者，分段诊刮还可以起到止血的作用。

4. 肿瘤标志物检测 在早期内膜癌患者中一般无升高，而宫外转移者，CA125可明显升高，因此可作为此类患者的肿瘤标志物，检测病情进展和治疗效果。

5. 影像学检查

（1）阴道超声检查：超声检查为无损伤性检查，是子宫内膜癌的常规检查之一。尤其在了解肌层浸润及临床分期方面，有一定参考价值，目前已被广泛使用，对了解子宫内膜癌在宫腔大小、位置、肌层浸润程度、肿瘤是否穿破子宫浆膜或是否累及宫颈管等有一定意义，其诊断符合率79.3%～81.82%。有报道，对45岁以上患者检查，并与宫腔镜检及活检对照，超声的准确率约为87%。

（2）CT、MRI：主要用于观察宫腔、宫颈病变，特别是肌层浸润的深度，以及淋巴结转移等。但小于2 cm直径的淋巴结难以确认。这些影像检查对临床评估病情早晚，设计治疗方案，帮助颇大。

五、诊断

子宫内膜癌的诊断主要根据病史、临床检查、病理检查及辅助检查，作全面分析。

1. 病史 注意患者的高危因素如老年、肥胖、高血压、糖尿病、绝经延迟、少育或不育等病史，仔细询问家族肿瘤史。并详细询问其有无异常的阴道流血、排液、卵巢等功能性肿瘤，雌激素使用情况及子宫内膜增生过长病史。

2. 临床检查 应作全面的体格检查和仔细的妇科检查，注意子宫大小、活动度、宫旁组织有无浸润及有无转移灶。

3. 病理检查 是最终确定诊断的依据。组织病理学不仅应提供病理类型，而且应分级，以便临床制定治疗方案参考。

（1）宫腔（内膜）组织活检：对于临床高度怀疑为癌的病例，如有症状的子宫增大，宫腔内有新生物，可以用刮匙刮取组织，病理送检。取材简单、方便，对患者损伤少。

（2）分段诊断性刮宫：可先刮取颈管黏膜，然后刮取宫腔内膜组织。此种方式可了解颈管是否有肿瘤侵犯。在下列情况下，应考虑诊断性刮宫：①凡绝经后出血，都应视为一种“警告”。不论量多少，持续时间多长，发生几次，都是不正常的。②患者有不排卵病史，或有上述“危险因素”背景。③反复的阴道不正常细胞学发现，而宫颈活检阴性者。

（3）宫腔镜检查：可直视宫腔。若有癌灶生长，能直接观察病灶大小、生长部位、形态，并可取活组织送病理检查。

六、临床分期

目前广泛采用的是1988年国际妇产科联盟（FIGO）公布的子宫内膜癌的手术—病理分期法（2009年修订版）：

Ⅰ期肿瘤局限于宫体。

Ⅰa局限于子宫内膜。

Ⅰb病变浸润肌层≤1/2。

Ⅰc病变浸润肌层>1/2。

Ⅱ期肿瘤侵犯宫颈，但未超出宫体。

Ⅱa病变只浸润到宫颈内膜腺体。

Ⅱb病变浸及宫颈间质。

Ⅲ期肿瘤扩散至子宫以外，局部或（和）区域转移。

Ⅲa病变侵犯子宫浆膜和/或附件，和（或）腹腔细胞学阳性。

Ⅲb癌扩散至阴道。

Ⅲc转移至盆腔和（或）腹主动脉旁淋巴结。

Ⅲc1 盆腔淋巴结阳性。

Ⅲc2 腹主动脉旁淋巴结阳性和（或）盆腔淋巴结阳性。

Ⅳ期癌超出真骨盆或明显累及膀胱或直肠黏膜。

Ⅳa病变累及膀胱和（或）直肠黏膜。

Ⅳb远处转移包括腹腔外和（或）腹股沟淋巴结。

注：组织病理学分级：G_1：非鳞状或桑葚状实性生长类型为≤5%；G_2：非鳞状或非桑葚状实性生长类型为6%～50%；G_3：非鳞状或非桑葚状实性生长类型为>50%

七、治疗

子宫内膜癌的治疗以手术为主，可辅助放疗和化疗。手术范围及放疗、化疗的合理选择，直接取决于影响其预后的因素。

（一）治疗原则

对子宫内膜癌的治疗选择应根据患者的子宫大小、肌层是否受侵、宫颈管是否累及、病理类型、癌细胞分化程度及患者的全身情况等决定。根据2014年NCCN子宫内膜癌治疗指南，其原则为：

1. 初始治疗 ①肿瘤局限于子宫体：如患者不能耐受手术，可行肿瘤靶向放疗或内分泌治疗；能手术者，行全子宫＋双附件切除＋手术分期。②肿瘤侵犯宫颈：能手术者直接行广泛子宫＋双附件切除＋手术分期，或先行放疗（A点75～80Gy）后再行全子宫＋双附件切除＋手术分期；不能手术者则先行肿瘤靶向放疗，再重新评估是否可以手术切除。③肿瘤扩散到子宫外：若病变已超出了子宫但局限于腹腔内（包括腹水细胞学阳性、大网膜、淋巴结、卵巢、腹膜转移）时，行子宫＋双附件切除＋手术分期＋减瘤术，手术的目标是尽可能达到没有可测量的病灶。病变超出子宫但局限在盆腔内（转移至阴道、膀胱、肠/直肠、宫旁）无法切除者，推荐放疗＋阴道近距离放疗±化疗±手术。病变超出腹腔或转移到肝脏：考虑姑息性子宫＋双附件切除±化疗±放疗±激素治疗。

2. 完成手术分期后的治疗 ①Ⅰ期患者的术后治疗需结合患者有无高危因素（高危因素包括：年龄>60岁、淋巴脉管间隙浸润、肿瘤大小、子宫下段或宫颈腺体浸润）。对于无高危因素的Ⅰa（G1～3）、Ⅰb期（G1～2）患者，可观察或加用阴道近距离放疗，Ⅰb期（G3）可观察或阴道近距离放疗和/或盆腔放疗；对于有高危因素的Ⅰa（G1～3）、Ⅰb期（G1～2）患者可观察或阴道近距离放疗和/或盆腔放疗，Ⅰb期（G3）可盆腔放疗和/或阴道近距离放疗±化疗±观察。②Ⅱ期：术后分级为G1时，可行阴道近距离放疗和/或盆腔放疗。G2级行阴道近距离放疗加盆腔放疗。G3级则加盆腔放疗＋阴道近距离放疗±化疗。③Ⅲa期：可选择：a. 化疗±放疗或b. 肿瘤靶向放疗±化疗或c. 盆腔放疗±阴道近距离放疗；④Ⅲb期：术后加化疗和/或肿瘤靶向放疗；⑤Ⅲc期：术后加化疗±肿瘤靶向放疗。⑥Ⅳa、Ⅳb期：已行减灭术并无肉眼残存病灶或显微镜下腹腔病灶时，行化疗±放疗。

3. 不全手术分期后的治疗 手术范围不足并可能存在高危因素，如深肌层浸润或宫颈侵犯等时处理如下：①Ⅰa期（G1～2）无肌层浸润者可术后观察；②Ⅰa期（G1～2）肌层浸润<50%者，可先行影像学检查，若结果阴性，可选择观察或补充阴道近距离放疗±盆腔放疗。若结果阳性，可考虑行再次手术分期或病理学证实转移者，可选择再次手术者（术后辅助治疗同前）或盆腔放疗＋阴道近距离放疗±腹主动脉旁放疗，对于G3者，可±化疗。③Ⅰa（G3），Ⅰb，Ⅱ期：可考虑行再次手术分期（或病理学证实转移者，可选择再次手术者（术后辅助治疗同前）或盆腔放疗＋阴道近距离放疗±腹主动脉旁放疗，对于G3

者，可±化疗。

（二）手术治疗

手术治疗是子宫内膜癌的基本治疗手段。手术治疗的优点在于：①可以直接切除癌灶及其周围浸润组织（全子宫及其易受侵犯的附件）；②能发现临床检查不可能发现的危险因素如腹腔和盆腔内的转移、淋巴结转移，子宫颈及子宫肌层受侵程度以及腹水细胞检查等，便于术后综合放疗或化疗个别对待治疗方案的设计；③手术治疗对晚期癌的作用虽然有限，但在适当情况下，可根据综合放疗或综合化疗的需要，行减瘤术，减轻患者负担使之能更有效地接受术后的放疗或化疗。手术的方式和范围应根据患者的临床期别加以选择。

Ⅰ期病例（病灶局限于宫体）　除了保留生育功能者，全子宫＋双附件切除＋腹腔细胞学检查＋盆腔或和腹主动脉旁淋巴结切除是最基本的手术方式，对浆液性腺癌、透明细胞腺癌和癌肉瘤患者还需加做大网膜活检。

Ⅱ期病例（病灶已累及宫颈）　这类患者采取标准的术式：全子宫＋双附件切除＋腹腔细胞学检查＋盆腔或和腹主动脉旁淋巴结切除，与Ⅰ期手术的主要区别在于宫旁组织和阴道需切除3cm左右。对浆液性腺癌、透明细胞腺癌和癌肉瘤患者也要行大网膜活检。

Ⅲ期（有宫外转移灶）　病例仍以手术为主，争取次广泛子宫切除及选择性淋巴结切除术，盆腔肿块较大，活动欠佳，估计手术有一定困难，可考虑术前放疗，待肿块缩小或粘连松动后再行手术切除。

Ⅳ期病例　一般不考虑手术治疗，如确有必要，可考虑行全子宫切除或减瘤术，也能改善生存期。

（三）放射治疗

放射治疗在子宫内膜癌治疗中的重要地位已被公认，特别是在欧洲一些国家曾是治疗子宫内膜癌的基本方法之一。但它本身存在缺点，目前多倾向与手术综合治疗。子宫内膜癌的放射治疗包括腔内放疗和体外放疗两种方式。

1. 腔内放疗　近距离放疗可用于以下情况：①有子宫者，包括术前或手术时未切除子宫者；或者②更常见于子宫切除术后的阴道放疗。为使宫腔内剂量形成合理的倒梨形剂量分布，对子宫内膜癌腔内放疗的设计，采用两个剂量参照点：一是相当于宫颈癌腔内放疗通用的“A”点。另一个称“F”点：位于宫腔放射源的顶端旁开子宫中轴2 cm，代表子宫底部肿瘤受量（图4-10-6）。通过两个剂量参考点的比较，大致可评估出剂量分布是否合理。

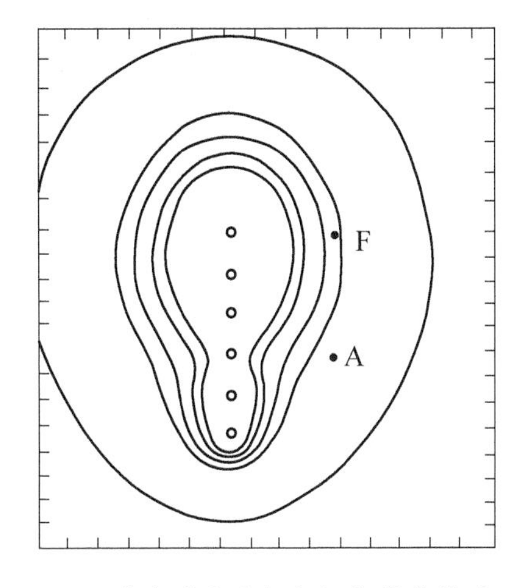

图4-10-6　子宫内膜癌腔内放疗“A”“F”点示意图

2. 体外照射　目前子宫内膜癌的体外照射多采用直线加速器行全盆腔照射、盆腔四野垂直照射及针对腹主动脉旁淋巴结区的延伸野照射，用于与腔内放疗及手术治疗配合。随着放疗技术的飞速发展，IMRT技术在妇科肿瘤中的运用越来越广泛，采用调强放疗可使子宫内膜癌术后接受盆腔照射患者的小肠受量明显降低，从而减轻放疗副反应，根据放射治疗协作组（RTOG）2011靶区勾画指南建议：①CTV1：阴道残端（包括膀胱和直肠间阴道残端前后的脂肪组织和软组织）；②CTV2：阴道旁、宫旁组织，近端阴道（不包括阴道残端）；③CTV3：包括髂总、髂内、髂外淋巴引流区（即盆腔血管及周围7mm区域以及所有可疑淋巴结、淋巴囊肿和手术银夹），对于宫颈基质侵犯者还需包括骶前区域（即S1～2骶骨前缘至少1cm软组织）。CTV3的上界在L4～L5椎间隙下7mm水平，下界位于股骨头上缘和相当于阴道断端水平的阴道旁组织；④PTV：PTV1是CTV1外扩1.5cm，PTV2是CTV2外扩1.0cm，

PTV3 是 CTV3 外扩 0.7cm。⑤剂量限制危险器官（organ at risk，OAR）包括小肠、直肠、膀胱、骨髓和股骨头。

3. 放疗方案

（1）单纯放疗：单纯腔内放疗以早期癌为主，适用于不适宜或不愿手术的早期患者。Ⅰa 期："A"点总剂量 45Gy 左右、"F"点给予 40～50 Gy，分 6～8 次进行，每周 1 次，每次剂量基本相同。Ⅰa 期细胞分化不良，病理类型恶性程度高及Ⅰb 期患者的腔内放疗应配合体外放疗。体外全盆腔放疗 25～30 Gy，然后进行后装腔内放疗 36 Gy/6次，同时补充盆腔放疗，照射野中央挡铅，盆腔中央受量为 20～25 Gy。单纯体外放疗较少用于子宫内膜癌。但遇有以下情况可行体外照射：晚期子宫内膜癌因阴道及盆腔浸润较广泛而不宜手术，且腔内放疗亦有困难者，或局部尚属早期，但患者一般情况不适宜手术或腔内放疗者。可行全盆腔放疗，前后各 15 cm×15 cm 照射野，野的下界包括阴道。总剂量"B"点剂量可达 50 Gy/5 周。

（2）术前放疗：用于子宫体增大或宫颈受累的Ⅰ、Ⅱ期患者。大多数学者主张术前全量腔内放疗，即腔内照射剂量与单纯放疗腔内剂量基本相同。完成腔内治疗后 8～12 周手术。针对宫旁或盆腔淋巴结可疑转移灶，可按宫颈癌术前放疗方式，4 野垂直照射，每周 5 次，每次 2 Gy，视宫旁组织浸润程度给予 40～45 Gy。若子宫大、组织分化差，可以 17 cm×15 cm 全盆照射 25～30 Gy，然后予以腔内后装放射 36 Gy/6 次，并同时予以盆腔中央挡铅防护照射 15～20 Gy，4～6 周后手术。

（3）术后放疗：适应证：①高危患者：恶性行为高的病理类型（浆液性乳头状腺癌、透明细胞癌、鳞腺癌、乳头状腺癌等）、G3、肌层浸润超过 1/3、累及宫颈者。②盆腔有残存或可疑残存病灶。③术后标本检查，肿瘤切缘不净或疑有肿瘤残存及切缘离肿瘤近者。④阴道残端预防照射。⑤盆腔或腹主动脉旁淋巴结阳性者。对术后需要盆腔照射者，一般采用全盆腔照射方式，40～45 Gy/4～6 周，若术前已行体外照射，则根据术前照射剂量进行调整。若需对腹主动脉旁淋巴区进行照射，可在全盆腔照射的基础上采用延伸野照射 30～40 Gy/3～5 周（图 4-10-7），照射时注意保护双肾。需术后阴道腔内治疗者，用源中心轴旁开 1 cm 为剂量参考点，给予 10～20 Gy/2～3 周，并根据是否进行过术前放疗及术后是否需要体外照射进行调整，治疗可于术后 2 周开始。

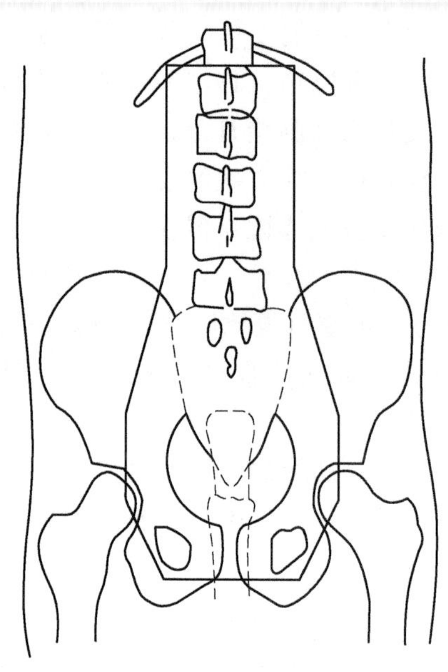

图 4-10-7 全盆腔延伸野

（四）药物治疗

可以分为一般抗癌药物或非激素类和激素类 2 种。对子宫内膜癌的药物治疗，总的说来尚缺乏成熟的经验。

1. 非激素类药物 子宫内膜癌的非激素类抗癌药物常与手术或放射治疗联合进行。药物应用不受癌灶部位的限制，可用于任何部位的复发与转移。在患者能耐受的情况下，化疗推荐多药联合方案。可选择的方案包括：卡铂/紫杉醇，顺铂/多柔比星，卡铂/多西他赛，异环磷酰胺/紫杉醇（用于癌肉瘤），顺铂/异环磷酰胺（用于癌肉瘤），单药如顺铂、卡铂、多柔比星、脂质体阿霉素、紫杉醇、拓扑替康、贝伐单抗、替西罗莫司，多烯紫杉醇、异环磷酰胺（用于癌肉瘤）等。如果有使用紫杉醇的禁忌证，可使用多烯紫杉醇。当患者接受细胞毒性药物化疗后肿瘤仍进展可考虑使用贝伐单抗。

2. 激素类药物 子宫内膜癌的激素治疗主要适用于分化好、雌激素/孕激素受体阳性的子宫内膜样腺癌。主要的药物包括孕激素类、他莫昔芬、芳香化酶抑制剂、甲地孕酮/他莫西芬（两者可交替使用）等。

（1）孕激素类药物：常用的孕激素类药物为甲孕酮（肌注）、甲地孕酮（口服）及己酸孕酮（肌注）；可单独应用，亦可用于与手术或放疗的综合治疗和与非激素类药物综合治疗。孕激素类药物治疗晚期子宫内膜癌和复发癌应注意：①高分化癌的缓解率高于低分化者；②发展较慢的肿瘤缓解率较高，复发癌高于转移癌；③必须长时间用药，至少超过 12 周才能观察到客观缓解；④一次用药剂量大者比小剂量效果好；⑤肺转移癌药疗后缓解率并不像过去认为那样高于其他部位的转移癌；⑥放射治疗加或不加孕激素治疗，二者缓解率及存活率无大差别；⑦甲孕酮治疗过程中，宫颈及阴道细胞学观察到，反映雌激素的细胞转为萎缩细胞者缓解率高，认为或可作监测治疗方案的一项指标；⑧癌组织孕激素受体阳性者较阴性者缓解率高。

（2）抗雌激素药物：三苯氧胺是一种非甾体类的抗雌激素药物，其本身具有极微弱的雌激素作用。三苯氧胺可与雌二醇竞争雌激素受体，占据受体而起抗雌激素作用。一般可从每日口服 20 mg 开始，服用数周后如果效果不明显可加倍应用。三苯氧胺可提高子宫内膜腺体及间质内孕激素受体的表达，因此可先用三苯氧胺来诱导孕激素受体的合成，增强肿瘤对孕激素的敏感性，然后再使用孕激素，或将两种药物合用。

（3）促性腺激素释放激素（GnRH）激动剂：主要药物有戈舍瑞林，它通过迅速耗竭垂体促性腺激素使卵巢卵泡停止发育而发生闭锁，雌激素明显降低，减少了对子宫内膜的刺激。且子宫内膜癌细胞存在 GnRH 受体，该受体与 GnRHa 结合后，可直接抑制子宫内膜癌细胞的增殖。

八、疗效及预后

1. 一般治疗效果　一般认为子宫内膜癌自然病程长，发展缓慢，较长时间局限于子宫内，且易于诊断，预后较好。治疗后 5 年生存率一般都在 60%～70%，个别的可高达 80%。复发率一般报道在 10%～20%，复发时间绝大多数在 3 年之内，如治疗后 5 年仍无复发迹象，则以后复发机会很小。子宫内膜癌的复发有两种：一种是局部的，如子宫切除后在阴道、盆腔又出现肿瘤；另一种是全身性的，即治疗后身体任何部分发生肿瘤，包括远处转移均称为复发。过去不少报道阴道复发率超过 10%。但近年来在一些疗效总结中，由于放射治疗的合并应用，阴道复发率明显下降。

2. 影响预后的因素　①临床期别：期别越晚，预后越差，Ⅰ期 5 年生存率 91.1%，Ⅱ、Ⅲ期均为 50%（北京协和医院）。由于子宫内膜癌生长缓慢、转移较晚、症状显著，总的预后较其他生殖器官恶性肿瘤好，5 年生存率在 60%～70%。即使是临床Ⅰ期的患者，实际已有 10%发生了淋巴转移，而这时 5 年生存率则降至 31%。Ⅱ期患者的盆腔淋巴结转移的发生率更高（36.5%），其预后也更差。②细胞分化：子宫内膜癌的生存率随细胞分化级别升高而递减，细胞分化不良易于发生肌层浸润和淋巴转移。③肌层浸润：分浅肌层浸润和深肌层浸润，深浅以是否超过肌层的 1/2 为界。Ⅰa、Ⅰb 生存率分别为 93.3%和 95.2%，而Ⅰc 仅为 77.8%，表明浅肌层浸润对治疗后的生存率影响不大，而一旦浸润深度增加，预后不佳。因为深肌层浸润，其淋巴转移和术后复发的机会相应增高；这也是对Ⅰc 患者术后要补充放疗的理由，积极治疗是十分重要的。④年龄：一般认为年龄越大，预后越差，年龄＞50 岁的子宫内膜癌患者的复发率明显高于≤50 岁者。绝经前者较绝经后者预后好，年轻患者的组织细胞分化较好，肌层浸润的发生率也低。⑤组织类别：黏液性腺癌预后最好，腺癌及腺鳞癌次之，而透明细胞癌及浆液性腺癌预后最差。⑥激素受体状态：ER、PR 阳性常提示预后良好，而 PR 提示预后的作用更为显著。⑦血管和淋巴管瘤栓：血管和淋巴管瘤栓可能为转移的前奏，明显影响患者的预后。

第三节　卵巢恶性肿瘤

卵巢癌是发生于卵巢的恶性肿瘤的统称，是女性生殖系统三大恶性肿瘤之一，其发病率仅次于宫颈癌和宫体癌，居妇女生殖器恶性肿瘤的第三位，占妇女各种恶性肿瘤的第六位。占全身恶性肿瘤的5%，是妇科恶性肿瘤中首要的死亡原因。近年来，由于对宫颈癌及子宫内膜癌的防治，取得了一定的成效，有关卵巢癌的防治方面收效相对比较少，而卵巢位于盆腔深部，不易扪及或查出，等到患者有自觉症状而就医，恶性肿瘤已不是早期，故预后差。卵巢恶性肿瘤5年存活率仍较低，徘徊在25%～30%。因此寻找早期诊断方法，合理运用各种治疗手段（目前仍采用以手术治疗为主、化疗、放疗、内分泌治疗及生物治疗等为辅的综合治疗手段），改善生存率，是卵巢恶性肿瘤治疗中的首要问题。

一、流行病学及病因学

卵巢恶性肿瘤约占全部卵巢肿瘤的2%～3%，妇科恶性肿瘤的23%～27%，却占妇科恶性肿瘤死亡的47%，成为女性恶性肿瘤死亡原因的第四位。世界癌症资料明确显示不同国家卵巢恶性肿瘤的发生率不同，即存在地区差异，北欧、西欧及北美发病率最高，而在亚洲印度、中国及日本最低。种族差异则体现为美洲和非洲的白种人发病率远高于黑人。近40年来，卵巢恶性肿瘤的发病率在逐年上升，增加了2～3倍，其原因可能为：①卵巢癌好发于老年妇女，随着医药卫生事业的发展，妇女的平均寿命延长了，发病率也随之增高；②卵巢内分泌激素的使用或滥用也可能增加卵巢恶性肿瘤的发病率；③由于工业化或现代化的结果造成环境污染和生活方式的改变，出现了某些危险因素，从而导致发病率的上升；④由于近年来医疗条件的改善，诊断技术的提高，以及肿瘤监测和报告系统的建立，使得过去某些诊断不明的疾病和原因不明的死亡，有可能获得明确的诊断，而非真正的发病率提高了。卵巢恶性肿瘤可发生于任何年龄，上皮性卵巢癌在50岁以后居多，最高发病在60～65岁，而且病情已临晚期，预后也较年轻者差。生殖细胞恶性肿瘤则相反，20岁以前者居多，性索间质肿瘤以年轻患者略多，年老者少。与其他癌瘤一样，卵巢癌的病因至今不明。

二、病理学

（一）组织学分类

卵巢肿瘤的组织学分类非常复杂，各有其依据，根据WHO（2014）卵巢肿瘤组织学分类如下

1. 上皮性肿瘤 ①浆液性肿瘤；②黏液性肿瘤；③内膜样肿瘤；④透明细胞肿瘤；⑤Brenner肿瘤；⑥浆液-黏液性肿瘤。

2. 间叶组织肿瘤

3. 混合性上皮和间叶组织肿瘤

4. 性索间质肿瘤 ①单纯性间质肿瘤（纤维瘤、富细胞纤维瘤、卵泡膜细胞瘤）；②黄素化卵泡膜细胞瘤伴硬化性腹膜炎；③单纯性性索肿瘤（颗粒细胞瘤、支持细胞瘤）；④混合性性索-间质肿瘤。

5. 生殖细胞肿瘤 ①无性细胞瘤；②卵黄囊瘤（内胚窦瘤）；③胚胎性癌；④非妊娠绒毛膜癌；⑤成熟型畸胎瘤；⑥未成熟型畸胎瘤；⑦混合性生殖细胞肿瘤。

6. 单胚层畸胎瘤和起源于皮样囊肿的体细胞型肿瘤

7. 生殖细胞-性索-间质瘤

8. 杂类肿瘤

9. 间皮肿瘤

10. 软组织肿瘤

11. 瘤样病变

12. 淋巴和髓系肿瘤

13. 继发肿瘤

在卵巢恶性肿瘤中，卵巢上皮性恶性肿瘤最多见，占90%，其中又以浆液性癌最多见，约占卵巢上皮性肿瘤的25%～35%。多见于40～60岁妇女。双侧发生率为50%；黏液性腺癌次之，双侧者较少见。患者年龄也在49～60岁。卵巢浆液性癌的诊断分级中采用二级分类标准，即低级别浆液性癌（low-grade serous carcinoma，LGSC）和高级别浆液性癌（high-grade serous carcinoma，HGSC），两者的肿瘤发生途径完全不同。

（二）卵巢恶性肿瘤的扩散

卵巢癌是易于转移而广泛播散的肿瘤，在就诊时70%的病例已属晚期。

1. 盆、腹腔直接蔓延及种植播散 卵巢恶性

肿瘤，特别是卵巢上皮癌脱落或游离的癌细胞常常出现在腹水或腹腔冲洗液中，即使在早期的病例亦然。在Ⅰ期及Ⅱ期病例有近30%的腹水或腹腔冲洗液阳性，有时外观看上去肿瘤包膜可能是完整的。

1）子宫及附件：子宫是卵巢最邻近而又密切相关的器官，在卵巢上皮性肿瘤有16%～18%伴有子宫的转移，而在恶性生殖细胞肿瘤，则子宫受累的机会较少，甚至在复发的病例亦较少发生在盆腔和子宫。卵巢上皮性癌，特别是浆液性癌有相当高的双侧性，达50%～60%。即使在对侧卵巢外观正常时，也可有2%～18%的阳性率。在恶性生殖细胞肿瘤，除无性细胞瘤外，双侧性的机会不足5%。卵巢癌瘤的浸润生长，常造成子宫和双附件形成浑然一体的局面。

2）腹膜：广大面积的盆腹腔腹膜及脏器浆膜都可被卵巢癌细胞种植播散，特别是在横膈、结肠侧沟、肠系膜、肠浆膜、膀胱浆膜及子宫直肠凹。种植和播散的癌灶呈细小颗粒状，或结节状，或大小不等的团块。广泛的腹膜种植是腹水的主要来源。

3）肠道：卵巢恶性肿瘤的肠转移常见且后果严重，肠转移及继发的肠梗阻是卵巢恶性肿瘤患者死亡的主要原因。肠转移多为盆腔癌瘤的直接侵犯，尤以直肠、乙状结肠为最，占95.2%。阑尾转移亦常见。

4）肝、脾：肝脾表面常有细小的种植结节，有时在横结肠的肝曲和脾曲有癌瘤转移并与肝、脾粘连，或向肝、脾侵入。

5）大网膜：卵巢恶性肿瘤，特别是上皮癌有很高的大网膜转移率，23%～71%。有时大网膜外观正常而镜检已有转移癌。大量癌瘤转移至大网膜可形成巨大的团饼，是腹水的重要来源，也使患者有腹胀、腹痛及沉重感，并影响腹腔化疗。

2. 腹腔外转移　卵巢恶性肿瘤可经淋巴及血行转移至腹腔之外。

1）腹膜后淋巴转移：淋巴转移是卵巢恶性肿瘤的重要扩散途径。淋巴转移与淋巴引流有关，卵巢的淋巴引流主要有三条途径：①上行路线：即从卵巢门走出多条集合淋巴管，沿骨盆漏斗韧带上行注入腰淋巴结和腹主动脉淋巴结；②下行路线：即卵巢一部分集合淋巴管可沿阔韧带走向盆壁，进入髂内、髂外、髂间及髂总淋巴结。实际上，上下行途径同时存在；③沿圆韧带引流至髂外尾部及腹股沟淋巴结，这种情况较少。

2）其他腹腔外转移：卵巢恶性肿瘤腹腔外之远处转移比较少见，多为血行播散所致。锁骨上淋巴结、腹股沟淋巴结转移则是从淋巴延伸的结果，却时可遇到。随着卵巢癌患者生存期的延长，脑、肺，甚至皮肤等部位的少见转移也相继报道，卵巢癌合并胸水以浆液性癌为多见。

三、临床表现

早期卵巢癌常无任何自觉症状。往往难以发现。随者肿瘤增长和播散，可出现下列症状：

1. 肿块　下腹包块是常见的主诉之一，肿块固定为卵巢恶性肿瘤的特点之一。常并发腹水，肿块或腹水都可迅速增大。

2. 腹胀　多由腹水引起，卵巢癌患者因腹胀首次就诊者亦不少见。

3. 压迫症状　肿瘤达到一定体积，累及或压迫膀胱、直肠。可出现膀胱或直肠刺激或压迫症状。

4. 胃肠症状　因肿瘤压迫或累及胃肠道引起，晚期患者有时可出现梗阻症状。应进一步与原发胃肠道恶性肿瘤相鉴别。

5. 功能性症状　有些卵巢癌有一定的内分泌功能，肿瘤分泌雌激素过多时，可引起性早熟、月经失调或绝经后阴道流血；如果产生过多雄激素则会出现男性化体征。

6. 并发症　卵巢癌常见并发症有肿瘤破裂、出血、继发感染、贫血，肿瘤侵犯肠壁所致癌性肠梗阻、肠绞痛等。

7. 恶液质　病程拖延较久者，由于长期消耗，食欲不振而表现有进行性消瘦、乏力、倦怠等恶液质症状。晚期患者可出现消瘦、贫血、重度营养不良等症状。

四、诊断与鉴别诊断

大多数妇女（75%）呈现于疾病的晚期，并且大多数是有不明确的、无特征性的症状，如消化不良、水肿、厌食、气胀痛与背痛。最常见的早期体征为一个附件肿块，为实质性的，不规则与固定的。患者可无症状，直到在常规盆腔检查时才发现一个腹腔肿块，或直到癌症已至晚期。偶尔，患者呈现继发于卵巢肿块扭转的剧烈腹痛。病程的晚期，往往存在盆腔疼痛、贫血、恶病质。由于卵巢增大或腹水的积潴，腹部明显隆起。直肠阴道检查时发现有结节状种植物则提示为广泛的盆腔恶性疾病。所以在 40 岁以上的妇女，如发现这类不明显的症状，都应引起警惕，详细作妇科检查和其他相关检查。

1. 细胞学诊断

（1）脱落细胞学检查：可从 3 方面获取脱落细胞标本，包括：①阴道、颈管及宫腔；②腹水或腹腔灌洗液；③子宫直肠陷凹穿刺吸取。

（2）细针穿刺吸取法检查：临床拟诊为卵巢癌、盆腔炎性肿块或盆腔子宫内膜异位症，而在鉴别诊断上有困难者，可经阴道、直肠、腹部进行穿刺吸取细胞检查，并可从浅表淋巴结如锁骨上和/或腹股沟淋巴结获取细胞检查。检查腹膜后淋巴结，则可借荧光透视、B 超或 CT 扫描来指导穿刺部位，以提高穿刺吸取检查的准确性。

2. 影像诊断　包括 B 超、CT、MRI 等检查。近年来影像学诊断不断发展，且对卵巢癌的治疗具有指导意义，这些检查方法，可以帮助确定卵巢癌的分期，并可借以随访，帮助了解有无复发及估计预后。

（1）B 超：至今，B 型超声扫描检查仍为盆腔肿瘤首选的筛选诊断技术，它可以显示盆腔肿块的部位、大小和质地，是囊性还是实质性。若有明显乳头突起及邻近器官受累，可提示恶性肿瘤。也可以区分腹水和巨大卵巢囊肿。此外还可帮助确定卵巢癌的扩散部位如肝结节、主动脉旁淋巴结肿大、大网膜转移灶等，有助于临床分期，目前经阴道彩色多普勒超声（TVS）是常用的检查方法。

（2）CT：CT 检查的作用：①能够准确显示盆腔正常和异常解剖结构；②盆腔肿块的定位与定性；③确定肿瘤分期；④指导制订治疗方案及估计预后；⑤术后随访复查，有助于了解有无复发；⑥有助于临床观察化疗和放疗后的疗效，及两次或再次剖腹探查前残留肿瘤的变化；⑦进行 CT 介入性检查，如 CT 导向下细针吸取活检。但 CT 检查尚难发现亚临床病灶，即微小病灶，因此 CT 诊断阴性不能代替剖腹探查。

（3）MRI：MRI 用于临床以来，已显示出其明显的优点：①不使用离子放射，对人体没有因放射引起的损害；②可以任意选择扫描平面和方向；③软组织对比优于 CT；④可对病变准确定位；⑤有助于临床分期。但由于设备及检查费用高，故最好先用超声检查筛选后再确定是否需要再进一步应用 MRI 检查。

（4）^{18}F-FDG PET/CT：一般影像学检查出肿瘤病灶大小的阈值是 1cm^3，相当于 10^9 个细胞，而 PET 可以发现更小的病灶，且恶性肿瘤组织对^{18}FDG 有较强的代谢作用，能更好的区分恶性肿瘤与正常组织和良性肿瘤。

3. 肿瘤标志物的测定　免疫学检查是诊断肿瘤的新途径，是目前用来检测肿瘤标志物的较理想方法。但就目前而言，卵巢恶性肿瘤标志物的敏感性和特异性均不能满足早期诊断的需要，多用来检测治疗中和/或治疗后的病情变化，为评定疗效和及时发现肿瘤复发提供依据，从而不失时机地采取有效治疗措施，依此来提高生存率。

（1）与卵巢上皮性肿瘤有关的肿瘤糖链抗原 125（CA125）等标志物：有 CA125、TPA 组织多肽抗原以及 TATI 肿瘤相关的胰蛋白酶抑制物。其中以 CA125 检测的敏感性较高，80%卵巢上皮性癌患者 CA125 水平高于正常值，90%以上患者 CA125 水平的消长与病情缓解或恶化相一致，尤其对浆液性腺癌更具特异性。

（2）癌胚抗原（CEA）：目前检测 CEA 的方法有两种，一种是采用放射免疫诊断法测定血 CEA，一种是采用免疫组化法检测癌组织 CEA，这两种检测的临床结果，均与肿瘤的组织类型、临床分期与分级、疗效及治疗后有否转移及复发有关系。

（3）甲胎蛋白（AFP）：AFP 是否升高，取决于肿瘤组织是否有内胚窦瘤成分。对卵巢内胚窦瘤（卵巢囊瘤）有特异性价值，或对未成熟畸胎瘤、混合性无性细胞瘤中混有卵黄囊成分者，均有意义。肿瘤复发或转移时，即使存在微小瘤灶，AFP 亦会再次升高，较其他检查方法敏感。

(4) 人绒毛膜促性腺激素(HCG):测定患者血清β-HCG,可帮助诊断卵巢绒毛膜癌和伴有绒毛膜癌成分的生殖细胞肿瘤,如卵巢纯无性细胞瘤。亦可精确反映癌细胞的数量,故也可作为观察病情变化及抗癌治疗效果的指标。

(5) 血清人附睾蛋白4(HE4):研究发现HE4在诊断早期卵巢癌的敏感性及特异性均高于CA125,目前认为其价值有可能超越CA125,所以HE4和CA125的联合检测对卵巢癌的早期诊断和预后判断有非常重要的意义。

(6) 与卵巢性索间质瘤有关的肿瘤标志物:①性激素的测定:卵巢性索间质瘤中的各种不同组织类型的肿瘤,有一部分具有分泌性激素的功能。颗粒细胞瘤、卵泡膜细胞瘤产生较高水平雌激素。卵巢支持及间质细胞瘤可分泌雄激素,血内睾酮升高。浆液性、黏液性或纤维上皮瘤有时可分泌一定量雌激素。②米勒管抑制激素(MIS):米勒管抑制激素是一种糖蛋白激素,国外有研究表明,血清MIS的检测是卵巢颗粒细胞瘤的一个敏感、特异并可靠的标志物,可作为性索间质瘤的一个很好的监测指标。③抑制素:性索间质细胞可产生一种多肽抑制素,该激素参与性腺反馈系统的调整,可抑制卵泡刺激素(FSH)的分泌。对颗粒细胞瘤随诊后的监测很有意义。

(7) 乳酸脱氢酶(LDH):LDH同工酶谱对恶性肿瘤的诊断具有一定的意义,卵巢癌以LDH1/2下降和LDH4/5升高为特点,联合检测则可提高诊断的准确性。而LDH在卵巢癌治疗有效的患者中明显下降,有助于预后和随访监测。

4. 放射免疫显像 肿瘤的放射免疫显像是一种以放射性核素标记的抗肿瘤及其相关抗原的抗体为肿瘤阳性显像剂,作肿瘤的定位诊断,标记抗体进入人体后,由于抗原抗体的免疫亲和性,标记抗体乃浓聚在肿瘤部位,从而通过彩色扫描机或γ闪烁照相机进行平面或断层显像,即可显示肿瘤及转移灶的大小、部位和范围。有关卵巢癌的放射免疫显像报道,特异性不很强,但敏感性却很高。特别是盆腔内肿瘤的阳性显像率大多数超过90%,而且小体积的肿瘤(直径1.5~2 cm者)都可显像,故可用于病情的监测。

5. 流式细胞术 肿瘤DNA定量分析常用染色体分析、静态细胞术及流式细胞术(flow cytometry,FCM)3种方法。探讨肿瘤含量变化对临床的辅助价值,最好选用FCM方法。该方法是通过分析DNA直方图了解肿瘤DNA含量。卵巢交界性肿瘤DNA含量及组织形态、临床分期及复发相关,卵巢癌DNA定量分析对治疗方案的选择、疗效的判断及估计预后有较大的辅助价值。

6. 腹腔镜检查 腹腔镜检查是可以直接窥视腹腔的一种检查方法,可看到盆腔肿块,并用肉眼予以鉴别,若不能鉴别,还可进行活组织检查。可直接观察到横膈、肝、网膜及腹膜表面是否有转移灶,依此可以提出亚临床播散的情况。同时也可吸取腹水,若无腹水时,可经腹腔镜灌注生理盐水,然后取腹腔冲洗液进行细胞学检查。因此,腹腔镜在卵巢癌的诊断、鉴别诊断、分期中均有重要的价值。腹腔镜已用在检测卵巢肿瘤疗效的二次探查术中,虽不能代替剖腹的二次探查术,但有助于判决化疗后存在的肿块是可以切除或无法切除,还是病灶已广泛播散。其适应证为:①用于选择二次剖腹探查的病例,以避免已广泛播散不能手术的病例而行剖腹手术;②在化疗期间可了解患者对药物的反应;③偶可发现二次剖腹探查结果阴性的早期复发病灶。

7. 剖腹探查 剖腹探查是卵巢癌确定诊断和手术分期最可靠的方法。

8. 鉴别诊断 卵巢恶性肿瘤应与转移性卵巢肿瘤、子宫内膜异位症、盆腔结缔组织炎性肿块、结核性腹膜炎、肝硬化腹水及腹膜后肿瘤、直肠或乙状结肠癌等邻近部位肿瘤和卵巢良性肿瘤等相鉴别。鉴别需依据患者的病史、症状、体征及辅助检查(如腹水细胞学、肿瘤标志物的检测、B超、RII等)综合判定。

五、分期

由国际妇产科联盟(FIGO)癌症委员会于2014年修订的卵巢恶性肿瘤的分期标准是目前国际上普遍采用的分期标准。

Ⅰ期肿瘤局限于卵巢或输卵管

ⅠA 肿瘤局限于一侧卵巢(未累及包膜)或一侧输卵管,卵巢或输卵管表面没有肿瘤,腹水或腹腔冲洗液中没有恶性细胞

ⅠB 肿瘤局限于双侧卵巢（未累及包膜）或双侧输卵管，卵巢或输卵管表面没有肿瘤，腹水或腹腔冲洗液中没有恶性细胞

ⅠC 肿瘤局限于一侧或双侧卵巢或输卵管，有如下情况之一：ⅠC1 术中手术导致肿瘤破裂；ⅠC2 术前肿瘤包膜破裂，或者卵巢或输卵管表面出现肿瘤；ⅠC3 腹水或腹腔冲洗液中出现恶性细胞。

Ⅱ期 肿瘤累及一侧或双侧卵巢或输卵管，伴有盆腔蔓延（在骨盆缘以下）或腹膜癌（Tp）。

ⅡA 肿瘤蔓延至和（或）种植于子宫和（或）输卵管和（或）卵巢。

ⅡB 肿瘤蔓延至盆腔的其他腹膜内组织。

Ⅲ期肿瘤累及一侧或双侧卵巢或输卵管，或原发性腹膜癌，伴有细胞学或组织学确认的盆腔外腹膜播散，和（或）转移至腹膜后淋巴结。

ⅢA 转移至腹膜后淋巴结，伴有或不伴有骨盆外腹膜的微小转移；

ⅢA1 仅有腹膜后淋巴结阳性（细胞学或组织学确认）；

ⅢA1（i）转移灶最大直径≤10 mm（注意是肿瘤直径而非淋巴结直径）；

ⅢA1（ii）转移灶最大直径>10 mm；

ⅢA2 骨盆外（骨盆缘之上）累及腹膜的微小转移，伴有或不伴有腹膜后淋巴结阳性。

ⅢB 骨盆缘外累及腹膜的大块转移，最大直径≤2 cm，伴有或不伴有腹膜后淋巴结阳性。

ⅢC 骨盆缘外累及腹膜的大块转移，最大直径>2 cm，伴有或不伴有腹膜后淋巴结阳性。

Ⅳ 腹腔之外的远处转移。

ⅣA：胸水细胞学阳性。

ⅣB：转移至腹腔外器官（包括腹股沟淋巴结和腹腔外淋巴结）。

六、治疗

（一）治疗原则

卵巢恶性肿瘤的治疗原则是以手术切除为主的多种方法，包括化疗、放疗等的综合应用。由于卵巢恶性肿瘤在诊断时多数患者已有盆、腹腔内转移，故手术难以切净。为提高手术切除率及术后进一步消除或杀灭残余的肿瘤病灶，进而提高疗效，大部分患者需辅加其他治疗。放射治疗和药物治疗是卵巢恶性肿瘤治疗中两大主要辅助治疗手段，另有生物治疗、内分泌治疗、中药等方法，生物治疗正在成为重要的辅助治疗方法之一。

（二）手术治疗

不论病期早晚，手术治疗在卵巢恶性肿瘤的综合治疗中都占有十分重要的地位。特别是第一次手术切除的彻底性是决定预后的关键。早期卵巢癌的手术范围现已基本倾向一致：①全面的开腹分期手术，包括全子宫和双附件切除术、大网膜大部切除术、盆腔和腹主动脉旁淋巴结清扫术和阑尾切除术。适用于无生育要求的Ⅰ、Ⅱ期卵巢恶性肿瘤；②卵巢癌的保守性手术，又称保留生育功能的手术，应慎重地选择患者，主要包括希望保留生育功能的极早期患者或者低风险恶性肿瘤（早期上皮性卵巢癌、低度恶性潜能肿瘤、生殖细胞肿瘤或恶性性索间质细胞瘤）可行保留生育功能手术，即行单侧附件切除术，保留子宫和对侧卵巢。生育完成后可根据情况行二次手术切除子宫及附件。对已有盆腔、腹腔广泛转移的晚期患者或复发患者，可行肿瘤细胞减灭术，力求使残余肿瘤病灶直径<1cm，最好切除所有肉眼可见病灶。如果盆腔外肿瘤病灶≤2cm 者（即ⅢB期）必须行双侧盆腔和主动脉旁淋巴结切除术，总之从最大程度减轻机体肿瘤负荷，改善机体的免疫抑制状态，增加对其他治疗方法的敏感性。对年老、体弱、有合并症不能耐受手术者也可考虑作保守手术，但应严密随访。对首次肿瘤细胞减灭术者，化疗 6 个疗程后可进行二次探查手术，以了解病情转归，化疗疗效，以便制订下一步治疗计划。

（三）化学治疗

目前，化疗药物是治疗卵巢恶性肿瘤的主要辅助手段。因卵巢恶性肿瘤对化疗比较敏感，即使广泛转移也能取得一定疗效，手术切除肿瘤后可用化疗预防复发，不能全部切除者，化疗后或可获得暂时缓解，甚至长期生存，某些晚期病例

瘤块无法切除者，化疗也可使肿瘤缩小，变为活动，为以后的手术创造条件。化疗是晚期卵巢癌的主要治疗手段，必须及时、足量、正规。多采用联合化疗，根据2014年NCCN卵巢癌治疗指南推荐：

（1）上皮性卵巢癌：Ⅰ期患者推荐静脉化疗。对于接受满意细胞减灭手术、残留肿瘤最大径≤1 cm的Ⅲ期患者给予6～8个周期化疗，早期病例给予3～6个周期化疗。化疗加贝伐单抗可提高中位无进展生存期，但对总生存率及生活质量无明显提高，故不作为一线推荐方案。

（2）恶性生殖细胞肿瘤：对于有以下高危因素：①卵黄囊瘤（内胚窦瘤）；②Ⅱ～Ⅳ期无性细胞瘤；③Ⅰ期G2～3或Ⅱ～Ⅳ期未成熟畸胎瘤等术后需接受3～4周期BEP方案（博来霉素＋依托泊苷＋铂类药物）化疗。对于部分ⅠB～Ⅲ期无性细胞瘤患者，减少化疗反应的毒性作用极为必要，可用3周期依托泊苷＋卡铂方案进行化疗。

（3）恶性性索间质瘤：Ⅱ-Ⅳ期患者可选择给予铂类为基础的化疗（首选BEP方案或紫杉醇＋卡铂方案）。

（4）采用腹腔化疗及腹腔与静脉联合化疗：因卵巢恶性肿瘤常有腹、盆腔腹膜表面种植，腹腔内化疗可使药物直接与肿瘤接触，提高局部药物浓度，并可降低全身副作用。腹腔化疗与静脉联合化疗可提高疗效。

（5）足量和及时的化疗：肿瘤细胞减灭术后要及早开始化疗，给药周期必须是每3～4周重复1个疗程，间隔时间不能太长，用药的总疗程数，近年来都倾向于以6个疗程为宜，总的用药时间为半年左右，如果用药效果不好，改用二线化疗药物则另外酌情处理。

（四）放射治疗

放疗是治疗卵巢癌的辅助方法之一。近年来强调卵巢癌患者在接受手术及化疗后再酌情采用放疗。由于多数卵巢恶性肿瘤的放射敏感性差，在盆腹腔放疗时，往往受脏器耐受剂量的限制而使肿瘤剂量不足，无法彻底控制残余灶。若给予控制剂量，则已有相当一部分会发生肠道并发症。另外，在大面积照射后可使骨髓受损，结果难以及时配合化疗，反而影响疗效。除对放疗敏感的无性细胞瘤及中度敏感的颗粒细胞瘤可考虑术后放疗外，对于上皮性的Ⅱ、Ⅲ期患者最好在手术及化疗后，或手术切净肿瘤或使肿瘤直径缩小到2 cm以下进行辅助放疗。对于晚期或复发的顽固性病灶的姑息性放疗，可减轻患者的痛苦，延长生命。

1. 放射治疗的剂量和方法

（1）盆腔照射是卵巢癌术后放疗的主要方法。目前，多和腹部照射和/或化疗综合应用。范围包括下腹和盆腔，根据患者体型设计照射野大小。一般上界为脐孔，下界为盆底（相当于耻骨联合上缘中点下2～3 cm），前后对穿垂直照射，肿瘤量40～50 Gy，6～8周完成。照射野采用长方形如20 cm×15 cm，正方形15 cm×15 cm或菱形15 cm×15 cm，菱形野的上角为脐孔，下角为耻骨联合上缘下2～3 cm两侧相当于髂前上棘附近。姑息照射盆腔较大肿块时，肿瘤体积缩小了，如肿瘤量已达30～40 Gy时，为减小放射性损伤及增加疗效，可将原照射野缩小，针对肿块追加剂量。

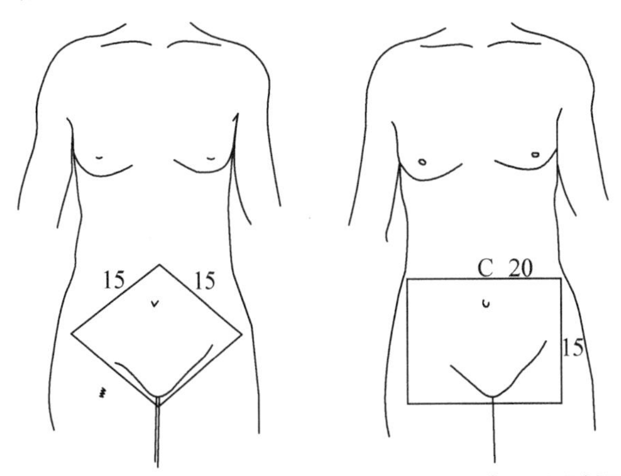

图4-10-8 下腹菱形照射野　图4-10-9 下腹矩形照射野

（2）全腹全盆腔照射（whole abdominal radiation therapy，WART）：无论卵巢癌病期早晚，都主张采用全腹全盆腔照射。因为患者经常有盆、腹腔内的广泛种植和/或腹水；即使是早期病变也可能有潜在的播散或腹膜后淋巴结转移；卵巢原发肿瘤在盆腔，腹腔可能有潜在的或较多的肿瘤残存。全腹照射应包括整个盆、腹腔脏器，采用前后两个固定大野，照射范围（图4-10-10）：上达横膈膜顶，下到盆腔闭孔下缘，两侧应包括侧壁腹膜，前后垂直照射。肿瘤剂量22～28 Gy/6～8周。为减少肝肾损伤，从后方挡肾，剂量限于15～18 Gy；从前方挡肝，剂量限于22～25 Gy。增加盆腔野照射剂量，使盆腔照射总剂量达45～50 Gy。全腹照射患者反应较大，可有恶心、呕吐、腹泻、血象下降等表现以及不同程度的肝肾损伤，甚至被迫中断治疗。肠粘连和肠梗阻是主要的晚期放疗并发症，据报道肠梗阻的发生率在4%～12%。

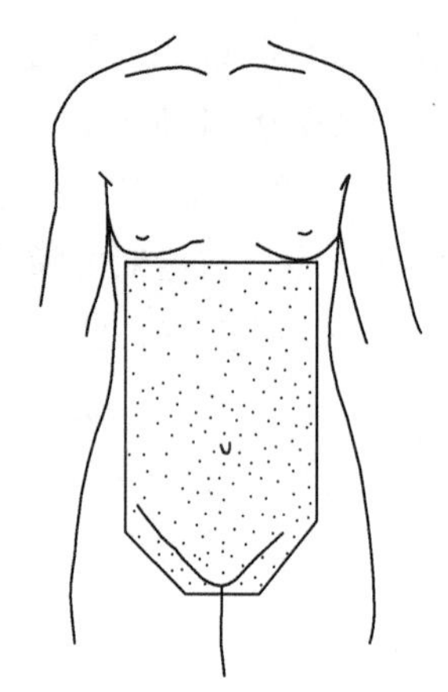

图 4-10-10 卵巢癌全腹照射示意图

随着放疗技术的发展，多项研究显示调强放疗（IMRT）能有效地保护肾脏、肝脏、盆骨等剂量危险器官。根据放射治疗协作组（RTOG）2011靶区勾画指南建议全腹腔调强放疗（IM-WART）靶区范围为：①GTV：由于是术后放疗，故不常规勾画GTV，但有残留的肿大淋巴结或有实体肿瘤残留时需勾画GTV；②CTV：包括整个腹膜腔、主动脉旁淋巴结及肝脏表面下1cm区域，上界在膈顶，下界位于闭孔下缘；③CTVpelvis：如果计划进行盆腔补量照射，则需勾画CTVpelvis，上界在L4～L5椎间隙下7mm，下界位于闭孔下缘；④CTVnodal：如果要针对盆腔及主动脉旁淋巴结加量照射，则需勾画CTVnodal；⑤PTV：PTV是CTV外扩1.0cm，PTVpelvis是CTVpelvis外扩1.0cm，PTVnodal是CTVnodal外扩0.7cm；⑥推荐剂量为PTV 30Gy，1.5Gy/d，如果要进行盆腔补量照射，全盆腔剂量应达到45～50.4Gy；⑦剂量限制器官（OAR）包括肾脏、肝脏、心脏、骨髓、股骨头。

（3）腹腔内放射性核素治疗：适用于Ⅰ、Ⅱ期卵巢癌，作为辅助治疗，消除腹水或治疗表浅的腹膜转移，常用的放射性核素有两种：^{198}Au、^{32}P。^{198}Au含有两种射线，以β线为主，还含有10%的γ射线（故用药后需隔离12天），半衰期为28天。由于^{198}Au的β线的能量为0.32 MeV，射程不到4 mm，其γ射线易引起肠损伤。近年来，多使用胶体^{32}P，^{32}P发射纯的β线（不需隔离），平均能量为0.69 MeV，射程约8 mm，半衰期为14.3天，肠道损伤小。治疗方法：将^{198}Au100 mCi或^{32}P10 mCi，用生理盐水稀释至30 ml以上，直接注入腹腔内，注射完毕，鼓励患者多翻身活动，以使放射性核素尽量均匀地分布在腹腔内。由于腹腔内灌注放射性核素的射线穿透软组织的深度小于12 mm，因此，对有大的残存肿瘤患者并不适合。应严格掌握适应证：①用于较早期的病例如Ⅰb期、Ⅰc期等，腹水腹腔冲洗液中癌细胞阳性；②囊腺癌患者手术时囊壁破裂，腹腔内有种植的可能；③肿瘤穿破包膜；④腹膜上有散在的转移灶。如腹腔内有粘连，则影响^{32}P灌注液体的流动，既影响疗效，又增加并发症。在腹腔灌注前，最好能用^{99m}Tc胶态硫腹腔扫描了解腹腔情况，如分布良好再行腹腔内放射性核素灌注。

2. 放射治疗的效果及敏感性问题 ①放射治疗的疗效：放射治疗的疗效和术后残留肿瘤的大小有关，即肿瘤已被大部分切除者，疗效较好。因为小的肿瘤比大肿瘤对放射线更为敏感。一般对术后残存较大的肿瘤，多主张先用化疗；残存的小肿瘤则术后可用放疗。这同时也因为放疗后组织纤维化，血管闭塞，会使化疗疗效不佳。②关于卵巢肿瘤的放射敏感性问题：无性细胞瘤最敏感，颗粒细胞瘤次之，上皮性肿瘤中浆液腺癌比较敏感，实体腺癌不敏感，恶性肿瘤中Krukenberg瘤、卵巢肉瘤等最不敏感。尤应指出的是，因无性细胞瘤是最敏感的，即或是复发或转移的晚期患者，术后用放疗仍能取得较好的疗效，提高生存率。因此，无性细胞瘤如果超出一侧卵巢的限度，术后辅助放疗是必要的。

（五）其他治疗方法

卵巢恶性肿瘤除上述手术、化疗、放射治疗外，尚有正在兴起的免疫治疗、基因治疗等生物治疗以及内分泌治疗、中医中药、物理治疗等，不再赘述。总之要根据患者的病情等因素合理地选用综合治疗方案。

七、预后

卵巢恶性肿瘤的预后与临床分期、病理分级、肿瘤的组织学类型及治疗方案有关，临床分期越晚预后越差。根据世界各地45个医院收治的4892例的随访统计，Ⅰa期5年生存率为72%，Ⅱa期52%，Ⅲ期11%，Ⅳ期5%，总的5年生存率为30%左右。Ⅰ期癌中肿瘤局限于囊内时，5年生存率可达90%。肿瘤细胞的分化程度越低预后越差。卵巢癌中以胚胎性癌预后最差，而无性细胞瘤由于对放射敏感预后良好。此外，治疗不及时或不恰当，对治疗效果也会产生不良影响。要提高卵巢恶性肿瘤患者的生存率，其主要环节在于“三早”即早期发现、早期诊断及早期治疗。

（谭榜宪　朱丽红　马晓洁　苏　星　张福泉　武建军　冉　立　刘　凌）

第十一章　肿瘤姑息性（急诊）放射治疗与良性病放射治疗

第一节　肿瘤姑息性（急诊）放射治疗

一、肿瘤姑息放射治疗的指征和原则

由于诊断技术、整体医疗水平和人们对肿瘤认识的限制，恶性肿瘤在确诊时仅有1/3～1/2的患者有望达到根治，相当数量的患者没有治愈的希望，即使在根治的患者中仍有约50%的患者以后肿瘤可能复发和转移。因此，许多患者需要进行以姑息（急诊）治疗为目的的治疗，以减轻痛苦，延长生命。

在恶性肿瘤给人们带来的危害中，与死亡相比较，多数人更恐惧的是痛苦。肿瘤的姑息治疗是一个很广的范畴，涉及肿瘤患者从诊断后到疾病发展直至死亡前的全过程，涉及许多科室的工作包括内科、外科、放疗、神经、麻醉、营养、心理、康复等，也特别需要患者家庭和社会的支持与配合。

许多学者对恶性肿瘤治愈性或根治性治疗有较多的研究，其治疗结果的判断是以生存率和控制率等客观指标进行。因此，多数肿瘤的根治性治疗方法和应用原则基本是一致的，但姑息性治疗的应用却多数没有统一的方法，治疗结果的判断许多是主观的或半量化的，而且由于专业的肿瘤治疗人员的缺乏，对肿瘤姑息治疗认识的欠缺，以及家庭社会对晚期肿瘤的认识，治疗经费等问题均影响姑息治疗的选择和实施。

如总论中所述，姑息（急诊）治疗的指征有：①止痛：各种肿瘤溶骨性转移所导致的疼痛均可采用放射治疗止痛，有效率约为80%以上。②止血：头颈部癌、宫颈癌出血时，在局部止血措施的基础上，大剂量外照射或近距离治疗均可有效止血。③解除梗阻或压迫：脊柱转移肿瘤一旦确诊应尽早放疗，截瘫发生前放疗多能有效防止截瘫，截瘫发生后应争取在2周内照射，以利恢复，同时并用皮质激素或脱水剂以暂时减轻脊髓压迫。上腔静脉压迫综合征或大范围肺不张时均可先局部放疗，解除梗阻、缓解症状。姑息治疗的原则要求：治疗计划应当力求简单、安全。接受姑息放疗的患者大多症状明显、体质虚弱，减少搬动、尽可能在短时间内治疗完成。也应特别注意照射范围内的正常组织耐受剂量，部分患者经姑息放疗后症状明显改善，仍可生存较长时间，晚期放射损伤也不应忽视。

二、骨转移瘤的姑息性（急诊）放射治疗

1. 骨转移瘤的发生与诊断　骨骼是恶性肿瘤最常见的转移部位，骨转移瘤的发生率为65%～85%，大部分骨转移患者原发肿瘤已明确诊断，只有少部分患者以骨转移为首发临床表现。常见的原发肿瘤是肺癌、前列腺癌和乳腺癌等，其他少见的是肾癌、甲状腺癌、宫颈癌、膀胱癌和胃肠道肿瘤等。80%的骨转移病灶在躯干中轴骨的红骨髓，按照转移的发生率，依次为：脊柱、骨盆、肋骨、颅骨、肱骨、股骨、胸骨和肩胛骨等。疼痛和骨相关事件（skeletal related events，SREs）是骨转移瘤的主要临床表现，严重影响患者生活质量，需要积极治疗，特别是缓解疼痛。SPECT/CT骨扫描是诊断骨转移瘤的首选检查方法，此法敏感性高，在有充血或骨代谢活跃的部位均有较高的放射性核素摄取，但假阳性率也高，骨质增生、结核均需要鉴别诊断。一般来讲，骨扫描需结合其他影像检查来减少误诊和漏诊。X线平片检查对骨转移瘤的诊断较骨扫描晚3～6个月，CT扫描优于X线平片检查，特别是对于胸骨、颅底骨和

椎体转移有较好的显示。MRI在显示骨髓和软组织转移方面优于CT扫描，可以明确显示骨结构与肿瘤组织的关系，特别是能矢状位显示椎体转移，对于放疗定位有帮助。

2. 骨转移瘤的放射治疗　骨转移瘤的治疗目的是预防和治疗SREs，在提高生活质量的前提下延长患者的生存期。放疗是骨转移瘤的主要治疗方法，对于止痛和预防SREs十分有效。关于放疗止痛的生物学基础目前仍不清楚，由于部分患者在一次放疗后即可止痛，故射线对肿瘤细胞的杀伤不是唯一的机制。推测电离辐射对骨组织的细胞毒作用，既降低了感觉神经敏感性，又抑制了疼痛化学介质的释放和传递。文献报道，90%以上的骨转移瘤经过放疗可达到疼痛的缓解，65%～85%的溶骨性病变可再骨化愈合。治疗后疼痛缓解的效果取决于原发肿瘤类型，骨受累部位及浸润情况，是否有骨折，疼痛的时间和严重程度，以及同时合并的其他治疗等。

目前关于骨转移瘤的放疗方法在照射体积、照射剂量和分次剂量等方面缺乏统一模式。照射总剂量6Gy～60 Gy不等，分次有单次6～8 Gy，或多次2～4 Gy，止痛效果差别不大。RTOG研究266例孤立性骨转移和750例多发骨转移的治疗，发现对孤立性病灶，应用20 Gy/5f和40.5 Gy/15f止痛效果一样。对于多发性骨转移应用30 Gy/10f，20 Gy/5f，25 Gy/5f和15 Gy/5f方案，止痛效果无差异。欧洲研究用单次8 Gy照射，止痛效果与多分次照射相同。半身照射也应用于骨转移患者中，RTOG研究认为半身照射是有效而安全的姑息治疗方法，对上半身建议应用6 Gy，对下半身应用8 Gy照射，73%的患者取得疼痛缓解，20%完全缓解，50%在48小时内缓解，80%在一周内缓解。来自乳腺癌，前列腺癌的患者有较好的效果。他们认为半身照射比局部分次照射效果好，疼痛复发少。但半身照射有10%的严重暂时血液毒性，83%的上半身照射患者和39%的下半身照射患者在治疗后90分钟呕吐，35%～50%的患者低热，技术复杂，不易推广。以上放疗方法只针对止痛治疗而言，并没有考虑肿瘤局部控制效果。对于那些仍可能治愈的部分骨寡转移灶患者而言，骨转移瘤的局部控制十分重要。因此，在止痛治疗和预防SREs的同时，应该考虑疾病治愈可能。根据治疗需求，可以采取如下分割方法：①常规分割放疗：50～60Gy/25～30次；②大分割放疗：18～36Gy/5～6次；③超大分割放疗：24～30Gy/3次；④单次大剂量放疗：16～24Gy。现有的放疗技术有二维对穿放疗、三维适形放疗、适形调强放疗、立体定向放疗和图像引导下放疗等，可以根据情况选用。Cyberknife和Tomotherapy治疗技术的引进，给骨转移瘤的治疗带来更多方便和选择。为了进一步提高疗效，放疗可以结合放射性核素^{89}Sr、^{223}Ra、双磷酸盐和靶向药物如地诺单抗（denosumab）等其他方法治疗骨转移瘤。总之，不同的患者需要接受不同的个体化的、合理的治疗计划和方法。体部立体定向放射治疗（stereotactic body radiation therapy，SBRT）对再程放疗的患者采用高剂量靶区放射治疗，有效控制局部肿瘤并最大限度地减少周围正常组织放射性毒副反应，应用更加安全。但目前的证据仅局限于非随机对照试验和回顾性分析。SBRT的临床优势与传统治疗相比仍存在争议，有待于人们进一步研究探讨。

三、脑转移瘤的姑息性（急诊）放射治疗

1. 脑转移瘤的发生和诊断　颅内是恶性肿瘤远处转移常见的部位，是恶性肿瘤患者主要死因。20%～40%的恶性肿瘤患者出现脑转移。成人脑转移瘤的发生率4～5倍于原发脑肿瘤，80%的脑转移瘤是在原发肿瘤诊断治疗后发现的，少部分患者以脑转移为首发临床表现。脑转移瘤是由血行播散而来，常发生在灰白质交界处，70%～80%的脑转移瘤是多发性的。常见的原发肿瘤是肺癌、乳腺癌，其次是黑色素瘤、肉瘤和胃肠道恶性肿瘤等。2/3的患者有临床症状和体征，50%的患者主述头痛，10%～20%为发作性头痛，常伴有恶心、呕吐和视力改变等。20%～40%的患者有神经功能障碍，30%以上的患者有认知功能改变。结合原发病史，诊断并不难，拟诊脑转移瘤时可进行脑CT平扫和增强扫描，MRI是目前最好的检查方法，可以发现更多的微小转移灶。需要与原发肿瘤、脑梗塞和脑出血等鉴别。必要

时可以结合 MRS 和 PET/CT 协助诊断。

2. 脑转移瘤的姑息性（急诊）放射治疗 放射治疗是脑转移瘤的主要治疗方法，临床应用几十年了，有比较好的治疗效果。治疗主要目的是缓解肿瘤引起的症状和体征，控制肿瘤进展，提高生活质量，延长生存时间。放疗前放疗中给予皮质激素或/和利尿剂可缓解脑水肿。

放疗技术包括：①全脑照射（WBRT）：包括全脑 2 野对穿照射、3D-CRT 和 IMRT；②SRS 或 SRT：包括伽玛刀、X 刀、质子刀和 Cyberknife 等；③全脑放疗同步局部加量（IMRT 和 Tomotherapy）。脑转移瘤患者放射治疗后，80%以上的临床症状和体征改善，平均保持缓解至少 9 个月以上，甚至治愈。

放疗时间剂量因子：照射剂量 30 Gy/2 周，或 40 Gy/4 周，或 50Gy/5 周～6 周，或 30Gy～40Gy/3 周～4 周＋病灶 Boost 10 Gy～20Gy/1 周～2 周。RTOG 的Ⅲ期临床研究显示 30 Gy/2 周和 50 Gy/4 周，对存活率和症状的缓解无差异。治疗前患者卡氏评分大于 70%，原发肿瘤控制，年龄小于 60 岁，没有脑外转移者，放疗后预后较好。Nieder 研究认为 40～60 Gy 有较好的局部治疗效果，77%患者局部控制，30 Gy 治疗效果不好，局部控制率仅为 48%～52%。但是存活率无差异。对于 1～5 个转移瘤的患者建议 SRS，单次大剂量照射，周围正常组织得到更好的保护，近期治疗效果良好，可以反复治疗。在 116 例孤立性脑转移 SRS 治疗研究显示单次剂量给予（12～18 Gy）17.5 Gy，局部控制率达 85%，1、2、3 年的实际局部控制率为 85%、65%和 63%。对于病灶较大者建议 SRT 治疗，30～48 Gy/6～16 次，可以取得与 SRS 相同的效果，不良反应很少。对于数量多于 5 个的多发脑转移患者，应当先进行全脑放疗后再给予 SRS。多项临床试验（Kondziolka 等）表明，WBRT＋SRS（SRT）与单独 SRS（SRT）相比并没有提高 OS。但是，WBRT 明显减少了脑转移瘤复发事件和脑内病灶致死风险。

近年来，随着 IMRT 的普及，全脑放疗同步加量技术得以实现，同时为了减少认知功能损害，采用保护海马区的放疗技术，得到了不错的结果，但是到目前为止，还没有大样本临床试验结果证实。具体方法是：全脑 IMRT30～40 Gy/3 周～4 周，病灶局部同步加量至 56～60 Gy，双侧海马区按危及器官保护。Linskey 等近年来提出，脑转移瘤术后给予放化疗、同步放化疗、具有靶向药物适应证的患者放疗联合分子靶向药物等综合治疗，相对于仅行放疗、手术、化疗等单一治疗，能提高生活质量、改善神经系统症状。另外一项 meta 分析指出，脑转移瘤的治疗模式为手术、化疗、放疗 3 种方式结合，综合治疗方式与单一治疗相比可以提高脑转移患者半年生存率 19.19%，3 种治疗方式联合与 2 种治疗方式联合相比脑转移患者的半年生存率提高一倍，全身＋局部治疗方式与局部治疗相比可以将脑转移患者的半年生存率提高 18.86%，全身＋局部联合治疗组中，3 种局部治疗方式联合与 2 种治疗方式联合相比脑转移瘤患者的半年生存率提高了 44.33%。具有靶向药物适应证的患者，在给予原方案基础上加用靶向治疗效果更佳（提高 10%），但不同治疗方式的选择时机及联合方式尚需进一步研究。Gore 等的研究数据显示，舒尼替尼对于肾癌脑转移瘤患者有较好的安全性和有效性。Gore 等报道 321 例肾癌脑转移的临床研究，12%的患者获得客观缓解，52%持续≥3 月的疾病稳定，总临床获益率约 64%，中位 PFS 和 OS 分别为 5.6 月和 9.2 月。由此可见，舒尼替尼不仅对肾癌颅外转移瘤具有良好的疗效，而且应用于肾癌颅内转移瘤同样具有广阔前景。目前，多项关于舒尼替尼联合放疗治疗肾癌脑转移的Ⅱ、Ⅲ期临床试验（NCT00462982，NCT00814021）正在进行中。

四、脊髓压迫综合征

1. 脊髓压迫综合征的发生和诊断

脊髓压迫综合征是肿瘤转移致脊椎或椎管内占位性病变压迫脊髓、脊神经根和相应血管，造成硬膜囊和相应脊髓或马尾神经水肿、变性、坏死等病理变化，导致病变平面以下的运动、感觉、反射、自主神经功能和神经营养功能障碍等系列综合征。是继脑转移瘤后第二位神经系统并发症，主要表现为肿瘤（压迫）侵犯脊髓和邻近神经根引起的相关神经系统症状和体征。脊髓压迫综合征中75%是脊椎骨转移引起椎体萎陷或骨折或硬膜外肿物形成压迫脊髓。其余25%为肿瘤通过椎孔进入椎管内，脊髓内转移比较少见。原发肿瘤以肺癌、乳腺癌、前列腺癌和肾癌居多。一般来讲，胸段脊髓发生率较高，占脊髓压迫综合征的70%，腰段占20%，颈段占10%。单个椎体受累占46%，多个相邻椎体受累占26%，非相邻椎体受累占28%。95%的硬膜外转移压迫症状是疼痛，随病程进展可出现进行性疼痛、瘫痪、感觉丧失、运动不能和括约肌失禁等症状，一旦发生脊髓压迫其生存时间仅数月。5%～10%的肿瘤患者在疾病过程中可发生脊髓压迫综合征，它是晚期肿瘤常见的中枢神经系统急症。国外文献报道，以脊髓压迫为首发临床表现者占所有有症状恶性肿瘤患者的25%，但国内目前尚无相关数据。疼痛、植物神经功能紊乱、运动障碍和感觉障碍为四大典型临床表现，高位脊髓压迫还可以产生呼吸和膈肌麻痹。50%以上的患者可出现感觉障碍，60%～85%的患者在诊断时有肌无力症状，且2/3患者表现为运动障碍甚至下肢轻瘫，也是导致患者就诊的原因之一。因此，椎体转移后应当注意脊髓压迫的危险。根据原发肿瘤、临床症状和神经系统检查诊断不困难。由于25%的脊髓压迫患者无骨质破坏现象，因此，X线平片及骨扫描可能漏诊。MRI对于显示脊椎转移压迫脊髓或软组织侵犯脊髓有很好的效果，是诊断脊髓压迫综合证及制订诊疗计划的金标准。

2. 脊髓压迫综合征的姑息性（急诊）放射治疗

一旦诊断脊髓压迫综合征，应当按肿瘤急症处理，尽早开始治疗。早期应用皮质激素对缓解压迫有效。如果可进行手术，既可以明确诊断，固定脊柱，又可解除压迫，术后给予放疗。如果不能手术，应尽早放疗。放疗可控制肿瘤生长，减轻或解除脊髓压迫，缓解疼痛、改善神经功能。放射治疗根据MRI显示的病灶范围，通常包括受累整个椎骨和周围软组织肿块必须包在照射野内。治疗前应严格按照MRI等影像学所示病变部位确定放射野，因少数患者病变部位与神经系统症状平面并不相符。最佳放疗剂量仍未统一，不同剂量分割已有较多报道，范围从8Gy单次方案到多分次分割方案等。没有接受手术预后较好的患者可能获益于多分次分割放疗。以往放疗一般采用40Gy/20f，20Gy/5f或30 Gy/10f方案。脊髓对射线的耐受取决于照射长度，照射总剂量和分次剂量。一般不推荐单次大剂量照射。Marazano等报道275例患者治疗，用30 Gy照射加激素，疼痛完全缓解54%，部分缓解17%，稳定11%，3/4的患者恢复或保留行走功能，44%患者括约肌功能改善，平均存活6个月以上。Zelefsky报道42例前列腺癌引起脊髓压迫综合征患者，治疗后92%疼痛缓解，67%神经功能改善。Levior等报道70例患者，进行30～45 Gy放疗，加用激素治疗，30%的卧床患者和16%的截瘫患者恢复行走。对患有多发性骨髓瘤、精原细胞瘤、淋巴瘤和乳腺癌等放疗敏感肿瘤的患者，功能恢复的可能性更大，即使已出现截瘫仍有疗效。

近年来，利用3DCRT和IMRT技术，根据患者的具体情况，采用40～60 Gy/20～30f，20Gy/5f或30 Gy/10f等不同的剂量分割方案，确保脊髓受量不超过40 Gy。甚至利用IGRT功能，进行大分割放疗，取得了不菲效果。Gerstzen等的研究结果，局部控制率为100%，疼痛缓解率为96%，无相关并发症报道。Ryu等报告射波刀治疗结果，局部控制率为96%，疼痛缓解率为85%，观察显示1年生存率为74.3%。Wowra等对102例脊柱转移瘤的患者进行了研究并指出：15～24Gy剂量的单次照射的局部控制率达到98%。Moulding等进行了一项初步研究，21例患者在单次立体定向放射治疗后（18～24 Gy）进行了“分离手术”。总体1年局部进展风险为9.5%，患者接受单次高剂量治疗的进展风险（6.3%，24 Gy）比接受低剂量单次治疗（20%，18～21Gy）进展风险低。Laufer等进行了一项回顾性研究，186例脊柱转移瘤硬膜外脊髓压迫的患者依次接受了手术减压、内固定、术后立体定向放射治疗，分组为单次照射（21.5%的患者，24 Gy）；高剂量多分割（19.9%的患者，24～30 Gy分割成3次）；低剂量多分割（58.6%的患者，18～36 Gy分割成5～6次）；分析了肿瘤治疗相关的肿瘤学和外科学变量，与术后肿瘤局部控制唯一显著相关的变量是放射剂量；多变量危险因素分析发现：与低剂量多分割疗法相比高剂量多分割疗法明显改善肿瘤局部控制。此外，患者接受高剂量多分割治疗后1年局部进展率低于5%，优于低剂量多分割治疗和单次治疗，后者局部进展率不到10%。这两项研究得出的结论是：硬膜外脊髓压迫术后辅助立体定向放射治疗和内固定均是安全、有效的，不管肿瘤组织的放射敏感性如何都可以达到持久的肿瘤局部控制。骨性压迫是放疗后运动功能恢复的不良因素，对于这部分患者，积极的减瘤手术加脊柱固定后放射治疗与单纯放疗相比可明显改善活动能力。Patchell等在单纯脊髓压迫，截瘫不超过48h的肿瘤患者（除外淋巴瘤，原发性脊柱肿瘤）中开展了一项临床试验，患者分两组，一组接受单纯放疗（30Gy分10次放疗），另一组接受手术减压后放疗。中期分析结果显示，接受术后放疗的患者活动能力提高率显著高于单独放疗组（84%：57%），并保留了较长时间的行走能力（中位数分别为122 d与13d）。

放疗并激素辅助治疗可使患者疼痛缓解率达60%～90%，但运动功能障碍改善与其放疗前运动能力相关，活动受限及轻瘫者改善明显，而瘫痪者运动功能及括约肌功能障碍均无明显改善，且与肿瘤病理类型相关。文献报道，局部放疗辅以全身化疗可以提高疗效，建议对放化疗敏感的肿瘤患者如无明显肢体运动障碍，可首选放化疗。对放化疗不敏感的肿瘤患者，应尽早接受手术，以保存肢体运动功能。

总之，目前脊髓压迫综合征尚无统一的标准疗法，不同病理类型的转移瘤治疗和预后都不尽相同，我们需要做的是尽早诊断，尽早个体化治疗。

五、上腔静脉压迫综合征

1. 上腔静脉压迫综合征的发生和诊断

上腔静脉压迫综合征（superior vena cava syndrome，SVCS）是由于各种不同病因引起的上腔静脉压迫、阻塞或部分阻塞所致的上腔静脉系统血液回流受阻、侧支循环形成为主要征象的一组综合征，是常见的恶性肿瘤并发症，87%～97%的SVCS是由恶性肿瘤所致，约2/3是肺癌，其中小细胞肺癌占38%，鳞癌占26%，腺癌占14%，大细胞癌占12%，非霍奇金淋巴瘤占10%。在原发支气管肺癌中，3%～15%患者会发展为SVCS。上腔静脉是头颈部、上肢和胸部主要静脉回流通路，壁薄压力低，在相当低的压力下即可引起血流受阻。因此，当上纵隔内肿瘤或肿大的淋巴结压迫上腔静脉后会很快引起相应的临床表现。临床表现与SVCS的程度、进展速度和侧支循环建立程度有关，主要表现为：面颈部、上肢和胸部非凹陷性水肿、面部发绀、呼吸困难和胸腔积液等，15%～17%的患者胸痛。根据临床表现，诊断不困难，重要的是获取组织或细胞学诊断。根据X线胸片、胸部增强CT可以较好的做出诊断，MRI能更好地多方位显示肿瘤与血管的关系，也可以协助判断肿瘤活性。

2. 上腔静脉压迫综合征的姑息性（急诊）放射治疗

上腔静脉压迫综合征是临床肿瘤危急症，严重者可在数日内死亡，一旦确诊SVCS需要立即干预治疗。多数学者认为放射治疗能缓解大部分恶性肿瘤所致的SVCS临床症状，认为放射治疗是SVCS主要的治疗方法。紧急情况时允许在没有病理诊断的情况下进行，在条件成熟时尽可能得到病理诊断。SVCS放疗的时间剂量分割随发病时间和患者具体情况有所不同，截止到目前仍无最合适的分割方式，采用大分割方式还是常规分割放疗仍然争论不休。Rubin回顾性分析了4.0Gy/次与2.0Gy/次的治疗结果，发现高分次剂量者面部肿胀缓解率较低剂量者高。张红星等报道320例肺癌合并SVCS患者，发现放射治疗组中先接受大分割放疗者1周内症状缓解率高于常规放疗或低剂量放疗者（51.5%：27.2%，$P<0.05$）。刘晶杰等报道57例肺癌合并SVCS，结果显示大分割放疗的患者症状完全缓解的例数明显高于常规放疗组（74.2%：26.9%，$P<0.01$），且大分割放疗的患者症状达到完全缓解的时间显著短于常规放疗的患者。徐素俊等报道了135例非小细胞肺癌合并SVCS患者，73例行常规分割放疗2Gy/次，每日1次，5次/周，总剂量60～70Gy；62例行大分割放疗，6Gy/次，隔日1次，3次/周，总剂量48～64Gy。结果显示常规分割放疗组1年生存率为42.5%，大分割放疗组1年生

存率为77.8%（$P<0.01$），常规分割放疗组2年生存率为30.1%，大分割放疗组2年生存率为48.6%（$P<0.01$）。Saunders等报道563例非小细胞肺癌合并SVCS患者，338例接受大分割放疗，225例接受常规放疗，结果常规放疗2年局控率为15%，2年生存率为20%，大分割放疗组2年局控率为23%，2年生存率为30%（$P<0.05$），远期疗效也是大分割组好。Armstrong等却认为接受大剂量（3Gy～4Gy/日）与常规照射剂量（2 Gy/日）反应率相似（83%：78%，$P>0.05$），不提倡使用大剂量照射。笔者认为，针对SVCS患者使用哪一种分割方式，要根据患者责任肿瘤病理类型、责任肿瘤大小、血供是否丰富、受压血管长度、患者一般情况、临床症状轻重缓急和治疗设备性能等来决定。对放射治疗敏感的肿瘤、症状较重的患者（不能长时间坚持）、治疗设备性能一般的情况下，建议采用治疗时间较短的常规放疗；相反，则采用大分割方式放疗。肿瘤不同组织学类型，放疗总剂量也是有差别的，但总剂量的给予需要结合患者一般情况和同步的其他治疗如化疗等适当增减。

对于像小细胞肺癌和淋巴瘤等对化疗敏感的肿瘤引起的SVCS，除少数明显呼吸困难者为了缓解症状可先放疗外，应首选化疗，化疗通常在1～2周内改善症状。对于像非小细胞肺癌等对化疗不太敏感的肿瘤引起的SVCS，单独运用化疗效果较差，罗宾等人主张首选放射治疗。而对于放化疗均不敏感的肿瘤，大分割放疗或为首选，失败后血管内支架置入是个比较好的治疗手段。如果结合肿瘤分子基因分析的话，可以使治疗个性化并且有针对性。Jatoi等人通过实验得出西妥昔单抗与放射治疗组合可能是有效的，但到目前为止，还没有针对性治疗的数据。

放疗后多数患者症状缓解通常在1周左右开始，症状的缓解与影像学的肿瘤状况可能不一致，即症状缓解但肿瘤大小可能变化不大。SVCS缓解率为76%～94%。Chan的研究显示70%的患者在放疗后一直症状缓解至其他原因引起死亡，平均存活9.5个月。总之，肿瘤引起SVCS以放疗、化疗或放化疗结合治疗为主。放射治疗时，应考虑时间剂量分割、放疗总量和照射野大小3个因素。大分割放射治疗可以迅速缓解SVCS的临床症状，近期疗效优于常规分割治疗，临床可根据患者个体差异选择治疗方式。因大多数SVCS没有好的数据基础支持（缺少较好的临床随机试验），所以目前仍缺乏更多精细的治疗建议。

（郁志龙　肖绍文　曲宝林　张福泉　李永恒）

第二节　良性病放疗

自放射线用于临床治疗以来，恶性肿瘤和许多良性疾病一直是放射治疗的适应证。近20～30年来，由于大部分良性疾病有了更安全有效的治疗方法和人们对放射线远期效应的更深的认识，用电离辐射治疗的良性病已很少。目前放射治疗主要解决恶性肿瘤的问题，放射治疗专业也多称为放射肿瘤学。但是，对一些良性疾病，放射治疗仍有不可替代的效果。放射治疗在良性病的处理上主要有以下作用：①器官功能的保留，如治疗Graves眼病，预防动脉再狭窄和异位骨化，治疗年龄相关的黄斑变性等。②美容功能：如预防瘢痕增生，阻止翼状肉等。③疼痛的处理：如治疗骨关节炎、骨刺、腱鞘炎和滑囊炎等。④肿瘤控制：如治疗中枢神经系统的良性肿瘤。⑤避免并发症；如治疗动静脉畸形等。只要严格掌握适应证和放疗剂量照射范围，良性病放射治疗也可以取得较好疗效，不引起明显的并发症。

一、良性病放射治疗的生物学机制

与恶性肿瘤的放射治疗相比，良性疾病的放疗的照射剂量，照射方式均有较大的差异。根据良性疾病的发病机制的不同，良性病放疗也有其不同的生物学机制。

1. 抗增殖效应（anti-proliferative effects） 电离辐射对肿瘤的治疗作用主要是其抗增殖作用。治疗良性疾病是理解为辐射对细胞的增殖抑制。组织和细胞受到照射后，很快出现有丝分裂的延迟，在照射后几天内，分裂能力的减少和有丝分裂细胞的死亡是影响到细胞群体数量增加的重要因素。抗增殖效应的放疗剂量一般大于10 Gy。临床上用于治疗瘢痕形成，治疗异源性骨化和治疗血管再狭窄均属于抗增殖效应的机制。

2. 免疫调节效应（immuno-modulatory effects） 通过辐射改变免疫调节。治疗有效剂量从 2.5 Gy 到 25 Gy，一般大于 10 Gy。临床治疗 Graves 眼病属于此机理。症状和体征的长期改进是由于辐射干扰了 Graves 眼病的自身免疫过程。

3. 抗炎效应（anti-inflammatory effects） 单次有效剂量小于 0.5～1 Gy，总剂量 5～10 Gy。在此剂量条件，抗增殖作用是无效的。炎症早期主要表现为血管扩张，水肿和白细胞浸润，内皮细胞在促进炎症过程其关键作用。1998 年 Hildebrandt 等人报告小于 1 Gy 的照射可以减轻炎症反应过程，而大于 2 Gy 则诱发相反的效应（肿瘤治疗效应）。低剂量照射用于减轻急性炎症是非常有效的，主要是缓解疼痛水肿。关于此机制还有待于进一步研究。临床治疗滑膜炎、骨关节炎、腱鞘炎等可能属于此机制。

4. 功能性效应（functional effects） 尚无法确定其机制，推测是辐射通过调节自主神经系统或干扰基因激活过程起作用。剂量小于 2 Gy。

二、良性病放射治疗的原则

尽管辐射有诱发肿瘤和白血病的可能，但在诊断过程和良性疾病治疗中的辐射剂量是较低的，诱发白血病和恶性肿瘤的可能性较小。过去对辐射的过度担心和恐惧影响了人们包括患者和一些医生对放射治疗的选择。总的来讲，良性病给予放射治疗的剂量是比较安全的，但所有的电离辐射都会有一些晚期效应。影响致癌的最重要因素是受照时的年龄。对于年龄较小的患者。在选择放射治疗时要格外注意。根据 Henrich M. S 教授等的建议，在决定是否对良性病应用放射治疗时要考虑一下几个问题：①首先要考虑此病的自然病程和不治疗情况下的可能结果。②应用参考资料来比较放射治疗与其他治疗方法的危险与收益。③在其他常规治疗无效或比放疗带来更大的伤害时，而且不进一步治疗有严重的后果时才选择应用放疗。④要从所用的辐射的质，总剂量，受照时间来考虑辐射的长期危险性，要从患者的年龄来考虑受照射器官可能的并发症。⑤在治疗前，要让患者了解自己所患的疾病和放射治疗的必要性及期望的效果。⑥要给患者提供较详细的放疗情况，包括照射的靶体积、照射剂量、照射时间和相关的危险性和不良反应以及治疗过程中的可能反应。⑦对婴儿和少年儿童更要慎重决定应用放射治疗。⑧在放射治疗时，要尽可能避免照射特殊的易感器官如甲状腺、眼、性腺、乳腺和骨髓。⑨在治疗时要应用精确的照射技术和屏蔽技术。⑩在治疗后，应当要求患者及时随访。了解和估价治疗的效果和相关辐射反应。⑪如果患者或家属对放射治疗有任何疑问，不肯定或拒绝，应当选择其他治疗方式。

临床常见良性病的放射治疗

1. 眼部疾病

（1）Graves 眼病：Graves 眼病又称甲状腺眼病，突眼性甲状腺肿。最常发生在甲状腺机功亢进患者中，突眼可出现在甲亢症状前，甲亢发生后或甲亢治疗控制后。少数患者发病时亦可不伴有甲状腺功能亢进。多见为双眼病变，但亦可发生在单侧眼。发病机制尚不十分清楚，目前认为与自身免疫有关。主要为眼球外肌肥厚水肿，呈退行性变，伴淋巴细胞和浆细胞浸润，球后软组织有多量脂肪，黏多糖及透明质酸沉积，引起眼球突出。症状有眼内异物感，灼痛，畏光，流泪。当眼球外肌部分麻痹时，眼球转动受限，发生复视。进一步发展有上下眼睑闭合困难，特别是睡眠时角膜暴露，而发生角膜炎，甚至溃疡。一般伴有结膜水肿，充血，影响视力，严重时溃疡穿孔，引起全眼球炎，甚至失明。少数患者有上睑下垂。治疗方法包括肾上腺皮质激素治疗，免疫抑制剂，手术减压和放射治疗。1）放疗方法：在放疗前须进行眼科检查，甲状腺功能测定，必要时行 CT 检查以除外其他疾病引起的突眼。照射野大小一般为 4.0×4.0 或 4.5×4.5cm。患者取仰卧位或侧卧位，头部固定，照射野限定在球后部位，避开晶体、泪腺及蝶鞍，射线向后约成 5°，以避开对侧晶体。由于突眼的不对称性，照射野前界往往依突眼程度而定，一般在角膜后约 1.5cm 处为好，上下界分别为眼眶的顶及底。现多采用 20～24 Gy/2～2.5 周。一般单独使用放疗，严重患者可加用皮质激素，必要时手术眼睑缝合。此病的放疗对加速器和模拟机的精度有很高的要求，在定位，摆位和治疗时一定要有严格的质量保证和质量控制，这点非常重要。2）放疗效果：文献报告放疗有效率为65%～90%，完全好转很少见，约26%，部分好转约50%，稳定19%，疾病继续进展5%。从文献及作者实际临床治疗观察，治疗最有效的是炎性症状。少数患者在治疗中或治疗结束后2周即可见到一定疗效。一旦炎性浸润发展为纤维化，放疗效果很差。一般病程在七个月内者，疗效较好。Johnson KT分析了129例不同剂量球后的Grave's患者后指出，球后照射大约可以使80%的患者症状改善，16和20 Gy照射后，垂直运动改善的比例明显高于12 Gy的照射。水平运动没有明显差异。北京协和医院院治疗此病近300例，有效率为83%，改善最明显的是眼睑水肿，眼球突出和眼球运动障碍改进稍差。随着软组织水肿的改善，眼张力下降，眼胀痛和眼睑不能闭合也逐渐改进。治疗效果与甲亢控制与否的关系，文献报告甲亢未控并发Graves眼病效果不及甲亢控制者，但亦不完全如此，如突眼严重或病情发展较快，还应及早治疗。3）放疗的并发症：白内障：其发生与年龄，其他疾病因素（如糖尿病）或药物（如皮质激素类药）有关。晶体照射剂量不应超过3 Gy在10次分割照射，晶体耐受剂量为5 Gy使用一次照射和10～15 Gy在常规分割照射时。白内障出现时间约在照射后的6个月或几年，平均2～3年，因此照射前准确定位及照射时摆位皆很重要。放射性视网膜炎：文献中报道约在照射后4～36个月发生，照射剂量30 Gy常规分割照射。症状从轻的视力损伤到完全视力丧失，有糖尿病的视网膜病变或化疗可增加其危险性。Graves眼病的照射剂量一般在25 Gy以下，故产生放射性视网膜炎的危险性极低。放射诱发的肿瘤：因为Graves眼病为良性疾病，患者生存时间长，应注意脑和骨的保护。因照射范围很小，对周围组织照射量很低，故未见文献报告因放射而引起的肿瘤。但在年轻患者必须注意，复发后一般不做第二程放疗。

（2）眶内炎性假瘤（orbital pseudotumor）：眶内炎性假瘤是一特殊的炎性病变，可发生在双侧或单侧。过度的淋巴细胞浸润产生炎性反应，表现为眼周肿胀，眼球运动障碍、复视和疼痛等，有时可在眼球周围触摸到肿块。眼眶区CT可用来区分眶内炎性假瘤和Graves眼病，必要时需要活检病理来诊断。此病常首选激素治疗，激素治疗后大部分患者有症状缓解，但部分患者在激素减量后症状复发。放疗仅用在激素治疗失败或有激素治疗禁忌证的患者，及手术切除后仍有残留的患者。放疗可使70%～100%的患者完全恢复。放射治疗对眶内炎性假瘤有重要地位，尤其以淋巴细胞浸润为主的对放射线更敏感。一些通过激素，手术治疗无效的患者，采用放射治疗可较快恢复正常。在药物治疗不能控制病情，或病变已影响到眼的功能时，应及早手术尽量切除病变组织，多数人临床症状明显缓解时间发生在放疗开始后1.5～2周，半数以上患者在2周左右基本恢复正常，每次剂量在150～ 200c Gy，总剂量在20 Gy～30 Gy，照射野的设计应根据CT或B超所示肿块大小及深度，选择适当能量及照射野形状，以用侧野垂直照射为宜，尽量不用眼前垂直野，避免造成晶状体混浊。

2. 皮肤疾病

（1）瘢痕疙瘩（keloid）：瘢痕瘤也称为瘢痕疙瘩，是皮肤中结缔组织大量增生后明显隆起，成为坚硬而不规则的肿物，是一种良性肿瘤。瘢痕体质的人在手术或其他创伤造成皮肤损伤后，常会因瘢痕明显增生形成很难看的皮肤瘢痕疙瘩，影响美容，有的瘢痕不断向周围增生蔓延，不少患者伴有刺痛和瘙痒，影响生活质量。瘢痕体质的人并不少，而且中青年人占多数。最常见在胸部正中，也可出现在后背和其他部位。放射治疗对抑制瘢痕增生是很有效的，但对于已形成的瘢痕疙瘩效果欠佳。通常应用100～140 kVX射线或6 MeV电子束加用适当的填充物，在术后24小时内照射。照射范围应包括手术缝线的针孔，照射范围不必过大，周边扩大3～5mm即可。如果有大片植皮，放射治疗可以只照射植皮的周边缝线区，同时应尽量避免照射乳腺，甲状腺和眼周围的皮肤，放疗剂量为10～16 Gy，分2～3次进行。Borok等应用不同的剂量照射，375例患者中有92%有很好的美容效果，仅2.4%复发，推荐剂量为12 Gy分3次进行。北京协和医院自1998年以来共治疗瘢痕增生893处，一般应用6 MeV电子束加用0.5厘米厚的补偿物，在术后24小时照射第一次，一周后第二次照射，总剂量15～16 Gy。98%的患者有很好的美容效果，复发率不到1%。部分患者在放疗后3个月内照射区轻度色素沉着。不影响伤口愈合，不增加感染率。目前国外还会采用手术中置管的近距离治疗的方法，De cicco回顾性分析了，38名患者46例瘢痕辅助LDR近距离放射治疗和39名患者50例瘢痕辅以HDR处理。LDR组中位剂量为16Gy，HDR组中位剂量为12 Gy，LDR组46例中14例（30.4%）复发，HDR组50例中19例（38%）复发（$P=0.521$）。44岁以下的患者（$P<0.0001$），在手臂，颈部，胸壁的解剖部位（$P=0.0001$），男性显著性增高（$P=0.009$）。审美的结果是较大的瘢痕疙瘩的缓解情况更为理想（>8 cm）（$P=0.064$）。HDR组中92%缓解，LDR组中仅68%缓解。

（2）角化棘皮病（keratoacanthoma）：角化棘皮病是一种生长速度较快的皮肤良性肿瘤，可呈局部侵袭性生长。常发生在皮肤阳光暴露的部位，多见于老年人及对光敏感的人。此病有自发退化的可能，在组织学上有时与鳞癌不好区分。手术是首选的治疗方法，考虑到其侵袭性，手术边缘适当放大。手术后复发或不能手术者可选择放疗。放疗可用X射线或电子束加用适当的填充物。每次2～5 Gy，每周3～5次，对小的病灶，总量给予20～30Gy。治疗后1个月左右病灶可完全退化，效果满意。有文献报告18例患者29处病灶，用25 Gy15次和56 Gy28次放疗，所有的患者均有较好的效果。该病发病率低，近期没有大宗的病例报道。

3. 血管瘤（hemangiomas）

（1）皮肤血管瘤：常见有草莓状血管瘤、海绵状血管瘤、鲜红斑痣和蔓状血管瘤等。草莓状血管瘤表现为半圆状隆起的肿物，表面类似草莓或分叶状，多数为鲜红色或暗红色。海绵状血管瘤表现为隆起的包块，形状、大小不等，表面可暗红、青红，也可以正常，红白混杂的花斑。鲜红痣斑，又名葡萄酒型血管瘤，表现为暗红色或紫红色斑，单发或多发，形状不规则，表面一般光滑，不高出皮肤，部分可出现结节状或疣状。蔓状血管瘤，由管径较大、壁厚、扭曲的血管结构构成特殊的蔓状或蚯蚓状突起，多见于四肢。婴幼儿皮肤血管瘤并不少见，但大部分病灶可自发消退，到患儿5岁左右时消失。因此大部分患者可适当观察。若病灶持续进展，可考虑应用放疗。放疗主要通过放射线引起血管内膜炎，血管内膜增生，逐渐导致瘤内扩张和增生的毛细血管闭塞，是一个较缓慢变化的过程。放疗在草莓状血管瘤疗效最好，海绵状血管瘤、蔓状血管瘤次之，鲜红斑痣效果最差。在用放射线治疗婴幼儿疾病时，一定要考虑辐射的远期效应。放疗是一定要避开角膜、晶状体、甲状腺、乳腺、性腺和骨的干骺端。照射野范围不仅要包括肉眼可见病灶，还应包括皮下蔓延范围，周边放宽5～10 mm。小的浅表病灶可选用接触放射治疗，HVL为0.2～2.5 mm铝。根据病变厚度选择合适的能量，每次照射1～1.5Gy，每周照射2～3次，总计6～10Gy。酒斑状对放射治疗较抗拒，最好不用放疗。Furst等曾报告200 121例血管瘤的放疗，大部分在2岁内进行，所有病灶均有效，72%有很好的美容效果。

（2）中枢神经系统血管瘤：脑动静脉畸形（AVMs）是较常见的颅内血管瘤，一般治疗方法有手术治疗，介入治疗和放射治疗。手术治疗创伤大，已很少应用。介入治疗对某些病灶是有效的。目前文献报告放射治疗可获得较好疗效。立体定向放射手术是常用的治疗方法，用单次大剂量照射，可使AVM硬化，阻止出血。AVM的放疗效果与病灶体积有关，小于2cm的病灶，立体定向放射手术效果好。一般靶区边缘剂量为15～30 Gy。绝大部分病灶在两年内逐渐消失。常规放疗也可用于AVM的治疗，但效果较立体定向手术差，一般用40～55 Gy，分次剂量1.8～3.5 Gy，完全缓解率是20%。放疗也可用于可切除病灶的术前放疗，照射30～40 Gy，可以减少术中出血。

（3）肝海绵状血管瘤：肝海绵状血管瘤是一种先天异常疾病，大部分患者无症状，直径>4cm的肝血管瘤引起不同程度的腹痛、腹胀，6%的患者有发热和（或）贫血，50%临床有肝大表现，小的肝血管瘤可以观察，若病灶进展，可考虑治疗。常见的治疗有手术，介入治疗和放射治疗。放疗用于有症状的不能手术的病灶，如多发，弥散和巨大的血管瘤。放疗对肝血管瘤的局部控制与照射剂量有关，一般分次剂量 1～2 Gy，总量 20～30 Gy，多数患者症状缓解，肿瘤消退，肿瘤无明显消退者可观察4～6 个月，再给予 10～15 Gy。注意肝功能的变化。肝炎，肝硬化患者一般不选择放疗。

（4）椎体血管瘤：椎体血管瘤并不少见，在尸检报告中有 10%的发生率。大多数患者无明显症状，若病变侵至椎弓根，或侵犯横突，或突破骨皮质，会有疼痛和相应神经症状。椎体血管瘤有较典型的放射学改变，平片和体层相可见到椎体内栅栏状改变，CT 可见到椎体骨小梁蜂状改变。CT 和 MRI 可以很好地看到病变局部侵犯情况，如果病变已侵犯硬膜外，或椎体压缩性骨折或椎弓根破坏应考虑先手术减压。术后给予放射治疗。放疗剂量 30～40 Gy/3～4 周。单纯放疗也常用于临床，照射病变区椎体，适当放大照射野，30～40 Gy/15～20f，也可以获得较好疗效。

4. 软组织疾病

（1）纤维瘤病（fibromatosis）：纤维瘤病具有良性纤维组织增生的形态表现，而生物学行为介于良性纤维性病变和纤维肉瘤之间，它们像纤维肉瘤那样，具有浸润性生长和容易复发的特征，但从不发生转移。可按照病变部位，临床表现和局部复发率等进一步分成各种亚型。①浅表纤维瘤病：又称筋膜纤维瘤病，起自筋膜和腱膜，偶而累及深部结构。病变生长缓慢，体积小，早期组织学上富于细胞，晚期则富于胶原纤维组织。一般可分为手掌和足趾纤维瘤病（palmar and plantar fibromatosis），婴儿指趾纤维瘤病（infantile digital fibromatosis），和阴茎纤维瘤病（penile fibromatosis），又称 Peyronie 病。②深部纤维瘤病：病变起自深筋膜，肌肉和腱膜结构。生长较迅速，体积较大，侵袭性较高，主要累及躯干和四肢的深部结构，这一型纤维瘤病，常成为韧带样病（desmoid tumor），亦有译为硬纤维瘤，用来强调病变呈带状或肌腱样质地。亦有称为纤维侵袭性纤维瘤病（desmoid-aggressive fibromatosis），侵袭性纤维瘤病（aggressive fibromatosis），肌腱膜的纤维瘤病（musculoaponeurotic fibromatosis）。纤维瘤病生长缓慢，治疗上很困难。治疗主要为广泛切除，但常有很高的边缘复发率。多数作者主张术后辅用外照射或组织间照射，可减少复发的危险。放疗适应证：①病变位置，浸润的范围等不宜手术或患者拒绝手术。②术后切缘阳性或切缘距肿瘤太近。③多次术后复发。④若手术损伤太大，甚至需截肢等，可先行放疗，在放疗失败后再手术。照射野大小按病变的部位及范围而定，应包括全部腱膜区和手术野，照射野边缘要足够宽大，以防边缘复发。放疗剂量一般主张 50～60 Gy，5～6 周，边缘阳性者可用 60 Gy，60 Gy 以上并不能增加治愈率，并可能引起较严重的并发症。对于儿童及年少年，如病变接近髂骨端，需要特别注意，高剂量照射后引起生长迟缓和畸形。常见的并发症有照射后的局部纤维化，皮肤溃疡，关节强直等，并发症发生率与治疗总剂量，分次剂量，正常组织耐受量，以前手术次数等有关。Leibel 等报告 19 例纤维瘤病放射治疗的结果；13 例（68%）放疗后局部控制，其中 15 例是 1 次或多次手术后复发，3 例肿瘤不能切除，1 例肿瘤次全切除；治疗时，8 例肿瘤超过 10 cm，不能切除；5 例残留肿瘤；6 例术后残余镜下病灶。放射剂量 50～60 Gy，每次 1.6～1.8 Gy。6 例照射后复发。其中 1 例在照射野内复发。其余 5 例为边缘复发。5 年无复发生存率为 72%。Mallick S 报道了 32 例患者，所有病例均为术后残留或不能手术切除的局部晚期疾病，平均剂量 30Gy（范围：30～45Gy），中位随访 129 个月（范围：1～276 月），在最后的随访中，13 例影像学完全缓解。2 例分别于治疗后 38 月和 43 月出现进展而选择了替代治疗。

（2）嗜酸性淋巴肉芽肿（eosinophilic lymphoid grannuloma，ELG）：嗜酸性淋巴肉芽肿为中国金显宅等 1937 年首先报道，是发生于皮下组织和淋巴结的肉芽肿性病变，病因不明，有作者认为是一种变态反应性疾病。ELG 是慢性发展的良性疾病。虽然本病很少见，但使用名称较多，如嗜酸粒细胞增生性淋巴肉芽肿，嗜伊红细胞增生性淋巴肉瘤肿，嗜酸细胞增生性淋巴滤泡增殖症，嗜酸细胞增生性淋巴血管增生症和以日本学者

Kimura（木村）命名的木村病。欧美文献一般称之为血管淋巴样增生伴嗜酸性粒细胞增生症（angiolymphoid hyperplasia with eosinophlia）。此病多见于中国、日本、新加坡等东南亚国家的蒙古人种。男性多见，老幼均可发生，以青少年较多见。病变部位以腮腺区最多见（60.5%），其次为颊部及颌下区。除可触及无痛性包块外，常伴有皮肤瘙痒，粗糙和色素沉着，血中嗜酸细胞增多。本病应与嗜酸性肉芽肿、恶性淋巴瘤及卡波西肉瘤鉴别。该病虽属良性病，预后较好，但较易复发，且由于发病率低，标准治疗方案不明确。目前治疗方法有观察、外科手术、药物、放射治疗等。由于多发于头颈部，手术可损伤面容，且本病对放疗敏感，放疗有效率90%以上，故放射治疗是较好的方法，使用放射剂量不宜过高。刘原召等分析，认为剂量＜30 Gy比＞30 Gy的复发率高，30～40 Gy与40 Gy病例残留率及复发率差异无显著性。因此建议放疗剂量以30～40 Gy/3～4周为宜。黎功等主张最佳治疗剂量26～30 Gy/2～3周。主要应根据病情，肿物大小，适当选择放疗条件和适当的剂量。外周血嗜酸粒细胞直接计数可作为疗效及确定有无复发和多发的重要指标。若使用手术治疗，对肿块较局限，未侵及重要神经血管者，可手术完整切除。对弥漫生长巨大病变，无包膜，无边界与皮肤紧密粘连，特别是发生于面部者，无法全部切除，因此术后应加放疗。Chitarroni等认为放疗剂量在30～40Gy，放疗副反应可接受，8例患者放射治疗后随访21个月无1例复发，提示放射治疗对该病有确切疗效。但若放疗剂量低于30Gy，局部控制率约75%左右。

（3）朗格汉斯组织细胞型组织细胞增多症（Langerhan's cell histiocytosis，LCH）：是属于组织细胞疾病中的一型。病因尚未明确，LCH可累及任何器官和部位，多见于骨，尤其是颅骨，其次为皮肤、肝、脾和淋巴结，下丘脑、垂体也是易受累器官，LCH呈散发，以儿童居多，男女比例1.5∶1，随着年龄增长，发病逐渐下降，而男性比例明显升高。一些作者将LCH分为两大类。一类是完全以良性表现为特征，病灶为单发，仅需最低限度的治疗即可有良好的效果，另一类则完全表现为进行性恶化的特征，发病年龄＜2岁，常伴有其他器官的多系统、多部位的病灶，并有功能障碍，预后极差。治疗方法包括手术、化疗、免疫治疗及放疗，局部病灶或多病灶但无器官功能障碍、无相关症状患者，可采用手术治疗或随访观测，局部病灶无器官功能障碍，伴有明显症状，可行穿刺、穿刺注射、切除或刮除等方法，承重骨，临近眼、耳和脊髓等部位的病灶，可行局部放疗。多病灶有器官障碍、明显症状的，可使用大剂量激素冲击；如失败可采用化疗，多病灶，伴肝、脾和造血系统功能障碍的，应采用序贯治疗，如失败，在生命危机状态可行骨髓抑制。对骨病变，照射野应包括病变周围正常组织1～2 cm若病变在干骺端，应避开骨骺，不同部位选择不同能量的射线，一般主张低剂量，高剂量不能增高疗效，反而可能引起不良的并发症。骨病变对放疗疗效好，约87%病变好转，单发的骨LCH生存率为100%，无脏器障碍的多灶LCH生存率为82%～96%。对全身广泛病灶，有作者主张行半身放疗。除肺内病灶外，亦可得到良好效果。

（4）阴茎海绵体硬结病（Peyronie病）：此病1743年由Peyronie首先描述，由于阴茎海面体炎性病变引起阴茎勃起后疼痛弯曲，后进展为阴茎内硬结，主要在阴茎背部。此病原因不清楚，可能与掌挛缩病有相似的疾病过程。可行药物、手术及放射治疗。幼稚纤维母细胞、角化组织等增生期对放射线敏感，射线可抑制纤维组织增生，因此放疗可抑制阴茎海绵体周围胶原纤维的大量增生，75%的患者症状缓解。有作者指出，非对照研究中发现，在疾病的早期阶段，低剂量(12～15 Gy)已作为一种有效的治疗方式来减少阴茎疼痛和曲率。目前，没有任何副作用的报告，放疗时需要仔细保护睾丸、龟头、尿道、阴毛。放疗剂量：10～18 Gy，第一次5 Gy，以后每月1次，每次3 Gy，共6～7次。综合文献报道，阴茎海绵体硬结症放疗疗效，疼痛缓解率80.5%～100%，阴茎硬结缩小率为41%～87%，阴茎弯曲改善率为29%～87%，阴茎硬结消退比较缓慢，平均13～16个月，有些甚至达几年以上，疗效与硬结的硬度和大小有关。此病有一定的自限性，

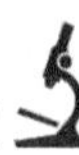

个别患者在病灶可在几个月自行消退。

5. 骨疾病

（1）动脉瘤样骨囊肿：动脉瘤样骨囊肿是一种良性血管囊性病灶，常发生在骨骺端，膨胀性偏心性生长，有的突入到软组织中。手术刮除和切除是主要治疗方法，术后复发率高达 30%～60%，对于手术困难不能切除或切除不干净或术后复发患者可用放疗。放疗剂量 40～45 Gy/4～5 周，疗效较好。

（2）弥漫型巨细胞瘤，原名为弥漫型色素绒毛结节性滑膜炎（diffuse pigmented villonodular synovitis DPVNS），是发生于关节、腱鞘和关节囊的滑膜增生性疾病，组织学显示为良性病变，但有较强的侵袭性，能够破坏骨并扩散到周围组织，通常发生在大关节，特别是膝关节。DPVNS 具有致残性，可转变为恶性病变。本病多发于青壮年，80%以上的病例发生于 20～40 岁，男女比例为 5∶1。此病虽可发生于任何关节，但膝关节是最常见的受累部位，病变多累及膝关节的滑膜下组织，发病原因尚未确定，日前认为与脂肪代谢紊乱、创伤及出血、炎症和肿瘤因素有关。发病缓慢，病史较长，膝关节为好发部位，其他关节也可以受累，包括脊柱关节。根据滑膜受累程度和范围不同，临床上分为局限型（LPVNS）和弥漫型（DPVNS）两种。位于关节滑膜者多为弥漫型。病变在一处者多为单发，病变位于两处或两处以上者为多发。累及韧带时病变趋于局限，成为腱鞘巨细胞瘤。受累部位不同，临床表现各异。手术行滑膜切除是较好的治疗方法，局限性性滑膜切除后疗效后，无复发，对于弥漫型 PVNS 治疗采用广泛的滑膜切除，文献报道术后复发率为 8%～46%，多数学者认为复发主要是因为病变滑膜的不完全切除，彻底的病变滑膜切除是治疗的关键。关节镜下滑膜切除术是治疗弥漫型巨细胞瘤的恰当选择，对弥漫型 PVNS 彻底的滑膜切除是治疗的关键；放疗具有放射性病变滑膜切除的作用，并能有效地清除手术后残留和术中漏入关节液中的绒毛结节细胞，加强手术治疗效果，降低术后复发率。适应证：①大的原发病灶；②病变不适合手术切除；③手术切除不完全有残留者。术后 2 周～2 月开始治疗，放疗前必须有明确的病理，放疗期间适当运动，且逐渐增多。照射野：依照病变设计，包括关节及手术切口上下缘各 2cm，前后或左右对穿。DT30～50Gy。治疗期间相关并发症：关节周围肿胀、瘙痒、放射性皮炎等；远期主要为关节僵直、纤维化，儿童可能使生长受阻，发生侏儒症。Brien 等研究弥漫型巨细胞瘤术后放疗，剂量 36～40Gy，初治患者治疗后 9 年、复发患者 3.5 年无复发；Berger 等术后放疗 7 例弥漫型巨细胞瘤，剂量 30～35Gy，平均随访 29 月（3～112月），均未见病变复发，除 1 例 2 次手术患者出现关节再狭窄外，余关节功能良好，无急性或迟发性放射副反应，患者生活质量良好。Wu 等术后放疗 9 例膝关节弥漫型巨细胞瘤，平均随访 67 月（37～103 月），其中 8 例未见病变复发，1 例局部复发，而且明显提高了患者的关节功能。

（3）骨巨细胞瘤（giant cell tumor of bone，GCT）：Jaffe 在 1940 年首次提出该病，具有较强的侵蚀性，对骨质有很大的溶蚀作用，组织来源不明，一般认为起源于骨髓内阔叶组织，发病部位固定，多位于骨骺，随病灶的扩大逐渐侵及干骺端，多侵犯长骨，以股骨远端、胫骨近端、桡骨和骶骨远端为好发部位，长骨病变可通过外科切除或刮除术、冷冻外科、骨水泥填充或自体骨髓抑制等治疗，单纯放疗适用于不易进行手术的部位、肿瘤较大肿瘤、患者拒绝手术患者，术后放疗适用于手术不彻底、术后复发、病理可疑的患者，照射野应包括全部肉眼可见肿瘤或瘤床边缘外扩 2～5cm，剂量 50～60Gy，每次 1.8～2Gy。MA Y 等报道了，分析 13 项研究共 42 例患者，放疗剂量从 21～80 Gy，反应率为 100 %，总生存率 97.6%，1 年局部控制率 85.4 %，2 年局控率 80.2 %，没有病例出现恶性转化，4 例出现放疗后神经并发症，4 例患者出现远处转移。患者的预后和剂量没有相关性。

6. 瘘

（1）淋巴瘘（lymphatic fistular）：少数血管术后（约 2%）会形成淋巴瘘，病变迁延不愈，可采用放疗，根据病变的位置、大小和深度选用合适的能量，每次 1Gy，每周 1 次，总量 10～12Gy。

（2）淋巴管瘘：是外科手术的一种并发症，

分为淋巴皮肤瘘和淋巴管内瘘，多在术后2～3h出现，乳糜量逐渐增加，出现淋巴瘘后可先采用非手术治疗，对淋巴管皮肤瘘局部科采用加压敷料，腹股沟区可采用局部填塞碘仿纱条，短期非手术治疗无效可采用外科手术，放疗可使局部毛细血管通透性增加，纤维、蛋白渗出，局部纤维化促进瘘管闭塞，是治疗淋巴管瘘的有效方法，依据淋巴管瘘的位置、病灶的深度，选择适合的能量，目前主张低剂量、慢速度治疗，总剂量根据部位及治疗反应确定，每次1Gy，4～5次/周，总剂量10～12Gy。

（3）腮腺瘘：少数可见先天发生，大部分是颜面腮腺嚼肌区软组织裂伤或不正确的手术切口和感染造成，腮腺瘘目前已少见，腮腺瘘可采取手术治疗，可将外瘘改为内瘘，或行吻合术，或加压包扎结扎腮腺导管，是腮腺萎缩。放疗可短期抑制腮腺腺体的分泌，促进愈合，可收到100%的效果。一般常用X射线和9～12 MeV电子束照射。放疗剂量6～10 Gy，每次1 Gy。尽量避免用高能X射线，减少对侧腮腺剂量。

（4）胰瘘：胰液从破裂的胰管漏出穿通到消化道或经窦道流出体外，经久不愈，可分为胰内瘘、皮肤瘘或胰外瘘，胰瘘危害很大，漏出的胰液中含有大量酶原，遇到胆汁、胃液和感染坏死物等即被激活，可以腐蚀和消化胰腺本身及周围组织，造成组织坏死、出血和继发感染，甚至危及生命。非手术治疗主要是有效引流、抑制胰腺外分泌和营养支持，手术方式包括胰瘘窦道切除、胰瘘窦道移植术、切除包括胰瘘在内的部分胰腺和胰瘘的内镜治疗，放疗可以短时间抑制胰腺的分泌功能从而帮助胰管闭合，停照数周后胰腺外分泌功能可以恢复。放疗可选用X射线，1～1.5Gy /次，总量为10～20Gy，观察疗效不满意和胰瘘时间过长者总剂量可加至20～30Gy。

（5）胆道瘘：胆道系统出现缺口造成胆汁外流，主要是指胆囊或胆管发生穿孔，胆液外泄穿通至消化道或经腹壁流出体外经久不愈形成瘘口。胆道瘘以外科手术为主，解决胆道梗阻问题，切除胆囊和缝合瘘口，患者因身体情况不允许或是拒绝手术时，可内科控制感染，解除梗阻因素后采用放疗闭合瘘道，放疗使毛细血管扩张、通透性增加，纤维、蛋白渗出堆积，导致纤维化而利于瘘管的闭塞。放疗前先确定胆瘘的部位，探明瘘管的走向和长度，深部的瘘道应采用CT模拟定位，照射范围包括瘘管及1～2cm的外周组织，根据深度选择能量，分次剂量1～2Gy，总剂量10～30Gy，放疗中一定要注意控制感染，加强对症支持治疗。

7. 卵巢去势

乳腺癌的生长也与内分泌有关，应用内分泌治疗乳腺癌已有很长历史。1896年Beatson报道3例晚期及复发的乳腺癌，应用卵巢切除，使肿瘤得到控制后，此后，内分泌治疗广泛用于乳腺癌治疗中。包括切除内分泌腺体及应用内分泌药物治疗。双侧卵巢切除术或放射治疗去势，对绝经期前乳腺癌是一种有效治疗方法，可降低或阻断女性素对肿瘤的作用，尤以对激素受体阳性的病例更有效。但放射治疗不如手术治疗效果快。在绝经前或绝经1年以内的患者疗效较好，亦即在40～50岁者；绝经1年以上或年龄小于35岁者疗效较差。手术与复发间隔时间较长，尤其超过2年以上者，常可期望获得较好疗效。对软组织、骨、淋巴结及肺转移的疗效较好，而肝及脑转移常无效。对预防性去除卵巢功能的效果，目前仍有争议。很多作者曾报道预防性放射治疗去除卵巢，可推迟从手术到复发的时间，尤其是淋巴结有转移的病例，但总的生存率并不提高。目前预防性去除卵巢主要用于绝经前（尤其40～50岁），淋巴结转移较广泛的高危复发病例，同时激素受体测定阳性者。对绝经后或年青病例则不适合做预防性去除卵巢。去势不仅为断绝卵巢的功能，必要时还包括断绝所有促成求偶素的来源，其中最重要者为垂体及肾上腺皮质。1952年Huggins报道用双侧肾上腺切除治疗晚期乳腺癌。同时期Luft等介绍用垂体切除术。此两种方法均用于绝经后或已去除卵巢的妇女，以进一步去除雌激素的来源。卵巢去势的效果与照射剂量、剂量分割和年龄有关，常规分割1.8～2.0Gy外照射，总剂量不超过24Gy可以导致卵巢功能永久性丧失。有报告照射到36 Gy仍有恢复卵巢功能的。Leung报告，40岁以上女性，剂量14 Gy/4次100%可

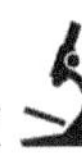

放疗去势，而40岁以下同样放射治疗，则为68%的去势率。Meakin报道20 Gy/5次去势率达97%，但年轻患者去势率低。早年采用前，后大野全盆腔照射，因卵巢的位置变化很大。现有CT，B超等先进的检查手段配合临床检查，故建议小野仅对卵巢进行照射，可减轻放疗引起的不良反应。对年轻女性放疗去势率低，建议尽可能用手术去势。

（曲宝林　郁志龙　肖绍文）

图书购买或征订方式

关注官方微信和微博可有机会获得免费赠书

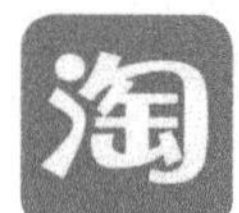

淘宝店购买方式：

直接搜索淘宝店名：**科学技术文献出版社**

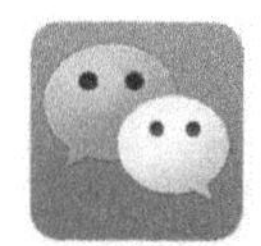

微信购买方式：

直接搜索微信公众号：**科学技术文献出版社**

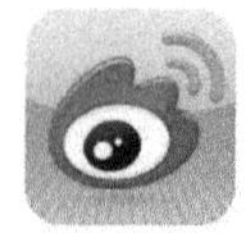

重点书书讯可关注官方微博：

微博名称：**科学技术文献出版社**

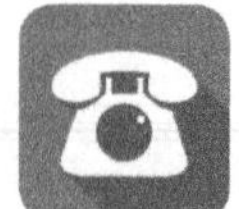

电话邮购方式：

联系人：王　静

电话：010-58882873，13811210803

邮箱：3081881659@qq.com

QQ：3081881659

汇款方式：

户　名：科学技术文献出版社

开户行：工行公主坟支行

帐　号：0200004609014463033